SÍNDROME PÓS-CUIDADOS INTENSIVOS

COMO SALVAR MAIS DO QUE VIDAS

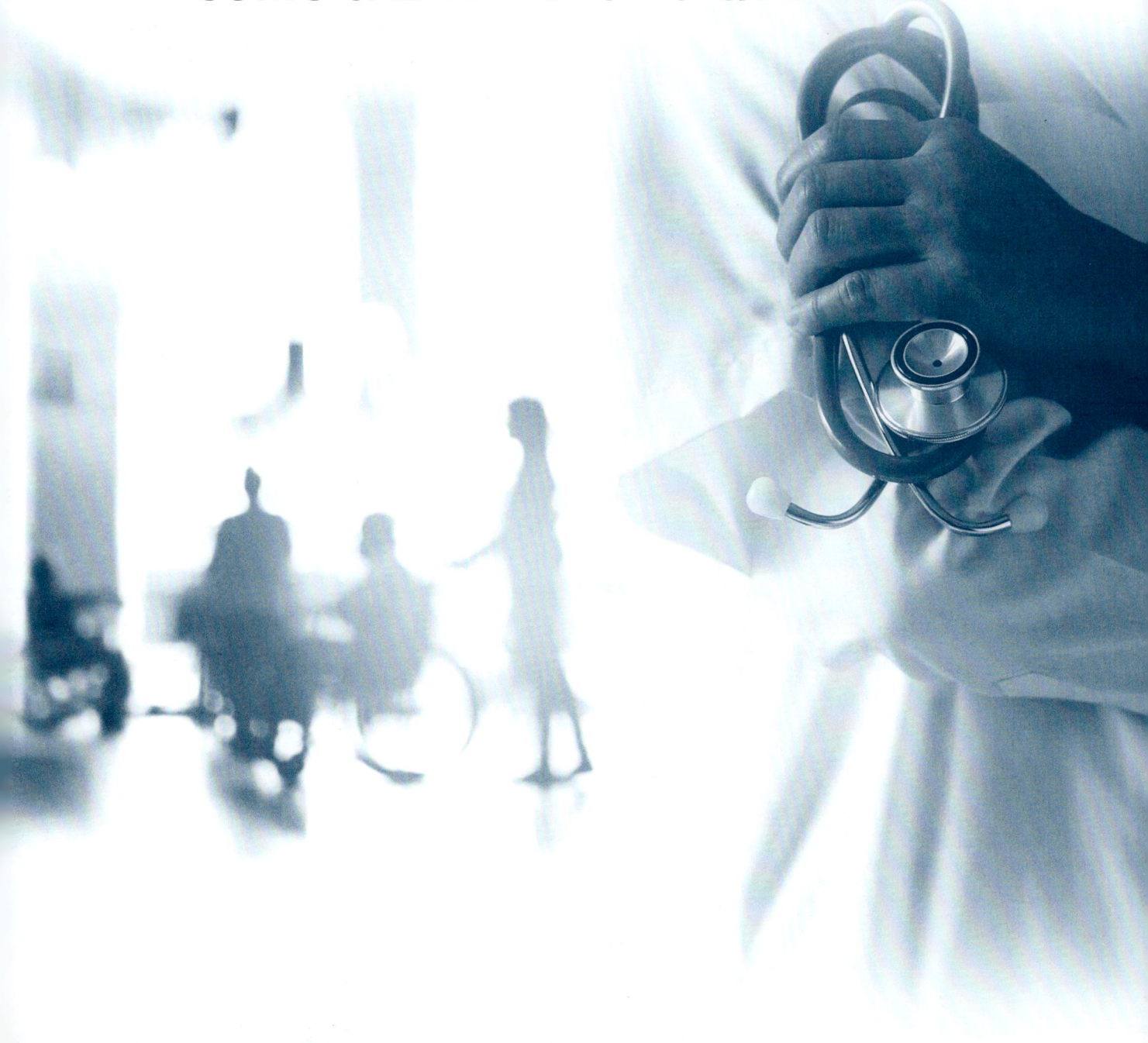

© 2020 TODOS OS DIREITOS RESERVADOS À EDITORA DOS EDITORES LTDA.

Produção editorial e capa: *Valor Editorial – Serviços Editoriais*

Dados Internacionais de Catalogação na Publicação (CIP)
Angélica Ilacqua CRB-8/7057

> Síndrome pós-cuidados intensivos : como salvar mais do que vidas / editores: José Mário Meira Teles, Cassiano Teixeira, Regis Goulart Rosa. -- São Paulo : Editora dos Editores, 2019.
> 456 p. : il.
>
> Bibliografia
> ISBN 978-85-85162-42-9
>
> 1. Pós-cuidados intensivos 2. Tratamentos pós-internação 3. Doenças crônicas - Tratamentos pós-internação I. Teles, José Mário Meira II. Teixeira, Cassiano III. Rosa, Regis Goulart
>
> 19-2354   CDU 616.028

Índices para catálogo sistemático:

1. Tratamentos pós-internação intensiva 616.028

Este livro foi criteriosamente selecionado e aprovado por um Editor científico da área em que se inclui. A **Editora dos Editores** assume o compromisso de delegar a decisão da publicação de seus livros a professores e formadores de opinião com notório saber em suas respectivas áreas de atuação profissional e acadêmica, sem a interferência de seus controladores e gestores, cujo objetivo é lhe entregar o melhor conteúdo para sua formação e atualização profissional.

Desejamos-lhe uma boa leitura!

RESERVADOS TODOS OS DIREITOS DE CONTEÚDO DESTA PRODUÇÃO.
NENHUMA PARTE DESTA OBRA PODERÁ SER REPRODUZIDA ATRAVÉS DE QUALQUER MÉTODO, NEM SER DISTRIBUÍDA E/OU ARMAZENADA EM SEU TODO OU EM PARTES POR MEIOS ELETRÔNICOS SEM PERMISSÃO EXPRESSA DA EDITORA DOS EDITORES LTDA, DE ACORDO COM A LEI Nº 9610, DE 19/02/1998.

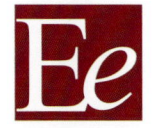

EDITORA DOS EDITORES
Rua Marquês de Itu, 408 – sala 104 – São Paulo/SP
CEP 01223-000
Rua Visconde de Pirajá, 547 – sala 1.121 – Rio de Janeiro/RJ
CEP 22410-900

+55 11 2538-3117
contato@editoradoseditores.com.br
www.editoradoseditores.com.br

SÍNDROME PÓS-CUIDADOS INTENSIVOS

COMO SALVAR MAIS DO QUE VIDAS

JOSÉ MÁRIO MEIRA TELES
CASSIANO TEIXEIRA
REGIS GOULART ROSA

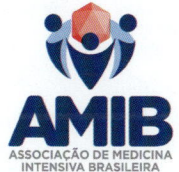
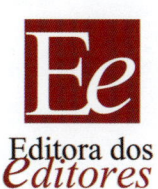
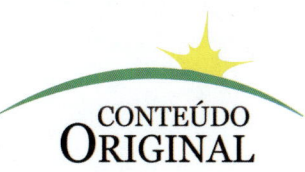

EDITORES

JOSÉ MÁRIO MEIRA TELES

Especialista em Medicina Intensiva pela Associação de Medicina Intensiva Brasileira (AMIB). Presidente da AMIB (Gestão 2012/2013). Médico de Rotina da UTI Geral do Hospital Municipal de Salvador/BA (HMS). Coordenador Regional do Curso de Pós-Graduação em Medicina Intensiva da AMIB – Faculdade Redentor, em Salvador/BA. Sócio Fundador do Instituto Latino-Americano de Sepse (ILAS).

CASSIANO TEIXEIRA

Médico Intensivista pela Associação de Medicina Intensiva Brasileira (AMIB). Doutor em Medicina pela Universidade Federal do Rio Grande do Sul (UFRGS). Professor Adjunto de Clínica Médica e Professor em Ciências da Reabilitação da Universidade Federal de Ciências da Saúde de Porto Alegre (UFCSPA). Coordenador da Linha de Cuidados Críticos do Hospital São Lucas da Pontifícia Universidade Católica do Rio Grande do Sul (PUCRS). Médico Preceptor de Clínica Médica do Hospital Moinhos de Vento de Porto Alegre (HMV). Médico Plantonista da UTI do Hospital de Clínicas de Porto Alegre (HCPA). Membro do Comitê Científico da Rede Brasileira de Pesquisa em Terapia Intensiva (BRICNet).

REGIS GOULART ROSA

Especialista em Medicina Intensiva pela Associação de Medicina Intensiva Brasileira (AMIB). Mestre e Doutor em Medicina pela Universidade Federal do Rio Grande do Sul (UFRGS). Pesquisador do Hospital Moinhos de Vento de Porto Alegre (HMV). Intensivista do Hospital Mãe de Deus de Porto Alegre. Membro do Comitê Executivo da Rede Brasileira de Pesquisa em Terapia Intensiva (BRICNet).

AUTORES

ALCINA JULIANA SOARES BARROS

Médica Psiquiatra. Doutora em Psiquiatria e Ciências do Comportamento pela Universidade Federal do Rio Rio Grande do Sul (UFRGS). Especialista em Psiquiatria Forense pela Associação Brasileira de Psiquiaria (ABP). Psicoterapeuta de Orientação Analítica pelo Centro de Estudos Luiz Guedes de Porto Alegre (CELG/RS).

ANA PAULA C. M. SILVEIRA

Psicóloga Hospitalar Intensivista do Hospital de Urgências de Goiânia (HUGO). Pós-Graduada em Administração Hospitalar. Gestalt Terapeuta.

ANDRÉ LUIZ NUNES GOBATTO

Residência Médica em Clínica Médica. Medicina Intensiva e Doutorado em Ciências pela Universidade de São Paulo (USP). Médico Intensivista e Preceptor da Residência de Medicina Intensiva do Hospital da Cidade. Médico Assistente da Clínica Médica e Preceptor da Residência de Clínica Médica do Hospital São Rafael. Professor de Clínica Médica e Medicina Intensiva da UNIME e Universidade Salvador (UNIFACS).

ÂNGELO RONCALLI MIRANDA ROCHA

Fisioterapeuta. Mestre em Pneumologia pela Universidade Federal de São Paulo (Unifesp). Docente do Centro Universitário Cesmac – Alagoas. Diretor Docente-Assistencial do Hospital Escola Helvio Auto da Universidade Estadual de Ciências da Saúde de Alagoas (UNCISAL).

ANNA STEIN

Mestre em Medicina Área de Nefrologia pela Universidade Federal Rio Grande do Sul (UFRGS). Doutora em Ciências pelo Programa de Nefrologia da Universidade Federal de São Paulo (Unifesp). Médica do Serviço de Nefrologia Hospital Moinhos de Vento de Porto Alegre (HMV).

AUGUSTO SAVI

Doutor em Ciências Médicas pela Universidade Federal do Rio Grande do Sul (UFRGS). Especialista em Fisioterapia em Terapia Intensiva pela Associação Brasileira de Fisioterapia Cardiorrespiratória e Fisioterapua em Terapia Intensiva/Conselho Federal de Fisioterapia e Terapia Ocupacional (ASSOBRAFIR/COFFITO). Fisioterapeuta do Hospital de Clínicas de Porto Alegre (HCPA) e do Hospital de Aeronáutica de Canoas (HACO).

BRUNA MACIEL CATARINO

Fisioterapeuta pela Universidade Federal do Rio Grande do Sul (UFRGS). Residente do Programa Adulto Crítico da Residência Integrada Multiprofissional do Hospital de Clínicas de Porto Alegre (HCPA).

BRUNO PRATA MARTINEZ

Doutor em Medicina e Saúde pela Escola Bahiana de Medicina e Saúde Pública (BAHIANA). Especialista em Fisioterapia em Terapia Intensiva e Respiratória. Professor-Adjunto da Disciplina Fisioterapia Hospitalar da Universidade Federal da Bahia (UFBA). Professor-Auxiliar da Disciplina Estágio na Média e Alta Complexidade da Universidade do Estado da Bahia (UNEB).

CAMILA DIETRICH

Pesquisadora do Hospital Moinhos de Vento de Porto Alegre (HMV) pelo PROADI-SUS. Fisioterapeuta Assistencial. Fisioterapeuta pela Universidade Feevale. Pós--Graduada em Fisioterapia Hospitalar e Terapia Intensiva pelo Instituto de Educação e Pesquisa HMV. Mestre e Doutoranda em Ciências da Reabilitação pela Universidade Federal de Ciências da Saúde de Porto Alegre (UFCSPA).

CAROLINE CABRAL ROBINSON

Fisioterapeuta Pesquisadora do Hospital Moinhos de Vento de Porto Alegre (HMV).

CAROLINE LASSEN-GREENE

Psicóloga Clínica com ênfase em Psicologia da Saúde e Reabilitação. Bacharel e Mestre em Neurociências na Universidade de Tulane. Doutora pela Universidade do Alabama em Birmingham. Pós-Doutoranda no Programa VA Quality Scholars no Nashville VA.

CÁSSIA RIGHY

Médica do Instituto Estadual do Cérebro Paulo Niemeyer. Pesquisadora do Laboratório de Medicina Intensiva da Fundação Oswaldo Cruz (Fiocruz) do Rio de Janeiro. Especialista em Medicina Intensiva pela Associação de Medicina Intensiva Brasileira (AMIB). Doutorado em Pesquisa Clínica em Doenças Infecciosas pela Fiocruz.

CRISTIANO FEIJÓ ANDRADE

Cirurgião Torácico do Hospital da Criança Santo Antônio do Hospital de Clínicas de Porto Alegre (HCPA) e do Hospital Moinhos de Vento de Porto Alegre (HVM). Professor do Curso de Pós-Graduação em Ciências Pneumológicas da Universidade Federal do Rio Grande do Sul (UFRGS). Coordenador Técnico do Programa de Transplante Pulmonar do HCPA.

CRISTINA GRANJA

Especialista de Anestesiologia e Medicina Intensiva. Diretora do Serviço de Medicina Intensiva do Centro Hospitalar Universitário do Algarve (CHUA). Professora Catedrática Convidada do Departamento de Ciências Biomédicas e Medicina da Universidade do Algarve (UALG). Investigadora Principal do Grupo Criticalmed do Centro de Investigação em Tecnologias e Serviços de Saúde (CINTESIS). Coordenadora do Polo CINTESIS da UALG. Membro do Grupo de Estudo de Analgesia, Sedação e *Delirium* (GASD) – *Task Force* da Sociedade Portuguesa de Cuidados Intensivos (SPCI) e Sociedade Portuguesa de Anestesiologia (SPA).

DIEGO SILVA LEITE NUNES

Médico Intensivista pela Associação de Medicina Intensiva Brasileira (AMIB). Especialista em Suporte Nutricional Parenteral e Enteral pela Sociedade Brasileira de Nutrição Parenteral e Enteral (BRASPEN/SBNPE). Mestre em Ciências Médicas pela Universidade Federal do Rio Grande do Sul (UFRGS). Médico do Serviço de Medicina Intensiva do Hospital de Clínicas de Porto Alegre (HCPA).

DIMITRI GUSMÃO FLÔRES

Médico Intensivista pela Associação de Medicina Inetnsiva Brasileira (AMIB). Professor-Adjunto do Departamento de Medicina Interna e Apoio Diagnóstico, Faculdade de Medicina da Bahia da Universidade Federal da Bahia (FMB/UFBA). Professor Permanente do Programa de Pós-Graduação em Medicina e Saúde da UFBA. Coordenador da Residência Médica em Medicina Intensiva e do Programa de Especialização em Medicina Intensiva (PEMI) do Hospital da Cidade de Salvador/BA. Coordenador Médico da UTI do Hospital da Mulher – Maria Luzia Costa dos Santos.

DURVAL FERREIRA FONSECA PEDROSO

Especialista em Medicina Intensiva. MBA em Gestão do Ensino Superior. Mestrando em Educação pela Universidade Lusófona de Lisboa, Portugal. Supervisor do Programa de Residência Médica em Medicina Intensiva do Hospital Estadual Alberto Rassi (HGG SEST-SUS). Supervisor do Internato do Curso de Medicina da Faculdade Alfredo Nasser (Unifan). Diretor Técnico do HGG.

E. WESLEY ELY

Professor da Vanderbilt University School of Medicine com Subespecialidade em Pneumologia e Medicina Intensiva. Codiretor do Center for Critical Illness, Brain dysfunction and Survivorship (CIBS Center). Pesquisador com foco na melhoria dos Cuidados e Desfechos

Clínicos dos Pacientes Criticamente Enfermos com Doenças Cerebrais Adquiridas na UTI (manifestadas agudamente por *delirium* e cronicamente como demência). Reuniu milhares de pacientes em estudos de coorte e ensaios randomizados, tem sido continuamente financiado pelo Governo Federal há mais de 15 anos. Mais de 400 artigos publicados e mais de 50 capítulos de livros publicados e editoriais.

EDINO PAROLO

Médico do Serviço de Medicina Intensiva do Hospital de Clínicas de Porto Alegre (HCPA).

FABIANA GABE BELTRAMI

Médica do Serviço de *Check-Up* do Hospital Moinhos de Vento de Porto Alegre (HMV).

FABIANO NAGEL

Médico Intensivista no Hospital de Clínicas de Porto Alegre (HCPA). Médico Intensivista no Grupo Hospitalar Conceição (GHC).

FELIPE DAL PIZZOL

Professor de Medicina da Universidade do Extremo Sul Catarinense (UNESC). Coordenador do Programa de Pós-Graduação em Ciências da Saúde da UNESC. Coordenador do Serviço de Medicina Intensiva do Hospital São José de Criciúma/SC.

FELIPPE LEOPOLDO DEXHEIMER NETO

Médico Internista e Intensivista. Doutor em Ciências Pneumológicas pela Universidade Federal do Rio Grande do Sul (UFRGS). *Research Fellow* na Université Pierre et Marie Curie (UPMC), Paris. Intensivista do Hospital Moinhos de Vento de Porto Alegre (HMV). Intensivista do Hospital de Clínicas de Porto Alegre (HCPA).

FERNANDA CALLEFE MOREIRA

Professora Substituta no Instituto Federal de Educação do Rio Grande do Sul (IFRS)/Campus Alvorada. Doutora em Ciências Médicas pela Universidade Federal Rio Grande do Sul (UFRGS). Mestre em Ciências Pneumológica pela UFRGS.

FLÁVIA GABE BELTRAMI

Médica Internista e Pneumologista. Doutora em Ciências Pneumológicas pela Universidade Federal do Rio Grande do Sul (UFRGS). *Research Fellow* na Université Pierre et Marie Curie (UPMC), Paris. Pneumologista do Serviço de Pneumologia e Cirurgia Torácica do Hospital Moinhos de Vento de Porto Alegre (HMV). Supervisora do Programa de Residência Médica em Pneumologia do HMV. Médica do Serviço de Emergência do Hospital de Clínicas de Porto Alegre (HCPA).

GABRIELA BENJAMIM ZANI

Terapeuta Ocupacional pela Universidade Federal de São Carlos (UFSC). Pós-Graduada em Terapia Ocupacional Aplicada à Neurologia pelo Instituto de Ensino e Pesquisa do Hospital Israelita Albert Einstein (IEP-HIAE) e pelo Instituto Lauro de Souza Lima (ILSL). Consultora e Desenvolvedora de Projetos de Terapia Ocupacional em Contextos Hospitalares.

GABRIELE SCHUSTER

Médica Internista da Emergência Clínica Santa Casa de Porto Alegre. Mestranda do Programa de Ciências Pneumológicas da UFRGS.

GILBERTO FRIEDMAN

Professor Titular do Departamento de Medicina Interna da UFRGS/Serviço de Medicina Intensiva do Hospital de Clínicas de Porto Alegre (HCPA).

ISABEL JESUS PEREIRA

Especialista de Medicina Interna. Coordenadora da Equipa de Emergência Médica Intra-Hospitalar do Hospital de Faro do Centro Hospitalar Universitário do Algarve (CHUA). Serviço de Medicina Intensiva do Centro Hospitalar e Universitário do Algarve (CHUA). Tutora de Medicina do Doente Crítico no Mestrado Integrado em Medicina do CHUA. Membro do Grupo Criticalmed do Centro de Investigação em Tecnologias e Serviços de Saúde (CINTESIS). Membro do Grupo de Estudo de Analgesia, Sedação e *Delirium* (GASD) – *Task Force* da Sociedade Portuguesa de Cuidados Intensivos (SPCI) e Sociedade Portuguesa de Anestesiologia (SPA).

JAMES C. JACKSON

Neuropsicólogo do Center for Critical Illness, Brain Dysfunction, and Survivorship (CIBS Center) da Vanderbilt University School of Medicine.

JANAÍNA MORENO GARCIA

Terapeuta Ocupacional pela Universidade Federal de São Paulo (Unifesp). Mestre em Ciências da Saúde, pela Unifesp. Especialista em Contextos Hospitalares e Cuidados Paliativos pelo Conselho Federal de Fisioterapia e Terapia Ocupacional (COFFITO). Especialista em Saúde do Idoso: Abordagem Multidisciplinar pela Unifesp. Terapeuta Ocupacional e Responsável Técnica da Rede D'Or Hospital São Luiz – Anália Franco e do Hospital Beneficente do Pari, São Paulo/SP. Docente na Pós-Graduação da Faculdade UniCosta.

JENER GUERRA DE MACEDO

Professor-Adjunto de Clínica Médica e Medicina Intensiva da Faculdade de Tecnologia e Ciências (FTC). Médico Intensivista pela Associação de Medicina Intensiva Brasileira (AMIB). Coordenador Médico da UTI Adulto do Hospital Municipal de Salvador (HMS).

JOÃO GABRIEL ROSA RAMOS

Médico Intensivista pela Associação de Medicina Intensiva Brasileira (AMIB) e pelo Hospital das Clínicas da Faculdade de Medicina da Universidade de São Paulo (HC-FMUSP). Doutor em Ciências Médicas da FMUSP. MBA Executivo em Saúde da Fundacao Getulio Vargas (FGV).

JO ELLEN WILSON

Professora Assistente de Psiquiatria e Ciências do Comportamento Center for Critical Illness, Brain Dysfunction, and Survivorship (CIBS Center) da Vanderbilt University Medical Center.

JOSÉ GERALDO DE SOUZA CASTELLUCCI

Médico Intensivista pela Associação de Medicina Intensiva Brasileira (AMIB). Intensivista Diarista do Hospital da Cidade de Salvador/BA e do Hospital INCAR, Santo Antônio de Jesus/BA.

JUÇARA GASPARETTO MACCARI

Médica Intensivista Supervisora da UTI Adulto do Hospital Moinhos de Vento de Porto Alegre (HMV). Doutora em Pneumologia pela Universidade Federal do Rio Grande do Sul (UFRGS).

JULIE VAN

Analista de Pesquisa do Center for Critical Illness, Brain Dysfunction, and Survivorship (CIBS Center) da Vanderbilt University Medical Center.

KATIA BRAZILIANO EBECKEN

Médica Intensivista pela Associação de Medicina Intensiva Brasileira (AMIB). Médica da UTI do Hospital Copa D'Or e do Instituto Nacional do Câncer (INCa).

LEANDRO UTINO TANIGUCHI

Médico Diarista da UTI do Pronto-Socorro de Clínica Médica do Hospital das Clínicas da Faculdade de Medicina da Universidade de São Paulo (HC-FMUSP). Médico Plantonista da UTI do Hospital Sírio-Libanês (HSL). Membro do Comitê Científico da Rede Brasileira de Pesquisa em Medicina Intensiva (BRICNet).

LIGIA SARMET CUNHA FARAH RABELLO (IN MEMORIAM)

Médica do Hospital Copa D'Or. Médica do *Staff* da UTI do Instituto Nacional do Câncer (INCa). Médica Intensivista pela Associação de Medicina Intensiva Brasileira (AMIB). Mestre pelo Serviço de Clínica Médica da Universidade Federal do Rio de Janeiro (UFRJ). Doutora pelo Serviço de Clínica Médica da UFRJ e do Instituto D'Or de Pesquisa e Ensino (IDOR).

LILIAN MARIA SOBREIRA TANAKA

Médica Intensivista pelo Hospital Copa D'Or. Médica da Equipe Multiprofissional de Terapia Nutricional (EMTN) do Hospital Copa D'Or. Mestre em Ciências da Saúde pelo Instituto Ensino e Pesquisa do Hospital Sírio-Libanês (IEP/HSL).

LIVIA BIASON

Médica Intensivista pela Associação de Medicina Intensiva Brasileira (AMIB). Mestre em Ciências Pneumológicas pela Universidade Federal do Rio Grande do Sul (UFRGS). Médica Contratada do Hospital Moinhos de Vento de Porto Alegre (HMV).

LUCIANA TAGLIARI

Especialista em Clínica Médica e Medicina Intensiva. Título em Medicina Intensiva pela Associação de Medicina Intensiva Brasileira (AMIB).

LUCIANE NASCIMENTO CRUZ

Médica Psiquiatra Membro da Equipe de Coordenação do Serviço de Psiquiatria do Hospital Moinhos de Vento de Porto Alegre (HMV). Responsável Técnica de Projetos de Pesquisa do HMV. Pesquisadora do Instituto de Avaliação de Tecnologias em Saúde (CNPQ/ATS).

LUCIANO DONDÉ DA SILVA

Professor de Fisioterapia Cardiorrespiratória na Universidade Luterana do Brasil (ULBRA). Mestre em Ciências da Reabilitação pela Universidade Federal de Ciências da Saúde de Porto Alegre (UFCSPA).

LUIZ CARLOS DA SILVA VILANOVA

Médico Diarista da UTI Adultos do Hospital Municipal Dr. Moyses Deustch (M'Boi Mirim). Especialista em Medicina Intensiva pela Associação de Medicina Intensiva Brasileira (AMIB).

LUIZ ALBERTO FORGIARINI JUNIOR

Fisioterapeuta. Doutor em Ciências Pneumológicas pela Universidade Federal do Rio Grande do Sul (UFRGS). Especialista em Fisioterapia em Terapia Intensiva Adulto pela Associação Brasileira de Fisioterapia Respiratória, Cardiovascular e Terapia Intensiva (ASSOBRAFIR). Diretor Presidente da Regional Rio Grande do Sul da ASSOBRAFIR-RS. Docente no Curso de Fisioterapia, Programa de Pós-Graduação em Saúde e Desenvolvimento Humano pela Universidade La Salle (Unilasalle).

MAICON FALAVIGNA

Médico Internista. Mestre e Doutor em Epidemiologia pela Universidade Federal do Rio Grande do Sul (UFRGS). Pesquisador do Hospital Moinhos de Vento de Porto Alegre (HMV). Pesquisador do Instituto de Avaliação de Tecnologias de Saúde (IATS-UFRGS). Professor-Adjunto do Department of Health Research Methods, Evidence, and Impact, McMaster University.

MARCELO KERN

Médico Intensivista pela Associação de Medicina Intensiva Brasileira (AMIB).

MÁRCIO LUIZ FERREIRA DE CAMILLIS

Líder da Fisioterapia da UTI Adulto do Hospital Moinhos de Vento de Porto Alegre (HMV). Especialista em Fisioterapia em Terapia Intensiva pela Associação Brasileira de Fisioterapia Respiratória, Cardiovascular e Terapia Intensiva (ASSOBRAFIR). Mestre em Ciências da Reabilitação pela Universidade Federal de Ciências da Saúde de Porto Alegre (UFCSPA).

MÁRCIO MANOZZO BONIATTI

Médico Intensivista. Professor do Programa de Pós-Graduação em Saúde e Desenvolvimento Humano da Universidade La Salle (Unilasalle). Professor do Programa de Pós-Graduação em Cardiologia e Ciências Cardiovasculares da Universidade Federal do Rio Grande do Sul (UFGRS).

MARCO ANTÔNIO MENDES CASTILHO JÚNIOR

Especialista em Medicina Intensiva pela Associação de Medicina Intensiva Brasileira (AMIB). Residência em Medicina Intensiva no Hospital Mater Dei de Belo Horizonte/MG. Coordenador das UTIs do Hospital de Urgência de Goiânia (HUGO). Médico Intensivista do Hospital Alberto Rassi (HGG).

MARIA CAROLINA PAULINO

Assistente Hospitalar de Medicina Interna e Medicina Intensiva Unidade de Cuidados Intensivos Polivalente do Hospital de São Francisco Xavier do Centro Hospitalar de Lisboa Ocidental.

MARINA VERÇOZA VIANA

Médica Intensivista do Hospital de Clínicas de Porto Alegre (HCPA). Doutora em Endocrinologia pela Universidade Federal do Rio Grande do Sul (UFRGS).

MONIQUE MICHELS

Doutora em Ciências da Saúde da Universidade do Extremo Sul Catarinense (UNESC). Pesquisadora do Laboratório de Fisiopatologia Experimental da UNESC.

PATRÍCIA FORESTIERI

Fisioterapeuta Mestre em Ciências da Saúde pela Disciplina de Cardiologia da Universidade Federal de São Paulo (UNIFESP). Especialista em Fisioterapia Motora em Neurologia Hospitalar e Ambulatorial da Unifesp. Especialista em Reabilitação Cardíaca Hospitalar e Ambulatorial da Unifesp. Professora de Fisioterapia da Universidade Paulista (UNIP).

PATRICIA P. DE LEON

Médica Intensivista da UTI Adulto Hospital Moinhos de Vento de Porto Alegre (HMV) e Hospital Mãe de Deus de Porto Alegre.

PATRÍCIA SCHWARTZ

Graduada em Medicina pela Universidade Federal do Rio Grande. Residência em medicina intensiva pelo Complexo Hospitalar Santa Casa de Misericórdia de Porto Alegre. Médica rotineira da UTI dos Hospitais Mãe de Deus e Moinhos de Vento de Porto Alegre.

PAULA PINHEIRO BERTO

Médica Intensivista da UTI do Hospital de Clínicas de Porto Alegre (HCPA).

PEDRO BRIBEAN ROGOVSCHI

Fellow de Pesquisa Clínica da UTI Adultos do Hospital Israelita Albert Einstein (HIAE). Médico da UTI Adultos do Hospital Municipal Dr. Moyses Deustch. Médico Nefrologista pela Universidade Federal de São Paulo (Unifesp). Coordenador Adjunto do Programa de Residência de Clínica Médica da Faculdade de Medicina do ABC (FMABC).

PEDRO PÓVOA

Professor-Associado da Nova Medical School da Faculdade de Ciências Médicas da Universidade Nova de Lisboa, Portugal. Comprehensive Health Research Center, CHRC, NOVA Medical School da Faculdade de Ciências Médicas, Universidade Nova de Lisboa, Portugal. Professor-Adjunto, Center for Clinical Epidemiology and Research Unit of Clinical Epidemiology (OUH) Odense University Hospital, Denmark. Chair of INF Section, European Society of Intensive Care Medicine. Coordenador da Unidade de Cuidados Intensivos Polivalente, Hospital de São Francisco Xavier (CHLO), Lisboa, Portugal.

RAFAEL LUIZ DAMÁZIO

Especialista em Medicina Intensiva pela AMIB. Médico Intensivista da UTI Geral do Hospital Aliança, Salvador/BA.

RAQUEL PUSH DE SOUZA

Presidente do Departamento de Psicologia da Associação de Medicina Intensiva Brasileira (AMIB), biênio 2018-2019. Mestre em Políticas Públicas da FAE Business School/PR. Especialista Psicologia Hospitalar pelo Conselho Federal de Psicologia (CFP). *Lato sensu* Saúde Mental, Psicopatologia pela Pontifícia Universidade Católica do Paraná (PUCPR). *Lato sensu* em Filosofia Clínica pela Faculdade Itecne, Cascavel/PR.

RENATA KOCHHANN

Psicóloga. Professora do Programa de Graduação em Psicologia e Cognição Humana da Pontifícia Universidade Católica do Rio Grande do Sul (PUCRS). Pesquisadora do Escritório de Projetos PROADI-SUS do Hospital Moinhos de Vento (HMV).

RENATA REGO LINS FUMIS

Psicóloga. Especialista em Psico-Oncologia, Mestre e Doutora pelo Hospital A.C. Camargo Cancer Center. Pós-Doutorado em Oncologia pela Faculdade de Medicina do ABC (FMABC). Pós-Doutorado pelo Hospital Sírio-Libanês (HSL). Pesquisadora Clínica da UTI do HSL. Docente da Pós-Graduação do Instituto Ensino e Pesquisa do Hospital Sírio-Libanês (IEP-HSL).

RENATO GEORGE EICK

Graduado em Medicina pela Pontifícia Universidade Católica do Rio Grande do Sul (PUCRS). Residência Médica pela PUCRS.

RICARDO WICKERT

Fisioterapeuta Assistencial II atuante na UTI Adulto, Emergência e Pneumologia do Hospital Moinhos de Vento de Porto Alegre (HMV). Pós-Graduado em Fisioterapia Hospitalar pelo Instituto de Ensino e Pesquisa do Hospital Moinhos de Vento (IEP-HMV).

RODRIGO KAPPEL CASTILHO

Intensivista do Centro de Tratamento Intensivo do Hospital de Clínicas de Porto Alegre (HCPA). Coordenador do Programa Gerenciado de Cuidados Paliativos do Hospital Santa Casa de Misericórdia de Porto Alegre. Membro da Diretoria da Academia Nacional de Cuidados Paliativos, biênio 2019/2020. Membro da Diretoria da Regional Sul da Academia Nacional de Cuidados Paliativos.

RODRIGO BERNARDO SERAFIM

Graduado em Medicina pela Universidade Federal do Rio de Janeiro (UFRJ). Residência Médica em Clínica Médica pela UFRJ. Especialista em Geriatria pela Sociedade Brasileira de Geriatria e Gerontologia (SBGG). Especialista em Terapia Intensiva pela Associação de Medicina Intensiva Brasileira (AMIB). Mestre em Clínica Médica pela UFRJ. Professor-Assistente e Médico do Hospital Universitário Clementino Fraga Filho da Universidade Federal do Rio de Janeiro (HUCFF/UFRJ). Chefe do Setor de Geriatria da UFRJ.

ROGER MONTEIRO ALENCAR

Médico Supervisor da UTI Adultos do Hospital Municipal Dr. Moyses Deustch. Especialista em Clínica Médica – SMS/SP. Especialista em Medicina Intensiva pela Associação de Medicina Intensiva (AMIB).

ROSELAINE PINHEIRO DE OLIVEIRA

Professora-Adjunta no Curso de Medicina na Universidade Federal de Ciências da Saúde de Porto Alegre (UFCSPA). Coordenadora da UTI Adulto do Hospital Moinhos de Vento (HMV). Coordenadora da UTI de Transplantes do Hospital Dom Vicente Scherer da Santa Casa de Porto Alegre.

SÉRGIO HENRIQUE LOSS

Médico Internista. Médico Intensivista. Nutrólogo. Graduado em Medicina pela Universidade Federal de Ciências da Saúde de Porto Alegre (UFCSPA). Coordenador do Serviço de Nutrologia do Hospital Mãe de Deus de Porto Alegre. Médico da Clínica Médica e UTI do Hospital Mãe de Deus e do Hospital Moinhos de Vento (HMV) de Porto Alegre. Médico da UTI do Hospital de Clínicas de Porto Alegre (HCPA). Mestre em Ciências da Saúde pela Universidade Federal do Rio Grande do Sul (UFRGS). MBA em Gestão de Negócios da Saúde pela Escola Superior de Propaganda e Marketing (ESPM).

SÍLVIA CASTRO

Especialista de Medicina Interna e Medicina Intensiva. Coordenadora da Unidade de Cuidados Intermédios do Hospital de Faro do Centro Hospitalar Universitário do Algarve (CHUA). Serviço de Medicina Intensiva do CHUA. Tutora de Medicina do Doente Crítico no Mestrado Integrado em Medicina da Universidade do Algarve.

STEFANIA PIGATTO TECHE

Psiquiatra Contratada e Preceptora da Residência Médica em Psiquiatria do Hospital das Clínicas de Porto Alegre. Especialista em Psicoterapia de Orientação Analítica pela Universidade Federal do Rio Grande do Sul (UFRGS). Mestre e Doutoranda em Psiquiatria e Ciências do Comportamento pela UFRGS.

TATIANA HELENA RECH

Graduação em Medicina pela Universidade de Passo Fundo (UPF). Mestrado e Doutorado pela Universidade Federal do Rio Grande do Sul (URGS). Pós-Doutorado pela Universidade Livre de Bruxelas. Médica Intensivista do Hospital de Clínicas de Porto Alegre (HCPA).

THIAGO DOMINGOS CORRÊA

Coordenador Médico da UTI Adultos do Hospital Israelita Albert Einstein (HIAE). Doutor em Ciências pelo Departamento de Anestesiologia da Faculdade de Medicina da Universidade de São Paulo (FMUSP). Docente Permanente do Programa de Pós-Graduação *Stricto sensu* em Ciências da Saúde do HIAE. Membro do Comitê Científico da Brazilian Research in Intensive Care Network (BRICNet). Especialista em Medicina Intensiva pela Associação de Medicina Intensiva Brasileira (AMIB).

THIAGO LISBOA

Médico Intensivista da UTI do Hospital de Clínicas de Porto Alegre (HCPA). Professor do Programa em Saúde e Desenvolvimento Humano da Universidade La Salle (Unilasalle). Professor do Programa de Ciências Pneumológicas da Universidade Federal do Rio Grande do Sul (UFRGS). Pesquisador do Instituto de Pesquisa do Hospital do Coração (IP-HCOR).

TULIO FREDERICO TONIETTO

Médico Intensivista pela Associação de Medicina Intensiva Brasileira (AMIB).

VINÍCIUS BRENNER FELICE

Graduado em Medicina pela Universidade de Santa Cruz do Sul (Unisc). Especialização em Medicina Intensiva pela Universidade Federal de Ciências da Saúde de Porto Alegre (UFCSPA). Médico de Rotina da UTI do Hospital Santa Rita do Complexo Hospitalar da Santa Casa de Misericórdia de Porto Alegre. Médico de Rotina da UTI do Hospital Santa Clara do Complexo Hospitalar da Santa Casa de Misericórdia de Porto Alegre. Médico Plantonista da UTI do Hospital Mãe de Deus de Porto Alegre. Mestrando no Programa de Pós-Graduação de Pneumologia pelo Hospital de Clínicas de Porto Alegre (HCPA).

VINICIUS MALDANER

Fisioterapeuta. Doutor em Ciências e Tecnologias em Saúde. Docente da Escola Superior de Ciências da Saúde (ESCS) de Brasília. Fisioterapeuta da UTI Adulto do Hospital de Base do Distrito Federal, Brasília.

DEDICATÓRIAS

Dedico esta obra a minha família.
Aos meus pais, Zelito e Átala, que me deram muito mais do que um filho pode esperar.
A minha amada, Paula, companheira de uma vida e que sempre esteve ao meu lado nos momentos mais importantes.
E aos meus filhos, Pedro, Felipe e Rodrigo, razões da minha felicidade e orgulho.

José Mário Meira Teles

Dedico esta obra aos meus filhos, Arthur, Eduardo e Laura, razão de quase tudo o que faço.
Também aos meus pais, Renato e Mariza, e a toda a minha família e amigos, pelo apoio incondicional aos meus acertos e conselhos nos meus erros.
Em especial, a minha esposa, Cláudia, por fazer com que minha vida tenha um norte seguro e repleto de amor, paz e tranquilidade.
Amo todos vocês!

Cassiano Teixeira

Dedico esta obra a minha esposa, Alcina Barros, companheira e fonte de inspiração.

Regis Goulart Rosa

AGRADECIMENTOS

Gostaríamos de deixar aqui os nossos maiores agradecimentos a cada um dos autores que contribuíram com os capítulos deste livro, que se sacrificaram e tiveram a dedicação necessária para cumprir com os prazos de entrega. Agradecer à diretoria executiva da AMIB, especialmente ao Dr. Ciro Mendes, que não poupou esforços para que esta obra fosse terminada.

Os Editores

PREFÁCIO

A terapia intensiva tem salvado inúmeras vidas desde o seu surgimento e estabeleceu prognósticos mais favoráveis para patologias que antes eram quase ou inevitavelmente fatais. Esse progresso, todavia, trouxe consigo novos desafios relacionados com as condições que surgiram em decorrência das mudanças de desfecho induzidas pela intervenção dos cuidados intensivos. Uma dessas situações, descrita só muito recentemente, é a síndrome pós-cuidados intensivos, do inglês, *post intensive care syndrome* (PICS), que consiste em um conjunto de deficiências funcionais significativas envolvendo disfunções cognitivas, psiquiátricas e físicas, que pode atingir até 3/4 dos pacientes sobreviventes à UTI. Essa síndrome pode, inclusive, envolver os familiares do enfermo (PICS-F) e é reconhecida atualmente como um problema de Saúde Pública devido ao grande número de indivíduos que acomete e ao grau de desajuste que provoca.

É, assim, com bastante satisfação, que prefácio este livro, o primeiro publicado no Brasil voltado para essa devastadora condição e que com certeza irá servir não só para alertar os profissionais envolvidos a respeito de tal importante síndrome como também ensinar aspectos de prevenção e cuidado aos indivíduos por ela acometidos de modo abrangente e aprofundado.

Boa leitura!

Ciro Leite Mendes
Diretor Presidente da AMIB
Gestão 2018-2019

SUMÁRIO

PARTE I – QUALIDADE DE VIDA APÓS UTI

1. Introdução 1
Cassiano Teixeira

2. Ferramentas para avaliação da qualidade de vida pós-UTI 5
Luciane Nascimento Cruz

3. Doença grave e os desfechos em longo prazo ao redor do mundo 19
Cássia Righy

4. Mortalidade após a doença crítica 23
Cassiano Teixeira
Regis Goulart Rosa

5. Reinternação hospitalar após a doença crítica aguda 31
Cassiano Teixeira

6. Consequências da dependência intra-hospitalar do suporte ventilatório 35
Cassiano Teixeira
Edino Parolo
Márcio Manozzo Boniatti
Sérgio Henrique Loss

7. A superposição de cuidados paliativos e doença crítica 41
Rodrigo Kappel Castilho

8. Padrões de recuperação da doença crítica grave 45
Rafael Luiz Damázio
Cassiano Teixeira
Regis Goulart Rosa
José Mário Meira Teles

9. **Qualidade de vida após doença crítica aguda** 51
   Rodrigo Bernardo Serafim

10. **Cuidando dos sobreviventos das UTIs: O estresse dos familiares cuidadores** 59
    Alcina Juliana Soares Barros
    Stefania Pigatto Teche
    Regis Goulart Rosa

11. **Sobrevida e recuperação: Uma perspectiva do paciente** 65
    Renata Rego Lins Fumis

PARTE II – DISFUNÇÃO ORGÂNICA APÓS A DOENÇA CRÍTICA

12. **Introdução** 73
    Monique Michels
    Felipe Dal Pizzol

13. **Disfunção crônica de órgãos** 77
    Gabriele Schuster
    Vinícius Brenner Felice
    Gilberto Friedman
    Thiago Lisboa

14. **Doente crítico crônico: Uma síndrome catabólica e inflamatória prolongada** 83
    Sérgio Henrique Loss
    Diego Silva Leite Nunes
    Cassiano Teixeira

15. **Desnutrição na doença crítica aguda: Implicações em longo prazo** 93
    Cassiano Teixeira
    Regis Goulart Rosa

16. **Papel da comorbidade como marcador prognóstico no paciente criticamente doente** 97
    Luciano Dondé da Silva
    Cassiano Teixeira
    Regis Goulart Rosa

17. **Desfechos a longo prazo na insuficiência renal aguda** 103
    Pedro Bribean Rogovschi
    Roger Monteiro Alencar
    Luis Carlos da Silva Vilanova
    Thiago Domingos Corrêa

18. **Disfunção sexual após a doença crítica aguda** 111
    Alcina Juliana Soares Barros
    Regis Goulart Rosa
    Cassiano Teixeira

19. Consequências em longo prazo da intubação endotraqueal e da traqueostomia . **117**
Cristiano Feijó Andrade
Augusto Savi
Cassiano Teixeira

PARTE III – DISFUNÇÃO COGNITIVA E TRANSTORNOS MENTAIS APÓS DOENÇA GRAVE

20. Introdução **131**
Caroline Lassen-Greene
Jo Ellen Wilson
E. Wesley Ely

21. Avaliação diagnóstica para disfunções cognitivas e psicológicas **137**
Alcina Juliana Soares Barros
Regis Goulart Rosa

22. Piora cognitiva após doença grave **143**
Maria Carolina Paulino
Pedro Póvoa

23. Estados de depressão, ansiedade e estresse pós-traumático após a doença crítica aguda **157**
Cristina Granja
Sílvia Castro
Isabel Jesus Pereira

24. Distúrbios do sono e recuperação da doença grave **175**
Flávia Gabe Beltrami
Felippe Leopoldo Dexheimer Neto
Fabiana Gabe Beltrami

PARTE IV – DISFUNÇÃO NEUROMUSCULAR E MUSCULOESQUELÉTICA APÓS DOENÇA GRAVE

25. Introdução **183**
Cassiano Teixeira

26. Mensuração da força muscular respiratória, periférica e o declínio funcional **187**
Augusto Savi
Bruna Maciel Catarino

27. Fragilidade como marcador prognóstico do paciente criticamente doente **191**
Leandro Utino Taniguchi

28. Sarcopenia como marcador prognóstico do paciente crítico **199**
Tulio Frederico Tonietto

29. Fraqueza muscular após a doença crítica aguda 203
Cassiano Teixeira

30. Doença óssea e articular após doença grave 209
Marco Antônio Mendes Castilho Júnior
Durval Ferreira Fonseca Pedroso
José Mário Meira Teles

PARTE V – CONSEQUÊNCIAS APÓS A UTI EM POPULAÇÕES ESPECIAIS

31. Introdução 221
José Mário Meira Teles

32 Pacientes idosos 225
Camila Dietrich
Patricia P. de Leon
Cassiano Teixeira

33. Pacientes com síndrome do desconforto respiratório agudo 235
Roselaine Pinheiro de Oliveira

34. Pacientes sépticos 241
Livia Biason
Gilberto Friedman
Cassiano Teixeira

35. Pacientes com doença pulmonar obstrutiva crônica 247
Fernanda Callefe Moreira
Paula Pinheiro Berto
Cassiano Teixeira

36. Pacientes obesos 255
José Geraldo de Souza Castellucci
André Luiz Nunes Gobatto
Jener Guerra de Macedo
João Gabriel Rosa Ramos

37. Sobreviventes de ECMO 261
Luciana Tagliari
Patrícia Schwarz

PARTE VI – ESTRATÉGIAS TERAPÊUTICAS E DE REABILITAÇÃO NA UTI

38. Introdução 269
José Mário Meira Teles

39. **Repensando a sedação na UTI** **275**
   Lilian Maria Sobreira Tanaka
   Katia Braziliano Ebecken
   Ligia Sarmet Cunha Farah Rabello (in memoriam)

40. **Estratégia de promoção do sono** **287**
   Flávia Gabe Beltrami
   Felippe Leopoldo Dexheimer Neto
   Fabiana Gabe Beltrami

41. **Arquitetura da UTI e desfechos em longo prazo dos Pacientes** **293**
   Juçara Gasparetto Maccari
   Cassiano Teixeira
   Regis Goulart Rosa

42. **Terapia ocupacional e física na UTI** **301**
   Dimitri Gusmão Flôres

43. **O papel da reabilitação precoce na UTI** **311**
   Gabriela Benjamim Zani
   Janaína Moreno Garcia
   Patrícia Forestieri
   José Mário Meira Teles

44. **O papel da estimulação elétrica neuromuscular** **325**
   Márcio Luiz Ferreira de Camillis
   Ricardo Wickert

45. **O papel do familiar na UTI** **333**
   Regis Goulart Rosa
   Renata Kochhann
   Marcelo Kern
   Cassiano Teixeira

46. **O papel da insulina e do controle glicêmico** **339**
   Tatiana Helena Rech
   Marina Verçoza Viana

47. **Terapia anabólica e anticatabólica** **347**
   Fabiano Nagel
   Cassiano Teixeira

48. **Escolha da terapia de substituição renal e recuperação renal** **351**
   Renato George Eick
   Anna Stein

PARTE VII – ESTRATÉGIAS TERAPÊUTICAS E DE REABILITAÇÃO NO PERÍODO PÓS-UTI

49. Introdução 365
   James C. Jackson
   Julie Van

50. Reabilitação motora após a alta da UTI 373
   Luiz Alberto Forgiarini Junior
   Bruno Prata Martinez
   Ângelo Roncalli Miranda Rocha
   Vinicius Maldaner

51. Reabilitação cognitiva após a alta da UTI 379
   James C. Jackson
   Julie Van

52. Reabilitação psicológica após a alta da UTI 387
   Raquel Push de Souza
   Ana Paula C. M. Silveira

53. Construindo a narrativa da doença crítica 395
   José Mário Meira Teles

54. Como cuidar dos pacientes após a alta da UTI? 403
   Cassiano Teixeira
   Regis Goulart Rosa
   Carolina Cabral Robinson
   Maicon Falavigna

   Índice Remissivo 419

PARTE I
QUALIDADE DE VIDA APÓS A UTI

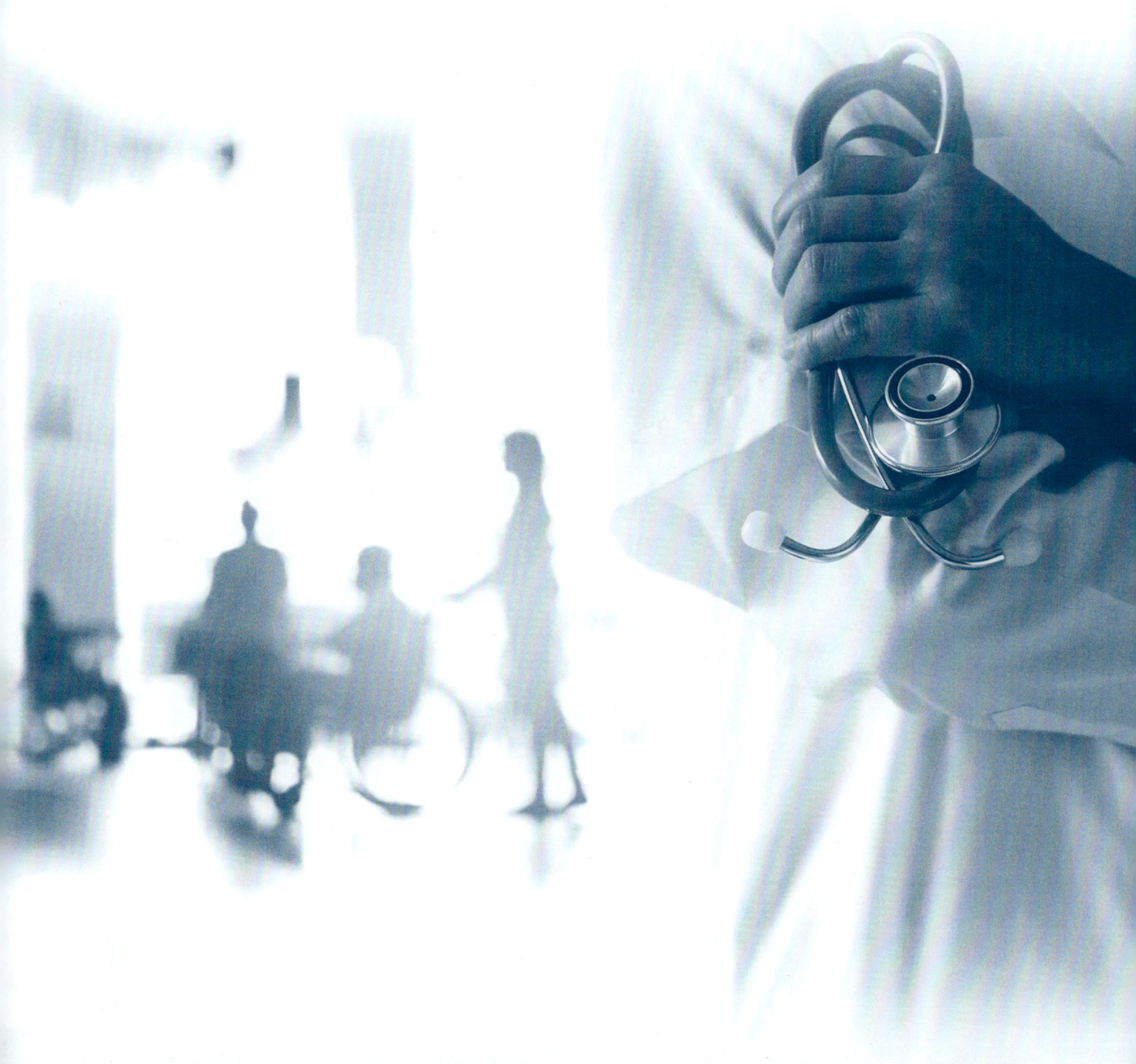

INTRODUÇÃO
PARTE I – Qualidade de Vida após UTI

Cassiano Teixeira

As unidades de terapia intensiva (UTIs) se desenvolveram no decorrer dos anos visando oferecer os melhores recursos humanos, organizacionais e tecnológicos aos pacientes graves, com o objetivo de reduzir a mortalidade dos mesmos.[1-3] Assim, a literatura sobre cuidados críticos evoluiu focada em mortalidade, um desfecho duro e teoricamente mais importante do que os demais.[4-6] Porém, sobreviver à doença crítica não apresentou o final feliz que imaginávamos. A consequência desse aumento da sobrevida levou os profissionais das UTIs a diagnosticar e conviver com uma "nova doença", decorrente das complicações relacionadas à estada na UTI. Ninguém realmente poderia imaginar que salvar uma vida poderia causar tanta lesão e tanto sofrimento durante meses e anos aos pacientes, familiares e amigos. Ninguém estava preparado para enfrentar a disfunção física, sexual e neuropsicológica em longo prazo, a utilização contínua dos cuidados de saúde e o risco da devastação financeira e psicológico das famílias.

Os sobreviventes da UTI não podem ser considerados totalmente recuperados. A síndrome pós-cuidados intensivos (do inglês, *post intensive care syndrome* – PICS) caracteriza-se por alterações cognitivas, psicológicas e físicas que levam a redução da qualidade de vida (QV) dos pacientes[1,4,7-10] e, muitas vezes, dos seus familiares.[3,11,12] Ela ocorre devido a características prévias (idade, doenças prévias, grau de fragilidade e grau de dependência) e relacionados (número de disfunções orgânicas, tempo de internação e presença de infecção) à internação na UTI.[13] Alguns mecanismos comuns a qualquer doença crítica, tais como: hipóxia, hipotensão, inflamação, desregulação da glicose, catabolismo e deficiências nutricionais; bem como os tratamentos ofertados durante a doença crítica, incluindo intubação endotraqueal, repouso/imobilização no leito, uso frequente de sedativos, restrições físicas, e interrupção do ciclo sono-vigília contribuem para o agravamento da síndrome.[3]

Esta seção inicial do livro irá auxiliar o leitor a reconhecer a magnitude e a carga que a doença crítica oferece a sociedade em longo prazo, sua mortalidade, morbidade, risco de reinternação e custos após a alta da UTI. O papel central do cuidador familiar como resultado modificador do risco será destacado e reforçado, bem como os modos de avaliação da QV e a intersecção entre oferta de recursos e limitação da terapêutica fornecida aos pacientes. Espero que todos tenham uma leitura agradável e recheada das melhores evidências existentes até o momento sobre o tema.

REFERÊNCIAS BIBLIOGRÁFICAS

1. Desai SV, Law TJ, Needham DM. Long-term complications of critical care. Crit Care Med. 2011;39(2):371-9.
2. Mafra JMS. Avaliação da qualidade de vida e funcionalidade do paciente crítico após alta hospitalar [dissertação]. São Paulo: Faculdade de Medicina da Universidade de São Paulo, 2012.
3. Needham DM, Davidson J, Cohen H, Hopkins RO, Weinert C, Wunsch H et al. Improving long-term outcomes after discharge from intensive care unit: report from a stakeholders' conference. Crit Care Med. 2012;40(2):502-9.
4. Vest MT, Murphy TE, Araujo KLB, Pisani MA. Disability in activities of daily living, depression, and quality of life among older medical ICU survivors: a prospective cohort study. Health Qual Life Outcomes. 2011;9(1):9.
5. Griffiths JA, Morgan K, Barber VS, Young JD. Study protocol: the Intensive Care Outcome Network ('ICON') study. BMC Health Serv Res. 2008;8(132).
6. Jones C. Recovery post ICU. Intensive Crit Care Nurs. 2014;30(5):239-45.
7. Elliott D, McKinley S, Alison JA, Aitken LM, King MT. Study protocol: home-based physical rehabilitation for survivors of a critical illness. Crit Care. 2006;10(3):R90.
8. Carson SS, Bach PB, Brzozowski L, Leff A. Outcomes after long-term acute care. An analysis of 133 mechanically ventilated patients. Am J Respir Crit Care Med. 1999;159(5 Pt 1):1568-73.
9. Unroe M, Kahn JM, Carson SS, Govert JA, Martinu T, Sathy SJ, et al. One-year trajectories of care and resource utilization for recipients of prolonged mechanical ventilation: a cohort study. Ann Intern Med. 2010;153(3):167-75.
10. Hofhuis JGM, van Stel HF, Schrijvers AJP, Rommes JH, Bakker J, Spronk PE. Conceptual issues specifically related to health-related quality of life in critically ill patients. Crit Care. 2009;13(1):118.
11. Haas JS, Teixeira C, Cabral CR, Fleig AHD, Freitas APR, Treptow EC, et al. Factors influencing physical functional status in intensive care unit survivors two years after discharge. BMC Anesthesiol. 2013;13:11.
12. Rattray J. Life after critical illness: an overview. J Clin Nurs. 2014;23(5-6):623-33.
13. Oeyen SG, Vandijck DM, Benoit DD, Annemans L, Decruyenaere JM. Quality of life after intensive care: a systematic review of the literature. Crit Care Med. 2010;38(12):2386-400.

FERRAMENTAS PARA AVALIAÇÃO
da Qualidade de Vida Pós-UTI

Luciane Nascimento Cruz

> *O homem vive preocupado em viver muito e não em viver bem, quando na realidade não depende dele o viver muito, mas sim o viver bem.*
> Sêneca (4 a.C. – 65 d.C.)

INTRODUÇÃO

A melhora das taxas de mortalidade nas unidades de terapia intensiva (UTI) trouxe como consequência o número expressivo de mais de 1,4 milhão de adultos americanos em idade avançada sobrevivendo a situação crítica.[1] Para essa população, o viver mais pode acarretar o enfrentamento de sequelas físicas, funcionais, psiquiátricas e cognitivas. O prejuízo cognitivo afeta 50% dos sobreviventes durante o primeiro ano pós-alta de UTI, atingindo tanto indivíduos jovens quanto idosos, podendo persistir por vários anos. Disfunções executivas são as mais comuns, afetando 20% a 48% dos pacientes, mantendo-se por dois anos após a saída da UTI.[1] O declínio das funções executivas leva a um efeito em cascata, gerando outros desfechos como prejuízo nas atividades habituais dos pacientes, baixa aderência aos tratamentos, desemprego, dificuldades no funcionamento social e depressão. O episódio depressivo que ocorre nesse contexto parece ser mais grave, com resposta pobre aos antidepressivos, e maiores taxas de recidiva e de suicídio.[1]

Reagindo a essa realidade do crescimento da população de sobreviventes das unidades de tratamento intensivo, profissionais e instituições científicas, tais como a American Thoracic Society, a National Heart, Lung and Blood Institute e a Multi-society Task Force for Critical Care Research vem recomendando a priorização de estudos de avaliação de desfechos após a alta de UTI, ressaltando a importância do foco nos desfechos subjetivos, relatados pelo próprio paciente, tais como as medidas de qualidade de vida (QV).[2]

A avaliação de QV é um tópico, cuja importância vem crescendo de modo exponencial nos últimos 20 anos e, sobremaneira, em populações com condições crônicas ou com sequelas permanentes de doenças agudas. Para esses indivíduos, o mais relevante pode não ser o quanto vivem a mais, mas como estão vivendo esses anos ganhos em função dos avanços da medicina. Esse tipo de medida valoriza o ponto de vista do paciente em relação a várias dimensões de sua vida e não só em relação aos sintomas da doença da qual padece.[3]

Nesse contexto, este capítulo tem o objetivo de apresentar alguns tópicos relacionados à medida de qualidade de vida na população que sobrevive à internação em UTI, focando em questões conceituais e metodológicas na aplicação desses instrumentos.

A AVALIAÇÃO DA QUALIDADE DE VIDA COMO UM DESFECHO EM SAÚDE

A importância crescente da avaliação de QV, nas últimas décadas, deve-se, principalmente, por ser um enfoque que valoriza a perspectiva do paciente e permite avaliar o real impacto de uma enfermidade e objetivos de seu tratamento sob um aspecto multidimensional, ou seja, além de simplesmente levar em conta a redução da morbidade e mortalidade.[4] Tal multidimensionalidade possibilita avaliar a percepção dos indivíduos em relação a diferentes domínios de sua vida, como, por exemplo, aspectos físicos, funcionamento no dia a dia, desempenho social e aspectos emocionais.

A medida de QV é imperativa, uma vez que insere o indivíduo nas avaliações relacionadas à sua própria saúde e tratamentos. Portanto, essa medida vem sendo cada vez mais utilizada como um desfecho em ensaios clínicos e como medida de efetividade e de qualidade dos cuidados em saúde. Alguns fatores têm contribuído para seu uso crescente, tais como: o acúmulo de evidências de que ela seja uma medida confiável e válida, a publicação de grandes estudos clínicos demonstrando que essas medidas são responsivas a mudanças clínicas e o desenvolvimento de instrumentos mais curtos de mais fácil administração e compreensão.[4]

Independentemente do modo pelo qual a QV é avaliada, o propósito desse tipo de avaliação é, invariavelmente, o de medir o impacto funcional e subjetivo das doenças crônicas e seu tratamento na vida dos indivíduos afetados. Esse é um dos objetivos mais importantes, uma vez que uma mesma doença pode ter efeitos diferentes em pessoas diferentes. Medidas fisiológicas fornecem informação para os clínicos, mas podem ser de interesse limitado para os pacientes.[5] Embora as medidas objetivas para controle das doenças sejam essenciais, como dados laboratoriais, por exemplo, a perspectiva do paciente garante uma ampla compreensão dos efeitos da doença e de seu tratamento na sua vida.

Determinar a saúde de uma população requer um exame das sequelas físicas e psicológicas das doenças e do impacto do estado de saúde de um indivíduo na sua vida. Pacientes com condições crônicas vivenciam prejuízos que exercem um efeito negativo na qualidade de vida.[6]

As medidas de QV em condições crônicas consideram a recomendação da Organização Mundial da Saúde (OMS) de incluir múltiplas dimensões de funcionamento e bem-estar na avaliação dos desfechos em saúde. Tais medidas vêm sendo reconhecidas atualmente também como instrumentos de avaliação de efetividade das intervenções terapêuticas.[7]

CONCEITO DE QUALIDADE DE VIDA

Qualidade de vida é um termo amplo e, ainda, pouco definido. Na ausência de uma definição universalmente aceita, alguns autores argumentam que a maioria das pessoas, pelo menos no mundo ocidental, é familiar com a expressão "qualidade de vida" e teriam uma compreensão intuitiva do que o termo significa. Porém, fica claro que "qualidade de vida" pode significar coisas diferentes para pessoas diferentes, e recebe significados diversos dependendo da área de aplicação. Na área de planejamento urbanístico, por exemplo, pode representar o acesso a espaços arborizados, parques etc. É um termo que vem sendo utilizado em medicina, psicologia, farmácia, sociologia, geografia, economia, história, educação, criminologia, arquitetura, transporte, artes, assuntos ambientais e comunitários e pelos departamentos de marketing de grandes empresas.[4]

Na área da saúde, os interesses são direcionados para aqueles aspectos da QV que podem ser direta ou indiretamente afetados pela saúde dos indivíduos. Assim, ao se tentar definir QV relacionada à saúde pode ser útil iniciar com definição de saúde. A OMS a define como: "Um estado de completo bem-estar físico, mental e social"; e essa definição tem sido utilizada como fundamento para o desenvolvimento de múltiplas definições de QV, bem como de instrumentos para avaliá-la.[7] De um modo geral, o termo agrega uma gama de condições e circunstâncias da vida, como: inserção social, condições físicas, saúde mental, perspectivas de vida, podendo até incluir condições ambientais.

Entretanto, também não há um consenso em relação ao significado de "qualidade de vida" na área da saúde. Termos como "estado de saúde", "estado funcional" e "bem-estar" são utilizados como sinônimos de QV.[8]

Estado de saúde pode ser definido como o nível de saúde de um indivíduo, grupo ou população mensurado de modo subjetivo ou objetivo. Considerando "saúde" de acordo com o conceito mais amplo da OMS, as medidas de estado de saúde podem apresentar pontos em comum com as medidas de QV.[3] Gill & Feinstein,[9] em revisão crítica sobre QV, consideram-na mais do que uma descrição do estado de saúde de um indivíduo, mas um reflexo do modo pelo qual um paciente percebe e reage ao seu estado de saúde e a outros aspectos não médicos de sua vida. Essas percepções e reações podem ser mais bem avaliadas se os pacientes tiverem a oportunidade de expressar o valor que atribuem tanto a sua QV global, como a itens individuais que a afetem.

O "estado funcional" é definido como o grau que um indivíduo é capaz de desempenhar seus papéis sociais livres de limitações físicas ou mentais.[10] Não deve ser considerado um sinônimo de QV, pois um mesmo nível de incapacidade pode coexistir com vários estados existenciais, do desespero à tranquilidade. Ou seja, o estado funcional deve ser um domínio, ou dimensão, de QV.

"Bem-estar" é uma medida que agrega a presença de emoções positivas e a ausência de emoções negativas com um senso global de satisfação com a vida. Apesar da proximidade com o conceito de QV, essa última deve estar inserida no contexto social e cultural tanto do sujeito como do avaliador, não devendo ser reduzida apenas ao equilíbrio entre satisfação e insatisfação.[3]

Outro conceito incluído no termo geral "Qualidade de vida" é o conceito de *Quality Adjusted Life Years* (QALY), ou Anos de Vida Ajustados pela Qualidade, que combina sobrevida com QV. É um conceito derivado de teorias econômicas e que considera as preferências dos indivíduos entre diferentes estados de saúde. O valor quantitativo dessas preferências é denominado índice de utilidade.[4]

Mais recentemente, foi introduzido o conceito de *Patient Reported Outcomes* (PRO), que é um termo amplo que inclui qualquer avaliação subjetiva de um indivíduo em relação a elementos de sua saúde, englobando: sintomas, função, bem-estar, percepção sobre os tratamentos, satisfação com os cuidados recebidos, satisfação com a comunicação com os profissionais de saúde e QV.[11] Portanto, PRO não é sinônimo de QV, mas engloba esse conceito.

A OMS, por meio do Grupo de Qualidade de Vida definiu QV como: "A percepção do indivíduo de sua posição na vida no contexto do sistema cultural e de valores em que ele vive e em relação a seus objetivos, expectativas, padrões e preocupações."[7]

Wenger[12] define QV como um conceito que abrange o modo pelo qual a vida de um indivíduo é afetada por uma doença e por vários componentes do seu tratamento. O constructo que fundamenta um instrumento de QV deve focar em domínios da vida valorizados pelos pacientes, como: nível de conforto, senso de bem-estar, habilidade para manter as funções física, emocional e intelectual preservadas e a habilidade para participar de atividades. QV mede a experiência da doença de modo subjetivo, acrescentando mais informações além das medidas biológicas. Além disso, considera a percepção dos sintomas pelo paciente, o modo que ele os denomina e os comunica a outras pessoas, a experiência da incapacidade de desempenhar suas atividades normalmente e os esforços feitos para lidar com a doença e ter controle sobre ela.

O que há em comum entre as diversas definições de QV é a ênfase na percepção do paciente, ou seja, a subjetividade, e na multidimensionalidade do conceito. Enfatizar a percepção do paciente permite diferenciar de "padrão de vida", que seria uma avaliação objetiva e independente do ponto de vista do indivíduo. Há boas evidências de que o próprio julgamento de uma pessoa sobre a sua saúde tem alto valor preditivo para um desfecho.[13]

A multidimensionalidade está representada pela variedade de domínios abordados pelos instrumentos mais abrangentes que permitem avaliar um indivíduo em seus múltiplos aspectos, tais como físicos, sociais, psicológicos e ambientais.[8]

Na ausência de uma definição operacional unânime, os pesquisadores devem descrever qual o conceito que está sendo considerado para seu estudo e identificar quais os domínios serão incluídos e medidos. Como há muitos instrumentos disponíveis, os investigadores devem também justificar a escolha por determinados instrumentos utilizados em sua pesquisa.[9]

COMO MEDIR QUALIDADE DE VIDA

QV é comumente medida por meio de um conjunto complexo de itens, escalas, domínios e instrumentos.[9]

- Um item é uma questão única, por exemplo: "Como está seu sono?";
- Uma escala contém categorias ou outros mecanismos utilizados para expressar a resposta à questão. Por exemplo, as opções de respostas à pergunta anterior poderiam ser: "Muito bom", "Bom", "Moderado", "Ruim", "Muito ruim";
- Um domínio ou dimensão identifica um foco particular de atenção, como por exemplo, capacidade funcional ou dor, e pode ser composto

por um único item ou vários itens relacionados. Refere-se a uma determinada área de comportamento ou experiência que está sendo medida;

- Um instrumento ou índice é o conjunto de itens usados para obter a informação desejada. Um instrumento pode conter uma única questão global ou múltiplos itens que podem ou não ser categorizados em domínios separados.

Os resultados gerados por um instrumento podem ser apresentados de dois modos:

- o escore de cada um dos domínios é calculado separadamente e são descritos individualmente, um após o outro, formando um perfil;
- os domínios são agregados para formar um único escore global. Alguns instrumentos permitem realizar ambas as abordagens.[9]

Os instrumentos podem ser categorizados de acordo com a perspectiva que se propõem a avaliar: os que avaliam QV geral, qualidade de vida ligada à saúde e QV ligada a uma doença específica.[8]

- Qualidade de vida geral: derivada de um referencial social. Abrange diferentes componentes do constructo QV, fornecendo elementos para compreensão das motivações, desejos, oportunidades e recursos disponíveis para a satisfação e bem-estar de um indivíduo, em diferentes domínios de sua vida. Um exemplo de instrumento dessa categoria é o instrumento desenvolvido pela OMS, o WHOQOL;[7]
- Qualidade de vida ligada à saúde: ênfase no estado funcional e senso de bem-estar, mas considera apenas os aspectos diretamente relacionados à saúde, ou seja, as limitações no funcionamento consequentes à doença emocional ou física. Dentro dessa categoria, estão todos os instrumentos que enfocam os aspectos da existência afetados pelo fato de estar doente. Um representante deste grupo, e um dos instrumentos mais utilizados em todo o mundo, é o *Medical Outcomes Study Short-Form* 36 (SF-36);[14]
- Qualidade de vida ligada a uma doença específica: focaliza aspectos específicos de uma determinada doença em relação à QV. Um exemplo é o *Seattle Angina Questionnaire* (SAQ),[15] criado para avaliação de pacientes que sofrem de angina.

A importância de distinguir QV geral da relacionada à saúde reside no fato de que a primeira abrange fenômenos não médicos tais como relações familiares, espiritualidade, satisfação com a vida profissional, aspectos esses que influenciam a QV de um indivíduo independente da presença ou não de uma doença. Se essa distinção for negligenciada, pode-se superestimar o impacto de fatores relacionados à saúde e, inversamente, subestimar o efeito de fenômenos não médicos. Por exemplo, uma paciente com doença renal terminal pode relatar uma QV geral ruim apesar de sua doença estar clinicamente controlada, por conviver com um marido alcoolista agressivo.[9]

Muitas vezes os conceitos de "estado de saúde", "qualidade de vida relacionada à saúde" e "qualidade de vida global" são utilizados como sinônimos, o que gera confusão, pois muitos instrumentos destinados a medir estado de saúde não incluem em seu constructo questões referentes a aspectos mais globais de QV, ou seja, questões não relacionadas à saúde. Considerando que o estado de saúde de um indivíduo pode não ser afetado apenas por uma doença, mas também por fatores como renda, situação profissional e o modo de lidar com a realidade, deve-se ter cuidado ao tentar atribuir uma determinada "qualidade de vida" a um indivíduo sem especificar as dimensões e aspectos que foram levados em consideração.[13]

CARACTERÍSTICAS DE UM BOM INSTRUMENTO

De acordo com o objetivo de medir QV, um instrumento deve ter seu desempenho baseado nas seguintes propriedades:[5]

- discriminativo: se o objetivo é distinguir pessoas que tem melhor QV daquelas que tem pior QV. Importante na comparação entre grupos (diferentes doenças, tratamentos diversos);
- avaliativo: se o foco for a detecção de mudanças na QV por meio do tempo ou como efeito de um tratamento;
- preditivo: se o objetivo é utilizar uma medida alternativa às tradicionais medidas fisiológicas

para avaliação de desfechos, a medida de QV pode ser uma variável preditora de desfechos como, por exemplo, taxa de hospitalização, sobrevida, utilização de serviços de saúde e custos.

A qualidade de uma medida para avaliação de desfechos subjetivos deve ser avaliada pelas suas propriedades psicométricas, utilizando metodologias oriundas das áreas que estudam comportamento humano. A seguir, uma breve descrição dos critérios mais comumente utilizados para analisar a adequação de um instrumento de avaliação de qualidade de vida.[5]

Sinal-ruído

Para as medidas fisiológicas, reprodutibilidade e acurácia são características necessárias para um bom teste. Para instrumentos que medem QV, a reprodutibilidade é representada por uma alta razão sinal-ruído e a acurácia é representada pela capacidade do instrumento em medir o conceito a que se propõe mensurar. Para instrumentos discriminativos, cujo objetivo é detectar diferenças em escores entre indivíduos em um mesmo ponto no tempo, o modo de quantificar a razão sinal-ruído é chamada confiabilidade. Se a variabilidade nos escores entre os pacientes (sinal) é muito maior do que a variabilidade no mesmo paciente (ruído), o instrumento é considerado confiável. Instrumentos confiáveis mostram que pacientes estáveis terão resultados semelhantes depois de repetidas aplicações.

Para instrumentos avaliativos, que se destinam a detectar mudanças nos escores no mesmo indivíduo por meio do tempo, ou como resultado de um tratamento, o método de quantificar a razão sinal-ruído é denominado responsividade, que representa a capacidade do instrumento para detectar mudanças. A responsividade está diretamente relacionada à magnitude da diferença nos escores em pacientes que melhoraram ou pioraram (sinal) e a variabilidade em escores em pacientes que não mudaram (ruído).[5]

Validade

Quando há um padrão-ouro: a despeito de que para instrumentos de avaliação de QV não exista padrão-ouro, algumas situações podem ocorrer nas quais outra medida possa ser considerada referência. Nessas circunstâncias, utiliza-se a validade de critério para determinar se um instrumento está medindo o que se propõe a medir. A medida será válida se os resultados corresponderem para aqueles da medida padrão. Exemplo de aplicação da validade de critério é a validação de uma versão mais curta de um instrumento, que seria o teste, como preditora dos resultados da versão mais longa, o padrão-ouro.

Quando não existe um padrão-ouro: nesse caso, tem sido utilizadas estratégias de validação derivadas da psicometria:

- validade de face: examina se um instrumento parece estar medindo o que pretende medir;
- validade de conteúdo: avalia se o domínio de interesse está sendo adequadamente representado pelos itens ou questões do instrumento;
- validade de constructo: é a abordagem mais rigorosa para estabelecer validade. Um constructo é o embasamento teórico do domínio que queremos medir. Envolve comparações entre medidas e examina as relações lógicas que devem existir entre uma medida e as características dos pacientes e grupos de pacientes.

A partir de um modelo, ou quadro teórico, que representa a compreensão daquilo que os investigadores estão buscando medir, é possível formular hipóteses sobre o desempenho do instrumento em relação a outras medidas. Os instrumentos são aplicados a uma população de interesse e a validade será confirmada ou não dependendo da aceitação ou não da hipótese formulada. Por exemplo, um instrumento discriminativo destinado a comparar pessoas que receberam ou não tratamento com quimioterapia deve ser capaz de distinguir os pacientes nesses dois grupos. Se isto não ocorrer, algo está errado com o desempenho da medida. Outro exemplo é a validação de um instrumento discriminando grupos de pessoas em relação a aspectos emocionais – os resultados devem se correlacionar com medidas já validadas de avaliação de função emocional. Os princípios de validação são os mesmos para instrumentos avaliativos, mas a validade é demonstrada quando mudanças nos escores do instrumento se correlacionam com mudanças em outras medidas relacionadas.

Um aspecto importante é que a validação não termina quando o primeiro estudo com os dados referentes a ela é publicado, mas o processo continua com o uso repetido de um instrumento. Quanto mais for utilizado e o desempenho ocorrer como esperado, maior a confiança em sua validade.[5]

Interpretabilidade

Interpretabilidade é também uma propriedade importante para uma medida de QV. Em instrumentos discriminativos, deve ficar claro se o resultado significa ter um prejuízo leve, moderado ou grave na QV; para instrumentos avaliativos, devemos compreender se as mudanças ocorridas nos escores são pequenas, moderadas ou grandes.

A interpretabilidade da maioria das medidas de QV não é evidente por si só. Existem vários métodos disponíveis para compreender a magnitude do efeito na QV. Investigadores podem relacionar mudanças nos escores de um questionário a uma medida funcional bem conhecida, como por exemplo, a classificação funcional do New York Heart Association, ou a um diagnóstico clínico, como a alteração no escore necessária para classificar um indivíduo dentro da categoria diagnóstica de depressão, ou o impacto de eventos de vida maiores, como morbidade e mortalidade.[16] Seja qual for a estratégia, é importante que ela seja esclarecida para que os achados tenham significado para uso na prática clínica. Métodos para descrever os resultados de escores de QV de modo a tornar sua interpretação mais clara, serão descritos mais adiante.

TIPOS DE INSTRUMENTOS

Os instrumentos para avaliação de QV classificam-se em dois grupos: genéricos e específicos.

Instrumentos genéricos

Podem ser utilizados para comparações entre tipos diversos de doenças e tratamentos, diferentes graus de gravidade de doenças e diferentes grupos demográficos. Essas medidas são designadas para sumarizar um espectro do conceito de QV que se aplica a diversas condições clínicas e populações.[17]

As medidas genéricas são ainda subdivididas em dois grupos, descritivas ou psicométricas, geram um "perfil de saúde"; designadas para medir todos os aspectos importantes de QV. O resultado é descrito por meio de vários escores, um para cada domínio do instrumento; medidas de utilidade, derivada da teoria de decisão, reflete as preferências dos pacientes por determinados estados de saúde. A vantagem é de possibilitar a combinação de dois desfechos, QV e morte. O resultado é expresso em um único número em uma escala de zero (morte ou pior estado de saúde possível) a um (saúde perfeita). Escore de utilidade reflete a QV e o valor que ela tem para o paciente. Esse número associado à taxa de sobrevida gera a unidade denominada *Quality Adjusted Life Years* (QALY), utilizada como medida de desfecho em análises econômicas de custo-utilidade.[4]

Instrumentos específicos

Designados para avaliar grupos com um diagnóstico específico ou populações específicas com o objetivo de medir responsividade ou mudanças "clinicamente importantes". Não são necessariamente relacionadas a uma doença, mas também a alguma condição específica como dor lombar, dispneia, ou a alguma função específica (função sexual, por exemplo) ou população específica, como idosos, crianças doentes.

A Tabela 2.1 apresenta as vantagens e desvantagens de cada grupo.

A escolha do instrumento adequado depende do objetivo do estudo e do período de avaliação. Para profissionais envolvidos em ensaios clínicos e com a prática clínica, o interesse pode estar mais voltado para medidas de desfecho designadas a avaliar uma intervenção ou relacionadas a desfechos clínicos. O objetivo principal desses estudos é perceber a mudança ocorrida na QV para o mesmo paciente em dois ou mais pontos no tempo. A capacidade para detectar pequenas mudanças é importante para determinar o poder estatístico de um estudo ou o para o cálculo de tamanho da amostra. Nesse caso, as medidas específicas podem ser mais adequadas.

Para a área da política em saúde, alocação de recursos e epidemiologia, que visam à comparação entre populações, o interesse pode estar focado em avaliar diferenças na QV entre grupos. Comparações entre diferentes doenças, intervenções e subgrupos exigem critérios uniformes para classificar cada população de acordo com sua QV. Portanto, o importante é a detecção de diferenças entre os sujeitos.[17] Com esses objetivos, os instrumentos genéricos são os mais apropriados.

Patrick e Deyo[17] preconizam quatro abordagens para uso de instrumentos genéricos e específicos em pesquisa:

Tabela 2.1. Classificação dos instrumentos para avaliação de qualidade de vida		
Tipos de instrumentos	Vantagens	Desvantagens
Genéricos		
Descritivos (geram perfis de saúde)	Único instrumento Detecta efeitos diferenciais em diferentes aspectos de QV Possibilita comparações entre grupos com diferentes doenças, intervenções	Pode não focar na área de interesse Pode não ser responsivo
Medidas de utilidade	Um único número representa o impacto na quantidade e qualidade de vida Possibilita uso em estudos de custo-utilidade Incorpora morte como desfecho	Dificuldade em se determinar valores de utilidade Não possibilita avaliar o efeito em diferentes aspectos de qualidade de vida Pode não ser responsivo
Específicos		
	Clinicamente sensíveis Podem ser mais responsivos	Não permite comparações entre grupos com diferentes condições Pode ser limitada para estudar populações e intervenções

Adaptado de: Guyatt, Feeny e Patrick (1993).

- instrumento genérico e específico: inclusão dos dois instrumentos na mesma investigação, embora alguns conceitos possam sobrepor-se entre eles. A vantagem é a de detectar efeitos em diferentes aspectos de QV, através da medida genérica, sem risco de perder aspectos mais relevantes para uma doença específica;

- instrumento genérico e instrumento genérico modificado: algumas medidas genéricas foram adaptadas para incluir itens mais específicos à determinada condição. Por exemplo, o Kidney Disease Quality of Life SF inclui todo o SF-36, acrescido de questões relacionadas a aspectos particulares para pacientes com doença renal crônica;

- instrumento genérico agregado a uma medida suplementar específica: abordagem similar àquela descrita no item anterior, com a diferença de que a medida específica é construída em uma base conceitual diferente da medida genérica, com mínima sobreposição no constructo. A intenção é capturar aspectos adicionais e específicos para pacientes com determinada condição que não são detectados pela medida genérica;

- diferentes instrumentos específicos: incluir, em um mesmo estudo, uma bateria de medidas específicas. Isso também pode ser realizado com medidas genéricas, mas com as específicas é mais comum. Conjunto de instrumentos específicos ou genéricos são utilizados com frequência em ensaios clínicos e inquéritos epidemiológicos, quando escalas inteiras, subescalas ou itens individuais dos melhores instrumentos disponíveis são administrados e os efeitos testados para cada medida.

Não há uma única medida que possa ser completa o suficiente para satisfazer todas as necessidades dos investigadores e para populações específicas. Uma das estratégias mais adequadas seria a de utilizar medidas genéricas, padronizadas, com suplementos para situações específicas. O uso continuado das medidas genéricas se torna necessário para comparar benefícios de diferentes intervenções em saúde e alocação de recursos. O conhecimento cumulativo de QV como medida de desfecho utilizando medidas genéricas permitirá se conhecer o impacto de diferentes doenças e o mérito relativo de diferentes intervenções. Por outro lado, os instrumentos específicos são importantes para identificar preocupações peculiares de pacientes com uma doença específica e avaliar mudanças sutis em seu estado de saúde.

INTERPRETAÇÃO DOS RESULTADOS

A representação quantitativa das medidas de QV é geralmente feita por meio de escores, que podem ser um único número como no caso das medidas de utilidade, ou vários escores medindo diferentes domínios.

A interpretação dos escores nem sempre é intuitiva para clínicos e pacientes, principalmente pela falta de um padrão-ouro para valores de QV que permita comparações. Por exemplo, não existe um limiar para os escores que possa delimitar o que é "normal" ou "disfuncional", como temos para as medidas biológicas como nível de pressão arterial, nível de hemoglobina ou glicemia. Uma estratégia comumente utilizada por pesquisadores é a comparação de médias de escores entre grupos com diferentes condições, entre doentes e não doentes e entre dois pontos diferentes no tempo em estudos longitudinais. Porém, mesmo que essas diferenças sejam estatisticamente significativas, algumas questões permanecem pouco claras:

- essas diferenças são clinicamente importantes?;
- no caso de comparação entre grupos, qual seria o grupo de referência?

A fim de tentar lidar com esses problemas na interpretação de escores de QV, algumas estratégias têm sido preconizadas na literatura:[18]

- normas populacionais: são valores de referência dos escores baseados na população geral. Tabelas com valores normativos são obtidas pela aplicação de instrumentos de QV em uma amostra representativa de indivíduos selecionados randomicamente na população geral. Essas tabelas com médias de escores em diferentes domínios para subgrupos populacionais como sexo e faixa etária, podem ser utilizadas como padrão-ouro contra o qual os escores de grupos de pacientes podem ser comparadas. Um dos modos de comparar seria por meio da diferença entre a média populacional (valor esperado) e a média do grupo no qual a QV está sendo medida (valor observado). Se os escores normativos do instrumento utilizado têm um pequeno desvio-padrão, então uma pequena diferença entre a média observada e a esperada pode ser considerada importante. Do contrário, se o desvio-padrão populacional é grande, serão necessárias grandes diferenças entre as médias medidas e as médias "padrão" para que a diferença seja relevante. Assim, diferenças padronizadas, em que a diferença entre médias é dividida pelo desvio-padrão pode ser mais fácil de interpretar. Um dos modos de padronização é o cálculo de "tamanho de efeito", que será discutido mais adiante.

A população escolhida como referência, ou seja, de onde são gerados os valores normativos, geralmente é a população geral. A maioria dos estudos relatando normatização de instrumentos utilizou desenho transversal e as médias dos escores são apresentadas conforme o sexo e a faixa etária. No Brasil, há normas populacionais publicadas para o SF-36 e WHOQOL-bref;[19-21]

- mínima diferença clinicamente importante: é a menor diferença em um escore de QV que seria percebida pelo indivíduo como benéfica e que justificaria mudanças na conduta clínica. Para determinar essa diferença, os pacientes devem ser questionados se observaram uma variação na sua condição e o quanto ela é importante. A estratégia consiste em aplicar questões padronizadas em pelo menos duas avaliações em períodos diferentes, relacionadas à percepção do indivíduo em relação a mudanças no seu estado. Essas questões são chamadas de "questões de transição" e as opções de resposta podem ser categorizadas, como por exemplo, "nenhuma mudança", "pouca mudança", "muito melhor (ou pior)". A maioria dos pesquisadores tem utilizado pelo menos sete categorias. Essas respostas são depois comparadas aos escores obtidos no instrumento de QV medido concomitantemente;
- tamanho de efeito: quando não há a informação de qual a diferença mínima clinicamente importante disponível, o cálculo do tamanho de efeito pode ser útil. Cohen propôs essa padronização a fim de simplificar a estimativa para cálculo de tamanho de amostra. Baseado em suas experiências em ciências sociais, ele sugeriu a seguinte classificação para o tamanho de efeito: índices de 0,2 a 0,5 seriam efeitos "pequenos", de 0,5 a 0,8 seriam "moderados" e acima de 0,8 "grandes". Esses valores arbitrários têm se mostrado aplicáveis até os dias de hoje em vários campos de pesquisa. Na área de QV, duas formas de calcular o tamanho de efeito são utilizadas;[18,22]
- média de resposta padronizada (*Standardized Response Mean* – SRM) ou tamanho de efeito de Cohen: representa a mudança na média dos escores da QV medida em um mesmo indivíduo

em dois períodos diferentes, dividida pelo desvio-padrão (DP) dessa mudança nos escores. Conforme a fórmula:

$$SRM = \frac{Média_{T1} - Média_{T2}}{DP_{diferença}}$$

É a medida mais amplamente utilizada. O $DP_{diferença}$ deve ser estimado de pacientes com QV mais estável. Esse dado pode estar disponível em estudos de confiabilidade teste-reteste realizados no desenvolvimento do instrumento, uma vez que esses estudos geralmente são conduzidos em populações não doentes. Quando essa informação não estiver presente, as diferenças de desvio-padrão podem ser obtidas da própria população do estudo que está sendo realizado. Essa fórmula também pode ser utilizada para comparar médias entre diferentes grupos independentes. Nesse caso, substituem-se as médias no tempo 1 (T1) e tempo 2 (T2) na equação acima por médias do grupo 1 e grupo 2 e o desvio-padrão da diferença é substituído pelo desvio-padrão agregado (combinação dos desvios-padrão de cada grupo);

- tamanho de efeito "estatístico" (*effect size* – ES): é a diferença na média dos escores entre dois períodos diferentes, dividida pelo desvio-padrão do escore no tempo 1:

$$ES = \frac{Média_{T1} - Média_{T2}}{DP\ T1}$$

Essa medida também pode ser utilizada para comparar dois grupos independentes. Para isso, o DP de um dos grupos, geralmente o grupo controle, substitui o DPT1 na fórmula acima. Essa versão do tamanho de efeito é conhecida como delta de Glass.[18,22]

Para ilustrar esse cálculo, será utilizado como exemplo os dados do estudo de Hofhuis e cols.,[23] que avaliaram mudanças em escores de qualidade de vida em pacientes criticamente doentes acima de 80 anos utilizando o SF-36 (Tabela 2.2).

Tabela 2.2. Estudo de Hofhuis e cols.[23] com pacientes criticamente doentes acima de 80 anos utilizando SF-36

Domínios do SF-36	Pré-UTI	Pós-UTI (6 meses)
Número de pacientes	49	49
CF	49,0 ± 30,2	43,7 ± 27,6
AF	45,7 ± 48,4	55,3 ± 47,1
Dor	78,0 ± 27,5	87,0 ± 18,2
ES	54,0 ± 25,2	47,7 ± 23,6
Vitalidade	52,1 ± 24,6	57,5 ± 18,6
Aspectos sociais	71,8 ± 24,1	68,2 ± 20,6
Aspectos emocionais	75,1 ± 41,9	82,9 ± 36,0
Saúde mental	69,1 ± 13,7	68,7 ± 17,0

A fim de calcular a magnitude da diferença entre o escore do domínio capacidade funcional (CF), antes da internação na UTI e 6 meses após, aplicamos os valores dos escores na seguinte fórmula:

$$ES\ CF = \frac{49,0 - 43,7}{30,2} = 0,175$$

O estudo também estabeleceu que a mínima diferença clinicamente importante para esse grupo seriam 15 pontos na escala. Portanto, nesse caso, temos um tamanho de efeito pequeno, segundo a definição de Cohen (tamanho de efeito 0,175), e a diferença entre as médias dos escores (5,3) está abaixo da minimamente importante. Houve uma redução da qualidade de vida no domínio CF no sexto mês pós-alta, mas essa diferença não foi relevante. Esse cálculo pode ser feito para cada domínio do instrumento, permitindo avaliar quais foram mais afetados pela experiência prévia de internação em UTI.

INSTRUMENTOS PARA AVALIAÇÃO DE QUALIDADE DE VIDA PÓS-UTI: ESTADO DA ARTE

Conforme citado, há um apelo da comunidade científica para que pesquisadores foquem estudos em avaliação de desfechos após alta de UTIs na população sobrevivente a situações críticas. Entretanto, ainda não há consenso em relação a quais desfechos são mais relevantes e quais instrumentos de medida são mais adequados para essa função. Na falta de uma padronização, torna-se um desafio comparar e sintetizar os resultados dos diversos estudos disponíveis na literatura.[2]

Turnbull e cols.[2] realizaram revisão de escopo com objetivo de documentar quais desenhos de estudo e instrumentos de medida vem sendo utilizados para avaliar desfechos em populações de sobreviventes de condições críticas, incluindo estudos publicados entre os anos de 1970 a 2013. Os autores consideraram medidas que avaliaram desfechos relacionados ao estado físico, mental e cognitivo dos indivíduos, bem como qualidade de vida. Os resultados demonstraram que, dos 425 estudos selecionados, 65% deles utilizou qualidade de vida como desfecho, ressaltando a popularidade dessa medida nesse contexto de avaliação de pacientes pós-alta de UTIs. Entre os estudos que utilizaram QV como desfecho, houve uma grande heterogeneidade de instrumentos, mas os mais utilizados foram o *Medical Outcomes Study Short-Form 36* (SF-36)[14], em 63% dos artigos e o *EuroQol 5D*[24] em 19% deles. Apesar do crescimento exponencial dos estudos avaliando QV, nessa área a partir dos anos 2000, eles continuam sofrendo de limitações metodológicas como tamanho amostral reduzido (menos de 200 participantes), desenho transversal e falta de avaliação do desempenho dos instrumentos utilizados.[2]

Uma revisão sistemática publicada em 2017,[25] sintetizou os resultados de estudos que avaliaram as propriedades psicométricas de instrumentos utilizados para medir qualidade de vida em pacientes pós-alta de UTI. O desempenho dos diferentes instrumentos foi avaliado utilizando o *Consensus-based Standards for the selection of health measurement instruments* (COSMIN).[26] O COSMIN é uma iniciativa de um grupo multidisciplinar internacional de pesquisadores com formação em epidemiologia, psicometria, pesquisa qualitativa e assistência em saúde, com expertise no desenvolvimento e avaliação de medidas de desfecho. O projeto tem o objetivo de aprimorar a seleção dos instrumentos tanto para pesquisa quanto para a prática clínica por meio do desenvolvimento de ferramentas para orientar a escolha da medida mais adequada. Por meio da elaboração de diretrizes metodológicas baseadas em painéis de especialistas, o grupo busca alcançar uma padronização da seleção de medidas de desfecho a fim de reduzir as dificuldades em comparar e combinar esses resultados em revisões sistemáticas e metanálises. Um dos componentes do COSMIN é um *checklist* para avaliação da qualidade metodológica dos estudos que avaliam propriedades de medida dos instrumentos de desfechos subjetivos. A ferramenta apresenta critérios em relação ao tipo de delineamento e métodos estatísticos que o estudo deve preencher quando pretende avaliar as propriedades psicométricas dos questionários tais como confiabilidade, validade, responsividade e interpretabilidade.[27] O sistema classifica os estudos em: excelente, bom, regular e ruim. No estudo de Robinson e cols.,[25] dos 20 estudos selecionados que examinaram as propriedades de medida de 21 instrumentos diferentes, mais de 50% eram medidas para avaliar qualidade de vida. A qualidade geral dos estudos, conforme o COSMIN, foi ruim ou regular, sendo as razões mais frequentes para essa baixa pontuação o tamanho de amostra inadequado, falha em reportar os detalhes sobre o comparador (medida de referência) e em relação a qual hipótese estava sendo testada. Além disso, vários critérios do COSMIN não foram avaliados por nenhum estudo e seis dos nove critérios do *checklist* foram considerados em menos de 10% dos estudos. Esse resultado demonstra que, apesar do uso cada vez mais frequente dos instrumentos de qualidade de vida para avaliar desfecho em população sobrevivente aos cuidados intensivos, ainda não é possível tirar conclusões em relação ao desempenho de qualquer instrumento em particular, nesse contexto, devido à falta de avaliações mais completas e consistentes de suas propriedades de medida.

O processo de validação de uma medida de qualidade de vida deve ser dinâmico, ou seja, a cada nova população em que ele é aplicado, suas propriedades de medida devem ser avaliadas. Um bom desempenho em uma determinada população não significa, necessariamente, que o mesmo instrumento será adequado para avaliação em populações diversas, mesmo que seja uma medida genérica, adequada para comparar diferentes grupos. Por exemplo, muitas vezes a medida utilizada pode não conter os domínios de interesse para a população avaliada, ou suas questões podem não incluir itens considerados importantes para os indivíduos que sofrem da condição de interesse, trazendo como consequência um mau desempenho nesse grupo.

Em publicações nos últimos dez anos, os dois instrumentos mais utilizados como medida de qualidade de vida pós-UTI tem sido o SF-36 e o EQ-5D,[25,28] e, no entanto, há informação bastante escassa na literatura em relação ao desempenho de ambos, nesse cenário. Dois estudos avaliaram as propriedades psicométricas do SF 36[29,30] e dois do EQ-5D[31,32] em populações diversas, sendo os resultados principais demonstrados na Tabela

2.3. Como pode ser observado, os estudos carecem de uma avaliação de todos os critérios relevantes para avaliar a adequação de uma medida.

Tanto o SF-36[33] quanto o EQ-5D[34] estão traduzidos para o português brasileiro e validados em populações brasileiras, podendo ser utilizados em estudos no país. O EQ-5D conta também com uma versão adaptada para uso digital, em *tablet*.[35] O SF-36 e seus derivados (SF-12) tem sido o mais frequentemente utilizado em estudos nacionais publicados recentemente avaliando qualidade de vida após alta de UTI.[36-40] Entretanto, há um grande espaço ainda para a pesquisa avaliando propriedades psicométricas destas medidas no contexto dessas populações, no Brasil, uma vez que nenhum dos estudos avaliou o desempenho dos instrumentos.

Na tentativa de lidar com a heterogeneidade de instrumentos, alguns grupos representativos vêm preconizando a padronização de um conjunto mínimo de medidas (*Core outcome sets*) para compor os protocolos, orientando os pesquisadores no planejamento de seus estudos. Exemplos desses esforços são: o COMET (*Core outcome measures in Effectiveness Trials*),[41] a Colaboração Internacional para Análise das Propriedades de Medidas[42] e, aquele que é mais específico para estudos em unidades de cuidados agudos, o *Outcome measures working group in InFact (International Forum for Acute Care Trialists)*.[43] O trabalho desses grupos demanda uma avaliação rigorosa de medidas de desfecho e certamente irá trazer avanços importantes nessa área.

CONCLUSÃO

Uma vez que a evolução dos programas de cuidados intensivos permitiu que muitos pacientes, antes com chances quase nulas de sobrevivência, atualmente, estejam recebendo alta das UTIs e retornando à rotina de suas vidas, é de extrema relevância conhecer a percepção dessas pessoas em relação a essa experiência. Muitas delas sobrevivem com sequelas graves não só físicas, mas também cognitivas e emocionais, e o impacto dessa condição não pode ser avaliado de modo adequado sem a inclusão do ponto de vista de quem a está vivenciando. Nesse contexto, a avaliação de qualidade de vida se

Tabela 2.3. Estudos publicados que avaliaram propriedades psicométricas de instrumentos de QV em pacientes após alta de UTI

Autor, ano, país	Instrumento	Desenho do estudo e amostra	Critérios avaliados e resultados
Khoudri e cols., 2007, Marrocos[29]	SF-36	Estudo prospectivo 145 indivíduos sobreviventes à UTI, 3 meses após a alta	Convergência interna dos itens > 0,4 Alfa Cronbach > 0,7 para todos os domínios Fidedignidade teste-reteste > 0,8 Boa aceitabilidade
Kaarlola e cols., 2004, Finlândia[30]	SF-36	Estudo transversal 1.099 indivíduos avaliados em diferentes momentos um ano após alta de UTI Avaliação por meio de envio do questionário pelo correio	Taxa de resposta de 79% *Ceiling effect* (nível máximo do escore) ocorreu em 47% dos questionários nos domínios aspectos físicos e aspectos emocionais *Floor effect* (nível mínimo do escore) ocorreu em 27% nos mesmos domínios supracitados
Khoudri e cols., 2012, Marrocos[31]	EQ-5D	Estudo prospectivo 145 indivíduos sobreviventes à UTI, 3 meses após a alta	Fidedignidade de teste-reteste: ICC = 0,95 para o escore de utilidade final e kappa > 0,4 para o sistema descritivo em todos os domínios Validade de critério confirmada por meio de correlações significativas com os escores do SF-36
Vainiola e cols., 2010, Finlândia[32]	EQ-5D	Estudo prospectivo 929 pacientes avaliados aos 6 e 12 meses após alta da UTI ou "Unidade de alta dependência"	Detectou mudança clinicamente significativa (0,03) em 59% dos respondentes *Ceiling effect* em 26% dos respondentes

ICC: coeficiente de correlação intraclasse

apresenta como um desfecho essencial, devendo ser incluída até mesmo como desfecho primário em estudos em populações de sobreviventes às UTIs.

O processo de seleção de um instrumento é complexo e as escolhas devem envolver:

- considerações conceituais, como a definição do constructo adequado (qualidade de vida relacionada a saúde, qualidade de vida geral, preferências por estados de saúde) para a população estudada;
- aspectos logísticos da aplicação do instrumento como tempo para responder, nível de complexidade, número de questões;
- qualidade da medida, que deve ser avaliada por uma série de critérios psicométricos.

Com o intuito de oferecer algumas "pistas" para orientação dos pesquisadores que pretendem avaliar qualidade de vida na população de indivíduos após alta de UTIs, este capítulo encerra com algumas *Take Home Messages*, descritas no Quadro 2.1.

REFERÊNCIAS BIBLIOGRÁFICAS

1. Duggan MC, Wang L, Wilson JE, Dittus RS, Ely EW, Jackson JC. The relationship between executive dysfunction, depression, and mental health-related quality of life in survivors of critical illness: Results from the BRAIN-ICU investigation. J Crit Care. 2017;37:72-9.
2. Turnbull AE, Rabiee A, Davis WE, Nasser MF, Venna VR, Lolitha R, et al. Outcome measurement in ICU survivorship research from 1970 to 2013: A scoping review of 425 publications. Critical Care Medicine. 2016.
3. Fleck MPDA. Problemas conceituais em qualidade de vida. A avaliação Qual vida guia para profissionais da saúde. 2008;
4. Luciane Nascimento Cruz. Medidas de qualidade de vida e utilidade em uma amostra da população de Porto Alegre [Internet]. Porto Alegre: UFRGS, 2010. Disponível em: http://hdl.handle.net/10183/69911
5. GH G, DH F, DL P. MEasuring health-related quality of life. Ann Intern Med. 1993;
6. Schlenk EA, Erlen JA, Dunbar-Jacob J, McDowell J, Engberg S, Sereika SM et al. Health-related quality of life in chronic disorders: A comparison across studies using the MOS SF-36. Qual Life Res. 1998 Jan;7(1):57-65.
7. [No authors listed]. The World Health Organization quality of life assessment (WHOQOL): Position paper from the World Health Organization. Soc Sci Med. 1995 Nov;41(10):1403-9.

Quadro 2.1. *Take home messages* para escolha de instrumentos de QV
Escolha seus instrumentos de acordo com: <ul><li>População do estudo: Avalie quais domínios são importantes. Após alta de UTI domínios relacionados a saúde mental são de extrema relevância além da avaliação de funcionamento físico. Avalie qual conceito é mais adequado para sua população alvo, qualidade de vida relacionada à saúde de forma geral ou relacionada à doença específica?</li><li>Objetivos do estudo: o estudo visa descrever um perfil de qualidade de vida na população estudada? Neste caso, instrumentos genéricos descritivos são mais adequados (SF-36, WHOQOL-bref); há a intenção de realizar estudos econômicos utilizando os resultados do estudo? Neste caso as medidas de utilidade (EQ-5D) devem ser as preferenciais.</li><li>Desempenho do instrumento: não seja tão "criativo" neste ponto e procure utilizar medidas já bem validadas e com seu desempenho avaliado adequadamente na população do seu estudo</li><li>Adaptação transcultural: escolha um instrumento traduzido e adaptado culturalmente no seu país. Traduções informais de instrumentos adaptados em outras culturas não são válidas</li><li>Aplicabilidade do instrumento na população do estudo: avalie a logística da aplicação do questionário para o seu protocolo de estudo em relação a complexidade, facilidade de leitura e número de questões</li></ul>
Se possível vá além da estatística descritiva na apresentação dos resultados de seu estudo e avalie a *performance* do instrumento na população. Há um *gap* de pesquisa na área
Em população de idosos: <ul><li>"Rosy bias" é mais comum nesta faixa etária – viés de resposta, onde o respondente fornece respostas mais socialmente aceitáveis ou para parecer melhor do que estão. Perguntas mais genéricas podem ter mais risco</li><li>Dificuldades visuais – aplicação dos instrumentos por entrevistadores pode facilitar</li><li>Dar preferência a instrumentos menos complexos</li></ul>
Indivíduos com deterioração cognitiva: <ul><li>Aplicação por entrevistador</li><li>Apresentar o instrumento com algum auxílio visual como por exemplo, cartões descrevendo as opções de resposta</li><li>Dar preferência a instrumentos mais curtos e com menos opções de resposta</li><li>Aplicação por *proxy*: Pessoas que vivem com os pacientes podem ter maior concordância na avaliação</li></ul>

8. Fleck MPA, Louzada S, Xavier M, Chachamovich E, Vieira G, Santos L et al. Application of the Portuguese version of the abbreviated instrument of quality life WHOQOL-bref. Rev Saúde Pública. 2000;34(2).

9. Gill TM, Feinstein AR. A critical appraisal of the quality of quality-of-life measurements. JAMA. 1994 Aug 24-31;272(8):619-26.

10. Horley J. A Bowling, Measuring Health: A Review of Quality of Life Measurement Scales; I. McDowell and C. Newell, Measuring Health: A Guide to Rating Scales and Questionnaires. Social Indicators Research. 2000;49:115. Disponível em: https://doi.org/10.1023/A:1006926723202

11. Rothman ML, Beltran P, Cappelleri JC, Lipscomb J, Teschendorf B; Mayo/FDA. Patient-Reported Outcomes Consensus Meeting Group. Patient-reported outcomes: conceptual issues. Value Health. 2007 Nov-Dec;10 Suppl 2:S66-75.

12. Wenger NK. Improvement of quality of life in the framework of cardiac rehabilitation. In: Pashkow FJ DW, Editor. Clinical Cardiac Rehabilitation: A Cardiologist's Guide. Second ed. Baltimore: Williams&Wilkins, 1999. p.43-51.

13. Leplège A, Hunt S. The problem of quality of life in medicine. JAMA. 1997 Jul 2;278(1):47-50.

14. Ware J, Snow K, Kosinski M, Gandek B, Ware Je, Sherbourne. Medical outcomes study questionnaire short form 36 health survey (SF-36). Med Care, 1994.

15. Spertus JA, Winder JA, Dewhurst TA, Deyo RA, Prodzinski J, McDonnell M, et al. Development and evaluation of the Seattle Angina questionnaire: A new functional status measure for coronary artery disease. J Am Coll Cardiol. 1995 Feb;25(2):333-41.

16. Guyatt GH, Naylor CD, Juniper E, Heyland DK, Jaeschke R, Cook DJ. Users' guides to the medical literature. XII. How to use articles about health-related quality of life. Evidence-Based Medicine Working Group. JAMA. 1997 Apr 16;277(15):1232-7.

17. Patrick DL, Deyo RA. Generic and Disease-Specific Measures in Assessing Health Status and Quality of Life. Med Care. 1989 Mar;27(3 Suppl):S217-32.

18. Fayers PM MD. Quality of Life. The assessment, analysis and interpretation of patient-reported outcomes. Second. Fayers PM MD, editor. West Sussex: John Wiley & Sons, 2007.

19. Cruz LN, Polanczyk CA, Camey SA, Hoffmann JF, Fleck MP. Quality of life in Brazil: Normative values for the Whoqol-bref in a southern general population sample. Qual Life Res. 2011 Sep;20(7):1123-9. doi: 10.1007/s11136-011-9845-3. Epub 2011 Jan 29.

20. Cruz LN, Fleck MP de A, Oliveira MR, Camey SA, Hoffmann JF, Bagattini ÂM et al. Health-related quality of life in Brazil: normative data for the SF-36 in a general population sample in the south of the country. Cien Saude Colet. 2013 Jul;18(7):1911-21.

21. Laguardia J, Campos MR, Travassos C, Najar AL, Anjos LA dos, Vasconcellos MM. Brazilian normative data for the Short Form 36 questionnaire, version 2. Rev Bras Epidemiol. 2013 Dec;16(4):889-97.

22. Lindenau JD-R, Guimarães LSP. Calculando o tamanho de efeito no SPSS. Rev HCPA. 2012;32(3):363-81.

23. Hofhuis JGM, Van Stel HF, Schrijvers AJP, Rommes JH, Spronk PE. Changes of health-related quality of life in critically ill octogenarians: A follow-up study. Chest. 2011 Dec;140(6):1473-1483. doi: 10.1378/chest.10-0803. Epub 2011 Sep 29.

24. Group E. EQ-5D: a standardized instrument for use as a measure of health outcome. EuroQol Group. EQ-5D: a standardized instrument for use as a measure of health outcome. 2015.

25. Robinson KA, Davis WE, Dinglas VD, Mendez-Tellez PA, Rabiee A, Sukrithan V et al. A systematic review finds limited data on measurement properties of instruments measuring outcomes in adult intensive care unit survivors. Journal of Clinical Epidemiology. J Clin Epidemiol. 2017 Feb;82:37-46. doi: 10.1016/j.jclinepi.2016.08.014. Epub 2016 Nov 16.

26. Mokkink LB, Prinsen CAC, Bouter LM, de Vet HCW, Terwee CB. The COnsensus-based standards for the selection of health measurement INstruments (COSMIN) and how to select an outcome measurement instrument. Braz J Phys Ther. 2016 Mar-Apr;20(2):105-113.

27. Mokkink LB, Terwee CB, Patrick DL, Alonso J, Stratford PW, Knol DL, et al. The COSMIN study reached international consensus on taxonomy, terminology, and definitions of measurement properties for health-related patient-reported outcomes. J Clin Epidemiol. 2010 Jul;63(7):737-45. doi: 10.1016/j.jclinepi.2010.02.006.

28. Fontela PC, Abdala FANB, Forgiarini SGI, Forgiarini Júnior LA. Quality of life in survivors after a period of hospitalization in the intensive care unit: a systematic review. Rev Bras Ter Intensiva. 2018;30(4):496-507. Disponível em: http://www.gnresearch.org/doi/10.5935/0103-507X.20180071

29. Khoudri I, Ali Zeggwagh A, Abidi K, Madani N, Abouqal R. Measurement properties of the Short Form 36 and health-related quality of life after intensive care in Morocco. Acta Anaesthesiol Scand. 2007 Feb;51(2):189-97.

30. Kaarlola A, Pettilä V, Kekki P. Performance of two measures of general health-related quality of life, the EQ-5D and the RAND-36 among critically ill patients. Intensive Care Med. 2004 Dec;30(12):2245-52. Epub 2004 Nov 3.

31. Khoudri I, Belayachi J, Dendane T, Abidi K, Madani N, Zekraoui A, et al. Measuring quality of life after intensive care using the Arabic version for Morocco of the EuroQol 5 Dimensions. BMC Res Notes [Internet]. BioMed Central Ltd; 2012;5(1):56. Disponível em: http://www.biomedcentral.com/1756-0500/5/56

32. Vainiola T, Pettilä V, Roine RP, Räsänen P, Rissanen AM, Sintonen H. Comparison of two utility instruments, the EQ-5D and the 15D, in the critical care setting. Intensive Care Med. 2010;36(12):2090-3.

33. Ciconelli R, Ferraz M, Santos W, Meinão I, Quaresma M. Brazilian-Portuguese version of the SF-36 questionnaire: A reliable and valid quality of life outcome measure. Rev Bras Reumatol. 1999;39:143-50.

34. Santos M, Cintra MACT, Monteiro AL, Santos B, Gusmão-Filho F, Andrade MV, et al. Brazilian Valuation of EQ-5D-3L Health States: Results from a Saturation Study. Med Decis Making.

2016 Feb;36(2):253-63. doi: 10.1177/0272989X15613521. Epub 2015 Oct 22.

35. Bagattini ÂM, Camey SA, Miguel SR, Andrade MV, de Souza Noronha KVM, Monica MA, et al. Electronic Version of the EQ-5D Quality-of-Life Questionnaire: Adaptation to a Brazilian Population Sample. Value Heal Reg Issues. PLoS One. 2018;13(10):e0205277.

36. Contrin LM, Paschoal VD, Beccaria LM, Cesarino CB, Lobo SMA. Qualidade de vida de sobreviventes de sepse grave após alta hospitalar. Rev. Latino-Am. Enfermagem. 2013 May-June;21(3):795-802.

37. Robinson CC, Rosa RG, Kochhann R, Schneider D, Sganzerla D, Dietrich C, et al. Quality of life after intensive care unit: a multicenter cohort study protocol for assessment of long-term outcomes among intensive care survivors in Brazil. Rev Bras Ter Intensiva [Internet]. 2018;30(4):405–13. Disponível em: http://www.gnresearch.org/doi/10.5935/0103-507X.20180063

38. Duarte P, Costa J, Duarte S, Taba S, Lordani C, Osaku E, et al. Characteristics and Outcomes of Intensive Care Unit Survivors: Experience of a Multidisciplinary Outpatient Clinic in a Teaching Hospital. Clinics (São Paulo). 2017 Dec;72(12):764-72.

39. Erbs GC, Mastroeni MF, Pinho MSL, Koenig Á, Sperotto G, Ekwaru JP, et al. Comorbidities Might Condition the Recovery of Quality of Life in Survivors of Sepsis. J Intensive Care Med. 2019 Apr;34(4):337-43. doi: 10.1177/0885066617699360. Epub 2017 Mar 30.

40. Mafra JM e S, Maria da Silva J, Yamada da Silveira LT, Fu C, Tanaka C. Quality of life of critically ill patients in a developing country: a prospective longitudinal study. J Phys Ther Sci. 2016 Oct;28(10):2915-20.

41. Terwee CB group ftC. Systematic reviews of measurement instruments that have used the COSMIN checklist [Internet]. 2014 [cited 2019 Feb 4]. Disponível em: http://www.cosmin.nl/images/upload/files/Systematic reviews using COSMIN.pdf

42. Outcomes After Critical Illness and Surgery (OACIS) Group. mproving Long-Term Outcomes Research for Acute Respiratory Failure [Internet]. I. [cited 2019 Feb 4]. Disponível em: https://www.improvelto.com/

43. International Forum for Acute Care Trialists Global collaboration of acute care clinicians and researchers. [Internet]. [cited 2019 Feb 4]. Disponível em: https://www.infactglobal.org.

DOENÇA GRAVE E OS DESFECHOS
em Longo Prazo ao Redor do Mundo

Cássia Righy

INTRODUÇÃO

A doença crítica não é uma entidade nosológica específica. Ela é a culminação de uma multiplicidade de doenças heterogêneas e de suas trajetórias variadas levando a doença grave que necessita de meios avançados de suporte de vida em uma localização geográfica específica do hospital. A doença crítica também é um marcador de uma complexidade médica que piorou ou que foi adquirida e, frequentemente, de múltiplas comorbidades. Muito progresso tem sido feito nos últimos anos em relação à redução da mortalidade dos pacientes admitidos na terapia intensiva.[1] Com o aumento do número dos sobreviventes da doença crítica, cada vez mais a comunidade médica tem se debruçado sobre as sequelas da doença grave após a alta hospitalar e sobre o retorno desses indivíduos à família e à sociedade.

Neste capítulo, tentaremos dar uma visão geral sobre os desfechos em longo prazo da doença crítica ao redor do mundo e pretendemos discutir um pouco a gênese dessas diferenças, bem como possíveis soluções.

HISTÓRICO

Em 2012, foi publicado o relatório de uma conferência de dois dias realizada pela Society of Critical Care Medicine, cujo objetivo foi o de melhorar os desfechos pós-UTI dos sobreviventes da terapia intensiva e suas famílias.[2] Nesse relatório, foi definido o termo PICS – *post intensive care syndrome* – como a presença de limitações novas ou progressivas no estado de saúde físico, cognitivo ou mental que se iniciam após a doença crítica e persistem além da hospitalização pela doença aguda.[2] Esse termo pode ser aplicado tanto aos pacientes quanto aos seus familiares. Nesse último caso, denominamos PICS-F.

Nesse ínterim, a comunidade médica se tornou mais consciente da presença da PICS, e nosso entendimento sobre o assunto evoluiu: agora é bem-estabelecido que PICS e PICS-F são comuns,[3,4] possuem um impacto profundo e duradouro sobre os pacientes, famílias, e sociedade,[3-7] e que a sepse tem um papel fundamental na relação entre doença crítica e PICS.[8]

Nas próximas sessões, falaremos um pouco sobre cada um desses domínios.

DESFECHOS EM LONGO PRAZO

Estudos anteriores mostraram que a incidência de disfunção cognitiva após a doença crítica varia entre 4% e 62% dentro de um período de *follow-up* que variou entre 2 e 156 meses.[9,10] Essa grande variabilidade na incidência da disfunção cognitiva pode ser devido à variação dos critérios de diagnóstico, momento do *follow-up*, gravidade do paciente, entre outros fatores. Todos esses estudos foram realizados em países da Europa, Estados Unidos e Austrália, de modo que temos uma amostra bastante limitada da incidência de disfunção cognitiva em países considerados *low-middle income*.

A disfunção cognitiva após a admissão na UTI pode ser um grande fardo para os pacientes e suas famílias e apresenta um custo social enorme, com um estimativa total de R$ 18 bilhões por ano.[11,12] Dentre os fatores de risco potencialmente modificáveis, *delirium* parece ser o mais consistentemente associado.[13,14] Dentre os fatores de risco não modificáveis, idade, nível educacional, comorbidades, gravidade da doença e sepse podem afetar o risco de disfunção cognitiva.[13] Fatores como idade e nível educacional podem influenciar os desfechos cognitivos nas variadas populações, entretanto, ainda faltam estudos populacionais que possam ratificar essa hipótese.

Com relação aos desfechos físicos, estudo recente mostrou que até o primeiro ano de internação na UTI, os pacientes experimentam limitações em todos os três domínios de atividade física reconhecidos pela Organização Mundial da Saúde (OMS) – funções e estruturas do corpo, limitação de atividade e restrição de participação.[15] Essas limitações incluem diminuição da função pulmonar, redução da força dos músculos respiratórios e apendiculares, redução da distância do teste de caminhar seis metros, reduzida habilidade de realizar atividades da vida diária e diminuição da habilidade de voltar a dirigir e de voltar ao emprego.[15] Nessa revisão sistemática, 15 estudos foram incluídos, sendo todos de países desenvolvidos, com exceção de um estudo brasileiro e um estudo da África do Sul. Os resultados desses dois países foram muito semelhantes aos países desenvolvidos.

Além das limitações objetivamente percebidas, a fadiga é frequentemente relatada em sobreviventes da terapia intensiva, podendo chegar a 70% em pacientes com síndrome do desconforto respiratório agudo (SDRA).[16] A fadiga está frequentemente associada a ansiedade, depressão, dor e disfunção cognitiva que são comuns nesses pacientes.[17,18] Mais uma vez, fatores como idade, sepse, tempo de internação na UTI, duração da ventilação mecânica e restrição ao leito aumentam o risco de desenvolvimento da fraqueza associada a terapia intensiva.[19] Schweickert e cols.,[20] em estudo clássico, mostraram que fisioterapia motora e terapia ocupacional precoces resultaram em uma redução da duração de ventilação mecânica e *delirium* e aumentou a proporção de pacientes que retornaram ao seu *status* funcional pré-internação ou que voltaram para casa. Entretanto, estudos mais recentes reportaram ausência de benefício clínico com a aplicação de reabilitação ou fisioterapia motora intensa.[21,22]

Além das limitações cognitivas e físicas, os sobreviventes da terapia intensiva também estão sujeitos a desenvolver sequelas psiquiátricas que persistem após a sua alta hospitalar – notadamente ansiedade, depressão e transtorno do estresse pós-traumático.

Ansiedade é um sintoma comum nos pacientes críticos após a alta hospitalar. A prevalência de ansiedade varia de 5% a 73% entre os vários estudos. Em uma revisão sistemática e metanálise, Nikayin e cols.[23] estabeleceram a prevalência de ansiedade em cerca de 32% quando os pacientes eram avaliados entre 2 e 3 meses, 40% em 6 meses e 34% em 12 a 14 meses. Sintomas psiquiátricos na UTI ou no hospital, como reações de estresse agudo, pesadelos intensos ou medo extremo estavam associados ao desenvolvimento de ansiedade, enquanto idade ou gravidade da doença não pareciam ser fatores de risco.[23] Entretanto, outro estudo relatou que a presença de ansiedade como característica de personalidade, e não a ansiedade aguda desencadeada pela internação na UTI, pode estar associada ao desenvolvimento de ansiedade após alta hospitalar.[24] Nessa revisão sistemática, 93% dos estudos foram conduzidos na Europa, sendo 56% deles no Reino Unido, dificultando assim a avaliação em outros países.[23] O uso de diários na UTI tem sido avaliado como um modo de se reduzir a ansiedade, mas ainda não há evidência suficiente para recomendar o seu uso.[25]

A depressão é um outro acometimento psiquiátrico frequentemente encontrado em sobreviventes da terapia intensiva. Rabiee e cols.,[26] após analisarem 38 estudos publicados, avaliaram a prevalência de depressão em pacientes críticos após a alta hospitalar em torno de 29% a 30%. A prevalência fica em torno de 29% aos 2 a 3 meses, 34% aos 6 meses e 29% aos 12 a 14 meses. Os fatores de risco para depressão incluem a presença de reação de estresse psicológico agudo dentro da UTI e nenhuma intervenção pós-UTI parece ter evidência suficiente para melhorar os sintomas depressivos.[26]

O transtorno de estresse pós-traumático (TEPT) é caracterizado pela exposição a um evento ameaçador a vida ou que assim seja percebido e, subsequentemente, pelo desenvolvimento de lembranças intrusivas em relação ao evento, sintomas de hiperalerta e comportamento de evitação relacionados ao evento traumático.[27] Alterações negativas na cognição e no humor são parte frequente do quadro clínico do TEPT. A noção clássica do TEPT como uma reação à guerra, ou desastres naturais, recentemente foi estendida para incluir acidentes de trânsito, agressões sexuais e condições clínicas como admissão na UTI.[28]

Na revisão sistemática e metanálise mais recente sobre o tema, Righy e cols.[29] mostraram que a prevalência global de TEPT em sobreviventes da terapia intensiva é de cerca de 20%, ou seja, um a cada cinco pacientes desenvolvem TEPT. Não há uma diferença significativa na prevalência de TEPT nos diversos momentos de mensuração, sendo de cerca de 15,93% 3 meses após a alta, 16,8% 6 meses após, 18,96% em 12 meses e 20,21% após 12 meses.[29] A prevalência de sintomas de TEPT em sobreviventes da terapia intensiva é comparável a de sobreviventes de guerras civis (26%),[30] e bastante similar a prevalência de doenças mentais após emergências humanitárias estimado pela OMS.[31] Nos Estados Unidos, podemos estimar cerca de um milhão de pacientes desenvolverão sintomas de TEPT após a admissão na UTI, anualmente. Nesse trabalho, apenas três dos estudos incluídos foram realizados na América Latina e Irã; todos os restantes foram feitos nos Estados Unidos, Europa ou Austrália/Nova Zelândia. Mais uma vez, temos poucos dados de países de *low and middle income* para poder avaliar a validação externa desses resultados. Fatores de risco para o desenvolvimento de TEPT são psicopatologia prévia, uso de benzodiazepínicos e memórias assustadoras da experiência na UTI.[32] Alguns estudos sugerem que o uso de diários possa reduzir a chance de desenvolvimento de TEPT.[32]

CONCLUSÃO

Os sobreviventes da terapia intensiva estão sob risco de desenvolvimentos de sequelas físicas, cognitivas e psiquiátricas, formando um conjunto conhecido como PICS, do inglês, *post-intensive care syndrome*. A maior parte das informações relacionadas a essa síndrome vem dos países desenvolvidos, com pouca literatura oriunda dos países de *low and middle income*. Com o aumento da sobrevivência dos pacientes internados na terapia intensiva, é fundamental conhecermos a realidade dos países de baixa e média renda e testarmos modos apropriados de prevenção da síndrome/reabilitação desses indivíduos.

REFERÊNCIAS BIBLIOGRÁFICAS

1. Wunsch H, Angus DC, Harrison DA, et al. Variation in critical care services across North America and Western Europe. Crit Care Med. 2008;36:2787-93.
2. Needham DM, Davidson J, Cohen H, Hopkins RO, Weinert C, Wunsch H et al. Improving long-term outcomes after discharge from intensive care unit: Report from a stakeholders' conference. Crit Care Med. 2012;40:502-9.
3. Pandharipande PP, Girard TD, Jackson JC et al. BRAIN-ICU Study Investigators: Long-term cognitive impairment after critical illness. N Engl J Med. 2013;369:1306-16.
4. Jackson JC, Pandharipande PP, Girard TD et al. Bringing to light the Risk Factors And Incidence of Neuropsychological dysfunction in ICU survivors (BRAIN-ICU) study investigators: Depression, post-traumatic stress disorder, and functional disability in survivors of critical illness in the BRAIN-ICU study: A longitudinal cohort study. Lancet Respir Med. 2014;2:369-79.
5. Herridge MS, Tansey CM, Matte A et al. Canadian Critical Care Trials Group: Functional disability 5 years after acute respiratory distress syndrome. N Engl J Med. 2011;364:1293-1304.
6. McPeake J, Devine H, MacTavish P, et al. Caregiver strain following critical care discharge: An exploratory evaluation. J Crit Care 2016; 35:180-184.
7. Norman BC, Jackson JC, Graves JA et al. Employment outcomes after critical illness: An analysis of the bringing to light the risk factors and incidence of neuropsychological dysfunction in ICU survivors cohort. Crit Care Med. 2016;44:2003-09.
8. Prescott HC, Angus DC. Enhancing recovery from sepsis: A review. JAMA. 2018;319:62-75.
9. Wolters AE, Slooter AJ, van der Kooi AW, van Dijk D. Cognitive impairment after intensive care unit admission: a systematic review. Intensive Care Med. 2013 Mar;39(3):376-86. doi: 10.1007/s00134-012-2784-9.
10. Jackson JC, Obremskey W, Bauer R et al. Long-term cognitive, emotional, and functional outcomes in trauma intensive care unit survivors without intracranial hemorrhage. J Trauma. 2007;62(1):80-88.
11. Langa KM, Chernew ME, Kabeto MU et al. National estimates of quality and cost of informal care giver for the elderly with dementia. J Gen Intern Med. 2001;16(11):770-78.
12. Rockwood K, Brown M, Merry H, Sketris I, Fisk J; Vascular Cognitive Impairment Investigators of the Canadian Study of Health and Aging. Societal cost of vascular cognitive impairment in older adults. Stroke. 2002;33(6):1605-09.
13. Sakusic A, O'Horo JC, Dziadzko M, Volha D, Ali R, Singh TD et al. Potentially Modifiable Risk Factors for Long-Term Cognitive Impairment After Critical Illness: A Systematic Review. Mayo Clin Proc. 2018 Jan;93(1):68-82.

14. Salluh JI, Wang H, Schneider EB, Nagaraja N, Yenokyan G, Damluji A et al. Outcome of delirium in critically ill patients: systematic review and meta-analysis. BMJ. 2015 Jun 3;350:h2538.
15. Ohtake PJ, Lee AC, Scott JC, Hinman RS, Ali NA, Hinkson CR et al. Physical Impairments Associated With Post-Intensive Care Syndrome: Systematic Review Based on the World Health Organization's International Classification of Functioning, Disability and Health Framework. Phys Ther. 2018 Aug 1;98(8):631-45.
16. Needham DM1, Dinglas VD, Bienvenu OJ, Colantuoni E, Wozniak AW, Rice TW, Hopkins RO; NIH NHLBI ARDS Network. One year outcomes in patients with acute lung injury randomised to initial trophic or full enteral feeding: prospective followup of EDEN randomised trial. BMJ. 2013 Mar 19;346:f1532. doi: 10.1136/bmj.f1532.
17. Needham DM, Dinglas VD, Morris PE, Jackson JC, Hough CL, Mendez Tellez PA, Wozniak AW, Colantuoni E, Ely EW, Rice TW, Hopkins RO. Physical and cognitive performance of patients with acute lung injury 1 year after initial trophic versus full enteral feeding. EDEN trial followup. Am J Respir Crit Care Med. 2013;188:567-76.
18. Pandharipande PP, Girard TD, Jackson JC, Morandi A, Thompson JL, Pun BT, Brummel NE, Hughes CG, Vasilevskis EE, Shintani AK, Moons KG, Geevarghese SK, Canonico A, Hopkins RO, Bernard GR, Dittus RS, Ely EW, BRAINICU Study Investigators (2013) Longterm cognitive impairment after critical illness. N Engl J Med. 369:1306-16.
19. Fan E, Cheek F, Chlan L, Gosselink R, Hart N, Herridge MS et al. An official American Thoracic Society clinical practice guideline: the diagnosis of intensive care unitacquired weakness in adults. Am J Respir Crit Care Med. 2014 Dec 15;190(12):1437-46. doi: 10.1164/rccm.201411-2011ST.
20. Schweickert WD, Pohlman MC, Pohlman AS, Nigos C, Pawlik AJ, Esbrook CL, Spears L, Miller M, Franczyk M, Deprizio D, Schmidt GA, Bowman A, Barr R, McCallister KE, Hall JB, Kress JP. Early physical and occupational therapy in mechanically ventilated, critically ill patients: a randomised controlled trial. Lancet. 2009;373(9678):1874-82.
21. Walsh TS, Salisbury LG, Merriweather JL, Boyd JA, Griffith DM, Huby G et al. Increased hospital-based physical rehabilitation and information provision after intensive care unit discharge: the RECOVER randomized clinical trial. JAMA Intern Med. 2015 Jun;175(6):901-10. doi: 10.1001/jamainternmed.2015.0822.
22. Moss M, Nordon-Craft A, Malone D, Van Pelt D, Frankel SK, Warner ML et al. A Randomized trial of an intensive physical therapy program for patients with acute respiratory failure. Am J Respir Crit Care Med. 2016;193(10):1101-10.
23. Nikayin S, Rabiee A, Hashem MD, Huang M, Bienvenu OJ, Turnbull AE, Needham DM. Anxiety symptoms in survivors of critical illness: a systematic review and meta-analysis. Gen Hosp Psychiatry. 2016 Nov – Dec;43:23-29. doi: 10.1016/j.genhosppsych.2016.08.005. Epub 2016 Aug 28.
24. Castillo MI, Cooke ML, Macfarlane B, Aitken LM. Trait Anxiety But Not State Anxiety During Critical Illness Was Associated With Anxiety and Depression Over 6 Months After ICU. Crit Care Med. 2016 Jan;44(1):100-10.
25. Ullman AJ, Aitken LM, Rattray J, Kenardy J, Le Brocque R, MacGillivray S, Hull AM. Diaries for recovery from critical illness. Cochrane Database Syst Rev. 2014 Dec 9;(12):CD010468.
26. Rabiee A, Nikayin S, Hashem MD, Huang M, Dinglas VD, Bienvenu OJ, Turnbull AE, Needham DM. Depressive Symptoms After Critical Illness: A Systematic Review and Meta-Analysis. Crit Care Med. 2016 Sep;44(9):1744-53.
27. American Psychiatric Association. Diagnostic and statistical manual of mental disorders. 5th ed. Arlington: American Psychiatric Publishing, Inc.; 2013. https://www.psychiatry.org/psychiatrists/practice/dsm.
28. Javidi H, Yadollahie M. Post-traumatic stress disorder. Int J Occup Environ Med. 2012;3:2-9.
29. Righy C, Rosa RG, da Silva RTA, Kochhann R, Migliavaca CB, Robinson CC, Teche SP, Teixeira C, Bozza FA, Falavigna M. Prevalence of post-traumatic stress disorder symptoms in adult critical care survivors: a systematic review and meta-analysis. Crit Care. 2019 Jun 11;23(1):213.
30. Morina N, Stam K, Pollet TV, Priebe S. Prevalence of depression and posttraumatic stress disorder in adult civilian survivors of war who stay in war-afflicted regions. A systematic review and meta-analysis of epidemiological studies. J Affect Disord. 2018;239:328-38.
31. van Ommeren M, Saxena S, Saraceno B. Aid after disasters. BMJ. 2005;330:1160-61.
32. Parker AM, Sricharoenchai T, Raparla S, Schneck KW, Bienvenu OJ, Needham DM. Posttraumatic stress disorder in critical illness survivors: a metaanalysis. Crit Care Med. 2015 May;43(5):1121-29.

MORTALIDADE APÓS A DOENÇA CRÍTICA

Cassiano Teixeira
Regis Goulart Rosa

INTRODUÇÃO

O sucesso da medicina intensiva tem sido tradicionalmente avaliado pela proporção de pacientes vivos na alta da unidade de terapia intensiva (UTI), alta hospitalar ou alta no 28º dia.[1-4] Com os avanços tecnológicos, organizações das equipes e amadurecimento da especialidade, muitos pacientes gravemente doentes agora sobrevivem a doenças anteriormente fatais, por sua vez gerando uma população crescente de sobreviventes de UTI.[5,6] Por exemplo, a mortalidade hospitalar da sepse vem reduzindo, e países desenvolvidos registram queda progressiva da mortalidade: 47% em 1995, 35% em 2000 e 18% em 2012.[7,8] Infelizmente, o Brasil ainda mantém taxas de mortalidade ao redor de 55% nos dias de hoje.[9]

No entanto, essa redução da mortalidade em curto prazo proporciona risco aumentado de novos sintomas motores e psiquiátricos,[10] incapacidades físicas e cognitivas[11,12] e piora das condições crônicas de saúde em longo prazo.[13] Além disso, sua evolução pós-alta hospitalar cursa com elevado risco de morte e frequentes reinternações nos primeiros meses pós-hospitalização,[14] bem como elevado consumo dos recursos de saúde.[15] Compreender como a doença crítica pode afetar a mortalidade após a alta hospitalar é importante para medir o verdadeiro valor da terapia intensiva e fundamental para direcionar as intervenções terapêuticas e paliativas que possam melhorar a sobrevivência e/ou a qualidade de vida (QV) após a doença crítica. Este capítulo irá: examinar os desafios específicos de estudar a mortalidade em longo prazo após doença crítica, apresentar sua epidemiologia atual na sepse e na síndrome do desconforto respiratório agudo (SDRA) e descrever quais fatores podem influenciar na morte dos pacientes após a doença crítica.

DESAFIOS NO ESTUDO DA MORTALIDADE EM LONGO PRAZO DA DOENÇA CRÍTICA

Estudos de longo prazo em populações de UTI podem descrever taxas de mortalidade para todos os pacientes criticamente doentes ou para subgrupos que compartilham características clínicas ou terapêuticas (sepse, SDRA, ventilação mecânica prolongada, idosos, insuficiência renal aguda, entre outros). Salienta-se que, embora estudos de subgrupos de pacientes forneçam informações importantes sobre essa população específica de pacientes, os resultados podem não ser aplicáveis a outros pacientes gravemente doentes. Além disso, a maioria dos estudos calcula a mortalidade em longo prazo desde o momento da admissão na UTI e incluem pacientes na UTI que morreram no hospital. Outros já calculam a mortalidade a partir da data da alta hospitalar entre aqueles que sobreviveram à terapia intensiva. É preciso, portanto, ter cautela ao comparar a mortalidade entre os estudos, uma vez que a inclusão ou a exclusão de óbitos hospitalares poderia alterar substancialmente as estimativas de mortalidade. Os problemas na avaliação da mortalidade em longo prazo dos pacientes críticos são sumarizados na Tabela 4.1.

Tabela 4.1. Problemas do acompanhamento em longo prazo dos pacientes críticos

Situação	Consequência
Avaliação de subgrupos específicos	Dados sem validade para todas as populações
Avaliação da mortalidade intra-hospitalar	Dificuldade na interpretação dos dados, devido as elevadas taxas de mortalidade
Escolha do grupo-controle	A escolha de diferentes controles (indivíduos saudáveis, cirúrgicos eletivos ou pacientes internados fora da UTI) pode dificultar a interpretação da mortalidade atribuída à doença (por exemplo: sepse)
Tempo de seguimento	Tempos inferiores aos 90 dias não parecem adequados
Presença de comorbidades	Influenciam drasticamente na mortalidade
Declínio funcional	Influencia drasticamente na mortalidade
Fragilidade	Influencia drasticamente na mortalidade

POPULAÇÕES DE INTERESSE

Sepse e choque séptico

Aproximadamente 16% a 30% dos sobreviventes de sepse morrem no primeiro ano após alta hospitalar (Tabela 4.2).[14-16] Metade dessas mortes se deve a complicações relacionadas à sepse e a outra metade é explicada por fatores diversos, tais como: idade, carga de comorbidades preexistentes e o estado funcional no momento da alta hospitalar.[15,16] Disfunção neurológica (incluindo delirium e coma)[17] e fraqueza muscular adquiridos na UTI[18] parecem ser as disfunções orgânicas agudas mais associadas à mortalidade em longo prazo. O maior risco de morte entre os pacientes sobreviventes de sepse ocorre nos primeiros meses pós-alta hospitalar.[19] Enfatizando esse achado, Prescott e cols.,[14] em avaliação de um banco de dados americano (n = 95.743), demonstraram uma taxa de mortalidade de 17% até o terceiro mês de acompanhamento pós-alta hospitalar.

Além disso, a sepse parece ser um fator de risco independente de mortalidade após a alta da UTI.[15] O estudo com maior tempo de acompanhamento o fez durante dez anos e demonstrou uma maior mortalidade dos portadores de sepse (30%) em comparação a doentes críticos sem sepse (22%) e a pacientes submetidos a cirurgias cardiovasculares (16%).[12]

Síndrome do desconforto respiratório agudo (SDRA)

Ao contrário de outras doenças críticas, a SDRA confere um risco substancial de mortalidade intra-hospitalar, mas um surpreendentemente baixo risco de mortalidade em longo prazo. Aparentemente, os primeiros seis meses da alta caracterizam o período de maior letalidade dessa população, e estima-se uma mortalidade de 12% em um ano, 15% em dois anos e 19% no acompanhamento de cinco anos dos sobreviventes de SDRA.[20-22] Esses dados são diferentes dos achados de coortes gerais de pacientes respiratórios sobreviventes de UTI que relatam uma excessiva mortalidade dos pacientes nos primeiros cinco anos de acompanhamento. Essas coortes incluem pacientes com exacerbação aguda de doença pulmonar crônica (DPOC) ou pacientes com insuficiência respiratória secundária a doenças intersticiais pulmonares, situações clínicas com mecanismos fisiopatológicos de lesão pulmonar diferentes dos encontrados na SDRA. Pacientes com DPOC tendem a ter resultados ruins em longo prazo após uma doença grave, com mortalidade em cinco anos de 76%.[20]

Na SDRA, 38% dos sobreviventes apresentam diagnóstico de fraqueza muscular, sendo a mortalidade três vezes maior nesse subgrupo. Cada ponto no *Medical Research Council* (MRC) foi associado ao aumento da sobrevida [razão de risco 0,96 (intervalo de confiança de 95%: 0,94-0,98)] e após cinco anos, 50% dos sobreviventes ainda apresentavam fraqueza muscular.[23] Interessante salientar que, mesmo naqueles que apresentaram recuperação da força muscular após a alta hospitalar, mantiveram uma mortalidade significativamente mais elevada.

Tabela 4.2. Mortalidade dos pacientes com sepse após a alta da UTI

Autor	Referência	nº	Acompanhamento	Mortalidade (%)
Prescott, H	Ann Am Thorac Soc. 2017;14(2):230-237	95.743	3 meses	17,1%
Nessler, N	Intensive Care Med 2013;39(5):881-888	96	6 meses	45%
Yende, S	Crit Care Med. 2016;44(8):1461-1467	2.130	6 meses	30,2 a 34,9%
Sasse, KC	Crit Care Med. 1995;23(6):1040-1047	153	12 meses	71,9%
Braun, L	J Manag Care Spec Pharm. 2004;10(6):521-530	2.834	12 meses	36,1%
Fatkenheuer, G	Eur J Clin Microbiol Infect Dis. 2004;23(3):157-162	229	12 meses	37,6%
Honselman, KC	Journal of Crit Care. 2015;30(4):721-726	217	12 meses	65%
Karlson, S	Crit Care Med. 2009;37(4):1268-1274	470	24 meses	44,9%
Prescott, H	BMJ. 2016;353:i2375	960	24 meses	40%
Lemay, AC	Am J Med Sci. 2014;347(4):282-288	2.727	24 meses	43%
Weycker, D	Crit Care Med. 2003;31(9):2316-2323	16.090	60 meses	74,2%
Cuthbertson, BH	Crit Care. 2013;17(2):R70	439	60 meses	61%
Wang, HE	BMJ Open. 2014;4(1):e004283	975	60 meses	43,8%
Quartin, AA	JAMA. 1997;277(13):1058-1063	1.505	96 meses	82%
Linder, A	Crit Care Med. 2014;42(10):2211-2218	2.289	120 meses	30,5%

Câncer

Pacientes com câncer admitidos na UTI também apresentam maiores taxas de mortalidade por pelo menos cinco anos em comparação com os controles gerais da população.[24,25] No entanto, o efeito do câncer não pode separado do impacto da doença crítica na mortalidade em longo prazo. Nos últimos anos, o desenvolvimento de critérios de admissão para pacientes neoplásicos, novos tratamentos anticâncer e melhores cuidados de suporte diminuíram a mortalidade intra-hospitalar de mais de 80% para 30% a 60%.[26,27] No entanto, a mortalidade no primeiro ano da alta hospitalar ainda permanece alta (71% a 95%),[28,29] principalmente para os casos de neoplasia hematológica.[24,28,29]

MECANISMOS PARA O AUMENTO DE MORTALIDADE EM LONGO PRAZO

Sepse induzindo imunossupressão e inflamação

A resposta fisiopatológica do organismo a sepse é complexa,[30] pois existe ativação concomitante e variável de vias pró-inflamatórias e vias imunes inatas anti-inflamatórias, bem como alterações nas vias imunes adaptativas. As características das alterações do sistema imunológico também são variáveis e dependem de características próprias do hospedeiro, do patógeno e do tratamento fornecido. As razões para essas alterações no sistema imune incluem reprogramação epigenética e metabólica de *imunocells* induzidas pelo insulto original da sepse e por mudanças contínuas no ambiente do hospedeiro, tais como, alterações neuroendócrinas ou microbiomas.[30] Por fim, a resolução das alterações do sistema imunológico em resposta à sepse é complexa e não resolve em curto prazo, o que faz com que muitos pacientes continuem a apresentar alterações inflamatórias e/ou imunossupressivas muitos meses após a resolução do quadro infeccioso agudo.[31,32] Portanto, esses processos que continuam, apesar da erradicação bem-sucedida do patógeno inicial, aumentam o risco do paciente apresentar episódios secundários de infecção e sepse.[32] Em um estudo envolvendo 10.818 sobreviventes de sepse, em Taiwan, o risco de uma nova sepse foi nove vezes maior (35% *versus* 4%) nos pacientes com episódio prévio de sepse em relação aos controles populacionais.[33] Chama a atenção também que pacientes sépticos readmitidos por infecção, a apresentam no mesmo sítio do episódio inicial (~ 70%), porém com etiologia microbiológica diferente daquela da infecção original em aproximadamente 35% das vezes.[34]

Fraqueza adquirida na UTI

A fraqueza adquirida na UTI é uma morbidade prevalente e duradoura da doença crítica que se deve à polineuropatia por doença crítica, à miopatia por doença crítica ou a uma combinação das mesmas. Pacientes que adquirem fraqueza muscular são mais dependentes de cuidadores, muitas vezes são dependentes de suporte ventilatório e, portanto, mais exposto a patógenos multirresistentes, necessitam de cuidados em instalações de cuidados especializados e podem ser suscetíveis a infecções recorrentes, úlceras por pressão e desnutrição. Todos esses fatores tendem a aumentar o risco de morte desses indivíduos.[14,15,18,23,31]

Incapacidade pré-morbida

Tanto a deficiência pré-mórbida quanto a perda de independência funcional imediatamente após a doença crítica são importantes preditores de mortalidade nos primeiros anos após a alta hospitalar.[35,36] A avaliação do estado funcional imediatamente antes da alta hospitalar é uma medida precisa e relevante para o prognóstico de longo prazo do paciente.

Exacerbação de condições médicas crônicas

Especificamente em pacientes sépticos, os sobreviventes frequentemente reinternam devido a condições potencialmente tratáveis no ambiente ambulatorial.[30] A exacerbação da insuficiência cardíaca, a agudização de insuficiência renal crônica e a exacerbação da doença pulmonar obstrutiva crônica são os motivos mais comuns de readmissão, além das reinfecções. Especula-se que os pacientes sépticos possam ter seu equilíbrio prejudicado por disfunções orgânicas (por exemplo, declínio da função renal ou respiratória) ou por prejuízo de mecanismos homeostáticos (por exemplo: labilidade pressórica ou desequilíbrio de fluidos) induzidos pela sepse, o que os tornaria mais propensos à agudização desses processos crônicos.[30]

Sobreviventes de sepse parecem ter maior incidência de eventos cardiovasculares e de insuficiência renal aguda.[30] A incidência de novos eventos cardiovasculares (infarto do miocárdio, acidente vascular cerebral, morte súbita cardíaca ou arritmias ventriculares) parece aumentar em 1,4 a 1,9 vez em relação aos controles populacionais, e em 1,1 a 1,3 vez em relação aos controles hospitalizados.[30] Já o risco de insuficiência renal chega a aumentar em 2,7 vezes.[30]

PREVENÇÃO E MANEJO DE DANOS EM LONGO PRAZO

A prevenção de incapacidades em longo prazo deve iniciar comcomitante ao manejo agudo da doença ainda no hospital. Além de medidas voltadas para controle da infecção (por exemplo: início rápido de antibiótico eficaz, otimização farmacocinética/farmacodinâmica da prescrição antimicrobiana e controle do foco de infecção) e suporte às disfunções orgânicas (por exemplo: suporte ventilatório, hemodinâmico e renal apropriados), faz-se necessário a implementação de estratégias com potencial de mitigar os riscos de morbidades físicas, cognitivas e de saúde mental decorrentes da sepse.[37] Entre essas estratégias pode-se citar:

- analgesia eficaz;
- prevenção de sedação profunda e/ou prolongada;
- minimização da exposição a benzodiazepínicos;
- mobilização precoce;
- testes diários de despertar e ventilar espontaneamente;
- otimização da qualidade do sono;
- uso de diários de UTI;
- prevenção de *delirium*;
- prevenção de infecções nosocomiais;
- flexibilização das visitas familiares;
- otimização dos processos de comunicação com pacientes e familiares;
- suporte emocional e social para pacientes e seus familiares;
- rastreamento de pacientes e familiares sob risco de morbidade psicológica;
- garantia da continuidade de um plano de reabilitação física, cognitiva ou emocional durante a transmissão do cuidado (por exemplo, da UTI para enfermaria e da enfermaria para casa).

O manejo ambulatorial dos pacientes sobreviventes de uma hospitalização por sepse envolve diversas particularidades (Tabela 4.3). As disfunções orgânicas ocasionadas pela sepse, bem como as sequelas físicas, cognitivas e de saúde mental podem exigir alterações no plano terapêutico desses pacientes com o objetivo de acelerar a reabilitação e prevenir sequelas adicionais, re-hospitalizações ou até mesmo morte. Reconciliação medicamentosa, otimização do manejo de doenças crônicas com risco de descompensação no período pós-alta hospitalar, vacinação, otimização dos processos de reabilitação e rastreamento/manejo de incapacidades físicas (por exemplo, fraqueza muscular, redução da capacidade respiratória, lesões laringotraqueais, contraturas articulares, disfagia) e neuropsiquiátricas (por exemplo, *deficit* cognitivo, ansiedade, depressão, TEPT) constituem o cerne do acompanhamento pós-alta hospitalar do paciente sobrevivente de sepse.[37] Entretanto, muitas vezes a dificuldade que esses encontram para o acesso a serviços de reabilitação configura um grande desafio para o seu adequado acompanhamento/tratamento pós-alta hospitalar, uma vez que o grau de sequelas pós-sepse pode constituir uma grande barreira para a adesão ao modelo clássico de acompanhamento ambulatorial no qual o paciente necessita se locomover até um serviço de saúde para se beneficiar de ações de reabilitação.[38] Nesse contexto, disfunção cognitiva, transtorno de humor, redução da capacidade física, estresse financeiro e pobre rede de suporte podem contribuir para a dificuldade de acesso à reabilitação e, consequentemente, para piores desfechos e para os altos gastos em saúde em longo prazo nessa população. Estratégias voltadas para transpor a barreira da dificuldade de acesso do paciente com sequelas de sepse

Tabela 4.3. Manejo de pacientes após hospitalização na UTI		
Condição	Triagem	Ações
Redução da capacidade física	Pacientes com um ou mais incapacidades físicas[1] novas ou fraqueza muscular[2]	Fisioterapia Reabilitação cardiopulmonar Terapia ocupacional Programa de exercícios Modificações no ambiente para prevenção de quedas
Disfagia	Pacientes com evidência de prejuízo da deglutição[3] (disfagia, disfonia, tosse)	Avaliação da deglutição (por exemplo: videodeglutograma) Fonoterapia Adequação da consciscência da dieta via oral em caso de risco de aspiração
Desnutrição e caquexia	Pacientes em risco nutricional[4]	Avaliação/acompanhamento nutricional Adequação do aporte nutricional
Disfunção cognitiva	Pacientes com prejuízo de cognição, memória ou função executiva[5]	Avaliação/acompanhamento neurológico Reabilitação cognitiva Terapia ocupacional Programa de exercícios
Ansiedade, depressão e estresse pós-traumático	Pacientes com sintomas de ansiedade[6], depressão[6] ou estresse pós-traumático[7]	Avaliação e acompanhamento psiquiátrico Psicoterpia Farmacoterapia
Polifarmácia	Pacientes com prescrição de múltiplas drogas	Conciliação medicamentosa Suspender tratamentos iniciados no hospital caso não sejam mais necessários (por exemplo: broncodilatadores, diuréticos, antipsicóticos, corticoesteroides) Mitigar riscos de ineficácia ou parefeitos por interações medicamentosas
Infecções	Pacientes sépticos	Educação de pacientes e familiares sobre sinais de infecção Vacinação quando indicada (por exemplo: influenza, pneumococo) Monitorar resposta ao tratamento de pacientes que receberam alta hospitalar em vigência de tratamento de infecção
Descompensação de Insuficiência cardíaca	Pacientes com insuficiência cardíaca	Reavaliar adequação da farmacoterapia em função de sequelas da sepse: redução do peso seco, alteração de função renal e cardíaca Garantir a reintrodução de terapia modificadora do curso da doença (por exemplo: inibidor da enzima conversora de angiotensina, betabloqueador)
Insuficiência renal	Pacientes que apresentaram injuria renal durante a hospitalização e pacientes com insuficiência renal crônica	Monitorização da função renal Minimização da exposição a fármacos nefrotóxicos Ajuste de dose de fármacos de uso crônico de acordo com a função renal atual
Exacerbação de doença pulmonar obstrutiva crônica	Pacientes com doença pulmonar obstrutiva crônica	Garantir adequado tratamento farmacológico para controle da doença Reabilitação respiratória Vacinação quando indicada (ex: influenza, pneumococo)

*Sugestão de ferramentas para *screening*: [1]Índice Barthel; [2]Escala de força do Medical Research Concil (MRC); [3]Eating Assessment Tool -10 (EAT-10); [4]Avaliação subjetiva global; [5] Mini Exame do Estado Mental (MEEM); [6] Hospital Anxiety and Depression Scale (HADS); [7] Impact Event Scale Revised (IES-R).

ao adequado acompanhamento e reabilitação incluem telemonitoramento, acompanhamento domiciliar, suporte por pares e social. Cabe ainda ressaltar, a importância da avaliação e acompanhamento dos familiares cuidadores dos pacientes sobreviventes de sepse, uma vez que esses frequentemente apresentam prejuízo de sua saúde mental e, portanto, podem se beneficiar do rastreamento e tratamento específico de patologias psiquiátricas.[39]

CONCLUSÃO

A mortalidade em longo prazo após doença crítica varia amplamente em função da interação entre a doença crítica aguda, comorbidade, estado funcional pré-doença e reserva fisiológica. No entanto, a maioria das mortes ocorre nos primeiros três meses da alta da UTI. Alta hospitalar com vida, não deve, portanto, ser considerado um êxito médico, mas sim o ponto de partida para uma avaliação abrangente clínico-laboratorial que será crucial para prever com segurança a mortalidade em longo prazo e para orientar intervenções paliativas e terapêuticas que possam vir a melhorar o cuidado após doença crítica.

REFERÊNCIAS BIBLIOGRÁFICAS

1. The Acute Respiratory Distress Syndrome Network. Ventilation with lower tidal volumes as compared with traditional tidal volumes for acute lung injury and the acute respiratory distress syndrome. N Engl J Med. 2000;342:1301-8.
2. Bernard GR, Vincent JL, Laterre PF, et al. Efficacy and safety of recombinant human activated protein C for severe sepsis. N Engl J Med. 2001;344:699-709.
3. Hebert PC, Wells G, Blajchman MA et al. A multicenter, randomized, controlled clinical trial of transfusion requirements in critical care. Transfusion Requirements in Critical Care Investigators, Canadian Critical Care Trials Group. N Engl J Med. 1999;340:409-17.
4. Van den Berghe G, Wilmer A, Hermans G et al. Intensive insulin therapy in the medical ICU. N Engl J Med. 2006;354:449-61.
5. Spragg RG, Bernard GR, Checkley W et al. Beyond mortality: future clinical research in acute lung injury. Am J Respir Crit Care Med. 2010;181:1121-7.
6. Kvale R, Flaatten H. Changes in intensive care from 1987 to 1997 – has outcome improved? A single centre study. Intensive Care Med. 2002;28:1110-16.
7. Kaukonen KM, Bailey M, Suzuki S et al. Mortality related to severe sepsis and septic shock among critically ill patients in Australia and New Zealand, 2000-2012. JAMA. 2014;311(13):1308-16.
8. Stevenson EK, Rubenstein AR, Radin GT et al. Two decades of mortality trends among patients with severe sepsis: a comparative meta-analysis. Crit Care Med. 2014;42(3):625-31.
9. Machado FR, Cavalcanti AB, Bozza FA et al. The epidemiology of sepsis in Brazilian intensive care units (the Sepsis PREvalence Assessment Database, SPREAD): an observational study. Lancet Infect Dis. 2017;17(11):1180-89.
10. Maley JH, Mikkelsen ME. Short-term gains with long-term consequences: the evolving story of sepsis survivorship. Clin Chest Med. 2016;37(2):367-80.
11. Iwashyna TJ, Ely EW, Smith DM, Langa KM. Long-term cognitive impairment and functional disability among survivors of severe sepsis. JAMA. 2010;304(16):1787-94.
12. Linder A, Guh D, Boyd JH, Walley KR, Anis AH, Russell JA. Long-term (10-year) mortality of younger previously healthy patients with severe sepsis/septic shock is worse than that of patients with nonseptic critical illness and of the general population. Crit Care Med. 2014;42(10):2211-18.
13. Yende S, Linde-Zwirble W, Mayr F et al. Risk of cardiovascular events in survivors of severe sepsis. Am J Respir Crit Care Med. 2014;189(9):1065-74.
14. Prescott HC. Variation in postsepsis readmission patterns: A cohort study of Veterans Affairs Beneficiaries. Ann Am Thorac Soc. 2017;14(2):230-37.
15. Prescott HC, Osterholzer JJ, Langa KM et al. Late mortality after sepsis: propensity matched cohort study. BMJ. 2016;353:i2375-i2375.
16. Shankar-Hari M, Ambler M, Mahalingasivam V et al. Evidence for a causal link between sepsis and long-term mortality: a systematic review of epidemiologic studies. Crit Care. 2016;20(1):101.
17. Schuler A, Wulf DA, Lu Y et al. The impact of acute organ dysfunction on long-term survival in sepsis. Crit Care Med. 2018;46(6):843-49.
18. Hermans G, Van Mechelen H, Clerckx B et al. Outcomes and 1-year mortality of intensive care unit-acquired weakness. A cohort study and propensity-matched analysis. Am J Respir Crit Care Med. 2014;190(4):410-20.
19. Sasse KC, Nauenberg E, Long A et al. Long-term survival after intensive care unit admission with sepsis. Crit Care Med. 1995;23(6):1040-47.
20. Baldwin M, Wunsch H. Mortality after Critical Illness. In: Stevens RD. Textbook of Post-ICU Medicine: The Legacy of Critical Care. United Kingdom: Oxford University Press; 2014.
21. Biehl M, Kashyap R, Ahmed AH, Reriani MK, Ofoma UR, Wilson GA, Li G, Malinchoc M, Sloan JA and Gajic O. Six-month quality-of-life and functional status of acute respiratory distress syndrome survivors compared to patients at risk: a population-based study. Critical Care. 2015;(19):356.
22. Wang ZY, Li T, Wang CT et al. Assessment of 1-year outcomes in survivors of severe acute respiratory distress syndrome receiving extracorporeal membrane oxygenation or mechanical ventilation: a prospective observational study. Chin Med J (Engl). 2017;130:1161-68.

23. Dinglas VD, Aronson Friedman L, Colantuoni E, et al. Muscle weakness and 5-year survival in acute respiratory distress syndrome survivors. Crit Care Med. 2017;45:446-53.
24. Wright JC, Plenderleith L, Ridley SA. Long-term survival following intensive care: subgroup analysis and comparison with the general population. Anaesthesia. 2003;58:637-42.
25. Niskanen M, Kari A, Halonen P. Five-year survival after intensive care comparison of 12,180 patients with the general population. Finnish ICU Study Group. Crit Care Med. 1996;24:1962-7.
26. Darmon M, Azoulay E. Critical care management of cancer patients: cause for optimism and need for objectivity. Curr Opin Oncol. 2009;21:318-26.
27. Kress JP, Christenson J, Pohlman AS, Linkin DR, Hall JB. Outcomes of critically ill cancer patients in a university hospital setting. Am J Respir Crit Care Med. 1999;160:1957-61.
28. Staudinger T, Stoiser B, Mullner M et al. Outcome and prognostic factors in critically ill cancer patients admitted to the intensive care unit. Crit Care Med. 2000;28:1322-8.
29. Kroschinsky F, Weise M, Illmer T et al. Outcome and prognostic features of intensive care unit treatment in patients with hematological malignancies. Intensive Care Med. 2002;28:1294-300.
30. Prescott HC, Angus DC. Enhancing recovery from Sepsis: a review. JAMA. 2018;319(1):62-75.
31. Mira JC, Gentile LF, Mathias BJ et al. Sepsis pathophysiology, chronic critical illness, and persistent inflammation-immunosuppression and catabolism syndrome. Crit Care Med. 2017;45(2):253-62.
32. Prescott HC, Dickson RP, Rogers MA et al. Hospitalization type and subsequent severe sepsis. Am J Respir Crit Care Med. 2015;192(5):581-88.
33. Shen H-N, Lu C-L, Yang H-H. Risk of recurrence after surviving severe sepsis: a matched cohort study. Crit Care Med. 2016;44(10):1833-41.
34. DeMerle KM, Royer SC, Mikkelsen ME et al. Readmissions for recurrent sepsis: new or relapsed infection? Crit Care Med. 2017;45(10):1702-08.
35. Rosa RG, Falavigna M, Robinson CC, Sanchez EC, Kochhann R, Schneider D et al. Early and Late Mortality Following Discharge From the ICU: A Multicenter Prospective Cohort Study. Crit Care Med. 2019 Oct 11. doi: 10.1097/CCM.0000000000004024.
36. Sligl WI, Eurich DT, Marrie TJ, Majumdar SR. Only severely limited, premorbid functional status is associated with short and long-term mortality in patients with pneumonia who are critically ill: a prospective observational study. Chest. 2011;139:88-94.
37. Teixeira C, Rosa RG. Post-intensive care outpatient clinic: is it feasible and effective? A literature review. Rev Bras Ter Intensiva. 2018;30(1):98-111.
38. Rosa RG, Kochhann R, Berto P. More than the tipo f the iceberg: association between disabilities and inability to attend a clinic-based post-ICU follow-up and how it may impact on health inequalities. Intensive Care Med. 2018;44(8):1352-54.
39. Prescott HC, Costa DK. Improving long-term outcomes after sepsis. Crit Care Clin. 2018;34(1):175-188.

REINTERNAÇÃO HOSPITALAR
após a Doença Crítica Aguda

Cassiano Teixeira

INTRODUÇÃO

Evitar readmissões não planejadas no hospital é um alvo para melhoria da qualidade em saúde. As reinternações hospitalares podem ser indicativas de doença aguda não resolvida, de doença crônica em curso, de desenvolvimento de novos problemas clínicos ou de lacunas no atendimento ambulatorial.[1,2] Aproximadamente 16% dos sobreviventes de uma doença crítica aguda são hospitalizados novamente dentro de 30 dias da alta hospitalar,[3] e taxas de até 27% já foram relatadas em sobreviventes de sepse.[4,5,6] Assim, os objetivos deste capítulo são descrever sobre as taxas de readmissão hospitalar não planejada em pacientes que recebem alta da UTI, quais são os pacientes com maior risco de readmissão e qual é o prognóstico desses pacientes readmitidos.

INCIDÊNCIA E CUSTOS DA READMISSÃO HOSPITALAR

Pacientes sobreviventes de sepse, aqueles com fraqueza muscular adquirida na UTI, dependentes de suporte ventilatório por tempo prolongado e portadores de múltiplas comorbidades apresentam um potencial risco aumentado para readmissão hospitalar após a alta da unidade de terapia intensiva (UTI).

As re-hospitalizações são dispendiosas, com estimativas sugerindo que as reinternações precoces (< 30 dias) têm um custo anual de US$ 17 bilhões para o *Medicare*, a maior seguradora individual dos Estados Unidos.[7] Embora o uso da terapia intensiva possa variar entre os hospitais,[8] a admissão na UTI é um marcador global de gravidade de doença e pode se traduzir num modo simples de identificar os pacientes mais doentes e que possam estar em maior risco de reinternação. Além disso, os sobreviventes de doença crítica grave tem sua mortalidade aumentada em comparação aos pacientes hospitalizados sem doença crítica, e têm uma carga significativa de morbidade após a internação na UTI.[9-11]

FATORES DE RISCO PARA READMISSÃO HOSPITALAR

Sobreviventes de sepse tem alto risco de deterioração clínica nas semanas e meses que seguem a alta hospitalar.[12-14] Aproximadamente 40% de 2.617 idosos que sobreviveram à hospitalização por sepse foram readmitidos em 90 dias após a alta da UTI,[14] sendo infecção o diagnóstico mais comum na readmissão. Descompensação de insuficiência cardíaca, exacerbação de doença pulmonar obstrutiva crônica (DPOC), pneumonia aspirativa e insuficiência renal também são causas comuns de re-hospitalização nessa população. Interessantemente, 42% dessas readmissões ocorreram por condições potencialmente preveníveis ou tratáveis.[14]

A resposta fisiopatológica do organismo a sepse é complexa,[15] pois e existe ativação concomitante e variável de vias pró-inflamatórias e vias imunes inatas anti-inflamatórias, bem como alterações nas vias imunes adaptativas. As características das alterações do sistema imunológico também são variáveis e dependem de características próprias do hospedeiro, do patógeno e do tratamento fornecido. As razões para essas alterações no sistema imune incluem reprogramação epigenética e metabólica de *imunocells* induzidas pelo insulto original da sepse e por mudanças contínuas no ambiente do hospedeiro, tais como, alterações neuroendócrinas ou microbiomas.[15] Por fim, a resolução das alterações do sistema imunológico em resposta à sepse é complexa e não resolve em curto prazo, o que faz com que muitos pacientes continuem a apresentar alterações inflamatórias e/ou imunossupressivas muitos meses após a resolução do quadro infeccioso agudo.[16,17] Portanto, esses processos que continuam, apesar da erradicação bem-sucedida do patógeno inicial, aumentam o risco do paciente apresentar episódios secundários de infecção e sepse.[17] Sobreviventes de sepse, em Taiwan, o risco de uma nova sepse foi nove vezes maior (35% *versus* 4%) nos pacientes com episódio prévio de sepse em relação aos controles populacionais.[18] Pacientes readmitidos por infecção, a apresentam no mesmo sítio do episódio inicial (~ 70%), porém com etiologia microbiológica diferente daquela da infecção original em aproximadamente 35% das vezes.[19]

No que se refere à síndrome do desconforto respiratório agudo (SDRA), Huang e cols.[20] demonstraram que 40% dos sobreviventes da SDRA apresentam pelo menos uma hospitalização após a alta durante os primeiros 12 meses de acompanhamento. Os declínios físico ou psicológico foram associados à hospitalização subsequente.

PROGNÓSTICO DOS PACIENTES REINTERNADOS

A re-hospitalização em si pode ser resultado de cuidados de menor qualidade, mas a falta de continuidade dos cuidados após a alta da UTI, a redução da vigilância das deteriorações clínicas e a falta de orientação de pacientes e familiares no domicílio podem incrementar ainda mais essas taxas.[21,22] A descontinuidade do atendimento se mostrou comum em pacientes cirúrgicos e não cirúrgicos complexos.[23-25] A continuidade do cuidado (definida de vários modos) está associada a melhorias na sobrevida, bem como à diminuição das taxas de reinternação, uso de cuidados intensivos e custos.[26-32] Pacientes gravemente doentes, particularmente aqueles que recebem ventilação mecânica, são um grupo de pacientes complexos com alto risco de reinternação.[33]

Kramer e cols.[34] avaliaram 369.129 internações em 46 hospitais americanos. Pacientes readmitidos nas UTIs tiveram maior mortalidade hospitalar e maior tempo de internação. Porém, após o ajuste dos *casos-mix*, não houve diferenças significativas na mortalidade padronizada.

CONCLUSÃO

A decisão de dar alta a um paciente é um dilema diário para os médicos de todas as especialidades. A evidência atual para apoiar a decisão é escassa e muitas vezes limitada a populações específicas de pacientes. As readmissões precoces acarretam impacto negativo substancial na vida dos pacientes e de suas famílias e continuam sendo um fardo para os recursos dos sistemas de saúde. Isso é especialmente verdadeiro no cenário de cuidados pós-intensivos, uma vez que a readmissão é, em essência, um indicador de tratamento mal-sucedido nesses pacientes vulneráveis. Não é claramente satisfatório que nossa prática atual envolva readmitir pacientes dentro de dias ou semanas. Em reconhecimento a isso, baixas taxas de readmissão têm sido associadas e adotadas como marcadores de boa qualidade nos sistemas de saúde. No entanto, poucas evidências sistemáticas estão disponíveis para estimar a magnitude do problema e apoiar uma prática padrão visando evitar a readmissão hospitalar.

REFERÊNCIAS BIBLIOGRÁFICAS

1. Yende S, D'Angelo G, Kellum JA, et al. GenIMS Investigators Inflammatory markers at hospital discharge predict subsequent mortality after pneumonia and sepsis. Am J Respir Crit Care Med. 2008;177:1242-47.
2. Dharmarajan K, Hsieh AF, Lin Z, et al. Diagnoses and timing of 30-day readmissions after hospitalization for heart failure, acute myocardial infarction, or pneumonia. JAMA. 2013;309:355-63.
3. Hua M, Gong MN, Brady J, Wunsch H. Early and late unplanned re-hospitalizations for survivors of critical illness. Crit Care Med. 2015;43:430-38.
4. Jones TK, Fuchs BD, Small DS, Halpern SD, Hanish A, Umscheid CA, Baillie CA, Kerlin MP, Gaieski DF, Mikkelsen ME. Post-acute care use and hospital readmission after sepsis. Ann Am Thorac Soc. 2015;12:904-13.

5. Donnelly JP, Hohmann SF, Wang HE. Unplanned readmissions after hospitalization for severe sepsis at academic medical center-affiliated hospitals. Crit Care Med. 2015;43:1916-27.
6. Ortego A, Gaieski DF, Fuchs BD, Jones T, Halpern SD, Small DS, Sante SC, Drumheller B, Christie JD, Mikkelsen ME. Hospital-based acute care use in survivors of septic shock. Crit Care Med. 2015;43:729-37.
7. Berenson RA, Paulus RA, Kalman NS. Medicare's readmissions-reduction program–A positive alternative. N Engl J Med. 2012;366:1364-66.
8. Seymour CW, Iwashyna TJ, Ehlenbach WJ, et al. Hospital-level variation in the use of intensive care. Health Serv Res. 2012;47:2060-80.
9. Wunsch H, Guerra C, Barnato AE, et al. Three-year outcomes for Medicare beneficiaries who survive intensive care. JAMA. 2010;303:849-56.
10. Herridge MS, Cheung AM, Tansey CM, et al. Canadian Critical Care Trials Group One-year outcomes in survivors of the acute respiratory distress syndrome. N Engl J Med. 2003;348:683-93.
11. Hofhuis JG, Spronk PE, van Stel HF, et al. The impact of critical illness on perceived health-related quality of life during ICU treatment, hospital stay, and after hospital discharge: A long-term follow-up study. Chest. 2008;133:377-85.
12. Prescott HC. Variation in postsepsis readmission patterns: A cohort study of Veterans Affairs Beneficiaries. Ann Am Thorac Soc. 2017;14(2):230-37.
13. Chang DW, Tseng CH, Shapiro MF. Rehospitalizations following sepsis: common and costly. Crit Care Med. 2015;43(10):2085-93.
14. Prescott HC, Langa KM, Iwashyna TJ. Readmission diagnoses after hospitalization for severe sepsis and other acute medical conditions. JAMA. 2015;313(10):1055-57.
15. Prescott HC, Angus DC. Enhancing recovery from Sepsis: a review. JAMA. 2018;319(1):62-75.
16. Mira JC, Gentile LF, Mathias BJ et al. Sepsis pathophysiology, chronic critical illness, and persistent inflammation-immunosuppression and catabolism syndrome. Crit Care Med. 2017;45(2):253-62.
17. Prescott HC, Dickson RP, Rogers MA, et al. Hospitalization type and subsequent severe sepsis. Am J Respir Crit Care Med. 2015;192(5):581-88.
18. Shen H-N, Lu C-L, Yang H-H. Risk of recurrence after surviving severe sepsis: a matched cohort study. Crit Care Med. 2016;44(10):1833-1841.
19. DeMerle KM, Royer SC, Mikkelsen ME, et al. Readmissions for recurrent sepsis: new or relapsed infection? Crit Care Med. 2017;45(10):1702-08.
20. Huang M, Parker AM, Bienvenu OJ, et al. National Institutes of Health, National Heart, Lung, and Blood Institute Acute Respiratory Distress Syndrome Network. Psychiatric symptoms in acute respiratory distress syndrome survivors: A 1-year national multicenter study. Crit Care Med 2016;44:954-65.
21. Brock J, Mitchell J, Irby K, Stevens B, Archibald T, Goroski A, Lynn J Care Transitions Project Team. Association between quality improvement for care transitions in communities and rehospitalizations among Medicare beneficiaries. JAMA. 2013;309:381-91.
22. Bradley EH, Sipsma H, Horwitz LI, Ndumele CD, Brewster AL, Curry LA, Krumholz HM. Hospital strategy uptake and reductions in unplanned readmission rates for patients with heart failure: a prospective study. J Gen Intern Med. 2015;30:605-11.
23. Hempstead K, Delia D, Cantor JC, Nguyen T, Brenner J. The fragmentation of hospital use among a cohort of high utilizers: implications for emerging care coordination strategies for patients with multiple chronic conditions. Med Care. 2014;52(Suppl 3):S67-S74.
24. Brooke BS, Goodney PP, Kraiss LW, Gottlieb DJ, Samore MH, Finlayson SR. Readmission destination and risk of mortality after major surgery: an observational cohort study. Lancet. 2015;386:884-95.
25. Tsai TC, Orav EJ, Jha AK. Care fragmentation in the postdischarge period: surgical readmissions, distance of travel, and postoperative mortality. JAMA Surg. 2015;150:59-64.
26. van Walraven C, Mamdani M, Fang J, Austin PC. Continuity of care and patient outcomes after hospital discharge. J Gen Intern Med. 2004;19:624-31.
27. van Walraven C, Taljaard M, Etchells E, Bell CM, Stiell IG, Zarnke K, Forster AJ. The independent association of provider and information continuity on outcomes after hospital discharge: implications for hospitalists. J Hosp Med. 2010;5:398-405.
28. McAlister FA, Youngson E, Bakal JA, Kaul P, Ezekowitz J, van Walraven C. Impact of physician continuity on death or urgent readmission after discharge among patients with heart failure. CMAJ. 2013;185:E681-E689.
29. van Walraven C, Seth R, Austin PC, Laupacis A. Effect of discharge summary availability during post-discharge visits on hospital readmission. J Gen Intern Med. 2002;17:186-192.
30. van Walraven C, Oake N, Jennings A, Forster AJ. The association between continuity of care and outcomes: a systematic and critical review. J Eval Clin Pract. 2010;16:947-56.
31. Nyweide DJ, Anthony DL, Bynum JP, Strawderman RL, Weeks WB, Casalino LP, Fisher ES. Continuity of care and the risk of preventable hospitalization in older adults. JAMA Intern Med. 2013;173:1879-85.
32. Hussain T, Chang HY, Luu NP, Pollack CE. The value of continuity between primary care and surgical care in colon cancer. PLoS One. 2016;11:e0155789.
33. Unroe M, Kahn JM, Carson SS, Govert JA, Martinu T, Sathy SJ et al. One-year trajectories of care and resource utilization for recipients of prolonged mechanical ventilation: a cohort study. Ann Intern Med. 2010;153:167-175.
34. Kramer AA, Higgins TL, Zimmerman JE. The association between ICU readmission rate and patient outcomes. Crit Care Med. 2013;41:24-33.

CONSEQUÊNCIAS DA DEPENDÊNCIA
Intra-Hospitalar do Suporte Ventilatório

Cassiano Teixeira
Edino Parolo
Márcio Manozzo Boniatti
Sérgio Henrique Loss

INTRODUÇÃO

Retirar o paciente da ventilação mecânica (VM), muitas vezes, é mais difícil que mantê-lo; e pode ocupar até 40% do tempo total de VM.[1-3] Existem inúmeras incertezas sobre os melhores métodos para a realização desse processo que, além de exigir a cooperação do paciente durante a fase de recuperação da doença crítica, faz necessária a presença constante da equipe de terapia intensiva ajustando e corrigindo problemas que possam vir a surgir. Portanto, alguns autores descrevem essa fase como uma "área de penumbra na terapia intensiva" onde mesmo em mãos especializadas, existe uma "mistura de arte e ciência".[2]

Nos últimos anos, uma literatura abundante sobre esse tema permitiu uma melhor compreensão das questões fisiopatológicas que provocam dificuldades no desmame e na extubação.[2,4] A evidência acumulada mostrou que uma avaliação sistemática diária da prontidão dos pacientes para respirar espontaneamente pode ajudar a reduzir a duração do desmame e que uma diminuição gradual e sistemática no suporte ventilatório pode não ser necessário.[4,5] O manejo da sedação também ganhou espaço nessa discussão, pois interfere direta ou indiretamente no processo de desmame devido ao frequente acúmulo das drogas e do prolongamento da sedação mesmo após a interrupção dessa.[6] A mobilização precoce também se mostrou efetiva no aumento do sucesso do desmame ventilatório.[7] Os resultados de estudos observacionais mostraram que a maioria dos pacientes (50% a 80%) pode ser separada do ventilador após a primeira tentativa de teste de respiração espontânea (TRE).[3,4] No entanto, esses estudos também mostraram que uma porcentagem significativa de pacientes não conseguiu sucesso no seu primeiro TRE. Esse grupo de pacientes apresenta problemas específicos e pode se beneficiar de investigações específicas para o diagnóstico e tratamento da causa do fracasso do desmame.

DEFINIÇÕES

Didaticamente, o processo de desmame pode ser considerado um *continuum* que inicia no momento da intubação traqueal e termina no momento da alta da UTI (Figura 6.1). A Tabela 6.1 traz as definições mais importantes e a Tabela 6.2, a atual classificação do desmame, que se baseia nas dificuldades e no tempo de desmame. É importante salientar que a falha no primeiro TRE deve sugerir ao *staff* da UTI que esse paciente necessita ser mais bem avaliado, pois, por definição, ele já apresenta um pior prognóstico quando comparado àquele paciente extubado com sucesso após o primeiro TRE.

```
1) Tratamento    2) Suspeita    3) Avaliação da    4) TRE    5) Extubação    6) Reintubação
da insuficiência               prontidão para o
respiratória aguda             desmame
```

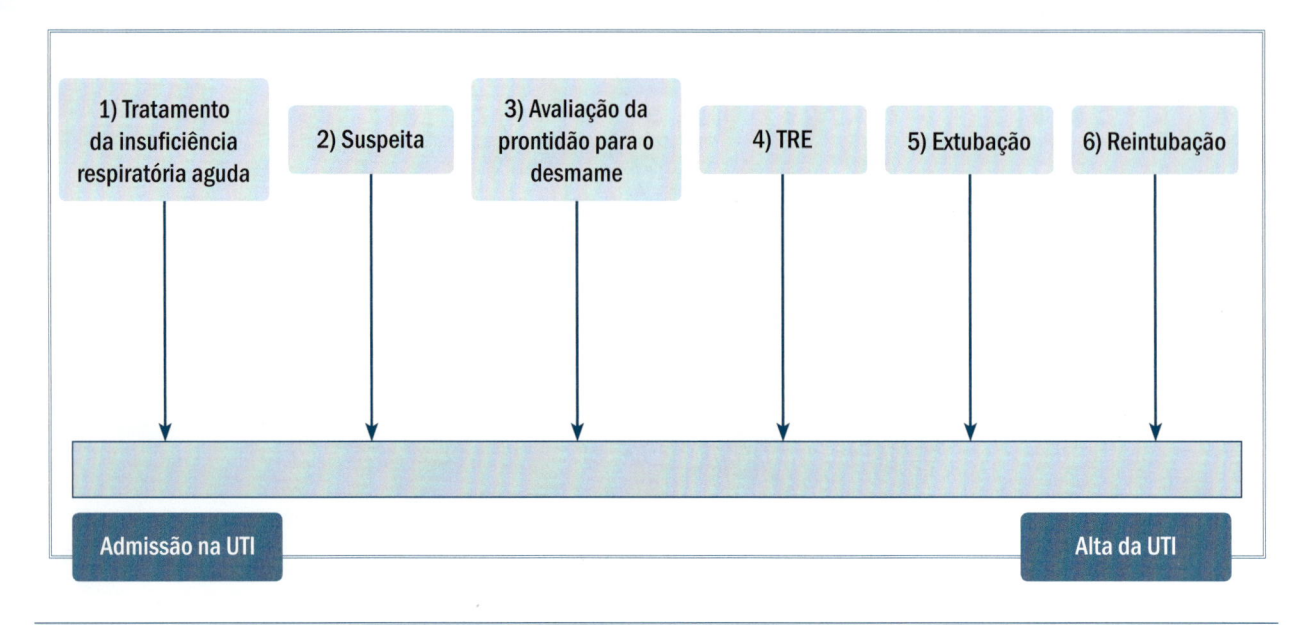

Admissão na UTI .... Alta da UTI

Figura 6.1. Processo contínuo do desmame (seis fases) que se estende desde a intubação até a alta da UTI.[2]
TRE: Teste de respiração espontânea.

Tabela 6.1. Definições importantes	
Definição	Significado clínico
Sucesso da interrupção da ventilação mecânica	Teste de respiração espontânea bem-sucedido. Os pacientes que obtiverem sucesso no teste de respiração espontânea devem ser avaliados quanto à indicação de retirada da via aérea artificial (possibilidade de extubação)
Falha da interrupção da ventilação mecânica	Quando o paciente não tolera o TRE
Teste de respiração espontânea (TRE)	Técnica que permite que o paciente ventile espontaneamente por meio do tubo endotraqueal, conectado a uma peça em forma de "T", com uma fonte enriquecida de oxigênio, ou recebendo pressão positiva contínua em vias aéreas (CPAP) de 5 cm H_2O, ou com ventilação com pressão de suporte (PSV) de até 7 cm H_2O, ou com métodos de compensação de tubo (ATC)
Extubação e decanulação	Retirada da via aérea artificial (tubo traqueal). No caso de pacientes traqueostomizados, utiliza-se o termo decanulação
Reintubação ou falha na extubação	Necessidade de reinstituir a via aérea artificial (tubo traqueal)
Desmame	Processo de transição da ventilação artificial para a espontânea nos pacientes que permanecem em ventilação mecânica invasiva por tempo superior a 24 horas
Sucesso do desmame	Manutenção da ventilação espontânea durante pelo menos 48 horas após a interrupção da ventilação artificial
Falha do desmame	Necessidade de retorno à ventilação artificial em menos de 48 horas da ventilação espontânea

Tabela 6.2. Tipos de desmame			
Classificação	Definição	Incidência (%)	Mortalidade na UTI
Desmame simples	Paciente tolera o primeiro teste de respiração espontânea (TRE) e é extubado com sucesso	30 a 69	0 a 13
Desmame difícil	Paciente falha no primeiro TRE, necessitando até três TRE ou até sete dias em tentativas de desmame	15 a 40	1 a 25
Desmame prolongado	Paciente necessita três ou mais TRE ou demora mais de sete dias em tentativas de desmame	6 a 30	13 a 42

FISIOPATOLOGIA DA FALHA DO DESMAME

A fisiopatologia da falha do desmame pode ser complexa e multifatorial. O seu entendimento pode aprimorar a técnica de desmame para cada paciente, auxiliar na identificação do melhor momento para evoluir a retirada do suporte ventilatório e reduzir a chance de falha na próxima tentativa.

Interessante salientar que, durante o TRE, os pacientes que falham apresentam um recrutamento progressivo e previsível da musculatura respiratória.[2] A sequência inicia com um aumento da atividade diafragmática e dos músculos inspiratórios da caixa torácica; o recrutamento do esternocleidomastoideo ocorre em quatro minutos e da musculatura expiratória em 17 a 20 minutos. Após esse recrutamento progressivo, aparecem os sinais clínicos de insuficiência respiratória aguda. Por meio da leitura da pressão de contração transdiafragmática, utilizando a estimulação do nervo frênico, até então, não foi evidenciado o desenvolvimento de fadiga muscular, comprovando que as manifestações clínicas de insuficiência respiratória aparecem antes do desenvolvimento da fadiga diafragmática, pois esses pacientes retornavam imediatamente a VM baseados no julgamento clínico. Assim, com relação à falha no desmame ventilatório, até o presente momento, existem evidências de maior atrofia muscular naqueles pacientes que falham no TRE, porém não existe comprovação científica de desenvolvimento de fadiga nos músculos respiratórios.[2]

Após um paciente falhar em um TRE, recomenda-se que ele repouse pelas próximas 24 horas. Isso porque o a maioria dos pacientes que falham experimentam um grande estresse da musculatura respiratória. Todavia, esse conceito vem de estudos em indivíduos saudáveis, induzidos a fadiga diafragmática, e fora do contexto da terapia intensiva.[2] Portanto, ainda não foi realizado o estudo que tenha avaliado o tempo de recuperação da musculatura respiratória em pacientes que falharam em um TRE. Além disso, será que um paciente em desmame simples necessita do mesmo tempo de recuperação de um paciente em desmame prolongado após falhar em um TRE? Será que um paciente que falha em um TRE realmente experimentou fadiga diafragmática?[8] Essas são questões ainda não devidamente esclarecidas e que estão diretamente relacionadas ao atraso no processo de desmame.

As causas reversíveis de falha podem ser didaticamente categorizadas como: sobrecarga respiratória, sobrecarga cardíaca, anormalidades neuromusculares (central ou periférica), fatores neuropsíquicos, distúrbios endócrinos e metabólicos e são comentadas a seguir.

Causas respiratórias

O sucesso do desmame depende primariamente da capacidade respiratória do paciente. Muitas variáveis fisiológicas podem estar envolvidas na falha por sobrecarga respiratória. Entre elas, alterações na mecânica respiratória (complacência e resistência) e alterações nas trocas gasosas são as principais. A melhora na complacência estática durante a VM pode ser interpretada como um critério para a redução do suporte ventilatório, e tem sido utilizada em respiradores com desmame automatizado, onde a pressão de platô menor do que 30 cmH_2O com volume corrente maior do que 8 mL/kg é incluída no algoritmo para redução da pressão de suporte.[1,2,4] A redução da complacência pode ser secundária a pneumonia não resolvida, edema pulmonar, infiltrado pulmonar difuso, derrame pleural volumoso, pneumotórax não drenado. Broncoconstrição reversível de vias aéreas também pode ser causa de falência respiratória e falha de desmame, e deve ser devidamente tratada quando identificada. Além disso, o próprio processo de desmame pode impor um aumento da carga resistiva sobre os músculos respiratórios por meio do tubo endotraqueal durante o TRE.[1,2,4]

Causas cardíacas

Muitos pacientes tem diagnóstico de cardiopatia isquêmica, valvulopatias ou disfunção ventricular sistólica ou diatólica antes da tentativa de desmame da VM. A retirada do suporte ventilatório com pressão positiva causa aumento do retorno venoso e aumento da pós-carga do ventrículo esquerdo, com consequente aumento do consumo miocárdico de oxigênio. Desse modo, alguns pacientes vão apresentar disfunção cardiovascular quando submetidos ao TRE.[1,2,4] A redução da SvO_2, $SvcO_2$ ou o aumento da taxa de extração de oxigênio podem ser preditores de falha de desmame e extubação nesses pacientes.[2,9] Pacientes com falha de desmame secundária a disfunção ventricular podem ser identificados também pela elevação do BNP. Uma vez detectada disfunção cardiovascular no momento do desmame da VM, o paciente deve ser manejado com diuréticos e vasodilatadores, podendo ser considerada a necessidade de revascularização miocárdica se indicada.[2]

Causas neuromusculares

O processo de desmame da VM requer atividade neuromuscular adequada, o que inclui geração de sinal no sistema nervoso central, transmissão do sinal respiratório, musculatura respiratória e junção neuromuscular intactas. O prejuízo no controle respiratório central pode ser subestimado até o TRE. O *drive* respiratório central pode estar reduzido por alcalose metabólica, pela própria VM ou pelo uso de medicações sedativas ou hipnóticas.[2,4] Considera-se fundamental manter um nível de sedação e analgesia adequados, conforme a necessidade do paciente, já que o excesso de sedativos prolonga o tempo de desmame. Anormalidades neuromusculares periféricas também devem ser consideradas nos pacientes que falham no teste de ventilação espontânea. Causas primárias de fraqueza muscular, como síndrome de Guillain-Barré, *miastenia gravis* e doença do neurônio motor podem ser diagnosticadas. Porém, a maioria dos casos de disfunção neuromuscular complicando o desmame é de fraqueza muscular adquirida na UTI.[2] A polineuromiopatia do doente crítico é a alteração neuromuscular adquirida mais comum, e acomete músculos e nervos. A prevalência varia de 50% a 100% em pacientes submetidos à VM, dependendo do estudo, e está associada à gravidade da doença. É caracterizada por fraqueza muscular bilateral, simétrica e predominantemente na musculatura proximal. A eletroneuromiografia evidencia lesão axonal sensório-motor com potencial de ação com velocidade preservada e amplitude reduzida.[1,2] Existem algumas evidências de que os pacientes com polineuromiopatia do doente crítico têm acometimento do diafragma, dificultando diretamente o desmame.[8] Sabe-se que a polineuropatia do doente crítico está relacionada ao maior tempo de VM e falha de desmame, além de maior necessidade de traqueostomia.

Causas neuropsíquicas

Alterações como *delirium*, ansiedade e depressão podem prejudicar o desmame.[1,2] A prevalência de *delirium* nos pacientes críticos varia de 22% a 80%, dependendo da subpopulação estudada. Essa disfunção cerebral aguda tem sido associada ao maior tempo de internação na UTI e é preditor de mortalidade. Provavelmente, a presença de *delirium* também esteja associada à falha de desmame.[2] O estresse emocional relacionado à internação na UTI e à dependência de VM pode causar impacto negativo no processo de retirada do suporte ventilatório. Em um estudo que avaliou a presença de distúrbios depressivos em pacientes submetidos a desmame, a prevalência de transtorno depressivo foi de 42% (142 dos 336 pacientes).[2] Os autores demonstraram uma maior taxa de falha de desmame nesses pacientes (61% *versus* 33%, p = 0,0001), bem como de mortalidade (24% *versus* 10%, p = 0,0008).[2] A ansiedade também pode estar associada à dificuldade de desmame. Algumas estratégias podem ajudar, como melhor adequação do modo ventilatório (conforto), analgesia e melhor qualidade do sono (reduzir ruídos e iluminação à noite).[1,2]

Causas metabólicas e endócrinas

A hipofosfatemia, a hipomagnesemia e a hipocalemia podem contribuir para fraqueza muscular.[1,2] A presença de hipotireoidismo e hipoadrenalismo também estão associadas às dificuldades de desmame.

PROGNÓSTICO EM LONGO PRAZO DO PACIENTE DEPENDENTE DE VENTILAÇÃO MECÂNICA

O prognóstico em longo prazo desses pacientes foi recentemente avaliado na metanálise de Damuth e cols.,[10] que estudou 39 estudos de 16 países avaliando pacientes que dependiam de VM ≥ 14 dias. Os autores relataram uma mortalidade hospitalar de 29% [intervalo de confiança de 95% (IC95%, 26-32%) e mortalidade em um ano de 62% (IC95%, 57-67%). Recentemente, Hough e cols.[11] avaliaram o escore ProVent (necessidade de vasopressor e hemodiálise, presença de trombocitopenia, pacientes não traumáticos e idade ≥ 50 anos), previamente desenvolvido pelo mesmo grupo,[12] definindo-o como um bom preditor de mortalidade por um ano quando aplicado no 14º dia de VM dos pacientes.

Na metanálise citada anteriormente,[10] embora a maioria dos pacientes tenha sobrevivido à alta hospitalar, apenas uma pequena proporção foi de alta para casa [19% (IC95%, 16-24%)], talvez porque apenas cerca de 50% (IC95%, 47-53%) dos pacientes tenham conseguido serem liberados com sucesso da VM antes da alta hospitalar. Quase todos esses pacientes deixam o hospital com deficiências profundas na função física, no estado cognitivo ou ambos.[13] A maioria desses pacientes requer cuidados institucionais e a readmissão hospitalar no primeiro ano após a alta hospitalar excede 40% dos casos.[14,15]

Os pacientes que recebem alta para instalações de cuidados prolongados e não podem ser reabilitados o suficiente para retornar para casa dentro de seis meses geralmente permanecem institucionalizados até a morte.[14-17] Alguns autores demonstraram que menos de 12% dos pacientes desses pacientes estava vivo e independente um ano após a doença aguda.[18] Além disso, a dependência prolongada do suporte ventilatório pode reduzir a qualidade de vida e a expectativa de vida no longo prazo.[15,19] Lipsett e cols.[19] avaliaram pacientes cirúrgicos que permaneceram na UTI por mais de sete dias e mostraram que a qualidade de vida após um ano, medido pelo escore do Perfil de Impacto da Doença (SIP), atingiu um pico em um mês na doença e, por seis meses, o nível médio voltou para a linha de base. Na avaliação de um ano, o escore SIP geral e os escores físicos e psicossociais foram significativamente menores do que na linha de base (IC95%, -0,79-11,3, p = 0,03). Dados do nosso grupo apresentaram baixas taxas de ansiedade, depressão e TEPT, embora as minorias dos pacientes tenham sido capazes de responder aos questionários. A probabilidade de retorno ao emprego foi impressionantemente baixa (11%) e a necessidade de readmissão hospitalar muito alta durante o seguimento (86% dos pacientes durante 12 meses). Contrariamente a esses dados, Euteneuer e cols.[15] avaliaram 73 sobreviventes em longo prazo (> 6 meses), que foram transferidos para um centro de desmame especializado devido a dependência de VM prolongada (> 14 dias) e falha de desmame. Eles demonstraram que a presença de insuficiência respiratória crônica foi o principal determinante da qualidade de vida. A causa subjacente do CRF foi o principal fator que determinou o grau de comprometimento da qualidade de vida (medido pelo SF-36). Combes e cols.[13] avaliaram a qualidade de vida (usando o *Nottingham Health Profile* e os questionários respiratórios de St. George) em 87 pacientes dependentes de VM ≥ 14 dias numa mediana de seguimento de três anos após a alta da UTI. Em comparação com os controles comunitários, os pacientes apresentaram dificuldades significativamente maiores em todos os domínios dos questionários de qualidade de vida, exceto no isolamento social. Os piores *deficits* foram relacionados à energia, distúrbios do sono e mobilidade física. Contudo, observou-se que quase metade dos pacientes apresentou resultados globais do perfil de saúde de Nottingham de 20 ou abaixo (de 100, menores pontuações que representam uma melhor qualidade de vida), que "eles se associaram subjetivamente com uma qualidade de vida bastante boa". Dois outros estudos que mediram a qualidade de vida dos pacientes cronicamente dependentes de VM, um deles em pacientes traqueostomizados[20] e outro em pacientes institucionalizados pós-UTI[21] também observaram *deficits* significativos na função física e boa saúde emocional.

Além disso, até dois terços dos sobreviventes de uma unidade especializada em desmame ventilatório, quando avaliados após seis meses após a alta, não conseguiam responder a avaliações cognitivas telefônicas.[22,23] Esses dados, portanto, sugerem que a qualidade de vida global avaliado nas coortes de VM prolongada pode ser pior do que o medido pelos instrumentos de avaliação da qualidade de vida. Além disso, a maioria desses pacientes morre em 12 meses e a maioria deles apresenta sintomas graves durante esse tempo de acompanhamento, com muitas admissões hospitalares e necessidade de intenso cuidado de saúde. Com base nisso, alguns autores[16,17,24] sugerem que os cuidados paliativos devem se tornar um componente muito mais proeminente do tratamento de pacientes com MV prolongada.

Recentemente, um estudo do grupo RECOVERY,[25] demonstrou em 246 pacientes dependentes de VM ≥ 7 dias e acompanhados por 12 meses, que a presença de sintomas depressivos relaciona-se com dependência funcional, baixo nível educacional e menor renda *per capita* dos pacientes.

REFERÊNCIAS BIBLIOGRÁFICAS

1. Boles JM, Bion J, Connors A, et al. Weaning from mechanical ventilation. Eur Respir J. 2007;29(5):1033-56.
2. Tobin M, Jubran A. Weaning from mechanical ventilation. In: Tobin M, ed. Principles and practice of mechanical ventilation. 3rd ed. New York: McGraw-Hill. 2013:1307-52.
3. Thille AW, Cortes-Puch I, Esteban A. Weaning from the ventilator and extubation in ICU. Current Opinion in Critical Care. 2013;19(1):57-64.
4. Schmidt GA, Girard TD, Kress JP, et al. Liberation From Mechanical Ventilation in Critically Ill Adults. Executive Summary of an Official American College of Chest Physicians/American Thoracic Society Clinical Practice Guideline. Chest. 2017;151(1):160-165.
5. Blackwood B, Alderdice F, Burns KE, Cardwell CR, Lavery G, O'Halloran P. Protocolized versus non-protocolized weaning for reducing the duration of mechanical ventilation in critically ill adult patients. Cochrane database of systematic reviews (Online). 2011;(5):CD006904.

6. Branson RD. Modes to facilitate ventilator weaning. Respiratory Care. 2012;57(10):1635-48.
7. Green M, Marzano V, Leditschke A. Mobilization of intensive care patients: a multidisciplinary practical guide for clinicians. Journal of Multidisciplinary Healthcare. 2016:9:247-56.
8. Santos PD, Teixeira C, Savi A et al. The critical illness polyneuropathy in septic patients with prolonged weaning from mechanical ventilation: is the diaphragm also affected? A pilot study. Respiratory care. 2012;57(10):1594-601.
9. Teixeira C, da Silva NB, Savi A et al. Central venous saturation is a predictor of reintubation in difficult-to-wean patients. Critical care medicine. 2010;38(2):491-6.
10. Damuth E, Mitchel JA, Bartock JL, Roberts BW, Trzeciak S. Long-term survival of critically ill patients treated with prolonged mechanical ventilation: a systematic review and meta-analysis. Lancet Respir Med. 2015;3(7):544–53.
11. Hough CL, Caldwell ES, Cox CE et al. Development and validation of a mortality prediction model for patients receiving 14 days of mechanical ventilation. Crit Care Med. 2015;43(11):2339-45.
12. Carson SS, Garret J, Hanson LC et al. A prognostic model for one-year mortality in patients requiring prolonged mechanical ventilation. Crit Care Med. 2008;36(7):2061-9.
13. Combes A, Costa MA, Trouillet JL et al. Morbidity, mortality, and quality-of-life outcomes of patients requiring >or=14 days of mechanical ventilation. Crit Care Med. 2003;31(5):1373-1381.
14. Rimachi R, Vincent JL, Brimioulle S. Survival and quality of life after prolonged intensive care unit stay. Anaesth Intensive Care. 2007;35(1):62-67.
15. Euteneuer S, Windisch W, Suchi S et al. Health-related quality of life in patients with chronic respiratory failure after long-term mechanical ventilation. Respir Med. 2006;100(3):477-86.
16. Mira JC, Gentile LF, Mathias BJ, Efron PA, Brakenridge SC, Mohr AM, Moore FA, Moldawer LL. Sepsis Pathophysiology, Chronic Critical Illness, and Persistent Inflammation-Immunosuppression and Catabolism Syndrome. Crit Care Med. 2017;45(2):253-62.
17. Lamas D. Chronic critical illness. N Engl J Med. 2014;370(2):175-177.
18. Tonnelier A, Tonnelier JM, Nowak E, et al. Clinical relevance of classification according to weaning difficulty. Respir Care. 2011;56(5):583-90.
19. Lipsett PA, Swoboda SM, Dickerson J et al. Survival and functional outcome after prolonged intensive care unit stay. Ann Surg. 2000;231(2):262-68.
20. Engoren M, Arslanian-Engoren C, Fenn-Buderer N. Hospital and long-term outcome after tracheostomy for respiratory failure. Chest. 2004;125(1):220-7.
21. Chatila W, Kreimer DT, Criner GJ. Quality of life in survivors of prolonged mechanical ventilatory support. Crit Care Med. 2001;29(4):737-42.
22. Hopkins RO, Jackson JC. Long-term neurocognitive function after critical illness. Chest. 2006;130(3):869-78.
23. Nelson JE, Cox CE, Hope AA, Carson SS. Chronic critical illness. Am J Respir Crit Care Med. 2010;182(4):446-54.
24. Desai S V., Law TJ, Needham DM. Long-term complications of critical care. Crit Care Med. 2011;39(2):371-379.
25. Hamilton M, Tomlinson G, Chu L, et al. Determinants of Depressive Symptoms at 1 Year Following ICU Discharge in Survivors of ≥ 7 Days of Mechanical Ventilation: Results From the RECOVER Program, a Secondary Analysis of a Prospective Multicenter Cohort Study. Chest. 2019 May 15;pii:S0012-3692(19)31046-3.

A SUPERPOSIÇÃO DE
Cuidados Paliativos e Doença Crítica

Rodrigo Kappel Castilho

INTRODUÇÃO

Para alguns profissionais pode parecer estranho propor cuidados paliativos para pacientes internados em unidades de terapia intensiva (UTIs), muito devido à falta de conhecimento sobre esse assunto, resultado da falta de ensino sobre esse tema na graduação e pós-graduação, principalmente na área médica, mas também em outras áreas da saúde. Uma das principais barreiras para a implementação desse cuidado é a falsa percepção que muitos intensivistas tem de já saber cuidar desse tipo de paciente por terem vivido muitas experiências com pacientes em fase final de vida. Sem dúvida alguma, vivenciar o cuidado de moribundos se faz parte fundamental para melhor interpretação do que ocorre nesse período de vida, mas já existe bastante evidência científica para que possamos aprimorar o processo do cuidar da população-alvo, seja nas esferas da comunicação eficaz, no controle de sintomas e no conhecimento de questões éticas e legais.

A dicotomização entre pacientes quando "há o que ser feito" e aqueles quando "não há nada o que fazer" caracteriza de modo simplista a visão do cuidado paliativo retrógrado e preconceituoso. Traz muito da realidade mundial da assistência, melhorada nestes últimos anos, mas ainda bastante deficiente, quando pacientes em fim de vida são abandonados pelas equipes de saúde, menos vigiados e menosprezados em todos os seus sintomas, caracterizando a mistanásia. Essa acaba sendo talvez mais cruel que a distanásia ou obstinação terapêutica, situação em que o paciente é submetido a medidas ineficazes, invasivas e sofridas no seu processo de morrer inevitável, postergando artificialmente esse momento, muitas vezes contrário a vontade do próprio, sem qualquer beneficência. Ambas são condenadas pela legislação vigente e pelo código de ética médica. Desde 2002, a Organização Mundial da Saúde (OMS) conceitua cuidados paliativos como a abordagem que promove a qualidade de vida do paciente e seus familiares, que enfrentam doenças que ameacem a continuidade da vida, por meio da prevenção e alívio do sofrimento. Requer a identificação precoce, avaliação e tratamento de dor e outros problemas de natureza física, psicossocial e espiritual.[1] Portanto, já que o indivíduo internado em uma UTI apresenta uma doença que põe em risco a continuidade de sua vida, todo paciente crítico tem indicação de receber cuidados paliativos. Diante de uma perspectiva de resposta terapêutica positiva diante do insulto orgânico causador da internação, o foco do cuidado paliativo será na prevenção e controle de sintomas causados pela doença e pelos tratamentos instituídos, simultaneamente com todas as medidas invasivas propostas. O adequado acompanhamento à família do enfermo é fundamental, apor meio da disponibilidade, acolhimento, política de visitação estendida e comunicação efetiva. Se a perspectiva de o tratamento não evoluir de acordo com as expectativas do paciente e resultar em situação não aceitável pelo enfermo durante o curso da internação e as medidas invasivas de suporte artificial de vida passarem a ser medidas de postergação artificial do morrer, se tornando um tratamento desproporcionado, ineficaz, sofrido, novas medidas fúteis não deverão ser implementadas e as já instituídas poderão ser descontinuadas, desde que de acordo com o paciente ou seu representante legal, na impossibilidade do mesmo.

Dentro das barreiras para uma integração melhor entre cuidado intensivo e cuidado paliativo estão:[2]

- as expetativas irreais do tratamento intensivo por parte dos familiares, paciente e médicos;
- visão equivocada de que cuidados paliativo e cuidado intensivo são mutuamente exclusivos ou sequenciais em vez de abordagens complementares e concomitantes;
- confusão de cuidado paliativo com cuidado de fim de vida;
- preocupação que a incorporação de cuidados paliativos irá apressar a morte;
- treinamento insuficiente de médicos em comunicação e outras habilidades necessárias para prover cuidados paliativos de qualidade;
- demandas que competem ao intensivista, sem adequada retaguarda para realizar cuidados paliativos de excelência.

Um dos pilares mais importante do cuidado paliativo é a comunicação, pois é por meio dela que devemos guiar nossas propostas terapêuticas por meio de uma escuta ativa. Todo paciente crítico capaz de se expressar de modo lúcido e orientado tem o direito de escolher como deseja ser cuidado. Quanto mais precoce esse contato, mais cedo descobrirmos como o indivíduo deseja ser tratado e quais suas prioridades de vida no momento do adoecer, facilitando o modo de cuidá-lo. Por meio da comunicação que poderemos respeitar a autonomia da pessoa, sabendo o que o mesmo deseja ser informado e se deseja participar de tomadas de decisões. Na impossibilidade de comunicação com o paciente, seu representante legal deve atuar como representante das vontades do paciente.

Aquele que já passou por doença crítica é o que com mais propriedade e conhecimento poderá realizar escolhas referentes a medidas que aceita ou não passar no decorrer de sua vida, conforme suas próprias experiências vividas e o seu prognóstico. A reabilitação física, psíquica e social do sobrevivente da unidade crítica faz parte dos princípios fundamentais no cuidado paliativo dessa população.

COMUNICAÇÃO EFETIVA: ESPERAR PELO MELHOR, MAS ESTAR PREPARADO PARA O PIOR

A comunicação entre médicos e familiares são geralmente fragmentadas, com uso de termos técnicos, em locais inapropriados e sem tempo suficiente para a compreensão do que está ocorrendo com o paciente. As decisões compartilhadas com os representantes do doente são raras e, quando presentes, poucas vezes o familiar absorve quais opções possíveis. Entre as principais barreiras estão as expectativas irreais por parte do paciente, familiares e médicos sobre o prognóstico e sobre a efetividade do tratamento intensivo; exclusão do paciente de participar das opções de tratamento; formação profissional insuficiente em habilidades em comunicação.[2]

Em situações de proximidade com o fim de vida, discussões sobre valores, objetivos e preferências do paciente devem ser iniciadas o mais precoce possível, não somente durante a crise em que a morte se torna iminente, e rediscutir de acordo com as mudanças de condição do paciente. É recomendável perguntar ao paciente o quanto que o mesmo compreende sobre sua situação e sobre diagnósticos e opções terapêuticas. Para que o sigilo médico seja respeitado, devemos acessar o paciente o que deve ser informado a seus familiares e a quem pode ser informado. Também quem deverá participar da tomada de decisões: o médico, o paciente, algum representante, em conjunto? O médico deve responder claramente os questionamentos sobre o prognóstico e opções de tratamento, sem o uso de jargões, tanto para o paciente como para familiares. Não há como realizar escolhas sem compreender o prognóstico. Dentro das recomendações em comunicação está a investigação sobre as preocupações do paciente e a compreensão sobre as situações inaceitáveis e que o mesmo deseja evitar. O médico não pode oferecer tratamentos fúteis ou que não irão trazer qualquer benefício para o paciente.[4] Todo processo de comunicação deve ser de modo humanizado e empático.

Um estudo e UTIs brasileiras mostrou que 81% das famílias de pacientes inconscientes em fase final de vida internados em UTI gostariam que os médicos discutissem a possibilidade de retirada da ventilação mecânica.[2] Portanto, está recomendado a proposta de início dessa discussão com familiares frente a situações irreversíveis.

PREVENÇÃO E CONTROLE DE SINTOMAS E MANEJO MULTIDISCIPLINAR

Dentro das medidas preventivas de sintomas e sequelas em uma internação em unidade intensiva estão todas aquelas para evitar PICS, do inglês, *post intensive care syndrome*: política de visitação estendida, higienização do sono, protocolo de sedação, extubação precoce e combate à polifarmácia. Os sintomas devem ser controlados de modo eficaz, padronizada ao mesmo tempo que individualizada, guiada por escalas validadas para dor, agitação, *delirium* e dispneia. Saliento a existência da RDOS, do inglês, *respiratory distress observation scale*, para controle da dispneia, sintoma muito menosprezado nas UTIs.[5] Outros sintomas não menos importantes a serem diagnosticados e tratados são boca seca, náuseas, insônia, constipação, tosse e secreção respiratória excessiva.

A fisioterapia, o acompanhamento fonoaudiológico e psicológico precoces são fundamentais para a reabilitação dos sobreviventes à UTI. Outros profissionais importantes no cuidado paliativo dessa população são o enfermeiro, nutricionista, farmacêutico, assistente social, assistente espiritual, odontólogo e terapeuta ocupacional.

ATENÇÃO À FAMÍLIA

Desde o início do processo do adoecer, o cuidado paliativo se propõem a cuidar da família assim como do paciente. Muitos sofrem mais do que o próprio doente, sendo importante o acompanhamento multidisciplinar o mais precoce possível, se estendendo até a fase do luto. Após o óbito, o acompanhamento pode ser desde um contato de condolências até participação de grupo de enlutados ou acompanhamento individualizado.

O SOBREVIVENTE À UTI

Os impactos físicos e psicológicos dos pacientes que tiveram alta da UTI e suas famílias são muito significativos, resultando em piora da qualidade de vida, comprometimento emocional e funcional, além de uma maior mortalidade nos próximos meses e anos. As necessidades desse paciente e seus familiares são o foco do cuidado paliativo no alívio dos sintomas estressantes, na comunicação dos objetivos do cuidado, no alinhamento do tratamento com os valores e preferências do paciente, na transição do cuidado e no suporte ao enfermo e familiares na trajetória da doença.[6] Frequentes são as decepções dos envolvidos no processo da doença crítica quanto às sequelas e grau de dependência após a alta. Isso se deve às falhas de comunicação entre médicos e pacientes, levando a um otimismo irreal diante da possibilidade de um desfecho de sobrevivência. O importante é o estreitamento entre as expectativas e a realidade do desfecho.

A recuperação de uma doença crítica pode resultar na oportunidade de ser realizada uma diretiva antecipada de vontade, pois antes da internação e das invasões, poucos puderam discutir sobre seus desejos e a maioria foi submetida a medidas sem poderem opinar, sendo as condutas apenas determinado pela equipe médica, eventualmente com a participação de um representante do doente.[6]

CONCLUSÃO

O termo cuidado paliativo vem do termo, em latim, *pallium*, que significa manto protetor. Ou seja, cuidado paliativo é o cuidado que protege o indivíduo e as pessoas importantes para ele. O padre e bioeticista, Leo Pessini, compara unidades de tratamento intensivo a modernas catedrais do sofrimento humano.[7] A proposta dos cuidados paliativos em UTIs é aproximar a expectativa do paciente com a realidade do prognóstico do tratamento proposto, acolhendo de modo multidisciplinar as questões físicas, emocionais, espirituais e sociais. É o cuidado norteado pelos interesses do paciente como indivíduo, não pela doença, que deve fazer sentido para os profissionais de saúde. Diante de pessoas fragilizadas e adoecidas devemos ser apenas instrumentos para cuidar com empatia e humanidade como desejam ser cuidadas, respeitando seus valores e sua biografia.

REFERÊNCIAS BIBLIOGRÁFICAS

1. Matsumoto DY. Cuidados Paliativos: conceito, fundamentos e princípios. In: Carvalho RT, Parsons HA. Manual de Cuidados Paliativos ANCP. Porto Alegre: Sulina; 2012.
2. Aslakson RA, Curtis JR, Nelson JE. The Changing Role of Palliative Care in the ICU. Crit Care Med. 2014;42(11):2418-28.
3. Fumis RRL, Deheinzelin D. Respiratory support withdrawal in intensive care units: families, physicians and nurses views on two hypothetical clinical scenarios. Crit Care. 2010;14(6);R235.
4. Blinderman CD, Billings A. Comfort Care for Patients Dying in the Hospital. N Engl J Med. 2015;373:2549-61.
5. Campbell ML, Templin T, Walch J. A Respiratory Distress Observation Scale for patients unable to self-report dyspnea. J Palliat Med. 2010;13(3):285-90.
6. Hope AA, Nelson JE. The Overlap of Palliative Care and Critical Ilness. In: Stevens RD, Hart N, Herridge MS. Textbook of Post-ICU Medicine: The Legacy of Critical Care. Oxford University Press; 2014.
7. Pessini L. Distanásia: Até quando prolongar a vida? São Paulo: Loyola; 2007.
8. Timothy EQ, Amy PA. Generalist plus Specialist Palliative Care – Creating a More Sustainable Model. N Engl J Med. 2013;368:1173-75.
9. Lanken PN, Terry PB, Delisser HM, Fahy BF. An official American Thoracic Society clinical policy statement: palliative care for patients with respiratory diseases and critical illnesses. Am J Respir Crit Care Med. 2008 Apr 15;177(8):912-27.
10. Deborah C, Graeme R. Dying with Dignity in the Intensive Care Unit. N Engl J Med. 2014;370:2506-14.
11. Kelley AS, Morrison RS. Palliative Care for the Seriously Ill. N Engl J Med. 2015;373:747-55.
12. 12 Judith EN, Elie A. Palliative Care in the ICU. J Palliat Med. 2012 Feb;15(2):168-174.
13. 13 Strand JJ, Kamdar MM, Carey EC. Top 10 things palliative care clinicians wished everyone knew about palliative care. Mayo Clin Proc. 2013 Aug;88(8):859-65.

PADRÕES DE RECUPERAÇÃO
da Doença Crítica Grave

Rafael Luiz Damázio
Cassiano Teixeira
Regis Goulart Rosa
José Mário Meira Teles

INTRODUÇÃO

O sucesso no tratamento dos pacientes críticos tem sido avaliado pela proporção de pacientes que recebem alta da UTI.[1-4] Com os avanços tecnológicos, organizações das equipes e amadurecimento da especialidade, muitos pacientes gravemente doentes agora sobrevivem a doenças anteriormente fatais, por sua vez gerando uma população crescente de sobreviventes de UTI.[5,6] No entanto, essa redução da mortalidade em curto prazo gera uma grande massa de sobreviventes que apresentam novos sintomas motores e psiquiátricos,[7] incapacidades físicas e cognitivas[8,9] e piora das condições crônicas de saúde em longo prazo.[10] Além disso, sua evolução pós-alta hospitalar cursa com elevado risco de morte e frequentes reinternações nos primeiros meses pós-hospitalização,[11] bem como elevado consumo dos recursos de saúde.[12] Neste capítulo, concentramos nossa discussão sobre a função física dos sobreviventes da UTI, principalmente no que se refere a questões relacionadas ao declínio físico e ao processo de recuperação dos mesmos.

CONCEITOS

Quanto à trajetória de recuperação da doença crítica, alguns conceitos são importantes de serem esclarecidos. Primeiro, os sobreviventes críticos apresentam taxas mais altas de comprometimento da função física, quando comparados aos controles populacionais.[13] Segundo, no que se refere a UTI, devemos imaginar que os pacientes começam sua trajetória funcional de uma condição pré-internação, muitas vezes não investigada pela equipe. Salienta-se que nos pacientes mais idosos, essa condição pré-UTI já pode estar cursando com um declínio funcional gradual nos anos anteriores à doença crítica. Quando ocorre a admissão não planejada na UTI, ocorre uma queda profunda da função física secundária a doença crítica aguda e a necessidade de cuidados durante a internação (Figura 8.1).

A partir daí, se inicia um período de recuperação gradual e de readaptação. Essa recuperação da função física pode ocorrer de forma rápida (semanas ou meses), lenta (meses a anos) ou não ocorrer (Figura 8.2).[14] Após um a dois anos de recuperação, um novo nível basal de referência funcional (feralmente inferior ao pré-UTI) já poderia ser estabelecido.[15,16]

No que se refere à trajetória cognitiva, já foi demonstrado que muitos pacientes podem seguir caminhos de declínio transitório (modelo *Big Hit*).[17] Trata-se de um grupo de pacientes que pareciam normais na alta hospitalar, mas que apresentaram comprometimento cognitivo significativo seis meses após a alta hospitalar.[18]

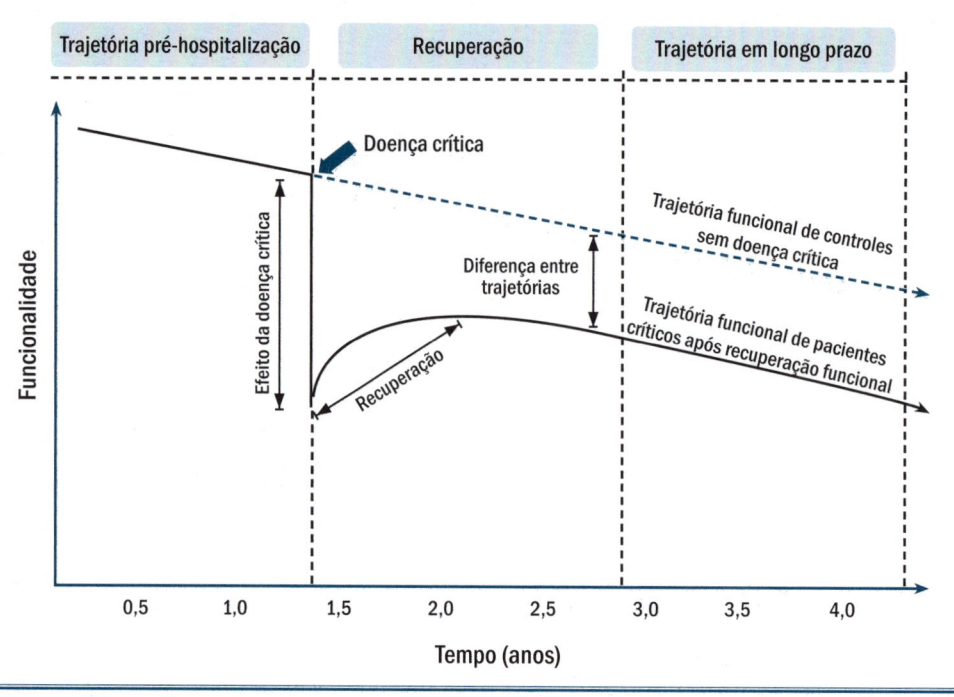

Figura 8.1. Trajetória de recuperação após doença crítica.

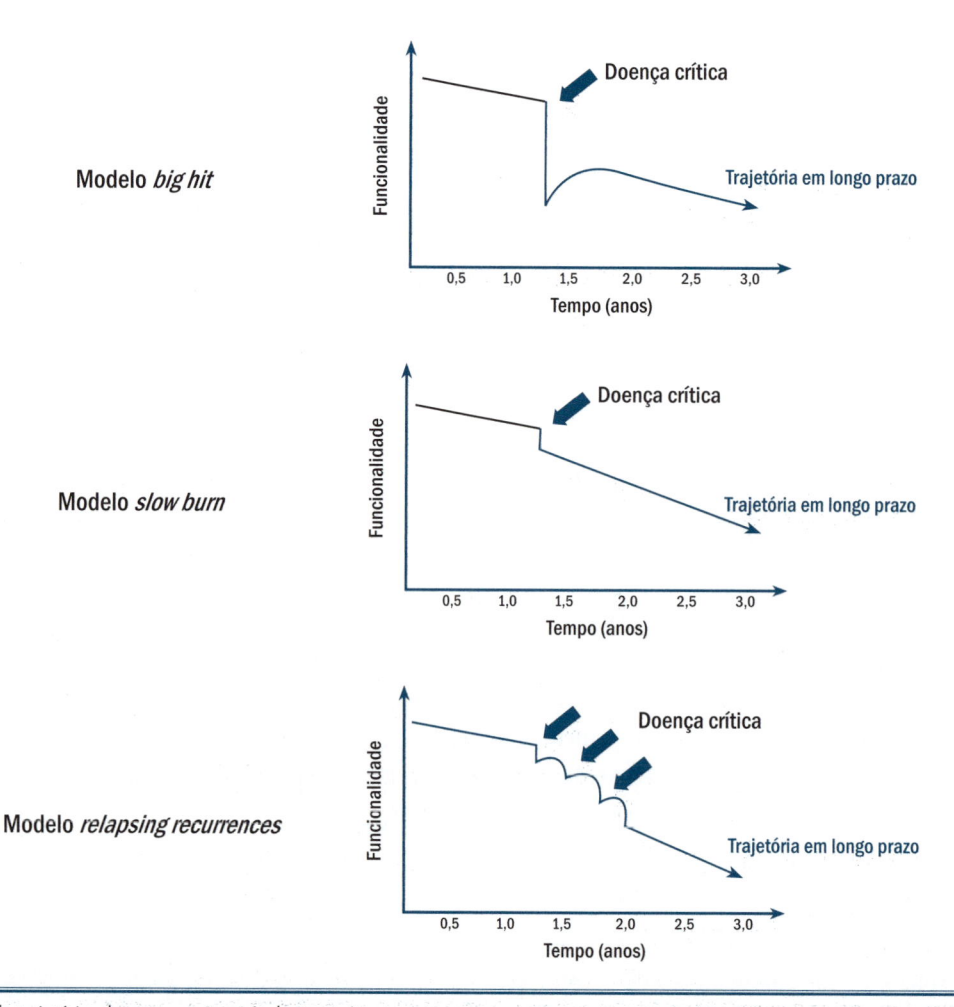

Figura 8.2. Modelos de trajetórias de recuperação após doença crítica.

RECUPERAÇÃO APÓS LESÃO NEUROMUSCULAR (FRAQUEZA MUSCULAR)

As alterações nervosas e musculares são comuns em 46% (intervalo de confiança de 95% [IC95%]: 43-49%) entre os pacientes criticamente enfermos.[19-21] Elas se manifestam como dificuldade de desmame ventilatório e/ou fraqueza significativa dos membros e, geralmente, se demonstra dias ou semanas após a instalação da doença aguda (em média de uma a duas semanas).[14] A fisiopatologia das alterações do tecido nervoso é mediada por desarranjos metabólicos, inflamatórios e bioenergéticos.[22] No entanto, informações detalhadas sobre a recuperação da arquitetura neuromuscular são ainda incompletas, já que testes eletrofisiológicos de rotina e biópsia muscular não são comumente realizados após a alta da UTI.[18,22] Em geral, a fraqueza (tanto periférica quanto do diafragma) pode persistir por meses a anos, com a neuropatia tendo um pior prognóstico do que a miopatia.[19,23,24]

RECUPERAÇÃO APÓS SÍNDROME DO DESCONFORTO RESPIRATÓRIO AGUDO

Pacientes com síndrome do desconforto respiratório agudo (SDRA) carregam em longo prazo, em meses a anos, o fardo de complicações relacionadas uma condição crítica aguda que os aflige durante alguns dias. Tais complicações constituem um clássico paradigma, já que essa população é submetida ao insulto da doença aguda e a intervenções que classicamente têm efeito negativo em recuperação funcional, como o uso de sedativos, bloqueadores neuromusculares, corticosteroides, ventilação mecânica invasiva etc.[25] Além disso, a perda da própria função respiratória está relacionada à qualidade de vida e funcionalidade global dos pacientes afligidos, implicando em uma série de sintomas, aumento de demanda de cuidados de saúde, dependência funcional e transtornos mentais.[26]

Num clássico estudo prospectivo realizado na cidade de Toronto, Canadá, sobreviventes de SDRA foram acompanhados por 12 meses para análise de desfechos relacionados à funcionalidade, como teste de caminhada em seis minutos, retorno ao emprego e qualidade de vida aferida com o questionário SF-36 (*Short-Form* 36), além de análise detalhada da função respiratória com espirometria e teste de capacidade de difusão de monóxido de carbono.[27] A média de idade da amostra foi de 45 anos, com 62% de prevalência de comorbidades, tempo de permanência em ventilação mecânica de 21 dias e taxa de 51% de pacientes traqueostomizados. Entre os resultados desse estudo, foram constatadas limitações funcionais relacionadas a fatores extrapulmonares, como hipotrofia muscular, fraqueza muscular, neuropatias periféricas, ossificação heterotrópica, entre outros. O teste de caminhada de seis minutos, desfecho primário analisado, mostrou recuperação ao longo de 3, 6 e 12 meses do acompanhamento, porém se mantendo abaixo dos valores preditos após todo esse período, mostrando de modo objetivo a perda de funcionalidade em longo prazo de pacientes com média de tempo de internamento em UTI de 25 dias. Também foi observado uma baixa taxa de retorno ao trabalho, com apenas 49% dos pacientes retornando ao serviço laboral após 12 meses (a maior parte retornando para suas posições prévias).

Em outro estudo de *follow-up* em paciente internados em UTI com SDRA que participaram de um ensaio clínico multicêntrico de terapia ventilatória mecânica protetora, um importante declínio funcional foi observado ao longo de 12 meses.[28] Os pacientes também foram avaliados pelo questionário SF-36 e analisados separadamente em seus quesitos de capacidade funcional e limitação por aspectos físicos. Entre resultados interessantes desse estudo, houve uma correlação significativa entre queda de parâmetros funcionais e testes espirométricos, sugerindo que o prejuízo em funcionalidade do paciente pode em parte ser causado pela perda de função respiratória.

Em pacientes observados por maior tempo (durante cinco anos de *follow-up*), o mesmo padrão de consequências em longo prazo e de recuperação lenta foi mantido.[29] O teste de caminhada de seis minutos foi abaixo do que os valores preditos na população estudada, mesmo com progressiva melhora do parâmetros em durante todos os cinco anos estudados. Tal dado mostra inequivocamente que o efeito da condição crítica aguda é permanente. O subgrupo de pacientes mais jovens (< 52 anos) manteve tal padrão de recuperação funcional progressiva, com ascensão íngrime em valores obtidos no componente PCS (*physical componente score*) do SF-36, mas com recuperação incompleta no final dos cinco anos. A funcionalidade global e qualidade de vida foram analisadas também por meio do questionário SF-36 e o item de limitações relacionadas a aspectos físicos foi o mais afetado, permanecendo baixo entre 1 e 5 anos de acompanhamento. Os custos relacionados a cuidados de saúde oferecidos após desospitazação foram relacionados, principalmente, à quantidade de doenças preexistentes à condição aguda da SDRA. Após cinco anos de SDRA, 77% dos pacientes que trabalhavam antes da admissão retornaram aos seus postos laborais. Já os parâmetros de função respiratória normalizaram ao longo dos cinco anos de acompanhamento.

Numa coorte de adultos jovens com poucas comorbidades e bom estado funcional basal prévio,[30] a SDRA foi motivo de perda de qualidade de vida avaliada com o questionários QWB (*quality of well being*) num acompanhamento de até 12 meses. Entre os elementos dessa escala, o relato de sintomas foi o principal responsável pela baixa pontuação obtida, tanto os relacionados diretamente à SDRA (dispneia, rouquidão, tosse), quanto os não relacionados diretamente à condição (depressão, ansiedade, queixas musculoesqueléticas, neurológicas, dentárias, dermatológicas). Além disso, os valores atingidos na escala QWB em sobreviventes de SDRA foi pior do que os valores registrados em coortes-controle de população geral, doentes crônicos em geral e até portadores de fibrose cística. Isso mesmo sendo analisados, como dito, pacientes com bom perfil de atividade funcional prévio, com média de KPS (*Karnofsky Performance Index*) de 82,2/100.

Em comparação com doentes críticos por outras causas, a SDRA tem maior impacto em funcionalidade mesmo em similares magnitudes de insulto. É o que sugere um estudo que comparou pacientes graves com SDRA com outros sépticos e politraumatizados, pareados com métodos estatísticos, conforme estratificação da doença aguda (APACHE III, *Injury Severity Score*), presença de comorbidades, sexo e idade. A análise de funcionalidade foi realizada com o SF-36 em até 12 meses de internamento.[31]

Em estudo brasileiro, 22 sobreviventes de SDRA foram acompanhados por seis meses. Foram pacientes recrutados para ensaio clínico de estratégia ventilatória com *Open Lung Approach*, que envolveu recrutamento alveolar e titulação de PEEP. Entre os achados positivos durante o *follow-up*, foi observada perda de capacidade vital forçada após um, dois e seis meses de acompanhamento associada a maiores pressões de distensão em vias aéreas utilizadas em protocolo de ventilação mecânica invasiva.[32]

RECUPERAÇÃO APÓS SEPSE

Aproximadamente 14 milhões de pessoas sobrevivem à sepse anualmente. O prognóstico desses sobreviventes varia em relação à mortalidade em longo prazo, qualidade de vida, funcionalidade e desenvolvimento de complicações como *deficit* cognitivo, transtornos mentais, fadiga e exacerbaçãoo de doenças crônicas.

Tão enigmática quando a recuperação do sobrevivente de sepse é a própria natureza da condição, atualmente definida como uma resposta desregulada do hospedeiro a uma infecção, causando disfunções orgânicas potencialmente fatais. Essa resposta do hospedeiro inclui ativação do sistema imunológico (por suas vias pró-inflamatórias e anti-inflamatórias), reprogramação epigenética, metabólica, neuroendócrina, alterações microvasculares, endoteliais, além de desregulação do sistema de coagulaçã e disfunção mitocondrial. O padrão de manifestação clínica de sepse depente de características do paciente e da infecção em si (sítio, extensão, carga e virulência do patógeno). Já o padrão de recuperação está mais relacionado a fatores do hospedeiro, como a presença de *deficit* funcional prévio, fragilidade e comorbidades.[33,34]

Avaliando 170 paciente vítimas de sepse num *follow-up* por seis meses com o questionário SF-36,[35] foi constatado um declínio multidimensional logo após o momento da alta da UTI, seguido de gradual recuperação ao longo dos seis meses de acompanhamento, porém, no final, sem os pacientes conseguirem atingir níveis de funcionalidade próximos aos aferidos no momento da admissão, quando o SF-36 foi preenchido pelos pacientes com auxílio dos acompanhantes. Os valores obtidos após os seis meses de acompanhamento foram significantemente menores do que os valores tirados de uma população geral, em oito das dez dimensões, após ajuste estatístico para a idade.

Numa análise estatística extraída de pacientes que tiveram dados coletados num estudo de coorte do *Health and Retiremente Study*, um declínio funcional e cognitivo pôde ser constatado em pacientes pós-sepse num seguimento de até oito anos.[36] A média da idade da população desse estudo foi de 76,9 anos. A funcionalidade foi medida com as ferramentas ADL (*activities of daily living*) e IADL (*instrumental activites of daily living*). O escore ADL avalia atividades como andar, vestir-se, banhar-se, comer, sair da cama e ir ao banheiro. Já o IADL avalia outras como prepara comida quente, fazer compras, telefonar, tomar remédios e manejar dinheiro. A avaliação cognitiva foi feita com uma escala de 35 e 27 pontos, a depender da idade (menor ou maior que 65 anos, respectivamente), incluindo testes de memória, subtração e linguagem. O resultado foi uma perda em funcionalidade e cognição, com pacientes pós-sepse desenvolvendo uma média de 1,57 novas limitações (IC 95%, 0,99-2,15), em comparação a uma média de 0,48 de novas limitações (IC95%, 0,39-0,57) em pacientes com registro de hospitalização por motivos não relacionados a sepse (p < 0,001). Com relação ao desempenho cognitivo, houve um aumento de chance de progressão para um estado de disfunção cognitiva moderada a grave, com *odds ratio* de 3,34 (IC95%, 1,53-7,25).[36]

Durante o processo de recuperação da sepse, os pacientes podem sofrer novas infecções por manutenção de fatores de risco prévios à sepse, por um estado de imunossupressão persistente e por todos os novos *deficits* funcionais, como dito anteriormente. Em 2.617 sobreviventes de hospitalização por sepse foram comparados com uma coorte de pacientes internados por condições de saúde não relacionadas a sepse, após ajuste estatístico para mesmo estado de saúde. Foram constatadas 11,9% de readmissões por infecção nos pacientes pós-sepse, em comparação a 8% na coorte comparada (p < 0,01). Readmissões por sepse ocorreram em 6,4% *versus* 2,8%, respectivamente (p < 0,01).[37] Também é comum exacerbações mais frequentes de doenças crônicas de base após evento séptico. Foi estimado que 3,3% *versus* 1,2% de readmissões por insuficiência renal ocorre em pacientes pós-sepse, também comparado com coorte de doentes críticos após ajuste estatístico por gravidade.[37]

Dentre os *deficits* funcionais, um papel de destaque merece ser dado à disfagia, pelo impacto da mesma no prognóstico e qualidade de vida de sobreviventes de sepse, já que está relacionada a maior volume de cuidados de saúde, maior tempo de internamento hospitalar e readmissões por pneumonia broncoaspirativa. Em 30 pacientes sépticos avaliados com FEES (*fiberotic endoscopic evaluation of swallowing*), 63% tiveram evidência de aspiração, comparado com 23% de pacientes não sépticos também internados na UTI (p = 0,002).[38]

Em pacientes que receberam um protocolo de fisioterapia motora após internamento por sepse, a carga de atividade física durante o dia (PADL, *physical activity in daily life*) foi a mensurada com um acelerômetro, que consiste num sensor que quantifica o tempo gasto durante o dia em atividades como sentar-se, levantar-se, andar e mudar de posição. O equipamento foi posicionado no dorso do paciente, à altura da coluna lombar. As medidas foram iniciadas logo após a alta do paciente da UTI, em ambiente de enfermaria, e mantidas durante três meses. Também foi avaliado o teste de caminhada de seis minutos, força muscular de quadríceps, força muscular dos membros superiores e força muscular inspiratória. O resultado foi um melhora em desempenho em atividades diárias com redução do tempo inativo fisicamente (sentado ou deitado) em 58% dos pacientes (p < 0,05) após três meses da alta da UTI. Os pacientes tiveram aumento nos valores de força muscular após os três meses, mas mantiveram valores menores do que os valores preditos. O teste de caminhada de seis minutos apresentou média de 45,9% do valor predito no momento da alta hospitalar e 69,0% após três meses (p < 0,05).[39]

Quando avaliado o risco de eventos cardiovasculares (acidente vascular isquêmico, acidente isquêmico transitório, infarto agudo do miocárdio) durante um ano após alta hospitalar, pacientes pós-sepse tiveram 1,9 vezes mais chances do desfecho em relação a uma coorte pareada (p< 0,001).[40]

REFERÊNCIAS BIBLIOGRÁFICAS

1. The Acute Respiratory Distress Syndrome Network. Ventilation with lower tidal volumes as compared with traditional tidal volumes for acute lung injury and the acute respiratory distress syndrome. N Engl J Med. 2000;342:1301-8.
2. Bernard GR, Vincent JL, Laterre PF et al. Efficacy and safety of recombinant human activated protein C for severe sepsis. N Engl J Med. 2001;344:699-709.
3. Hebert PC, Wells G, Blajchman MA et al. A multicenter, randomized, controlled clinical trial of transfusion requirements in critical care. Transfusion Requirements in Critical Care Investigators, Canadian Critical Care Trials Group. N Engl J Med. 1999;340:409-17.
4. Van den Berghe G, Wilmer A, Hermans G et al. Intensive insulin therapy in the medical ICU. N Engl J Med. 2006;354:449-61.
5. Spragg RG, Bernard GR, Checkley W et al. Beyond mortality: future clinical research in acute lung injury. Am J Respir Crit Care Med. 2010;181:1121-7.
6. Kvale R, Flaatten H. Changes in intensive care from 1987 to 1997 – has outcome improved? A single centre study. Intensive Care Med. 2002;28:1110-16.
7. Maley JH, Mikkelsen ME. Short-term gains with long-term consequences: the evolving story of sepsis survivorship. Clin Chest Med. 2016;37(2):367-80.
8. Iwashyna TJ, Ely EW, Smith DM, Langa KM. Long-term cognitive impairment and functional disability among survivors of severe sepsis. JAMA. 2010;304(16):1787-94.

9. Linder A, Guh D, Boyd JH, Walley KR, Anis AH, Russell JA. Long-term (10-year) mortality of younger previously healthy patients with severe sepsis/septic shock is worse than that of patients with nonseptic critical illness and of the general population. Crit Care Med. 2014;42(10):2211-18.
10. Yende S, Linde-ZwirbleW, Mayr F et al. Risk of cardiovascular events in survivors of severe sepsis. Am J Respir Crit Care Med. 2014;189(9):1065-74.
11. Prescott HC. Variation in postsepsis readmission patterns: A cohort study of Veterans Affairs Beneficiaries. Ann Am Thorac Soc. 2017;14(2):230-37.
12. Prescott HC, Osterholzer JJ, Langa KM et al. Late mortality after sepsis: propensity matched cohort study. BMJ. 2016;353:i2375-i2375.
13. Davidson TA. Reduced quality of life in survivors of acute respiratory distress syndrome compared with critically ill control patients. JAMA. 1999;281:354-60.
14. Sekaran NK, Iwashyna TJ. Patterns of recovery after critical illness. In: Stevens RD, Hart N, Herridge MS. Textbook of Post-ICU Medicine: The Legacy of Critical Care. United Kingdom: Oxford University Press; 2014. p.65-81.
15. Prescott HC, Angus DC. Enhancing recovery from Sepsis: a review. JAMA. 2018;319(1):62-75.
16. Mira JC, Gentile LF, Mathias BJ et al. Sepsis pathophysiology, chronic critical illness, and persistent inflammation-immunosuppression and catabolism syndrome. Crit Care Med. 2017;45(2):253-62.
17. Woon FL, Dunn C, Hopkins RO. Predicting cognitive sequelae in survivors of critical illness with cognitive screening tests. Am J Respir Crit Care Med. 2012;186:333-40.
18. Iwashyna TJ. Trajectories of recovery and dysfunction after acute illness, with implications for clinical trial design. Am J Respir Crit Care Med. 2012;186:302-4.
19. Latronico N, Bolton CF. Critical illness polyneuropathy and myopathy: a major cause of muscle weakness and paralysis. Lancet Neurol. 2011;10:931-41.
20. Hermans G, De Jonghe B, Bruyninckx F, Van den Berghe G. Clinical review: critical illness polyneuropathy and myopathy. Crit Care. 2008;12:238.
21. Stevens RD, Dowdy DW, Michaels RK, Mendez-Tellez PA, Pronovost PJ, Needham DM. Neuromuscular dysfunction acquired in critical illness: a systematic review. Intensive Care Med. 2007;33:1876-91.
22. Hermans G, De Jonghe B, Bruyninckx F, Van den Berghe G. Clinical review: critical illness polyneuropathy and myopathy. Crit Care. 2008;12:238.
23. Guarneri B, Bertolini G, Latronico N. Long-term outcome in patients with critical illness myopathy or neuropathy: the Italian multicentre CRIMYNE study. J Neurol Neurosurg Psychiatry. 2008;79:838-41.
24. Angel MJ, Bril V, Shannon P, Herridge MS. Neuromuscular function in survivors of the acute respiratory distress syndrome. Can J Neurol Sci. 2007;34:427-32.
25. Committee and the Members of the ARDS Definition Task Force. Acute Respiratory Distress Syndrome. The Berlin Definition. JAMA. 2012;307(23):2526-33.
26. Herridge MS. Recovery and long-term outcome in acute respiratory distress syndrome. Crit Care Clin. 2011;27:685-704.
27. Herridge MS, Cheung AM, Tansey CM et al. One-year outcomes in survivors of the acute respiratory distress syndrome. N Engl J Med. 2003;348(8):683-93.
28. Heyland DK, Groll D, Caeser M. Survivors of acute respiratory distress syndrome: relationship between pulmonary dysfunction and long-term healthrelated quality of life. Crit Care Med. 2005;33(7):1549-56.
29. Herridge MS, Tansey CM, Matté A et al. Canadian Critical Care Trials Group. Functional disability 5 years after acute respiratory distress syndrome. N Engl J Med. 2011;364(14):1293-304.
30. Angus DC, Musthafa AA, Clermont G et al. Quality-adjusted survival in the first year after the acute respiratory distress syndrome. Am J Respir Crit Care Med. 2001;163(6):1389–94.
31. Davidson TA, Caldwell ES, Curtis JR et al. Reduced quality of life in survivors of acute respiratory distress syndrome compared with critically ill control patients. JAMA. 1999;281(4):354-60.
32. Toufen Junior C. Desfechos tardios de sobreviventes de ensaio clínico randomizado controlado (protocolo ARDSnet vs. Open Lung Approach) para o manejo ventilatório da síndrome do desconforto respiratório agudo moderada-grave). Tese. São Paulo: FMUSP; 2016.
33. Giesen L, Synger M. What is sepsis? In: Wiersinga WJ, Seymour CW. Handbook of sepsis. Springer International Publishing AG; 2018.
34. Prescott HC, Angus DC. Enhancing sepsis recovery: a review. JAMA. 2018;319(1):62.
35. Hofhuis JG, Spronk PE, van Stel HF, Schrijvers AJ, Rommes JH, Bakker J. The impacto of severe sepsis on health-related quality of life: a long-term follow-up study. Anesth Analg. 2008 Dec;107(6):1957-64.
36. Iwashyna TJ, Ely EW, Smith DM, Langa KM. Long-term cognitive impairment and functional disability among survivors of severe sepsis. JAMA. 2010;304(16):1787-94.
37. Prescott HC, Langa KM, Iwashyna TJ. Readmission diagnoses after hospitalization for severe sepsis and other acute medical conditions. JAMA. 2015;313(10):1055-1057.
38. Zielske J, Bohne S, Brunkhorst FM, Axer H, Guntinas-Lichius O. Acute and long-term dysphagia in critically ill patients with severe sepsis: results of a prospective controlled observational study. Eur Arch Otorhinolaryngol. 2014;271(11):3085-93.
39. Borges RC, Carvalho CRF, Colombo AS, da Silva Borges MP, Soriano FG. Physical activity, muscle strength, and exercise capacity 3 months after severe sepsis and septic shock. Intensive Care Med. 2015;41(8):1433-44.
40. Yende S, Linde-ZwirbleW, Mayr F,Weissfeld LA, Reis S, Angus DC. Risk of cardiovascular events in survivors of severe sepsis. Am J Respir Crit Care Med. 2014;189(9):1065-74.

QUALIDADE DE VIDA
após Doença Crítica Aguda

Rodrigo Bernardo Serafim

INTRODUÇÃO

A qualidade de vida relacionada à saúde (QVRS) pode ser formalmente definida como a medida da amplitude em que o bem-estar físico, emocional e social normal ou esperado é afetado por uma condição médica ou seu tratamento. Avanços nas opções diagnósticas e terapêuticas permitiram que mais e mais pacientes sobrevivessem a doenças críticas. Estudos que investigam a mortalidade ou tempo de internação foram amplamente realizados, mas a avaliação da QVRS a curto e longo prazo, que são igualmente importantes, foram menos discutidas.

O paciente crítico, após sua alta da UTI sofre alterações de ordem cognitiva, funcional, social e psíquica que resulta em uma recuperação prolongada e graves prejuízos a sua QVRS. Em uma revisão sistemática que incluiu 53 estudos, os sobreviventes da UTI relataram consistentemente uma menor QVRS em comparação com os controles mesmo após correção para idade e sexo.[1]

A doença crítica também afeta a qualidade de vida dos familiares por períodos prolongados após a alta ou a morte da UTI. Um estudo observacional multicêntrico, descreveu uma pontuação normal nas escalas funcionais, porém reduzida em relação a componentes psicológicos (por exemplo, pontuação emocional ou funcionamento social) na escala de avaliação do *36-Item Short Form Health Survey* (SF-36). Aproximadamente 36% estavam tomando drogas ansiolíticas ou antidepressivas e em 8% foram prescritos agentes psicotrópicos após a alta ou a morte do parente.[2]

Neste capítulo, vamos discutir o efeito da doença crítica na QVRS do paciente após a doença critica aguda e os fatores clínicos envolvidos.

FATORES ASSOCIADOS AO DECLÍNIO NA QUALIDADE DE VIDA

Os fatores de risco comumente citados podem ser categorizados em:

- fatores preexistentes, sendo eles: distúrbios neuromusculares, demência, doenças psiquiátricas, doença pulmonar crônica;
- fatores específicos da doença aguda, sendo eles: necessidade de ventilação mecânica, *delirium*, sepse, síndrome de desconforto respiratório agudo (SDRA);
- fatores relacionados a qualidade dos cuidados, sendo eles: imobilidade, sedação excessiva ou tratamento inadequado de *delirium* e da insônia.

Para discutirmos cada um deles, os fatores de risco foram divididos conforme o domínio prognóstico que mais afetam: cognitivo, psiquiátrico e funcional.

Cognitivo

São os mais estudados e possivelmente os que mais interferem na qualidade de vida. A memória e a função executiva são os mais afetados. Muitas vezes são negligenciados pela dificuldade do paciente em se comunicar e contribuem também para uma pior reabilitação. Um grande estudo prospectivo (BRAIN-UCI) descreveu que *deficits* cognitivos em pacientes idosos e jovens persistiram respectivamente em 34% e 24% dos pacientes com avaliação aos 12 meses pós-alta, de tal monta que se assemelhavam aos observados em pacientes com lesão cerebral traumática moderada e pacientes com doença de Alzheimer leve.[3] Também em pacientes que apresentaram SDRA, estudos descreveram uma disfunção cognitiva persistente em um ano (46% a 55% dos pacientes) e dois anos (47% dos pacientes) em diferentes níveis.[4-6]

Os fatores causadores incluem:

- *delirium*: em um grande estudo de sequelas cognitivas após doença crítica, a duração do *delirium* (> 48 horas) foi o fator de risco independente mais importante que a sedação, para perda cognitiva após 6 e 12 meses;[7]
- *deficit* cognitivo prévio: a pouca reserva cognitiva, também foi associada ao desenvolvimento de comprometimento cognitivo, que por sua vez pode ser afetado por idade avançada, *deficits* cognitivos preexistentes, condições de saúde pré-mórbidas e genótipo ApoE;[8,9]
- sepse: em um estudo de coorte prospectivo de oito anos, com 1.194 pacientes mais idosos (idade média, 80 anos), os sobreviventes de sepse grave tiveram três vezes mais probabilidades de desenvolver comprometimento cognitivo moderado a grave (*odds ratio* 3,3, IC 95% 1,5-7,3);[10]
- SDRA: vários estudos observacionais de sobreviventes de SDRA relatam que até 73% experimentam comprometimento cognitivo moderado a grave após a alta da UTI,[11] no entanto, a contribuição relativa da SDRA, das complicações (por exemplo, hipoxemia) e da ventilação mecânica per se são desconhecida;[12]
- outros fatores de risco citados incluem: disfunção cerebral aguda (por exemplo, alcoolismo, acidente vascular cerebral), hipoxemia, instabilidade pressórica, disglicemia, insuficiência respiratória crônica, insuficiência cardíaca congestiva, cirurgia cardíaca, apneia obstrutiva do sono e uso de terapia de reposição renal.[13-15]

Psiquiátrico

São os fatores que mais causam estresse para o paciente e a família. Em um grande estudo de mais de 24 mil sobreviventes de ventilação mecânica, observou-se que 1% dos pacientes apresentaram um novo transtorno psiquiátrico na alta (principalmente ansiedade e depressão), enquanto 19% receberam uma ou mais prescrições para medicamentos psicoativos.[16] Revisões sistemáticas descreveram uma incidência de sintomas de depressão e estresse pós-traumático de 28% e 22%, respectivamente.[17] No estudo BRAIN-UCI, 37% dos pacientes apresentaram sintomas de depressão, mas os valores pareciam superestimados pela presença prévia de doença psiquiátrica preexistente.[3]

Esses transtornos são mais frequentes após: sepse grave e SDRA, bem como insuficiência respiratória, trauma, hipoglicemia e hipoxemia.[18,14] A ansiedade e a depressão já existentes aumentam o risco de sintomas psiquiátricos relacionados à UTI, assim como, gênero feminino, idade < 50 anos, menor nível de escolaridade, desemprego, abuso de álcool pré-mórbido e uso de sedativos e analgésicos na UTI.[19-21] Já os glucocorticoides estão associados a um risco reduzido para o estresse pós-traumático.[22]

Funcional

Observou-se que mesmo após cinco anos, persistia uma redução significativa na *performance* do teste de caminhada de seis minutos com os sobreviventes da UTI, sendo capazes de realizar apenas 76% da distância predita para idade.[23] No estudo BRAIN-UCI, 32% dos pacientes apresentaram incapacidades em suas atividades de vida diária aos três meses, o que foi significativo naqueles com e sem *deficit* funcional preexistente, e essas deficiências persistiram na maioria dos pacientes aos 12 meses.[3]

As condições fortemente associadas ao desenvolvimento da fraqueza adquirida pela UTI incluem: ventilação mecânica prolongada (mais de sete dias), sepse, falência de orgânica múltipla, disglicemia, idade avançada, nutrição inadequada, imobilidade prolongada e hiperóxia.[24,25] A associação entre agentes bloqueadores neuromusculares e fraqueza neuromuscular não foi reproduzida consistentemente, embora uma revisão sistemática sugira que a relação pode existir entre os pacientes com sepse.[26,27]

Conforme descrito anteriormente, as patologias afetam diferentes domínios e com diferentes intensidades a qualidade de vida, mas a presença de doenças preexistentes graves também se mostrou um fator importante para uma perda significativa da QVRS.[1] Os pacientes com maior risco de redução da QVRS são aqueles com deficiências cognitivas, sintomas psiquiátricos, má qualidade do sono e disfunção pulmonar crônica prévia, assim como os mais idoso e o sexo feminino.[28,29]

O EFEITO DA DOENÇA CRÍTICA NA QUALIDADE DE VIDA GLOBAL

A maioria dos estudos que avaliaram os desfechos tardios após doença crítica, descrevem a sobrevida ou o impacto em domínios específicos, mas poucos estudos bem desenhados quantificam a QVRS de um modo global. As ferramentas utilizadas e as populações descritas nos estudos também diferem muito, o que dificulta as comparações. Em uma grande revisão sistemática, com a maioria dos estudos realizados na Europa (68%). A ferramenta do SF-36 foi a mais utilizada (55% das vezes), mas foram utilizadas também o *EuroQol-5D*, o *Nottingham Health Profile*, o *RAND 36-Item Health Survey*, ou uma combinação delas, respectivamente em: 21%, 9%, 8% e 8% dos estudos. Uma taxa de resposta de > 80% foi atingida em apenas 26 estudos (49%).[1]

Em uma avaliação seis meses após a alta hospitalar, os participantes relataram por meio da ferramenta do SF-36 que, em geral, sua QVRS, demonstrada pelos parâmetros tanto físico, quanto mentais, era cerca de 20% menor do que na população em geral, corrigida para sexo e idade.[30] De modo semelhante, em um estudo retrospectivo de 217 pacientes com pneumonia ou sepse, cuja mortalidade após um ano foi semelhante (51% e 65%, p = 0,057), a qualidade de vida medida um ano após a alta, pela escala analógica visual (*EuroQol-visual*), foi de 50% ± 25%.[31] Esse resultado foi significativamente menor quando comparado a um grupo controle de correspondente gravidade (70% ± 20%; p < 0,001). O valor do SAPS II foi um preditor independente para um baixo índice de QVRS.[31]

Correlacionando-se a experiência da estada na UTI com a QVRS. A presença de memórias delirantes desagradáveis durante a internação contribuiu para uma pontuação aproximadamente 20% menor na ferramenta do *SF-36*. Esse grupo de pacientes também desenvolveram mais ansiedade e depressão em comparação com pacientes sem essas memórias.[32]

Em um estudo que avaliou o grupo de pacientes frágeis, que foi composta em sua grande maioria por idosos, os escores da escala analógica de qualidade de vida *EuroQol-visual* foram piores para os pacientes frágeis em comparação com pacientes não frágeis aos seis meses (52,2 ± 22,5 *versus* 64,6 ± 19,4; p < 0,001) e 12 meses (54,4 ± 23,1 *versus* 68,0 ± 17,8; p < 0,001), mesmo após correção para idade.[33]

Quando avaliamos os pacientes mais idosos (> 80 anos), observamos, no entanto, um comportamento controverso. Apesar da maior mortalidade predita nesse grupo, alguns estudos descrevem que os sobreviventes tiveram um escore de QVRS semelhante aos controles de mesma idade, mesmo após um ano, quando comparados por meio do *EuroQol-5D*[34] ou da escala *World Health Organization (WHO-QOL)*.[35]

IMPACTO SOCIOECONÔMICO E NA QUALIDADE DE VIDA LABORATIVA

O impacto socioeconômico do paciente após doença crítica ainda não foi bem estudado, mas alguns estudos dão uma dimensão da questão. Em um estudo multicêntrico europeu, avaliaram as mudanças nas circunstâncias familiares e na estabilidade social e econômica dos pacientes durante os primeiros 12 meses após a alta da UTI. Um impacto negativo na renda familiar foi relatado por 33% de todos os pacientes aos seis meses e 28% aos 12 meses após a alta. Um quarto dos pacientes relataram necessidade de assistência médica freqüente aos seis meses e 22% aos 12 meses. Muitos necessitaram da ajuda de familiares para pagar as despesas médicas. Os problemas de mobilidade quase duplicaram entre pré-admissão e seis meses (32% a 64%). Além disso, 73% relataram dor moderada ou grave aos 12 meses e 44% permaneceram significativamente ansiosos ou deprimidos.[36]

Em outro estudo, foi descrito que no seguimento de 3 e 12 meses, respectivamente 62% e 49% apresentaram uma queda no nível de emprego, e de forma mais impressionante 57% e 49% ficaram recém-desempregados. Após o ajuste para o estado de saúde física, sintomas depressivos, estado civil, nível de escolaridade e gravidade da doença, não se encontrou preditores significativos da qualidade do emprego aos três meses, mas uma melhor cognição aos 12 meses foi associada a menores probabilidades de redução de emprego aos 12 meses (odds ratio, 0,49; p = 0,07).[37]

O RISCO DE RETORNO AO HOSPITAL E IMPACTO FINANCEIRO PARA O PACIENTE

O risco de reinternações é bastante elevado após a doença crítica e pode persistir por vários anos.[38] Cerca de um quarto dessas reinternações hospitalares podem resultar em outra permanência na UTI. Entre os sobreviventes de sepse, cerca de um quarto dos pacientes serão readmitidos dentro de 30 dias, muitos com outra infecção potencialmente fatal.[36] Mais de 40% dessas reinternações são para diagnósticos que podem ser evitáveis com melhor acesso aos cuidados ambulatoriais de acompanhamento.[38,39]

Os pacientes mais graves, aqueles com período de permanência hospitalar mais longo, os que foram transferidos para centros de cuidados especializados e aqueles com diagnóstico oncológico, são os que estão em maior risco de reinternação precoce e maiores custos associados. Lone NI e cols.[40] estudaram 5.215 sobreviventes à alta hospitalar e observaram que os fatores presentes antes da admissão na UTI (por exemplo, comorbidades e hospitalizações pré-UTI) foram preditores mais fortes do uso de recursos hospitalares do que os fatores relacionados à doença aguda. Durante os cinco anos após a alta hospitalar, os indivíduos que tiveram na UTI tiveram uma maior mortalidade (32,3% contra 22,7%, hazard ratio, 1,33; IC 95%, 1,22-1,46; p < 0,001), realizaram mais reinternações hospitalares (taxa média de admissão hospitalar, 4,8 versus 3,3/pessoa/5 anos) e tiveram custos médios hospitalares 51% maiores (US$ 25.608 versus US$ 16.913/paciente).[40]

A QUALIDADE DE VIDA DOS FAMILIARES

Os familiares de pacientes internados na UTI podem ser afetados fisicamente e psicologicamente durante e após a alta, o que atinge diretamente a qualidade de vida dos paciente. Os problemas mais comuns experimentados pelos membros da família incluem privação de sono, ansiedade, depressão, sofrimento e estresse pós-traumático. Pelo menos metade dos membros da família sofrem sintomas de ansiedade logo após a alta.[41-43] Os sintomas depressivos também são comuns e podem diminuir ao longo do tempo.[43-45] A depressão ocorre entre a maioria dos membros da família de pacientes que recebem ventilação mecânica prolongada, sendo que 16% deles com sintomas persistentes e incessantes [Cameron JI]. A morbidade psicológica é presente por meses ou mesmo anos após a alta da UTI, especialmente se o paciente não sobrevive. Esses efeitos em longo prazo são abordados mais profundamente em outro capítulo deste livro, mas discutiremos medidas que diminuem o estresse dos cuidadores e pacientes durante a internação hospitalar.

A boa comunicação entre os profissionais de saúde e os membros da família do paciente é um ponto importante a ser sempre considerado como modo de melhorar a qualidade de vida dos familiares e mesmo dos pacientes.[42] As estratégias mais sugeridas para as famílias são:

- comunicação frequente e eficaz com os membros da família: reuniões frequentes regulares e menos formais;[46,47]
- a presença de uma enfermeira treinada ou assistente social foi capaz de reduzir os sintomas depressivos entre os membros da família mesmo após seis meses de acompanhamento. Essa abordagem também resultou na diminuição dos custos da UTI e na redução da duração da permanência entre os pacientes que morreram na UTI;[48]
- outra abordagem de eficácia não comprovada é encontrada na teoria da enfermagem de "fazer um cuidado compartilhado", em que os membros da família participam dos cuidados de cabeceira de seus entes queridos por meio de atividades, como a aplicação de bálsamo labial ou massagem, e um senso de normalidade é encorajado falando-se sobre eventos diários e participando a família de decisões clinicas.[49]

CONDIÇÕES ASSOCIADAS QUE PODEM CONTRIBUIR PARA A PIORA DA QUALIDADE DE VIDA

No acompanhamento dos pacientes após a alta, algumas patologias orgânicas podem se desenvolver e devem ser excluídas pois podem contribuir para uma pior recuperação do paciente. Testes diagnósticos devem ser direcionados pela história clínica ou direcionados naqueles que respondem atipicamente à reabilitação. Os exames que são rotineiramente obtidos após uma doença crítica incluem: hemograma e bioquímica, níveis de ferro e vitamina B12, hormônio estimulante da tireoide, testes de função hepática e radiografia de tórax. Os testes adicionais podem ser direcionados por suspeita clínica e podem incluir, tomografia computadorizada ou ressonância magnética do cérebro ou polissonografia.

PREVENÇÃO E TRATAMENTO

A estratégia mais eficaz para prevenir o declínio na qualidade de vida é sempre a prevenção. Uma abordagem de equipe multidisciplinar com cuidados coordenados é fundamental. Os pontos mais importantes são: reabilitação física precoce e contínua durante o processo de recuperação, estratégias de orientação tempo-espacial e a redução do tempo de permanência na UTI. Com relação a isso, associa-se o uso racional da sedação e tratamento rápido e efetivo das patologias. Embora a reabilitação cognitiva possa se revelar benéfica em conjunto com a fisioterapia, é necessário mais estudos para examinar a eficácia desta abordagem.[50]

DESAFIOS PARA ESTUDOS QUE AVALIAM A QUALIDADE DE VIDA PÓS-UTI

Apesar do progresso nas pesquisas sobre QVRS nas últimas duas décadas, ainda existem vários desafios. Por exemplo, o estabelecimento de instrumentos psicométricamente válidos foi amplamente cumprido em oncologia. Entretanto, a avaliação da QVRS em outras doenças está em diferentes estágios de desenvolvimento. Embora os instrumentos atuais sejam de grande ajuda, os desafios persistem, pois o grupo de patologias na UTI é muito heterogêneo.

Necessitam ser desenvolvidos modelos que capazes de integrar melhor as variáveis médicas e psicológicas à QVRS e o desenvolvimento de bancos de dados e testes adaptativos que permitam a comparação entre doenças e tratamentos.

CONCLUSÃO

Com a evolução da medicina, conseguimos diminuir de forma consistente a mortalidade relacionado a doenças críticas. No entanto, estudos demonstram que a qualidade de vida pode ficar extremamente comprometida em uma população significativa de sobreviventes. Os passos atuais convergem na tentativa de identificar os fatores envolvidos na perda de qualidade de vida e prevenir os declínios funcionais e cognitivos, além das sequelas psiquiátricas neste indivíduo.

São necessárias melhores ferramentas de avaliação da qualidade de vida, assim como é necessário correlacioná-las melhor com medidas específicas de prevenção. Os esforços devem ser coordenados de forma multidisciplinar, se iniciar no início da internação e ser planejado para além da alta hospitalar.

REFERÊNCIAS BIBLIOGRÁFICAS

1. Oeyen SG, Vandijck DM, Benoit DD et al. Quality of life after intensive care: a systematic review of the literature. Crit Care Med. 2010;38:2386-400.
2. Lemiale V, Kentish-Barnes N, Chaize M, et al. Health-related quality of life in family members of intensive care unit patients. J Palliat Med. 2010;13:1131.
3. Pandharipande PP, Girard TD, Jackson JC et al. Long-term cognitive impairment after critical illness. N Engl J Med. 2013;369:1306-16.
4. Mikkelsen ME, Shull WH, Biester RC et al. Cognitive, mood and quality of life impairments in a select population of ARDS survivors. Respirology. 2009;14:76-82.
5. Hopkins RO, Girard TD. Medical and economic implications of cognitive and psychiatric disability of survivorship. Semin Respir Crit Care Med. 2012;33:348.
6. Guerra C, Linde-Zwirble WT, Wunsch H. Risk factors for dementia after critical illness in elderly Medicare beneficiaries. Crit Care. 2012;16:R233.
7. Patel SB, Poston JT, Pohlman A, Hall JB, Kress JP. Rapidly reversible, sedation-related delirium versus persistent delirium in the intensive care unit. Am J Respir Crit Care Med. 2014;189(6):658-65.
8. Davydow DS, Hough CL, Langa KM, Iwashyna TJ. Presepsis depressive symptoms are associated with incident cognitive impairment in survivors of severe sepsis: a prospective cohort study of older Americans. J Am Geriatr Soc. 2012;60:2290.
9. Yaffe K, Weston A, Graff-Radford NR, et al. Association of plasma beta-amyloid level and cognitive reserve with subsequent cognitive decline. JAMA. 2011;305:261.
10. Iwashyna TJ, Ely EW, Smith DM, Langa KM. Long-term cognitive impairment and functional disability among survivors of severe sepsis. JAMA. 2010;304:1787.
11. Herridge MS, Tansey CM, Matté A et al. Functional disability 5 years after acute respiratory distress syndrome. N Engl J Med. 2011;364:1293-304.
12. Brower RG, Matthay MA, et al. Ventilation with lower tidal volumes as compared with traditional tidal volumes for

acute lung injury and the acute respiratory distress syndrome. N Engl J Med. 2000;342:1301.

13. Davydow DS, Zatzick D, Hough CL, Katon WJ. In-hospital acute stress symptoms are associated with impairment in cognition 1 year after intensive care unit admission. Ann Am Thorac Soc. 2013;10:450.

14. Hopkins RO, Weaver LK, Collingridge D et al. Two-year cognitive, emotional, and quality-of-life outcomes in acute respiratory distress syndrome. Am J Respir Crit Care Med. 2005;171:340.

15. Yaffe K, Weston A, Graff-Radford NR et al. Association of plasma beta-amyloid level and cognitive reserve with subsequent cognitive decline. JAMA. 2011;305:261.

16. Wunsch H, Christiansen CF, Johansen MB et al. Psychiatric diagnoses and psychoactive medication use among nonsurgical critically ill patients receiving mechanical ventilation. JAMA. 2014;311:1133.

17. Patel MB, Jackson JC, Morandi A et al. Incidence and Risk Factors for Intensive Care Unit-related Post-traumatic Stress Disorder in Veterans and Civilians. Am J Respir Crit Care Med. 2016;193:1373.

18. Mikkelsen ME, Christie JD, Lanken PN, et al. The adult respiratory distress syndrome cognitive outcomes study: long-term neuropsychological function in survivors of acute lung injury. Am J Respir Crit Care Med 2012; 185:1307.

19. Desai SV, Law TJ, Needham DM. Long-term complications of critical care. Crit Care Med 2011; 39:371.

20. Bienvenu OJ, Williams JB, Yang A et al. Posttraumatic stress disorder in survivors of acute lung injury: evaluating the Impact of Event Scale-Revised. Chest. 2013;144:24.

21. Bienvenu OJ, Colantuoni E, Mendez-Tellez PA, et al. Depressive symptoms and impaired physical function after acute lung injury: a 2-year longitudinal study. Am J Respir Crit Care Med. 2012;185:517.

22. Schelling G, Stoll C, Kapfhammer HP et al. The effect of stress doses of hydrocortisone during septic shock on posttraumatic stress disorder and health-related quality of life in survivors. Crit Care Med. 1999;27:2678.

23. Herridge MS, Tansey CM, Matté A, et al. Functional disability 5 years after acute respiratory distress syndrome. N Engl J Med. 2011;364:1293.

24. De Jonghe B, Sharshar T, Lefaucheur JP, et al. Paresis acquired in the intensive care unit: a prospective multicenter study. JAMA. 2002;288:2859.

25. Fan E, Dowdy DW, Colantuoni E, et al. Physical complications in acute lung injury survivors: a two-year longitudinal prospective study. Crit Care Med. 2014;42:849.

26. Needham DM, Davidson J, Cohen H, et al. Improving long-term outcomes after discharge from intensive care unit: report from a stakeholders' conference. Crit Care Med. 2012;40:502.

27. Price D, Mikkelsen ME, Umscheid CA, Armstrong E. Neuromuscular blocking agents and neuromuscular dysfunction acquired in critical illness: a systematic review and meta-analysis. Crit Care Med. 2016.

28. Orwelius L, Nordlund A, Nordlund P et al. Pre-existing disease: the most important factor for health related quality of life long-term after critical illness: a prospective, longitudinal, multicentre trial. Crit Care. 2010;14:R67.

29. Clermont G, Angus DC, Linde-Zwirble WT et al. Does acute organ dysfunction predict patient-centered outcomes? Chest. 2002;121:1963.

30. McKinley S, Fien M, Elliott R et al. Health-Related Quality of Life and Associated Factors in Intensive Care Unit Survivors 6 Months After Discharge Am J Crit Care January. 2016;25:52-58.

31. Honselmann KC, Buthut F, Heuwer B et al. Long-term mortality and quality of life in intensive care patients treated for pneumonia and/or sepsis: Predictors of mortality and quality of life in patients with sepsis/pneumonia. J Crit Care. 2015;30:721-6.

32. Ringdal M1, Plos K, Ortenwall P et al Memories and health-related quality of life after intensive care: a follow-up study. Crit Care Med. 2010;38:38-44.

33. Bagshaw SM1, Stelfox HT, Johnson JA et al. Long-term association between frailty and health-related quality of life among survivors of critical illness: a prospective multicenter cohort study. Crit Care Med. 2015 May;43(5):973-82.

34. Andersen FH, Flaatten H, Klepstad P, Romild U, Kvåle R. Long-term survival and quality of life after intensive care for patients 80 years of age or older. Annals of Intensive Care. 2015;5:13. doi:10.1186/s13613-015-0053-0.

35. Tabah A, Philippart B, Timsit JF. Quality of life in patients aged 80 or over after ICU discharging.Critical Care. 2010;14:R2.

36. Griffiths J, Hatch RA, Bishop J et al. An exploration of social and economic outcome and associated health-related quality of life after critical illness in general intensive care unit survivors: a 12-month follow-up study. Crit Care. 2013;17:R100.

37. Norman BC, Jackson JC, Graves JA et al. Employment Outcomes After Critical Illness: An Analysis of the Bringing to Light the Risk Factors and Incidence of Neuropsychological Dysfunction in ICU Survivors Cohort. Crit Care Med. 2016;44:2003.

38. Hua M, Gong MN, Brady J, Wunsch H. Early and late unplanned rehospitalizations for survivors of critical illness*. Crit Care Med. 2015;43:430.

39. Liu V, Lei X, Prescott HC et al. Hospital readmission and healthcare utilization following sepsis in community settings. J Hosp Med. 2014;9:502.

40. Lone NI, Gillies MA, Haddow C et al. Five-Year Mortality and Hospital Costs Associated with Surviving Intensive Care. Am J Respir Crit Care Med. 2016;194:198.

41. Jones C, Skirrow P, Griffiths RD et al. Post-traumatic stress disorder-related symptoms in relatives of patients following intensive care. Intensive Care Med. 2004;30:456.

42. Gries CJ, Engelberg RA, Kross EK et al. Predictors of symptoms of posttraumatic stress and depression in family members after patient death in the ICU. Chest. 2010;137:280.

43. McAdam JL, Dracup KA, White DB et al. Symptom experiences of family members of intensive care unit patients at high risk for dying. Crit Care Med. 2010;38:1078.

44. Cameron JI, Chu LM, Matte A et al. One-Year Outcomes in Caregivers of Critically Ill Patients. N Engl J Med. 2016;374:1831.
45. Anderson WG, Arnold RM, Angus DC, Bryce CL. Posttraumatic stress and complicated grief in family members of patients in the intensive care unit. J Gen Intern Med. 2008;23:1871.
46. Anderson WG, Cimino JW, Ernecoff NC et al. A multicenter study of key stakeholders' perspectives on communicating with surrogates about prognosis in intensive care units. Ann Am Thorac Soc. 2015;12:142.
47. Davidson JE, Aslakson RA, Long AC et al. Guidelines for Family-Centered Care in the Neonatal, Pediatric, and Adult ICU. Crit Care Med. 2017;45:103.
48. Curtis JR, Treece PD, Nielsen EL et al. Randomized Trial of Communication Facilitators to Reduce Family Distress and Intensity of End-of-Life Care. Am J Respir Crit Care Med. 2016;193:154.
49. Davidson JE. Facilitated sensemaking: a strategy and new middle-range theory to support families of intensive care unit patients. Crit Care Nurse. 2010;30:28.
50. Jackson JC, Pandharipande PP, Girard TD et al. Depression, post-traumatic stress disorder, and functional disability in the BRAIN-ICU study: a longitudinal cohort study. Lancet Respir Med. 2014;5:369.

10 CUIDANDO DOS SOBREVIVENTES DAS UTIS
O Estresse dos Familiares Cuidadores

Alcina Juliana Soares Barros
Stefania Pigatto Teche
Regis Goulart Rosa

INTRODUÇÃO

A ideia de ter um familiar severamente doente e que necessite de tratamento em unidade de terapia intensiva (UTI) é, por si só, inquietante e assustadora. A experiência dessa situação pode se concretizar e ocorrer em diferentes cenários: esperada no curso natural de uma patologia crônica e grave, bem como de modo abrupto e surpreendente. Em todo caso, o papel desempenhado pelo familiar responsável pelos cuidados representará um desafio, pois ele precisará lidar com a incerteza da cura, as demandas do paciente e com os múltiplos impactos na sua própria personalidade e na organização da vida diária de ambos, paciente e cuidador. Haverá, pelo cuidador, a mobilização de recursos temporais, emocionais, físicos, financeiros, podendo resultar em mudanças na jornada de trabalho, ou o adiamento de projetos em curto e médio prazo.[1]

Nos Estados Unidos, 46 milhões de pessoas (em geral, membros da família) fornecem cuidados, de modo informal, não profissional e não remunerado, para adultos.[1] Na literatura médica, os conhecimentos sobre o impacto de cuidar para o familiar de pacientes pós-UTI são limitados. Esses pacientes, em geral, são liberados dos hospitais com uma importante redução de sua capacidade funcional: muitos não deambulam, necessitam de suporte respiratório, não tem controle de esfíncteres, apresentam dificuldades para se alimentar, se comunicar e realizar os autocuidados de higiene. Observa-se que mais da metade dos sobreviventes da UTI que receberam ventilação mecânica prolongada necessitam da ajuda de um familiar cuidador, um ano após a doença grave.[2]

O paciente na UTI desperta sentimentos de insegurança nos familiares. Questões podem surgir, como: Será que ele/ela irá sobreviver? Haverá sequelas? Como lidaremos com as potenciais mudanças e novas demandas? Será que vamos aguentar? Adicionalmente, a negação da real gravidade do caso pode ocorrer com alguns membros da família, os quais esperarão que, logo após a alta da UTI, o paciente já esteja plenamente recuperado.

Assim, o presente capítulo se dispõe a discutir as dificuldades reais e o possível impacto do estresse na qualidade de vida dos familiares responsáveis pelos cuidados de um paciente, após a alta da UTI.

DA UTI AO QUARTO HOSPITALAR E, FINALMENTE, PARA CASA

A progressão habitual esperada para um paciente crítico é que, após a alta da UTI, ele seja transferido para um leito hospitalar (enfermaria coletiva ou quarto individual) e, a seguir, após alguns dias, receba a liberação médica para casa. Em cada uma dessas etapas, os familiares poderão ser convocados a tomar importantes decisões, algumas potencialmente ansiogênicas. Dentro da mesma família, parentes poderão optar por condutas diferentes com relação ao paciente, o que precisará ser conversado, até se chegar a um consenso.

Um estudo realizado em UTI neurológica verificou que 30% dos familiares responsáveis pelas decisões de doentes apresentaram sofrimento clinicamente significativo e estresse. Fatores como o tempo ao lado do leito durante a internação e a baixa renda do familiar cuidador estiveram relacionados ao surgimento de sintomas emocionais.[3]

Na UTI, os familiares, na maioria das situações, serão visitantes do paciente. Enquanto na enfermaria ou no quarto, passarão a acompanhantes e, a seguir, deverão desempenhar, plenamente, o papel de cuidadores, sem o auxílio rotineiro dos profissionais de saúde habilitados para manejos mais complexos. Ainda durante a permanência do paciente no hospital, os familiares devem discutir entre si quem poderá participar dos cuidados e quais adaptações no ambiente doméstico precisarão ser feitas.

Nesse processo, a boa comunicação com a equipe multiprofissional que trata do paciente é fundamental. O familiar deve, idealmente, receber informações claras dos profissionais de saúde – médicos, equipe de enfermagem, fisioterapeutas, nutricionistas – e ser orientado sobre as limitações e necessidades do paciente. Aspectos técnicos necessitam ser repassados, de modo calmo e tranquilo, tais como nutrição, manejo de bolsas coletoras de fezes ou urina, ventilação mecânica domiciliar, horários e vias de administração de fármacos, leitura de equipamentos de monitoração, detecção precoce de sinais de alerta, telefones úteis de serviços de urgência, dentre outros.

AS EXIGÊNCIAS E DIFICULDADES DE CUIDAR

O familiar responsável pelos cuidados do paciente pós-UTI terá diversos desafios pela frente. Diante dessa nova realidade, eles poderão apresentar quadros de insônia, reação aguda ao estresse, transtornos de adaptação e, até mesmo, depressão.[1]

O indivíduo convalescente poderá ser o cônjuge, um filho, um irmão, o pai, a mãe e, dependendo do papel na família, que previamente desempenhava, toda estrutura precisará ser reorganizada, tanto em nível real e objetivo, como por exemplo, os espaços da casa que precisarão de adaptação e os horários de trabalho do cuidador; quanto subjetivo, pela representação daquele ente querido para os cuidadores. Sobre o aspecto subjetivo, uma situação bastante ilustrativa é a do filho adulto jovem, que até então recebeu os cuidados e auxílio dos pais, passando para o papel de cuidador do genitor enfermo, agora dependente, muitas vezes, fisicamente, emocionalmente e economicamente.

Os familiares cuidadores necessitam lidar, todos os dias, com fatores estressantes, tais como: as queixas dos pacientes de dor, desconforto, ansiedade, tristeza, dificuldades para dormir, pesadelos, comportamentos arriscados (sofrer quedas, sair de casa desorientado, ingerir medicações em doses erradas), irritabilidade, agressividade e reclamações sobre seu estado atual.[1]

Em geral, os familiares cuidadores são representados por mulheres assistindo seus cônjuges, porém quando homens desempenham essa função, eles tendem a se sentir mais desgastados e sobrecarregados do que as mulheres.

O fardo de cuidar se relaciona com um senso de obrigação, com sentimentos de falta de suporte social e de eficácia, crescimento pessoal reduzido e com um menor senso de controle sobre a vida.[1,4] Adicionalmente, o cuidado exigido por certas patologias requer a aquisição de novas habilidades, por parte do familiar, a saber: a aspiração de secreções e o uso de aparelhos para ventilação nos pacientes com insuficiência respiratória crônica. A manutenção da higiene do paciente, sua mudança de posição no leito e de ambulação, podem também exigir força física do cuidador. As horas diárias dedicadas ao acompanhamento desses pacientes acaba por comprometer as atividades de lazer e restringir a vida social do cuidador.[1]

Interessante pontuar a influência do estado emocional do paciente, não apenas da sua condição física, sobre o estresse do cuidador. Torres e cols.[5] demonstraram que o familiar cuidador sofreu maior estresse pela presença de sintomas ansiosos e depressivos no paciente, do que pelas queixas de incapacidade e dor físicas.

Dependendo da gravidade e do grau de autonomia do paciente, alguns familiares precisarão solicitar redução de carga horária ou licenças do trabalho, que após determinado período, poderá levar à redução nos rendimentos. Em casos extremos, precisará se dedicar integralmente ao paciente e abandonar sua atividade laboral por completo.

Autocuidados pobres, distúrbios do sono e fadiga foram identificados como problemas de saúde comuns em familiares cuidadores.[6] Um alto nível de estresse foi relatado por 36% dos cuidadores. Entre os familiares cuidadores, 94% relataram um ou mais comportamentos de risco para a saúde. Os comportamentos mais relatados foram:

- descanso inadequado (70%);
- falta de exercícios (76%);
- pular refeições (62%).

Quarenta por cento informaram inabilidade para diminuírem o ritmo ou descansarem quando doentes. Cuidadores relataram dificuldades em tomar medicações (22%), agendarem (28%) ou manterem (22%) consultas médicas.[7]

PRINCIPAIS TRANSTORNOS MENTAIS ASSOCIADOS AO PAPEL DO CUIDADOR

Familiares de pacientes tratados em UTI estão em maior risco de desenvolver transtornos psiquiátricos, como depressão, ansiedade e transtornos relacionados ao estresse, tais como estresse agudo e estresse pós--traumático. Caso ocorra a perda do paciente na UTI, há um risco de um em cada três familiares enlutados apresentar transtornos psiquiátricos como depressão, ansiedade ou luto patológico. Além disso, como previamente sinalizado, há um risco aumentado de estilo de vida perturbado e redução de empregos para o familiar, um ano após a alta do paciente da UTI.[8]

Em 2010, a Society of Critical Care Medicine (SCCM) sugeriu um termo para o grupo de reações psicológicas adversas desencadeadas nos parentes de pacientes criticamente enfermos: síndrome pós-terapia intensiva da família, do inglês, *pics post intensive care syndrome – family* (PICS-F). A situação de ter um familiar hospitalizado na UTI ativa agudamente o sistema de estresse e também pode ser associada com a ocorrência a médio e longo prazos de ansiedade, depressão e estresse pós--traumático. Os fatores de risco para PICS-F são história prévia de transtorno psiquiátrico, sexo feminino, idade mais jovem, ser cônjuge do enfermo, baixo nível educacional, alto nível de estresse sofrido durante a UTI e alta gravidade da doença crítica que acometeu o paciente.[9]

O risco de transtorno de estresse pós-traumático (TEPT) em familiares de pacientes adultos após-UTI é estimado em 33% a 49%, enquanto o risco de depressão varia de 6% a 26%. Além disso, aproximadamente 12% a 16% dos pais de crianças hospitalizadas em UTIs pediátricas são afetados por distúrbios depressivos pelo menos quatro meses após a admissão. O risco de TEPT, nesse grupo, é estimado como sendo cerca de 13% a 35%.[10] Esses transtornos podem persistir por mais de um ano sem tratamento e comprometem a reabilitação e os cuidados em casa do paciente após UTI.[11]

OS BENEFÍCIOS DE CUIDAR

O ato de se dedicar ao reestabelecimento da saúde de um membro da família, ou de lhe proporcionar maior conforto diante de severas limitações, envolve, idealmente, sentimentos de amor, gratidão, retribuição e compreensão sobre as fragilidades da vida.

O familiar cuidador, emocionalmente sadio, é capaz de substituir o peso de lidar com a dor física e emocional do paciente, pela satisfação de ser capaz de ajudar, pelo gesto altruísta e generoso de cuidar de alguém que se ama.

Estar presente e ativamente participativo nesse momento é também um modo de prevenir sentimentos de culpa e remorso posteriores, por "abandonar o parente quando ele mais necessitava de auxílio".

As mudanças positivas implementadas após uma situação de estresse, trauma ou adversidade recebem o nome de crescimento pós-traumático, do inglês, *post traumatic growth* (PTG). Nessa situação, as relações interpessoais são observadas, treina-se a empatia e se aprende a identificar e manejar o estresse adequadamente.[12] Os familiares que conseguem prestar cuidados e lidar com o desgaste diário, podem obter esse crescimento emocional.

TRATAMENTO E PREVENÇÃO DO ESTRESSE DE CUIDAR

O estudo de Shaffer e Riklin[13] investigou pares compostos por pacientes e seus cuidadores, e identificou altas taxas de sintomas psiquiátricos, igualmente prevalentes, nos pacientes e cuidadores e interdependentes entre eles. Tanto para os pacientes quanto para seus cuidadores, os fatores de resiliência psicológica estiveram associados com sintomas psiquiátricos próprios e do par. Os achados sugerem que o atendimento à saúde mental de ambos, os cuidadores e os pacientes críticos, é uma prioridade, e que os pacientes e seus cuidadores devem ser consideradas em conjunto, dentro de um sistema para atender totalmente os sintomas psiquiátricos do par.

O fardo do cuidador pode ser aliviado por meio de determinadas medidas como: educação sobre a doença do paciente, ações para a adaptação do cuidador às necessidades do paciente, atenção a manifestação de sintomas psiquiátricos tanto nos pacientes, quanto nos cuidadores, disponibilização de serviços de *home care* e amplificação do suporte social. É preventivo intervenções de psiquiatras na avaliação e manejo de famílias disfuncionais. O médico psiquiatra pode treiná-los como lidar com o medo, culpa, preocupações e estresse, ampliar o suporte social e lhes ensinar medidas comportamentais de saúde.[14]

Ademais, ainda no início de tudo, durante o período da internação hospitalar, a postura reconfortante de um médico assistente e uma enfermagem solidária pode ajudar os familiares a terem reações emocionais mais positivas.[15]

Curtis e cols.[16] sugeriu o modelo VALUE de comunicação para ser seguido durante as conversas entre a equipe de saúde e as famílias de pacientes na UTI. A abreviatura significa:

V (*Value*) Dar valor ao envolvimento da família;
A (*Acknowledge*) Reconhecer as emoções dos membros da família;
L (*Listen*) Escutar;
U (*Understand*) Compreender que o paciente é um ser humano;
E (*Elicit*) Esclarecer perguntas dos membros da família.

Na transição para casa, é possível incentivar os membros da família a participarem dos procedimentos de enfermagem. Esse envolvimento, na medida do possível, tanto no cuidado direto, quanto na tomada de decisões sobre o tratamento do paciente, pode prevenir a sobrecarga tanto física, quanto emocional, dos familiares cuidadores.

CONCLUSÃO

O ato de cuidar de um paciente, após a alta da UTI, exige do familiar engajado nesse papel fatores como altruísmo, tolerância, paciência e disciplina, entre outros. A busca pelo equilíbrio entre fornecer a assistência necessária ao paciente e observar suas próprias limitações é fundamental.

O familiar cuidador deverá ser esclarecido pelos profissionais da UTI, ainda antes da alta médica, sobre o que será demandado, diariamente. Do mesmo modo, deverá ser informado sobre a importância de contar com uma rede de apoio e buscar auxílio psicológico e psiquiátrico, o mais breve possível, caso venha a se sentir sobrecarregado, estafado, ter insônia ou qualquer outra sintomatologia indicativa de sofrimento mental.

Estar bem é o primeiro recurso que o familiar cuidador precisará dispor para ter aptidão de fornecer a adequada assistência ao paciente, no ambiente extra-hospital. Isto jamais deverá ser minimizado, esquecido ou negligenciado, sob pena de um doente se transformar em dois, inclusive agravando o prognóstico do paciente após a alta da UTI.

REFERÊNCIAS BIBLIOGRÁFICAS

1. Erb CT, Siegel MD. Caring for the ICU Survivor: The Family Caregiver Burden. In: Stevens RD, Hart N, Herridge MS. Textbook of Post-ICU Medicine: The Legacy of Critical Care. Oxford: Oxford University Press; 2014. p.108-122.
2. Chelluri L, Im KA, Belle SH et al. Long-term mortality and quality of life after prolonged mechanical ventilation. Crit Care Med. 2004;32(1):61-69.
3. Trevick SA, Lord AS. Post-traumatic Stress Disorder and Complicated Grief are Common in Caregivers of Neuro-ICU Patients. Neurocrit Care. 2017;26(3):436-43.
4. Cameron JI, Chu LM, Matte A et al. One-Year Outcomes in caregivers of Critically Ill Patients. N Engl J Med. 2016;374:1831-41.
5. Torres J, Carvalho D, Molinos E, et al. The impact of the patient post-intensive care syndrome components upon caregiver burden. Med Intensiva. 2017;pii:S0210-5691(17)30004-9.
6. Choi J, Donahoe MP, Hoffman LA. Psychological and Physical Health in Family Caregivers of Intensive Care Unit Survivors: Current Knowledge and Future Research Strategies. J Korean Acad Nurs. 2016;46(2):159-167.
7. Choi J, Hoffman LA, Schulz R, et al. Health risk behaviors in family caregivers during patients' stay in intensive care units: a pilot analysis. Am J crit Care. 2013;22(1):41-45.

8. Shear MK, Simon N, Wall M, et al. Complicated grief and related bereavement-issues for DSM-5. Depress Anxiety. 2011;28:103-117.

9. Van den Born-van Zanten SA, Dongelmans DA, Detting-Ihnenfeldt D, et al. Caregiver strain and posttraumatic stress symptoms of informal caregivers of intensive care unit survivors. Rehabil Psychol. 2016;61(2):173-178.

10. Davidson JE, Jones C, Bienvenu OJ. Family response to critical illness: postintensive care syndrome-family. Crit Care Med. 2012;40:618-24.

11. Long AC, Kross EK, Davydow DS, et al. Posttraumatic stress disorder among survivors of critical illness: creation of a conceptual model addressing identification, prevention, and management. Intensive Care Med. 2014;40(6):820-29.

12. Hefferon K, Grealy M, Mutrie N. Post-traumatic growth and life threatening physical illness: A systematic review of the qualitatite literature. Br J Health Psychol. 2009;14:343-78.

13. Shaffer KM, Riklin E. Mindfulness and coping are inversely related to psychiatric symptoms in patients and informal caregivers in the neuroscience ICU: implications for clinical care. Critcal Care Medicine. 2016;44(11):2028-36.

14. Lautrette A, Darmon M, Megarbane B, et al. A communication strategy and brochure for relatives of patients dying in the ICU. N Engl J Med. 2007;356:469–78.

15. Siegel MD, Hayes E, Vanderwerker LC, et al. Psychiatric illness in the next-of-kin of patients who die in the intensive care unit. Crit Care Med. 2008;36:1722–28.

16. Curtis JR, White DB. Practical guidance for evidence-based ICU family conferences. Chest. 2008;134:835-43.

SOBREVIDA E RECUPERAÇÃO
Uma Perspectiva do Paciente

Renata Rego Lins Fumis

PARA SOBREVIVER É PRECISO AMOR

A unidade de terapia intensiva (UTI) parece uma zona de guerra. Ambiente frio, rotina assustadora, aterrorizante. Barulho inquietante. Falta luz natural, janelas, falta de privacidade. Bombas de infusão, sondas, tubos, cateteres, dietas, monitores, sono interrompido, tratamentos invasivos. Por trás de tanta alta tecnologia disponível, estão nossos pacientes tão fragilizados, submetidos a inúmeros estressores. Alguns, muitas vezes, necessitam ficar restritos ao leito e com contenção, devido ao seu estado cognitivo, como modo de proteção.[1] Em meio desse ambiente tão inóspito, importante questionar: o que será que o paciente almeja? Como está sendo a estadia na UTI? Como podemos melhorar suas experiências? Quais possíveis consequências? Como será o retorno para o seu convívio social? A pergunta que não quer calar é a respeito da sobrevida e como será sua recuperação. Qual o impacto das experiências vividas na UTI no seu emocional, na sua qualidade de vida?

Não raro, em um estado de iminente risco de morte, o paciente que se encontra na UTI perdeu sua autonomia e está extremamente fragilizado.[2] Até mesmo para expressar seus valores e desejos se torna uma tarefa difícil, às vezes impossibilitados pelo próprio tratamento. A síndrome pós-cuidados intensivos (PICS, do inglês, *post intensive care syndrome*) é exatamente o que essa estadia gerou de alterações nesse ser humano, que necessita ser visto em sua total dimensão, quer sejam físicas, psíquicas, sociais, espirituais. Suas experiências vividas poderão repercutir positiva ou negativamente após a alta, afetar sua qualidade de vida e ter estresse pós-traumático.[3-5]

QUALIDADE DE VIDA

De acordo com a Organização Mundial da Saúde (OMS), qualidade de vida (QV) é definida como: "A percepção do indivíduo de sua posição na vida, no contexto da cultura e do sistema de valores nos quais ele vive, considerando seus objetivos, expectativas, padrões e preocupações."[6] Ou seja, a percepção da qualidade de vida é subjetiva e multidimensional, tal como a ampla definição do conceito de saúde de acordo com a OMS (1948): "Estado de completo bem-estar físico, mental e social e não apenas a ausência de doença ou enfermidade".[7] A necessidade de avaliar a qualidade de vida e bem-estar é claramente estabelecida nessa definição de saúde, e sua importância foi reforçada pela OMS mais recentemente, em 2005.[8] Portanto, avaliar a qualidade de vida relacionada à saúde nos sobreviventes de UTI, torna-se uma prioridade. Ou seja, em que grau o estado de saúde do paciente na

UTI afeta sua qualidade de vida? Qual impacto do tratamento nas suas perspectivas de vida?

A Medicina Intensiva evoluiu consideravelmente nas últimas décadas, o que possibilitou, com toda tecnologia disponível, maior sobrevida para os pacientes. Entretanto, há um entendimento de que os pacientes críticos sofrem consideráveis complicações em longo prazo.[9,10]

A qualidade de vida dos sobreviventes da UTI é inferior, se comparados ao da população em geral. Mesmo após a alta hospitalar, os pacientes apresentam qualidade de vida inferior e muitos não conseguem recuperar a funcionalidade em comparação ao seu basal. Observa-se que a gravidade da doença e a idade são alguns dos preditores para a recuperação da funcionalidade pós-UTI.[11]

As morbidades psicológicas ocorrem com frequência nos pacientes críticos tais como: ansiedade, depressão e estresse pós-traumático.[5,12,13] São pacientes expostos a muitos fatores de estresse, incluindo o próprio ambiente da UTI (luz, ruídos, falta de privacidade), procedimentos dolorosos, dificuldade para se comunicar, sede, desconforto, privação do sono, medo de morrer, entre outros fatores que pode expor o paciente a um desequilíbrio emocional.[1,5,12,13]

Importante compreender que a dor e o sofrimento não se restringem aos dias de internação na UTI. As marcas deixadas podem permanecer por muito tempo e estudos de seguimento se tornam necessários para avaliar o paciente no pós-UTI. Alguns estudos revelam que o estresse pode perdurar por muito tempo. O seguimento pode ser realizado após o primeiro mês, após o terceiro mês, quando entre 20% e 45 % dos pacientes ainda reportam memórias negativas;[14] após seis meses ou mais. Sabemos que pode permanecer na memória por muito tempo! E o sofrimento é tanto que, mesmo após dois anos, nem perto do hospital, esses pacientes desejam passar.[15] Portanto, pensando em um tempo ideal de seguimento, seria uma avaliação aos 30, 90 e 180 dias e, idealmente, até o primeiro ano após a UTI.

A UTI que se preocupa com o tratamento humanizado, tendo a visão total do paciente e a meta de dar qualidade de vida, com o controle adequado da dor e de todos os sintomas, vai proporcionar a sensação de bem-estar e pode impactar positivamente na qualidade de vida e nos sintomas de ansiedade, depressão e estresse pós-traumático. Importante conhecer o paciente, sua biografia, seus valores, seus desejos para estabelecer metas que possam ser alcançadas e que possam dar sentido à sua vida. Em se tratando de qualidade de vida, é importante lembrar a importância dos cuidados paliativos para que os sintomas sejam bem controlados desde sempre e a meta de dar vida aos dias vividos, com a melhor qualidade de vida possível, seja alcançada plenamente. E todos da equipe podem ter essa atitude de paliar. Segundo Daniel Forte, aqueles que leem mais a respeito de cuidados paliativos e cuidados de fim de vida, têm uma atitude melhor e fazem uma melhor escolha de tratamento para seus pacientes.[16]

DIGNIDADE E COMPAIXÃO

Nutrir o paciente com amor, promover atenção integral a esse frágil ser humano que conta com os recursos tecnológicos e da equipe para se recuperar, é essencial. O sofrimento é mais amplo que a dor. A equipe, com seu calor humano, pode fazer com que os momentos difíceis, de grande sofrimento sejam amenos, mais tolerantes e, até mesmo, prazerosos. Algumas medidas tomadas na UTI podem ajudar a melhorar significativamente as experiências dos pacientes na UTI e colaborar para que as lembranças sejam positivas em vez de negativas. Por exemplo, ser mais sensível na hora do banho, momento no qual muitos pacientes podem sentir dor, vergonha, medo, frio, falta de privacidade e a sensibilidade do profissional vai fazer toda a diferença. Trabalhos relatam que o banho é um dos procedimentos que permanecem na memória dos pacientes.[17] Protocolos para melhorar o sono, analgesia, sedação, os cuidados com a sede, a presença de *pets* na UTI, cuidados com a iluminação, são algumas medidas, às vezes simples, que podem ter um impacto muito positivo nas experiências dos pacientes e com melhor repercussão após a alta da UTI.[18]

> *Eu me importo pelo fato de você ser você, me importo até o último momento de sua vida e faremos tudo que está ao nosso alcance, não somente para ajudar você a morrer em paz, mas também para você viver até o dia da sua morte.*
>
> Cicely Saunders

COMUNICAÇÃO

Comunicação é primordial. A equipe precisa ter empatia, entender o paciente, uma equipe que compreenda suas expectativas, suas necessidades, seus valores.

Não raro, os pacientes na UTI passam por situações que dificultam muito a comunicação, devido ao próprio adoecimento, à situações críticas como a necessidade de estar intubado ou com traqueostomia, ou outras dificuldades de comunicação preexistentes. O papel da comunicação é de extrema importância para o paciente se sinta compreendido, mais acolhido. Para tanto, o uso da tecnologia e atendimento personalizado, com todos os recursos que nos permitam melhor assistir os pacientes é essencial. Entender os gestos, as expressões faciais e corporais possibilita a comunicação efetiva, dá maior tranquilidade ao paciente e facilita a relação do paciente e a equipe.

Sempre que possível, precisamos dar sentido ao mundo que rodeia nossos pacientes e a comunicação é o melhor modo para que eles não se sentam fora desse mundo. É um processo recíproco, os pacientes precisam interagir e ser bem compreendidos. A comunicação é, sem dúvida, um fator significativo na satisfação do paciente. Ela desempenha um papel fundamental na qualidade dos cuidados e colabora efetivamente na recuperação do paciente, diminuindo, inclusive, o risco para estresse pós-traumático.[19]

Mas é difícil dar más notícias! E má notícia é aquela que vai mudar a expectativa do paciente acarretando algo desfavorável. Há várias estratégias propostas para abordar o paciente e família. O protocolo SPIKES[20] sugere uma boa estratégia para esses momentos difíceis:

- *Setting:* cuidar do encontro para que a conversa aconteça dentro das condições mais favoráveis possíveis;
- *Perception:* ter uma percepção total do paciente. Ouvir e observar. Avaliar a percepção do paciente sobre sua doença. Estruturar a conversa com questões abertas e fechadas, ter uma escuta muito ativa e permitir que o outro se expresse livremente;
- *Invite:* fazer um convite. Dar título à conversa. Checar o conhecimento do paciente sobre o assunto e o quanto quer saber e observar atentamente sua postura, seus gestos para prosseguir a conversa de acordo com sua capacidade de absorção;
- *Knowledge:* transferir o conhecimento, reavaliar o conhecimento do paciente sobre o que foi comunicado;
- *Emotions:* dar más notícias envolve emoções e é importante lidar com elas. Identificar as emoções, validar as emoções sentidas, permitir que o paciente possa expressá-las é de extrema importância para que possa se sentir acolhido;
- *Summary:* fazer um resumo dos aspectos mais importantes, ou seja, do diagnóstico, prognóstico e tratamento. Oferecer uma estratégia de cuidado, tirar dúvidas e assegurar que ele não estará sozinho nessa jornada.

As estratégias são importantes porque, em se tratando de UTI, inúmeras vezes, vai envolver sofrimento, transição para os cuidados paliativos, final de vida, quebra de expectativas... É importante que a comunicação seja muito empática para amenizar o sofrimento. Além disso, a comunicação não esclarecida, ineficaz, é um risco para estresse pós-traumático.

CUIDADO CENTRADO NO PACIENTE

O cuidado centrado no paciente é definido como o cuidado respeitoso e responsivo às preferências, às necessidades e seus valores individuais. É garantir que seus valores permeiem todas as decisões clínicas. Ao se sentir respeitado e valorizado, terá maior envolvimento, melhor enfrentamento e satisfação. Implica diretamente na sua qualidade de vida e no emocional, do momento em que as decisões compartilhadas possam oferecer, dentro do possível, o alcance de suas metas.[21]

Na UTI, sua inclusão depende da condição de saúde, de suas limitações físicas e mentais e da habilidade e disposição da equipe. Durante a admissão da UTI, os pacientes estão com maior risco de desenvolver complicações, alterações fisiológicas, sofrem com estresse físico e psicológico extremos, incluindo o ambiente anormal da UTI. São experiências que, certamente, afetam a recuperação dos pacientes críticos e podem resultar em distúrbios físicos e psicológicos no pós-UTI.[13]

Saber o prognóstico é um fator muito importante para os pacientes e familiares admitidos na UTI, entretanto, é difícil saber sobre a funcionalidade ou qualidade de vida após a alta da UTI. É o dia a dia que vai responder, é a resposta positiva ao tratamento em cada momento e a esperança de sobreviver ao corrente episódio que não pode faltar. Saber dar esperança dentro da realidade, mas sem tirar o chão do paciente é, de fato, uma tarefa difícil.

SINTOMAS DE ANSIEDADE, DEPRESSÃO E ESTRESSE PÓS-TRAUMÁTICO

Controle de sintomas

O controle adequado dos sintomas é fundamental para a sensação de bem-estar total do paciente, com positivo impacto na sua qualidade de vida e sem dúvida, na sua memória pós-alta da UTI. Cuidar da dor é primordial. Entretanto, é necessário compreender que o sofrimento vai além da dor física. O sofrimento envolve outras dimensões como a psíquica, espiritual, social e deve ser ampliado o foco ao abordar o paciente.[22]

Uma das grandes alterações psíquicas após UTI é o estresse pós-traumático. Alteração reacional após um evento traumático que envolveu ameaça de morte, ferimento grave, um acontecimento muito marcante que gerou intenso medo, sua incidência em pacientes críticos varia entre 5% e 65 % e pode perdurar por muitos anos.[23]

Conhecer as perspectivas dos pacientes admitidos na UTI é importante para facilitar a colaboração multidisciplinar e no desenvolvimento e manutenção de novas estratégias de gerenciamento.[1]

O FINAL DA VIDA

Um turbilhão emocional. Quais são as perspectivas dos pacientes? Quais serão os desafios a partir do momento que o final da vida se aproxima? Ao combater a morte, usamos de toda alta tecnologia, muitas vezes sem prestar atenção no fragilizado paciente que está por trás, deitado naquele leito.

Não podemos acrescentar dias a nossa vida, mas podemos acrescentar vida aos nossos dias.

Cora Coralina

A PRESENÇA DA FAMÍLIA NA UTI

O sentimento de desamparo é grande. Todos os sentimentos parecem estar agudizados. O paciente se encontra despido de tudo, não somente de suas roupas, mas, muitas vezes, sem poder dar voz aos seus desejos, sentimentos e valores. Nesse contexto, ser representado por seu familiar é fundamental. A equipe deve se esforçar para que a família esteja presente o máximo possível, ter uma comunicação efetiva e necessidades encontradas. A presença da família traz grandes benefícios para os pacientes e ajudam na recuperação física e psíquica, diminuindo significativamente sintomas de ansiedade e depressão, cardiovascular, entre outros inúmeros benefícios.[24]

Devido à arquitetura das UTIs, torna-se muitas vezes difícil ter espaço para a política de visitação aberta para a família. No Brasil, menos de 5% permitem que a família permaneça 24 horas ao lado do seu ente querido.[25] Entretanto, o mais importante é ser flexível em momentos que são únicos, mais necessários para a família estar perto, quer sejam, os de maior gravidade, pacientes idosos, com *delirium*, e algumas outras situações especiais, permitido por quase 100% das UTIs brasileiras.

PACIENTES IDOSOS

Os pacientes idosos necessitam de um olhar ainda mais atento devido à fragilidade, comorbidades prévias, seu histórico de saúde e a trajetória na UTI podem requerer mais tratamentos de suporte avançado de vida. É uma população com maior mortalidade em um ano, necessitam de mais readmissões hospitalares, sendo observado um substancial comprometimento da qualidade de vida pós-alta, com perda da funcionalidade.[26] Por outro lado, observa-se que condutas para não iniciar tratamento avançado de suporte de vida e sua retirada tem sido mais proposta para essa população.[27,28] É necessário pesar na balança para ver se os benefícios valem a pena, tendo em vista que só o fato da idade não pesa. Muitos idosos acabam se beneficiando com o tratamento intensivo.[29] Portanto, deve ser feito a reavaliação contínua da evolução clínica desses pacientes, levando sempre em consideração a qualidade de vida, o controle dos sintomas para evitar sofrimento.[30]

SONO

A falta de sono ou interrupções frequentes do sono é um agravante na UTI e merece ser visto de perto para melhor recuperação dos pacientes.[31] As intervenções não farmacológicas, como por exemplo, o uso de tampões auditivos ou máscaras oculares, maior cuidado no horário para intervenções eletivas, podem ter efeitos benéficos no sono, diminuir *delirium*, transtorno de estresse pós-traumático (TEPT) e o tempo de permanência na UTI.[18]

CONCLUSÃO

É preciso dar sentido a cada momento vivido na UTI pelo paciente, que vão se transformando ao longo da internação. É necessário respeito e compaixão. Importante ter uma visão total do paciente e conhecer a sua biografia. Ter atitudes que promovam o bem-estar físico, psíquico, espiritual e social e tornem as experiências dos pacientes na UTI a melhor possível. As experiências positivas terão forte impacto na sobrevida e recuperação dos pacientes após a UTI.

REFERÊNCIAS BIBLIOGRÁFICAS

1. Novaes MA, Knobel E, Bork AM, Pavão OF, Nogueira-Martins LA, Ferraz MB. Stressors in ICU: perception of the patient, relatives and health care team. Intensive Care Med. 1999;25(12):1421-6.
2. Muscedere J, Waters B, Varambally A, Bagshaw SM, Boyd JG, Maslove D, Sibley S,Rockwood K. The impact of frailty on intensive care unit outcomes: a systematic review and meta-analysis. Intensive Care Med. 2017 Aug;43(8):1105-22.
3. Svenningsen H, Langhorn L, Agard AS, Dreyer P. Post-ICU symptoms, consequences, and follow-up: an integrative review. Nurs Crit Care. 2017 Jul;22(4):212-20.
4. Merbitz NH, Westie K, Dammeyer JA, Butt L, Schneider J. After critical care: Challenges in the transition to inpatient rehabilitation. Rehabil Psychol. 2016 ;61(2):186-200.
5. Fumis RR, Ranzani OT, Martins PS, Schettino G. Emotional disorders in pairs of patients and their family members during and after ICU stay. PLoS One. 2015;23;10(1):e0115332.
6. SEIDL EMF, Zannon CMLC.Qualidade de vida e saúde: aspectos conceituais e metodológicos. Cad. Saúde Pública [online]. 2004;20(2):580-88. Disponível em: http://dx.doi.org/10.1590/S0102-311X2004000200027
7. Biblioteca Virtual de Direitos Humanos da Universidade de São Paulo. Constituição da Organização Mundial da Saúde em 1946. [Acesso em: 07/12/2017]. Disponível em: http://www.direitoshumanos.usp.br/index.php/OMS-Organiza%-C3%A7%C3%A3o-Mundial-da-Sa%C3%BAde/constituicao-da-organizacao-mundial-da-saude-omswho.html
8. OMS – Organização Mundial da Saúde. Relatório mundial da saúde: financiamento dos sistemas de saúde: o caminho para a cobertura universal. Genebra: 2010. Disponível em: http://www. who.int/whr/2010/whr10_pt.pdf
9. Tunlind A, Granström J, Engström A. Nursing care in a high-technological environment: Experiences of critical care nurses. Intensive Crit Care Nurs. 2015 Apr;31(2):116-23.
10. Milton A, Brück E, Schandl A, Bottai M, Sackey P. Early psychological screening of intensive care unit survivors: a prospective cohort study. Crit Care. 2017 Nov 9;21(1):273.
11. Dowdy DW, Eid MP, Sedrakyan A, Mendez-Tellez PA, Pronovost PJ, Herridge MS,Needham DM. Quality of life in adult survivors of critical illness: a systematic review of the literature. Intensive Care Med. 2005 May;31(5):611-20.
12. Garrouste-Orgeas M, Flahault C, Fasse L, et al. The ICU-Diary study: prospective, multicenter comparative study of the impact of an ICU diary on the wellbeing of patients and families in French ICUs. Trials. 2017;18(1):542.
13. Jones C. Recovery post ICU. Intensive Crit Care Nurs. 2014 Oct;30(5):239-45.
14. Chahraoui K, Laurent A, Bioy A, Quenot JP. Psychological experience of patients 3 months after a stay in the intensive care unit: A descriptive and qualitative study. J Crit Care. 2015 Jun;30(3):599-605.
15. Capuzzo M, Bertacchini S, Jones C, Griffiths R, Ambrosio MR, Bondanelli M, Alvisi R. Patients with PTSD after intensive care avoid hospital contact at 2-year follow-up. Acta Anaesthesiol Scand. 2008 Feb;52(2):313-4.
16. Forte DN, Vincent JL, Velasco IT, Park M. Association between education in EOL care and variability in EOL practice: a survey of ICU physicians. Intensive Care Med. 2012 Mar;38(3):404-12.
17. Nakatani AYK, Souza ACS, Gomes IV, Souza MM. O banho no leito em unidade de Terapia Intensiva: uma visão de quem recebe. Ciência, Cuidado e Saúde. 2004;3(1):13.
18. Ranzani OT, Park M. Como melhorar as experiências dos pacientes na UTI. In: Fumis RRL. UTI Humanizada: Cuidados com o paciente, a família e a Equipe. Série Instituto Sírio-Libanês de Ensino e Pesquisa. São Paulo: Editora Atheneu, 2016.
19. Blair KTA, Eccleston SD, Binder HM, McCarthy MS. Improving the Patient Experience by Implementing an ICU Diary for Those at Risk of Post-intensive Care Syndrome. J Patient Exp. 2017 Mar;4(1):4-9.
20. Baile WF, Buckman R, Lenzi R, Glober G, Beale EA, Kudelka AP. SPIKES-A six-step protocol for delivering bad news: application to the patient with cancer. Oncologist. 2000;5(4):302-11.
21. Cao V, Tan LD, Horn F, Bland D, Giri P, Maken K, Cho N, Scott L, Dinh VA, Hidalgo D, Nguyen HB. Patient-Centered Structured Interdisciplinary Bedside Rounds in the Medical ICU. Crit Care Med. 2017 Oct 28. doi: 10.1097/CCM.0000000000002807. [Epub ahead of print] PubMed PMID: 29088002.
22. Kelley AS, Morrison RS. Palliative Care for the Seriously Ill. N Engl J Med. 2015 Aug 20;373(8):747-55.
23. Jackson JC, Hart RP, Gordon SM, Hopkins RO, Girard TD, Ely EW. Post-traumatic stress disorder and post-traumatic stress symptoms following critical illness in medical intensive care unit patients: assessing the magnitude of the problem. Crit Care. 2007;11(1):R27.
24. Fumagalli S, Boncinelli L, Lo Nostro A, Valoti P, Baldereschi G, Di Bari M, et al. Reduced cardiocirculatory complications with unrestrictive visiting policy in an intensive care unit: results from a pilot, randomized trial. Circulation. 2006;113(7):946–52.

25. Ramos FJ, Fumis RR, de Azevedo LC, Schettino G. Intensive care unit visitation policies in Brazil: a multicenter survey. Rev Bras Ter Intensiva. 2014 Oct-Dec;26(4):339-46.

26. Level C, Tellier E, Dezou P, Chaoui K, Kherchache A, Sejourné P, Rullion-Pac Soo AM. Outcome of older persons admitted to intensive care unit, mortality, prognosis factors, dependency scores and ability trajectory within 1 year: a prospective cohort study. Aging Clin Exp Res. 2017 Dec 6. doi: 10.1007/s40520-017-0871-z. [Epub ahead of print] PubMed PMID: 29214518.

27. Mazutti SR, Nascimento AF, Fumis RR. Limitation to Advanced Life Support in patients admitted to intensive care unit with integrated palliative care. Rev Bras Ter Intensiva. 2016 Sep;28(3):294-300.

28. Wunsch H, Harrison DA, Harvey S, Rowan K. End-of-life decisions: a cohort study of the withdrawal of all active treatment in intensive care units in the United Kingdom. Intensive Care Med. 2005 Jun;31(6):823-31.

29. Montuclard L, Garrouste-Orgeas M, Timsit JF, Misset B, De Jonghe B, Carlet J. Outcome, functional autonomy, and quality of life of elderly patients with a long-term intensive care unit stay. Crit Care Med. 2000 Oct;28(10):3389-95.

30. Hanratty B, Lowson E, Grande G, Payne S, Addington-Hall J, Valtorta N, Seymour J. Transitions at the end of life for older adults – patient, carer and professional perspectives: a mixed-methods study. Southampton (UK): NIHR Journals Library; 2014 Jun. PubMed PMID: 2564-2566.

31. Aitken LM, Elliott R, Mitchell M, Davis C, Macfarlane B, Ullman A, Wetzig K, Datt A, McKinley S. Sleep assessment by patients and nurses in the intensive care: An exploratory descriptive study. Aust Crit Care. 2017 Mar;30(2):59-66.

PARTE II
DISFUNÇÃO ORGÂNICA APÓS A DOENÇA CRÍTICA

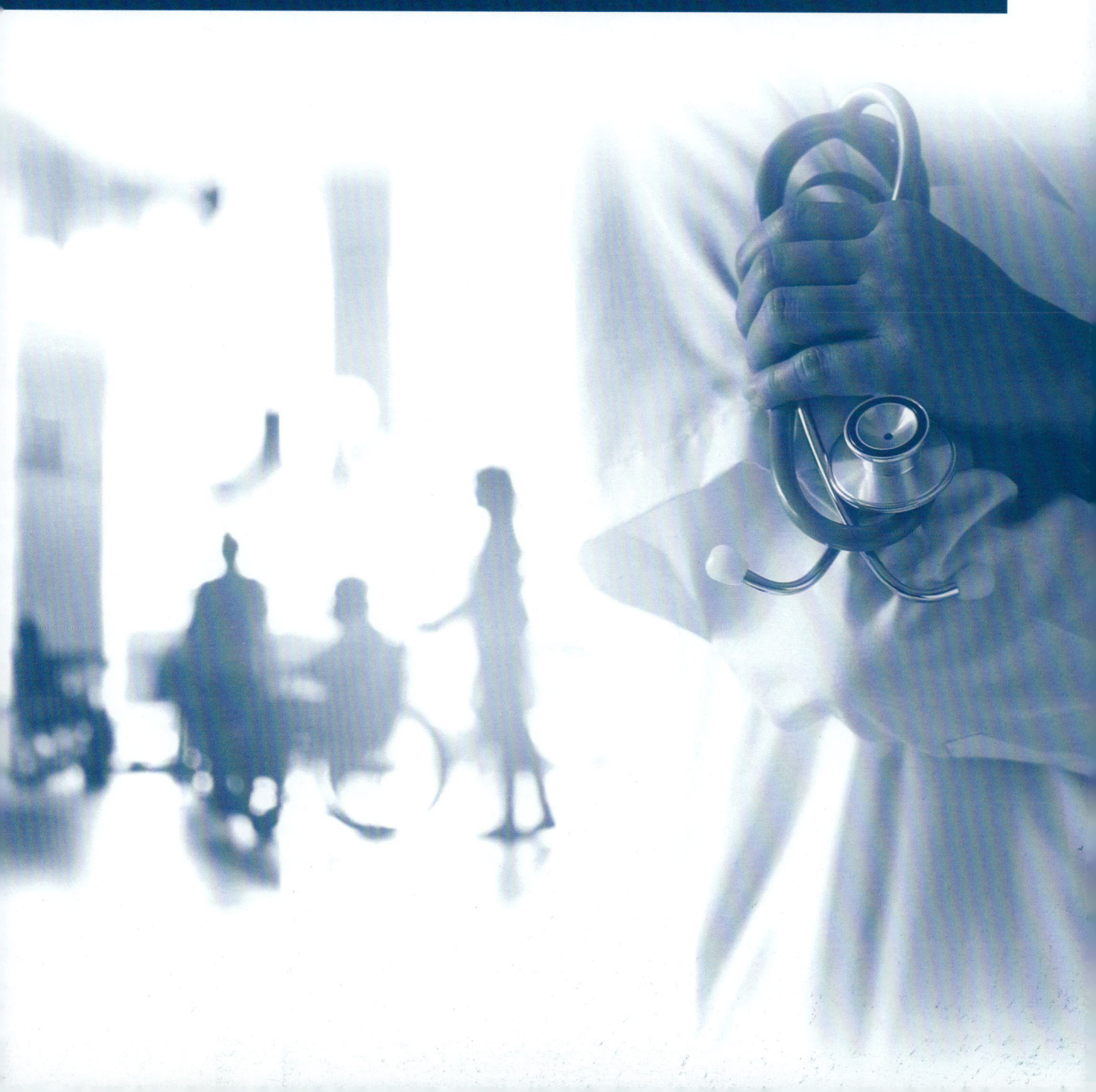

INTRODUÇÃO
PARTE II – Disfunção Orgânica após a Doença Crítica

Monique Michels
Felipe Dal Pizzol

A falência múltipla de orgãos é um quadro recorrente em pacientes criticamente enfermos internados em Unidades de Terapia Intensiva (UTI). Além disso, relatos tem demonstrado que pacientes que permanecem longos períodos internados na UTI, com alto risco para falência múltipla de órgãos, estão progredindo para um quadro mais recentemente caracterizado definido como PICS, do inglês *post intensive care syndrome*. O termo PICS é recente que foi estabelecido para descrever o fenótipo observado de inflamação persistente, imunossupressão e catabolismo proteico que acomete pacientes criticamente enfermos.[1]

Basicamente, após um insulto inflamatório (séptico ou não séptico), o quadro agudo de hiperinflamação pode resultar em morte precoce. Por outro lado, se esses pacientes criticamente doentes não morrerem precocemente se sugere duas vias possíveis de recuperação. Primeira, o paciente atinge novamente sua homeostase retornado em algum tempo ao seu estado basal. Segunda, sua disfunção persiste e inicia um processo de doença crítica crônica (> 14 a 21 dias com disfunção orgânica). Os pacientes com doença crítica crônica entram em imunossupressão contínua e inflamação associada a uma resposta persistente de fase aguda com catabolismo proteico em curso. Apesar de intervenção nutricional, há uma grande perda de massa corporal magra. Estima-se que de 30% a 50% dos pacientes com essas características evoluam para um quadro de PICS. Clinicamente, pacientes com PICS sofrem de infecções recorrentes, má cicatrização de feridas e permanecem por mais tempo sobre cuidados médicos, e apresentam alterações funcionais em longo prazo.[2] O principal desafio para esse novo paradigma é identificar PICS no início de seu curso para em seguida compreender sua fisiopatologia, para então iniciar terapias multimodais adequadas que visam componentes específicos da síndrome.

A expansão prolongada de células supressoras derivadas da linhagem mieloide fornece um mecanismo plausível para a fisiopatologia do PICS. A atividade imunossupressora dessas células tem sido atribuída a vários mecanismos e mediadores descritos em estudos com animais e com humanos, incluindo a regulação de arginase, óxido nítrico sintase, aumento da produção de interleucina-10 e nitrosilação de moléculas de MHC (complexo de histocompatibilidade principal) impedindo sua interação apropriada com o receptor de célula T e co-receptores.[3] Sendo assim, a expansão prolongada de células supressoras derivadas da linhagem mieloide após sepse contribui para desfechos consistentes com o fenótipo PICS.

As células supressoras derivadas da linhagem mieloide desempenham um papel amplamente reconhecido na supressão de células T e também na promoção da produção de células Treg. Como resultado, o papel que essas células têm na sepse não é simples e nem claro. Embora essa linhagem celular seja um componente da mielopoiese de emergência e contribuam para a vigilância imunológica contra infecções secundárias, sua presença no hospedeiro séptico também pode ser prejudicial promovendo imunossupressão adaptativa e inflamação persistente.[2]

A disfunção múltipla de órgãos é uma característica do PICS. Atualmente, existe uma escassez de conhecimento explicando porque o rim é tão suscetível à lesão inflamatória e porque os pacientes com doença crítica crônica nem sempre conseguem se recuperar da disfunção renal. As células epiteliais dos túbulos renais são altamente suscetíveis ao estresse oxidativo intrínseco. Durante a sepse, as células epiteliais dos túbulos necróticos e os polimorfonucleares (PMNs) liberam DAMPs (padrões moleculares associados a danos) que ativam os receptores *toll-like* (TLRs) de receptores de reconhecimento padrão (PPR). É provável que, durante a sepse e doença crítica crônica, o rim é infiltrado por células supressoras derivadas da linhagem mieloide que apresentam propriedades oxidativas e imunossupressoras.[4] O rim hospeda tipos diferentes de células que expressam um subgrupo de TLRs e pode, assim, responder a DAMPs para induzir respostas imunes inatas.[4]

Como já mencionado, a sepse induz catabolismo caracterizado por grande perda de massa muscular, refletindo quebra de proteínas miofibrilares, diminuição da síntese proteica, aumento da disfunção mitocondrial e liberação de mediadores pró-inflamatórios.[5] Estudos que realizaram acompanhamento de pacientes a longo prazo, mostraram que a atrofia muscular causa incapacidades funcionais graves em sobreviventes de doença crítica crônica.[6,7] O aumento do catabolismo do músculo esquelético, seja por apoptose celular induzida por lesão oxidante ou autofagia, pode estimular uma resposta imune via constituintes celulares sendo liberados na circulação e atuando como DAMPs. A infiltração de células supressoras derivadas da linhagem mieloide no músculo esquelético é reconhecida na lesão muscular e na perda de massa óssea esquelética em sepse.[8] Fragmentos como mtDNA, ATP, TFAM, HMGB1 e succinato são conhecidos como mitoDAMPs e podem funcionar como *alarmins* endógenos para propagar a inflamação crônica.[9] Esses fatores podem ser liberados durante a lesão do músculo esquelético ou perda de massa muscular associada à doença crítica.

Outra característica importante do paciente PICS é a disfunção neurológica. É frequentemente observado em sobreviventes de doenças críticas, presença de declínio neurocognitivo em longo prazo com um risco aumentado de desenvolver demência e aumento das limitações funcionais. Pacientes vulneráveis ao fenótipo PICS tendem a apresentar níveis significativos de dor, dispneia, sofrimento psicológico, sede, fadiga e comunicação prejudicada.[10] A qualidade de vida de pacientes PICS piora muito em longo prazo, muitos deles sofrem de depressão, comprometimento cognitivo, anormalidades fisiológicas complexas, disfunção orgânica, *deficits* neuroendócrinos e disfunção imunológica.[10,11] Pacientes com doença crítica crônica relatam pior qualidade de vida e apresentaram pior estado funcional aos seis meses de acompanhamento em comparação com pacientes que tiveram recuperação rápida.[12]

É bem relatado que sobreviventes de sepse demonstram comprometimento cognitivo em longo prazo, incluindo alterações na memória, atenção e concentração, e muitos são incapazes de retornar a atividades anteriores devido às sequelas adquiridas.[12,13] Os mecanismos que causam encefalopatia ou *delirium* são pouco claros e compreendidos, embora existam evidências plausíveis de permeabilidade da barreira hematoencefálica contribuindo para a neuroinflamação, estresse oxidativo e ativação microglial.[14] Na ausência de uma compreensão pontual da causa, o tratamento é limitado ao manejo inespecífico de sintomas do paciente e pode ser insatisfatório.

Sobreviventes de doenças críticas estão propensos a desenvolver doença crítica crônica, uma condição debilitante que piora a qualidade de vida dos acometidos. A doença crítica crônica é multifatorial e complexa e pode levar o paciente a desenvolver um quadro de PICS, relacionado à inflamação persistente, imunossupressão e catabolismo proteico.

REFERÊNCIAS BIBLIOGRÁFICAS

1. Mira JC, Brakenridge SC, Moldawer LL, Moore FA. Persistent Inflammation, Immunosuppression and Catabolism Syndrome (PICS). Crit Care Clin. 2017;33(2):245-58.
2. Gentile LF, Cuenca AG, Efron PA et al. Persistent inflammation and immunosuppression: A common syndrome and new horizon for surgical intensive care. The Journal of Trauma and Acute Care Surgery. 2012;72(6):1491-1501.
3. Gabrilovich DI, Nagaraj S. Células supressoras derivadas de mieloides como reguladoras do sistema imunológico. Nat Rev Immunol. 2009;9(3):162-174.

4. Hawkins RB, Raymond SL, Stortz JA et al. Chronic Critical Illness and the Persistent Inflammation, Immunosuppression, and Catabolism Syndrome. Front Immunol. 2018;9:1511.

5. Picca A, Lezza AMS, Leeuwenburgh C et al. Fueling inflamm-aging through mitochondrial dysfunction: mechanisms and molecular targets. Int J Mol Sci. 2017;18(5).

6. Batt J, dos Santos CC, Cameron JI, Herridge MS. Intensive care unit-acquired weakness: clinical phenotypes and molecular mechanisms. Am J Respir Crit Care Med. 2013;187(3):238-46.

7. Puthucheary Z, Harridge S, Hart N. Skeletal muscle dysfunction in critical care: wasting, weakness, and rehabilitation strategies. Crit Care Med. 2010;(10 Suppl):S676-82.

8. Tidball JG, Villalta SA. Regulatory interactions between muscle and the immune system during muscle regeneration. Am J Physiol Regul Integr Comp Physiol. 2010;298(5):R1173-87.

9. Picca A, Lezza AMS, Leeuwenburgh C et al. Circulating mitochondrial DNA at the crossroads of mitochondrial dysfunction and inflammation during aging and muscle wasting disorders. Rejuvenation Res. 2018 Aug;21(4):350-59. doi: 10.1089/rej.2017.1989. Epub 2018 Jan 2.

10. Nelson JE, Meier DE, Litke A, Natale DA, Siegel RE, Morrison RS. The symptom burden of chronic critical illness. Crit Care Med. 2004;32:1527-34.

11. Van den Berghe G. Neuroendocrine pathobiology of chronic critical illness. Crit Care Clin. 2002;18:509-28.

12. Gordon SM, Jackson JC, Ely EW, Burger C, Hopkins RO. Clinical identification of cognitive impairment in ICU survivors: insights for intensivists. Intensive Care Med. 2004;30(11):1997-2008.

13. Andonegui G, Zelinski EL, Schubert CL et al. Targeting inflammatory monocytes in sepsis-associated encephalopathy and long-term cognitive impairment. JCI Insight. 2018;3(9):e99364.

14. Michels M, Ávila P, Pescador B et al. Microglial Cells Depletion Increases Inflammation and Modifies Microglial Phenotypes in an Animal Model of Severe Sepsis. Mol Neurobiol. 2019 Apr 24. doi: 10.1007/s12035-019-1606-2.

DISFUNÇÃO CRÔNICA DE ÓRGÃOS

13

Gabriele Schuster
Vinícius Brenner Felice
Gilberto Friedman
Thiago Lisboa

INTRODUÇÃO

Com o avanço tecnológico da medicina pacientes que antes estavam destinados a morte, hoje, desfrutam de recursos que aumentaram a expectativa de vida.[1] Criadas desde o século passado, as unidades de terapia intensiva (UTIs) passaram por avanços em todas as áreas (tecnológica, humana, robótica), permitindo manter um paciente vivo, mesmo durante doença muito grave. No entanto, essa sobrevida não vem sem consequências.[1] Avanços nas abordagens terapêuticas para pacientes críticos, como ventilação mecânica (VM), monitoramento invasivo e não invasivo, ventilação extracorpórea e terapia de substituição renal, associados a melhor compreensão do comportamento fisiopatológico em pacientes críticos, levaram, nas últimas décadas, a uma queda das taxas de mortalidade. No entanto, alguns pacientes extremamente graves sobrevivem por períodos mais longos de hospitalização apresentando disfunção orgânica por períodos prolongados. Lamentavelmente, nesse subgrupo de pacientes, não ocorre melhora significativa nos desfechos a despeito do suporte prolongado.

Esse paciente, que resistiu ao insulto ameaçador inicial à vida e ficou dependente de cuidados intensivos com terapias de suporte orgânico invasivo como VM, suporte hemodinâmico invasivo com vasopressor, hemodiálise ou mesmo dispositivos e sistemas de circulação extracorpórea para sua sobrevivência é chamado paciente crítico portador de disfunção orgânica crônica.[1,2] Apesar de descrito há muito tempo, ainda sabemos pouco a respeito dessa população de pacientes que vem crescendo. Não se sabe ao certo, o exato momento em que ocorre a transição da doença aguda para a crítica crônica, mas muitos trabalhos estão propondo critérios para definir a síndrome.[1] Theodore Iwashyna e cols. publicaram um grande estudo observacional multicêntrico retrospectivo que incluiu 1.028.235 pacientes graves admitidos em 182 UTIs da Austrália e Nova Zelândia durante um período de 15 anos.[3] Os autores estabeleceram empiricamente o início da transição de doença crítica aguda para persistente e constatou-se que essa transição ocorre a partir da segunda semana de internação. Além do mais, mostrou que o diagnóstico e a severidade da doença na admissão não são preditivos de mortalidade, mas sim de morbidade.

DEFINIÇÃO

Essa denominação descrita inicialmente, em 1985, por Girard e Raffin, ainda é a mais utilizada, porém pouco se sabe e há poucos estudos, até o momento, sobre esse subgrupo de pacientes.[4] A sua marca característica é a dependência da ventilação mecânica, apesar de outras dependências.[5] A duração do suporte ventilatório tem sido o mais importante marcador da disfunção crônica, e já foram propostos diferentes períodos de ventilação mecânica para definir a disfunção crônica. Períodos definidos como duas ou três semanas de dependência ventilatória parecem comparáveis do ponto de vista de risco de desfecho desfavorável. A indicação de traqueostomia, como substituta do tempo de VM, também já foi proposto na literatura. Deve-se distinguir os pacientes com disfunção orgânica crônica daqueles dependentes de ventilação mecânica como resultado de um distúrbio respiratório e/ou neuromuscular, que não cumpram os critérios para doença crítica (ou aqueles que superaram a doença crítica e não mais têm as características fisiopatológicas compatíveis com disfunção crônica). Esses pacientes são definidos como dependentes de suporte ventilatório prolongado.

Kahn e cols. propuseram uma definição que consiste em pelo menos oito dias de internação em UTI, necessidade de ventilação mecânica por pelo menos 96 horas, necessidade de traqueostomia, sepse, lesões cutâneas como úlceras de pressão, acidente vascular encefálico e traumatismo crânio encefálico.[1] Outra proposta, do Provent 14, utiliza um escore de prognóstico simplificado com variáveis como idade entre 50 e 65 anos, contagem de plaquetas menor que 100.000 mm^3, necessidade de vasopressor, necessidade de hemodiálise e admissão não traumática na UTI, medidos no 14° dia de ventilação mecânica, predizendo desfechos em até um ano.[6]

Outras denominações estão listadas na Tabela 13.1.[7]

Em virtude dos diferentes conceitos e terminologias, a prevalência de doentes críticos crônicos pode variar conforme a literatura. Estima-se que acomete uma média de 5% a 20% dos pacientes internados em UTIs.[1,7,8] Apesar da variação da prevalência em diferentes centros, calcula-se que os custos com esse tipo de paciente pode chegar até 50% dos gastos em UTIs.

FISIOPATOLOGIA

A fisiopatologia da disfunção crônica múltipla de órgãos em pacientes críticos crônicos é complexa. É uma síndrome caracterizada por fraqueza muscular, cicatrização prejudicada de feridas, perda corporal de massa magra, alterações neuroendócrinas e predisposição a infecções. Essas alterações receberam uma denomina-

Ano	Autor	Definição
		Tabela 13.1. Definições relacionadas ao tempo e outros fenômenos na doença crítica crônica
2015	Kahn e cols.	Oito dias ou mais na UTI com uma ou mais de seis condições: ventilação mecânica, traqueotomia, acidente vascular cerebral, trauma craniano, sepse e lesão grave
2013	Loss e cols.	21 dias sob ventilação mecânica ou traqueotomia
2012	Carson e cols.	21 dias sob ventilação mecânica por pelo menos seis horas ao dia
2011	Boniatti e cols.	21 dias sob ventilação mecânica ou traqueotomia
2008	Zilberberg e cols.	96 horas ou mais sob ventilação mecânica
2007	Scheinhorn e cols.	Ventilação mecânica prolongada por insuficiência respiratória
2005	MacIntyre e cols.	21 dias sob ventilação mecânica por pelo menos seis horas por dia
2005	Daly e cols.	72 horas ou mais sob ventilação mecânica
2004	Nelson e cols.	Dependência prolongada de suporte ventilatório ou traqueotomia associado a alterações metabólicas, neuroendócrinas, neuropisiquiátricas e imunológicas
2002	Nierman	Sobreviventes de doença crítica que apresentam comprometimento funcional significativo e dependência de cuidados intensivos de enfermagem e tecnologia avançada
2002	Carson e Bach	21 dias ou mais de cuidados contínuos e dependência de ventilação mecânica na UTI
2000	Nasraway e cols.	Pacientes com doenças graves prévias ou complicações durante permanência na UTI, frequentemente dependentes de ventilação mecânica ou terapia de substituição renal
1997	Douglas e cols.	Pacientes com necessidades de cuidados intensivos de enfermagem e tempo de permanência de duas semanas ou mais na UTI
1995	Girard e Raffin	Pacientes que não sobrevivem apesar de suporte extraordinário à vida por semanas ou meses

Adaptado de: Loss, RBTI 2017.[7]

ção: síndrome de catabolismo, imunossupressão e inflamação persistente (PICS).[9]

Muitos autores têm abordado sobre o conceito do paciente crítico crônico, sua prevalência e consequências. No entanto, muito pouco ou quase nada se sabe sobre a sua fisiopatologia. Mira e cols.[9] propuseram a teoria da reação inflamatória persistente com a supressão da resposta imune adaptativa associado ao catabolismo após um insulto inicial, por exemplo, infecção (Figura 13.1).

O estado de inflamação persistente aumenta a demanda metabólica e o catabolismo de proteínas, resultando em perda de massa magra, fraqueza e disfunção do diafragma. Tais condições contribuem para ventilação mecânica prolongada[10,11] e longa permanência na UTI. Associado ao longo tempo de internação, à perda de proteínas e à imobilidade no leito, esses pacientes podem desenvolver úlceras de decúbito, má cicatrização de feridas e muitas vezes, novo quadro de sepse, já que estão suscetíveis a infecções por germes multirresistentes. Além de apresentarem a ruptura da barreira cutânea estão, muitas vezes, invadidos por cateteres e sondas.[12] Há modificações no eixo hipotálamo-pituitário-adrenal, com alterações nos níveis séricos de cortisol, renina, angiotensina e aldosterona.[13] Essas alterações favorecem a perda da secreção pulsátil dos hormônios da hipófise anterior, contribuindo para um anabolismo prejudicado, apesar da nutrição adequada, além de baixos níveis de hormônios-alvo.[14,15] O mecanismo de dano envolve desde disfunção mitocondrial crônica, até dano por estresse oxidativo e dano degenerativo induzido pelo ambiente de hipóxia tecidual persistente/crônico. Os pacientes apresentam ainda alterações nos pulsos hormonais (hormônio de crescimento, adrenal e tireóideo) e podem até mesmo desenvolver hipogonadismo, atrofia muscular (caquexia), resistência insulínica e esteatose hepática.

Pacientes que sofrem trauma grave ou sepse persistem com ambiente de inflamação e imunossupressão por períodos prolongados. Após o insulto inicial, os granulócitos na medula óssea sofrem desmarginalização migrando para o local da infecção ou lesão.[16] O es-

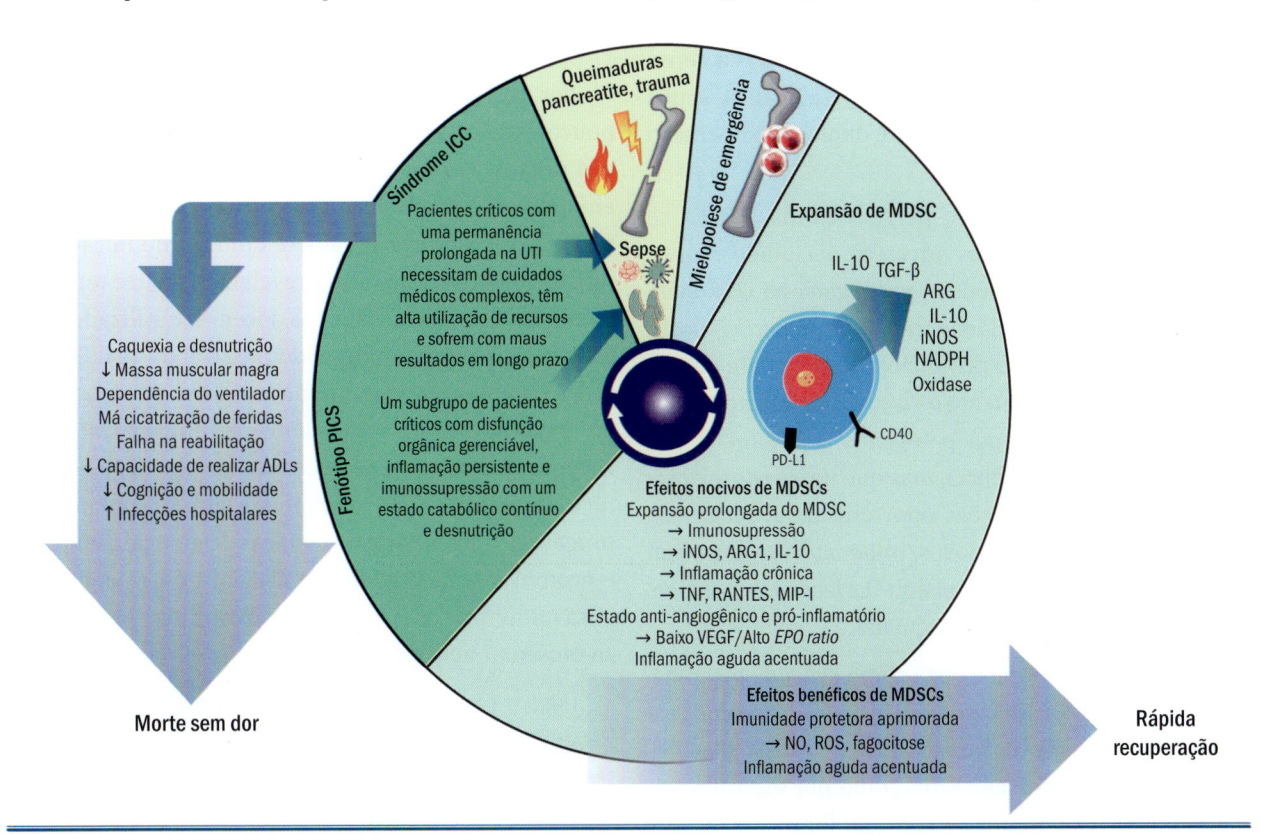

Figura 13.1. O PICS pode ser representado como um ciclo vicioso e recorrente. Primeiro, o evento inflamatório incitante estimula uma resposta mielopoiética de emergência. Embora a expansão subsequente do MDSC possa ser protetora, a expansão prolongada promove a supressão da imunidade adaptativa e da inflamação crônica. Após essa resposta inicial, o paciente pode se converter ou evoluir para ICC. Em um subgrupo de pacientes com ICC, o PICS se desenvolve e é caracterizado por disfunção orgânica gerenciável, inflamação e supressão imunológica contínuas, catabolismo proteico, perda de massa muscular e necessidades nutricionais não atendidas. Isso predispõe o paciente a infecções recorrentes e reincidência desse ciclo.

iNOS: óxido nítrico sintase induzida; MDSCs: células supressoras mieloides derivadas; NADPH: Fosfato de dinucleótido de nicotinamida e adenina; PICS: *post intensive care syndrome*; TGF-β: fator de transformação do crescimento beta; TNF: fatores de necrose tumoral; VEGF: fator de crescimento vascular endotelial.

Adaptado de: Mira, Crit Care Clin, 2017.[9]

vazamento da medula óssea, associado a apoptose de linfócitos em órgãos linfoides secundários favorece a produção de progenitores hematopoiéticos. No entanto, há formação de precursores mielopoiéticos que podem se diferenciar em granulócitos maduros, macrófagos e células dendríticas, evento denominado mielopoiese-granulopoiese de emergência. Esse fenômeno pode ser mediado por fatores de crescimento (GM-CSF) e citocinas (por exemplo, IL-6 e IL-17) produzidos durante a resposta inicial de SIRS.[17-19] A produção de células supressoras mieloides derivadas (MDSCs) na medula óssea, órgãos linfoides secundários e até mesmo em órgãos do sistema reticuloendotelial é um dos resultados da mielopoiese de emergência.

A MDSCs produz mediadores pró-inflamatórios e imunossupressores contribuindo para vigilância imunológica contra infecções secundárias. Todavia, há estudos como o de Moldawer, Efron e cols. que demonstrou que a expansão de MDSCs pode explicar a persistência da desregulação imune observada em doentes críticos crônicos e PICS. Esse estudo mostrou que o número de MDSCs aumenta rapidamente após a sepse e está persistentemente elevado por até 28 dias, suprimiu a proliferação de linfócitos T e diminuiu a liberação de citocinas TH1 e TH2.

Além disso, a expansão persistente da MDSCs se correlacionou a desfechos adversos, incluindo mortalidade precoce, permanência prolongada na UTI, além de ser forte preditor independente de infecções nosocomiais.[20] Essa ativação disfuncional persistente da resposta imunológica aumenta o risco de colonização e infecção, especialmente por patógenos nosocomiais, por vezes de limitada virulência, mas que nesse contexto se comportam como infecções oportunistas. A sequência de novos insultos infecciosos/inflamatórios contribui na perpetuação, por mecanismo de *feedback* positivo, da ativação da resposta desregulada.

A disfunção cerebral é vista como *delirium* ou coma, resultantes de eventos isquêmicos, traumatismo crânioencefálico, distúrbios metabólicos ou tóxicos e efeitos colaterais a medicamentos, como por exemplo, sedativos. Longos períodos de *delirium* foram associados a piores escores em testes cognitivos.[21] Além do mais, o comprometimento cognitivo pode se manifestar de modo insidioso e comprometer a qualidade de vida do paciente e o seu retorno às atividades da vida diária.

Os pacientes que passam longo tempo em UTI frequentemente desenvolvem depressão, ansiedade e transtorno de estresse pós-traumático. Estudos mostram que a incidência de depressão e transtorno de estresse pós-traumático em pacientes que sobreviveram à doença crítica é de 28% e 22%, respectivamente.[22-24] Os sintomas mais comuns da depressão incluem fadiga, perda de interesse, insônia, e falta de apetite. Sintomas sugestivos de transtorno de estresse pós-traumático incluem respostas afetivas e comportamentais a estímulos que provocam *flashbacks*, hipersensibilidade e ansiedade severa, bem como lembranças intrusivas e fuga de experiências que lembram sintomas.

A família do paciente com disfunção crônica também sofre física e psicologicamente, desde privação de sono, ansiedade, depressão até transtorno de estresse pós-traumático. Para evitar tais sintomas é importante manter uma boa comunicação entre a equipe médica e familiares.

TRATAMENTO

Por ter uma fisiopatologia não bem esclarecida e pouco estudada, o tratamento do paciente com disfunção orgânica crônica e PICS, baseia-se principalmente em prevenir a evolução para cronicidade e otimizar terapias de suporte orgânico. Como a definição mais utilizada e disfunção mais prevalente envolve tempo de ventilação mecânica, esforços devem ser utilizados para retirar o paciente o mais cedo possível da VM. Essa tarefa é complexa e exige equipe multidisciplinar atuando em todas as áreas. É importante identificar e tratar precocemente infecções, oferecer melhor nutrição e prevenir a imobilidade do paciente no leito.[2] A mobilização precoce acompanhado de técnicas de eletroestimulação e promotoras da atividade muscular podem contribuir para minimizar os riscos e o dano causados pela fraqueza muscular adquirida.

Caso o paciente evolua para a cronicidade, cuidados devem ser abordados principalmente com fatores estressantes (próprio paciente, familiares, *staff*). Enquanto a abordagem na tentativa de seguir auxiliando o paciente no desmame da VM, a equipe de cuidados paliativos pode ter papel fundamental no manejo do paciente.

Por esse tipo de situação ser peculiar para o próprio paciente e familiares, a conversa e interação é primordial. Diversos mecanismos para facilitar a comunicação com o paciente estão disponíveis. Há materiais impressos com tabelas de letras e números, que tornam comunicação mais acessível, por exemplo.

PROGNÓSTICO

A disfunção orgânica crônica no doente crítico se caracteriza por internações prolongadas, alto custo associado e altas taxas de mortalidade, variando de um estudo a outro. A mortalidade está em torno de 40% a 60% durante a primeira internação na UTI.[7,8,13]

A idade parece afetar de modo independente o prognóstico desses pacientes. Estudo mostrou que pacientes com mais de 75 anos ou 65 anos com comprometimento funcional, tiveram maior cronicidade e mortalidade hospitalar ao redor de 50%.[1]

Dados sobre prognóstico e mortalidade variam na literatura e o efeito parece ser heterogêneo, variando em diferentes populações. Além disso, a falta de um critério objetivo para definir os pacientes de um ponto de vista sindrômico dificultam identificar e classificar esses pacientes com disfunção crítica crônica.

CONCLUSÃO

Com o aumento da idade populacional, avanços nas tecnologias médicas, melhor entendimento e tratamento das doenças, os pacientes antes considerados sem perspectiva de vida, atualmente, por vezes, acabam vivendo dependentes do tratamento crítico e do suporte orgânico avançado. Apesar de ter sido identificado há mais de décadas, há limitada informação na literatura acerca desse tipo de paciente, bem como da fisiopatologia, prognóstico, prevenção e tratamento de suas disfunções. Recentemente, novos dados tem mostrado resultados desafiadores com relação à sobrevida e impacto econômico para a Saúde Pública.

REFERÊNCIAS BIBLIOGRÁFICAS

1. Kahn JM et.al. The Epidemiology of Chronic Critical Illness in the United States. Crit Care Med. 2015;43:282-87.
2. Nelson JE, Mercado AF, Camhi SL et al. Communication About Chronic Critical Illness. Arch Intern Med. 2007;167(22):2509-15. doi:10.1001/archinte.167.22.2509
3. Iwashyna TJ, Hodgson CI, Pilcher D et al, Timing of onset and burden of persistent critical illness in Australia and New Zealand: a retrospective, population-based, observational study. Lancet Respir Med. 2016;4:566-73.
4. Wiencek C, Winkelman C. Chronic Critical Illness: Prevalence, Profile, and Pathophysiology. AACN Adv Crit Care January-March. 2010;21:44-61.
5. Nelson JE, Cox CE, Hope AA, Carson SS. Chronic critical illness. Am J Respir Crit Care Med. 2010;182(4):446-54. Review.
6. Hough CL, Caldwell ES, Cox CE, Douglas IS, Kahn JM, White DB et al. ProVent Investigators and the National Heart Lung and Blood Institute's Acute Respiratory Distress Syndrome Network. Development and Validation of a Mortality Prediction Model for Patients Receiving 14 Days of Mechanical Ventilation. Crit Care Med. 2015 Nov;43(11):2339-45. doi: 10.1097/CCM.0000000000001205.
7. Loss SH. Doença crítica crônica: estamos salvando ou criando vítimas? Rev Bras Ter Intensiva. 2017;29(1):87-95.
8. Ruggiero RM. Chronic Critical Illness: The Limbo Between Life and Death. Am J Med Sci. 2018 Mar;355(3):286-92. doi: 10.1016/j.amjms.2017.07.001. Epub 2017 Jul 10.
9. Mira JC. Persistent Inflammation, Immunosuppression and Catabolism Syndrome (PICS). Crit Care Clin. 2017 April;33(2):245-58.
10. Rosenthal MD, Rosenthal CM, Moore FA, Martindale RG. Persistent, immunosuppression, inflammation, catabolism syndrome and diaphragmatic dysfunction. Curr Pulmonol Rep. 2017;6(1):54-57.
11. Puthucheary ZA, Rawal J, McPhail M et al. Acute skeletal muscle wasting in critical illness. JAMA. 2013;310(15):1591-1600.
12. Loss SH. Prediction of chronic critical illness in a general intensive care unit. Rev Assoc Med Bras. 2013;59(3):241-47.
13. Schuetz P, Müller B. The hypothalamic-pituitary-adrenal axis in critical illness. Endocrinol Metab Clin North Am. 2006;35(4):823-38.
14. Carson SS. Chronic critical illness. In: Hall JB, Schimidt GA, Wood LD, eds. Principles of critical care. New York: McGraw--Hill; 2005. p.207-16.
15. van den Berghe G. Neuroendocrine pathobiology of chronic critical illness. Crit Care Clin. 2002;18(3):509-28.
16. Gentile LF, Cuenca AG, Efron PA, Ang D, Bihorac A, McKinley BA et al. Persistent inflammation and immunosuppression: a common syndrome and new horizon for surgical intensive care. J Trauma Acute Care Surg. 2012;72(6):1491-501.
17. Scumpia PO, Kelly-Scumpia KM, Delano MJ, Weinstein JS, Cuenca AG, Al-Quran S et al. Cutting edge: bacterial infection induces hematopoietic stem and progenitor cell expansion in the absence of TLR signaling. J Immunol. 2010;184(5):2247-51. [PubMed: 20130216].
18. Ueda Y, Kondo M, Kelsoe G. Inflammation and the reciprocal production of granulocytes and lymphocytes in bone marrow. J Exp Med. 2005;201(11):1771-80. [PubMed: 15939792].
19. Cuenca AG, Delano MJ, Kelly-Scumpia KM, Moreno C, Scumpia PO, Laface DM et al. A paradoxical role for myeloid--derived suppressor cells in sepsis and trauma. Mol Med. 2011;17(3-4):281-92. [PubMed: 21085745].
20. Mathias B, Delmas AL, Ozrazgat-Baslanti T et al. Sepsis, Critical Illness Research Center Investigators. Human myeloid-derived sup- pressor cells are associated with chronic

immune suppression after severe sepsis/septic shock. Ann Surg. 2017;265(4):827-34.

21. Girard TD, Jackson JC, Pandharipande PP, Pun BT, Thompson JL, Shintani AK et al. Delirium as a predictor of long-term cognitive impairment in survivors of critical illness. Crit Care Med. 2010;38(7):1513-20.

22. Patel MB, Jackson JC, Morandi A et al. Incidence and Risk Factors for Intensive Care Unit-related Post-traumatic Stress Disorder in Veterans and Civilians. Am J Respir Crit Care Med. 2016;193:1373.

23. Davydow DS, Gifford JM, Desai SV et al. Depression in general intensive care unit survivors: a systematic review. Intensive Care Med. 2009;35:796.

24. Davydow DS, Gifford JM, Desai SV et al. Posttraumatic stress disorder in general intensive care unit survivors: a systematic review. Gen Hosp Psychiatry. 2008;30:421.

DOENTE CRÍTICO CRÔNICO
Uma Síndrome Catabólica e Inflamatória Prolongada

Sérgio Henrique Loss
Diego Silva Leite Nunes
Cassiano Teixeira

INTRODUÇÃO

Pacientes criticamente enfermos demandam cuidados intensivos, comportam-se como doentes de alta complexidade e exigem um time de profissionais atuante e multidisciplinar, além de moderna tecnologia. O aumento da complexidade de procedimentos cirúrgicos e de outras terapias proporciona um leque de possibilidades no cuidado desses doentes que não existiam nas primeiras décadas do surgimento das unidades de terapia intensiva (UTIs), de modo que nessa época os doentes mais graves e refratários aos recursos terapêuticos não sobreviviam por longos períodos. Com os avanços das modalidades terapêuticas, tais como ventilação mecânica (VM), monitoramento invasivo e não invasivo, oxigenação extracorpórea e terapias de substituição de função renal, associados a uma melhor compreensão do comportamento fisiopatológico do doente crítico, a redução de mortalidade nessa população tem sido observado ao longo dos anos.[1]

Entretanto, alguns pacientes extremamente graves ganharam uma significativa sobrevida na UTI e, eventualmente, na unidade de internação, sem, contudo, e infelizmente, se traduzir em significativa redução de mortalidade em longo prazo.[2-5] Mais ainda, aqueles que sobrevivem, cursam com debilidades muitas vezes permanentes e um intenso sofrimento que não raramente abrange o contexto familiar, alterando a usual dinâmica dessas famílias.[6,7]

Pacientes com doença crítica crônica (DCC) caracterizam uma população de longa permanência, intenso sofrimento, elevada mortalidade e importante consumo de recursos.[8] Uma das características marcantes dessa população é a fraqueza muscular adquirida na UTI, o que contribui para a dependência prolongada da VM. Pacientes críticos que permanecem na UTI por dependência de algum suporte (tipicamente suporte ventilatório) cursam com variados graus de inflamação, determinando uma população heterogênea e com prognósticos nem sempre uniformes.

VENTILAÇÃO MECÂNICA PROLONGADA *VERSUS* DOENÇA CRÍTICA CRÔNICA

A DCC classicamente é relacionada à necessidade prolongada de suporte ventilatório.[9] Entretanto, novas definições traduzem o empenho de se tentar caracterizar os diferentes fenótipos dessa população, considerando, inflamação persistente, dependência de VM em doente inflamado ou com o quadro inflamatório resolvido e dependência de VM por insuficiência respiratória sem associação com quadro inflamatório. Uma recente revisão pragmática sobre doentes dependentes de suporte ventilatório demonstrou a heterogeneidade e imprecisão das definições.[10] O período de dependência do suporte ventilatório foi e tem sido um importante definidor de DCC, e diferentes tempos de suporte ventilatório tem sido propostos.[11] Atualmente, duas semanas define esse período mais consensualmente, embora períodos mais curtos (entre 4 e 7 dias) e mais longos (três semanas) tenham sido propostos em alguns subgrupos de pacientes, como por exemplo pós-operatório, em que um período VM é esperado.[11-14]

É necessário que distingamos os doentes que são dependentes de VM como consequência de suas patologias respiratórias e/ou neuromusculares e que não cursaram com elementos da doença crítica ou que superaram e não mais apresentam características da fase aguda da inflamação. Esses pacientes são definidos como dependentes de suporte ventilatório prolongado.[15] Já os pacientes com DCC (ou mais modernamente, com doença crítica persistente – DCP) são aqueles que mantêm um persistente ambiente de inflamação, alterações humorais, hormonais e neuromusculares com redução da imunidade e progressivo consumo de reservas biológicas.[11,16-21] Nesse contexto, doença crítica crônica pode ser definida como uma sobrecarga alostática dos doentes críticos mais graves. Entende-se alostasia (carga alostática) o conjunto de modificações orgânicas que garantem a estabilidade em cenários adversos (privação de alimentos, inflamação etc.) e que dão suporte à (nova) homeostasia. Sobrecarga alostática resulta da persistência do insulto e de resultantes que podem ser subdivias em: sobrecarga alostática do tipo 1 (privação) e do tipo 2 (excesso) (Figura 14.1). A sobrecarga alostática do tipo 1 ocorre em quando ocorre um prolongado período de gasto energético excedendo o real consumo energético (por exemplo: deliberada e prolongada suboferta energética que não atende as demandas atuais do doente, ou desnecessários períodos de não alimentação não justificados). Já a sobrecarga alostática do tipo 2 ocorre quando a alostasia se desdobra em hiperglicemia persistente, hipertrigliceridemia, hiperosmolaridade, inflamação persistente e/ou nutrição inadequada. A sobrecarga alostática no doente crítico grave pode ser um elemento central no desenvolvimento da doença crítica crônica.[22-24]

Decorrente dessa complexidade e em uma tentativa de melhor contemplar diferentes síndromes para que possamos mais homogeneamente comparar tratamentos e desfechos, definições mais precisas tem sido propostas: DCC e DCP (condições que necessariamente exigem longos períodos de recuperação), desmame prolongado da VM (ventilação mecânica prolongada – VMP) e longa permanência na UTI.[15,25]

DOENTES EM RISCO, FISIOPATOGENIA E MANIFESTAÇÕES CLÍNICAS DA DCC/DCP E VENTILAÇÃO MECÂNICA PROLONGADA

Os DCC/DCP são doentes complexos, envolvendo anormalidades neurológicas, endócrinas, metabólicas, imunológicas e musculares, cuja prevalência tem aumentado significantemente. Possivelmente, pelo fato de essas anormalidades serem persistentes ou recidivantes, a designação DCP seja mais adequada.

É difícil definir o momento, se é que ele existe, da transição da doença crítica aguda para a DCC/DCP. Porém, a associação simultânea de algumas variáveis,

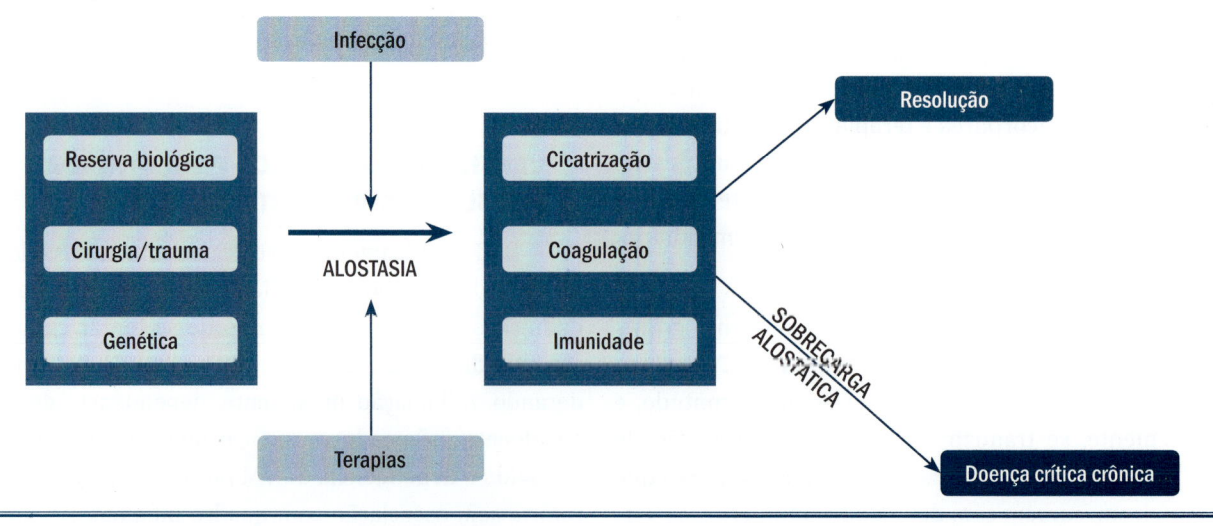

Figura 14.1. Representação esquemática das adaptações ao insulto.

como entrada na UTI por sepse, necessidade de suporte invasivo de ventilação, alteração do estado mental, sobrepeso e nutrição insuficiente na fase aguda se associou a cronicidade em 92% das vezes em uma coorte observacional conduzida por nosso grupo.[8] Outros estudos incluem idade, doenças crônicas prévias, desnutrição, elevados escores de gravidade na admissão da UTI, necessidade de monitoramento invasivo ostensivo e desenvolvimento de disfunção orgânica precoce.[26-28]

Os pacientes com DCC/DCP estão em risco de desenvolvimento de novas infecções na mesma internação, basicamente como resultante da associação de quebra de barreiras (úlceras, drenos e/ou sondas), comprometimento ou exaustão imunológica secundária ao progressivo consumo de reservas biológicas e a permanência em um ambiente habitado por microrganismos virulentos e resistentes a antibióticos.[29,30] São doentes com alterações dos pulsos hormonais (hormônio do crescimento, eixo adrenal e hormônios tireoidianos), podendo inclusive manifestar hipogonadismo.[19,26] Ocorre atrofia muscular (caquexia),[16] resistência à insulina e esteatose hepática, situações que se desdobram desse ambiente inflamatório.[17,18,24] São particularmente vulneráveis a nutrição parenteral (hiperglicemia) e insulina intravenosa (hipoglicemia).[17,18,24] A maioria apresenta úlceras de pressão e são politransfundidos.[8] Alterações neuropsiquiátricas são frequentes, sobretudo depressão, alterações de memória e cognição.[6,26,31,32] Entre os sobreviventes, depressão e redução da capacidade cognitiva tendem a permanecer após a alta hospitalar.[33]

FRAQUEZA MUSCULAR ADQUIRIDA NA UTI

A dependência prolongada à VM passa diretamente pelo dano muscular que a doença crítica e a terapia intensiva proporcionam ao paciente (Figura 14.2). A fraqueza adquirida na UTI (FAUTI) se constitui numa síndrome clínica que engloba a miopatia e polineuropatia, e que frequentemente coexistem (polineuromiopatia)[34,35] (Figura 14.3).

A miopatia na doença crítica é uma afecção muscular primária aguda não secundária à desnervação muscular, com características eletrofisiológicas e histológicas características (potenciais de ação de músculos compostos de baixa amplitude com potenciais de ação nervosa sensoriais normais). O diagnóstico é confirmado por biópsia. A neuropatia é uma polineuropatia sensorial e motora axonal aguda, caracterizada por

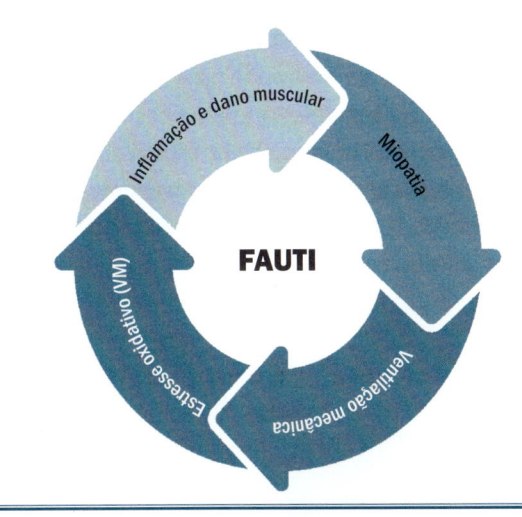

Figura 14.2. Representação esquemática das relações entre inflamação e ventilação mecânica. O insulto inicial (sepse ou trauma, por exemplo) determinam o ambiente necessário que, quando associado a elementos da terapia, determinam dano celular (miócito) que pode ser amplificado e perpetuado por uma nova onda inflamatória causada pelo suporte ventilatório.
FAUTI: fraqueza adquirida na UTI; VM: ventilação mecânica.

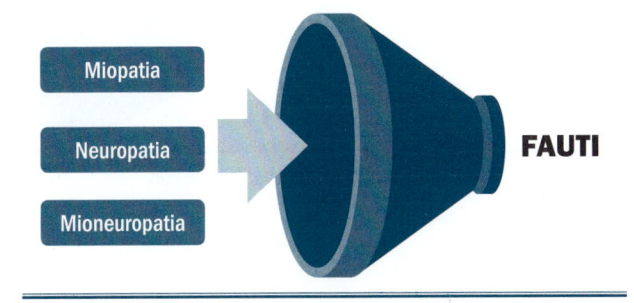

Figura 14.3. Fraqueza adquirida na UTI (FAUTI) será a resultante da presença de formas isoladas ou combinadas de dano neuronal e muscular.
FAUTI: fraqueza adquirida na UTI.

uma redução nas amplitudes dos potenciais de ação do músculo e potenciais de ação do nervo sensorial, com velocidade normal de condução nervosa. Ocorre com mais frequência em sepse e o diagnóstico é firmado por estudo eletrofisiológico.[36]

Notadamente, medicamentos utilizados com frequência em doentes críticos podem determinar lesão muscular, a saber, bloqueador neuromuscular, sedativos e corticoides. Além disso, uma miríade de fatores presentes na doença crítica (inflamação, estresse oxidativo, VM, alterações de perfusão na microcirculação, alterações no aproveitamento celular de oxigênio, resistência à insulina, hiperglicemia, acidose, hiperlactatemia, imobilidade etc.) podem determinar ou agravar a lesão no miócito e por consequência levar à disfunção muscular[36,37] (Figura 14.4). Ventilação artificial contribui com miopatia por incrementar o estresse oxidativo, podendo já se observar importante comprometimento do diafragma com poucos dias de suporte ventilatório.[38-41]

O intensivista deve estar consciente de que a utilização de sedativo, como opioide, pode trazer dano por causar miopatia. Entretanto, deve também ser ponderado que essa medicação pode diminuir dor e ansiedade, proporcionar as condições mínimas para o paciente aumentar sua mobilidade (por redução da dor e da ansiedade) e portanto prevenir a miopatia[36] (Figura 14.5).

maior resposta inflamatória, associado ou não ao uso de insulina, podem facilitar este controle,[24,42] além de se associar a melhores desfechos em doentes críticos na fase aguda de sua evolução[43,44]. Mais recentemente tem se especulado sobre a segurança de oferta hiperproteica nos primeiros dias de nutrição no doente crítico, principalmente na forma de nutrição parenteral suplementar,

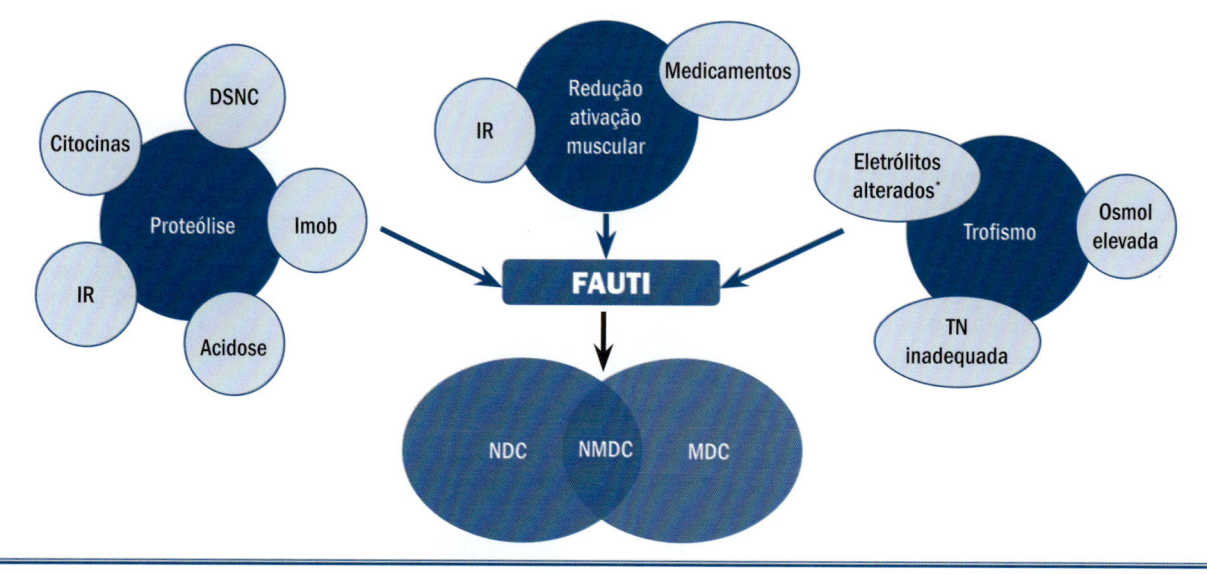

Figura 14.4. Determinantes de miopatia e suas vias de ação.
DE: disfunção endócrina (aumento de corticoide e levotiroxina, redução de insulina); Imob: imobilização; IR: insuficiência renal; DSNC: disfunção do sistema nervoso central; medicamentos inclui bloqueadores neuromuscular, sedativos, corticoesteroide e vasopressores; Osmol: osmolaridade; TN: terapia nutricional; FAUTI: fraqueza adquirida na UTI; NDC: neuropatia da doença crítica; MDC: miopatia da doença crítica; NMDC: neuromiopatia da doença crítica.
*Eletrólitos alterados inclui aumento de magnésio e cálcio e redução de fósforo e potássio.
Adaptado de: Farhan H, et al36.

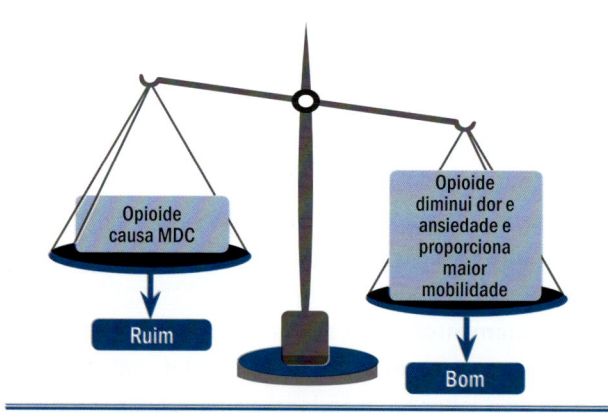

Figura 14.5. Diferentes desfechos relacionados à utilização de opioides na UTI.
MDC: miopatia da doença crítica.

Aspectos nutricionais e metabólicos também estão envolvidos. Além da importância de se manter níveis normais de eletrólitos (Figura 14.4), a hiperglicemia é um conhecido determinante da síndrome.[36,37] Assim, controle glicêmico adequado no doente crítico é fundamental. Para tal, uma meta calórica mais modesta e realística (na ordem de 18 a 25 kcal/kg/dia) nos dias iniciais da ressuscitação, correspondendo ao momento de

uma vez que pode comprometer a autofagia mitocondrial e, com isso, diminuir a eficiência na produção de energia devido à manutenção de mitocôndrias não (ou menos) funcionais,[36,37,45]

A miopatia no doente crítico associa redução da massa magra e disfunção (fraqueza). Aparentemente, a miopatia sem envolvimento neuronal tende a ter uma melhor e mais rápida recuperação nos sobreviventes da UTI.[46]

OPÇÕES TERAPÊUTICAS

A doença crítica, seu tratamento e especialmente o próprio suporte ventilatório são fatores de risco para disfunção muscular na doença crítica e suporte ventilatório prolongado. Não existe um protocolo ou abordagem que deva ser preferencialmente utilizada. Talvez a melhor abordagem seja a organização de uma terapia multidisciplinar adequada e precoce no doente crítico grave logo após sua admissão (ou antes da admissão na UTI), buscando redução na latência para antibióticos e nutrição, ressuscitação hemodinâmica e ventilação invasiva gentil.[8]

Uma vez caracterizado o risco para um curso com DCC/DCP e VMP, a indicação mais precoce de traqueotomia (menos de 7 a 10 dias de VM) deve ser considerada.[47,48] Na população com VMP, oferta progressiva de períodos sem suporte ventilatório por meio da traqueotomia parece ser superior a protocolos que utilizam níveis variados de pressão de suporte ao longo do tempo na tentativa de liberação do suporte ventilatório.[49]

Nutrição é um elemento central no tratamento. Deve ser preferencialmente realizada por via enteral, evitando oferta inadequadamente baixa ou alta. A fórmula pode ser polimérica, devendo se considerar a utilização de fórmula semielementar nos casos de disfunção intestinal. Calorimetria indireta como guia da oferta de calorias é o padrão ouro recomendado. Fórmulas preditivas do gasto energético podem ser utilizadas, mas não há validação e os resultados são muitas vezes inconsistentes. Por isso, a chamada fórmula de bolso é muito utilizada, de modo que a dose de nutrientes mais recomendada oscila ao redor de 18 a 25 kcal/kg/dia, hiperproteica (> 1,2 g/kg/dia) e rica em vitaminas e oligoelementos. O nível ótimo de oferta proteica ainda necessita ser determinado. Uma questão interessante e atual é a adoção de processos que privilegiem uma oferta intermitente de nutrientes com a qualidade da proteína em destaque (proteína do soro do leite – *whey protein*). O racional para essa especulação é a melhor digestibilidade e biodisponibilidade do *whey* e maior absorção proteica quando administrada em bólus (intermitente) do que continuamente. Hiperglicemia deve ser manejada ajustando a dose de carboidratos (sendo eventualmente necessária a redução para menos de 100 g/dia), uso de fórmula específica para diabete e insulina NPH subcutânea com doses fixas e insulina simples subcutânea como resgate. Insulina intravenosa deve ser considerada como exceção, devendo dentro do possível ser evitada. Diarreia acomete um terço dos doentes e deve ser manejada com a adição de fibra solúvel (15 a 20 g/dia) e probióticos. A oferta calórica e proteica deve ser revisada a intervalos de tempos e ajustada. Dados referentes a suplementação com hidroximetilbutirato (HMB) em uma dose que vaia de 2 a 4 g ao dia tem sido promissores, estando associado a menor proteólise, preservação de massa magra e, em modelo experimental, disfunção diafragmática.[9,19,24,42,50-52]

A disfunção muscular é claramente percebida no contexto do doente grave e uma das que mais lentamente regride nos sobreviventes que estão em reabilitação.

Como vimos acima, FAUTI é um dos principais determinantes de VMP, resultante de inflamação, hiperglicemia, imobilidade, disfunção multiorgânica e fármacos (vasopressores, corticoide, sedativos e bloqueadores neuromusculares) e anormalidades eletrolíticas. Os doentes devem ser estimulados a saírem do leito, precocemente, mesmo que submetidos a suporte ventilatório. Manobras de reabilitação muscular passivas e ativas são importantes. Programas de atividade física com caminhadas na UTI, realidade virtual, ergometria e eletroestimulação devem ser aplicados e monitorados por profissionais especializados. Suplementos proteicos devem compor a terapia nutricional.[16,30,36,37,53,54] A Figura 14.6 esquematiza as oportunidades de tratamento considerando os riscos para FAUTI.

Administração de anabolizantes não esteroides deve ser considerada naqueles com evidente hipogonadismo e/ou caquexia severa, embora ainda careçamos de forte nível evidência.[55] Naturalmente, esses doentes deverão receber adequada terapia nutricional e reabilitação motora. Osteopenia e osteoporose devem ser pesquisados com técnicas radiológicas, além de análises clínicas (cálcio, vitamina D e paratormônio). Hipovitaminose D importante (menos que 10 pg/mL) e/ou hiperparatireoidismo indicam reposição de cálcio e vitamina D.[18,42] É importante o registro de que a reabsorção óssea também pode ocorrer com paratormônio normal.[56] Esses pacientes também devem ser pesquisados e corrigidos para hipofosfatemia e hipomagnesemia.[18]

Algumas terapias talvez se consolidem no futuro, como a utilização de inibidores da enzima de conversão da angiotensina, bloqueio à miostatina (regulador negativo do crescimento muscular) e elementos intermediários à proteólise (sistema FOXO, receptores das proteínas ligadoras de guanina, entre outros).[57-59]

Técnicas de assistência ventilatória em combinação com as práticas fisioterápicas, visando a liberação do ventilador tem papel de destaque dentre os esforços terapêuticos para remover o suporte ventilatório. Como já dito, traqueotomia pode facilitar o manejo de vias aéreas e suporte ventilatório na população com risco de VMP.[47-49] Uma recente metanálise concluiu que os pacientes submetidos a traqueotomia precoce recebiam menos sedação (risco para o estabelecimento de miopatia) sem, entretanto, se associar a redução de mortalidade.[60]

Os parâmetros tradicionalmente usados em pacientes críticos agudos para predizer o sucesso do desmame não

MIOPATIA

Inflamação/Perfusão
- Ressuscitação rápida
- Antibióticos adequados
- Correção acidose
- Correção da hiperlactatemia
- VM protetora

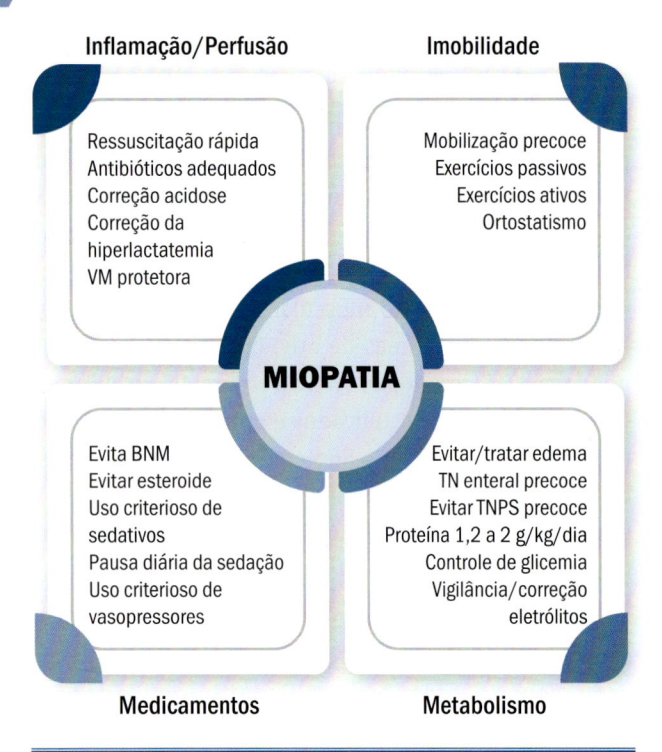

Imobilidade
- Mobilização precoce
- Exercícios passivos
- Exercícios ativos
- Ortostatismo

Medicamentos
- Evita BNM
- Evitar esteroide
- Uso criterioso de sedativos
- Pausa diária da sedação
- Uso criterioso de vasopressores

Metabolismo
- Evitar/tratar edema
- TN enteral precoce
- Evitar TNPS precoce
- Proteína 1,2 a 2 g/kg/dia
- Controle de glicemia
- Vigilância/correção eletrólitos

Figura 14.6. Fatores associados a disfunção muscular na UTI com as respectivas oportunidades terapêuticas. As evidências atuais apontam para ressuscitação hemodinâmica em até 6 horas e início de cobertura antimicrobiana adequada em até 3 horas.

VM: ventilação mecânica, que deve ser ajustada para gerar um volume de ar corrente inferior 8 mL/kg; mobilidade precoce é fundamental, mesmo o doente estando ainda inflamado e sedado; BNM: bloqueador neuromuscular; TN: terapia nutricional; TNPS: terapia nutricional parenteral suplementar, deve ser evitada na primeira semana de doentes críticos com disfunção do trato digestório desde que sejam tróficos e tenham risco nutricional baixo, o que pode ser checado com ferramentas específicas (NUTRIC, NRS-2002); a dose máxima de proteína ainda não está definida no doente crítico; anormalidades eletrolíticas que se associam a disfunção muscular são hipofosfatemia, hipocalemia, hipermagnesemia e hipercalcemia. Além disto, pode-se lançar mão de anabolizante, vitamina D, HMB e inibidor da enzima de conversão da angiotensina.

se aplicam, em sua grande maioria, aos pacientes com VMP. Enquanto nos pacientes agudos, parâmetros como frequência respiratória, pressão inspiratória < -20 cmH$_2$O, volume corrente > 5 mL/kg, balanço hídrico negativo e pouca secreção em vias aéreas são preditores de sucesso na extubação, nos pacientes em VMP somente a tosse efetiva foi um bom preditor em estudo conduzido, em 2013, por Chun-Ta Huang e Chong-Jen Yu.[61] Esse mesmo estudo observou que a maior parte das falhas de extubação ocorreram em até dois dias após a retirada da assistência ventilatória. Entretanto, um terço dos pacientes falharam entre o terceiro e o sétimo dia pós a extubação. Isso indica que os parâmetros usuais para definição da alta das unidades críticas ou intermediárias usados para pacientes agudos não se aplicam totalmente aos pacientes com VMP. Além disso, a mortalidade foi maior em um ano de seguimento entre os pacientes com VMP que falharam a extubação. Logo, pode-se inferir que pacientes com maior mortalidade, têm mais falhas de extubação e tosse menos efetiva. Essa, por sua vez, tem origem na fraqueza muscular, corroborando o que já foi abordado neste capítulo.

Na ocasião de se considerar o afastamento do suporte ventilatório, é fundamental a avaliação se doença que motivou o suporte ventilatório ainda está presente, se a sequela da doença de base é reversível ou se o paciente é candidato à ventilação crônica domiciliar. Nesse caso, o desmame poderá não ser uma opção e a abordagem será a preparação para assistência ventilatória definitiva, talvez em ambiente extra-hospitalar. Nesses casos ainda, o marca-passo diafragmático pode ser tentado em casos selecionados.[62]

Havendo perspectiva de desmame, a abordagem deve se concentrar em dois pontos: estratégias para normalizar a complacência pulmonar e aperfeiçoar a troca gasosa. Doença pulmonar crônica, insuficiência cardíaca e cardiopatia isquêmica são importantes causas de falha de desmame. Essas condições devem ser pesquisadas e compensadas. Condições metabólicas gerais como distúrbio eletrolíticos e ácido-base devem ser necessariamente compensados. Ajustes na ventilação com vistas a evitar ou corrigir assincronias devem ser perseguidos, por reduzir o trabalho ventilatório, evitar fadiga muscular respiratória e aumento da demanda metabólica em pacientes já consumidos. Sugere-se dar preferência, sempre que possível, ao modo pressão de suporte no lugar de modos controlados, por causar menos disfunção diafragmática. Ajustes de alarmes são importantes como segurança em caso de apneia principalmente, mas também evitando sinais sonoros desnecessários que interrompem o sono e contribuem para a incidência de *delirium*.[62] Traqueotomia é particularmente útil nesse contexto.[62-65] Assim, enfatizamos a recomendação de traqueotomia em pacientes com risco de evolução para DCC e dependentes de VM por dez dias e sem perspectiva de desmame em curto prazo. É importante a escolha de cânula de traqueostomia com tamanho adequado. Cânulas curtas ou longas demais podem fazer pressão sobre a parede anterior ou posterior da traqueia provocando lesões e granulomas com consequente sangramento. Quanto à espessura a cânula, deve proporcionar escape de ar quando com balonete não insuflado. As Figuras 14.7 e 14.8 foram extraídas da publicação de Ghamloush e cols.[66] e demonstram esse tipo de complicação. Quando possível usar cânulas com pelo menos 7,5 mm, que permitam a introdução de fibrobroncoscópio. Cânulas não adequadamente posicionadas na traqueia podem levar a fluxo de ar turbilhonado, assincronia ventilatória e consequente aumento do trabalho respiratório. A troca da cânula, salvo em caso de mau funcionamento, deve ser substituída após cinco dias da realização da traqueotomia. Período inferior a esse traz o risco do traqueostoma não estar formado e ocorrer desabamento dos planos de tecidos até a traqueia, obstruindo a via aérea. Nessa emergência assegurar a via com uma laringoscopia e intubação pode ser a única medida salvadora. Tentar introduzir uma cânula no traqueostoma nesses casos pode levar a sangramento e piora do quadro.[62]

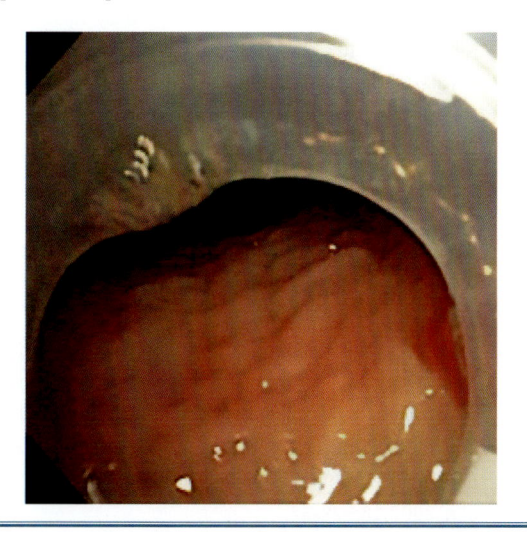

Figura 14.7. Cânula de traqueostomia parcialmente obstruída por mal posicionamento.
Fonte: Maher Ghamloush e cols.[66]

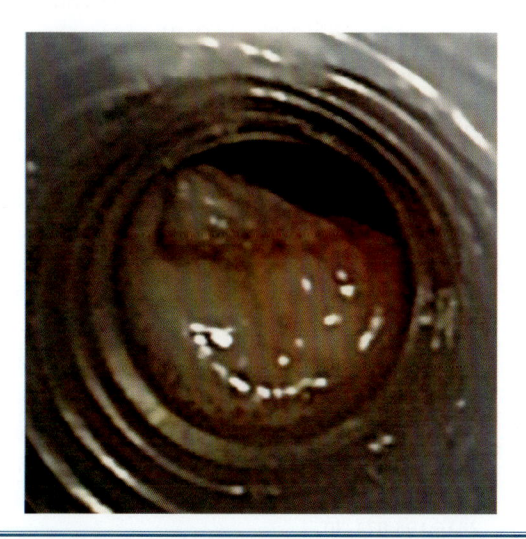

Figura 14.8. Cânula de traqueostomia parcialmente obstruída por granuloma.
Fonte: Maher Ghamloush e cols.[66]

A Tabela 14.1 traz um resumo das recomendações para o manejo da ventilação mecânica em pacientes com VMP.

Tabela 14.1. Recomendações no manejo ventilatório de pacientes com ventilação mecânica prolongada

Não atrasar a indicação da traqueotomia
Ajuste de alarmes para evitar sinais sonoros falsos positivos e interromper o sono do paciente
Checar escapes por má insuflação do balonete, isso promove assincronia de disparo e aumento do trabalho respiratório
Pacientes com DPOC são uma fração expressiva de paciente com VMP. Nessa população deve-se pesquisar o auto-PEEP que leva a assincronia de disparo com esforço não efetivo e consequente fadiga
Observar e trabalhar com as informações dos gráficos da ventilação
Mais pressão de suporte nem sempre representa maior conforto ventilatório
Evitar hiperventilação que leva a depressão do centro respiratório e apneia

VMP: ventilação mecânica prolongada; PEEP: pressão expiratória final positiva; DPOC: doença pulmonar obstrutiva crônica.
Adaptado de: Maher Ghamloush e cols.[66]

CONCLUSÃO

A VMP é uma realidade prevalente nas UTIs. Os pacientes inseridos nesse contexto apresentam grande carga de sofrimento, que é estendido às famílias. Cada vez mais devemos aprimorar nossos processos e conhecimentos na terapia intensiva tentando buscar não só sobrevida, mas qualidade naqueles que sobrevivem ao insulto grave agudo. A FAUTI é um elemento central na observação de dependência prolongada a suporte ventilatório e é inequivocamente ligado a fatores de risco, como, inflamação, sedação, VM, uso de bloqueador neuromuscular, hiperglicemia, resistência à insulina, hipóxia, acidose, anormalidade eletrolíticas, imobilidade e desequilíbrio entre oferta e demanda energética. Possivelmente, a melhor prática médica nos primeiros dias de UTI, a adequada utilização dos pacotes e a concepção atual de que em muitas situações o "menos é mais"[67,68] (regime ventilatório menos agressivo, menor oferta calórica, menor administração de líquidos e menor dose e tempo de sedativos) poderá diminuir a incidência de FAUTI, DCC/DCP e VMP. Um time multiprofissional provavelmente maximizará os efeitos do conjunto de terapias que são necessárias a esta população.

REFERÊNCIAS BIBLIOGRÁFICAS

1. Zimmerman JE, Kramer AA, Knaus WA. Changes in hospital mortality for United States intensive care unit admissions from 1988 to 2012. Crit Care 2013;17:R81.

2. Girard K, Raffin TA. The chronically critically ill: to save or let die? Respir Care. 1985;30:339-47.
3. Daly BJ, Rudy EB, Thompson KS, Happ MB. Development of a special care unit for chronically critically ill patients. Heart & lung: The Journal of Critical Care. 1991;20:45-51.
4. Clochesy JM, Daly BJ, Montenegro HD. Weaning chronically critically ill adults from mechanical ventilatory support: a descriptive study. Am J Crit Care. 1995;4:93-9.
5. Nierman DM, Nelson JE (EDs). Chronic critical illness. Crit Care Clin. 2002;18:461-715.
6. Nelson JE, Meier DE, Litke A, Natale DA, Siegel RE, Morrison RS. The symptom burden of chronic critical illness. Crit Care Med. 2004;32:1527-34.
7. Douglas SL, Daly BJ. Caregivers of long-term ventilator patients: physical and psychological outcomes. Chest. 2003;123:1073-81.
8. Loss SH, Marchese CB, Boniatti MM et al. Prediction of chronic critical illness in a general intensive care unit. Rev Assoc Med Bras. 2013;59:241-7.
9. Loss SH, Nunes DSL, Franzosi OS, Salazar GS, Teixeira C, Vieira SRR. Chronic critical illness: are we saving patients or creating victims? Rev Bras Ter Intensiva. 2017;29:87-95.
10. Rose L, McGinlay M, Amin R, et al. Variation in Definition of Prolonged Mechanical Ventilation. Respir Care. 2017.
11. Carson SS, Bach PB. The epidemiology and costs of chronic critical illness. Crit Care Clin. 2002;18:461-76.
12. Boniatti MM, Friedman G, Castilho RK, Vieira SRR, Fialkow L. Characteristics of chronically critically ill patients: comparing two definitions. Clinics. 2011;66:701-4.
13. Cohen IL, Booth FV. Cost containment and mechanical ventilation in the United States. New horizons (Baltimore, Md). 1994;2:283.
14. Loss SH, de Oliveira RP, Maccari JG, et al. The reality of patients requiring prolonged mechanical ventilation: a multicenter study. Rev Bras Ter Intensiva. 2015;27:26-35.
15. Iwashyna TJ, Hodgson CL, Pilcher D et al. Towards defining persistent critical illness and other varieties of chronic critical illness. Critical care and resuscitation : journal of the Australasian Academy of Critical Care Medicine. 2015;17:215-8.
16. Lorin S, Nierman DM. Critical illness neuromuscular abnormalities. Crit Care Clin. 2002;18:553-68.
17. Mechanick JI, Brett EM. Nutrition support of the chronically critically ill patient. Crit Care Clin. 2002;18:597-618.
18. Mechanick JI, Brett EM. Endocrine and metabolic issues in the management of the chronically critically ill patient. Crit Care Clin. 2002;18:619-41.
19. Van den Berghe G. Neuroendocrine pathobiology of chronic critical illness. Crit Care Clin. 2002;18:509-28.
20. Gentile LF, Cuenca AG, Efron PA et al. Persistent inflammation and immunosuppression: A common syndrome and new horizon for surgical intensive care. Journal of Trauma and Acute Care Surgery. 2012;72:1491-501. doi:10.097/TA.0b013e318256e000.
21. Maguire JM, Carson SS. Strategies to combat chronic critical illness. Curr Opin Crit Care. 2013;19:480-7.
22. McEwen BS, Wingfield JC. The concept of allostasis in biology and biomedicine. Horm Behavior. 2003;43:2-15.
23. McEwen BS, Wingfield JC. What is in a name? Integrating homeostasis, allostasis and stress. Hormones and behavior. 2010;57:105-11.
24. Mechanick JI, Brett EM. Nutrition and the chronically critically ill patient. Curr Opin Clin Nutr Metab Care. 2005;8:33-9.
25. Iwashyna TJ, Hodgson CL, Pilcher D, Bailey M, Bellomo R. Persistent critical illness characterised by Australian and New Zealand ICU clinicians. Critical care and resuscitation: journal of the Australasian Academy of Critical Care Medicine. 2015;17:153-8.
26. Carson SS. Chronic Critical Illness. In: Hall JB, Schimidt GA, Wood LDH, eds. Principles of Critical Care: McGraw-Hill; 2005:207-16.
27. Estenssoro E, Reina R, Canales HS, et al. The distinct clinical profile of chronically critically ill patients: a cohort study. Crit Care. 2006;10:R89.
28. Carson SS, Kahn JM, Hough CL, et al. A multicenter mortality prediction model for patients receiving prolonged mechanical ventilation. Critical Care Medicine. 2012;40:1171-6.
29. Kalb TH, Lorin S. Infection in the chronically critically ill: unique risk profile in a newly defined population. Crit Care Clin. 2002;18:529-52.
30. Nelson JE, Cox CE, Hope AA, Carson SS. Chronic critical illness. Am J Respir Crit Care Med. 2010;182:446-54.
31. Nelson JE. Palliative care of the chronically critically ill patient. Crit Care Clin. 2002;18:659-81.
32. Nelson JE, Tandon N, Mercado AF, Camhi SL, Ely EW, Morrison RS. Brain Dysfunction: Another Burden for the Chronically Critically Ill. Archives of internal medicine. 2006;166:1993-9.
33. Daly BJ, Douglas SL, Gordon NH, et al. Composite outcomes of chronically critically ill patients 4 months after hospital discharge. American journal of critical care : an official publication, American Association of Critical-Care Nurses. 2009;18:456-64.
34. Batt J, Dos Santos CC, Herridge MS. Muscle injury during critical illness. JAMA. 2013;310:1569-70.
35. Dos Santos C, Hussain SN, Mathur S, et al. Mechanisms of Chronic Muscle Wasting and Dysfunction after an Intensive Care Unit Stay. A Pilot Study. Am J Respir Crit Care Med. 2016;194:821-30.
36. Farhan H, Moreno-Duarte I, Latronico N, Zafonte R, Eikermann M. Acquired Muscle Weakness in the Surgical Intensive Care Unit: Nosology, Epidemiology, Diagnosis, and Prevention. Anesthesiology. 2016;124:207-34.
37. Friedrich O, Reid MB, Van den Berghe G, et al. The Sick and the Weak: Neuropathies/Myopathies in the Critically Ill. Physiological reviews. 2015;95:1025-109.
38. Gayan-Ramirez G, de Paepe K, Cadot P, Decramer M. Detrimental effects of short-term mechanical ventilation on di-

aphragm function and IGF-I mRNA in rats. Intensive Care Med. 2003;29:825-33.
39. Zergeroglu MA, McKenzie MJ, Shanely RA, Van Gammeren D, DeRuisseau KC, Powers SK. Mechanical ventilation-induced oxidative stress in the diaphragm. Journal of applied physiology (Bethesda, Md : 1985). 2003;95:1116-24.
40. Shanely RA, Coombes JS, Zergeroglu AM, Webb AI, Powers SK. Short-duration mechanical ventilation enhances diaphragmatic fatigue resistance but impairs force production. Chest. 2003;123:195-201.
41. Puthucheary ZA, Rawal J, McPhail M et al. Acute skeletal muscle wasting in critical illness. JAMA. 2013;310:1591-600.
42. Schulman RC, Mechanick JI. Metabolic and nutrition support in the chronic critical illness syndrome. Respir Care. 2012;57:958-77; discussion 77-8.
43. Stuani Franzosi O, Delfino von Frankenberg A, Loss SH, Silva Leite Nunes D, Rios Vieira SR. Underfeeding versus full enteral feeding in critically ill patients with acute respiratory failure: a systematic review with meta-analysis of randomized controlled trials. Nutr Hosp. 2017;34:19-29.
44. Siqueira-Paese MC, Dock-Nascimento DB, De Aguilar-Nascimento JE. Critical energy deficit and mortality in critically ill patients. Nutr Hosp. 2016;33:253.
45. Hermans G, Van den Berghe G. Clinical review: intensive care unit acquired weakness. Crit Care. 2015;19:274.
46. Koch S, Wollersheim T, Bierbrauer J, et al. Long term Recovery in Critical Illness Myopathy is complete, contrary to Polyneuropathy. Muscle Nerve. 2014 Sep;50(3):431-6. doi: 10.1002/mus.24175. Epub 2014 Jul 14.
47. Durbin CG, Jr. Indications for and timing of tracheostomy. Respir Care. 2005;50:483-7.
48. Andriolo BN, Andriolo RB, Saconato H, Atallah AN, Valente O. Early versus late tracheostomy for critically ill patients. The Cochrane Database Syst Rev. 2015 Jan 12;1:CD007271.
49. Jubran A, Grant BJB, Duffner LA et al. Effect of pressure support vs unassisted breathing through a tracheostomy collar on weaning duration in patients requiring prolonged mechanical ventilation: a randomized trial. JAMA. 2013;309:671-7.
50. Marik PE. Feeding critically ill patients the right 'whey': thinking outside of the box. A personal view. Annals of Intensive Care. 2015;5:51.
51. Kuhls DA, Rathmacher JA, Musngi MD, et al. Beta-hydroxy-beta-methylbutyrate supplementation in critically ill trauma patients. J Trauma. 2007;62:125-31; discussion 31-2.
52. Supinski GS, Callahan LA. beta-hydroxy-beta-methylbutyrate (HMB) prevents sepsis-induced diaphragm dysfunction in mice. Respir Physiol Neurobiol. 2014;196:63-8.
53. Thomas DC, Kreizman IJ, Melchiorre P, Ragnarsson KT. Rehabilitation of the patient with chronic critical illness. Crit Care Clin. 2002;18:695-715.
54. Ambrosino N, Venturelli E, Vagheggini G, Clini E. Rehabilitation, weaning and physical therapy strategies in chronic critically ill patients. Eur Respir J. 2012;39:487-92.
55. Mechanick JI, Nierman DM. Gonadal steroids in critical illness. Critical Care Clinics. 2006;22:87-103, vii.
56. Nierman DM, Mechanick JI. Biochemical response to treatment of bone hyperresorption in chronically critically ill patients. Chest. 2000;118:761-6.
57. Brink M, Price SR, Chrast J, et al. Angiotensin II induces skeletal muscle wasting through enhanced protein degradation and down-regulates autocrine insulin-like growth factor I. Endocrinology. 2001;142:1489-96.
58. Song YH, Li Y, Du J, Mitch WE, Rosenthal N, Delafontaine P. Muscle-specific expression of IGF-1 blocks angiotensin II-induced skeletal muscle wasting. The Journal of clinical investigation. 2005;115:451-8.
59. Egerman MA, Glass DJ. Signaling pathways controlling skeletal muscle mass. Crit Rev Biochem Mol Biol. 2014;49:59-68.
60. Meng L, Wang C, Li J, Zhang J. Early vs late tracheostomy in critically ill patients: a systematic review and meta-analysis. Clin Respir J. 2016;10:684-92.
61. Huang CT, Yu CJ. Conventional weaning parameters do not predict extubation outcome in intubated subjects requiring prolonged mechanical ventilation. Respir Care. 2013;58:1307-14.
62. White AC. Long-term mechanical ventilation: management strategies. Respir Care. 2012;57:889-97; discussion 98-9.
63. Weber S. Traumatic complications of airway management. Anesthesiol Clin North America. 2002;20:503-12.
64. Lin W-C, Chen C-W, Wang J-D, Tsai L-M. Is tracheostomy a better choice than translaryngeal intubation for critically ill patients requiring mechanical ventilation for more than 14 days? A comparison of short-term outcomes. BMC Anesthesiology. 2015;15:181.
65. Huang CT, Lin JW, Ruan SY, Chen CY, Yu CJ. Preadmission tracheostomy is associated with better outcomes in patients with prolonged mechanical ventilation in the postintensive care respiratory care setting. J Formos Med Assoc. 2017;116:169-76.
66. Ghamloush M, O'Connor HH, White AC. Patient-ventilator interaction in the long-term acute-care hospital. Respir Care. 2011;56:207-13.
67. Durairaj L, Schmidt GA. Fluid therapy in resuscitated sepsis: less is more. Chest. 2008;133:252-63.
68. Kox M, Pickkers P. "less is more" in critically ill patients: Not too intensive. JAMA Internal Medicine. 2013;173:1369-72.

DESNUTRIÇÃO NA DOENÇA CRÍTICA AGUDA
Implicações em Longo Prazo

Cassiano Teixeira
Regis Goulart Rosa

INTRODUÇÃO

A desnutrição pode ser definida como a ingestão inadequada de nutrientes ou calorias necessárias para um funcionamento fisiológico apropriado. Já a subnutrição se refere especificamente à ingestão hipocalórica, bem como a ingestão reduzida de macro e micronutrientes, em relação à recomendação calculada para um paciente.[1] Embora esses termos sejam frequentemente usados como sinônimos, este capítulo focará na subnutrição do paciente criticamente doente, suas consequências fisiológicas e clínicas, assim como, estratégias utilizadas visando combater seus efeitos deletérios. Do ponto de vista nutricional, os pacientes podem ser desnutridos previamente a admissão na unidade de terapia intensiva (UTI),[2,3] e podem ainda apresentar suas perdas teciduais exacerbadas quando combinadas com a desnutrição iatrogênica (aquela que ocorre durante a internação na UTI e no hospital).

Nesse contexto, a fraqueza adquirida na UTI é uma complicação devastadora da doença crítica e que, muitas vezes, não recupera completamente mesmo anos após a alta hospitalar.[4] Ela faz parte da síndrome de cuidados pós-intensivos, do inglês, *post intensive care syndrome* (PICS), a qual abrange um espectro de comprometimento físico, mental e cognitivo persistente observado em sobreviventes de UTI.[5] Os mecanismos subjacentes à fraqueza adquirida na UTI são complexos e envolvem alterações estruturais e funcionais nos músculos e nos nervos: atrofia das fibras musculares secundárias a inflamação, imobilização, alterações endócrinas e metabólicas, microcirculação prejudicada, desnervação e lesão por ação de fármacos.[6] Além disso, a inanição relativa também poderia desempenhar algum papel na gênese da lesão. Em voluntários saudáveis, uma não alimentação por tempo prolongado mimetiza a atrofia muscular grave, como é tipicamente observada em pacientes críticos. Nesses indivíduos saudáveis, essa condição obviamente pode ser revertida dando-se nutrição.[1] Porém, qual é o papel da nutrição nos pacientes críticos agudos? Lembramos aqui também que um número considerável de pacientes criticamente doentes apresenta um *deficit* nutricional na admissão na UTI[3] e/ou não pode receber alimentação de um modo normal ou fisiológico.[7]

CONSEQUÊNCIAS DA DESNUTRIÇÃO

A desnutrição iatrogênica contribui para a perda acelerada de peso em pacientes gravemente doentes. No entanto, a perda de peso não consegue distinguir entre a perda adiposa e a de tecido magro.[1] Além disso, as grandes cargas de fluidos a que os pacientes são submetidos impedem seu uso como um marcador prognóstico.[1]

A perda de tecido magro, como a massa muscular esquelética, está especificamente associada à morbidade, aumento do tempo de internação e mortalidade.[1,8,9] Do ponto de vista fisiológico, a atrofia muscular pode prejudicar a sinalização de citocinas (função imune) e resultar em aumento do risco de infecções, além de prejudicar a sinalização da insulina, gerando um ambiente de intolerância à glicose.[1] Para os pacientes que sobrevivem à hospitalização, a reduzida massa muscular compromete o *status* funcional na recuperação e a capacidade de realização de atividades básicas e instrumentais da vida diária.[10] Além disso, a maior parte do peso perdido durante a hospitalização é recuperada dentro de um ano após a alta da UTI,[11] porém distribuído como massa gorda, em vez de tecido magro,[12] o que compromete a recuperação do estado funcional e também aumenta o risco de desenvolvimento de futuras comorbidades. O balanço energético cumulativo negativo tem sido associado ao aumento do número de complicações: infecções da corrente sanguínea, síndrome do desconforto respiratório agudo (SDRA), insuficiência renal, maior tempo de permanência na UTI e mais dias em suporte ventilatório.[1] Uma vez que o *deficit* cumulativo de energia não apenas acarreta ingestões hipocalóricas, mas também engloba ingestão reduzida de proteínas, a perda acelerada de tecido magro é esperada.[13]

Assim, por muito tempo, o suporte nutricional completo precoce foi recomendado para pacientes gravemente enfermos. No entanto, se a relação entre privação alimentar ou fraqueza adquirida na UTI e diminuição da sobrevida é causal ou não, ainda é de conhecimento incerto.[14]

Nos últimos anos, vários ensaios clínicos randomizados grandes investigaram o impacto de diferentes doses (e vias) de alimentação artificial em desfechos clinicamente relevantes, sem alcançarem benefícios significativos (Tabela 15.1).

A incapacidade de suprimir o catabolismo muscular e a supressão da autofagia induzida pela alimentação pode explicar porque a alimentação precoce não beneficia os pacientes e pode até mesmo aumentar a fraqueza adquirida na UTI e a dependência da UTI.[1,14] O aumento da suplementação de aminoácidos na fase aguda da doença crítica aumenta a uregênese, pois os

Intervenção	Impacto	Referências
Suplementação precoce *versus* tardia de nutrição parenteral quando a nutrição enteral é insuficiente	Nenhum benefício da nutrição parenteral suplementar precoce; aumento da morbidade nos dois maiores estudos	Casaer MP. N Engl J Med. 2011;365(6):506-17. Doig GS. JAMA. 2013;309(20):2130-8. Heidegger CP. Lancet. 2013;381(9864):385-93. Fivez T. N Engl J Med. 2016;374(12):1111-22. Allingstrup MJ. Intensive Care Med. 2017;43(11):1637-47.
Nutrição enteral precoce *versus* nutrição parenteral isocalórica precoce	Nenhum benefício da nutrição enteral precoce (mais isquemia intestinal em pacientes com choque grave)	Harvey SE. N Engl J Med. 2014;371(18):1673-84. Reignier J. Lancet. 2018;391(10116): 133-43.
Nutrição enteral precoce hipocalórica *versus* a pleno	Nenhum benefício da alimentação total, também não em longo prazo	Arabi YM. Am J Clin Nutr. 2011;93(3):569-77. Rice TW. Crit Care Med. 2011;39(5):967-74. Rice TW. JAMA. 2012;307(8):795-803. Needham DM. Am J Respir Crit Care Med. 2013;188(5):567-76. Charles EJ. Am J Clin Nutr. 2014;100(5):1337-43. Arabi YM. N Engl J Med. 2015;372(25):2398-408. Al-Dorzi HM. Crit Care. 2016;20(1):358. Marik PE. Intensive Care Med. 2016;42(3):316-23. Petros S. J Parenter Enteral Nutr. 2016;40(2):242-9.
Suplementos de aminoácidos precoces *versus* dose regular de aminoácidos	Nenhum benefício dos suplementos iniciais de aminoácidos; aumento da ureiogênese	Doig GS. Intensive Care Med. 2015;41(7):1197-208. Allingstrup MJ. Intensive Care Med. 2017;43(11):1637-47.
Alimentação baseada em calorimetria indireta *versus* alimentação baseada em fórmula	Nenhum benefício da calorimetria indireta	Singer P. Intensive Care Med. 2011;37(4):601-9.
Imunonutrientes *versus* não imunonutrientes	Nenhum benefício de imunonutrientes; possível dano pela glutamina	Hall JC. Intensive Care Med. 2003;29(10):1710-6. Andrews PJD. BMJ. 2011;342:d1542. Rice TW. JAMA. 2011;306(14):1574-81. Wernerman J. Acta Anaesthesiol Scand. 2011;55(7):812-8. Heyland D. N Engl J Med. 2013;368(16):1489-97. van Zanten ARH. JAMA. 2014;312(5):514-24. Bloos F. JAMA Intern Med. 2016;176(9):1266-76.

mesmos são decompostos em ureia em vez de serem incorporados às proteínas.[14] Aparentemente a suplementação nutricional precoce não parece contrabalançar a perda muscular microscópica ou macroscópica, além de suprimir a autofagia levando a piora da fraqueza muscular.[14] De fato, a autofagia é um processo importante de manutenção da homeostase, pois remove seletivamente organelas danificadas e microrganismos intracelulares. Parece ser um processo de recuperação essencial necessário para a sobrevivência aos insultos críticos (reduzindo a disfunção orgânica e a fraqueza muscular).

NUTRIÇÃO DURANTE A RECUPERAÇÃO E APÓS A UTI

Informações limitadas estão disponíveis sobre o manejo nutricional de pacientes em recuperação de doenças críticas. Todos os grandes estudos foram realizados na fase aguda da doença crítica, portanto, seus resultados neutros ou negativos não podem ser extrapolados para além da primeira semana ou para além da UTI ou da internação hospitalar.[14]

Sabemos que também no cenário pós-UTI (ainda na mesma internação hospitalar), a subalimentação é comum e relaciona-se com aumento da mortalidade.[15] Entretanto, uma recente revisão da Cochrane (28.619 pacientes) envolvendo 244 ensaios clínicos randomizados, não demonstrou um impacto benéfico do suporte nutricional na mortalidade ou eventos adversos graves em adultos hospitalizados com risco nutricional,[16] apesar de ser a pedra angular na ação multimodal de programas cirúrgicos de aceleração da recuperação, que já demonstraram diminuir a morbidade pós-operatória e hospitalar.[17]

Além disso, sabemos que após 14 dias de imobilização em indivíduos saudáveis, a massa muscular reduz, independentemente de uma disponibilidade elevada de aminoácidos, indicando que o anabolismo muscular está inibido.[18,19] Portanto, o repouso no leito não apenas resulta em um distúrbio da homeostase da massa muscular (perda muscular de 1,5% a 2% por dia nas primeiras 2 a 3 semanas), mas também na incapacidade do músculo em utilizar aminoácidos circulantes para a síntese proteica – fenômeno denominado de resistência metabólica.[1] Assim, combinar nutrição e reabilitação como estratégias sinérgicas poderia reduzir a perda de massa muscular durante a doença crítica, baseados em extrapolação de achados da saúde do exercício, no qual promove um balanço proteico positivo e aumento da sensibilidade à insulina, bem como redução da inflamação sistêmica.[20] Embora esses benefícios fisiológicos não tenham sido explorados em cuidados intensivos, sabe-se que a mobilização precoce em pacientes críticos reduz o tempo de internação na UTI e no hospital, e aumenta a função física na alta dos pacientes.[21]

CONCLUSÃO

A desnutrição afeta negativamente os resultados fisiológicos e clínicos e a desnutrição iatrogênica na UTI é comum em todo o mundo. Início precoce de nutrição enteral (dentro de 24 a 48 horas), adoção de protocolos de alimentação e uso de agentes de motilidade parecem ser medidas simples capazes de reduzir a inanição iatrogênica. Além disso, a associação dessas medidas com a mobilização precoce poderia limitar a perda de massa muscular e seria capaz de manter a integridade da função muscular.

REFERÊNCIAS BIBLIOGRÁFICAS

1. Heyland DK, Mourtzakis M. Malnutrition in Critical Illness: Implications, Causes, and Therapeutic Approaches. In: Stevens RD, Hart N, Herridge MS. Textbook of Post-ICU Medicine: The Legacy of Critical Care. Editora: Oxford University Press; 2014. p.401-415.
2. Viana MV, Tavares AL, Gross LA et al. Nutritional therapy and outcomes in underweight critically ill patients. Clin Nutr. 2019 Apr 5. [Epub ahead of print].
3. Waitzberg DL, De Aguilar-Nascimento JE, Dias MCG et al. Hospital and homecare malnutrition and nutritional therapy in Brazil. Strategies for alleviating it: a position paper. Nutr Hosp. 2017;34(4):969-75.
4. Hermans G, Van den Berghe G. Clinical review: intensive care unit acquired weakness. Crit Care. 2015;19:274.
5. Prescott HC, Angus DC. Enhancing recovery from Sepsis: a review. JAMA. 2018;319(1):62-75.
6. Friedrich O, Reid MB, Van den Berghe G, et al. The sick and the weak: neuropathies/myopathies in the critically ill. Physiol Rev. 2015;95(3):1025-109.
7. McClave SA, Martindale RG, Rice TW, Heyland DK. Feeding the critically ill patient. Crit Care Med. 2014;42(12):2600-10.
8. Gruther W, Benesch T, Zorn C et al. Muscle wasting in intensive care patients: ultrasound observed of m. quadriceps femoris muscle layer. J Rehabil Med. 2008;40:185–9.
9. de Hoogt PA, Reisinger KW, Tegels JJW et al. Functional Compromise Cohort Study (FCCS): Sarcopenia is a Strong Predictor of Mortality in the Intensive Care Unit. World J Surg. 2018;42(6):1733-41.
10. Hermans G, Van Mechelen H, Clerckx B et al. Acute outcomes and 1-year mortality of intensive care unit-acquired weak-

ness. A cohort study and propensity-matched analysis. Am J Respir Crit Care Med. 2014;190(4):410-20.
11. Herridge MS, Cheung AM, Tansey CM, et al; Canadian Critical Care Trials Group. One-year outcomes in survivors of the acute respiratory distress syndrome. N Engl J Med. 2003;348:683-93.
12. Reid CL, Murgatroyd PR, Wright A, Menon DK. Quantification of lean and fat tissue repletion following critical illness: a case report. Critical Care. 2008;12:R79.
13. Tsai JR, Chang WT, Sheu CC, et al. Inadequate energy delivery during early critical illness correlates with increased risk of mortality in patients who survive at least seven days: a retrospective study. Clin Nutr. 2011;30:209-14.
14. Gunst J, Van den Berghe G. Intensive Care Nutrition and Post-Intensive Care Recovery. Crit Care Clin. 2018;34(4):573-83.
15. Hiesmayr M, Schindler K, Pernicka E et al. Decreased food intake is a risk factor for mortality in hospitalized patients: the Nutrition-Day survey 2006. Clin Nutr. 2009;28(5):484-91.
16. Feinberg J, Nielsen EE, Korang SK, et al. Nutrition support in hospitalized adults at nutritional risk. Cochrane Database Syst Rev. 2017;(5):CD011598.
17. Wischmeyer PE, Carli F, Evans DC, et al. American society for enhanced recovery and perioperative quality initiative joint consensus statement on nutrition screening and therapy within a surgical enhanced recovery pathway. Anesth Analg. 2018;126(6):1883-95.
18. Glover EI, Phillips SM, Oates BR, et al. Immobilization induces anabolic resistance in human myofibrillar protein synthesis with low and high dose amino acid infusion. J Physiol. 2008;586:6049-61.
19. Biolo G, Beniamino C, Lebenstedt M, et al. Short-term bed rest impairs amino acid-induced protein anabolism in humans. J Physiol. 2004;558:381-8.
20. Ferrando AA, Tipton KD, Bamman MM, Wolfe RR. Resistance exercise maintains skeletal muscle protein synthesis during bed rest. J Appl Physiol. 1997;82:807-10.
21. Paton M, Lane R, Hodgson CL. Early Mobilization in the Intensive Care Unit to Improve Long-Term Recovery. Crit Care Clin. 2018;34(4):557-71.

16

PAPEL DA COMORBIDADE COMO Marcador Prognóstico no Paciente Criticamente Doente

Luciano Dondé da Silva
Cassiano Teixeira
Regis Goulart Rosa

INTRODUÇÃO

Comorbidade é definida como a presença concomitante de duas ou mais doenças diagnosticadas no mesmo indivíduo, a partir de critérios amplamente reconhecidos e estabelecidos. Com o envelhecimento, a presença de comorbidades aumenta intensamente, muito porque a frequência de condições crônicas nesses indivíduos aumenta com a idade. Elas estão associadas a maior utilização dos gastos com saúde e aumentam o risco de incapacidade e de mortalidade.[1]

É importante citar que a comorbidade muitas vezes é confundida com outros dois termos. Comorbidade, fragilidade e incapacidade são comumente usados sem distinção para identificar adultos idosos vulneráveis. Entretanto, esses três termos são entidades clínicas diferentes e que estão relacionadas causalmente.[1]

Incapacidade é definida como uma dificuldade ou dependência para realizar atividades essenciais a uma vida independente, incluindo tarefas necessárias para o autocuidado, além daquelas desejadas pelo paciente, em benefício de sua qualidade de vida. Já a fragilidade é um estado de alta vulnerabilidade para desfechos adversos de saúde, incluindo incapacidade, dependência, quedas, necessidade de cuidados em longo prazo e mortalidade.[1]

Para classificação das comorbidades, existe o índice de comorbidades de *Charlson* (ICC), criado em 1987,[2] (Tabela 16.1), que é um método de classificação de gravidade que utiliza dados dos diagnósticos secundários para atribuir um risco de morte ao paciente (Figura 16.1), empregado em diversos estudos.[3-6] Há evidências apontando o ICC como preditivo de desfecho até mesmo após cirurgias ortopédicas.[7] Esse método é aplicado por meio de uma lista de 19 condições clínicas registradas como diagnóstico secundário, com o objetivo de medir a gravidade e avaliar seu efeito sobre o prognóstico do paciente. Cada uma dessas condições corresponde a um valor entre 1 e 6 pontos, e o total será resultante da soma dos valores de cada doença preexistente,[8] variando de zero (nenhuma comorbidade) até 37 (caso todas as comorbidades estiverem presentes).[9] Existem duas pequenas variações do escore, porém sem maior impacto nos desfechos. São elas:

- ICC ajustado para idade, em que, a partir dos 50 anos, cada período de dez anos corresponde a um ponto adicional no índice;[10]

- ICC aplicado à décima revisão da Classificação Internacional de Doenças (CID-10), em que três níveis de comorbidades são definidos: baixo (escore = 0 ou 1), médio (escore = 2 a 4); alto (escore = 5 ou mais).[11]

Tabela 16.1 Índice de comorbidades de Charlson

Valor das condições clínicas de acordo com o diagnóstico secundário

Valor	Condições clínicas
1	Infarto do miocárdio, insuficiência cardíaca congestiva, doença vascular periférica, demência, doença cerebrovascular, doença pulmonar crônica, doença do tecido conjuntivo, úlcera, doença hepática crônica
2	Hemiplegia, doença renal moderada ou severa, diabetes, diabetes com complicação, tumor, leucemia, linfoma
3	Doença hepática moderada ou severa
6	Tumor maligno, metástase, SIDA

SIDA: síndrome da imunodeficiência adquirida
Adaptado de: Souza e cols., 2008.

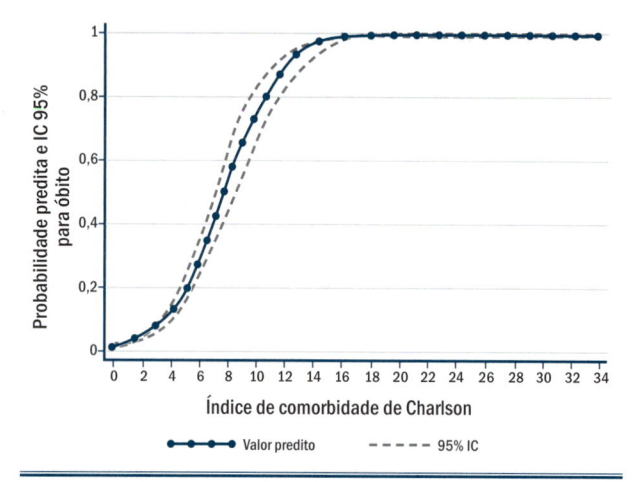

Figura 16.1. Predição de probabilidade de óbito baseada no índice de comorbidade de Charlson (ICC).
Adaptado de: Knowlin e cols., 2016.

COMORBIDADES E MORBIDADE PÓS-UTI

Para entender melhor o impacto das comorbidades nas sequelas pós-UTI, é necessário um banco de dados abrangente desses pacientes durante a internação, conhecimentos relacionados ao estado prévio dos mesmos, bem como o acompanhamento desses após sua alta da UTI. Nessa última fase, a avaliação da qualidade de vida (QV) se apresenta como uma das ferramentas importantes para auxiliar a elucidar os prejuízos aos vários aspectos da vida desses pacientes e poder correlaciona-los às doenças concomitantes.

Sabe-se que a presença de comorbidades aumenta a mortalidade na UTI, no hospital e após a alta da hospitalar,[12-15] porém começa a ter maior abrangência a investigação sobre o papel das comorbidades nas demais sequelas desses pacientes no período pós-alta. Estudos apontam um declínio da QV pós-UTI relacionado às comorbidades[16] e sua influência direta na capacidade de recuperação dos pacientes.[17-19] Parece que a carga da comorbidade afeta a QV dos sobreviventes de diferentes maneiras, por meio do aumento das taxas de readmissão hospitalar, da piora da *performance* muscular, da elevação dos custos de saúde[12] (Figura 16.2), dos distúrbios do sono[19] e de mudanças em todas as oito dimensões dos questionários de QV[18] (Figura 16.3). Parece que algumas comorbidades são mais importantes nesse processo do que outras: doença vascular periférica, doença pulmonar crônica e síndrome da imunodeficiência adquirida (SIDA). Stevenson e cols.[16] demonstraram que um maior declínio funcional após três meses de sobreviventes de lesão pulmonar aguda, avaliado pela escala de atividade instrumental de vida diária (AIVD) foi associado à ansiedade pós-alta e à comorbidades como, doenças psiquiátricas e doença pulmonar crônica.[16] Doentes pulmonares obstrutivos crônicos sobreviventes de internação na UTI demonstraram uma significativa perda da autonomia quando comparadas escores de atividades de vida diária (AVD) na admissão na UTI com escores realizados dois anos após a alta da UTI (29 ± 5 *versus* 25 ± 7; p = 0,01).[20] Houve também uma redução da tolerância a exercícios e da capacidade de executar atividades laborais. Além disso, as comorbidades são as principais causadoras de distúrbios do sono pós-UTI. As doenças crônicas afetam frequentemente o padrão do sono, dificultando principalmente a fase de início do sono e resultando em uma pobre qualidade do sono.[19]

Algumas combinações de doenças crônicas são prevalentes e sinergistas no aumento do risco para o desenvolvimento de incapacidades.[1] A associação de doença cardíaca e osteoartrite do joelho acarreta um risco aumentado de desenvolver *deficit* de mobilidade.[1,21] Alguns estudos, entretanto, fogem do padrão e não encontram as comorbidades como principais fatores para os desfechos pós-UTI. Um exemplo é com relação ao estado físico funcional em um acompanhamento de sobreviventes de UTI por dois anos, que encontrou o tempo de ventilação mecânica e o motivo de internação como as variáveis mais influentes.[22] As comorbidades (avaliadas pelo ICC), aliadas à idade, são descritas por alguns autores como os maiores responsáveis pela reinternação dos pacientes,[23] tanto precoce quanto tardia.[24]

COMORBIDADES E MORTALIDADE PÓS-UTI

Em um estudo de coorte que acompanhou pacientes 3, 6 e 12 meses após receberem alta da UTI, os principais fatores associados à mortalidade foram: idade, motivo

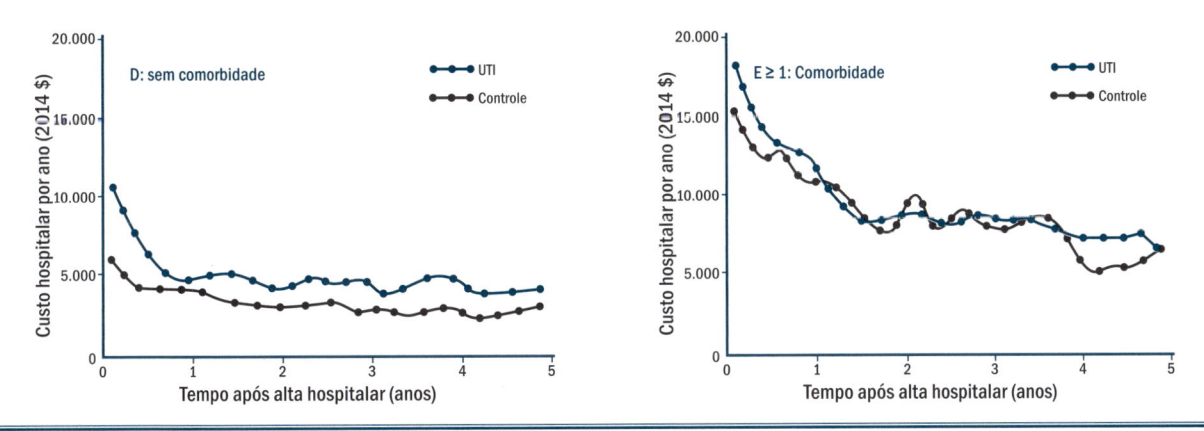

Capítulo 16 ▪ Papel da Comorbidade como Marcador Prognóstico no Paciente Criticamente Doente

Figura 16.2. Custos hospitalares médios no período de cinco anos após a alta em sobreviventes de UTI comparados com controles hospitalares na presença de comorbidades de acordo com Charlson (D: sem comorbidade; E: >1 comorbidade).
Adaptado de: Lone e cols., 2016.

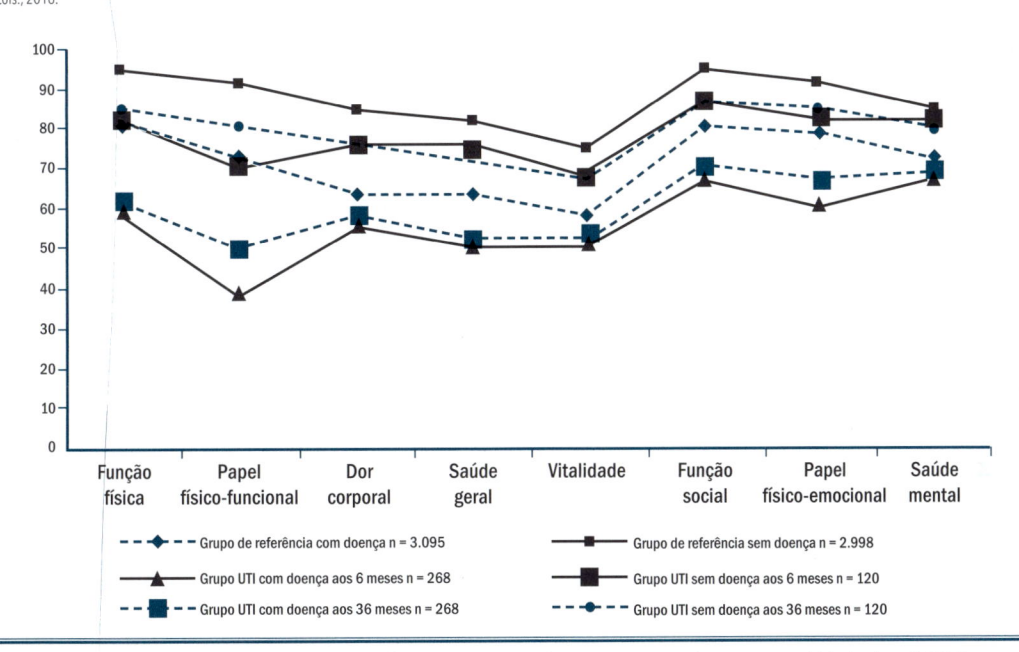

Figura 16.3. Resultados do SF-36. Resultados dos oito domínios do SF-36, comparando os grupos controles com comorbidades (n = 3.095), grupo-controle sem comorbidades (n = 2.998), e grupos UTI avaliados aos 6 e aos 36 meses de acompanhamento, com comorbidades (n = 268) e sem comorbidades (n = 120).
Adaptado de: Orwelius e cols., 2010.

de internação na UTI e comorbidades, mais especificamente a cirrose, as doenças hematológicas e a neoplasia metastática.[13] Lee e cols.,[25] em estudo semelhante, demonstraram que a doença hematológica e o tumor sólido, principalmente quando associados a presença de anemia e trombocitopenia, eram os principais fatores relacionados à mortalidade pós-alta da UTI. Numa coorte de três meses realizada em pacientes idosos que receberam alta da UTI, uma pontuação alta no ICC, a falência de múltiplos órgãos e a presença de insuficiência renal, foram os principais preditores de óbito.[11]

Estudo que arrolou pacientes internados na UTI por mais de três dias e acompanhou esses por um ano após a alta, demonstrou que as variáveis associadas a mais significativamente com mortalidade pós-UTI eram: idade, severidade de doença, reinternações e, também, as comorbidades.[26] Quando utilizado um período de acompanhamento de três anos, o câncer metastático parece ser o maior preditor de mortalidade dentre as doenças concomitantes.[27] A Tabela 16.2 resume os artigos mais relevantes que correlacionaram comorbidades com acompanhamento pós-alta da UTI.

CONCLUSÃO

As comorbidades, principalmente as doenças neoplásicas, parecem estar intimamente com a morbimortalidade dos pacientes que recebem alta da UTI. O ICC parece representar um bom método de avaliação e predição de desfechos desfavoráveis para esses pacientes.

Tabela 16.2 Estudos importantes associando comorbidades aos desfechos pós-UTI

Autor	Jornal e ano	População estudada	nº	Tempo de acompanhamento	Forma de mensuração	Desfechos avaliados	Resultados
Lee e cols.[25]	Journal of Korean Medical Science (2017)	Sobreviventes de UTI do Hospital da Universidade Nacional de Seul entre janeiro de 2011 e agosto de 2013	383	Enquanto internados após alta da UTI	Associação de fatores com a mortalidade pós-UTI	Mortalidade	A presença de comorbidades em pacientes severamente doentes foi o fator principal. Doença hematológica (*Odds Ratio* [OR] 4,75) e tumor sólido (OR 4,06) foram as principais
Lone e cols.[12]	American Journal of Respiratory and Critical Care Medicine (2016)	Sobreviventes de UTI geral, em 2005, na Escócia, comparados a controles	5.215	5 anos	Dados pré, durante e pós-internação foram comparados intragrupo, assim como avaliação intergrupos com os controles	Mortalidade e custo de recursos hospitalares	Comorbidades foram fortes preditivos de maiores custos (ARR 1,25 *versus* 1,02)
Steenbergen e cols.[26]	BMC Anesthesiology (2015)	Pacientes que ficaram mais de 72 horas em uma UTI mista de Amsterdã-Holanda, entre 2007 e 2012	740	1 ano	Versão holandesa do SF-36	Mortalidade, qualidade de vida, custo de saúde e complicações a longo prazo	Fatores mais associados à mortalidade foram idade, severidade de doença, reinternações e as comorbidades (OR 1,86)
Brinkman e cols.[13]	Critical Care Medicine (2013)	Pacientes que estiveram em UTI e receberam alta de um hospital holandês, entre janeiro de 2007 e outubro de 2010	48.107	1 ano	Avaliação aos 3, 6 e 12 meses e no período pós-alta	Mortalidade	A comorbidade foi considerada um dos três fatores determinantes para a mortalidade. Mais especificamente a cirrose (Hazard Ratio [HR] 2,64; 2,39 e 2,17 aos 3, 6 e 12 meses) e neoplasia metastática (HR 3,00; 3,06 e 2,77)
Stevenson e cols.[16]	J Psychosom Res (2013)	Pacientes com lesão pulmonar aguda de 13 UTIs de quatro hospitais, em Baltimore	152	3 meses	Hospital Anxiety and Depression Scale – Anxiety Subscale	Ansiedade	Associação significante entre presença de comorbidade (OR 3,59) e sintomas de ansiedade. Histórico psiquiátrico (OR 4,72) e doença pulmonar crônica (OR 2,28) foram os principais
Daubin e cols.[11]	Health and quality of life outcomes (2011)	Idosos acima de 75 anos pós-UTI do Hospital da Universidade de Caen-França, entre novembro de 2006 e outubro de 2007	657	3 meses	Índice de comorbidade de Charlson, Índice de Katz, Lawton e Brody (AIVD) e Nottingham Health Profile Score	Mortalidade e dependência física e cognitiva	Pontuação alta no Índice de comorbidade de Charlson, além de falência de múltiplos órgãos e insuficiência renal, pode ser considerada preditiva de óbito (OR 1,6)
Orwelius e cols.[18]	Critical Care Medicine (2010)	Pacientes de três UTIs, na Suécia	1.663	36 meses	Questionários EQ-5D e SF-36	Qualidade de vida relacionada à saúde (QVRS)	O maior causador de queda na QVRS foi a presença de comorbidades
Wunsch e cols.[27]	JAMA (2010)	Idosos que tiveram alta da UTI entre 2002 e 2006	35.308	3 anos	Comparação com grupo controle da população geral	Mortalidade	O câncer metastático foi o maior preditor de mortalidade dentre as doenças concomitantes. OR 3,31 após seis meses e 3,02 após três anos

Tabela 16.2 Estudos importantes associando comorbidades aos desfechos pós-UTI

Autor	Jornal e ano	População estudada	nº	Tempo de acompanhamento	Forma de mensuração	Desfechos avaliados	Resultados
Ho e cols.[24]	Journal of Critical Care (2009)	Internados em UTI entre 1987 e 2002	16.926	Durante hospitalização do paciente após alta da UTI	Associação da taxa de mortalidade e reinternação com o Índice de comorbidade de Charlson	Mortalidade e reinternação em UTI	As comorbidades conseguem prever melhor a possibilidade de readmissão tardia (OR 1,45) do que a precoce
Orwelius e cols.[19]	Critical Care (2008)	Pacientes de três UTIs, na Suécia	1.625	1 ano	Avaliada a qualidade do sono pré-UTI. Aos 6 e 12 meses pós-alta foram utilizados os questionários SF-36 e Basic Nordic Sleep	Distúrbios do sono e QVRS	A comorbidade foi o fator que mais afetou o sono. OR 2,32 para iniciar o sono, e 2,51 para qualidade de sono pobre
Haas e cols.[22]	BMC Anesthesiology (2013)	Sobreviventes de duas UTIs não especializadas em trauma	499	2 anos	Escalas de Karnofsky e Lawton e Brody na internação em UTI e dois anos após a alta por meio de entrevista telefônica	Estado físico funcional	Comorbidades tiveram menor impacto do que o tempo de ventilação mecânica e motivo de internação
Teixeira e cols.[20]	Jornal Brasileiro de Pneumologia (2011)	Pacientes com DPOC de UTIs de dois hospitais de Porto Alegre/RS	231	2 anos	Escalas de Karnofsky e Atividade de vida diária por entrevistas telefônicas	Mortalidade e estado funcional	A comorbidade DPOC foi associada à redução significativa de estado funcional (Karnofsky 85 versus 79; AVD 29 versus 25) após dois anos e alta taxa de mortalidade nos primeiros meses após alta (37,7 hospitalar e 30,3 extra-hospitalar)
Japiassú e cols.[23]	Revista Brasileira de Terapia Intensiva (2009)	Pacientes com alta da UTI geral de hospital privado, de janeiro a maio de 2009	577	3 meses	Associação de dados da internação como o Índice de comorbidade de Charlson com a taxa de reinternação	Reinternações em UTI	As comorbidades, além de idade e admissão por insuficiência respiratória e/ou sepse estão precocemente associadas a maior risco de reinternações na unidade de terapia intensiva estudada (OR 2,43)

REFERÊNCIA BIBLIOGRÁFICAS

1. Fried LP, Ferrucci L, Darer J, Williamson JD et al. Untangling the concepts of disability, frailty, and comorbidity: implications for improved targeting and care. The Journals of Gerontology Series A: Biological Sciences and Medical Sciences. 2004;59(3):M255-M263.
2. Charlson ME, Pompei P, Ales KL et al. A new method of classifying prognostic comorbidity in longitudinal studies: development and validation. Journal of chronic diseases. 1987;40(5):373-83.
3. Beloosesky Y, Weiss A, Mansur N. Validity of the Medication-Based Disease Burden Index Compared with the Charlson Comorbidity Index and the Cumulative Illness Rating Scale for Geriatrics. Drugs & aging. 2011;28(12):1007-14.
4. Gili M, Sala J, López J et al. Impact of comorbidities on in-hospital mortality from acute myocardial infarction, 2003-2009. Revista Española de Cardiología (English Edition). 2011;64(12):1130-7.
5. Lemke KW, Weiner JP, Clark JM. Development and validation of a model for predicting inpatient hospitalization. Medical Care. 2012;50(2):131-9.
6. Martins M. Uso de medidas de comorbidades para predição de risco de óbito em pacientes brasileiros hospitalizados. Revista de Saúde Pública. 2010;44(3):448-56.
7. Gagnier JJ, Morgenstern H, Kellam P. A retrospective cohort study of adverse events in patients undergoing orthopaedic surgery. Patient Safety in Surgery. 2017;11(1):15.
8. Souza RCd, Pinheiro RS, Coeli CM et al. The Charlson comorbidity index (CCI) for adjustment of hip fracture mortality in the elderly: analysis of the importance of recording secondary diagnoses. Cadernos de Saúde Pública. 2008;24(2):315-22.
9. Knowlin L, Stanford L, Moore D, et al. The measured effect magnitude of co-morbidities on burn injury mortality. Burns 2016; 42(7):1433-8.
10. Sousa-Muñoz RLd, Ronconi DE, Dantas GC et al. Impacto de multimorbidade sobre mortalidade em idosos: estudo de coorte pós-hospitalização. Rev Bras Geriatr Gerontol. 2013;163:579-89.
11. Daubin C, Chevalier S, Séguin A et al. Predictors of mortality and short-term physical and cognitive dependence in critically ill persons 75 years and older: a prospective cohort study. Health and quality of life outcomes. 2011;9(1):35.
12. Lone NI, Gillies MA, Haddow C et al. Five-year mortality and hospital costs associated with surviving intensive care. American journal of respiratory and critical care medicine. 2016;194(2):198-208.
13. Brinkman S, Bakhshi-Raiez F, Abu-Hanna A et al. Determinants of mortality after hospital discharge in ICU patients: literature review and Dutch cohort study. Critical care medicine. 2013;41(5):1237-51.
14. Sammy I, Lecky F, Sutton A et al. Factors affecting mortality in older trauma patients—A systematic review and meta-analysis. Injury. 2016;47(6):1170-83.
15. Shankar-Hari M, Ambler M, Mahalingasivam V et al. Evidence for a causal link between sepsis and long-term mortality: a systematic review of epidemiologic studies. Critical Care. 2016;20(1):101.
16. Stevenson JE, Colantuoni E, Bienvenu OJ et al. General anxiety symptoms after acute lung injury: predictors and correlates. Journal of psychosomatic research. 2013;75(3):287-93.
17. Orwelius L, Nordlund A, Edéll-Gustafsson U et al. Role of preexisting disease in patients' perceptions of health-related quality of life after intensive care. Critical care medicine. 2005;33(7):1557-64.
18. Orwelius L, Nordlund A, Nordlund P et al. Pre-existing disease: the most important factor for health related quality of life long-term after critical illness: a prospective, longitudinal, multicentre trial. Critical Care. 2010;14(2):R67.
19. Orwelius L, Nordlund A, Nordlund P et al. Prevalence of sleep disturbances and long-term reduced health-related quality of life after critical care: a prospective multicenter cohort study. Critical Care. 2008;12(4):R97.
20. Teixeira C, Cabral CdR, Hass JS et al. Exacerbação aguda da DPOC: mortalidade e estado funcional dois anos após a alta da UTI. J Bras Pneumol. 2011;37(3):334-40.
21. Ettinger WH, Davis MA, Neuhaus JM et al. Long-term physical functioning in persons with knee osteoarthritis from NHANES. I: effects of comorbid medical conditions. J Clin Epidemiol. 1994;47:809-15.
22. Haas JS, Teixeira C, Cabral CR et al. Factors influencing physical functional status in intensive care unit survivors two years after discharge. BMC anesthesiology. 2013;13(1):11.
23. Japiassú AM, Cukier MS, Queiroz AGCdM et al. Fatores preditores precoces de reinternação em unidade de terapia intensiva. Revista Brasileira de Terapia Intensiva. 2010;21(4):353-58.
24. Ho KM, Dobb GJ, Lee KY et al. The effect of comorbidities on risk of intensive care readmission during the same hospitalization: a linked data cohort study. Journal of critical care. 2009;24(1):101-107.
25. Lee J, Cho Y-J, Kim SJ et al. Who Dies after ICU Discharge? Retrospective Analysis of Prognostic Factors for In-Hospital Mortality of ICU Survivors. Journal of Korean Medical Science. 2017;32(3):528-33.
26. Steenbergen S, Rijkenberg S, Adonis T et al. Long-term treated intensive care patients' outcomes: the one-year mortality rate, quality of life, health care use and long-term complications as reported by general practitioners. BMC anesthesiology. 2015;15(1):142.
27. Wunsch H, Guerra C, Barnato AE et al. Three-year outcomes for Medicare beneficiaries who survive intensive care. JAMA. 2010;303(9):849-56.

DESFECHOS EM LONGO PRAZO
na Insuficiência Renal Aguda

Pedro Bribean Rogovschi
Roger Monteiro Alencar
Luis Carlos da Silva Vilanova
Thiago Domingos Corrêa

INTRODUÇÃO

A insuficiência renal aguda (IRA) é uma grave condição adquirida, que acarreta aumento de mortalidade e morbidade aos pacientes acometidos, assim como necessidade de mais recursos humanos e técnicos ao seu tratamento. Nos últimos 15 anos, foram adotados sistemas diferentes para a classificação e estadiamento da IRA. Diversos fatores, como por exemplo, a preexistência de *deficit* de função renal, assim como a necessidade ou não de terapia renal substitutiva (TRS) durante o episódio de IRA, estão associados a piores desfechos em termos de mortalidade e dependência de TRS após alta hospitalar. Neste capítulo, abordados os principais aspectos relacionados à ocorrência de IRA em ambiente hospitalar e os fatores diretamente implicados com o prognóstico dos pacientes afetados.

Atualmente, a IRA é uma condição de abrangência global, com graves impactos sobre o prognóstico dos pacientes acometidos e crescentes custos financeiros e de recursos humanos, principalmente em pacientes críticos.[1-7]

A incidência e a prevalência de IRA variam amplamente na literatura, dependendo dos critérios utilizados para classificação, assim como as características das populações estudadas.[2,4,7] Um estudo prospectivo, multicêntrico, recentemente reportou uma incidência de 39,3% de IRA em pacientes admitidos em unidades de terapia intensiva (UTI).[7] Pacientes que desenvolveram IRA apresentaram mortalidade hospitalar significativamente maior que os pacientes não acometidos (25,6% *versus* 10,2%, respectivamente para pacientes com IRA e pacientes sem IRA (95% IC, pacientes com IRA 292/1.141 [25,6 % (23% a 28,2 %)] e pacientes sem IRA 179/1.760 [10,2 % (8,7% a 11,6 %)]).[7]

O objetivo deste capítulo é descrever brevemente fatores relacionados ao risco de desenvolvimento de IRA em pacientes hospitalizados em UTI, bem como aspectos relacionados ao prognóstico em longo prazo desses pacientes.

CLASSIFICAÇÃO DA IRA

Ao longo das últimas duas décadas, esforços no sentido de padronizar os critérios para definição e graduação da gravidade da IRA foram realizados. Entre 2004 e 2012, três sistemas diferentes de classificação da IRA foram publicados, o *Risk, Injury, Failure, Loss of kidney function, and End-stage Kidney Disease Classification* (RIFLE),[9] *The Acute Kidney Injury Network* (AKIN)[10] e *Kidney Disease Improving Global Outcomes* (KDIGO)[5] (Tabela 17.1). O critério KDIGO se estabeleceu como principal escore classificação da IRA após 2012.[3-6]

Tabela 17.1. Comparação entre os três principais sistemas adotados para classificação da insuficiência renal aguda (IRA)				
	Creatinina sérica			Débito urinário (mL/kg/h)
	Rifle, 2004[9]	Akin, 2007[10]	KDIGO, 2012[5]	
1	Risk > 1,5 X cr basal ou queda da TFG > 25%	≥ 0,3 mg/dL ou ≥ 1,5 a 2 X cr basal	≥ 0,3 mg/dL ou ≥ 1,5 A 2 X cr basal	0,5 x 6 horas
2	Injury > 2 X cr basal ou queda > 50% TFG	> 2 a 3 X SCr basal	> 2 a 3 X cr basal	0,5 x 12 horas
3	Failure > 3 X cr basal ou cr > 4,0 com aumento > 0,5 mg/dL	> 3 X SCr basal ou ≥ 4 mg/dL com ↑cr ≥ 0,5 mg/dL	> 3 X cr basal	0,3 x 24 ou anúria > 12 horas
	Loss Perda de função renal superior a quatro semanas			
	End stage renal disease Doença renal estágio terminal após três meses			

SCr: creatina sérica; cr: creatinina.

O estabelecimento de um critério padronizado para definição e graduação da gravidade da IRA, com o uso do KDIGO, permitiu um melhor compreendimento e mensuração do impacto da IRA sobre os pacientes críticos, facilitou o diagnóstico e estabelecimento de medidas preventivas além de permitir início precoce do tratamento[3-6].

FATORES DE RISCO PARA IRA

A ocorrência de IRA, ainda que estágios mais leves, constitui-se fator de risco independente para mortalidade e morbidade de pacientes críticos, além de estar associada a maior tempo de hospitalização e maiores custos.[2,7,8] Condições prévias a internação (comorbidades), assim como, eventos durante a assistência aos pacientes críticos, estão diretamente implicados com a ocorrência e a gravidade da IRA:[2,7,8,11-14]

- condições prévias:
    - *diabetes melittus*;
    - hipoalbuminemia;
    - hipertensão arterial sistêmica;
    - doença renal estádio 3 [taxa de filtração glomerular (TFG) < 60 mL/min];
    - idade avançada (> 65 anos);
    - uso de anti-inflamatórios não esteroidais;
    - insuficiência cardíaca agudizada com fração de ejeção (FE) < 40%;
    - uso de inibidores de enzima conversora de angiotensina (IECA) ou bloqueadores do receptor de angiotensina II (BRA).
- eventos durante a internação:
    - hipovolemia;
    - hiperuricemia;
    - balanço hídrico positivo;
    - exposição a agentes nefrotóxicos (por exemplo, aminoglicosídeos, anfotericina, anti-inflamatórios não esteroidais);
    - instabilidade hemodinâmica e uso de drogas vasoativas;
    - uso de contraste iodado em grande quantidade (> 300 mL) e hiperosmolar;
    - uso de soluções ricas em cloro (por exemplo, solução salina 0,9%);
    - grande queimado;
    - admissão por sepse;
    - ventilação mecânica;
    - cirurgia cardíaca com necessidade de circulação extracorpórea (CEC);
    - tempo prolongado de CEC (> 120 min).

IMPACTO DO TRATAMENTO NO DESFECHO DE PACIENTES COM IRA

Apesar de crescente número de publicações com grandes coortes de pacientes acometidos por IRA terem abordado tanto os potenciais benefícios da introdução de terapia renal substitutiva (TRS) precoce (IRA KDIGO 1 e 2), ainda não há consenso sobre o momento ideal de início de TRS nos pacientes acometidos por IRA.[15-18]

Assim como, a modalidade terapêutica dialítica ideal, o benefício das terapias continuas, *sustained low efficiency dialysis* (SLED)*, terapia intermitente convencional, dialise peritoneal, permanece incerta.[15-18]

Dois grandes estudos publicados nos últimos anos *The Artificial Kidney Initiation in Kidney Injury* (AKIKI)[17] e *Early Versus Late Initiation of Renal Replacement Therapy In Critically Ill Patients With Acute Kidney Injury* (ELAIN)[18] reportaram resultados divergentes quanto à redução de mortalidade ou recuperação da função renal com início de TRS precoce em pacientes com IRA.

O estudo unicêntrico ELAIN,[18] realizado na Alemanha, comparou a estratégia de tratamento precoce em pacientes com IRA KDIGO 2, estabelecida em até oito horas, com o tratamento tardio, definido como IRA KDIGO 3 ou presença de indicações absolutas, como hipercalemia (K ≥ 6,5 mmol/L), acidose metabólica grave e hipervolemia com insuficiência respiratória associada. A modalidade de tratamento em ambos os grupos foi hemodiafiltração continua venovenosa (CVVHDF). Nesse estudo, a terapia precoce comparada a terapia tardia, resultou numa redução de mortalidade de 15,4% em 90 dias (39,3% *versus* 53,6%; p = 0,03).[18] A estratégia de terapia precoce foi associada a redução do tempo de internação hospitalar (51 *versus* 82 dias, p < 0,001), menor duração da TRS (9 *versus* 25 dias, p = 0,04), e redução dos níveis de marcadores pro inflamatórios plasmáticos (interleucinas 6 e 8).[18] Contudo, não se observou redução de disfunção orgânica, dependência de diálise após 90 dias ou tempo de permanência em UTI.[18]

O estudo AKIKI, multicêntrico, realizado na França, comparou duas estratégias para início de TRS em 620 pacientes críticos, sob uso de drogas vasoativas e/ou ventilação mecânica.[17] Terapia precoce foi definida como início de TRS em até seis horas do diagnóstico de KDIGO 3, e terapia tardia como início de TRS com base em critérios clínicos ou surgimento de complicações relacionadas a piora da IRA, como oligoanúria após 72 horas, edema pulmonar atribuído a balanço hídrico positivo, hipercalemia, uremia e/ou acidose metabólica.[17] Não foi observada diferença significativa em termos de mortalidade em até 60 dias (48,5% *versus* 49,7%, respectivamente para grupos precoce e tardio; p = 0,79). O uso de TRS foi significativamente mais frequente no grupo de estratégia precoce comparado a tardia (98% *versus* 51%).[17] A incidência de infecções de corrente sanguínea relacionadas a cateteres vasculares foi menor no grupo de terapia tardia (5% *versus* 10%, p = 0,03), e os dias livres de TRS mais frequentes no grupo de início tardio, comparado a estratégia de terapia precoce (19 *versus* 17 dias, p < 0,001). Não foram observadas diferenças quanto aos desfechos secundários como dias livres de ventilação mecânica e uso de drogas vasoativas, dependência de dialise após 60 dias, tempo de internação hospitalar ou permanência em UTI.[17]

Ainda que, no contexto de pacientes criticamente enfermos, frequentemente em vigência de instabilidade hemodinâmica e uso de drogas vasoativas, terapias dialíticas contínuas sejam preferidas por nefrologistas e intensivistas em relação à dialise intermitente tendo em vista menor remoção de fluidos por unidade de tempo, menos episódios de hipotensão arterial e maior facilidade para controle de balanço hídrico, não há até o momento, benefício comprovado em termos de redução de mortalidade com uso de terapias contínuas.[17] Um estudo retrospectivo publicado em 2016, não foi capaz de apontar menor dependência de dialise após 90 (OR, 1,19; 95% IC, 0,91 a 1,55; p = 0,20) ou 365 (OR, 0,93; 95% IC, 0,72 a 1,20; p = 0,55) dias com uso de terapias dialíticas contínuas *versus* modalidades intermitentes.[19]

Entretanto, outros potenciais benefícios com uso de modalidades contínuas não devem ser descartados. O intuito de se prolongar o tempo de diálise, além de manter continuamente a remoção de escórias que se acumulam progressivamente na circulação, como em pacientes hipercatabólicos ou com rabdomiólise, frequentemente com hipercalemia, é promover uma redução mais gradual da ureia e escórias nitrogenadas, de modo a evitar o risco de síndrome do desequilíbrio, condição associada a alteração brusca da osmolaridade plasmática devido à redução rápida dos níveis de ureia.[2] Particularmente em casos de hipertensão intracraniana, como podem ocorrer na lesão cerebral aguda ou na lesão hepática fulminante, em que a terapia contínua pode se associar a melhor manutenção da pressão de perfusão cerebral, com menores elevações da pressão intracraniana.[21,22]

Assim, parece racional não ser mandatória a instituição de TRS nos estágios menos severos de IRA (KDIGO 1 e 2), permanecendo nesses pacientes as indicações convencionais para início de TRS.[17,18] Medidas de suporte como correção da hipovolemia, suspensão e não utilização de agentes nefrotóxicos, e início de terapia antimicrobiana precoce na sepse.

Um estudo publicado por Yunos e cols.[23] apontou o potencial risco de indução de acidose metabólica e insuficiência renal entre pacientes tratados com solução salina a 0,9% *versus* pacientes tratados com soluções com menor teor de cloro. Pacientes tratados com soluções com menor teor de cloro apresentaram menor incidência de IRA (OR, 0,52; 95% IC, 0,37 a 0,75; p < 0,001), e necessidade de TRS (OR, 0,52; 95% IC 0,33 a 0,81; p = 0,004).

Verma e cols.,[24] em um estudo multicêntrico de 2016, realizado com pacientes críticos, não reportaram maior incidência de acidose metabólica, definida como aumento de base excesso ou maior incidência de IRA nos pacientes tratados com solução salina 0,9% em comparação ao Plasma Lyte. Porém, os pacientes tratados com Plasma Lyte apresentaram menores níveis de cloro plasmático (108 mmol/L *versus* 111 mmol/L; p = 0,01).[24]

Mais recentemente, o estudo SMART,[25] multicêntrico, realizado em pacientes admitidos em UTI, demonstrou redução de desfecho composto por mortalidade, necessidade de TRS e persistência de insuficiência renal após 30 dias, com o uso de soluções balanceadas (Ringer lactato e Plasma Lyte) *versus* solução salina 0,9% (OR, 0,91; 95% IC, 0,84 a 0,99).[25] Contudo, uma recente metánalise[26] não apontou redução de mortalidade hospitalar (OR 0,90; 95% IC, 0,69 a 1,17; p = 0,44), risco de TRS (OR 1,12; 95% IC, 0,80 a 1,58; p = 0,52), incidência de IRA definida como KDIGO ≥ 2 (OR 0,99; 95% IC, 0,78 a 1,25) ou necessidade de hemotransfusões (OR 0,69; 95% IC, 0,44 a 1,09) entre pacientes tratados com soluções com baixo teor de cloro *versus* soluções ricas em cloro para ressuscitação volêmica ou como fluido de manutenção, em pacientes críticos ou em período perioperatório.

Apesar de evidências sobre o risco de hipercloremia e acidose metabólica induzidas ou agravadas com o uso de soluções ricas em cloro, permanece incerto o real impacto em termos de redução de mortalidade ou ocorrência de IRA com o uso de soluções balanceadas.[23-26]

DESFECHOS EM LONGO PRAZO NA INSUFICIÊNCIA RENAL AGUDA

A IRA ocorre em um em cada sete internações hospitalares.[26] Mesmo pacientes com pequeno aumento nos níveis de creatinina (0,3 a 0,4 mg/dL) apresentam mortalidade hospitalar quatro vezes maior do que aqueles pacientes sem aumento do nível de creatinina.[28] A IRA é um fator independente de mortalidade em pacientes internados.[29]

A diretriz KDIGO sugere o acompanhamento de todos os pacientes com lesão renal aguda (LRA),[5] e as diretrizes do Reino Unido recomendam a vigilância pós-lesão renal por pelo menos dois a três anos.[30] Recentemente, achados de aumento de morbidade e mortalidade que ocorrem meses a anos após um episódio de IRA foram evidenciados em grandes estudos epidemiológicos envolvendo populações variadas.[31,32]

O Estudo *The Grampian Laboratory Outcomes Morbidity and Mortality Study* (GLOMMS-II) foi uma coorte populacional que ligou fontes de dados nacionais e regionais em uma única autoridade sanitária do Reino Unido.[33] Entre 17.630 pacientes hospitalizados, 3.426 (19,6%) tinham IRA. A incidência estimada de LRA no hospital foi de 17,6% entre os pacientes com função renal basal diminuída e 8,4% entre os pacientes com função basal normal. O período de observação de dez anos se estendeu de 2003 a 2013 e compreendeu 114.696 pessoas-ano (mediana de acompanhamento de nove anos).[33]

Sawhney e cols.,[2] em um estudo observacional utilizando o banco de dados do estudo GLOMMS-II, observaram que a associação decrescente de um episódio de LRA com mortalidade é acompanhada por uma maior importância de fatores de longo prazo (função renal basal e história de episódios de LRA prévia) sobre fatores agudos (gravidade da LRA).[2] Outro dado observado por Sawhney e cols.[2] foi que um em cada cinco pacientes com IRA tiveram episódios prévios de IRA, com pior mortalidade em longo prazo, assim como aumento de duas vezes na incidência de IRA hospitalar em paciente com função renal alterada em comparação com pacientes com função renal normal, estando de acordo com relatos recentes em outros estudos.[34]

Segundo De Corte e Dhondt,[35] em uma análise de coorte prospectiva de pacientes com IRA-TSR, na UTI do Ghent University Hospital, durante oitos anos (de 2004 a 2012) a sobrevida em longo prazo após IRA com necessidade de TSR é ruim, com importante impacto da idade e do estado clínico do paciente no momento de início da TSR, assim como, recuperação limitada quando associado à DRC e diabetes.[35] Ainda segundo esse estudo, pacientes com doença renal aguda crônica desenvolveram com frequência doença renal terminal, tornando imperativo o acompanhamento nefrológico. A maioria dos pacientes foi classificada como *major adverse kidney events* (MAKE), definida como morte, recuperação renal incompleta ou desenvolvimento de doença renal terminal tratada com TSR, em um ano. A MAKE foi determinado principalmente pelo seu maior componente, a mortalidade.[35]

A IRA é um fator de risco para progressão da DRC e mortalidade futura.[2,7,35] Siew e cols.[36] demonstraram em um total de 11.683 hospitalizações que a LRA recorrente é comum no primeiro ano após a hospitalização. Maior duração da lesão e diagnósticos de internação de descompensação da doença hepática avançada, insuficiência cardíaca primária, neoplasias com ou sem quimioterapia, síndrome coronariana aguda e depleção de volume, são fatores de risco independentes para LRA recorrente.[36]

A IRA é comum em pessoas em pacientes com insuficiência cardíaca.[34] Além disso, o desenvolvimento de IRA em pacientes com infarto agudo do miocárdio (IAM) aumenta a morbimortalidade nos três primeiros anos após o evento independente do grau de lesão renal e em até dez anos para os que apresentam lesão renal grave.[37-39] Goldberg e cols.[38] demonstraram que mesmo pequenas alterações na função renal durante episódio de IAM estão diretamente relacionadas à mortalidade em longo prazo (após 30 dias da alta hospitalar) e à insuficiência cardíaca. Chawla e cols.[39] avaliaram em uma coorte prospectiva, mais de 35 mil veteranos norte-americanos diagnósticados com IRA ou IAM, entre outubro de 1999 e dezembro de 2005, por até seis anos de seguimento (tempo máximo).[39] O maior número de óbitos ocorreu no grupo IAM + IRA (57,5%), e o menor número (32,3%) ocorreu em pacientes com IAM sem complicação. Esse estudo demonstrou que um episódio de IRA por si só estava associado a piores desfechos do que um episódio de IAM isolado.[39]

Em estudo com pacientes diagnosticados com cirrose hepática a mortalidade em seis meses foi semelhante entre indivíduos com SHR (síndrome hepatorrenal) e NTA (necrose tubular aguda) (HR, 0,81; 95% IC 0,59 a 1,11, entre os não listados para transplante hepático; HR, 0,73; 95% IC, 0,44 a 1,19, entre os listados para transplante).[40]

A gravidade da IRA, assim como o "padrão de recuperação" da IRA, parecem influenciar os desfechos.[41,42] Chawla e cols.[41] demonstraram que a gravidade da IRA, avaliada pelo *score* RIFLE,[9] e pelos níveis séricos médios de creatinina durante o período de hospitalização, são fortes preditores de desfecho renal ruim (DRC estágio 3 e 4) em longo prazo.[41] Heung e cols.[42] examinaram padrões de recuperação da IRA e observaram que o risco para o desenvolvimento de DRC estágio 3 ou superior, aumentou progressivamente com o tempo de duração da IRA antes da recuperação, e que mesmo os pacientes que tiveram uma rápida recuperação (menor que dois dias), permaneceram como fator de risco independente para DRC estágio 3 ou superior em comparação com pacientes sem IRA.[42]

Nos pacientes com sepse, a sobrevida em longo prazo dos pacientes que desenvolvem IRA é fortemente influenciada pela recuperação renal.[43] Fiorentino e cols.[43] analisaram 1.742 indivíduos que desenvolveram IRA por sepse causada por pneumonia adquirida na comunidade. Os indivíduos que não recuperaram a função renal prévia, tiveram um aumento de mais de 50% de mortalidade no seguimento em até três anos.

O grau de recuperação renal após uma IRA, pode ter um papel no desenvolvimento de DRC, na mortalidade,[44] e no risco de eventos adversos cardiovasculares maiores em longo prazo.[45] A IRA não só pode levar à DRC, como também um episódio de IRA, parece acelerar a progressão da DRC.[46,47] IRA recorrente acarretou maior risco (HR, 2,02; 95% IC, 1,78 a 2,30) e progressão para DRC avançada (estágio 4, TFG ≤ 15 mL/min) em pessoas com diabetes.[48]

CONCLUSÃO

Os primeiros conceitos da IRA descreveram-na como um distúrbio autolimitado e com recuperação completa ou quase completa, porém, posteriormente, informações recolhidas a partir de estudos observacionais em longo prazo agora formam um quadro diferente: IRA e DRC como síndromes interconectadas, bem como a IRA sendo um marcador de desfechos cardiovasculares significativos e mortalidade. Mesmo que a IRA não desempenhe um papel causal na DRC ou na progressão da DRC, ela continua sendo um forte marcador independente de risco, e o impacto na saúde pública dos resultados em longo prazo da IRA é significativo, particularmente com o envelhecimento da população.

REFERÊNCIAS BIBLIOGRÁFICAS

1. Acedillo RR, Wald R, McArthur E, Nash DM, Silver SA, James MT, Schull MJ, Siew ED, Matheny ME, House AA, Garg AX. Characteristics and outcomes of patients discharged home from an emergency department with AKI. Clin J Am Soc Nephrol. 2017 Jul 20. pii: CJN.10431016.

2. Sawhney S, Marks A, Fluck N, Levin A, Prescott G, Black C. Intermediate and long-term outcomes of survivors of acute KIDNEY injury episodes: a large population-based cohort study.Am J Kidney Dis. 2017;69(1):18-28.

3. Holmes J, Rainer T, Geen J, Roberts G, May K, Wilson N, Williams Phillips AO Acute kidney injury in the era of the AKI e-alert.Clin J Am Soc Nephrol. 2016;11(12):2123-31.

4. Sawhney S, Fraser SD. Epidemiology of AKI: utilizing large databases to determine the burden of AKI. Adv Chronic Kidney Dis. 2017;24(4):194-204

5. KDIGO clinical practice guideline for acute kidney injury. Kidney Int Suppl. 2012;2(1):1-138.

6. Kellum JA, Lameire N; KDIGO AKI Guideline Work Group. Diagnosis, evaluation, and management of acute kidney injury: a KDIGO summary (Part 1). Crit Care. 2013;17(1):204.

7. Nisula S, Kaukonen KM, Vaara ST, Korhonen AM, Poukkanen M, Karlsson S et al. FINNAKI Study Group. Incidence, risk factors and 90-day mortality of patients with acute kidney injury in Finnish intensive care units: the FINNAKI study. Intensive Care Med. 2013;39(3):420-8.

8. Coca SG. Acute kidney injury in elderly persons. Am J Kidney Dis. 2010;56(1):122-31.

9. Bellomo R, Ronco C, Kellum JA, Mehta RL, Palevsky P; Acute Dialysis Quality Initiative workgroup. Acute renal failure - definition, outcome measures, animal models, fluid therapy and information technology needs: the Second International Consensus Conference of the Acute Dialysis Quality Initiative (ADQI) Group. Crit Care. 2004 Aug;8(4):R204-12. Epub 2004 May 24.

10. Mehta RL, Kellum JA, Shah SV et al. Acute Kidney Injury Network: report of an initiative to improve outcomes in acute kidney injury. Crit Care. 2007;11:R31.

11. Malhotra R, Kashani KB, Macedo E, Kim J, Bouchard J, Wynn S, Li G, Ohno-Machado L, Mehta R. A risk prediction score for acute kidney injury in the intensive care unit. Nephrol Dial Transplant. 2017;32(5):814-22.

12. Neyra JA, Mescia F, Li X, Adams-Huet B, Yessayan L, Yee J, Toto RD, Moe OW Impact of acute kidney injury and CKD on adverse outcomes in critically Ill septic patients. Kidney Int Rep. 2018;3(6):1344-53.

13. Lombardi R, Nin N, Peñuelas O, Ferreiro A, Rios F, Marin MC et al. VENTILA Group. Acute kidney injury in mechanically ventilated patients: the risk factor profile depends on the timing of aki onset.. Shock. 2017;48(4):411-417.

14. Sawhney S, Mitchell M, Marks A, Fluck N, Black C. Long-term prognosis after acute kidney injury (AKI): what is the role of baseline kidney function and recovery? A systematic review. BMJ Open. 2015;5(1):e006497.

15. Schwenger V, Weigand MA, Hoffmann O, Dikow R, Kihm LP, Seckinger J et al. Sustained low efficiency dialysis using a single-pass batch system in acute kidney injury - a randomized interventional trial: the renal replacement therapy study in intensive care unit patients. Crit Care. 2012;16(4):R140.

16. Wald R, Shariff SZ, Adhikari NK, Bagshaw SM, Burns KE, Friedrich JO, Garg AX, Harel Z, Kitchlu A, Ray JG. The association between renal replacement therapy modality and long-term outcomes among critically ill adults with acute kidney injury: a retrospective cohort study*. Crit Care Med. 2014 Apr;42(4):868-77.

17. Gaudry S, Hajage D, Schortgen F, Martin-Lefevre L, Tubach F et al. Comparison of two strategies for initiating renal replacement therapy in the intensive care unit: study protocol for a randomized controlled trial (AKIKI). Trials. 2015 Apr 17;16:170.

18. Zarbock A, Kellum JA, Schmidt C, Van Aken H, Wempe C, Pavenstädt H, Boanta A, Gerß J, Meersch M. Effect of early vs delayed initiation of renal replacement therapy on mortality in critically Ill patients with acute kidney injury: The ELAIN randomized clinical trial. JAMA. 2016;315(20):2190-9.

19. Liang KV, Sileanu FE, Clermont G, Murugan R, Pike F, Palevsky PM, Kellum JA. Modality of RRT and Recovery of Kidney Function after AKI in Patients Surviving to Hospital Discharge. Clin J Am Soc Nephrol. 2016;11(1):30-8.

20. Zepeda-Orozco D, Quigley R. Dialysis disequilibrium syndrome. Pediatr Nephrol. 2012 Dec;27(12):2205-11.

21. Davenport A. Renal replacement therapy in the patient with acute brain injury. Am J Kidney Dis. 2001;37(3):457-66.

22. Medow JE, Sanghvi SR, Hofmann RM. Use of High-Flow Continuous Renal Replacement Therapy with Citrate Anticoagulation to Control Intracranial Pressure by Maintaining Hypernatremia in a Patient with Acute Brain Injury and Renal Failure. Clin Med Res. 2015;13(2):89-93.

23. Yunos NM, Bellomo R, Hegarty C, Story D, Ho L, Bailey M.Association between a chloride-liberal vs chloride-restrictive intravenous fluid administration strategy and kidney injury in critically ill adults. JAMA. 2012;308(15):1566-72.

24. Verma B, Luethi N, Cioccari L, Lloyd-Donald P, Crisman M, Eastwood G, Orford N, French C, Bellomo R, Martensson J. A multicentre randomised controlled pilot study of fluid resuscitation with saline or Plasma-Lyte 148 in critically ill patients. Crit Care Resusc. 2016;18(3):205-12.

25. Semler MW, Self WH, Wanderer JP, Ehrenfeld JM, Wang L, Byrne DW et al. SMART Investigators and the Pragmatic Critical Care Research Group. Balanced crystalloids versus saline in critically Ill adults. N Engl J Med. 2018;378(9):829-39.

26. Kawano-Dourado L, Zampieri FG, Azevedo LCP, Corrêa TD, Figueiró M, Semler MW, Kellum JA, Cavalcanti AB. Low- Versus High-Chloride Content Intravenous Solutions for Critically Ill and Perioperative Adult Patients: A Systematic Review and Meta-analysis.Anesth Analg. 2018 Feb;126(2):513-521.

27. Bedford M, Stevens P, Wheeler T, Farmer C. What is the real impact of acute kidney injury? BMC Nephrol. 2014;15(1):95.

28. Chertow GM, Burdick E, Honour M, Bonventre JV, Bates DW. Acute kidney injury, mortality, length of stay, and costs in hospitalized patients. J Am Soc Nephrol. 2005;16(11): 3365-70.

29. Uchino S, Kellum JA, Bellomo R, Doig GS, Morimatsu H, Morgera S et al. Beginning and Ending Supportive Therapy for the Kidney (BEST Kidney) Investigators. Acute renal failure in critically ill patients: a multinational, multicenter study. JAMA. 2005;294(7):813-8.

30. National Clinical Guideline Centre (UK). Chronic Kidney Disease (Partial Update): Early Identification and Management of Chronic Kidney Disease in Adults in Primary and Secondary Care. London: National Institute for Health and Care Excellence; 2014.
31. Newsome BB, Warnock DG, McClellan WM, Herzog CA, Kiefe CI, Eggers PW, Allison JJ. Long-term risk of mortality and end-stage renal disease among the elderly after small increases in serum creatinine level during hospitalization for acute myocardial infarction. Arch Intern Med. 2008;168(6):609-13.
32. Coca SG, Yusuf B, Shlipak MG, Garg AX, Parikh CR. Long-term risk of mortality and other adverse outcomes after acute kidney injury: a systematic review and meta-analysis. Am J Kidney Dis. 2009;53(6):961-73.
33. University of Aberdeen. Grampian Laboratory Outcomes Morbidity and Mortality Study (GLOMMS) [internet]. 2014. [acesso 2019 fev 20]. Disponível em: http://www.abdn.ac.uk/iahs/research/chronic-disease/glomms.php.
34. Grams ME, Sang Y, Ballew SH, Gansevoort RT, Kimm H, Kovesdy CP, Naimark D, Oien C, Smith DH, Coresh J, Sarnak MJ, Stengel B, Tonelli M; CKD Prognosis Consortium. A meta-analysis of the association of estimated GFR, albuminuria, age, race, and sex with acute kidney injury. Am J Kidney Dis. 2015;66(4):591-601.
35. De Corte W, Dhondt A. Long-term outcome in ICU patients with acute kidney injury treated with renal replacement therapy: a prospective cohort study. Crit Care. 2016;20(1):256.
36. Siew ED, Parr SK, Abdel-Kader K, Eden SK, Peterson JF, Bansal N et al. Predictors of recurrent AKI. J Am Soc Nephrol. 2016;27(4):1190-200.
37. Parikh CR, Coca SG, Wang Y, Masoudi FA, Krumholz HM. Long-term prognosis of acute kidney injury after acute myocardial infarction. Arch Intern Med. 2008;168(9):987-95.
38. Goldberg A, Kogan E, Hammerman H, Markiewicz W, Aronson D. The impact of transient and persistent acute kidney injury on long-term outcomes after acute myocardial infarction. Kidney Int. 2009;76(8):900-6.
39. Chawla LS, Amdur RL, Shaw AD, Faselis C, Palant CE, Kimmel PL. Association between AKI and long-term renal and cardiovascular outcomes in United States veterans. Clin J Am Soc Nephrol. 2014;9(3):448-56.
40. Allegretti AS, Ortiz G, Wenger J, Deferio JJ, Wibecan J, Kalim S et al. Prognosis of acute kidney injury and hepatorenal syndrome in patients with cirrhosis: a prospective cohort study. Int J Nephrol. 2015;2015:108139.
41. Chawla LS, S, Amdur RL, Amodeo S, Kimmel PL, Palant CE. The severity of acute kidney injury pre- dicts progression to chronic kidney disease. Kidney Int. 2011;79(12):1361-9.
42. Heung M, Steffick DE, Zivin K, Gillespie BW, Banerjee T, Hsu CY, Powe NR, Pavkov ME, Williams DE, Saran R, Shahinian VB; Centers for Disease Control and Prevention CKD Surveillance Team. Acute kidney injury recovery pattern and subsequent risk of CKD: an analysis of veterans health administration data. Am J Kidney Dis. 2016 May;67(5):742-52.
43. Fiorentino M, Tohme FA, Wang S, Murugan R, Angus DC, Kellum JA. Long-term survival in patients with septic acute kidney injury is strongly influenced by renal recovery. PLoS One. 2018 Jun 5;13(6):e0198269.
44. Pannu N, James M, Hemmelgarn B, Klarenbach S; Alberta Kidney Disease Network. Association between AKI, recovery of renal function, and long-term outcomes after hospital discharge. Clin J Am Soc Nephrol. 2013;8(2):194-202.
45. Omotoso BA, Abdel-Rahman EM, Xin W, Ma JZ, Scully KW, Arogundade FA, Balogun RA. Acute kidney injury (AKI) outcome, a predictor of long-term major adverse cardiovascular events (MACE). Clin Nephrol. 2016;85(1):1-11.
46. Ishani A, Xue JL, Himmelfarb J, Eggers PW, Kimmel PL, Molitoris BA, Collins AJ. Acute kidney injury increases risk of ESRD among elderly. J Am Soc Nephrol. 2009;20(1):223-8.
47. Hsu CY, Chertow GM, McCulloch CE, Fan D, Ordoñez JD, Go AS. Nonrecovery of kidney function and death after acute on chronic renal failure. Clin J Am Soc Nephrol. 2009;4(5):891-8.
48. Thakar CV, Christianson A, Himmelfarb J, Leonard AC. Acute kidney injury episodes and chronic kidney disease risk in diabetes mellitus. Clin J Am Soc Nephrol. 2011;6(11):2567-72.

DISFUNÇÃO SEXUAL APÓS
a Doença Crítica Aguda

Alcina Juliana Soares Barros
Regis Goulart Rosa
Cassiano Teixeira

INTRODUÇÃO

A função sexual humana se relaciona a fatores fisiológicos, psicológicos, interpessoais e culturais, sendo complexa e estando intimamente vinculada à qualidade de vida (QV) do indivíduo. A sexualidade é experimentada por meio de pensamentos, de fantasias, de desejos, de crenças, de atitudes, de valores, de comportamentos, de práticas, de papéis e de relacionamentos, envolvendo o corpo e a mente.[1]

Em nossa sociedade, os quadros de disfunção sexual são altamente prevalentes, oscilando ao redor de 12% na população geral e variando de 10% a 52% no sexo masculino e de 25% a 63% no sexo feminino.[2,3]

Objetivando a recuperação completa de um paciente que internou na unidade de terapia intensiva (UTI), o fator sexual não deve ser menosprezado. Griffiths e cols.[4] identificaram que sintomas de disfunção sexual eram comuns em pacientes que se recuperavam de estados críticos. Fatores como a faixa etária do paciente, os relacionamentos vigentes, o estilo de vida, a atividade sexual pregressa, a presença de comorbidades psiquiátricas, tais quais ansiedade, transtorno de estresse pós-traumático (TEPT) e depressão, além dos efeitos dos tratamentos e dos fármacos empregados precisam ser considerados.[3,4]

Os profissionais de saúde, por sua vez, devem estar preparados para lidar com essa temática, dispondo de conhecimentos e treinamento, a fim de fornecer informações completas aos pacientes e familiares, ao mesmo tempo, de modo espontâneo, realista e tranquilizador.

PARTICULARIDADES SOBRE A FUNÇÃO SEXUAL

O ciclo da resposta sexual humana engloba uma sequência de etapas: inicialmente, precisamos nos sentir motivados a copular, um processo desencadeado por variadas pistas psicológicas e biológicas (estímulos de incentivo sexual). A partir do desejo sexual instalado, e dentro de um contexto apropriado, poderá ocorrer a consumação física da necessidade sexual (estímulo da genitália túrgida), conduzindo ao aumento da excitação (que pode atingir um platô por um período), culminando na ejaculação ou orgasmo. Ao menos em homens, isso leva a um período de saciedade, após o qual a responsividade sexual poderá retornar.[5]

Convém assinalar que o ciclo descrito pode não capturar a enorme variedade de respostas sexuais individuais e que devem existir diferenças significativas entre homens e mulheres, especialmente relacionadas a fase de orgasmo.[5] Desse modo, a avaliação da função sexual de um paciente envolve aspectos objetivos e subjetivos, sendo esses últimos, muitas vezes, mais difíceis de serem acessados. Fatores como a história sexual do paciente ou do casal, as práticas sexuais vigentes ao tempo do adoecimento clínico, a história, o tempo e a qualidade do relacionamento amoroso, a existência de traumas sexuais, a autoestima e a percepção da imagem corporal do paciente, além de seu histórico médico, incluindo o desequilíbrio hormonal (baixos níveis de andrógenos e hiperprolactinemia), as condições vasculares, urogenitais e neurológicas, as disfunções do assoalho pélvico, a menopausa, a fraqueza ou hipertonicidade muscular precisam ser examinados.[1,6]

Pode-se usar como medida da função sexual a comparação da frequência da atividade sexual antes com a depois da internação na UTI. Além da quantidade, a qualidade, isso é, o grau de satisfação do paciente necessita ser investigado. Durante o tempo na UTI, mudanças podem ter ocorrido com a funcionalidade, autonomia e aparência do indivíduo. Alguns exemplos são: emagrecimento significativo, uso de bolsas coletoras, cicatrizes cirúrgicas, amputações, fadiga com pequenos esforços, desconforto e dor em algumas posições adotadas previamente no ato sexual, entre outras. Ademais, a situação traumática em si, a doença grave com risco de morte, já foi demonstrada previamente como responsável pela redução da satisfação sexual do paciente.[3]

No sexo masculino, sendo a disfunção erétil a principal causa de prejuízo da atividade sexual, ela serve como parâmetro de verificação da satisfação sexual. Ulvik e cols.[3] encontraram que 27% dos pacientes homens com menos de 40 anos de idade relataram algum grau de disfunção erétil, após três anos da alta da UTI. Esse dado sinaliza para a frequência desse problema em homens, principalmente os adultos jovens.

A evolução da idade do paciente, em ambos os sexos, relaciona-se ao empobrecimento da vida sexual. Baixo interesse sexual e problemas de ereção são transtornos relacionados com o envelhecimento.[3] O trauma da internação em UTI também pode contribuir para o término de um relacionamento afetivo, ou divórcio, em razão das mudanças na funcionalidade do paciente e do grave estresse gerado tanto no paciente, quanto nos familiares e namorados/companheiros. De todo modo, estar casado ou coabitando com um companheiro(a), associa-se a melhor qualidade de vida sexual.[3]

A inclusão do cônjuge ou companheiro(a) do paciente na avaliação de disfunção sexual é essencial, visto que os estudos tem demonstrado, de modo consistente, a interdependência da função sexual entre os parceiros. Ou seja, a disfunção sexual em um dos cônjuges frequentemente contribui para problemas de satisfação sexual do parceiro(a).[7]

Outro importante fator associado à disfunção da atividade sexual é a ocorrência de transtornos mentais em pacientes pós-UTI, particularmente, a depressão, a ansiedade e o transtorno de estresse pós-traumático (TEPT).[3] Essas patologias afetam o ânimo, reduzem o interesse em interagir e prejudicam a capacidade do indivíduo acometido em sentir e oferecer prazer durante o ato sexual.

INFLUÊNCIA DA DOENÇA CRÍTICA AGUDA NA ATIVIDADE SEXUAL

Diferentes quadros clínicos podem determinar a internação de um paciente na UTI. Dentre eles podemos citar: o traumatismo cranioencefálico grave, a sepse, a doença coronariana aguda, as complicações relacionadas ao tratamento das neoplasias, entre outros.

Pacientes que sofreram lesões cerebrais traumáticas relatam problemas psicológicos e somáticos com impacto negativo no interesse e na atividade sexual.[8] A disfunção sexual seguida do infarto agudo do miocárdio (IAM) é altamente prevalente em ambos os sexos e em todas as idades.[9] Entre 50% e 60% dos pacientes descreveram uma redução na atividade e na satisfação sexual após o IAM, com o prejuízo mais destacado em mulheres e em pacientes mais velhos; sendo o medo de desencadear um novo IAM a principal razão atribuída.[10] Eyada e cols.[11] investigaram 35 pacientes do sexo feminino, admitidas em UTI para tratamento de síndrome coronariana aguda e identificaram que essas condições tiveram um impacto negativo na frequência e na satisfação da atividade sexual de um grande número das pacientes. Os diferentes tipos de câncer, tanto pela evolução natural da doença quanto pelos tratamentos envolvidos (pós-operatório, complicações da quimioterapia, entre outros), podem conduzir pacientes para a UTI. Esses quadros determinam variadas apresentações de disfunção sexual, afetando desde o desejo sexual até a obtenção do orgasmo. Elevadas taxas de disfunção sexual são detectadas em pacientes submetidos à excisão de neoplasia retal, tendo a disfunção uma origem multifatorial (problemas fisiológicos, efeitos da ostomia ou da imagem corporal, fatores psicológicos e fatores relacionados ao parceiro).[12]

Stead e cols.[13] investigaram as atitudes e comportamentos de 27 médicos e 16 enfermeiras que tratavam de mulheres com câncer de ovário, acerca da discussão sobre assuntos relacionados à sexualidade das pacientes. Eles identificaram que, embora a maioria dos profissionais de saúde acreditasse que as pacientes iriam experimentar um problema sexual, apenas um quarto dos médicos e um quinto das enfermeiras abordaram esse tema com as pacientes. As razões apontadas para essa evitação foram: "isso não é minha responsabilidade", "vergonha", "falta de conhecimento e experiência" e "falta de recursos para fornecer apoio caso fosse necessário".

AVALIAÇÃO DA DISFUNÇÃO SEXUAL PÓS-UTI NO HOMEM

A disfunção sexual no homem pode incluir: redução de libido, disfunção erétil e disfunção ejaculatória. Na história clínica, é importante elucidar a velocidade de instalação do problema, avaliar a reserva erétil e averiguar a presença de fatores etiológicos (Tabela 18.1).

Tabela 18.1. Etiologia de disfunção erétil	
Vascular	Doença cardiovascular, *diabetes mellitus*, dislipidemia, tabagismo, prostatectomia radical, radioterapia de pelve ou retroperitônio
Neurológica	Doença de Parkinson, doença de Alzheimer, esclerose múltipla, injúrias cerebrais ou medulares
Fatores penianos locais	Fratura de pênis, fibrose cavernosa
Hormonal	Hipogonadismo, hiperprolactinemia, hiper ou hipotireoidismo, hiper ou hipocortisolismo
Induzido por drogas	Antidepressivos, antipsicóticos, anti-hipertensivos, antiandrogênicos, drogas recreacionais
Psicogênico	Ansiedade relacionada ao desempenho sexual, experiências sexuais traumáticas, problemas no relacionamento, ansiedade, depressão, estresse pós-traumático

A disfunção erétil que ocorre de forma súbita, excluídos trauma genital ou cirurgia prostática, tipicamente ocorre devido à ansiedade de *performance*. A disfunção erétil devido a fatores não psicogênicos tende a ocorrer de modo mais gradual (inicialmente de modo esporádico, tardiamente de modo mais consistente). A presença de ereção espontânea ou noturna sugere reserva erétil adequada. A ausência de ereção noturna pode ocorrer devido a fatores vasculares ou neurológicos. O exame físico do paciente com disfunção sexual deve incluir avaliação de caracteres sexuais secundários, presença de ginecomastia e volume testicular (podem indicar etiologia hormonal); pulsos femorais e periféricos (podem dar dica quanto à etiologia vascular); e reflexo cremastérico (reflete a integridade do centro de ereção toracolombar). A avaliação laboratorial do homem com disfunção sexual inclui glicemia de jejum, hemoglobina glicosilada, função hepática, função renal, função tireoideana, testosterona total sérica e perfil lipídico. A Tabela 18.2 fornece pistas da história e do exame clínico que podem indicar a etiologia da disfunção erétil.

Tabela 18.2. Pistas diagnósticas para determinação da etiologia de disfunção erétil	
Achado	Etiologia
Início rápido	Psicogênica, trauma genitourinário
Ereção não sustentada	Ansiedade, leak venoso
Doença psiquiátrica	Psicogênica, induzido por drogas
Perda completa da ereção noturna	Doença vascular ou neurológica
Perda de libido e/ou caracteres sexuais secundários	Hormonal
Polifarmácia	Induzido por drogas

A disfunção ejaculatória engloba a ejaculação precoce, a ejaculação retardada e a ejaculação retrógrada. A ejaculação precoce de início recente costuma estar associada a fatores psicogênicos, ao passo que a ejaculação precoce presente durante toda a vida do paciente tende a estar associada a fatores genéticos. A ejaculação retardada, geralmente, está associada ao uso de antidepressivos e antagonistas alfa-adrenérgicos. A ejaculação retrógrada pode ocorrer devido à lesão cirúrgica do esfíncter do colo da bexiga (por exemplo, pós-cirurgia prostática).

AVALIAÇÃO DA DISFUNÇÃO SEXUAL PÓS-UTI NA MULHER

A disfunção sexual na mulher pode assumir diferentes formas: redução ou perda do desejo, dificuldade de excitação, dificuldade de chegar ao orgasmo, dispareunia (dor durante o ato sexual).

A função sexual da mulher é fortemente influenciada por fatores socioculturais, fisiológicos, psicológicos, interpessoais e doenças sistêmicas. Logo, a coleta cuidadosa de uma história médica e sexual é fundamental para o diagnóstico etiológico. Aspectos subjetivos como o contentamento com os atributos afetivos do relacionamento, a maternidade e história prévia de abuso sexual podem se correlacionar com disfunção sexual. O exame ginecológico costuma ser necessário para avaliação de queixas de dispareunia. Exames complementares devem ser solicitados de acordo com achados da história e exame físico, podendo incluir ultrassom pélvico transvaginal, hemograma completo, níveis de prolactina e provas de função tireoidiana. Níveis de andrógenos e outros hormônios reprodutivos não costumam contribuir para identificação da etiologia da disfunção sexual na mulher. A Tabela 18.3 apresenta as diferentes etiologias para disfunção sexual na mulher.

prejuízos na função sexual dos pacientes. O paciente, durante o seguimento após a alta da UTI, deve ser devidamente orientado pelos profissionais de saúde sobre sua função sexual. Isso inclui o aconselhamento a respeito da frequência e da intensidade de uma atividade sexual segura, de acordo com cada caso, e a orientação para a busca de outros especialistas, como terapeutas sexuais, ginecologistas, endocrinologistas, urologistas e fisioterapeutas.

Um dos modos de prover o paciente com informações claras, abrindo espaço para maiores discussões no futuro, são a oferta de material impresso, elaborado por um grupo de especialistas clínicos, psiquiatras e psicólogos, que contenham perguntas e respostas sobre a interferência da doença crítica aguda na função sexual. Sugere-se que esses especialistas possam organizar projetos de educação em grupo para pacientes, parceiros e familiares, com o objetivo de conscientizá-los sobre a importância de uma vida sexual saudável para o completo reestabelecimento da QV do paciente.

Tabela 18.3. Causas de disfunção sexual na mulher	
Etiologia	Observações
Fadiga e estresse	Redução de libido
Menopausa	Redução de libido e dispareunia (ressecamento e atrofia vaginal)
Doenças psiquiátricas	Depressão e ansiedade estão fortemente associados com disfunção sexual
Doenças neurológicas	O grau de disfunção sexual costuma estar associado com o grau de severidade da doença de base. A disfunção sensorial da região genital costuma ser frequente em mulheres com esclerose múltipla
Aspectos ginecológicos	Incontinência urinária e disfunção do assoalho pélvico podem se associar com dispareunia constrangimento
Doenças endócrinas	Hiperprolactinemia, hipo ou hipertireoidismo podem afetar a libido, a excitação, a lubrificação vaginal e o orgasmo. Endometriose e miomas uterinos podem ocasionar dispareunia
Medicamentos	Antidepressivos (especialmente inibidores da recaptação da serotonina), benzodiazepínicos e betabloqueadores se correlacionam com disfunção sexual

CONCLUSÃO E RECOMENDAÇÕES PARA A PREVENÇÃO DA DISFUNÇÃO SEXUAL

A internação em UTI, especialmente o trauma físico e emocional determinado pela situação, produzem

REFERÊNCIAS BIBLIOGRÁFICAS

1. Mendonça CR, Silva TM, Arrudai JT, García-Zapata MT, Amaral WN. Função sexual feminina: aspectos normais e patológicos, prevalência no Brasil, diagnóstico e tratamento. Femina. 2012;40:196-202.
2. Bartnik P, Wielgos A, Kacperczyk J, Pisarz K, Szymusik I, Podlecka-Petowska A et al. Sexual dysfunction in female patients with relapsing remiting multiple sclerosis. Brain and Behavior. 2017;7:1-7.
3. Ulvik A, Kvale R, Wentzel-Larsen T, Flaaten H. Sexual function in UCI survivors more than 3 years after major trauma. Intensive Care Med. 2008;34:447-453.
4. Griffiths J, Gager M, Alder N, Fawcett D, Waldmann C, Quinlan J. A self-report-based study of the incidence and associations of sexual dysfunction in survivors of intensive care treatment. Intensive Care Med. 2006;32:445-51.
5. Georgiadis JR, Kringelbach ML. The human sexual response cycle: Brain imaging evidence linking sex to other pleasures. Progress in neurobiology. 2012;98:49-81.
6. Assalian P. Psychological and interpersonal dimensions of sexual function and dysfunction. Arab Journal of Urology. 2013;11:217-21.
7. Brotto L, Atallah S, Johnson-Agbakwu C, Rosenbaum T, Abdo C, Byers ES et al. Psychological and interpersonal dimensions of sexual function and dysfunction. J Sex Med. 2016;13:538-71.
8. Hibbard MR, Gordon WA, Flanagan S, Haddad L, Labinsky E. Sexual dysfunction after traumatic brain injury. Neuro-Rehabilitation. 2000;15:107-120.

9. Steinke EE, Wright DW. The role of sexual satisfaction, age, and cardiac risk factors in the reduction of post-MI anxiety. Eur J Cardiovasc Nurs. 2006;5:190-196.
10. Ivarsson B, Fridlund B, Sjöberg T. Information from health care professionals about sexual function and coexistence after myocardial infarction: A Swedish national survey. Heart and Lung. 2009;38:330-35.
11. Eyada M, Atwa M. Sexual function in female patients with unstable angina or non-ST elevation myocardial infarction. J Sex Med. 2007;4:1373-80.
12. Hendren SK, O'Connor BI, Liu M, Asano T, Cohen Z, Swallow CJ et al. Prevalence of male and female sexual dysfunction is high following surgery for rectal cancer. Ann Surg. 2005;242:212-23.
13. Stead ML, Brown JM, Fallowfield L, Selby P. Lack of communication between healthcare professionals and women with ovarian cancer about sexual issues. British journal of Cancer. 2003;88:666-71.

CONSEQUÊNCIAS EM LONGO PRAZO da Intubação Endotraqueal e da Traqueostomia

Cristiano Feijó Andrade
Augusto Savi
Cassiano Teixeira

INTRODUÇÃO

A intubação endotraqueal e a traqueostomia são as principais técnicas de acesso às vias aéreas utilizadas na UTI para pacientes que necessitam de suporte ventilatório invasivo. No entanto, esses procedimentos estão associados a um espectro de complicações, que vão desde lesões mecânicas nas vias aéreas superiores até infecções de vias aéreas superiores (sinusite, laringite e traqueíte) e inferiores (traqueobronquite e pneumonia).

As complicações da intubação e traqueostomia são muitas vezes causadas por uma série de fatores como: intubações de emergência às cegas, posicionamento inadequado do paciente, operadores inexperientes e anatomia anormal. Além disso, as propriedades mecânicas do tubo (tamanho, forma, pressão e movimento) são fatores que contribuem para o desenvolvimento de traumas das vias aéreas. Além disso, a doença subjacente do paciente (por exemplo: artrite reumatoide com envolvimento da articulação cricoaritenoide) e a duração da ventilação mecânica aumentam a propensão para complicações.[1]

Neste capítulo, resumiremos as complicações agudas e tardias diretamente atribuíveis à intubação endotraqueal e à traqueostomia em pacientes adultos, bem como estratégias para minimizá-las. Também serão fornecidas informações sobre o manejo do paciente traqueostomizado.

COMPLICAÇÕES RELACIONADAS À INTUBAÇÃO ENDOTRAQUEAL, DURAÇÃO DA VENTILAÇÃO MECÂNICA E PÓS-EXTUBAÇÃO

Complicações precoces

As complicações que ocorrem durante a introdução do tubo endotraqueal (TET) resultam principalmente da técnica subótima do médico inexperiente que intubou o paciente ou da presença de uma via aérea difícil. O surgimento de lesões laríngeas está mais associado ao estabelecimento de uma via aérea de emergência do que na intubação anestésica eletiva, mas felizmente a grande maioria delas é transitória e completamente reversível, sem necessidade de nenhum tipo de intervenção cirúrgica ou endoscópica.[1]

Numa avaliação de 3.400 intubações caracterizadas como emergenciais, 10,3% delas caracterizadas como difícil, complicações ocorreram em 4,2% dos pacientes: aspiração (2,8%), intubação esofágica (1,3%), lesão dentária (0,2%) e pneumotórax (0,1%).[2] Nessa análise, os preditores independentes para complicação foram: três ou mais tentativas de intubação, visão de grau III ou IV (*Mallampati*) e intubações realizadas no departamento de emergência ou nas enfermarias.

Lesões Extrapulmonares

Embora um amplo espectro de efeitos adversos extrapulmonares (por exemplo, instabilidade hemodinâmica) possa ocorrer durante a intubação, apenas alguns deles são sérios e influenciam a vida após a UTI. Um exemplo é a intubação esofágica, que ocorre em cerca de 1% dos casos das intubações realizadas em adultos criticamente doentes.[3] Esse evento pode estar associado a graves complicações locais e sistêmicas, como perfuração esofágica e parada cardíaca.[4,5]

Lesões Oronasais

Mesmo nas intubações orotraqueais bem-sucedidas, as lesões dentárias são relativamente comuns. Em uma análise de 598.904 pacientes que receberam anestesia geral, a taxa de lesão dentária naqueles com intubação traqueal foi de 1 em 2.805 (0,00035%).[6] As lesões dentárias durante a intubação endotraqueal são uma das razões mais importantes para as alegações de negligência relacionadas à anestesia. As ulcerações induzidas por pressão dos lábios e estruturas orofaríngeas também são sequelas importantes que podem ser causadas pelo TET.

Sinusite Paranasal

Além da intubação nasotraqueal e das sondas nasogástricas ou nasoenterais, os fatores de risco para sinusite paranasal incluem: traumatismo craniano, exposição prévia de esteroides e antibioticoterapia prévia.[1] Os tubos nasais têm a desvantagem de ocluir os óstios do seio maxilar, resultando em acúmulo de líquido nos seios e desenvolvimento posterior de sinusite. Em um estudo realizado com tomografias de face em 16 pacientes intubados via nasal durante sete dias, comprometimento dos seios maxilares e esfenoides ocorreu em 87% dos pacientes, do seio etmóideo em 50% e do seio frontal em 12,5% dos casos.[7] Os achados tomográficos incluíam acúmulo de fluido, opacificação e espessamento mucoso. Devido a esse problema e a probabilidade do desenvolvimento de sepse respiratória, a rota de intubação preferida para a maioria dos médicos, atualmente, é orotraqueal.

Lesões da Faringe e da Laringe

Durante a colocação do TET, podem ocorrer lacerações e sangramento na faringe (oro, naso ou hipofaringe). As perfurações da parede posterior da faringe e trauma da articulação cricoaritenoide, principalmente como subluxação e luxação da cartilagem aritenoide, são complicações raras, porém graves. Em um estudo recente, em 136 pacientes com duração mediana de intubação de três dias, o exame endoscópico da laringe realizado em até seis horas após a extubação demonstrou lesões em 73% dos casos.[8]

Lesões da Traqueia

Durante a intubação, a perfuração traqueal, a laceração e a ruptura são complicações raras e resultam principalmente de intubação forçada, rasgamento da traqueia membranosa posterior ou do balonete superinflado. Nesse contexto, a complicação rara, mas severa, da laceração traqueobrônquica pós-intubação deve ser mencionada.

Lesões Pulmonares

Das complicações pulmonares que ocorrem durante a tentativa da introdução do TET, a principal é a aspiração pulmonar (síndrome de *Mendelson*), que pode ocorrer em 8% a 19% das intubações adultas não anestésicas.[1,3] A introdução profunda do TET pode levar a intubação de um brônquio de tronco principal, geralmente o direito. Nesse caso as complicações incluem hiperinflação do pulmão direito, pneumotórax direito e atelectasia do pulmão esquerdo. No contexto deste livro, as lesões pulmonares residuais em longo prazo da intubação endotraqueal e da traqueostomia são relativamente raras, já que elas são reversíveis.

Disfunção da Deglutição

O desenvolvimento transitório da disfunção pós-extubação na deglutição ocorre frequentemente, no entanto, episódios de aspiração clinicamente importantes são muito menos comuns.[1] Pacientes com idade superior a 55 anos e prolongada intubação endotraqueal parecem ser os fatores de risco independentes para a disfunção pós-extubação na deglutição.[1]

Complicações Tardias

As complicações tardias ocorrem semanas a meses após a extubação. As lesões estão relacionadas a presença do TET e também ao tempo de intubação. As alterações estruturais tardias de via aérea podem comprometer a laringe, traqueia e brônquios principais, sendo que, sua localização pode ser no local em que estava localizado o balonete inflado, ao nível da extremidade do TET, em local da mucosa traumatizada devido a aspirações sucessivas que pode ser tanto na mucosa traqueal como brônquica. Normalmente, a fisiopatologia das complicações da intubação orotraqueal está relacionada a elevadas pressões do balonete do TET, as quais excedem a pressão de perfusão capilar da mucosa resultando em isquemia da mucosa, inflamação, necrose e ulceração. A presença do TET na região glótica e subglótica também podem resultar em presença de ulcerações da mucosa. O processo de resolução desses processos leva a uma reepitelização da mucosa que pode estar associado à formação de granulomas e finalmente a fibrose local. Esse processo de resolução quando associado a presença de infecção pode exacerbar o processo inflamatório e provocar uma reação de cicatrização exagerada e resultar em estenose ou, menos comumente, em fraqueza da parede traqueal resultando em malácia ou colapso traqueal.

As complicações tardias devido à intubação orotraqueal incluem: formação de granuloma traqueal ou glótico, estenose traqueal ou subglótica com ou sem destruição da cartilagem traqueal, fístula traqueo-esofágica, traqueomalácia ou colapso traqueal.

Granulomas

Podem se desenvolver a partir de uma ulceração da mucosa, ou de um contato contínuo do TET com a mucosa, produzindo um tecido de granulação que forma uma lesão séssil (Figura 19.1). A incidência varia de 1:800 a 1:20.000.[1] Os pacientes podem ser assintomáticos, e quando sintomáticos, os sintomas dependem da localização do granuloma na via aérea: rouquidão, dor e desconforto na orofaringe, tosse crônica e até hemoptise.

Os granulomas costumam curar espontaneamente. A intervenção cirúrgica somente é necessária se a lesão for pedunculada ou se os pacientes desenvolvem obstrução de via aérea. A intubação endotraqueal pode induzir a formação de granulomas nas pregas vocais em

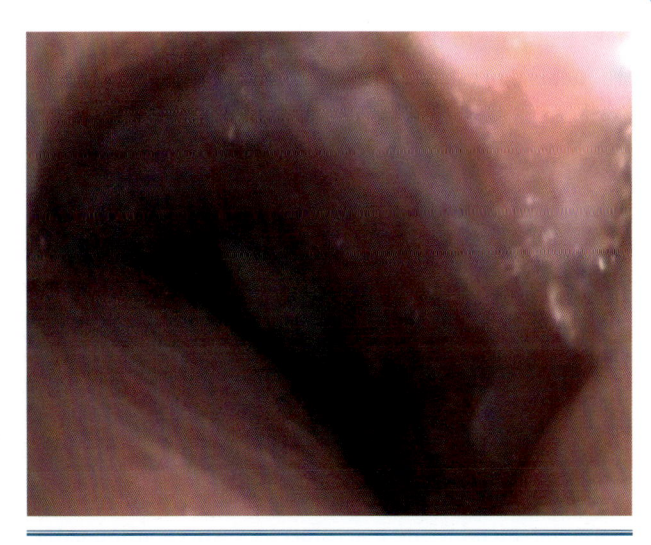

Figura 19.1. Sequela tardia de intubação orotraqueal com presença de granuloma traqueal e em região subglótica associado a uma fraqueza de parede posterior da traqueia reduzindo a luz traqueal nesse local.

30% a 40% dos pacientes intubados por mais de três dias, presumivelmente como uma sequela de inflamação e ulceração.[1,8,9] A duração da intubação e a gravidade da lesão inicial da laringe parecem não prever a formação de granulomas.[10] A rouquidão que persiste mais de 7 a 10 dias após a extubação pode indicar a presença de um granuloma laríngeo e deve ser investigada por nasofibrolaringoscopia. Os granulomas também podem ser identificados na tomografia computadorizada. Os granulomas laríngeos geralmente requerem remoção cirúrgica, mas alguns resolvem espontaneamente.

Lesões Laríngeas

As lesões laríngeas são as complicações mais comuns associadas à presença do TET.[3] Elas estão associadas a várias alterações como inflamação e edema da laringe, bem como ulceração das pregas vocais, granulomas, paralisia e estenose.[11] A fisiopatologia está diretamente relacionada à presença do tubo na laringe e nos locais em que há um maior contato do tubo com a mucosa, provavelmente relacionado com a pressão direta do tubo e ao processo inflamatório induzido pela presença do tubo na laringe e nos tecidos circunjacentes. A maioria das alterações associadas à lesão laríngea regride espontaneamente, sendo necessário apenas tratamento sintomático, como por exemplo, o uso de corticosteroides para edema, injeção de teflon ou outras substâncias para paralisia de pregas vocais ou treinamento de fala para disfonia. Em uma minoria dos casos, faz-se necessários procedimentos mais invasivos para tratamento de condições como estenoses laringotraqueais e presença de granulomas em pregas vocais.

A estenose laríngea, quando ocorre, está localizada nas regiões glótica e subglótica, sozinha ou em combinação com outras alterações de mucosa ou de via aérea inferior. Os adultos tendem a ter a maior parte da estenose pós-intubação na parte posterior da glote.[3]

Estenose Traqueal

Os sintomas da estenose traqueal normalmente surgem após semanas (normalmente cinco semanas) ou meses após a extubação. Os pacientes têm queixa de dispneia, inicialmente aos esforços, e apresentam estridor. O diagnóstico é feito por meio de fibrobroncoscopia. O risco de desenvolver estenose é aumentado naqueles pacientes com intubação prolongada (por mais de sete dias), e é raro naqueles intubados por períodos curtos (menos de três dias).[3,11] A incidência pode variar de 1 a 21%.[12,13]

A estenose traqueal é causada pela alta pressão do balonete do TET na parede traqueal. Quando a pressão do balonete excede a pressão capilar média na mucosa traqueal (aproximadamente 20 cmH_2O), a obstrução do fluxo sanguíneo capilar causa isquemia, inflamação e erosão da mucosa. Isso leva a necrose, destruição da arquitetura traqueal e formação de cicatrizes (Figura 19.2).

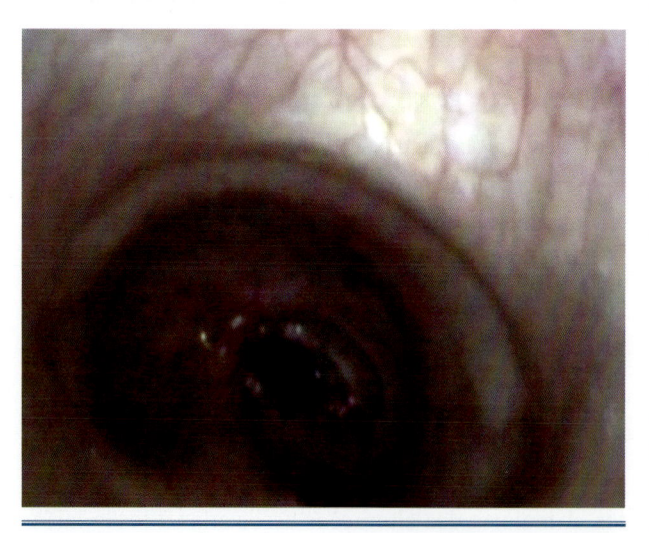

Figura 19.2. Paciente com história de estridor e dispneia aos esforços cinco meses após intubação orotraqueal, com achado de estenose em terço superior da traqueia.

O tratamento inicialmente pode ser endoscópico, por meio de dilatação com balão hidrostático por broncoscopia rígida, ressecção com *laser* ou colocação de órteses para manter a luz traqueal patente. As taxas de sucesso com os procedimentos endoscópicos são variáveis e a reestenose não é infrequente. A traqueoplastia, que consiste na ressecção do segmento traqueal estenótico e anastomose de suas extremidades, está reservada naqueles casos de estenose completa ou nos casos em que houve falha dos procedimentos endoscópicos.[13,14]

Fístulas Traqueais

Fístula traqueoarterial

Mais frequentemente a fístula para a artéria inominada, é uma complicação rara e mais comumente observada em pacientes com traqueostomia, mas pode ocorrer naqueles com intubação prolongada onde a extremidade distal do tubo endotraqueal provoca erosão da mucosa e parede anterior da traqueia perfurando assim a adventícia da artéria inominada. O resultado é um sangramento intenso e de difícil controle, com taxas de mortalidade em torno de 85%.[15]

Fístula traqueoesofágica

Ocorre devido a erosão da parede posterior da traqueia pela presença do balonete ou pela extremidade do TET, que quando associado a presença da sonda esofágica, favorece ao surgimento de uma comunicação entre o esôfago e a traqueia.[16] É uma complicação rara e, dependendo da sua extensão e localização, pode ser de difícil manejo e potencialmente fatal. Os pacientes quando em ventilação mecânica podem apresentar obstruções frequentes do tubo endotraqueal, redução do volume inspiratório, distensão gástrica e aspiração de conteúdo gástrico pelo TET.

Fístula glótica

Resultado da fricção da parede do TET sobre a região glótica, que quando em uso de sonda nasogástrica, pode haver a erosão da parede da região glótica (Figura 19.3). Pneumonias aspirativas de repetição e eventos hipoxêmicos podem ser observados em pacientes já extubados.[17]

TRAQUEOSTOMIA

A traqueostomia é um dos procedimentos cirúrgicos mais realizados em pacientes criticamente enfermos. Nas últimas décadas, com o advento da traqueostomia

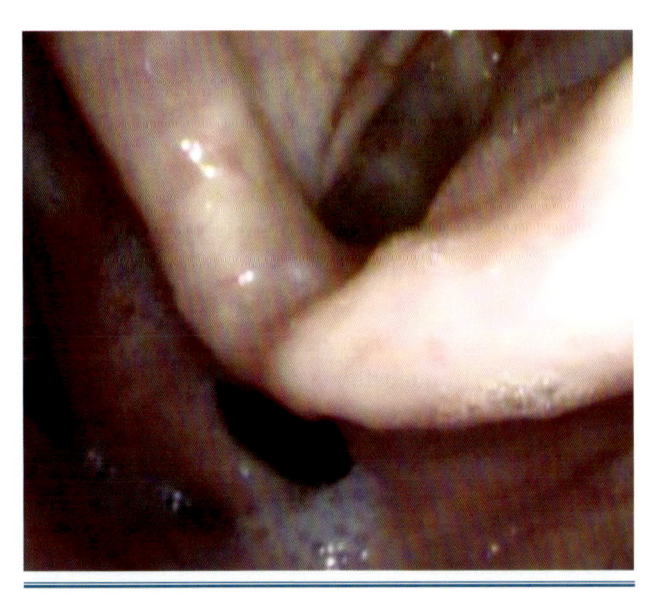

Figura 19.3. Fístula de região glótica após intubação orotraqueal. Presença de orifício em parede posterior da laringe, com comunicação com a via aérea.

percutânea, houve um aumento na sua indicação precoce e também na redução dos riscos de complicações glóticas e traqueais devido ao tempo prolongado de intubação. A principal indicação de traqueostomia é a necessidade de ventilação mecânica prolongada. No entanto, o melhor momento para sua realização ainda é motivo de controvérsia, pois não existem evidências fortes que sugiram que a traqueostomia precoce melhore os resultados clínicos em longo prazo.

Apesar de ser um procedimento simples, não está livre de complicações que, algumas vezes, podem ser graves e com risco de morte. Para a sua realização o paciente deve estar estável hemodinamicamente, sem discrasias sanguíneas importantes e sem altos parâmetros ventilatórios, uma vez que a traqueostomia é um procedimento eletivo e não deve colocar o paciente em risco. A traqueostomia melhora o conforto do paciente, é possível uma melhor higiene bucal e menos sedação, facilita a aspiração de secreções das vias aéreas inferiores, reduz a resistência das vias aéreas e o espaço morto durante a ventilação, estimula a ventilação espontânea, podendo reduzir assim o tempo de ventilação mecânica.[1]

Quando realizar a traqueostomia

Normalmente, a traqueostomia é realizada entre uma a três semanas de ventilação mecânica, no entanto, não existe um período/momento ideal para a sua realização.[18] A decisão deve ser individualizada de acordo com o quadro clínico de cada paciente, por meio de uma avaliação diária da progressão clínica do paciente e das condições de desmame. Devido a estudos do século passado que demonstraram que incidência de complicações da intubação orotraqueal aumentava após três semanas, muitos clínicos indicam o procedimento o mais precocemente possível nos casos que se vislumbra uma dependência do respirador por três semanas ou mais; salvo se os pacientes estejam instáveis ou que se suspeite que o mesmo não vá se beneficiar do procedimento (por exemplo: pacientes em estado terminal).[19,20]

Não existe consenso sobre a definição do tempo que definiria a traqueostomia precoce. Essa pode variar de 2 até 14 dias, no entanto, a traqueostomia tardia seria aquela realizada após três semanas.[21] Até o momento, os dados da literatura são inúteis na determinação de um benefício da traqueostomia precoce sobre a tardia, em relação à mortalidade e duração da ventilação mecânica.[22-27] Algumas evidências sugerem que a traqueostomia realizada aos sete dias poderia melhorar alguns resultados clínicos de curto prazo,[28] como uma maior probabilidade de desmame do ventilador, maior probabilidade de alta da UTI dentro de 28 dias, tendência para uma menor taxa de pneumonia.[1,28] Talvez o único consenso com relação à traqueostomia precoce seja os pacientes com dano neurológico agudo.[29]

Técnicas de traqueostomia

A traqueostomia percutânea realizada na UTI se tornou uma alternativa à traqueostomia cirúrgica (aberta) realizada na sala cirúrgica ou mesmo no leito em UTI.[30] O resultado do sucesso do procedimento percutâneo no leito de UTI está relacionado à experiência do cirurgião e da equipe.[31] Esse procedimento pode ser realizado por cirurgiões, pneumologistas ou intensivistas treinados para traqueostomia percutânea.[32] A escolha entre traqueostomia cirúrgica aberta ou a percutânea depende da disponibilidade do procedimento na instituição e de pessoal treinado. No Brasil, a traqueostomia percutânea tem sido realizada em uma quantidade pequena de hospitais devido aos custos do material utilizado para tal procedimento, apesar de haver um aumento de sua realização nos últimos anos. A traqueostomia cirúrgica aberta, quando realizada no leito de UTI, necessita de material muito semelhante ao daquela realizada no centro cirúrgico, no entanto, pacientes obesos ou com pescoços curtas e com dificuldade de extensão da cabeça tornam esse procedimento muito difícil de ser realizado no ambiente de UTI.[1] A traqueostomia aberta em centro cirúrgico continua sendo o modo mais comum de traqueostomia em nosso meio e a que fornece mais segurança ao paciente e melhor ambiente para ser realizado esse procedimento.

A traqueostomia percutânea oferece inúmeras vantagens em comparação com a traqueostomia cirúrgica aberta: tempo de procedimento mais curto,[33] não necessita transportar o paciente, geralmente é realizada mais precocemente por não ser necessário agendar bloco cirúrgico para sua realização,[34] além de, em determinados países, ser menos onerosa para a instituição, pois não há necessidade de bloco cirúrgico e a equipe médica seria a mesma da UTI.[33] Além disso, as complicações podem ser menos frequentes com a traqueostomia percutânea do que com a traqueostomia cirúrgica,[35-39] mesmo que a traqueostomia percutânea tenha um risco aumentado de lesão e perfuração da parede posterior da traqueia.[40]

Existem vários estudos comparando as duas técnicas e com resultados conflitantes.[36] Uma vez que a traqueostomia percutânea pode ser realizada por diferentes técnicas, as quais possuem diferentes variações, mas todas tem o princípio da utilização de dilatação da parede anterior da traqueia com auxílio ou não de métodos de imagem ou endoscópicos. A utilização da videofibrobroncoscopia durante a traqueostomia percutânea permite ao médico que está realizando o procedimento visualizar corretamente o local onde será colocada a cânula por meio de punção traqueal com agulha, seguida pelo fio guia, dilatador e a cânula de traqueostomia. Além disso, pode prevenir danos iatrogênicos na parede traqueal posterior. As desvantagens da broncoscopia incluem uma maior dificuldade de ventilação (devido a competição do fibrobroncoscópio com o TET), retenção de dióxido de carbono (CO_2) e aumento de custo e tempo do procedimento.[1] Alguns estudos têm mostrado que o ultrassom pré-operatório do pescoço pode identificar vasos sanguíneos aberrantes e facilitar a traqueostomia percutânea.[1] A técnica de *Ciaglia* modificada ou somente em dilatação única é a técnica mais popular para traqueostomia percutânea e, atualmente, é a mais confiável por segurança e taxa de sucesso.[41,42]

A traqueostomia percutânea (Figura 19.4) ganhou ampla aceitação dentro do ambiente de UTI e seis diferentes técnicas de traqueostomia percutânea já foram descritas ao longo dos últimos anos. A traqueostomia cirúrgica aberta também apresenta diferentes variações com relação à abertura traqueal, ressecção ou não de cartilagem traqueal e fixação da traqueia na pele ou somente utilização de fios de reparos na traqueia.[1] A literatura recente sugere que a traqueostomia percutânea oferece várias vantagens potenciais, e muitos especialistas em terapia intensiva consideram isso como o método de escolha para pacientes criticamente doentes que necessitam de traqueostomia.[1] Uma metanálise, comparando a traqueostomia percutânea e cirúrgica revelou significativamente menos complicações no grupo percutâneo, em relação à infecção de ferida operatória e também um cicatrização desfavorável.[43] No entanto, houve uma significância estatística de risco aumentado para a decanulação e obstrução do tubo naqueles pacientes submetidos à traqueostomia percutânea. A incidência de número total de complicações e mortalidade, não foi diferente entre os procedimentos. As contraindicações relativas à traqueostomia percutânea incluem: idade inferior a 15 anos, diátese hemorrágica não corrigível, distorção grosseira da anatomia do pescoço (por hematoma, tumor, alterações da tireoide – bócio – ou cicatrizes de cirurgia cervical prévia), suspeita clínica ou documentada de traqueomalácia, evidência de infecção nas partes moles do pescoço, pescoço de pacientes obeso e/ou curto que impede a identificação de marcos anatômicos e a incapacidade de estender o pescoço devido a fusão das vértebras cervicais (por exemplo: artrite reumatoide).[44,45]

Troca das cânulas de traqueostomia

As cânulas de traqueostomia podem ser trocadas entre 3 e 7 dias após a sua inserção inicial nos casos de procedimentos cirúrgicos abertos e entre 10 a 14 dias, se inserida pelo método percutâneo.[46] A partir daí, devemos trocar a cada 60 a 90 dias. Opta-se por cânulas sem balonete nos pacientes que não necessitem mais de ventilação mecânica.

Complicações precoces da traqueostomia

A prevalência de complicações precoces (procedimento ou pós-procedimento imediato) é ao redor de 3%.[47] As complicações agudas mais comuns incluem obstrução e pneumotórax, bem como hemorragia pós-operatória e infecção.

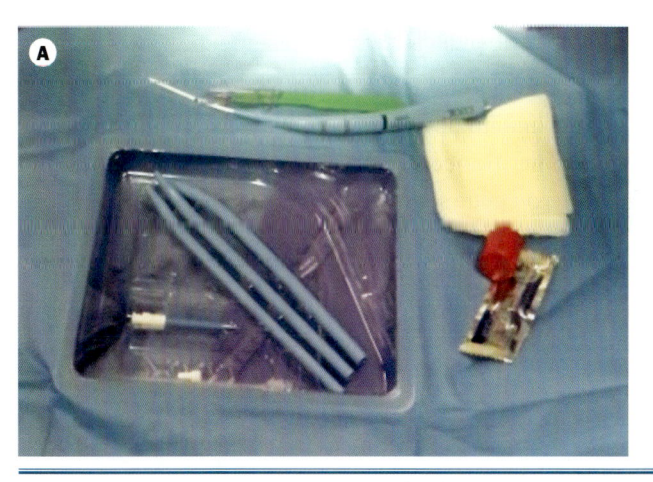

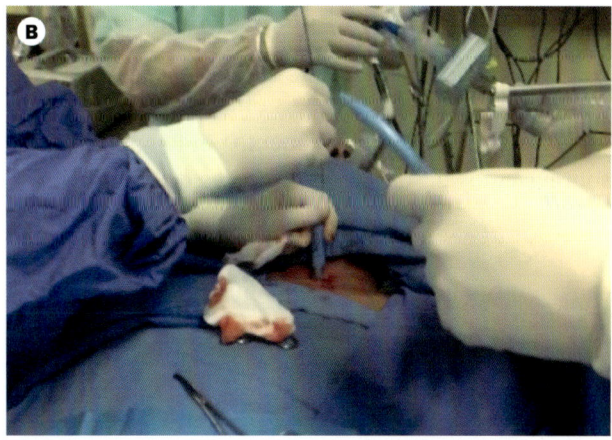

Figura 19.4. Traqueostomia percutânea. A) *Kit* de traqueostomia percutânea com diferentes dilatadores; B) intraoperatório de traqueostomia percutânea com auxílio de broncoscopia flexível.

Enfisema Subcutâneo e Pneumotórax

A incidência de enfisema subcutâneo e de pneumotórax é de 1,4% e 0,8%, respectivamente.[47] Os modelos de cadáveres revelaram que o posicionamento imperfeito da cânula fenestrada e a perfuração da parede posterior são mecanismos responsáveis por essas complicações.

Sangramento

Complicação mais comum, mas geralmente é de baixo volume e raramente é fatal. A técnica percutânea parece estar associada a menos sangramento, pois a própria cânula funciona como hemostático, já que tampona os vasos devido à compressão dos tecidos adjacentes.[48,49]

Lesão da Parede Traqueal Posterior

Ocorre em menos de 1% dos pacientes após traqueostomia cirúrgica ou percutânea, sendo necessário, algumas vezes, tratamento cirúrgico.[1]

Infecção de Ferida Operatória

São frequentes após a traqueostomia cirúrgica e menos frequentemente observadas após traqueostomia percutânea, devido ao menor tamanho da incisão da pele e ao menor trauma cirúrgico.[1]

Obstrução

As cânulas de traqueostomia percutânea podem ficar parcialmente obstruídas posteriormente pela porção membranosa da traqueia após a sua colocação inicial, embora a obstrução sintomática seja incomum.[1] Essa complicação parece estar relacionada, em parte, com a experiência do clínico ou cirurgião que realiza o procedimento.[50]

Decanulação Acidental

Essa complicação pode ser acidental ou devido a obstrução da cânula sendo necessário sua troca. No caso de traqueostomia percutânea, a sua troca precoce pode ser difícil devido a um desabamento das estruturas que envolvem o traqueostoma, uma vez que o estoma ainda não está bem estabelecido. Muitas vezes é necessário deixar um guia ou sonda para orientar a passagem da nova cânula de traqueostomia.[51] A técnica aberta permite a inserção de uma cânula de traqueostomia com maior facilidade.

Aspiração de Secreções

A aspiração de conteúdo orofaríngeo é comum com traqueostomia e intubação endotraqueal, onde há retenção de secreções acima do balonete. O risco de aspiração para a via aérea inferior está diretamente relacionado à quantidade de secreção orofaríngea e a insuflação do balonete. Existem estudos utilizando videodeglutograma que não demonstraram alteração na mecânica de deglutição logo antes da decanulação.[52] No entanto, em pacientes com traqueostomia, a aspiração pode ocorrer em até 30% a 50% dos casos, sendo clinicamente silenciosa em 75% a 82% dos casos.[53] A oclusão da traqueostomia com um tampão, válvula fonatória ou com o dedo (para fonação) não parece aumentar significativamente a frequência de aspiração.[53] A probabilidade de aspiração tende a diminuir quando a traqueostomia esta presente há mais de três semanas.[54]

Complicações tardias da traqueostomia

Em comparação com as complicações precoces, as complicações tardias são mais difíceis de serem quantificadas, pois o acompanhamento em longo prazo dos sobreviventes da UTI é muitas vezes desafiador e frequentemente difícil. Além disso, determinar se as complicações são secundárias à traqueostomia ou a intubação endotraqueal ou a uma combinação de ambas, não é de fácil diagnóstico. As complicações tardias mais incidentes são aqui descritas.

Alterações da Fonação

Após a traqueostomia, muitos pacientes apresentam uma redução ou perda de fonação, cuja duração pode ser prolongada ou indefinida.[55] O uso de válvulas de fala pode ajudar os pacientes a emitirem sons e até mesmo falar, no entanto, isso só é geralmente possível quando o balonete da cânula de traqueostomia está desinflado ou essa não possui balonete. A válvula de fala pode ser utilizada mesmo em pacientes traqueostomizados ainda sob ventilação mecânica.[56]

Em longo prazo, alterações da voz após a retirada da traqueostomia podem ser observadas em até 27% dos pacientes.[57] Essas alterações compreendem desde alterações no timbre da voz até rouquidão grave ou mesmo afonia.[1,58,59]

Alterações da Deglutição

A presença da cânula de traqueostomia geralmente induz ou aumenta a aspiração de saliva ou de alimentos. Mecanismos que podem explicar esse efeito incluem sinéquias na laringe, dessensibilização da via aérea superior, comprometimento do reflexo do fechamento das pregas vocais, atrofia dos músculos da laringe por desuso, compressão esofágica pelo balonete inflado e perda de pressão de ar subglótica durante deglutição.[58] Mesmo em pacientes sem comprometimento neurológico importante, sempre pode haver alterações da deglutição e mesmo aspiração silenciosa e isso pode levar a um atraso significativo no processo de decanulação. Sendo assim, muitos autores uma avaliação rotineira de deglutição antes da decanulação por meio de videodeglutograma, estudo dinâmico da deglutição por nasofibrolaringoscopia ou raio-X contrastado de estômago, esôfago e duodeno.[58,59]

Tecido de Granulação

Um achado frequente após a traqueostomia é o desenvolvimento de tecido de granulação. Esse pode ocorrer no peritraqueostoma, exteriorizando-se para junto da pele, ou pode ser interno e normalmente acima do traqueostoma.[60] Essa complicação é frequentemente subclínica, porém em alguns casos mais raros pode até obstruir completamente a luz traqueal. Outro local em que podem ser encontrados granulomas é na extremidade da cânula, devido ao íntimo contato da cânula com a mucosa.[60]

Estenose Traqueal

A estenose traqueal é a complicação tardia mais comum da traqueostomia (Figura 19.5). Os fatores de risco associados à estenose traqueal incluem septicemia, infecção do traqueostoma, isquemia da mucosa pela pressão excessiva do balonete, idade avançada, obesidade, exposição a corticosteroides sistêmicos e intubação prolongada.[61,62] Cricotireoidostomias estão associadas a um risco maior de estenose traqueal. Com o advento do uso rotineiro de balonetes endotraqueais de alto volume e baixa pressão, a prevalência de estenose traqueal grave (comprometimento de mais de 50% da sua luz) reduziu significativamente. A incidência de estenose traqueal clinicamente importante tem sido relatada em estudos mais recentes entre 1,7% e 5,9%.[61,62]

A presença de uma estenose traqueal subclínica é um achado frequente em pacientes submetidos à traqueostomia percutânea dentro da UTI. No entanto, a estenose é geralmente leve e não há evidência de que uma técnica cause mais estenose do que a outra. Muitas vezes, é difícil separar se a estenose traqueal foi resultado da traqueostomia ou da intubação endotraqueal. No entanto, a estenose traqueal após traqueostomia mais comumente resulta de cicatrização anormal das feridas operatórias associada a um excesso de tecido de granulação, o que ocorre normalmente no local do traqueostoma.

Formação de Cicatrizes

As cicatrizes resultantes de traqueostomia podem levar a cicatrizes persistentes e muitas vezes desagradáveis do ponto de vista estético. Geralmente são menos evidentes em pacientes que foram submetidos à traqueostomia percutânea quando comparados com a traqueostomia aberta.[63]

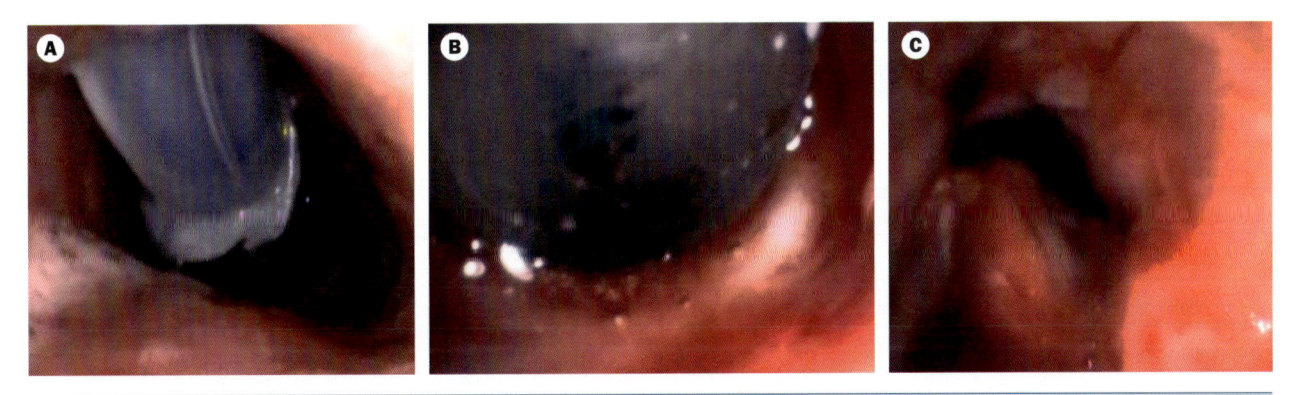

Figura 19.5. A) Estenose comprometendo mais de 80% da luz de terço distal da traqueia devido a traumatismo da ponta da cânula de traqueostomia; B) após dilatação hidrostática; C) notar que houve melhora da abertura da luz traqueal e com malácia de parede posterior da traqueia.

Fístulas

A fístula traqueoesofágica e a fístula traqueoarterial são complicações pouco frequentes de traqueostomia, mas com repercussões muito graves. Elas estão descritas com maiores detalhes em complicações de entubação endotraqueal, uma vez que seu mecanismo de origem é muito semelhante. O desenvolvimento de uma fístula traqueoarterial é uma complicação potencialmente fatal com uma sobrevivência relatada de 14%.[1] As fístulas traqueoarteriais são devidas à erosão da ponta do tubo ou do balonete na parede anterior da traqueia, resultando em uma comunicação fistulosa com a artéria inominada à medida que ela passa a frente da traqueia. Os pacientes podem desenvolver um sangramento "sentinela" seguido de hemoptise maciça.

O diagnóstico depende de um alto índice de suspeita e, quando suspeita, uma ação imediata deve ser realizada para interromper o sangramento, pois modalidades de diagnóstico como angiografia ou broncoscopia podem levar a atrasos e a morte. Manobras de tamponamento podem ser realizadas enquanto se espera pelo tratamento definitivo (reparo cirúrgico). Pode-se comprimir a artéria inominada com o balonete da traqueostomia e aumentar a insuflação desse balonete. Caso esse venha a falhar, deve-se colocar um tubo endotraqueal via oratraqueal ou mesmo um broncoscópio rígido para comprimir a parede anterior da traqueia, onde se encontra a fístula. Se isso também falhar, um dedo pode ser colocado através do traqueostoma e posicionado distalmente na traqueia; então esse deve ser puxado anteriormente para comprimir a artéria contra o esterno (a pressão deve ser suficiente para levantar o tronco anteriormente). A pressão deve ser mantida durante o transporte para a sala de operações. Devemos lembrar que enquanto isso ocorre, o paciente deveria estar intubado via orotraqueal.

Traqueomalácia

É uma complicação tardia e rara da traqueostomia. Ocorre pela necrose da mucosa resultante da pressão do balonete ou da extremidade do tubo, o que leva a perda de fluxo sanguíneo da mucosa. Quando isso é associado a infecções respiratórias recorrentes, ocorre destruição da arquitetura de sustentação da cartilagem – malácia traqueal ou brônquica. Essa fraqueza da via aérea pode causar o colapso expiratório das vias aéreas.[60]

Pneumonia Nosocomial

Na literatura existem resultados conflitantes sobre a associação de traqueostomia e a incidência de pneumonia nosocomial, uma vez que alguns estudos sugerem que a traqueostomia está associada de modo independente a uma maior taxa de pneumonia nosocomial com um risco aumentado de até seis vezes de pneumonia nosocomial.[64,65] Por outro lado, outros estudos relatam uma menor taxa de pneumonia em pacientes traqueostomizados e ventilados por mais de sete dias quando comparados a pacientes em intubação orotraqueal e ventilados pelo mesmo período e que não foram submetidos a traqueostomia.[66,67]

Manejo domiciliar da traqueostomia

Os cuidados do paciente traqueostomizado envolvem uma série de elementos que compreendem diversos profissionais (Tabela 19.1).

Tabela 19.1. Componentes do cuidado do paciente traqueostomizado
Treinamento do cuidador e paciente
Seleção apropriada da cânula
Manejo da via aérea/ventilação (não abordado)
Cuidado do estoma e cânula
Necessidade de aspiração de secreções
Necessidade de umidificação
Cuidado com o balonete
Fala (já abordado previamente)
Troca da cânula e decanulação (já abordado previamente)

Treinamento

O treinamento deve começar o mais brevemente possível, devendo ser individualizado. Deve envolver o cuidador e o paciente (se possível), apresentando aspectos da anatomia básica das vias aéreas, justificativa médica da traqueostomia, descrição da cânula e intervenções, sinais e sintomas de estresse respiratório e aspiração, técnicas de aspiração, limpeza e manutenção da cânula e do estoma, decanulação de urgência, procedimentos de reinserção e equipamentos de suporte.[57]

Seleção da Cânula

Não existem pesquisas específicas para a escolha da melhor cânula. Essa escolha deve ser individualizada considerando a anatomia do paciente, necessidade de ventilação mecânica e oxigenioterapia, deambulação, atividades e fala. Questões técnicas envolvem o fabricante e o material utilizado (metal, PVC, silicone), o tamanho da cânula (diâmetro e comprimento), necessidade de endocânula (pacientes hipersecretivos), balonete e fenestração.[57,58]

Cuidados com a Cânula e Estoma

Não existe consenso a respeito da frequência da troca de cânulas. Habitualmente, os fabricantes recomendam trocas mensais, porém esse período pode ser aumentado há meses. Cânulas de silicone têm tempo de permanência maior e podem ser reutilizadas no mesmo paciente. Odor fétido, hiperemia no estoma e aumento da secreção podem ser indicativos de necessidade de troca da cânula. A higienização do estoma pode ser realizada com peróxido de hidrogênio, soro fisiológico, desinfetantes médicos ou mesmo água e sabão neutro. A higienização da endocânula deve ser realizada no mínimo uma vez ao dia, devendo ser verificado uma vez ao turno o aspecto da mesma.

Aspiração

Assegurar a via aérea pérvia do paciente e uma adequada aspiração são componentes fundamentais para o cuidado da traqueostomia. As recomendações da Sociedade Americana de Cuidados Respiratórios para aspiração de pacientes traqueostomizados envolvem elementos como treinamento de autoaspiração (se possível), pré-oxigenação ou hiperinsuflação, técnica de limpeza (não estéril), seleção adequada do calibre da sonda de aspiração, técnica e frequência de aspirações.[57,58]

Para uma adequada técnica de aspiração devemos:[58]

1. checar a necessidade de aspiração do paciente;
2. montar e checar o equipamento;
3. pré-oxigenar e hiperinsuflar o paciente;
4. inserir a sonda;
5. aplicar a aspiração;
6. repetir o passo 3;
7. monitorar o paciente.

Umidificação

A presença de traqueostomia, por ultrapassar a via aérea superior, pode causar um *deficit* não desejado na umidificação, espessando as secreções podendo levar a infecções respiratórias mais frequentes. O ar frio pode levar também a uma diminuição na atividade mucociliar, podendo induzir o acúmulo de secreções. A umidificação pode ser ativa por meio de umidificadores aquecidos ou nebulizadores ou de modo passivo com traçadores de calor e umidade. Devem-se avaliar individualmente a necessidade de umidificação e aquecimento levando em conta também as condições climáticas (estações do ano, ambiente etc.).[57,58]

Cuidado com o Balonete

O balonete tem o papel de selar a via aérea para a utilização de ventilação mecânica com pressão positiva e prevenir ou minimizar a aspiração. Se a pressão do balonete excede a pressão de perfusão da mucosa traqueal pode ocorrer isquemia, ulceração, necrose e exposição de cartilagem. Devemos manter a pressão do balonete abaixo da pressão de perfusão traqueal que é estimada em 25 a 30 mmHg.[58] Podemos mensurar a pressão com equipamento específico (em cmH$_2$O) ou com equipamento montado a partir de peças disponíveis no mercado (esfigmomanômetro, em mmHg). Duas técnicas alternativas podem ser utilizadas para insuflar o balonete:

- técnica do volume de oclusão mínimo;
- técnica de vazamento mínimo.

A técnica do volume de oclusão mínimo é utilizada em pacientes utilizando ventilação mecânica. Insufla-se o balonete lentamente até que nenhum som de fluxo aéreo de escape ao redor do balonete seja ouvido durante uma respiração com pressão positiva. Em pacientes fora da ventilação mecânica, a pressão do balonete deve ser aquela mínima necessária para prevenir aspiração (o teste com azul de metileno pode ajudar).[58]

Desmame da traqueostomia

Os candidatos apropriados para a decanulação traqueal após o desmame da ventilação mecânica incluem pacientes que não apresentam obstrução das vias aéreas superiores, apresentam uma tosse eficaz e tem capacidade de eliminar secreções não muito espessas e mesmo em grande quantidade.[68,69]

O processo de desmame de traqueostomia se baseia na reabilitação do paciente para uso da via aérea normal. Na maioria dos casos, a cânula de traqueostomia é retirada e o traqueostoma se fecha espontaneamente, porém em alguns casos esse fechamento não ocorre, resultando em uma fístula traqueocutânea, que requer fechamento cirúrgico.

A técnica de desmame tradicional é realizada com trocas periódicas de cânulas por outra com diâmetros menores, com intervalos de alguns dias ou poucas semanas. As vantagens dessa técnica de desmame é que o procedimento pode ser realizado fora do ambiente cirúrgico e não requer anestesia ou sedação, permitindo que o paciente se adapte com o novo padrão respiratório. Nenhum estridor deve estar presente e o paciente deve demonstrar uma tosse adequada em relação à quantidade de secreções presentes para que o limite seja considerado como tendo sido bem-sucedido. Quando o paciente tolera bem a cânula de menor calibre, ele estará apto a se manter sem traqueostomia, sendo então indicada a sua retirada definitiva. Essa abordagem mostrou ter uma taxa de sucesso de quase 80% em um estudo de coorte prospectivo e observacional de mais de cem pacientes com insuficiência respiratória crônica.[70] Essa técnica apresenta o inconveniente de se desconhecer alterações anatômicas da via aérea como estenoses, e uma possível obstrução de cânulas com pequeno diâmetro por tampões de secreção. Em caso de falha, sempre está indicada a avaliação por fibrobroncoscopia.

A oclusão da cânula de traqueostomia com um tampão (também chamado de botão de traqueostomia) pode ser particularmente útil em pacientes com dificuldade de eliminação de secreções e requer manutenção do estoma durante um período de observação mais prolongado. Salienta-se que quando retirada cânula em traqueostomias percutâneas, o estoma se fecha rapidamente que nos traqueostomas cirúrgicos.[71,72] As válvulas fonatórias tipo *Passy-Muir* podem ser usadas como uma alternativa a oclusão da cânula antes da decanulação. Embora possam ser mais confortáveis para o paciente, o tempo de decanulação não difere do limite tradicional.[73] O uso de uma válvula unidirecional tem o objetivo de reduzir o nível de pressão inspiratória necessária uma vez que a válvula apresenta uma resistência muito baixa a entrada de ar; facilitar a eliminação de secreção; promover o restabelecimento da atividade reflexa laríngea, fonação e tosse, resultante do fluxo de ar contínuo através da laringe.

Outra técnica de desmame descrita é a técnica de estágio único, em que o paciente é levado ao bloco e realizada fibrobroncoscopia (Figura 19.6), observando-se a via aérea durante a respiração do paciente; e no caso de não haver alterações anatômicas (tecido de granulação, traqueomalácia, estenoses, entre outras) e a via aérea se mostrar patente, é então realizada a decanulação desse paciente. Essa técnica apresenta algumas vantagens, que são o reconhecimento imediato de alterações anatômicas e funcionais das vias aéreas, e assim ressecção de possíveis tecidos de granulação. Muitos consideram essa técnica como preferencial, porém há o incômodo de se manter o paciente em observação em ambiente hospitalar por 24 a 48 horas.[1]

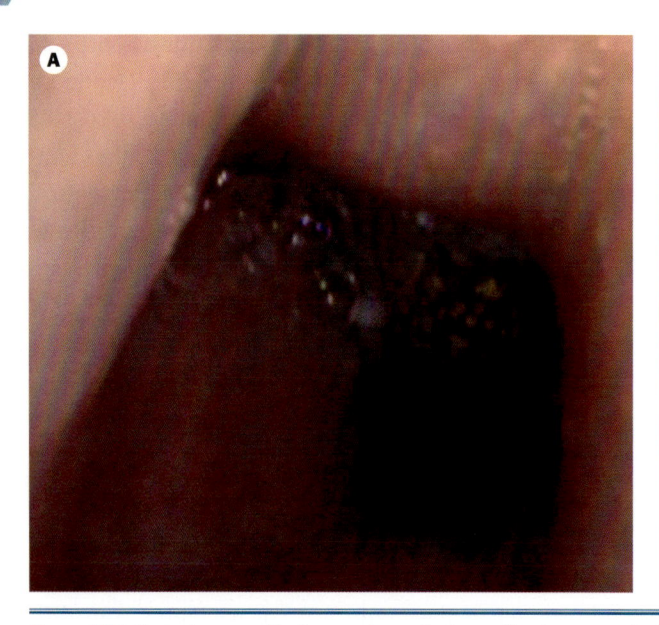

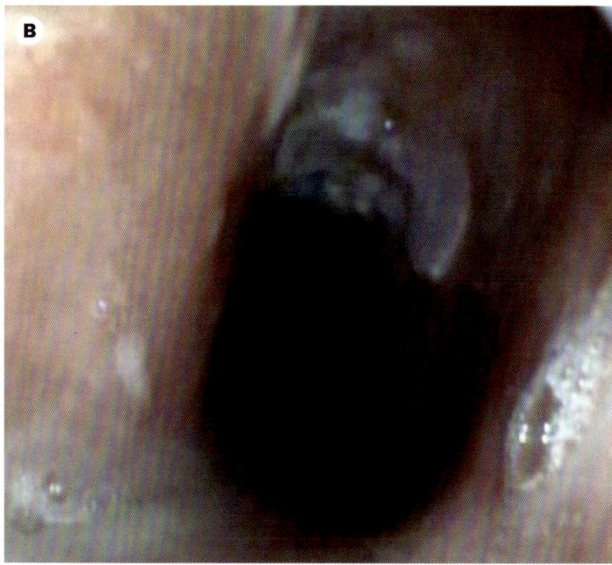

Figura 19.6. Paciente em avaliação para decanulação por fibrobroncoscopia. A) Presença de cânula metálica de traqueostomia; B) boa abertura traqueal após retirada de cânula e sem malácia

As falhas de desmame ocorrem geralmente entre as primeiras 12 a 36 horas após a decanulação. Um pequeno número de pacientes seguirá bem por alguns dias, porém tardiamente poderão apresentar falha de desmame por falha mecânica ou funcional.

CONCLUSÃO

Intubação endotraqueal e traqueostomia são procedimentos frequentes dentro das UTIs e potenciais problemas relacionados à sua realização e sua retirada nunca devem ser desvalorizados.[74] Quando indicar, como manejar e quando retirar as próteses traqueais são decisões que devem sempre ser planejadas pelos médicos intensivistas, pois decisões tomadas de modo prudente e contemplativo certamente trarão benefícios na morbidade e mortalidade em longo prazo dos pacientes criticamente doentes.[75]

REFERÊNCIAS BIBLIOGRÁFICAS

1. Schonhofer B, Kluge S. Consequences of Endotracheal Intubation and Tracheostomy. In: Stevens RD, Hart L, Herridge, MS. Textbook of Post-ICU Medicine. United Kingdom: Editora Oxford; 2014. p.185-199.
2. Martin LD, Mhyre JM, Shanks AM, Tremper KK, Kheterpal S. 3,423 emergency tracheal intubations at a university hospital: airway outcomes and complications. Anesthesiology. 2011;114:42–8.
3. Stauffer JL, Olson DE, Petty TL. Complications and consequences of endotracheal intubation and tracheotomy. A prospective study of 150 critically ill adult patients. Am J Med. 1981;70:65-76.
4. Phillips LG, Jr, Cunningham J. Esophageal perforation. Radiol Clin North Am. 1984;22:607-13.
5. Keenan RL, Boyan CP. Cardiac arrest due to anesthesia. A study of incidence and causes. JAMA. 1985;253:2373-7.
6. Warner ME, Benenfeld SM, Warner MA, Schroeder DR, Maxson PM. Perianesthetic dental injuries: frequency, outcomes, and risk factors. Anesthesiology. 1999;90:1302-05.
7. Fassoulaki A, Pamouktsoglou P. Prolonged nasotracheal intubation and its association with inflammation of paranasal sinuses. Anesth Analg 1989;69:50-52.
8. Tadie JM, Behm E, Lecuyer L et al. Post-intubation laryngeal injuries and extubation failure: a fiberoptic endoscopic study. Intensive Care Med. 2010;36:991-98.
9. Santos PM, Afrassiabi A, Weymuller EA Jr. Risk factors associated with prolonged intubation and laryngeal injury. Otolaryngol Head Neck Surg. 1994;111(4):453.
10. Colice GL. Resolution of laryngeal injury following translaryngeal intubation. Am Rev Respir Dis. 1992;145(2 Pt 1):361.
11. Whited RE A prospective study of laryngotracheal sequelae in long-term intubation. Laryngoscope. 1984 Mar;94(3):367-77.
12. Koshkareva Y, Gaughan JP, Soliman AM. Risk factors for adult laryngotracheal stenosis: a review of 74 cases. Ann Otol Rhinol Laryngol. 2007 Mar;116(3):206-10.
13. Anand VK, Alemar G, Warren ET. Surgical considerations in tracheal stenosis. Laryngoscope. 1992 Mar;102(3):237-43.
14. Wain JC, Jr Postintubation tracheal stenosis. Semin Thorac Cardiovasc Surg. 2009;21:284-89.
15. Scalise P, Prunk SR, Healy D, Votto J The incidence of tracheoarterial fistula in patients with chronic tracheostomy tubes: a retrospective study of 544 patients in a long-term care facility. Chest. 2005;128(6):3906.

16. Reed MF, Mathisen DJ. Tracheoesophageal fistula.Chest Surg Clin N Am. 2003 May;13(2):271-89.
17. Mooty RC, Rath P, Self M, Dunn E, Mangram A. Review of tracheo-esophageal fistula associated with endotracheal intubation. J Surg Educ. 2007 Jul-Aug;64(4):237-40.
18. Marx WH, Ciaglia P, Graniero KD Some important details in the technique of percutaneous dilatational tracheostomy via the modified Seldinger technique.Chest. 1996;110(3):762.
19. Stone DJ, Bogdonoff DL Airway considerations in the management of patients requiring long-term endotracheal intubation. Anesth Analg. 1992;74(2):276.
20. Bishop MJ. The timing of tracheotomy. An evolving consensus. Chest. 1989;96(4):712.
21. Esteban A, Anzueto A, Alía I, Gordo F, Apezteguía C, Pálizas F, Cide D, Goldwaser R, Soto L, Bugedo G, Rodrigo C, Pimentel J, Raimondi G, Tobin MJ How is mechanical ventilation employed in the intensive care unit? An international utilization review. Am J Respir Crit Care Med. 2000;161(5):1450.
22. Griffiths J, Barber VS, Morgan L, Young JD Systematic review and meta-analysis of studies of the timing of tracheostomy in adult patients undergoing artificial ventilation. BMJ. 2005;330(7502):1243. Epub 2005 May 18.
23. The effect of tracheostomy timing during critical illness on long-term survival. Scales DC, Thiruchelvam D, Kiss A, Redelmeier DA Crit Care Med. 2008;36(9):2547.
24. Blot F, Similowski T, Trouillet JL, Chardon P, Korach JM, Costa MA et al. Early tracheotomy versus prolonged endotracheal intubation in unselected severely ill ICU patients. Intensive Care Med. 2008;34(10):1779.
25. Trouillet JL, Luyt CE, Guiguet M, Ouattara A, Vaissier E, Makri R, Nieszkowska A, Leprince P, Pavie A, Chastre J, Combes A Early percutaneous tracheotomy versus prolonged intubation of mechanically ventilated patients after cardiac surgery: a randomized trial. Ann Intern Med. 2011;154(6):373.
26. Wang F, Wu Y, Bo L, Lou J, Zhu J, Chen F, Li J, Deng X. The timing of tracheotomy in critically ill patients undergoing mechanical ventilation: a systematic review and meta-analysis of randomized controlled trials.Chest. 2011;140(6):1456. Epub 2011 Sep 22.
27. Young D, Harrison DA, Cuthbertson BH, Rowan K, TracMan Collaborators. Effect of early vs late tracheostomy placement on survival in patients receiving mechanical ventilation: the TracMan randomized trial. JAMA. 2013;309(20):2121.
28. Terragni PP, Antonelli M, Fumagalli R, Faggiano C, Berardino M, Pallavicini FB et al. Early versus late tracheotomy for prevention of pneumonia in mechanically ventilated adult ICU patients: a randomized controlled trial. JAMA. 2010;303(15):1483.
29. Gomes Silva BN, Andriolo RB, Saconato H, Atallah AN, Valente O. Early versus late tracheostomy for critically ill patients. Cochrane Database Syst Rev. 2012.
30. Futran ND, Dutcher PO, Roberts JK. The safety and efficacy of bedside tracheotomy. Otolaryngol Head Neck Surg. 1993;109(4):707.
31. Díaz-Regañón G, Miñambres E, Ruiz A, González-Herrera S, Holanda-Peña M, López-Espadas F. Safety and complications of percutaneous tracheostomy in a cohort of 800 mixed ICU patients. Anaesthesia. 2008;63(11):1198. Epub 2008 Aug 19.
32. Seder DB, Lee K, Rahman C, Rossan-Raghunath N, Fernandez L, Rincon F, Claassen J, Gordon E, Mayer SA, BadjatiaSafety and feasibility of percutaneous tracheostomy performed by neurointensivists. N Neurocrit Care. 2009;10(3):264. Epub 2009 Jan 6.
33. Freeman BD, Isabella K, Lin N, Buchman TG. A meta-analysis of prospective trials comparing percutaneous and surgical tracheostomy in critically ill patients. Chest. 2000;118(5):1412.
34. Silvester W, Goldsmith D, Uchino S, Bellomo R, Knight S, Seevanayagam S et al. Percutaneous versus surgical tracheostomy: A randomized controlled study with long-term follow-up.Crit Care Med. 2006;34(8):2145.
35. Delaney A, Bagshaw SM, Nalos M Percutaneous dilatational tracheostomy versus surgical tracheostomy in critically ill patients: a systematic review and meta-analysis. Crit Care. 2006;10(2):R55.
36. Dempsey GA, Morton B, Hammell C, Williams LT, Tudur Smith C, Jones T. Long-Term Outcome Following Tracheostomy in Critical Care: A Systematic Review. Crit Care Med. 2016 Mar;44(3):617-28.
37. Gobatto AL, Besen BA, Tierno PF, Mendes PV, Cadamuro F, Joelsons D, Melro L, Carmona MJ, Santori G, Pelosi P, Park M, Malbouisson LMUltrasound-guided percutaneous dilational tracheostomy versus bronchoscopy-guided percutaneous dilational tracheostomy in critically ill patients (TRACHUS): a randomized noninferiority controlled trial. Intensive Care Med. 2016 Mar;42(3):342-51. Epub 2016 Feb 1.
38. Yavuz A, Yılmaz M, Göya C, Alimoglu E, Kabaalioglu A. Advantages of US in percutaneous dilatational tracheostomy: randomized controlled trial and review of the literature. Radiology. 2014 Dec;273(3):927-36. Epub 2014 Aug 4.
39. Gadkaree SK, Schwartz D, Gerold K, Kim Y Use of Bronchoscopy in Percutaneous Dilational Tracheostomy. JAMA Otolaryngol Head Neck Surg. 2016 Feb;142(2):143-9.
40. Trottier SJ, Hazard PB, Sakabu SA, Levine JH, Troop BR, Thompson JA, McNary R. Posterior tracheal wall perforation during percutaneous dilational tracheostomy: an investigation into its mechanism and prevention. Chest. 1999;115(5):1383.
41. Kluge S, Baumann HJ, Maier C, et al. Tracheostomy in the intensive care unit: a nationwide survey. Anesth Analg 2008;107:1639-43.
42. Cabrini L, Monti G, Landoni G et al. Percutaneous tracheostomy, a systematic review. Acta Anaesthesiol Scand 2012;56:270-81.
43. Higgins KM, Punthakee X. Meta-analysis comparison of open versus percutaneous tracheostomy.Laryngoscope. 2007 Mar;117(3):447-54.
44. Warren WH Percutaneous dilational tracheostomy: a note of caution. Crit Care Med. 2000;28(5):1664.

45. El Solh AA, Jaafar W. A comparative study of the complications of surgical tracheostomy in morbidly obese critically ill patients. Crit Care. 2007;11(1):R3.
46. Mitchell RB, Hussey HM, Setzen G, Jacobs IN, Nussenbaum B, Dawson C, Brown CA 3rd, Brandt C, Deakins K, Hartnick C, Merati A. Clinical consensus statement: tracheostomy care. Otolaryngol Head Neck Surg. 2013 Jan;148(1):6-20. Epub 2012 Sep 18.
47. Fikkers BG, van Veen JA, Kooloos JG, Pickkers P, van den Hoogen FJ, Hillen B, van der Hoeven JG Emphysema and pneumothorax after percutaneous tracheostomy: case reports and an anatomic study. Chest. 2004;125(5):1805.
48. Garrubba M, Turner T, Grieveson C. Multidisciplinary care for tracheostomy patients: a systematic review. Crit Care 2009;13:R177.
49. Brass P, Hellmich M, Ladra A, Ladra J, Wrzosek A. Percutaneous techniques versus surgical techniques for tracheostomy. Cochrane Database Syst Rev. 2016;7:CD008045.
50. Schmidt U, Hess D, Kwo J, Lagambina S, Gettings E, Khandwala F, Bigatello LM, Stelfox HT. Tracheostomy tube malposition in patients admitted to a respiratory acute care unit following prolonged ventilation. Chest. 2008;134(2):288. Epub 2008 Apr 10.
51. Cook TM, Woodall N, Harper J, Benger J. Major complications of airway management in the UK: results of the Fourth National Audit Project of the Royal College of Anaesthetists and the Difficult Airway Society. Part 2: intensive care and emergency departments. Br J Anaesth 2011;106:632-42.
52. Kang JY, Choi KH, Yun GJ, Kim MY, Ryu JS. Does removal of tracheostomy affect dysphagia? A kinematic analysis. Dysphagia. 2012 Dec;27(4):498-503. Epub 2012 Feb 12.
53. Donzelli J, Brady S, Wesling M, Theisen M. Secretions, occlusion status, and swallowing in patients with a tracheostomy tube: a descriptive study. Ear Nose Throat J. 2006;85(12):831.
54. Leder SB. Incidence and type of aspiration in acute care patients requiring mechanical ventilation via a new tracheotomy. Chest. 2002;122(5):1721.
55. Freeman-Sanderson A, Togher L, Phipps P, Elkins M. A clinical audit of the management of patients with a tracheostomy in an Australian tertiary hospital intensive care unit: Focus on speech-language pathology. Int J Speech Lang Pathol. 2011 Dec;13(6):518-25. Epub 2011 Sep 22.
56. Pandian V, Smith CP, Cole TK, Bhatti NI, Mirski MA, Yarmus LB, Feller-Kopman DJ. Optimizing Communication in Mechanically Ventilated Patients. J Med Speech Lang Pathol. 2014;21(4):309-18.
57. Lewarski JS. Long-term care of the patient with tracheostomy. Respir Care 2005;50(4):534-37.
58. American Association of Respiratory Care. AARC Clinical Practice Guideline: endotracheal suctioning of mechanically ventilated patients with artificial airways 2010. Respir Care 2010;55(6):758-64.
59. Hess DR. Tracheostomy tubes and related appliances. Respir Care 2005;50(4):497-510.
60. Epstein SK. Late complications of tracheostomy. Respir Care. 2005;50:542-9.
61. Halum SL, Ting JY, Plowman EK et al. A multi-institutional analysis of tracheotomy complications. Laryngoscope. 2012;122:38-45.
62. Fikkers BG, Staatsen M, van den Hoogen FJ, van der Hoeven JG. Early and late outcome after single step dilatational tracheostomy versus the guide wire dilating forceps technique: a prospective randomized clinical trial. Intensive Care Med. 2011;37:1103-9.
63. Wood DE, Mathisen DJ. Late complications of tracheotomy. Clin Chest Med. 1991 Sep;12(3):597-609.
64. Georges H, Leroy O, Guery B, Alfandari S, Beaucaire G. Predisposing factors for nosocomial pneumonia in patients receiving mechanical ventilation and requiring tracheotomy. Chest. 2000;118(3):767.
65. Ibrahim EH, Tracy L, Hill C, Fraser VJ, Kollef MH. The occurrence of ventilator-associated pneumonia in a community hospital: risk factors and clinical outcomes. Chest. 2001;120(2):555.
66. Nseir S, Di Pompeo C, Jozefowicz E, Cavestri B, Brisson H, Nyunga M, Soubrier S, Durocher A. Relationship between tracheotomy and ventilator-associated pneumonia: a case control study. Eur Respir J. 2007;30(2):314. Epub 2006 Jul 26.
67. Möller MG, Slaikeu JD, Bonelli P, Davis AT, Hoogeboom JE, Bonnell BW. Early tracheostomy versus late tracheostomy in the surgical intensive care unit. Am J Surg. 2005;189(3):293.
68. Bach JR, Saporito LR. Criteria for extubation and tracheostomy tube removal for patients with ventilatory failure. A different approach to weaning. Chest. 1996;110(6):1566.
69. O'Connor HH, White AC Tracheostomy decannulation. Respir Care. 2010 Aug;55(8):1076-81.
70. Ceriana P, Carlucci A, Navalesi P, Rampulla C, Delmastro M, Piaggi G, De Mattia E, Nava S. Weaning from tracheotomy in long-term mechanically ventilated patients: feasibility of a decisional flowchart and clinical outcome. Intensive Care Med. 2003;29(5):845.
71. Heffner JE. The technique of weaning from tracheostomy. Criteria for weaning; practical measures to prevent failure. J Crit Illn. 1995;10(10):729.
72. Budweiser S, Baur T, Jörres RA, Kollert F, Pfeifer M, Heinemann F. Predictors of successful decannulation using a tracheostomy retainer in patients with prolonged weaning and persisting respiratory failure. Respiration. 2012;84(6):469-76.
73. Le HL, Aten JL, Chiang JT et al. Comparison between conventional cap and one-way valve in the decannulation of patients with long-term tracheostomies. Respir Care. 1993;38:1161.
74. Jaber S, Jung B, Corne P et al. An intervention to decrease complications related to endotracheal intubation in the intensive care unit: a prospective, multiple-center study. Intensive Care Med. 2010;36:248-55.
75. Wang F, Wu Y, Bo L et al. The timing of tracheotomy in critically ill patients undergoing mechanical ventilation: a systematic review and meta-analysis of randomized controlled trials. Chest. 2011;140:1456-65.

PARTE III
DISFUNÇÃO COGNITIVA E TRANSTORNOS MENTAIS APÓS DOENÇA GRAVE

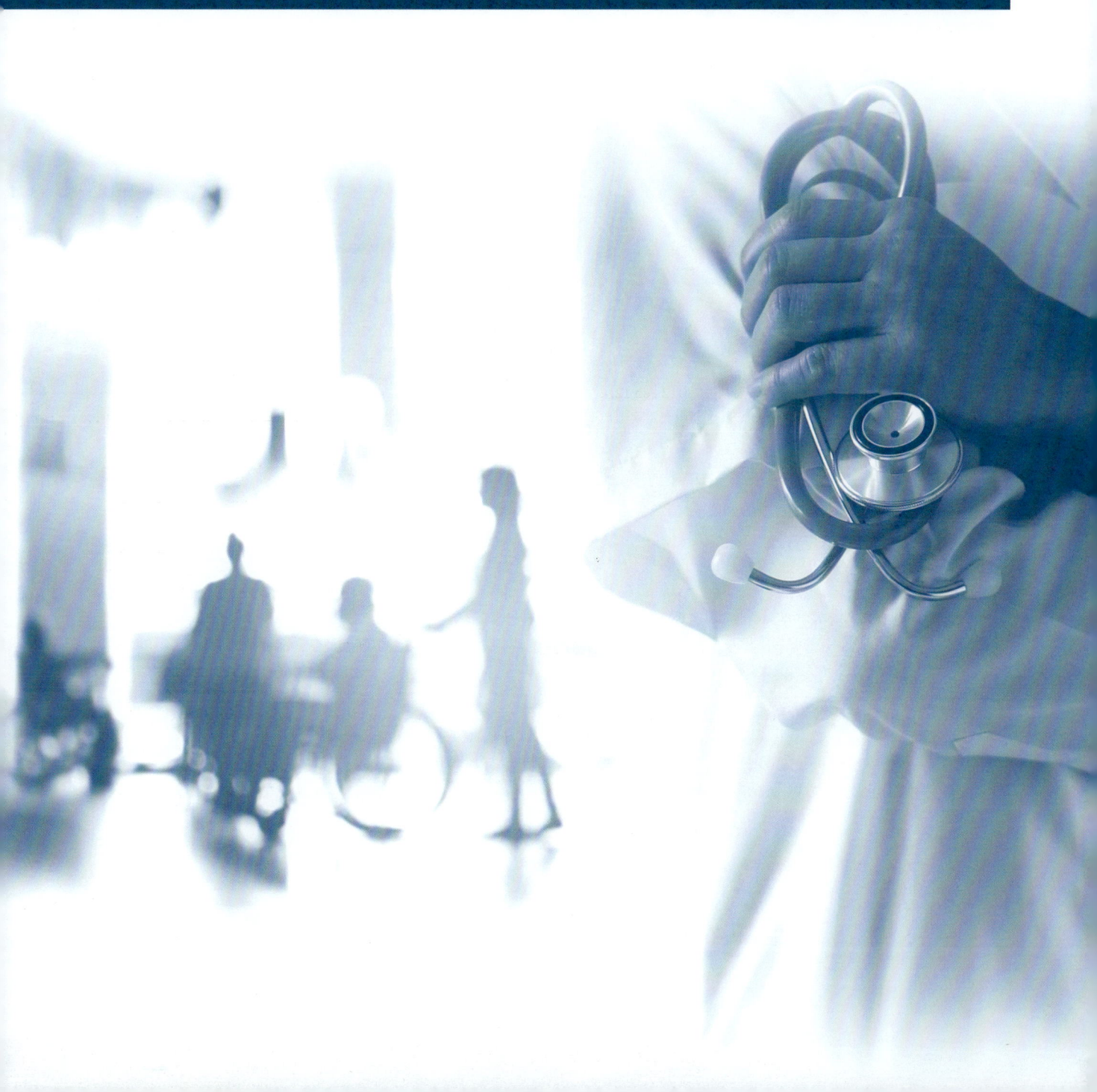

20

INTRODUÇÃO
PARTE III – Disfunção Cognitiva e Transtornos Mentais após Doença Grave

Caroline Lassen-Greene
Jo Ellen Wilson
E. Wesley Ely

- **Roberto, homem, 70 anos.** Apresentou *delirium* durante sua permanência na UTI. Desde a "recuperação" da doença crítica, ele desenvolveu uma miríade de sintomas debilitantes do estresse pós-traumático, incluindo lembranças dos delírios que ele teve durante a internação, vontade de evitar locais como hospitais e estabelecimentos de saúde, ansiedade, hipervigilância relacionada a problemas de saúde, dificuldades para dormir e pesadelos.

- **Paulo, homem, 38 anos.** Anteriormente independente, pai de dois filhos pequenos e vive com sua mãe idosa, que atua como cuidador principal. Desde uma longa doença crítica devido à sepse, ele anda com auxílio de uma bengala, sente dor persistente e fraqueza crônica, e não tem conseguido trabalho apesar da busca constante. Ele lida com a depressão e sentimentos de inutilidade e falta de esperança (*worthlessness*).

- **Cynthia, mulher, 64 anos, viúva, vive sozinha.** Passou por um longo período e complexo quadro de síndrome da angústia respiratória aguda (SDRA), levando-a a se aposentar cedo, após dificuldades significativas na organização e no planejamento, prejudicando o desempenho no trabalho. Ela começou a preencher seu tempo com passatempos antigos, como tocar piano e passar mais tempo com seus filhos e netos. Ela descreve gratidão por cada dia e um novo significado para a vida desde a alta hospitalar e, frequentemente, observa que sua doença crítica era uma "porta de entrada" para uma valorização muito mais profunda de sua vida e das pessoas mais próximas.

ESTENDENDO O CUIDADO ALÉM DA UTI

Essas três histórias aparentemente díspares vislumbram a vasta gama de experiências dos pacientes durante a recuperação de doenças críticas, experiências que variam de tremendamente negativas a profundamente positivas, embora sejam amplamente caracterizadas, pelo menos até certo ponto, pela luta. Com muita frequência, os sobreviventes de UTI enfrentam uma constelação de dificuldades persistentes que podem restringir severamente a independência funcional e a qualidade de vida, impedir relacionamentos e limitar a capacidade de trabalho.

Esses desafios existem nos domínios físico, cognitivo e/ou psicológico e são agora descritos pelo termo amplamente aceito, síndrome pós-cuidados intensivos, do inglês, *post intensive care syndrome* (PICS). Talvez a maioria dos sobreviventes de UTI experimente sintomas de PICS de algum modo, que persistem por meses a anos após doenças críticas e contribuem para um ciclo de re-hospitalizações[1-9] e morbidades associadas a PICS com implicações abrangentes e substanciais.[10-12]

À medida que os prestadores de cuidados de saúde se tornam mais conscientes dessas experiências diversas e muitas vezes debilitantes dos pacientes após a UTI, houve um apelo para expandir o atendimento aos sobreviventes da UTI para melhorar a detecção e o tratamento de suas necessidades persistentes. Esses esforços estão ainda em fase muito inicial e, atualmente, o custo da sobrevivência continua alto.

As sequelas cognitivas e psicológicas após um episódio de doença crítica são amplamente sub-reconhecidas e sua magnitude subestimada, pois permanecem inadequadamente tratadas (se forem tratadas). As abordagens atuais para os cuidados com a PICS tendem a ser lamentavelmente indisponíveis, se presentes são fragmentadas e altamente variáveis, com um foco quase único nos componentes de comprometimentos físicos ligados à saúde. Tomados em conjunto, nossos padrões atuais de cuidados, negligenciam o tratamento de distúrbios psicológicos e deficiências cognitivas durante a janela principal após a alta da UTI, quando problemas incipientes poderiam, de outro modo, ser proativamente abordados e minimizados. As necessidades não atendidas e persistentes dessa população vulnerável de pacientes e as lacunas defeituosas na continuidade do atendimento aos sobreviventes de UTI, garantem um modelo de atendimento atual, colaborativo e inovador para promover o bem-estar do paciente além dos limites da UTI.

COMPROMETIMENTO COGNITIVO

Cerca de 50% dos sobreviventes de UTI experimentam piora ou novo comprometimento cognitivo após doenças críticas, com *deficits* notáveis na memória, atenção e resolução de problemas que podem ser tão graves quanto os observados naqueles pacientes com lesão cerebral traumática moderada e/ou doença de Alzheimer leve.[13] Tais dificuldades afetam os pacientes em todas as idades e podem persistir por meses a anos.[13-16] Enquanto pesquisas estão em desenvolvimento, são necessários mais esforços para determinar completamente as causas do comprometimento cognitivo, embora os "dados iniciais" apontem para uma série de culpados (*delirium*, hipóxia, inflamação, sepse grave, efeitos tóxicos de grandes quantidades de sedativos e analgésicos) que podem interagir com vulnerabilidades preexistentes para contribuir para os maus resultados. Esforços estão em andamento, mesmo agora, para aumentar a conscientização sobre os mecanismos neurofisiológicos subjacentes aos insultos cognitivos conferidos pela doença crítica para promover tratamentos preventivos e de reabilitação. Os avanços no campo da neuroplasticidade de adultos desafiam nossa complacência com comprometimento cognitivo pós-agudo persistente em sobreviventes de UTI.

A reabilitação cognitiva pode aproveitar o poder da neuroplasticidade para superar o comprometimento cognitivo relacionado à UTI.[17] Por fim, as discussões também se voltaram para o elo indissociável entre a disfunção cognitiva pós-UTI e as experiências psicológicas dos sobreviventes da UTI, incluindo concordância, qualidade de vida, identidade e significado pessoal após doença crítica.

DIFICULDADES PSICOLÓGICAS APÓS DOENÇA CRÍTICA

Dificuldades persistentes de saúde mental são relatadas em até 50% dos sobreviventes de UTI e incluem sintomas de depressão, ansiedade e transtorno de estresse pós-traumático (TEPT), entre outras condições menos comuns, como fobias específicas e transtorno de ansiedade generalizada.[3,7,8,18] Essas condições, ou mesmo suas manifestações subclínicas, podem exigir apoio e tratamento dos profissionais de saúde. À medida que aprofundamos nossa compreensão do sofrimento psíquico que acompanha a recuperação da UTI após a alta, também coletamos informações sobre os fardos tão comuns entre famílias e cuidadores, indivíduos dedicados que relatam altos níveis de sofrimento emocional.

Apesar da alta prevalência de sofrimento psíquico em pacientes e familiares durante e após doenças críticas, é raro encontrar profissionais de saúde mental totalmente integrados ao atendimento de pacientes e sobreviventes de UTI. A integração de prestadores de saúde mental nos cuidados médicos de pacientes de UTI, dentro da UTI, clínicas de recuperação pós-UTI e até grupos de apoio pode diminuir o estigma dos cuidados de saúde mental, mas também capitalizar o valor da avaliação e intervenções precoces para sofrimento psíquico.[15-25] Esforços futuros para promover a recuperação psicológica devem procurar empoderar pacientes e famílias com o conhecimento e os recursos necessários para entender o PICS, abordagens multidisciplinares para incorporar prestadores fora da UTI na recuperação e reabilitação e reforçar a continuidade do atendimento aos sobreviventes. As abordagens por novas tecnologias utilizando a telesaúde podem estender nosso alcance a sobreviventes com acesso limitado a cuidados pós-agudos. Sem dúvida, a rede dinâmica de fatores cognitivos e psicológicos proeminentes na recuperação pós-UTI para muitos sobreviventes garante um modelo abrangente de assistência centrada na pessoa que valoriza o indivíduo e não apenas o paciente no processo de recuperação.

DEFININDO A RECUPERAÇÃO

A recuperação de doenças críticas abrange muito mais do que o tratamento de doenças em situações agudas. A sobrevivência e recuperação da UTI não podem ser entendidas e tratadas adequadamente dentro das paredes da UTI, mas requerem um foco mais amplo. A promoção de melhores desfechos psicológicos e cognitivos de nossos pacientes exige que entendamos como as experiências físicas, psicológicas e cognitivas dos sobreviventes se cruzam com suas vidas e ambientes anteriores durante seu caminho para a recuperação. A recuperação exige que reconheçamos e elevemos a humanidade dos sobreviventes da UTI enquanto eles redefinem suas vidas, vivendo plenamente, apesar dos novos desafios físicos e emocionais. Por fim, não devemos deixar de refletir sobre as barreiras existentes em nossos ambientes de assistência médica e as comunidades já podem restringir ainda mais os indivíduos com deficiências duradouras. Por meio de um esforço consciente para capacitar os indivíduos e erradicar as barreiras existentes à recuperação, é mais provável que os esforços de recuperação sejam traduzidos para pacientes vivendo vidas significativas, mesmo diante de obstáculos cognitivos e psicológicos atravessados após doenças críticas.

CONCLUSÃO

Os capítulos a seguir descreverão em detalhes o impacto psicológico e cognitivo duradouro de doenças críticas em uma grande magnitude de sobreviventes. Reconhecer essas dificuldades é apenas o primeiro passo para ajudar nossos pacientes a construir seus caminhos individuais de recuperação. À medida que os prestadores de serviços compreendem melhor as dificuldades enfrentadas por muitos de nossos sobreviventes de UTI, temos a tarefa de divulgar essas informações e fornecer estruturas de suporte em nossos locais de atendimento para capacitar os pacientes durante a recuperação. Pedimos aos leitores que pensem estrategicamente sobre intervenções precoces e personalizadas que possam amenizar o impacto de doenças críticas nos resultados psicológicos e cognitivos dos pacientes, consequentemente inspirando os indivíduos a prosperar dentro e fora do hospital.

REFERÊNCIAS BIBLIOGRÁFICAS

1. Mikkelsen ME, Shull WH, Biester RC et al. Cognitive, mood and quality of life impairments in a select population of ARDS survivors. Respirology. 2009;14(1):76-82.
2. Angel MJ, Bril V, Shannon P, Herridge MS. Neuromuscular function in survivors of the acute respiratory distress syndrome. Can J Neurol Sci. 2007;34(4):427-32.
3. Jackson JC, Hart RP, Gordon SM et al. Six-month neuropsychological outcome of medical intensive care unit patients. Critical care medicine. 2003;31(4):1226-34.
4. Scragg P, Jones A, Fauvel N. Psychological problems following ICU treatment. Anaesthesia. 2001;56(1):9-14.
5. Weinert C, Meller W. Epidemiology of depression and antidepressant therapy after acute respiratory failure. Psychosomatics. 2006;47(5):399-407.
6. Choi J, Hoffman LA, Schulz R et al. Self-reported physical symptoms in intensive care unit (ICU) survivors: pilot exploration over four months post-ICU discharge. Journal of pain and symptom management.2014;47(2):257-70.
7. Nickel M, Leiberich P, Nickel C et al. The occurrence of post-traumatic stress disorder in patients following intensive care treatment: a cross-sectional study in a random sample. Journal of intensive care medicine. 2004;19(5):285-90.
8. Paparrigopoulos T, Melissaki A, Tzavellas E, Karaiskos D, Ilias I, Kokras N. Increased co-morbidity of depression and post-traumatic stress disorder symptoms and common risk factors in intensive care unit survivors: a two-year follow-up study. Int J Psychiatry Clin Pract. 2014;18(1):25-31.
9. Williams TA, Leslie GD, Brearley L, Dobb GJ. Healthcare utilisation among patients discharged from hospital after intensive care. Anaesthesia and intensive care. 2010;38(4):732-39.
10. Marti J, Hall P, Hamilton P et al. One-year resource utilisation, costs and quality of life in patients with acute respiratory distress syndrome (ARDS): secondary analysis of a randomised controlled trial. J Intensive Care. 2016;4:56.
11. Lone NI, Gillies MA, Haddow C et al. Five-Year Mortality and Hospital Costs Associated with Surviving Intensive Care. American journal of respiratory and critical care medicine. 2016;194(2):198-208.
12. Vasilevskis EE, Chandrasekhar R, Holtze CH, et al. The Cost of ICU Delirium and Coma in the Intensive Care Unit Patient. Medical Care. 2018;56(10):890-97.
13. Pandharipande PP, Girard TD, Jackson JC et al. Long-term cognitive impairment after critical illness. N Engl J Med. 2013;369(14):1306-16.
14. Jackson JC, Pandharipande PP, Girard TD et al. Depression, post-traumatic stress disorder, and functional disability in

survivors of critical illness in the BRAIN-ICU study: a longitudinal cohort study. Lancet Respir Med. 2014;2(5):369-79.

15. Iwashyna TJ, Ely EW, Smith DM, Langa KM. Long-term cognitive impairment and functional disability among survivors of severe sepsis. JAMA. 2010;304(16):1787-94.

16. Girard TD, Jackson JC, Pandharipande PP et al. Delirium as a predictor of long-term cognitive impairment in survivors of critical illness. Critical care medicine. 2010;38(7):1513-20.

17. Wilson JE, Collar EM, Kiehl AL et al. Computerized Cognitive Rehabilitation in Intensive Care Unit Survivors: Returning to Everyday Tasks Using Rehabilitation Networks-Computerized Cognitive Rehabilitation Pilot Investigation. Ann Am Thorac Soc. 2018;15(7):887-91.

18. Jackson JC, Hart RP, Gordon SM, Hopkins RO, Girard TD, Ely EW. Post-traumatic stress disorder and post-traumatic stress symptoms following critical illness in medical intensive care unit patients: assessing the magnitude of the problem. Crit Care. 2007;11(1):R27.

AVALIAÇÃO DIAGNÓSTICA
para Disfunções Cognitivas e Psicológicas

Alcina Juliana Soares Barros
Regis Goulart Rosa

INTRODUÇÃO

A significativa prevalência de sintomas psiquiátricos em pacientes após período de internação em UTIs alerta para a necessidade de atenção médica especializada sobre o tema. Sabe-se que sintomas depressivos, de intensidade moderada a severa, ocorrem em até um terço dos pacientes, depois de um ano da alta da UTI, afetando negativamente a reabilitação física e qualidade de vida dos pacientes.[1] Em recente estudo brasileiro que investigou o desfecho psicológico em longo prazo dos sobreviventes de doenças críticas, concluiu que, após seis meses da alta da UTI, 48% apresentaram comprometimento cognitivo, 24% ansiedade, 16% depressão e 16% transtorno de estresse pós-traumático (TEPT). Dos pacientes reavaliados cinco anos após a alta, a frequência de comprometimento cognitivo caiu para 18%, 12% relatou ansiedade e nenhum manifestou depressão ou TEPT.[2]

Dois aspectos merecem menção acerca do diagnóstico de transtornos psiquiátricos, pois o diferenciam do diagnóstico das doenças em outras especialidades médicas: o primeiro é a carência de marcadores biológicos e o segundo é que os fatores etiológicos, para a maioria dos transtornos mentais, ainda não estão plenamente determinados ou isolados. Desse modo, o diagnóstico psiquiátrico é feito de modo sindrômico, por meio de um agrupamento de sinais e sintomas que mantêm regularidade estatística em determinada condição mórbida.[3]

A anamnese e o exame do estado mental do paciente são as principais ferramentas diagnósticas na avaliação psiquiátrica, podendo também serem empregados exames complementares e de imagem, instrumentos psicométricos, como escalas, além de entrevistas com fontes colaterais de informações. Havendo a necessidade de testes mais específicos, uma avaliação neuropsicológica complementar com psicodiagnóstico pode ser solicitada, na qual neuropsicólogos treinados irão realizar a aplicação de uma bateria de testes selecionados, a fim de se investigar, minuciosamente, as funções cognitivas do paciente, tais quais: memória, linguagem, habilidades visuoespaciais e construtivas, atenção, e funções executivas.[3] Pontua-se, contudo, que as escalas usadas na avaliação psicométrica não fazem diagnósticos e são termômetros que medem a intensidade dos sintomas.[4]

Durante a entrevista psiquiátrica, seja com o paciente ou com uma fonte colateral de informações, além dos antecedentes pessoais patológicos, incluindo episódios pregressos de sintomas ou tratamentos em saúde mental, o histórico familiar psiquiátrico também necessita ser questionado. Sabe-se que os exames complementares não servem para confirmação diagnóstica em psiquiatria, porém possuem utilidade na avaliação de diagnósticos diferenciais e na pesquisa de comorbidades, como, por exemplo, a função tireoidiana na presença de sintomas depressivos.[3] A solicitação de exames de imagem, tal qual a ressonância magnética do crânio, pode conduzir ao diagnóstico da causa orgânica de alterações comportamentais, como desinibição, impulsividade e deterioração da pragmática social, na vigência de tumor cerebral em região orbitofrontal por exemplo.

Atualmente, a nosologia psiquiátrica se baseia no *Manual Diagnóstico e Estatístico de Transtornos Mentais - 5ª edição* (DSM-5) e na seção de transtornos mentais e comportamentais da *Classificação Internacional de Doenças e Problemas Relacionados à Saúde* (CID-10) e da recém-divulgada CID-11. Uma questão interessante dentro do contexto da avaliação de pacientes pós-UTI é que eles podem ser acometidos por sintomas de mais de um transtorno psiquiátrico, associado ao fato de muitos deles serem idosos e de existir uma elevada prevalência de disfunção cognitiva nesses pacientes, sinalizando para uma maior complexidade diagnóstica. Conforme previamente descrito, o diagnóstico psiquiátrico é realizado com base especialmente na história clínica fornecida pelo paciente e em seu exame do estado mental. Se o paciente está com dificuldades cognitivas, sua narrativa pode não oferecer elementos suficientes para se detectar outros quadros, como síndromes ansiosas ou depressivas. Ratifica-se a indicação de se entrevistar fontes colaterais de informações com contato próximo ao paciente, tais quais familiares e/ou cuidadores. Eles poderão informar se os *deficits* cognitivos eram preexistentes à situação de internação em UTI ou se foram sequelas do estado crítico.

A identificação precoce de quadros psiquiátricos é mandatória, pois conduzirá ao tratamento mais rápido e a uma maior possibilidade de recuperação do paciente pós-UTI, seja obtendo-se a ideal remissão completa dos sintomas, ou a parcial, seja recuperando-se a capacidade funcional social e ocupacional e a autonomia. Os benefícios obtidos facilitarão o manejo da situação por aqueles com quem o paciente convive e lhe permitirão uma melhor qualidade de vida.

ANSIEDADE E DEPRESSÃO

Os pacientes sobreviventes de UTI possuem risco aumentado de resultados psicofisiológicos negativos após liberação do hospital, estando entre eles os sintomas de síndromes ansiosas e depressivas. Estudos indicam que sintomas ansiosos foram descritos por 38% dos sobreviventes nos três meses depois do surgimento da doença crítica, enquanto sintomas depressivos foram relatados em 31% dos sobreviventes, nos três meses após a alta da UTI.[5]

Os transtornos de ansiedade compartilham características de medo, ansiedade excessiva e perturbações comportamentais entre si. O medo representa a resposta emocional a ameaça iminente real ou percebida, enquanto a ansiedade é uma antecipação de ameaça futura. Os diferentes tipos de transtornos de ansiedade (transtorno de pânico, transtorno de ansiedade generalizada, fobias etc.) diferem entre si pelos objetos e situações que induzem medo, ansiedade, comportamento de esquiva e na ideação cognitiva associada.[6]

Os transtornos depressivos, por sua vez, possuem como característica em comum a presença de humor triste, vazio ou irritável, acompanhado por alterações somáticas e cognitivas que afetam significativamente o funcionamento do paciente. As diferenças entre os tipos de transtornos depressivos se encontram na duração, momento ou etiologia presumida, sendo o transtorno depressivo maior a condição clássica desse grupo de transtornos mentais.[6]

Durante a avaliação clínica de pacientes pós-UTI, quando há suspeita de quadros ansiosos ou depressivos, os sinais e sintomas característicos dessas patologias que deverão ser pesquisados são:

- nos transtornos ansiosos: medo, ansiedade e preocupação excessivos ou persistentes, excitabilidade autonômica aumentada (palpitações, taquicardia, sudorese, tremores, calafrios), sensação de falta de ar e asfixia, desconforto torácico, tonturas, parestesias, desrealização, medo de enlouquecer e de morrer, pensamentos de perigo imediato, pesadelos, comportamentos de fuga, tensão muscular, repetidas queixas somáticas (cefaleias, dores abdominais, náuseas ou vômitos), vigilância em preparação para perigo futuro, comportamentos de cautela ou esquiva;[6]
- nos transtornos depressivos: humor deprimido (sentimentos de tristeza, vazio, sem esperança), humor irritável ou zangado, perda de interesse ou prazer em todas ou quase todas as atividades na maior parte do dia, quase todos os dias, per-

da ou ganho significativo de peso sem estar fazendo dieta, insônia ou hipersonia, agitação ou retardo psicomotor, fadiga ou perda de energia, sentimentos de inutilidade ou culpa excessiva, diminuição da capacidade para pensar ou se concentrar, indecisão, pensamentos recorrentes de morte e ideação ou plano suicida.[6]

Os fatores de risco que foram associados com sintomas de ansiedade após internação em UTI e alta hospitalar variaram desde se o indivíduo havia sobrevivido um trauma ou lesão craniana, ou se era um sobrevivente de doença pulmonar aguda. Já aqueles associados com sintomas depressivos incluíram histórico de depressão prévia ou outros antecedentes psiquiátricos.[5]

Um assunto que deve ser contemplado é o luto em pacientes após-UTI, relacionado às sequelas físicas e/ou incapacidades deflagradas pelo quadro crítico. A perda do sentimento de dispor de saúde plena ou de um estado de saúde estável pode impor um luto no paciente pós-UTI, o qual manifestará, inicialmente, um certo torpor e atordoamento, seguidos por tristeza, desespero, episódios de choro, alterações de sono e apetite, dificuldades para falar, se concentrar e respirar. Nesse fenômeno, diferente do episódio depressivo, a autoestima do paciente costuma estar preservada e seu traço mais característico não é a depressão profunda, mas episódios agudos de sofrimento, acompanhados de muita ansiedade e dor psíquica.

A Escala Hospitalar de Ansiedade e Depressão (HADS) costuma ser empregada para mensurar a ocorrência e intensidade de sintomas ansiosos e depressivos em pacientes pós-UTI. Ela está validada, no Brasil, possui 14 itens e é autopreenchida pelo paciente.[3,7] Ademais, os seguintes instrumentos podem ser empregados para a avaliação global de sintomas de ansiedade: *Mini International Neuropsychiatric Interview* (MINI) – entrevista semiestruturada para uso na avaliação de adultos; a Escala de Ansiedade de Hamilton (Ham-A) e o Inventário de Ansiedade de Beck (BAI) – ambas escalas para uso na avaliação de adultos; e o Inventário de Ansiedade Geriátrica (GAI) – escala usada na avaliação de idosos.[3]

As escalas de avaliação de depressão que também podem ser utilizadas, atentando que todas necessitam de avaliação diagnóstica clínica (anamnese e exame do estado mental por profissional capacitado) são: o *Beck Depression Inventory segunda versão* (BDI-II) – escala extremamente sensível a mudanças no estado clínico do paciente e, provavelmente, a medida de avaliação de intensidade de depressão mais amplamente utilizada; a *Hamilton Depression Rating Scale* (HDRS), o *Patiente Health Questionnaire* (PHQ) – escala de aplicação bastante rápida e a *Montgomery-Asberg Depression Rating Scale* (MSDRS). O BDI-II, a HDRS, o PHQ e a MSDRS tiveram suas propriedades psicométricas estudadas no Brasil, dispondo de versões brasileiras.[3]

TRANSTORNO DE ESTRESSE PÓS-TRAUMÁTICO

O fato do paciente egresso de internação em UTI ter vivenciado diretamente o evento traumático de uma ameaça de morte, ou lesão grave, o coloca em risco de desenvolver um transtorno de estresse pós-traumático. Diversos estudos indicam a ocorrência desse transtorno no contexto pós-UTI com variadas frequências, havendo sido relatado, em um deles, que sintomas de TEPT foram informados por 13,5% dos sobreviventes de UTI, nos seis meses após a alta hospitalar.[5]

Analisando essa patologia dentro do contexto do paciente pós-UTI, dois conceitos merecem ser esclarecidos: estresse e trauma. O estresse representa o impacto de uma pressão constante e extenuante sobre o organismo, cujo estado de alarme disparado se transforma em respostas que podem ser traduzidas em aprendizado e ajustamento. Quando esse sistema de adaptação fracassa, contudo, o aspecto patológico do estresse irrompe, exigindo ajustes imediatos e prolongados. O trauma, por sua vez, consiste em uma disfunção adaptativa após um evento disruptivo com risco de morte, cuja base é o comprometimento da memória, mas com repercussões no pensamento e nas emoções.[4]

Interessante observar que após um evento traumático, até metade dos indivíduos podem ser diagnosticados com transtorno de estresse agudo, ou com um quadro subsindrômico. A maioria dessas pessoas se recupera dentro de um mês, porém uma parcela, a depender da vulnerabilidade, do tipo de evento e da gravidade da situação traumática, desenvolve o TEPT.[4]

Os sintomas intrusivos associados ao evento traumático, que devem ser pesquisados logo após sua ocorrência (alta hospitalar), são: lembranças intrusivas angustiantes, recorrentes e involuntárias do evento traumático, sonhos angustiantes recorrentes nos quais o conteúdo e/ou sentimento do sonho estão relacionados ao evento traumático, reações dissociativas (*flashbacks*), nas quais o paciente sente ou age como se o evento traumático estivesse ocorrendo de novo, sofrimento psicológico intenso ou prolongado e reações fisiológicas intensas a sinais internos ou externos que se assemelhem ao trauma, evitação de recordações, pensamentos ou sentimentos angustiantes acerca do evento traumático e de lembranças externas (pessoas, lugares, conversas, atividades, situações) que despertem pensamentos associados de perto ao trauma.[6]

Alterações na cognição, no humor, na excitação e na reatividade associadas ao evento traumático podem começar ou piorar, tais quais: incapacidade de recordar algum aspecto importante do trauma, crenças ou expectativas negativas persistentes e exageradas a respeito de si mesmo, dos outros e do mundo, estado emocional negativo persistente (medo, pavor, raiva, culpa ou vergonha), interesse ou participação bastante diminuída em atividades significativas, sentimentos de distanciamento e alienação em relação aos outros, incapacidade persistente de sentir emoções positivas, irritação e surtos de raiva, comportamento imprudente ou autodestrutivo, hipervigilância, resposta de sobressalto exagerada, problemas de concentração e perturbação do sono.[6]

Possíveis fatores de risco para TEPT pós-UTI incluem idade mais jovem, sexo feminino e lembrança de eventos traumáticos.[5] A escala *Post-Traumatic Stress Symptoms Checklist-10* (PTSS-10), entre outras, é utilizada, nos países onde está validada, para pontuar sintomas de TEPT nos pacientes pós-UTI.[7] No Brasil, a escala *Post-Traumatic Stress Disorder Checklist* (PCL-C) tem sido empregada na avaliação dos sintomas de TEPT, após sua versão em língua portuguesa ter obtido índices satisfatórios em estudos de características psicométricas.[8]

DISFUNÇÃO COGNITIVA

A disfunção cognitiva pode afetar mais de 70% de todos os pacientes sobreviventes de UTI. Tal disfunção pode produzir déficits na cognição global e na função executiva dos acometidos por mais de 1 ano. Entende-se por função executiva do cérebro como um conjunto de habilidades que de modo integrado possibilitam ao indivíduo direcionar comportamentos a objetivos, realizando ações voluntárias, compreendendo os fenômenos de flexibilidade cognitiva e de tomada de decisões.[9] A presença e duração de *delirium* na UTI tem sido referido como um fator de risco maior para disfunção cognitiva pós-UTI.[5]

Um quadro clínico de importância, reconhecido pela Organização Mundial de Saúde como uma prioridade global de saúde é a sepse. Quando associada com encefalopatia, caracteriza-se pela disfunção cognitiva devida à sepse, sem a presença de infecção no sistema nervoso central ou lesão cerebral estrutural, após exclusão das causas metabólicas. Essa disfunção cognitiva é definida por um novo ou pela exacerbação de *deficits* preexistentes na cognição global ou na função executiva do paciente. Diversos fatores estão implicados na ocorrência de prejuízos cognitivos no contexto de sepse, tais quais: sintomas depressivos prévios, número de visitas hospitalares devidas a infecção e a proximidade temporal com o último episódio de sepse. Um estudo demonstrou que pacientes sobreviventes de sepse tem menor desempenho no Mini-Exame do Estado Mental (MEEM) e na praxia construcional nas 24 horas após a alta da UTI. Após um ano, houve melhora em todos os testes cognitivos, exceto em apraxia construcional.[10]

A entrevista psiquiátrica e o exame do estado mental detectarão a disfunção cognitiva na medida em que o paciente demonstrar dificuldades para narrar sua história pessoal com coerência, além de demonstrar anormalidades nas funções psíquicas, em especial na: atenção, orientação, pensamento e memória. Manifestações comuns incluem esquecimento frequente de compromissos marcados, eventos recentes e locais em que os objetos estão guardados, repetição de uma mesma pergunta e perda do fio associativo durante conversações, dificuldade com planejamento e organização e redução da capacidade de memorizar e de realizar cálculos. Cabe ressaltar que sintomas ansiosos ou de depressão podem acompanhar quadros de declínio cognitivo.

As ferramentas que podem ser usadas para verificar a função cognitiva de pacientes pós-UTI são: o questionário do MEEM e o *Montreal Cognitive Assessment* (MoCa). Comparativamente ao MEEM, o MoCa avalia mais funções cognitivas e apresenta itens com maior nível de complexidade, sendo assim um instrumento mais sensível ao estágio de *deficit* cognitivo.[11]

CONCLUSÃO

O rápido e adequado reconhecimento de quadros psiquiátricos em pacientes pós-UTI deve ser buscado pelos profissionais que prestam assistência aos pacientes. Com um correto diagnóstico sindrômico em mãos, o médico assistente pode traçar um plano terapêutico satisfatório e alcançar as melhores respostas possíveis durante a recuperação do paciente sob seus cuidados, além de efetivamente auxiliar os familiares e cuidadores no manejo de sinais e sintomas que certamente afetam a capacidade de vida de relação entre eles. Para uma consulta rápida e permitir a lembrança dos sintomas-chave dos quatro transtornos abordados nesse capítulo, elaboramos a Tabela 21.1.

Tabela 21.1. Principais sintomas que devem ser pesquisados durante a anamnese de quadros psiquiátricos em pacientes pós-UTI

Quadros psiquiátricos	Sintomas
Síndromes ansiosas	Preocupação excessiva, palpitações, sudorese, tremores, calafrios, sensação de falta de ar, tonturas, parestesias, cefaleias, náuseas, vômitos, medo de enlouquecer e de morrer, pensamentos de perigo imediato, pesadelos, comportamentos de fuga, tensão muscular
Síndromes depressivas	Sentimentos de tristeza, vazio, humor irritável, perda de interesse ou prazer em atividades, alteração de peso e sono, agitação ou retardo psicomotor, fadiga ou perda de energia, sentimentos de inutilidade ou culpa excessiva, diminuição da capacidade para pensar ou se concentrar, indecisão e ideação ou plano suicida
Transtorno de estresse pós-traumático	Lembranças intrusivas angustiantes, recorrentes e involuntárias do evento traumático, sonhos angustiantes, sofrimento psicológico intenso ou prolongado e reações fisiológicas intensas a sinais internos ou externos que se assemelhem ao trauma, evitação de recordações, pensamentos ou sentimentos angustiantes acerca do evento traumático e de lembranças de pessoas, lugares, conversas, atividades que despertem pensamentos associados de perto ao trauma
Disfunção cognitiva	*Deficits* na cognição global (atenção, orientação, memória, pensamento) e na função executiva (flexibilidade cognitiva e tomada de decisões)

Devemos lembrar que um corpo sadio sem uma mente sã, está exposto a maiores riscos, incluindo lesões físicas, sejam essas auto infligidas ou decorrentes de desentendimentos, desatenção ou acidentes. Além disso, o primeiro passo para uma recuperação da autonomia é dispor de uma clara e acurada capacidade de pensar e sentir. Devolver a saúde mental ao paciente é sinônimo de respeito e compromisso com sua humanidade.

REFERÊNCIAS BIBLIOGRÁFICAS

1. Hamilton M, Tominson G, Chu L, Robles P et al. Determinants of Depressive Symptoms at 1 Year Following ICU Discharge in Survivors of ≥ 7 Days of mechanical Ventilation: Results From the RECOVER Program, a Secondary Analysis of prospective Multicenter Cohort Study. Chest. 2019 Sep;156(3):466-476.
2. Pereira S, Cavaco S, Fernandes J, Moreira I et al. Desfechos psicológicos em longo prazo após alta da terapia intensiva. Rev Bras Ter Intensiva. 2018;30(1):28-34.
3. Hutz CS, Bandeira DR, Trentini CM, Krug JS. Psicodiagnóstico. Porto Alegre: Artmed; 2016.
4. Meleiro AMAS. Psiquiatria: estudos fundamentais. 1. Ed. Rio de janeiro: Guanabara Koogan; 2018.
5. Proffitt T, Menzies V. Relationship of symptoms associated with ICU-survivorship: An integrative literature review. Intensive Crit Care Nurs. 2019 Aug;53:60-67.
6. Manual diagnóstico e estatístico de transtornos mentais: DSM-5. American Psychiatric Association. 5.ed. Porto Alegre: Artmed; 2014.
7. Schofield-Robinson OJ, Lewis SR, Smith AF, McPeake J, Alderson P. Follow-up services for improving long-term outcomes in intensive care unit (ICU) survivors. Cochrane Database Syst Rev. 2018.
8. Lima EP, Assunção AA, Barreto SM. Posttraumatic Stress Disorder (PTSD) among Firefighters from Belo Horizonte City, Brazil: Prevalence and Occupacional Associated Factors. Psicologia: Teoria e Pesquisa. 2015;33(2).
9. Mourão Jr CA, Melo LBR. Integration of Three Concepts: Executive Function, Working Memory and Learning. Psicologia: Teoria e Pesquisa. 2011;27(3):309-314.
10. Calsavara AJC, Costa PA, Teixeira AL. Factors Associated With Short and Long Term Cognitive Changes in Patients With Sepsis. Sci Rep. 2018 Mar 14;8(1):4509.
11. Carrazedo MA, Accetta GG, Pinto RASR, Costa FAA. Avaliação Cognitiva em Pacientes Submetidos à Revascularização Cirúrgica Cardíaca. Ver Bras Cardiol. 2014;27(4):254-59.

22
PIORA COGNITIVA APÓS DOENÇA GRAVE

Maria Carolina Paulino
Pedro Póvoa

INTRODUÇÃO

Com o aumento da sobrevida da população e da melhoria dos cuidados de saúde, estima-se que mais doentes sobrevivam a um episódio de doença crítica e mais cuidados de saúde sejam fornecidos a doentes progressivamente mais idosos.[1]

É conhecido que a doença crítica é frequente, apresenta elevada morbilidade e mortalidade, a qual pode ser minimizada mediante o tratamento em unidades especializadas. É nesse sentido que os cuidados de saúde estão a progredir, com um aumento progressivo de leitos em unidades de terapia intensiva (UTI), para uma abordagem mais precoce e adequada do doente crítico. Contudo, essas internações não são inócuos, e à medida que existem mais sobreviventes de doença crítica, verifica-se que existe um maior número de sobreviventes com sequelas cognitivas, físicas e psicológicas.

Nos últimos anos, dedicou-se mais investigação à fase pós-doença crítica. Percebeu-se que após a doença crítica, podem surgir ou agravar várias disfunção físicas, cognitivas ou psicológicas. Essas podem persistir meses a anos após a necessidade da internação aguda em cuidados intensivos, e foram integradas no conceito de síndrome pós-cuidados intensivos, do inglês, *post intensive care syndrome* (PICS).[2-5]

A disfunção cognitiva, com profundos e persistentes *deficits* na memória, atenção, concentração ou função executivas, tem grande impacto no estado funcional e na qualidade de vida dos sobreviventes de doença crítica. A sua associação com morbilidades psicológicas como a ansiedade e depressão, gera um grande impacto na capacidade funcional e laboral dos doentes. Toda essa abrangência, leva a um crescente problema de saúde pública, com grande impacto individual e na sociedade. Entre os mais novos, a deterioração cognitiva conduz a absentismo laboral, entre os mais idosos, conduz à necessidade frequente de institucionalização, hospitalização, problemas sociais e em ambos os casos, custos consideráveis para a sociedade.[6]

Igualmente importante, é o impacto, físico e psicológico, desses doentes para os cuidadores e família. Segundo o estudo de Camerol e cols.,[7] a maioria dos cuidadores de sobreviventes de internações em UTIs, apresenta alta prevalência de sintomas depressivos, atingindo 67% após a alta e 43% na reavaliação após um ano.[4]

APRESENTAÇÃO DA DISFUNÇÃO COGNITIVA

A disfunção cognitiva pode se apresentar com um declínio das funções cognitivas prévias ou aparecimento de novas disfunções. O seu diagnóstico passa pela utilização de vários testes neuropsicológicos ou avaliações clínicas. Alguns estudos definem a disfunção cognitiva por alterações da linguagem, atenção, concentração, memória ou alteração das funções executivas, outros, consideram disfunção cognitiva como sinónimo de demência.

As bases fisiopatológicas da disfunção cognitiva após doença crítica são mal compreendidas, mas acredita-se serem multifatoriais. Poderão evoluir em diferentes trajetórias,[8] com aceleração de processos neurodegenerativos ou aquisição de novas disfunções cognitivas. Assim, doentes com ou sem disfunção cognitiva prévia à internação, podem sofrer graus diferentes de disfunção cognitiva durante a internação em UTI e, posteriormente, após a alta, apresentarem diferentes trajetórias de recuperação ou declínio dessa função. Contudo, existem doentes que podem não sofrer qualquer disfunção cognitiva durante a internação e sobreviver sem disfunções (Figura 22.1).

PREVALÊNCIA DA DISFUNÇÃO COGNITIVA EM SOBREVIVENTES DE DOENÇA CRÍTICA

A prevalência da disfunção cognitiva em sobreviventes de doença crítica é mal conhecida e difere consoante a amostra, a definição e as escalas aplicadas. Na maioria dos estudos é elevada, inclusive aos 12 meses após a alta hospitalar.

Wilcox e cols.[9] avaliaram numa metanálise a prevalência da disfunção cognitiva em sobreviventes de síndrome da angústia respiratória aguda (SARA) (11 estudos, n = 487 doentes). À data da alta hospitalar, 70% a 100% desses doentes apresentavam disfunção cognitiva e, na reavaliação aos um e dois anos essa disfunção permanecia em 46% a 78% e 25% a 47%, respectivamente. Já nos estudos que englobavam uma população mista, de doentes internados em UTIs médicas e cirúrgicas, (20 estudos, n=2072 doentes), a disfunção cognitiva estava presente em 39% a 51% dos doentes na altura da alta hospitalar, em 13% a 79% no *follow-up* aos três e seis meses e em 10% a 71% aos 12 meses.

Outros estudos de sobreviventes de SARA mostram prevalências da disfunção cognitiva de 46% ao um ano após a alta hospitalar e 47% após dois anos.[10]

ANÁLISE DA DISFUNÇÃO COGNITIVA APÓS DOENÇA CRÍTICA – ESTUDOS CLÍNICOS

A disfunção cognitiva após doença crítica foi documentada em vários estudos. Devido à complexidade da definição da disfunção cognitiva, a comparação entre estudos é difícil. Segundo Wolters e cols.,[11] a incidência do declínio cognitivo é mais elevada nos primeiros

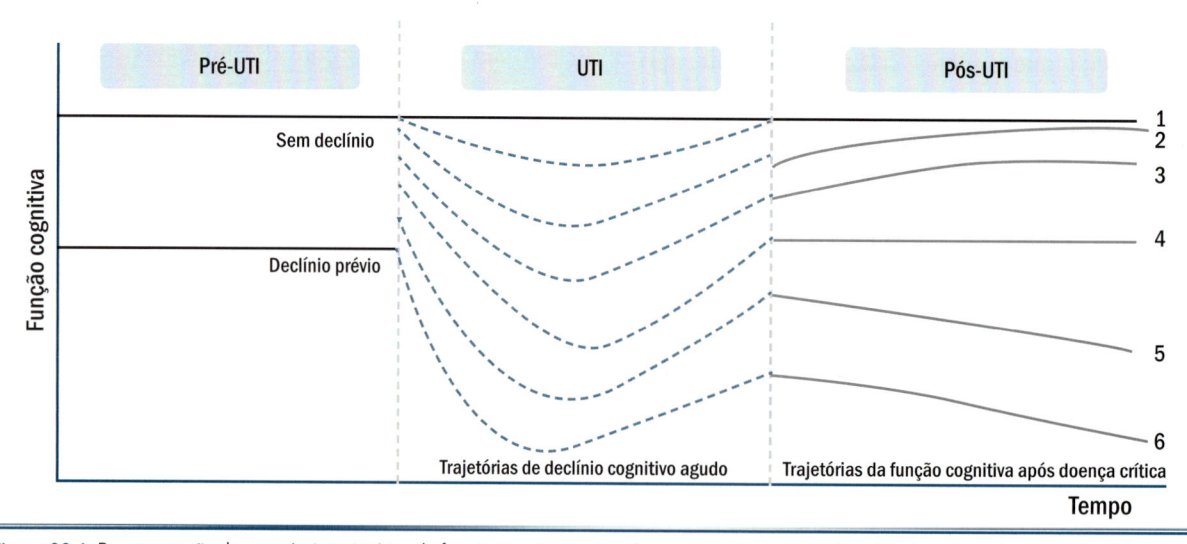

Figura 22.1. Representação das possíveis trajetórias da função cognitiva antes, durante e após doença crítica. Previamente à internação por doença crítica (pré-UTI), os doentes podem apresentar ou não declínio da função cognitiva. Durante a internação em UTI, podem existir diferentes trajetórias de doença, com maior ou menor disfunção (linhas a tracejado). Após doença crítica (pós-UTI), os doentes podem não apresentar disfunção cognitiva (trajetória 1), apresentarem melhoria progressiva da disfunção até resolução completa (trajetória 2), apresentarem melhoria da disfunção mas sem resolução completa (trajetória 3), manter a mesma disfunção (trajetória 4), apresentarem declínio cognitivo mínimo (trajetória 5) ou declínio cognitivo significativo (trajetória 6). Alguns doentes podem nunca apresentar disfunção cognitiva (linha preta superior).

meses após a alta da UTI, melhora nos meses seguintes, mas na maioria dos casos não tem resolução completa.

A dificuldade no estudo das alterações após doença crítica, prende-se com a dificuldade em obter informação sobre o estado cognitivo prévio à internação. Num dos poucos estudos que conseguiu obter esses dados, verificou-se existir uma associação entre internação no hospital ou na UTI de idosos sem demência e o desenvolvimento de disfunção cognitiva em longo prazo com *hazard ratio* respectivamente de 1,4 (95% IC 1,1-1,7; p = 0,001) e 2,3 (95% IC 0,9- 5,7; p = 0,089).[12]

Um dos estudo mais relevante, e mais específico, com 5.888 participantes, demonstrou existir uma interligação entre doenças infecciosas, mais especificamente pneumonia, e a disfunção cognitiva prévia e após a alta hospitalar. Assim, a presença de disfunção cognitiva pré-hospitalização aumenta o risco de internação por pneumonia, e a internação aguda por pneumonia leva a maior disfunção cognitiva (demência) após a alta.[13] Internações por pneumonia ocorreram em 10,9% da amostra e predominantemente em idosos, homens e com mais doenças crônicas. Apenas 9,7% dos doentes sem alterações cognitivas prévias foram internados por pneumonia, dos restantes, 12,6% já apresentavam alterações cognitivas mínima e 20,6% disfunção cognitiva grave e acelerada (p < 0,001).

Esse estudo conseguiu demonstrar essa relação apenas para doenças infecciosas, com especial ênfase na pneumonia adquirida na comunidade. Existe assim um relevante aumento do risco de demência em doentes com pneumonia [*hazard ratio*, 2,24 (95% IC, 1,62-3,11; p = 0,01)]. Dos doentes internados por pneumonia, 12,2% desenvolveram demência depois da hospitalização, em média cerca de dois anos depois. O tipo de demência foi analisado em 37 sobreviventes, verificando-se que 17 apresentavam demência de Alzheimer, seis demência vascular e 14 ambas.

Resultados semelhantes foram documentados no mesmo estudo para outras doenças infecciosas e independentemente da gravidade da infecção. Tal levanta a hipótese de que é a infecção que constitui o motivo do declínio cognitivo e não a internação só por si ou a gravidade clínica. A grande particularidade desse estudo consiste no fato de ser feita uma análise longitudinal com seguimento durante dez anos e, portanto, estar bem avaliada a função cognitiva dos participantes antes do episódio de internação o que permite inferir com maior certeza o grau e velocidade de declínio cognitivo após um episódio de internação aguda.

A necessidade de uma melhor caracterização da disfunção cognitiva nos sobreviventes de doença crítica, levou ao estudo BRAIN-ICU.[2] Esse estudo englobou uma amostra de 821 doentes internados em UTIs médicas e cirúrgicas, com insuficiência respiratória, choque cardiogênico ou choque séptico. A análise sistemática dos sobreviventes aos 3 e 12 meses após a alta hospitalar comprovou que o declínio cognitivo após doença crítica é frequente. Aos três meses, 40% dos doentes apresentavam escores cognitivos globais inferiores aos da média da população normal ajustados para a idade e semelhantes aos escores de doentes com lesões cerebrais traumáticas moderadas e 26% escores mais inferiores, semelhantes aos dos doentes com doença de Alzheimer ligeira. Aos 12 meses, os *deficits* persistiam (34% e 24%, apresentavam respectivamente escores semelhantes a lesões cerebrais traumáticas moderadas e doença de Alzheimer ligeira).

Apenas 6% dos doentes com disfunção cognitiva após a alta apresentavam disfunção cognitiva ligeira a moderada antes da admissão na UTI, indicando que na maioria dos casos o declínio cognitivo resulta de alterações de novo durante a internação. Acresce que o declínio cognitivo não estava dependente da idade nem de comorbilidades prévias. Nessa amostra, estavam incluídos doentes com insuficiência respiratória, choque séptico ou choque cardiogénico, pelo que não se percebe se houve maior disfunção cognitiva em doentes com infecção, à semelhança do documentado em estudos prévios.

FATORES DE RISCO PARA DISFUNÇÃO COGNITIVA

Variáveis pré-UTI

Doença Cognitiva Preexistente/Interdependência entre Doença Crônica e Doença Crítica

Estudos em humanos e animais, fora da UTI, mostram que a idade avançada é um fator de risco para disfunção cognitiva após lesão traumática cerebral, cirurgia de *bypass* das artérias coronárias ou em situações de hipoxemia. Para tal, contribuem vários fatores como a diminuição da capacidade cognitiva e da reserva cerebral. Nos estudos em UTI, a idade não é por si só fator de risco para disfunção cognitiva, contrariamente ao espectável.[14]

Relativamente às doenças crônicas preexistentes, o estudo já mencionado de Shah,[13] mostrou que mesmo alterações mínimas da cognição prévias ao internação estão associadas a um aumento do risco de pneumonia e, na mesma amostra, uma vez ocorrido um episódio de pneumonia os doentes apresentam uma evolução acelerada para demência. Foi proposto um modelo conceitual para visualizar as diferentes trajetórias das sequelas face a um episódio agudo de infecção/sepse:

- aceleração de doenças crônicas preexistentes;
- aparecimento de uma nova condição clínica durante a fase aguda;
- aparecimento de uma nova condição clínica durante a recuperação.

A trajetória dessas condições durante a fase de recuperação pode variar, e serem rapidamente progressivas, terem uma progressão lenta ou apresentarem um curso recidivante.[8]

É fundamental perceber durante a internação aguda qual ou quais os fatores que mais contribuem para a disfunção cognitiva posterior, de modo a perceber quais os que são manipuláveis para delinear uma possível intervenção terapêutica. Um desses fatores mais frequentes é o *delirium*, uma vez que doentes com Alzheimer, hospitalizados por doença aguda, que desenvolveram *delirium* na internação, tiveram uma aceleração significativa do seu declínio cognitivo nos cinco anos seguintes em comparação com doentes sem *delirium*.[15] A aceleração da disfunção cognitiva foi independente do grau prévio de demência, comorbidades ou características demográficas.

Idosos, com várias comorbidades, denominadas doenças clínicas ou subclínicas, têm maior risco de desenvolver infecções graves. Foi comprovada a existência de uma interdependência entre doença crônica e sepse, uma vez que a sepse agrava a doença crônica e a presença de doença crônica agrava o quadro de sepse, com maior dificuldade na recuperação.[8] É sabido que patologias como *diabetes mellitus*, insuficiência cardíaca, cardiopatia isquêmica, doenças pulmonares obstrutivas ou restritivas ou doença renal crônica aumentam o risco de internação por infecções.[13]

Assim, é descrita a existência de uma relação bidirecional entre doenças crônicas e sepse, em que uma má saúde crônica pode aumentar o risco de infecções, como a pneumonia, e quando a infecção ocorre, ela pode agravar as doenças crônicas preexistentes[8] e essas alterações podem persistir por vários anos.

Vários fatores biológicos/fisiológicos, sociais e comportamentais, presentes antes, durante e após a sepse, são determinantes nas sequelas em longo prazo da sepse, como por exemplo, a sarcopenia, fragilidade do idoso, diminuição da atividade física, interrupção da medicação. A sarcopenia, perda gradual de massa muscular e da sua função, foi relacionada em vários estudos fora da UTI, no idoso, com mais risco de mortalidade, bem como com maior declínio cognitivo em longo prazo.[16] Na UTI, a sarcopenia é frequente, com múltiplos fatores de risco, e está relacionada à disfunção funcional em longo prazo e aumento da mortalidade em doentes idosos com sepse.[17] É necessário estudar se o impacto da sarcopenia nos sobreviventes de UTI se limita à disfunção funcional ou se também engloba a disfunção cognitiva.

Fatores Genéticos

Embora não existam muitos estudos sobre susceptibilidade genética para a disfunção cognitiva após doença crítica, o alelo apoE4 surgiu como um possível fator de risco. A apolipoproteína E (apoE) é polimórfica, apresentando três isoformas principais: apoE2, apoE3 e apoE4. Apesar de pequenas diferenças em um ou dois aminoácidos, cada um dos alelos tem diferentes consequências fisiológicas. O alelo genético apoeE4, tem uma frequência de 14% e foi identificado como fator de risco independente para a doença de Alzheimer pela capacidade de modular respostas neuroinflamatórias e também pela associação com piores evoluções neurológicas após trauma de crânio e hemorragia intracraneana.[18] Alguns estudos sugeriram uma relação entre a apoE4 e o desenvolvimento de *delirium* em UTI e disfunção cognitiva, contudo, os resultados foram muito inconsistentes.

Num estudo (n = 53) de Ely e cols.,[19] a presença deste alelo aumentava sete vezes o risco para maior duração do *delirium* nos doentes internados em UTI, sob ventilação mecânica invasiva [odds ratio 7,3 (95% IC, 1,8-30)]. Essa associação com a duração do *delirium* foi superior à idade, sepse ou utilização de benzodiazepinas.[19] Dada a associação da duração do *delirium* com disfunção cognitiva em longo prazo, o papel específico da apoE4 tem que ser investigado.

Alexander e cols.,[20] numa amostra de 77 doentes que sobreviveram a doença crítica, com idades entre os 21 e 75 anos, comprovaram que os níveis elevados de interleucina-6 estão associados a *delirium* e disfunção cognitiva aguda. O alelo apoeE4, presente em 17 doentes, com idade média de 50,6 anos, estava associado a redução da duração de disfunção cognitiva, (0,67 *versus* 1,43; p = 0,024), e diminuição da mortalidade durante a internação, contrariamente ao esperado. Esses resultados, nessa pequena amostra, são semelhantes aos dos estudos pediátricos, em que o alelo apoeE4, parece estar associado a melhoria da função cognitiva.[20] Assim, pode-se questionar se haverá uma tendência para que o alelo apoeE4 seja um fator de bom prognóstico nos doentes mais jovens, e de pior prognóstico nos mais idosos.

À semelhança do que foi demonstrado para outras doenças cognitivas, como a doença de Alzheimer, parece lógico existirem fatores genéticos que aumentam a susceptibilidade à disfunção cognitiva após a doença crítica. Essa susceptibilidade pode surgir de um modo direto ou indiretamente pela maior susceptibilidade a fatores de risco. Assim, é importante perceber a influência da genética na disfunção cognitiva e das diferenças consoantes do grupo etário.

Variáveis durante a UTI
Delirium

O *delirium* é uma manifestação de disfunção aguda do estado mental caracterizada por um distúrbio da atenção e consciência, com curso flutuante, que se desenvolve num curto período de tempo e acompanhado por alterações na cognição. É muito prevalente no doente crítico podendo atingir uma frequência de 80%, consoante o grupo de doentes e escalas utilizadas.[21] Tem vários fatores de risco conhecidos como a idade, demência, hipertensão, ventilação mecânica, escore APACHE II, trauma ou cirurgia emergente pré-UTI e coma.[22] A sua presença se associa a prolongamento do tempo de ventilação mecânica invasiva, do tempo de internação e maior risco de morte.[23]

Dois estudos mostraram que a duração do *delirium* durante a internação em UTI está associado à disfunção cognitiva após a alta, quando avaliada aos 3 e 12 meses. O estudo de Girard e cols.[24] englobou uma amostra de 126 doentes, internados em UTI, com idade média de 61 anos, demonstrando que a duração do *delirium* (cuja média nesse estudo, foi de dois dias) estava associada à disfunção cognitiva aos 3 e 12 meses (p = 0,02 e p = 0,03). No segundo estudo, de Pandharipande e cols.,[2] numa amostra de 821 doentes internados em UTI médica e cirúrgica, também demonstrou associação entre a duração do *delirium* e disfunção cognitiva aos 3 e 12 meses (p = 0,001 e p = 0,04, respectivamente). Nesse estudo o *delirium* ocorreu em 74% dos doentes e teve uma duração mediana de quatro dias.

O fato do *delirium* e a disfunção cognitiva em longo prazo serem documentados, inclusive em doentes jovens, com pouca probabilidade de doença cognitiva prévia, sugere que as disfunções foram adquiridas durante o episódio agudo.

É difícil compreender a sua influência na disfunção cognitiva até porque não se conhecem ao certo os mecanismos fisiopatológicos que estão na sua etiologia. Surge a dúvida sobre a verdadeira relação entre o *delirium* e a disfunção cognitiva nomeadamente, se corresponde a um verdadeiro fator de risco ou o *delirium* traduz apenas uma maior susceptibilidade de algum grupo específico de doentes para disfunção cognitiva durante e após internação em UTI. São necessários mais estudos para perceber de que modo essas duas entidades se relacionam e de que modo a prevenção e tratamento do *delirium* podem reduzir a deterioração cognitiva após doença aguda.

Fármacos Sedativos e Analgésicos

Fármacos sedativos e analgésicos são frequentemente utilizados em UTI e durante vários dias, havendo pouca informação sobre o seu impacto nas funções cognitivas após a alta.

Pandharipande e cols.[2] mostraram que a utilização de sedativos ou medicação analgésica não foi consistentemente associada à deterioração cognitiva em análises aos 3 e 12 meses após doença crítica. Atendendo a relação entre a utilização de benzodiazepinas e a ocorrência de *delirium*, e estando o *delirium* relacionado à disfunção cognitiva após doença crítica, foi questionada uma possível relação entre benzodiazepinas e disfunção cognitiva. Contudo, a utilização de doses altas de benzodiazepinas foi apenas relacionada com deterioração dos escores funcionais aos três meses, sem relação com disfunção cognitiva. Não foi encontrada relação consistente, positiva ou negativa, entre fármacos utilizados no doente crítico, como por exemplo, propofol, dexmedetomidina e opiáceos, e deterioração cognitiva.

São conhecidos os benefícios da redução da sedação na duração da ventilação mecânica e do tempo de internação na UTI, contudo os seus efeitos na disfunção cognitiva não foram analisados. Foi estudado, numa amostra do *"Awakening and Breathing Controlled (ABC) Trial"*, a relação entre a suspensão ou redução diária da sedação na UTI, e a disfunção cognitiva em longo prazo. Essa amostra incluiu 180 doentes, em que diariamente era suspensa sedação segundo um protocolo, não tendo mostrado que essa prática tenha relação com o agravamento/melhoria da função cognitiva aos 3 e 12 meses após a alta, comparativamente com o grupo de controle.[14]

Infecção/Sepse

A sepse é definida como uma disfunção de órgão ameaçadora da vida, causada por uma resposta do hospedeiro face à infecção.[25] É uma situação comum, com uma incidência na última década, nos países de maior renda *per capita,* de 437 casos de sepse e 270 casos de sepse grave por 100 mil pessoas/anos.[26] A sepse apresenta uma mortalidade hospitalar de 17% e a sepse grave de 23% (95 % IC, 176-412).[26] Com o aumento da incidência e melhoria da sobrevida, existe um progressivo aumento do número de sobreviventes de sepse. A evidência disponível aponta para que os sobreviventes apresentem um conjunto de sequelas em longo prazo, em que se destaca a disfunção cognitiva.[27]

A relação entre infecção e disfunção cognitiva em longo prazo parece ser bidireccional, mas também complexa, com vários mecanismos neuroinflamatórios.[28] O declínio cognitivo é um fator de risco para pneumonia, mas a pneumonia também foi relacionada em vários estudos com deterioração cognitiva.[13]

Iwashyna e cols.[11] realizou numa amostra de sobreviventes idosos de sepse (idade média de 76,9 anos), um estudo de *follow-up* durante oito anos após internação (43% das internações em UTI). Entre outros, identificou a sepse como um fator de risco para disfunção cognitiva moderada a grave (OR 3,3; IC95% 1,5-7,3).[29] Nos sobreviventes de sepse, existe um risco três vezes superior de declínio cognitivo comparado à população geral, bem como uma redução persistente na capacidade funcional. Essas alterações persistiram pelo menos oito anos, após o episódio de sepse, o que representa um importante declínio na capacidade do doente viver de modo independente.[29]

Vários estudos pré-clínicos suportaram uma relação bidireccional entre o sistema nervoso e sistema imune, bem como a importância da inflamação na disfunção cognitiva nos doentes sépticos. A título de exemplo, a via colinérgica por meio do nervo vago, inibe a libertação de mediadores pró-inflamatórios pelos macrófagos, aumentando o risco de infecção.[30] Pelo contrário, durante uma infecção aguda, a libertação sistêmica de mediadores inflamatórios, podem afetar a barreira hematoencefálica, causar neuroinflamação persistente e alterações das células neuroimunes, alterações semelhantes às observadas em condições neurodegenerativas, como a doença de Alzheimer.[27]

Hipoxemia, Hiperóxia e Hipotensão

Em doentes idosos, não críticos, a hipertensão e a hipotensão estão identificadas como fatores de risco para alterações cognitivas, nomeadamente demência vascular e demência de Alzheimer.[31] No entanto, a relação entre a hipoxemia e hipotensão com a disfunção cognitiva após doença crítica não é segura.

Dos estudos a favor dessa hipótese, destaca-se o de Hopkins e cols.,[32] com 55 doentes sobreviventes de SARA, que estudou a influência da hipoxemia durante o período de SARA com a presença de disfunções cognitivas após a alta. A SaO_2 média, avaliada por oximetria, foi de 90,8 ± 4,3%. As disfunções cognitivas estavam presentes à alta hospitalar em 100% dos doentes e após um ano em 78%.[32] Esse foi o primeiro estudo que mostrou relação estatisticamente significativa entre hipoxemia e cognição, nomeadamente que existe uma relação entre as dessaturações medidas por oximetria de pulso com as sequelas neurocognitivas. Contudo, outros fatores presentes nas internações por SARA podem contribuir para a disfunção cognitiva como: sepse, inflamação, toxicidade de fármacos ou outras etiologias.

Por esse motivo, fica a questão, se a disfunção cognitiva documentada no estudo de Saha, realizado em doentes com pneumonia, teria ou não relação com algum grau de hipoxemia, uma vez que esse parâmetro não foi avaliado.[13]

Contudo, outros estudos de doentes internados em unidades de trauma[33] ou generalistas,[34] não se comprovaram relação entre hipoxémia e disfunção cognitiva pós-UTI após um ano.

A hiperóxia também foi analisada. A influência da hiperóxia na disfunção cognitiva foi analisada durante cirurgia cardíaca com *bypass* cardiopulmonar, tendo primariamente como análise a área abaixo da curva (AUC) para a duração em que a PaO$_2$ excedeu 200 mmHg. Não foi identificada qualquer relação entre hiperóxia e disfunção cognitiva numa avaliação às seis semanas após cirurgia.[35]

Relativamente à influência da hipotensão, Mikkelsen e cols.[36] fizeram uma segunda análise dos doentes críticos do estudo *Acute Respiratory Distress Syndrome Clinical Trials Network Fluid and Catheter Treatment Trial,* e avaliaram a função neuropsicológica aos 2 e 12 meses após a alta hospitalar. Nessa amostra (n = 122), a disfunção cognitiva em longo prazo estava presente em 41 dos 75 (55%) sobreviventes que completaram os testes cognitivos. Concluíram que no global, a memória, fluência verbal e funções executivas, avaliadas por um bateria de testes neuropsicológicos, estavam prejudicadas em respectivamente 13% (12 de 92), 16% (15 de 96), e 49% (37 de 76) dos sobreviventes em longo prazo. A hipoxemia (analisada por uma pressão parcial de oxigênio baixa), bem como a estratégia de fluidoterapia conservadora (comparativamente à estratégia liberal), estiveram ambas associadas com maior disfunção cognitiva em longo prazo (p = 0,005 e p = 0,02).[36] Em cada uma das estratégias (liberal e conservadora) não foi analisada separadamente a influência da pO$_2$ na disfunção cognitiva. No ensaio clínico inicial, a estratégia conservadora tinha mostrado benefícios na redução do tempo de ventilação, redução do tempo de internação em UTI, melhoria na oxigenação, mas sem impacto na mortalidade.[37] Contrariamente, seria de esperar que a estratégia conservadora, pela melhoria da oxigenação, estivesse associada a menor disfunção cognitiva. Outros estudos terão que analisar qual o custo que os benefícios iniciais da terapêutica conservadora têm na disfunção cognitiva em longo prazo.

Alteração da Glicemia

Distúrbios da glicemia são frequentes no doente crítico e também estão relacionados à disfunção cognitiva em longo prazo.

Na sepse, a acumulação de glucose no tecido cerebral pode contribuir para a apoptose das células cerebrais e maior estresse oxidativo o que pode induzir alterações na função e integridade da barreira hematoencefálica.[38]

Numa análise retrospectiva de 74 doentes com SARA, Hopkins e cols.[39] mostraram que os doentes com níveis moderados de hiperglicemia (> 153,5 mg/dL) ou grandes flutuações da glicemia, tinham um risco três vezes superior de disfunção cognitiva após um ano.

As hipoglicemias também mostraram relação com a disfunção cognitiva em longo prazo. Um único episódio de hipoglicemia (< 40 mg/dL) é suficiente para se identificar repercussões no agravamento das disfunções no campo visual, com *deficits* visuais espaciais presentes no *follow-up* no primeiro ano.[40]

Transtornos Mentais

A relação dos transtornos mentais com a internação em UTI não está tão bem estabelecida. A depressão é uma das entidades clínicas mais frequentemente documentadas, tanto nos doentes como nos cuidadores. Um grande estudo mostrou que a depressão é frequente após doença crítica (até em comparação com o estresse pós-traumático), manifestando-se principalmente por sintomas somáticos que contribuem para um aumento da incapacidade física.[41] Embora não existam dados seguros que relacionem a existência de depressão prévia à internação em UTI e alterações cognitivas em longo termo, existe a hipótese de que a depressão no pós-UTI esteja associada a alterações cognitivas.

Um estudo em doentes internados por SARA, realizou a sua avaliação aos dois e cinco anos.[42,43] Verificou que aos dois anos, 32,6 % dos doentes apresentavam depressão moderada a grave e aos cinco anos as alterações da memória e a prevalência da depressão era inferior, mas sem diferença estatística (18,6%). Resultados semelhantes foram demonstrados numa amostra selecionada de 79 doentes com SARA, em que cerca de metade reportaram morbilidades psiquiátricas, em que se destaca a depressão moderada a grave em 34% dos doentes e em 56% desses, concomitantemente disfunção cognitiva.[44]

Neuroimagem na Disfunsão Cognitiva

Em grupos específicos de doentes foram identificados várias lesões ou padrões histopatológicos e imagiológicos.

A duração do *delirium* é um fator de risco reconhecido para a disfunção cognitiva nos sobreviventes de doença crítica. Em autópsias de doentes com *delirium*, durante a internação em UTI, identificaram-se lesões hipoxêmico-isquêmicas de predomínio no hipocampo (71% dos doentes).[45]

Gunther e cols.[46] analisaram por ressonância magnética (RM) doentes com *delirium*, internados em UTIs médica e cirúrgica e identificaram um padrão traduzido por maior atrofia cerebral, dilatação ventricular e volumes encefálicos inferiores nos lobos frontais superiores e no hipocampo. Essas alterações, presentes na alta, mantinham-se aos três meses e relacionavam-se com redução da capacidade cognitiva e funcional aos 12 meses. Um segundo estudo, da mesma amostra, verificou que a duração do *delirium* em UTI está relacionada com perda de substância branca no corpo caloso e na cápsula interna à alta e aos três meses, e que essas alterações se relacionavam com disfunção cognitiva aos 12 meses.[47] Assim, é possível inferir, tal como evidenciado em estudos clínicos, que a duração do *delirium* é um fator com relação com a disfunção cognitiva.[2]

Hopkins e cols.[48] documentaram por tomografia computorizada (TC), em sobreviventes de SARA, lesões compatíveis com atrofia cerebral e dilatação ventricular, alertando para a possibilidade do SARA causar morbilidade cerebral significativa e em longo prazo.

Foram documentadas alterações mais específicas em doentes com sepse (25 doentes), com reduções significativas no volume do hipocampo esquerdo.[49]

A ausência de estudos com documentação das alterações imagiológicas prévias à internação, leva a que toda a informação e associações causais tenham que ser interpretadas com prudência e não possam ser retiradas conclusões definitivas. Contudo, os estudos histopatológicos e de neuroimagem sugerem que alterações anatômicas e interrupção da neuroconectividade possam ser responsáveis pelos *deficits* cognitivos pós-UTI.

TRATAMENTO

O tratamento da disfunção cognitiva após doença crítica não está estabelecido. A variedade de fatores que interagem nessa disfunção, nomeadamente neuronais, inflamatórios, metabólicos, faz com que a prevenção e tratamento sejam multifatoriais. A abordagem deve passar por evitar a doença crítica e na sua presença iniciar tratamento precocemente. Mas, considerando a diversidade de fatores que podem estar envolvidos, o controle multifatorial passa por muitas outras medidas. Essa abordagem multifatorial está bem apresentada nas *Guidelines* da *Surviving Sepsis Campaing*,[50] que mostraram, desde há vários anos, conduzir a uma melhoria na mortalidade.

De acordo com os fatores de risco mencionados, é fundamental prevenir o *delirium*, episódios de hipoxemia, hipotensão e distúrbios metabólicos como hipoglicemia.

Um único centro, demonstrou que o controlo adequado da glicemia, especialmente a prevenção de episódios de hipoglicemia, bem como flutuações rápidas da glicemia podem reduzir o declínio das alterações cognitivas em longo prazo.[40] A homeostasia da glicemia pode prevenir o declínio cognitivo por meio da redução do estresse oxidativo e da permeabilidade da barreira hematoencefálica. Do mesmo modo, a prevenção da hipoxemia pode impedir a isquemia e apoptose neuronal e dos gliócitos, e potenciar a recuperação da permeabilidade da barreira hematoencefálica.[27]

A importância do exercício físico e da reabilitação cognitiva como uma possível arma terapêutica para alterar a trajetória da disfunção cognitiva após internação em UTI, tem sido alvo de vários estudos clínicos, e apresenta-se como promissora. O exercício físico já tinha mostrado benefícios na melhoria cognitiva, em doentes idosos, fora do UTI,[9] o que motivou a sua transposição para a UTI.

Num estudo clínico com 20 sobreviventes de doença crítica foram randomizados para um programa de reabilitação que englobava reabilitação cognitiva, física e treino funcional versus *follow-up* convencional. O grupo experimental mostrou melhoria das funções cognitivas e da capacidade funcional em apenas três meses de *follow-up*.[51] Embora promissor, outros estudos não mostraram benefícios da terapêutica física e cognitiva na disfunção cognitiva em longo prazo. O único estudo recente, que abordou apenas a terapêutica cognitiva para reduzir a disfunção cognitiva observada nos doentes após a alta da UTI, mostrou que essa intervenção tinha claramente benefícios (13 sobreviventes sob terapêutica *versus* 8 controles).[52] Foram estudados os efeitos em sobreviventes de internação em UTI médica, neurocrítica e em doentes pós-anestésicos, tendo-se verificado que independentemente da amostra, havia redução da disfunção cognitiva após três meses de terapêutica. Os doentes jovens mostraram também maior capacidade de recuperação em comparação com os doentes idosos. A linguagem, memória e atenção foram as capacidades que mostraram melhor recuperação.[53]

Estão em fase experimental tratamentos adicionais, com possíveis locais de atuação na barreira hematoencefálica, na ativação das células da microglia, ou nos neurotransmissores. É exemplo, a inibição da inflamação do hipocampo em ratos com sepse, por meio da injecção de minociclina.[54] Esse estudo em modelo animal mostrou redução da lesão oxidativa cerebral e da inflamação da microglia com consequente redução da disfunção cognitiva nos sobreviventes de sepse.

CONCLUSÕES

A sobrevivência a um episódio de doença crítica pode constituir um evento sentinela para uma nova realidade em termos de novas disfunções cognitivas ou agravamento das disfunções prévias. A melhoria dos cuidados de saúde em UTI conduziu a um aumento de sobreviventes de doença crítica. Contudo, esses sobreviventes parecem ser diferentes, a disfunção cognitiva é uma das características presentes em longo prazo, podendo deixar sequelas permanentes.

Progressivamente mais estudos estão a analisar a disfunção cognitiva após doença crítica e a identificar quais os fatores de risco, bases fisiopatológicas, sua relação com genética e neuroimagem (Tabela 22.1).

O maior conhecimento sobre a disfunção cognitiva e sobre os seus fatores de risco pode contribuir para o aparecimento de mais opções terapêuticas para uma disfunção que é impossível substituir por qualquer dispositivo mecânico (contrariamente, por exemplo, à disfunção respiratória ou renal). Contudo, mesmo os poucos fatores de risco atualmente conhecidos, têm sido questionados. Por exemplo, relativamente à duração do *delirium*, podemos questionar o seu papel. Será o *delirium* um real fator de risco para disfunção cognitiva ou a manifestação de uma disfunção cognitiva que se inicia ainda durante a internação e cuja presença traduz uma maior suscetibilidade para disfunção cognitiva. Muitas dessas questões virão a ser analisadas contudo, é certo que durante a internação vários fatores devem contribuir para disfunção cognitiva aguda e também disfunção cognitiva após a internação por doença crítica.

O verdadeiro impacto da disfunção cognitiva no sobrevivente, na família e na sociedade ainda está mal documentado. A prevalência da disfunção cognitiva se apresenta elevada, mas a comparação entre estudos é dificultada pela falta de consenso na definição de disfunção cognitiva e nas escalas utilizadas. Outra limitação dos vários estudos está relacionada com a escassa informação sobre a saúde global e estado cognitivo prévio à internação, para efeitos de *follow-up* e definição da trajetória de evolução.

Assim, parece inequívoco a importância do seguimento contínuo dos doentes após internação em cuidados intensivos, ou seja, em consultas de *follow-up*, em que a disfunção cognitiva deve ser avaliada, bem como o seu impacto na saude global da populaçao.

Mais estudos são necessários, que elucidem sobre os mecanismos fisiopatológicos e fatores de risco da disfunção cognitiva após doença grave, bem como quais as estratégias ou tratamentos que permitam a sua resolução.

REFERÊNCIAS BIBLIOGRÁFICAS

1. Iwashyna TJ, Cooke CR, Wunsch H, Kahn JM. Population burden of long-term survivorship after severe sepsis in older Americans. J Am Geriatr Soc. 2012;60(6):1070-7.
2. Pandharipande PP, Girard TD, Jackson JC, Morandi A, Thompson JL, Pun BT, et al. Long-term cognitive impairment after critical illness. The New England journal of medicine. 2013;369(14):1306-16.
3. Herridge MS, Chu LM, Matte A, Tomlinson G, Chan L, Thomas C et al. The RECOVER Program: Disability Risk Groups and 1-Year Outcome after 7 or More Days of Mechanical Ventilation. American journal of respiratory and critical care medicine. 2016;194(7):831-44.
4. Elliott D, Davidson JE, Harvey MA, Bemis-Dougherty A, Hopkins RO, Iwashyna TJ et al. Exploring the scope of post-intensive care syndrome therapy and care: engagement of non-critical care providers and survivors in a second stakeholders meeting. Critical care medicine. 2014;42(12):2518-26.
5. Huggins EL, Bloom SL, Stollings JL, Camp M, Sevin CM, Jackson JC. A Clinic Model: Post-Intensive Care Syndrome and Post-Intensive Care Syndrome-Family. AACN Adv Crit Care. 2016;27(2):204-11.
6. Herridge MS, Tansey CM, Matte A, Tomlinson G, Diaz-Granados N, Cooper A et al. Functional disability 5 years after acute respiratory distress syndrome. The New England journal of medicine. 2011;364(14):1293-304.
7. Cameron JI, Chu LM, Matte A, Tomlinson G, Chan L, Thomas C et al. One-Year Outcomes in Caregivers of Critically Ill Patients. The New England journal of medicine. 2016;374(19):1831-41.
8. Yende S, Iwashyna TJ, Angus DC. Interplay between sepsis and chronic health. Trends Mol Med. 2014;20(4):234-8.
9. Wilcox ME, Brummel NE, Archer K, Ely EW, Jackson JC, Hopkins RO. Cognitive dysfunction in ICU patients: risk factors, predictors, and rehabilitation interventions. Critical care medicine. 2013;41(9 Suppl 1):S81-98.
10. Hopkins RO, Weaver LK, Collingridge D, Parkinson RB, Chan KJ, Orme JF, Jr. Two-year cognitive, emotional, and quality-of-life outcomes in acute respiratory distress syndrome. American journal of respiratory and critical care medicine. 2005;171(4):340-7.

Tabela 22.1. Resumo dos principais estudos mencionados

Autor	Jornal e ano	População estudada	n°	Tempo de acompanhamento	Forma de mensuração	Desfechos avaliados	Resultados principais
Pandharipande e cols.[2]	NEJM, 2013	Insuficiência respiratória, choque cardiogênico, choque séptico, UTI médica e cirúrgica	821	3 e 12 meses após a alta	*Repeatable Battery for the Assessment of Neuropsychological Status* (RBANS), *Trail Making Test, Part B*	*Delirium* intra-hospitalar; Função cognitiva e executiva	Associação entre *delirium* e disfunção cognitiva após a alta; *delirium* e agravamento da capacidade executiva; sedativos e analgésicos, sem relação com disfunção cognitiva após a alta
Hopkins e cols.[10]	Am J Respir Crit Care Med, 2005	Sobreviventes de SARA	66	1 e 2 anos após a alta	Bateria de testes neuropsicológicos	Declínio cognitivo, atenção e concentração, memória, funções executivas, processamento mental, capacidade visuoespacial	Sequelas neurocognitivas em 73% dos sobreviventes à alta, 46% após 1 ano, 47% após 2 anos; Depressão moderada a grave e ansiedade aos 1 e 2 anos
Ehlenbach e cols.[12]	JAMA, 2010	Doentes não dementes com > 65 anos, internados em UTI	2.929	13 anos	*Cognitive Abilities Screening Instrument* (CASI)	Hospitalização, internação em UTI, disfunção cognitiva	Hospitalização associada com maior declínio cognitivo
Shah e cols.[13]	Am J Respir Crit Care Med, 2013	Doentes hospitalizados por pneumonia	5.888	10 anos	Teng *Modified Mini-Mental State* (3MS)	Disfunção cognitiva (demência), pneumonia	Relação bidireccional entre pneumonia e disfunção cognitiva
Gross, et al[15]	Arch Intern Med, 2012	Idosos com doença de Alzheimer	263	15 anos (Tempo mediano 3,2 anos) (1991-2006)	*Information-Memory-Concentration* (IMC) *section of the Blessed Dementia Rating Scale*	*Delirium*, disfunção cognitiva	*Delirium* prevalente em doentes com Alzheimer internados e associado com maior disfunção cognitiva que se prolonga até aos 5 anos
Ely e cols.[15]	Crit Care Med, 2007	Doentes internados em UTI, sob ventilação mecânica invasiva	53	Duração do estudo 8 anos. Sem *follow-up*	CAM-ICU	*Delirium*	APOE relação com maior duração de *delirium*
Alexander e cols.[20]	Am J Crit Care, 2014	Doentes internados em UTI sob ventilação mecânica invasiva, sem disfunção cognitiva na admissão	77	Sem *follow-up*	CAM-ICU, entrevista médica	*Delirium*, disfunção cognitiva durante a internação	Interleucina-6 associada a *delirium* e disfunção cognitiva aguda; apoE4 associada a melhoria cognitiva na internação e mortalidade
Girard e cols.[24]	Crit Care Med, 2010	UTI médica	126	3 e 12 meses após a alta	CAM-ICU, *Questionnaire of Cognitive Decline in the Elderly (Short IQCODE)*, Bateria de testes neuropsicológicos	Disfunção cognitiva	Relação entre *delirium* e disfunção cognitiva após a alta
Jackson e cols.[14]	Am J Respir Crit Care Med, 2010	UTI médica	180	3 e 12 meses após a alta	Bateria de testes neuropsicológicos	Disfunção cognitiva após a alta	Suspensão da sedação durante a internação sem relação com disfunção cognitiva após a alta
Iwashyna e cols.[29]	JAMA, 2010	Sobreviventes de sepse, idosos	516	8 anos após internação	Modified-TICS IQCODE	Disfunção cognitiva após a alta	Sepse como um fator de risco para disfunção cognitiva moderada a grave
Hopkins e cols.[32]	Am J Respir Crit Care Med, 1999	Sobreviventes de SARA	55	1 ano após a alta	Bateria de testes neuropsicológicos	Hipoxemia, disfunção cognitiva após a alta	Hipoxemia durante a internação em relação com disfunção cognitiva após a alta

Tabela 22.1. Resumo dos principais estudos mencionados

Autor	Jornal e ano	População estudada	n°	Tempo de acompanhamento	Forma de mensuração	Desfechos avaliados	Resultados principais
Guillamondegui e cols.[33]	J Trauma, 2011	UTI	97	1 ano após a alta	CAM-ICU; Testes neuropsicológicos	Hipoxemia, disfunção cognitiva após a alta	Sem relação entre hipoxemia e disfunção cognitiva pós-UTI
Suchyta e cols.[34]	Brain Imaging Behav, 2010	UTI	64	1 ano após a alta		Hipoxemia, disfunção cognitiva após a alta	Sem relação entre hipoxemia e disfunção cognitiva pós-UTI
Fontes e cols.[35]	J Cardiothorac Vasc Anesth, 2014	Internação para *bypass* cardio-pulmonar ou CABG + cirurgia valvular	1018	6 semanas após cirurgia	Bateria de testes neuropsicológicos	Hiperoxia, disfunção cognitiva	Sem relação entre hiperoxia e disfunção cognitiva
Mikkelsen e cols.[36]	Am J Respir Crit Care Med, 2012	Doentes críticos do estudo *Acute Respiratory Distress Syndrome Clinical Trials Network Fluid and Catheter Treatment Trial*	122	2 e 12 meses após a alta hospitalar	Bateria de testes neuropsicológicos (validados telefone)	Função neuropsicológica	Hipoxemia e estratégia de fluidos conservadora associada a disfunção neurocognitiva em longo prazo.
Hopkins e cols.[39]	Brain Inj, 2010	SARA	74	1 ano após a alta	Bateria de testes neuropsicológicos	Disfunção cognitiva após a alta	Hiperglicemia e variação da glicemia relacionada com disfunção cognitiva após a alta
Duning e cols.[40]	Diabetes Care, 2010	UTI cirúrgica, pelo menos um episódio de hipoglicemia	37	1 ano após a alta	Bateria de testes neuropsicológicos	Disfunção cognitiva após a alta	Hipoglicemia em relação com disfunção cognitiva (visual espacial)
Adhikari e cols.[42]	Chest, 2009	SARA	82	2 anos após a alta	*Beck Depression Inventory II, Memory Assessment Clinics Self-Rating Scale*	Depressão e alterações da memória	Depressão em doentes com SARA relacionada com alterações da memória
Adhikari e cols.[43]	Chest, 2011	SARA	64	5 anos a pós a alta	*Beck Depression Inventory II, Memory Assessment Clinics Self-Rating Scale*	Depressão e alterações da memória	Depressão em doentes com SARA relacionada com alterações da memória
Mikkelsen e cols.[44]	Respirology, 2009	SARA	79	≈ 2 anos	Bateria de testes neuropsicológicos (validados telefone)	Depressão moderada a grave; disfunção cognitiva	Doentes com depressão mostraram mais disfunção cognitiva (memória e função executiva)
Gunther e cols.[46]	Crit Care Med, 2012	Doentes com *delirium*, internados em UTIs médica e cirúrgica	47	3 e 12 meses após a alta	CAM-ICU, *Repeatable Battery for the Assessment of Neuropsychological Status* (RBANS)	Resultados de RM, Disfunção cognitiva e funcional	Alterações neuroradiológicas em relação com disfunção cognitiva e funcional
Morandi e cols.[47]	Crit Care Med, 2012	Doentes com *delirium*, internados em UTIs médica e cirúrgica	47	3 e 12 meses após a alta	CAM-ICU, *Repeatable Battery for the Assessment of Neuropsychological Status* (RBANS)	Duração do *delirium*	Duração do *delirium* em relação com alterações neuroradiológicas e relacionado com disfunção cognitiva após a alta
Jackson e cols.[51]	Crit Care Med, 2012	Sobreviventes de doença crítica	21	3 meses após a alta	*Tower Test* (TOWER) *Timed Up and Go Test* (TUG)	Funções cognitivas e capacidade funcional	Reabilitação mostrou melhoria nas funções cognitivas e da capacidade funcional
Zhao, et al (52)	Neuropsychol Rehabil, 2017	Sobreviventes de UTI médica, neurocrítica e em doentes pós-anestésicos	332	3 meses após a alta	*Montreal Cognitive Assessment* (MoCA)	Disfunção cognitiva	Reabilitação cognitiva reduziu a disfunção cognitiva

SARA: síndrome de angústia respiratória do adulto; UTI: unidade de terapia intensiva; RM: ressonância magnética; SPPB: *Short Physical Performance Battery score*; apoE: apolipoproteína E; CAM-ICU: *Confusion Assessment Method for the Intensive Care Unit*; IQCODE: *Questionnaire of Cognitive Decline in the Elderly*.

11. Wolters AE, Slooter AJ, van der Kooi AW, van Dijk D. Cognitive impairment after intensive care unit admission: a systematic review. Intensive care medicine. 2013;39(3):376-86.
12. Ehlenbach WJ, Hough CL, Crane PK, Haneuse SJ, Carson SS, Curtis JR et al. Association between acute care and critical illness hospitalization and cognitive function in older adults. JAMA. 2010;303(8):763-70.
13. Shah FA, Pike F, Alvarez K, Angus D, Newman AB, Lopez O et al. Bidirectional relationship between cognitive function and pneumonia. American Journal of Respiratory and Critical Care Medicine. 2013;188(5):586-92.
14. Jackson JC, Girard TD, Gordon SM, Thompson JL, Shintani AK, Thomason JW et al. Long-term cognitive and psychological outcomes in the awakening and breathing controlled trial. American Journal of Respiratory and Critical Care Medicine. 2010;182(2):183-91.
15. Gross AL, Jones RN, Habtemariam DA, Fong TG, Tommet D, Quach L et al. Delirium and Long-term Cognitive Trajectory Among Persons With Dementia. Archives of Internal Medicine. 2012;172(17):1324-31.
16. Moon JH, Moon JH, Kim KM, Choi SH, Lim S, Park KS et al. Sarcopenia as a Predictor of Future Cognitive Impairment in Older Adults. J Nutr Health Aging. 2016;20(5):496-502.
17. Shibahashi K, Sugiyama K, Kashiura M, Hamabe Y. Decreasing skeletal muscle as a risk factor for mortality in elderly patients with sepsis: a retrospective cohort study. J Intensive Care. 2017;5:8.
18. Liu CC, Liu CC, Kanekiyo T, Xu H, Bu G. Apolipoprotein E and Alzheimer disease: risk, mechanisms and therapy. Nat Rev Neurol. 2013;9(2):106-18.
19. Ely EW, Girard TD, Shintani AK, Jackson JC, Gordon SM, Thomason JW et al. Apolipoprotein E4 polymorphism as a genetic predisposition to delirium in critically ill patients. Critical Care Medicine. 2007;35(1):112-7.
20. Alexander SA, Ren D, Gunn SR, Kochanek PM, Tate J, Ikonomovic M et al. Interleukin 6 and apolipoprotein E as predictors of acute brain dysfunction and survival in critical care patients. Am J Crit Care. 2014;23(1):49-57.
21. Jackson P, Khan A. Delirium in critically ill patients. Crit Care Clin. 2015;31(3):589-603.
22. Zaal IJ, Devlin JW, Peelen LM, Slooter AJ. A systematic review of risk factors for delirium in the ICU. Critical Care Medicine. 2015;43(1):40-7.
23. Mehta S, Cook D, Devlin JW, Skrobik Y, Meade M, Fergusson D et al. Prevalence, risk factors, and outcomes of delirium in mechanically ventilated adults. Critical Care Medicine. 2015;43(3):557-66.
24. Girard TD, Jackson JC, Pandharipande PP, Pun BT, Thompson JL, Shintani AK et al. Delirium as a predictor of long-term cognitive impairment in survivors of critical illness. Critical Care Medicine. 2010;38(7):1513-20.
25. Singer M, Deutschman CS, Seymour CW, Shankar-Hari M, Annane D, Bauer M et al. The Third International Consensus Definitions for Sepsis and Septic Shock (Sepsis-3). JAMA. 2016;315(8):801-10.
26. Fleischmann C, Scherag A, Adhikari NK, Hartog CS, Tsaganos T, Schlattmann P et al. Assessment of Global Incidence and Mortality of Hospital-treated Sepsis. Current Estimates and Limitations. American Journal of Respiratory and Critical Care Medicine. 2016;193(3):259-72.
27. Annane D, Sharshar T. Cognitive decline after sepsis. Lancet Respir Med. 2015;3(1):61-9.
28. Shankar-Hari M, Rubenfeld GD. Understanding Long-Term Outcomes Following Sepsis: Implications and Challenges. Curr Infect Dis Rep. 2016;18(11):37.
29. Iwashyna TJ, Ely EW, Smith DM, Langa KM. Long-term cognitive impairment and functional disability among survivors of severe sepsis. JAMA. 2010;304(16):1787-94.
30. Tracey KJ. The inflammatory reflex. Nature. 2002;420(6917):853-9.
31. Novak V, Hajjar I. The relationship between blood pressure and cognitive function. Nat Rev Cardiol. 2010;7(12):686-98.
32. Hopkins RO, Weaver LK, Pope D, Orme JF, Bigler ED, Larson LV. Neuropsychological sequelae and impaired health status in survivors of severe acute respiratory distress syndrome. American Journal of Respiratory and Critical Care Medicine. 1999;160(1):50-6.
33. Guillamondegui OD, Richards JE, Ely EW, Jackson JC, Archer KR, Norris PR et al. Does hypoxia affect intensive care unit delirium or long-term cognitive impairment after multiple trauma without intracranial hemorrhage? J Trauma. 2011;70(4):910-5.
34. Suchyta MR, Jephson A, Hopkins RO. Neurologic changes during critical illness: brain imaging findings and neurobehavioral outcomes. Brain Imaging Behav. 2010;4(1):22-34.
35. Fontes MT, McDonagh DL, Phillips-Bute B, Welsby IJ, Podgoreanu MV, Fontes ML et al. Arterial hyperoxia during cardiopulmonary bypass and postoperative cognitive dysfunction. J Cardiothorac Vasc Anesth. 2014;28(3):462-6.
36. Mikkelsen ME, Christie JD, Lanken PN, Biester RC, Thompson BT, Bellamy SL et al. The adult respiratory distress syndrome cognitive outcomes study: long-term neuropsychological function in survivors of acute lung injury. American Journal of Respiratory and Critical Care Medicine. 2012;185(12):1307-15.
37. Carlson CG, Huang DT. The Adult Respiratory Distress Syndrome Cognitive Outcomes Study: long-term neuropsychological function in survivors of acute lung injury. Crit Care. 2013;17(3):317.
38. Polito A, Brouland JP, Porcher R, Sonneville R, Siami S, Stevens RD et al. Hyperglycaemia and apoptosis of microglial cells in human septic shock. Crit Care. 2011;15(3):R131.
39. Hopkins RO, Suchyta MR, Snow GL, Jephson A, Weaver LK, Orme JF. Blood glucose dysregulation and cognitive outcome in ARDS survivors. Brain Inj. 2010;24(12):1478-84.
40. Duning T, van den Heuvel I, Dickmann A, Volkert T, Wempe C, Reinholz J, et al. Hypoglycemia aggravates critical illness-induced neurocognitive dysfunction. Diabetes Care. 2010;33(3):639-44.
41. Jackson JC, Pandharipande PP, Girard TD, Brummel NE, Thompson JL, Hughes CG et al. Depression, post-traumat-

ic stress disorder, and functional disability in survivors of critical illness in the BRAIN-ICU study: a longitudinal cohort study. Lancet Respir Med. 2014;2(5):369-79.

42. Adhikari NKJ, McAndrews MP, Tansey CM, Matte A, Pinto R, Cheung AM, et al. Self-reported symptoms of depression and memory dysfunction in survivors of ARDS. Chest. 2009;135(3):678-87.

43. Adhikari NKJ, Tansey CM, McAndrews MP, Matte A, Pinto R, Cheung AM, et al. Self-reported depressive symptoms and memory complaints in survivors five years after ARDS. Chest. 2011;140(6):1484-93.

44. Mikkelsen ME, Shull WH, Biester RC, Taichman DB, Lynch S, Demissie E, et al. Cognitive, mood and quality of life impairments in a select population of ARDS survivors. Respirology. 2009;14(1):76-82.

45. Janz DR, Abel TW, Jackson JC, Gunther ML, Heckers S, Ely EW. Brain autopsy findings in intensive care unit patients previously suffering from delirium: a pilot study. J Crit Care. 2010;25(3):538 e7-12.

46. Gunther ML, Morandi A, Krauskopf E, Pandharipande P, Girard TD, Jackson JC et al. The association between brain volumes, delirium duration, and cognitive outcomes in intensive care unit survivors: the VISIONS cohort magnetic resonance imaging study. Critical Care Medicine. 2012;40(7):2022-32.

47. Morandi A, Rogers BP, Gunther ML, Merkle K, Pandharipande P, Girard TD et al. The relationship between delirium duration, white matter integrity, and cognitive impairment in intensive care unit survivors as determined by diffusion tensor imaging: the VISIONS prospective cohort magnetic resonance imaging study. Critical Care Medicine. 2012;40(7):2182-9.

48. Hopkins RO, Gale SD, Weaver LK. Brain atrophy and cognitive impairment in survivors of Acute Respiratory Distress Syndrome. Brain Inj. 2006;20(3):263-71.

49. Semmler A, Widmann CN, Okulla T, Urbach H, Kaiser M, Widman G et al. Persistent cognitive impairment, hippocampal atrophy and EEG changes in sepsis survivors. J Neurol Neurosurg Psychiatry. 2013;84(1):62-9.

50. Rhodes A, Evans LE, Alhazzani W, Levy MM, Antonelli M, Ferrer R et al. Surviving Sepsis Campaign: International Guidelines for Management of Sepsis and Septic Shock: 2016. Intensive Care Medicine. 2017;43(3):304-77.

51. Jackson JC, Ely EW, Morey MC, Anderson VM, Denne LB, Clune J et al. Cognitive and physical rehabilitation of intensive care unit survivors: results of the RETURN randomized controlled pilot investigation. Critical Care Medicine. 2012;40(4):1088-97.

52. Zhao J, Yao L, Wang C, Sun Y, Sun Z. The effects of cognitive intervention on cognitive impairments after intensive care unit admission. Neuropsychol Rehabil. 2017;27(3):301-17.

53. Brummel NE, Girard TD, Ely EW, Pandharipande PP, Morandi A, Hughes CG et al. Feasibility and safety of early combined cognitive and physical therapy for critically ill medical and surgical patients: the Activity and Cognitive Therapy in ICU (ACT-ICU) trial. Intensive Care Medicine. 2014;40(3):370-9.

54. Michels M, Vieira AS, Vuolo F, Zapelini HG, Mendonca B, Mina F et al. The role of microglia activation in the development of sepsis-induced long-term cognitive impairment. Brain Behav Immun. 2015;43:54-9.

ESTADOS DE DEPRESSÃO, ANSIEDADE
e Estresse Pós-Traumático após a Doença Crítica Aguda

Cristina Granja
Sílvia Castro
Isabel Jesus Pereira

INTRODUÇÃO

Os doentes admitidos nas unidade de terapia intensiva (UTI) apresentam geralmente uma condição patológica inesperada com risco de vida, com exceção dos admitidos após cirurgia programada. Esses doentes vão permanecer em estado crítico por vários períodos de tempo e vão necessitar de vários tipos de suporte vital, como a ventilação mecânica, o suporte cardiovascular ou renal. Vão também ser medicados com vários tipos de sedativos e analgésicos para garantir a adaptação à ventilação e para garantir algum conforto. Como o evento que leva esses doentes críticos para a UTI foi inesperado, a maioria dos doentes não toma consciência da sua condição até muito tarde no seu internamento na UTI e alguns deles apenas após a alta para a enfermaria. No entanto, durante a sua estadia na UTI eles continuam tendo uma vida emocional, numa mistura de sonhos, *delirium* e experiências emocionais relacionadas a eventos reais.

A doença crítica é assim, um evento potencialmente fatal, que induz uma resposta intensa por parte do doente que sente, consciente ou inconscientemente, que a sua vida está ameaçada e corre perigo. Essa ameaça de vida ou de morte iminente suscita respostas primordiais no organismo humano. O medo e a raiva são respostas comuns e primordiais a ameaças à vida. A tristeza, também uma emoção básica, adiciona-se a essas resposta primordiais, com sensação de perda, aguda ou crônica. Assim, a ansiedade, a depressão e o estresse pós-traumático podem surgir após a exposição a eventos intensos que impliquem risco de vida.

Não é de surpreender que essas condições ocorram mais frequentemente entre os sobreviventes de cuidados intensivos do que entre o resto da população. Menos é sabido sobre a incidência e a prevalência dessas condições entre as famílias de sobreviventes de cuidados intensivos e entre os profissionais de cuidados intensivos.[1-5]

A ansiedade é caracterizada por preocupação excessiva, e geralmente irracional, acerca de eventos não ameaçadores de vida ou somente a possibilidade desses eventos – essa preocupação interfere com a função social normal do indivíduo. Distingue-se do medo, uma emoção humana básica, já que o medo é dirigido a uma ameaça real, como por exemplo, a morte iminente durante uma doença crítica. A prevalência da ansiedade na população geral é de aproximadamente 10%.[5]

A depressão representa um distúrbio do humor e as suas características diagnósticas incluem variações significativas no apetite, sono, concentração e interações com os outros, que interferem com a função social usual. A sua prevalência na população normal é também de 10%.[5]

O transtorno de estresse pós-traumático (TEPT) ou *posttraumatic stress disorder* (PTSD) é uma condição psiquiátrica que pode surgir na sequência da vivência ou do testemunho de um ou mais eventos que colocam a vida em risco. Os eventos que podem despoletar TEPT incluem uma ameaça grave à integridade física do próprio, a qual é acompanhada pela sensação de medo, horror e desamparo.[5]

Neste capítulo, iremos abordar cada um desses distúrbios, incluindo ferramentas de rastreio e de diagnóstico, prevalência, fatores de risco e, ainda, estratégias de prevenção e tratamento.

ANSIEDADE

Definição e diagnóstico

A ansiedade se caracteriza por um estado de preocupação excessiva, quer em termos de intensidade, quer em termos de persistência no tempo, em que a pessoa tem capacidade para discernir que é uma reação desproporcionada, mas é incapaz de controlar. Está associada a um sentimento de sofrimento com repercussão na qualidade de vida. Persiste no mínimo durante seis meses de acordo com a DSM V, publicada em 2013. A Tabela 23.1 esquematiza os critérios de diagnóstico do transtorno de ansiedade generalizada. Nessa atualização da DSM V, os transtornos de ansiedade mantêm-se num capítulo próprio, mas existe uma atualização em relação aos ataques de pânico, na medida em que estes passam a ser um especificador que pode aparecer associado a outros transtornos além dos da ansiedade, nomeadamente os transtornos depressivos e estresse pós-traumático.[6]

Prevalência

A prevalência na população geral é 10%[5] e nos sobreviventes de doença crítica aparece em todos os estudos com uma prevalência maior sendo descrita aos 12 meses com incidências que variam dos 40%[6] aos 62%.[7,8] Sabemos que também atinge os familiares e cuidadores existindo estudos que, aos 28 dias, apontam para uma incidência de 33% e 41%, respectivamente.[5]

Tabela 23.1. Critérios diagnósticos de transtorno de ansiedade generalizada pela DSM V[6]

A	Ansiedade e preocupação excessivas (expectativa apreensiva), ocorrendo na maioria dos dias por pelo menos seis meses, com diversos eventos ou atividades (tais como desempenho escolar ou profissional)
B	O indivíduo considera difícil controlar a preocupação
C	A ansiedade e a preocupação estão associadas com três (ou mais) dos seguintes seis sintomas (com pelo menos alguns deles presentes na maioria dos dias nos últimos seis meses). Apenas um é exigido para crianças. • Inquietação ou sensação de estar com os nervos à flor da pele; • Fatigabilidade; • Dificuldade em se concentrar ou sensações de "branco" na mente; • Irritabilidade; • Tensão muscular; • Perturbação do sono (dificuldade em conciliar ou manter o sono ou sono insatisfatório e inquieto)
D	A ansiedade, a preocupação ou os sintomas físicos causam sofrimento clinicamente significativo ou prejuízo no funcionamento social, profissional ou em outras áreas
E	A perturbação não se deve aos efeitos fisiológicos de uma substância (por exemplo, droga de abuso, medicamento) ou a outra condição médica (por exemplo, hipertireoidismo)
F	Não é explicada por outro transtorno mental

Fatores de risco

Os principais fatores de risco associados à existência de ansiedade após a alta da UTI são: o gênero feminino, comorbilidades prévias à internação na UTI (índice de Charlson > 3), deterioração cognitiva prévia, distúrbios e privação do sono e existência de memórias intrusivas.[7-9]

Ferramentas de rastreio

Existem várias ferramentas de rastreio e de diagnóstico de ansiedade, mas a maioria a testa em conjunto com outras entidades que frequentemente coexistem.

Escala de Ansiedade e Depressão Hospitalar (HADS)
Descrição

A HADS (*Hospital Anxiety and Depression Scale*) foi desenvolvida por Zigmond e Snaith[10] para medir a ansiedade e depressão numa população médica geral com patologia variada. É, por isso, uma ferramenta de rastreio para ansiedade e depressão que pode ser usada em populações clínicas não psiquiátricas. Mykletun e cols.[11] estudaram as propriedades psicométricas da

HADS em 65.648 indivíduos da população geral norueguesa e concluíram que essa escala devia ser considerada positiva em termos de estrutura, homogeneidade e consistência interna.

Tem como vantagem não conter questões que descrevem sintomatologia somática e, portanto, é menos susceptível de apresentar resultados enviesados pelo efeito direto de outras condições médicas. Essa vantagem se torna uma desvantagem quando estamos estudando o doente crítico, pois não valoriza a sintomatologia somática que parece ser a mais implicada no doente pós-UTI.[12]

Essa escala foi validada para diferentes populações de UTI nomeadamente doentes com lesão traumática cerebral,[13] lesão pulmonar aguda aos três meses após a alta[14] e outros grupos, no entanto, sem especificar a patologia base.[15,16]

Administração

É uma medida de autorrelato e leva aproximadamente cinco minutos para completar. As respostas são baseadas na frequência relativa dos sintomas durante a semana anterior.

Pontuação

A escala compreende 14 itens (sete para ansiedade e depressão). Cada item é avaliado numa escala de quatro pontos variando de 0 (nunca) a 3 (muitas vezes).

Os escores possíveis variam de 0 a 21 para cada subescala. Uma análise de pontuação nas duas subescalas apoia a diferenciação de cada estado de humor em quatro intervalos: "casos leves" (pontuação 8 a 10), "casos moderados" (pontuação 11 a 15) e "casos graves" (pontuação 16 ou superior). A possibilidade de realizar essa seriação de gravidade juntamente com a facilidade de aplicação são vantagens apontadas para essa escala e contribuem seguramente para a sua popularidade.

Escala de Zung (*Zung Self-Reported Anxiety Scale*)
Descrição

A escala de ansiedade de Zung foi projetada por Zung WWK, para quantificar o nível de ansiedade em doentes.[17]

É uma ferramenta de autoavaliação construída para medir os níveis de ansiedade, com base numa pontuação em quatro grupos de manifestações: sintomas cognitivos, autonômicos, motores e do sistema nervoso central. O período de resposta é referenciado a uma ou duas semanas antes de realizar o teste. Contém 20 questões e cada questão é pontuada numa escala de tipo Likert de 1 a 4 (com base nessas respostas: "um pouco do tempo", "algumas vezes", "boa parte do tempo", "na maioria das vezes"). A avaliação geral é feita pela pontuação total. A pontuação total pode variar de 20 a 80. A nota final é convertida num índice (Índice de Ansiedade), usando um gráfico específico do teste. O índice de ansiedade é, então, enquadrado de acordo com os seguintes níveis para determinar a interpretação clínica do nível de ansiedade:

- 20 a 44 – normal;
- 45 a 59 – níveis de ansiedade ligeira a moderada;
- 60 a 74 – níveis de ansiedade marcados a graves;
- 75 a 80 – níveis extremos de ansiedade.

Escala Facial de Ansiedade (*Anxiety Faces Scale*) – EFA
Descrição

A escala facial de ansiedade (EFA) é uma escala de item único com cinco respostas possíveis, variando de um rosto neutro a um rosto com medo extremo, e é pontuado de 1 a 5.

Mckinley e cols.[18] efetuaram estudo de validação da EFA em doentes críticos ventilados em relação à avaliação clínica. A correlação entre a EFA e a avaliação clínica foi boa (0,64, p < 0,001).

Posteriormente, Mckinley e Madronio,[19] num grupo de cem doentes críticos não ventilados capazes de responder verbalmente, validaram a EFA em relação ao *State-Trait Anxiety Inventory* (STAI) que é considerado como a escala padrão para detectar ansiedade nos adultos.[19] A correlação entre as duas escalas foi alta (0,70, p < 0,0005), indicando boa validade de critério. Os níveis de ansiedade encontrados foram ligeiros a moderados em ambas as escalas.

Gustav e cols.,[20] numa população de doentes críticos prontos a terem alta da UTI, avaliaram a validade de construto da EFA em relação à subescala de ansiedade da HADS, tendo encontrado uma boa correlação.

Prevenção e tratamento

A prevenção da ansiedade após a doença crítica necessita se focar em fatores modificáveis desde o início da internação na UTI. Vários estudos têm demonstrado que a intervenção precoce na UTI com estratégias de suporte emocional a pacientes conscientes e familiares com vista a restruturação emocional e cognitiva têm efeitos positivos.[9] Nessa linha, o estudo Jones e cols.[8] inclui a realização de "diários", que devem ser avaliados pelo paciente posteriormente, e viu-se que esses materiais facilitaram a integração das memórias e tiveram efeitos benéficos.

Foi também demonstrado que o exercício físico facilita e acelera o processo de recuperação com especial importância nos internamentos prolongados.[8]

Outras estratégias não farmacológicas também parecem ser promissoras como a musicoterapia e a diminuição do ruído nas UTIs.[21]

A promoção de um sono de qualidade parece ser de especial importância.

Relativamente à sedação importa rever que essa interfere no sono e que, se for possível manter o doente acordado durante o dia, todo o processo de comunicação com o *staff* e a família vai ser facilitado, o que poderá levar a uma experiência na UTI mais positiva.[21]

DEPRESSÃO

Uma elevada percentagem de doentes sofre de depressão durante e após o internamento na UTI. O impacto negativo dessa patologia no *outcome* torna o diagnóstico de depressão na UTI essencial. Essa patologia representa um desafio pela dificuldade em estabelecer o diagnóstico dada a escassez de escalas validadas para esse efeito durante o período de internação na UTI e, muitas vezes, limitada colaboração desses doentes durante e após a alta. Por outro lado, as armas terapêuticas utilizadas não foram todas avaliadas do ponto de vista da eficácia e segurança, nesse perfil de doentes, o que dificulta o seu manuseio. Acresce a essa problemática a percepção que as intervenções com vista à prevenção são pouco eficazes. Por isso, é essencial o diagnóstico adequado e a abordagem precoce para um tratamento eficaz e assim melhorar o *outcome* do doente crítico pós–UTI.

Definição e classificação

De acordo com o *Manual Diagnóstico e Estatístico de Transtornos Mentais* (DSM V),[6] os transtornos depressivos incluem quadros que diferem na duração, momento ou etiologia presumida. Esses transtornos incluem, entre outros, o transtorno disruptivo da desregulação do humor, o transtorno depressivo maior (incluindo episódio depressivo maior), o transtorno depressivo persistente (distimia), o transtorno depressivo induzido por substância/medicamento, o transtorno depressivo devido a outra condição médica, outro transtorno depressivo especificado e transtorno depressivo não especificado. Em geral, esses transtornos incluem a presença de humor triste, vazio ou irritável, acompanhado de alterações somáticas e cognitivas que afetam significativamente a capacidade de funcionamento do indivíduo.[6]

Prevalência

As doenças mentais, neurológicas e o abuso de substâncias, são a principal causa de incapacidade em todo o mundo, contribuindo para 23% dos anos de vida globais vividos com deficiência.[22] Os episódios depressivos major passaram do 15º lugar de 1990, para 10º em 2010, na classificação de ano de vida ajustado pela incapacidade global.[23]

A prevalência da depressão na população, em geral, varia entre 1,5% (Taiwan) e 19,0% (Beirut), de acordo com resultados de várias séries.[24] Os dados descritos para a população pós-UTI é significativamente mais elevada e varia entre estudos, sendo muito dependente do perfil de doentes e do método de amostragem, geralmente excede os números encontrados na população geral. Um estudo que analisou dados de quase 25 mil sobreviventes de doença crítica descreve um risco aumentado de diagnóstico de nova doença psiquiátrica nos primeiros meses após a alta do hospital.[25] Wolters e cols.[26] avaliaram os doentes um ano após a alta da UTI, para a associação entre *delirium* e TEPT, e descrevem sintomas de depressão em 45% de 245 sobreviventes (avaliada pela HADS com a subescala para sintomas de depressão). As diferentes séries, ainda com valores variáveis de acordo com o tipo de evento agudo, descrevem valores próximos daqueles. Numa revisão sistemática recente, a prevalência de sintomatologia depressiva encontrada por Rabiee e cols.[27] variou nos diferentes estudos entre 4% a 64%. Essa diferença se explica em relação ao instrumento de avaliação utilizado, com diferentes *cut-offs*. De modo alarmante, mostra também que nas avaliações seriadas até aos 12 a 14 meses pós--UTI não há diminuição significativa da sintomatologia depressiva. Essa tendência é também evidente em outras séries, mas com tempos de avaliação diferentes.[28]

Diagnóstico

Sendo um distúrbio do humor, as características diagnósticas incluem parâmetros relacionados ao apetite, ao sono, capacidade de concentração e interação com terceiros que interferem com atividade social regular e restante capacidade de funcionamento do indivíduo.[29] Nos doentes pós-UTI, a sintomatologia somática da depressão, como a fadiga, os problemas relacionados ao sono e problemas relacionados à atividade física parecem predominar.[12]

A sensibilidade dos médicos não psiquiatras para estabelecer o diagnóstico de depressão se relaciona ao *outcome*, já que os doentes não diagnosticados não serão tratados, do mesmo modo que os doentes incorretamente diagnosticados serão submetidos ao estigma da doença e a terapêuticas desnecessárias. A capacidade de reconhecer esses doentes é globalmente reduzida. Segundo Cepoiu e cols.[30] apenas metade dos doentes com depressão são identificados pelos médicos de cuidados primários, mesmo após cinco anos de seguimento.

Formalmente, o diagnóstico do transtorno da depressão deve ser estabelecido com recurso a uma entrevista clínica estruturada. Essa entrevista pode ser realizada por clínicos ou não clínicos treinados para desempenhar esse tipo de entrevistas.[16] Alternativamente, na perspectiva de facilitar o diagnóstico por médicos não psiquiatras, a utilização de escalas de avaliação de depressão foi sugerido como uma estratégia válida e prática para identificar doentes em risco.[31] Essas ferramentas são apenas testes de rastreio e não servem como meios de diagnóstico. Esses testes procuram fornecer ferramentas simples e confiáveis para utilização na prática clínica, para reduzir o número de não diagnóstico, bem como o número de diagnósticos excessivos. A maioria das escalas de avaliação de depressão foram originalmente projetadas para medir a gravidade dos sintomas depressivos, mas estudos subsequentes indicaram a sua utilidade como ferramentas de triagem investigando e definindo pontos de corte apropriados para populações específicas.[13]

As escalas podem ser aplicadas pelo médico ou simplesmente respondidas pelo doente ou familiares. Essa prática, que visa simplificar o rastreio diagnóstico de depressão, reveste-se de alguns problemas quando falamos do doente na UTI ou pós-UTI: a aplicação das escalas pode ser penosa ou até impossível em doentes com limitação física severa ou incapazes de comunicar, nenhum instrumento foi validado para utilização durante internação na UTI, apesar de muitos instrumentos terem sido validados em outras populações médicas e outros ambientes;[32] na verdade, os testes de rastreio medem sintomas e muitos deles não estão validados para serem respondidos pelos familiares. No entanto, considerando a facilidade da sua aplicação e se usados sistematicamente, poderá potencialmente aumentar o número de doentes em risco identificados e sobre os quais poderemos intervir precocemente. Essas escalas são também frequentemente utilizadas em contexto de investigação clínica.

Existem inúmeros instrumentos usados para o diagnóstico de depressão, alguns dos mais frequentemente usados[27] são o questionário *Hospital Anxiety and Depression Scale* (HADS-D), a escala de *Center for Epidemiological Studies Depression Scale* (CES-D) e a escala *Beck Depression Inventory-II* (BDI-II). A utilização de uma imensa panóplia de instrumentos, com diferentes valorização das alterações encontradas, com diferentes momentos de avaliação e com avaliação de diferentes fatores de risco, torna a síntese e comparação entre estudos e seus resultados difícil.[27]

Hospital Anxiety and Depression Scale Questionnaire[10]

Esta é possivelmente a escala mais importante. A sua descrição é realizada no separador da ansiedade.

Center for Epidemiologic Studies Depression Scale (CES-D)[33]

A escala CES-D é uma escala curta de autorrelato projetada para medir a sintomatologia depressiva na população em geral. Os itens da escala são sintomas associados à depressão que foram usados em escalas mais longas previamente validadas. Essa escala é a mais utilizada para estudos epidemiológicos sobre depressão. A escala foi testada e validade em amostras de doentes com e sem patologia psiquiátrica. Recentemente, essa escala foi também utilizada em doentes pós-UTI.[34]

O ponto de corte habitual é 16 (numa escala de 0 a 60), sendo habitualmente manipulado para 19 para considerar os efeitos da sintomatologia somática na patologia médica.

Beck Depression Inventory-II (BDI-II)

A escala da BDI-II permite avaliar a presença e gravidade dos sintomas depressivos. Compreende dois fatores primários: o cognitivo/afetivo e o somático. Compreende uma série de 21 questões classificada cada uma numa escala de um a três. As perguntas 1 a 14 avaliam o fator cognitivo/afetivo e diz respeito a sintomatologia como tristeza, choro, sentimento de fracasso, as questões somáticas (15 a 21) caracterizam sintomas como perda de energia, alterações do apetite e fadiga. A pontuação total pode variar entre 0 a 63. Pontuações superiores a 13 sugerem depressão.

The Patient Health Questionnaire (PHQ-9)[35]

O PHQ-9 é uma versão autoadministrada do instrumento de diagnóstico PRIME-MD para distúrbios mentais comuns. O PHQ-9 é o módulo de depressão, e que classifica cada um dos nove critérios de DSM-IV de "0" (ausente) a "3" (quase todos os dias). A validade foi testada para diferentes população, e é considerado um bom instrumento.[36]

O PHQ-9 estabelece diagnósticos baseados em critérios dos distúrbios depressivos e é também uma medida fidedigna e válida da gravidade da depressão. Essas características aliadas à rapidez de aplicação a tornam uma ferramenta útil, quer na prática clínica, quer na investigação.

Existe ainda uma versão mais curta dessa ferramenta o PHQ2.[37]

Apesar de essas escalas ainda não terem sido validadas para serem utilizadas na UTI a PHQ-9 já foi usada num estudo com doente crítico.[38]

Considerando a sintomatologia de depressão no doente crítico será de considerar a aplicação da escala PHQ15 para reforçar a importância da sintomatologia somática.[39]

Geriatric Depression Scale-4 items (GDS) e Geriatric Depression Scale Short Form (GDS-SF)[40]

A GDS ou escala de depressão geriatrica é um questionário com 30 perguntas com formato sim/não. Demora cerca de 10 a 15 minutos a ser respondido. A GDS foi validada contra a escala *Research Diagnostic Criteria* e é capaz de discriminar diferentes gravidades da depressão, desde o indivíduo normal, ligeiramente e severamente deprimido. É considerado um ponto forte dessa escala não avaliar itens somáticos e, por isso, eliminar o risco de viés da idade ao inflacionar pontuações na população idosa.

A GDS mede depressão numa pontuação de 0 a 30, representando o número total de sintomas depressivos. Valores inferiores a dez são considerados normais, 11 a 20 são considerados ligeiramente deprimidos e os que pontuam 21 ou mais são considerados moderada a gravemente deprimidos.

Em 1986, foi desenvolvida por Sheikh e Yesavage um modo curto da escala que consiste num subgrupo de 15 perguntas da escala original.

Depression, Anxiety and Stress Scales-21-D[41] (DASS)

A escala de DASS compreende um grupo de três escalas de autorrelato desenhadas para quantificar os estados emocionais negativos relacionados à depressão, à ansiedade e ao estresse. Existem duas versões, a longa com 42 items e a curta com 21. A versão curta contém sete items da subescala. A escala de depressão avalia a disforia, ausência de esperança, desvalorização da vida, autodepreciação, falta de interesse/envolvimento, anedonia e inércia.

A escala de ansiedade avalia a excitação autonômica, os efeitos do músculo esquelético, a ansiedade situacional e a experiência subjetiva dos afetos ansiosos.

A escala de estresse é sensível aos níveis de excitação crônica não específica. Ele avalia dificuldade em relaxar, excitação nervosa, facilidade em ficar chateado/agitado, irritado/sobre reativo e impaciente.

Os indivíduos usam escalas de likert de quatro pontos e avaliam a semana anterior em relação cada um dos temas. As pontuações de cada um dos grupos são calculadas somando as pontuações para os itens relevantes.

Essa escala foi validada contra a HASD no doente crítico.[16]

Exitem inúmeras outras escalas descritas na literatura, como por exemplo, a *Impact of Event Scale-Revised* (IES-R),[42] a *Hamilton Rating Scale for Depression* (HAM-D)[43] e a *Zung Self Rating Depression Scale* (Zung SDS). Algumas dessas são descritas na descrição da TEPT.

Fatores de risco

O conhecimento de quais são os fatores de risco para depressão permite ao clínico planejar e antecipar a necessidade de cuidados pós-alta da UTI e do hospital. A descrição dos fatores de risco clássicos que podem desempenhar um papel importante no desenvolvimento de depressão incluem os fatores relacionados à bioquímica (diferenças em mediadores químicos a nível cerebral incluindo o cortisol, a serotonina e a norepinefrina); genética (presença de história familiar); personalidade (baixa autoestima, pessimismo, pessoas facilmente dominadas pelo estresse); fatores ambientais (experiências adversas, exposição contínua à violência, negligência, abuso ou pobreza); fatores modificadores do curso (transtornos major não relacionados ao humor, condições médicas crônicas).

De modo geral, podemos dizer que os sintomas depressivos são fatores de risco para doença crítica em relação a comportamentos que podem infligir dano corporal (tabagismo, alcoolismo, sedentarismo). Por outro lado, a doença crítica e o internação na UTI são considerados eventos potencialmente estressantes. Por esse motivo, e também pelas alterações condicionadas em processos químicos dos sistemas endógenos, há potencial para desenvolvimento de sintomatologia depressiva.[32]

Existem diversos estudos realizados na população sobrevivente às UTI com resultados variáveis, tendo sido identificados diferentes fatores de risco para depressão em contextos específicos, sendo o grupo possivelmente mais estudado o da lesão cerebral traumática. Numa revisão sistemática de doentes com lesão cerebral traumática, em que foram incluídos 26 estudos observacionais, o distúrbio depressivo está mais associado ao gênero feminino, à existência de depressão prévia, ao desemprego após o evento e a volumes cerebrais mais pequenos.[44] Ahl e cols.[45] descrevem como fatores de risco para depressão em doentes com trauma de qualquer tipo e com qualquer gravidade, o gênero feminino e a idade – doentes mais novos, a existência de trauma penetrante e escala de coma de Glasgow inferior a oito à admissão, a admissão em UTI e duração do tempo de internação hospitalar. Por outro lado, num estudo que envolveu mais de 400 sobreviventes de UTI, a idade (mais velhos) foi um fator de risco independentemente associado à depressão e pior qualidade de vida relacionado à saúde mental.[12] Esse estudo mostrou que a disfunção executiva aos três meses após alta da UTI se associa de modo independente a maior gravidade dos sintomas depressivos aos 12 meses após ajuste para potenciais variáveis confundidoras.[46] Huang e cols.[47] mediram a prevalência, a gravidade e co-ocorrência de fatores de risco para doença mental no primeiro ano após UTI em sobreviventes de ARDS. Como fatores de risco para depressão descrevem o gênero feminino, o desemprego prévio ao evento, o abuso de álcool, o tempo de tratamento com opioides na UTI e a existência de patologia psiquiátrica prévia. Nesse estudo, as variáveis clínicas não tiveram qualquer relação positiva ou negativa com o desenvolvimento de depressão. Um estudo prospectivo procurou entender se a disfunção cognitiva prevê a depressão: em 74 doentes sobreviventes de SDRA, a dependência de álcool, o gênero feminino, e idades mais jovens predizem a depressão após um ano da alta da UTI; e as únicas variáveis que continuavam a predizer a depressão aos dois anos era a presença de depressão ao final do primeiro ano e a disfunção cognitiva também ao final do ano.[48] Vários estudos mostram que o internamento prolongado após a UTI em ambientes que não a domicílio do doente podem aumentar o risco de depressão[28] e que a internação pode ser tanto a causa como a consequência do episódio depressivo.[28,34,49] Do mesmo modo, o grau de dependência pós-UTI relaciona-se com o desenvolvimento de depressão.[28] A duração de desmame em unidades especializadas após a UTI, relaciona-se com depressão, que pode ser causa ou consequência da mesma.[49] Weinart e cols.[34] mostraram que em doentes com SDRA o condicionamento físico pré-UTI e a depressão prévia à UTI (medido pelo uso de antidepressivo ou sintomas de depressão aprovados por *proxy*) são fatores de risco para depressão. Num estudo de coorte prospectivo que estudou os fatores de risco para depressão, o humor na UTI, a história psicológica prévia e o contexto socioeconômico foram os fatores de risco mais fortes para a depressão, sendo o fator de risco modificável para doença mental no futuro a reação psicológica aguda na UTI.[3] Num estudo realizado na Grécia, que procurou investigar o impacto psicológico em longo prazo de internação em UTI e estabelecer fatores de risco que identificassem doentes com risco elevado de desenvolver depressão, apenas identificou a presença de depressão prévia como fator de risco.[50] Numa metanálise recente, Rabiee e cols.[27] encontraram como únicos fatores de risco para depressão pós-UTI a morbilidade pré-UTI e a presença de sintomas de estresse psicológico durante a internação na UTI. Entre as variáveis descritas como potenciais fatores de risco para depressão se encontram ainda: o tempo de internação na UTI,[51-53] a duração da ventilação mecânica,[51] o tempo de sedação,[51] a hipoglicemia durante a UTI,[54] e problemas relacionados ao sono, novamente o gênero feminino e elevados níveis de estresse.[27]

De modo geral, as diferenças encontradas nos diferentes estudos podem ser explicada por diferenças na população estudada ou pelo diferente perfil das unidades em que os doentes foram tratados.

Os profissionais que trabalham em UTIs devem procurar ativamente eliminar os fatores de risco potencialmente modificáveis, de modo a reduzir o peso dessa doença no pós-UTI, inclusive com recurso a *check-lists*.[44]

Tratamento e prevenção

A depressão é considerada um dos distúrbios mentais com maior potencial de tratamento, com cerca de 80% a 90% dos doentes respondem bem ao tratamento e com alívio da sintomatologia na quase totalidade dos doentes.

A depressão como parte da síndrome de estresse pós-traumático pode permanecer por longos períodos de tempo e ter efeitos negativos na qualidade de vida dos sobreviventes da UTI.[55,56] Considerando o percurso entre o diagnóstico, tratamento e prevenção, a abordagem da depressão tem de ser realizada por equipes multidisciplinares, em que o primeiro passo é a realização de um exame completo, incluindo história clínica, exame objetivo e estudo complementar para diagnóstico diferencial com patologia orgânica (ou seja, tiroide) e identificação de fatores de risco.

A abordagem tradicional da depressão após a alta da UTI se divide em terapêutica farmacológica e não farmacológica.[31] A abordagem farmacológica segue os princípios gerais do tratamento da depressão, com os mesmos grupos de fármacos. As intervenções não farmacológicas se dividem em psicoterapia, terapia cognitivo-comportamental, terapia de eletroestimulação (utilizada como última linha em doentes com transporto depressivo major que não respondem a outros tratamentos).

Com relação ao tratamento da depressão durante a internação a intervenção fundamental é a medicação antidepressiva. Considerando o perfil de eficácia semelhante, a prescrição de um agente em detrimento de outro deve ser baseada no seu perfil de segurança. No entanto, existem poucos dados de eficácia e segurança dos fármacos no doente crítico. Uma metanálise recente descreve que não existem estudos com poder dirigidos a intervenções farmacológicas no doente crítico.[27] O trabalho de Berg e cols.[57] mostrou que o risco de mortalidade durante e até um ano após a UTI é superior em doentes sob terapêutica com antidepressivos. Esses dados têm, no entanto, de ser interpretados com cuidado e necessitam de confirmação em estudos posteriores. Um estudo recente sugere que os beta-bloqueadores possam ter benefício na profilaxia da depressão em relação com trauma nos doentes com trauma cerebral isolado.[58] A implementação de medidas simples como garantir o conforto desde a admissão na UTI e a reintrodução precoce da medicação psicotrópica prévia do doente podem contribuir para a melhora da adaptação emocional à nova situação.

A reabilitação precoce parece reduzir as complicações associadas ao PICS, tanto as físicas como as neuropsiquiátricas. Especificamente em relação à depressão, uma metanálise recente descreve que o benefício da reabilitação física após a alta da UTI é controverso.[27]

A abordagem, quer do ponto de vista da prevenção quer do tratamento dos distúrbios neuropsiquiátricos, pode ser realizado com recurso a intervenções simples, mas muitos casos necessitam de mais evidência. Uma revisão da Cochrane[59] descreve a pouca evidência dos estudos aleatorizados controlados na eficácia no uso de diários para melhorar o outcome psicológico dos doentes pós-UTI, e descreve dúvidas quanto à segurança e efetividade da aplicação dos mesmos.

Existe alguma evidência do benefício de intervenções psicológicas precoces em doentes de risco.[9,50]

De acordo com os resultados do estudo de Jackson e cols.[12] o tratamento do doente com sintomatologia depressiva somática representa um excelente perfil para o tratamento com estratégias não farmacológicas incluindo reabilitação física e ocupacional,[60] mas essa hipótese necessita de mais estudos. A percepção que existe um circuito que se pode perpetuar de modo negativo entre o atraso na recuperação das sequelas físicas e a depressão e a ansiedade persistentes em sobreviventes de UTI, evidencia a associação entre sintomas físicos e psicológicos.[48] Assim, entende-se a necessidade de promover a reabilitação física precoce. São necessários mais estudos que abordem a terapia cognitiva e a reabilitação.

Jensen e cols.[61] não conseguiram mostrar em sua metanálise o efeito na depressão em relação à realização de consultas de *follow-up*, ainda em que em estudos isolados esse benefício seja descrito.[25]

O esforço para o diagnóstico, prevenção e tratamento deve ser intenso e englobar todos os doentes, com particular cuidado naqueles que apresentem fatores de risco conhecidos ou potencialmente rastreáveis. Pretende-se, assim, promover a intervenção farmacológica e não farmacológica precoce nos doentes com morbilidade psicológica prévia à admissão na UTI; evitar que, ao restringir o rastreio a um grupo de pacientes, outros não sejam diagnosticados; promover o rastreio das outras comorbilidades frequentemente associadas, nomeadamente a ansiedade e sintomas de TEPT e, assim, também sobre elas intervir precocemente.[27]

TRANSTORNO DE ESTRESSE PÓS-TRAUMÁTICO (TEPT)

Definição e diagnóstico

O transtorno de estresse pós-traumático (TEPT) é uma condição psiquiátrica que pode surgir na sequência da vivência ou do testemunho de um ou mais eventos que colocam a vida em risco. Os eventos que podem despoletar TEPT incluem uma ameaça grave à integridade física do próprio, a qual é acompanhada pela sensação de medo, horror e desamparo. Segundo o DSM V,[6] os critérios de diagnóstico para TEPT incluem uma história de exposição a um ou mais eventos traumáticos e sintomas de cada um dos seguintes:

- exposição a episódio concreto ou ameaça de morte, no próprio ou testemunhada;
- presença de um (ou mais) dos seguintes sintomas intrusivos associados ao evento traumático, começando depois da sua ocorrência: lembranças intrusivas angustiantes, recorrentes e involuntárias do evento traumático; sonhos angustiantes recorrentes nos quais o conteúdo e/ou o sentimento do sonho estão relacionados ao evento traumático; reações dissociativas (por exemplo, *flashbacks*) nas quais o indivíduo sente ou age como se o evento traumático estivesse ocorrendo novamente; sofrimento psicológico intenso ou prolongado ante a exposição a sinais internos ou externos que simbolizem ou se assemelhem a algum aspecto do evento traumático; reações fisiológicas intensas a sinais internos ou externos que simbolizem ou se assemelhem a algum aspecto do evento traumático;
- evitação persistente de estímulos associados ao evento traumático, começando após a ocorrência do evento;
- alterações negativas, quer na cognição, quer no humor associadas ao evento traumático começando ou piorando depois da ocorrência de tal evento;
- alterações marcadas de agitação e de reatividade associadas ao evento traumático, começando ou piorando após o evento;
- a perturbação (critérios B, C, D e E) dura mais de um mês;
- a perturbação causa sofrimento clinicamente significativo e prejuízo social, profissional ou em outras áreas importantes da vida do indivíduo;
- a perturbação não se deve aos efeitos fisiológicos de uma substância (por exemplo, medicamento, álcool) ou a outra condição médica.

Os doentes que sofrem TEPT revivem frequentemente o evento traumático por meio de pesadelos e *flashbacks*, têm dificuldade em conciliar o sono e sentem-se desapegados ou com embutamento emocional. Para classificarmos como TEPT, esses sintomas têm que ser suficientemente graves de modo a perturbar o dia a dia do doente.

O diagnóstico definitivo de TEPT implica a observação e uma entrevista estruturada por um psiquiatra que confirme a presença dos critérios antes descritos.

Ferramentas de rastreio

Escala de Impacto de Eventos (IES)

Descrição

Descrita originalmente por Horowitz,[62,63] em 1979, tem sido utilizado em diversos estudos no doente crítico (Tabela 23.2).

A IES é um questionário de 15 itens e tem duas subescalas, que analisam separadamente a evitação e a intrusão. Sete itens medem os sintomas intrusivos (pensamentos, pesadelos e sentimentos intrusivos e imagens) e oito itens medem os sintomas de evitação (entorpecimento de resposta, evitação de sentimentos, situações ou ideias).

Administração

O IES é uma medida de autorrelato projetada para avaliar o sofrimento subjetivo atual para qualquer evento de vida específico e leva apenas alguns minutos para ser concluído.

Tabela 23.2. Características e achados dos estudos citados

Estudo e ano	N	Tipo de estudo	Tipo de população de UTI	Períodos de *follow-up*	Fatores de risco para PTSD	Ferramenta aplicada	Prevalência de PTSD
Girard e cols.[81] 2007	43	Coorte Prospectivo	Médica e coronária	6 meses	Sexo feminino Idade (< 50 anos) Dose de lorazepam	PTSS 10	14%
Davidow e cols.[56] 2008	331	Revisão sistemática (10 estudos incluídos)	SDRA	1 mês a 8 anos	Duração da ventilação mecânica e do internamento na UTI Sedação na UTI	Vários questionários-entrevista	
Granja e cols.[75] 2008	313	Coorte Prospectivo	Geral (mista)	6 meses	"Amnesia precoce", i.e., não ter memória do internação no hospital antes da admissão na UTI	PTSS14	18%
Myhren et al (2) N=255 2010	255	Coorte prospectivo	Geral (mista)	4 e 6 semanas 3 e 12 meses	Nível elevado de educação "Traço de personalidade (otimismo) Memórias factuais Memórias de dor	IES	27%
ACOS Mikkelsen e cols.[78] 2012	122	Coorte Prospectivo multicêntrico	SDRA	2 e 12 meses	Baixa pressão parcial de oxigênio	PTSS 10	39%
Huang e cols.[47] 2016	698	Coorte longitudinal prospectivo	SDRA	6 e 12 meses	Idade mais jovem Gênero feminino Desemprego Hábitos alcoólicos Maior uso de opioides na UTI	IES-R	24%
Spencer-Segal e cols.[80] 2017	44	Analise de *follow-up* de estudo prospectivo, aleatorizado, controlado para placebo, duplamente-cego	SDRA Grupo de intervenção medicado com fator de estimulação de colonias de macrófagos	6 meses	Idade mais jovem Sexo feminino Maior APACHE III Fator de estimulação de macrófagos Baixos níveis de cortisol?	PTSS 10 IES	20% com PTSS 10 25% com IES

Pontuação

As perguntas são pontuadas do seguinte modo: 0 = não; 1 = raramente; 3 = às vezes; 5 = muitas vezes. A chave de pontuação fornecida após o questionário pode ser usada para calcular as pontuações da subescala e a pontuação total.

Interpretação

A escala de tempo da escala é de sete dias e, portanto, é projetado para avaliar os sintomas atuais – independentemente de quando o evento traumático ocorreu. Não pode ser usado para diagnosticar TEPT, mas sim para detectar sintomas de TEPT. É recomendado para uso no cenário clínico como uma medida da gravidade dos sintomas ou mudança dos sintomas. O ponto de corte sugerido para risco de TEPT é 27.[64]

Propriedades Psicométricas

Nos testes de validação original, as subescalas do IES apresentaram uma consistência interna muito boa com base em dois grupos de amostras separados.[6263] Os coeficientes variaram de 0,79 a 0,92, com uma média de 0,86 para a subescala intrusiva e 0,90 para a subescala de evitação. A consistência interna das subescalas, calculada utilizando o Alpha de Cronbach, também foi alta (r = 0,78 intrusão, r = 0,82 evitação).

IES-R

Descrição

A IES apenas rastreia dois dos quatro critérios estabelecidos para TEPT, no DSM-IV: intrusão e evitação. A Escala de Impacto de Eventos Revista (IES –R) foi desenvolvida, em 1997, para se adequar aos critérios do DS-

M-IV[65] para o TEPT e selecionar o quarto critério para o TEPT, o conjunto de sintomas hiperalerta.[42] A IES-R tem 22 itens, sendo sete itens adicionados à IES original de 15 itens.[42] Os sete itens compreendem seis que medem os sintomas hiperemocionais (como raiva e irritabilidade, dificuldade de concentração, hipervigilância) e um novo item de intrusão que mede reações dissociativas.

Administração

O IES-R é semelhante ao IES na medida em que é uma medida de autorrelato projetada para avaliar o sofrimento subjetivo atual para qualquer evento de vida específico e leva apenas alguns minutos para ser concluído.

Pontuação

As perguntas são pontuadas do seguinte modo: 0 = não; 1 = um pouco; 2 = moderadamente; 3 = um pouco; 4 = extremamente. A chave de pontuação fornecida após o questionário pode ser usada para calcular os escores de subescala e a pontuação total.

Interpretação

O tempo da escala é de sete dias e, portanto, é projetado para avaliar os sintomas atuais – independentemente de quando o evento traumático ocorreu. Não pode ser usado para diagnosticar TEPT, mas apenas sintomas de TEPT. É recomendado para uso no cenário clínico como uma medida da gravidade dos sintomas ou mudança dos sintomas. Escores de 33 ou mais indicam uma alta probabilidade de um diagnóstico de TEPT.[66,67]

PTSS-10

Descrição

Originalmente concebido para diagnosticar o TEPT, de acordo com os critérios do Diagnóstico e Manual Estatístico de Distúrbios Mentais (DSM) –III,[68] em vítimas de catástrofes naturais. O PTSS-10 foi validado em doentes com síndrome de distress respiratório agudo (SDRA) após tratamento na UTI, utilizando a entrevista Clínica Estruturada para o DSM-IV.[69] O questionário regista a presença e a intensidade de dez sintomas de estresse pós-traumático: distúrbios do sono, pesadelos, depressão, hiperalerta, abstinência, irritabilidade generalizada, mudanças frequentes de humor, culpa, evitação de atividades que alertam sobre possíveis eventos traumatizantes e aumento da tensão muscular.

Administração

O PTSS-10 é uma medida de autorrelato projetada para avaliar o sofrimento subjetivo atual para qualquer evento de vida específico e leva apenas alguns minutos para ser concluído. Pode ser administrado por profissionais não treinados em saúde mental e é comparável se administrado por entrevista cara a cara ou por telefone.

Pontuação e Interpretação

O questionário consiste em dez itens, cada um com uma escala Likert variando de 1 (nunca) a 7 (sempre). Calcula-se uma pontuação somada com um intervalo entre 10 e 70, com pontuações mais altas indicando mais sintomas relacionados com TEPT. Uma pontuação de 35 ou maior é considerada um ponto de corte adequado para sintomatologia relacionada ao TEPT,[15] enquanto doentes com pontuação entre 27 e 35 em PTSS-10 foram considerados como tendo sintomas de TEPT limítrofes.

Propriedades Psicométricas

O PTSS-10 demonstra consistência interna elevada (alfa de Crohnbach de 0,85) e uma elevada confiabilidade teste-reteste (coeficiente de correlação intraclasse alfa de 0,89).[3] O PTSS-10 tem boa validade de construção. A validade de critério foi demonstrada pelas análises da curva ROC resultando numa sensibilidade de 77% e uma especificidade de 97,5% para o diagnóstico de TEPT com uma pontuação de PTSS-10 de 35 ou mais (69). O valor preditivo positivo do PTSS-10 no limiar de 35 ou superior foi de 91% (intervalo de confiança de 5% 74-100%) com uma precisão de 92%.[69]

PTSS-14

Descrição

O PTSS-14 é semelhante ao PTSS-10 já que foi desenvolvido a partir dele e foi validado para medir o nível de sintomas em sobreviventes de doença crítica.[70] Consiste de duas partes: a parte A avalia as memórias da doença crítica e do internamento na UTI; a parte B é composta por 14 afirmações que avaliam a presença e a intensidade de 14 sintomas de PTSS (pontuação de 1 – nunca até 7 – sempre) nos dias prévios à avaliação. Essas 14 afirmações são a base para o cálculo de uma pontuação variando de 14 a 98 pontos. O limite para potencial risco de desenvolver TEPT é 49 ou mais pontos.[70]

DTS

Descrição

A Escala de Trauma de Davidson (DTS) é uma medida de autorrelato de 17 itens que avalia todos os 17 sintomas primários de TEPT descritos no DSM-IV relacionados com as três principais áreas de sintoma (intrusão, evitação e hiperalerta).

Administração

O DTS é uma medida de autorrelato projetada para avaliar a angústia subjetiva atual para qualquer evento de vida específico e leva apenas alguns minutos para ser concluída.

Pontuação

Os itens são classificados em frequência de cinco pontos (0 = "não em todos" a 4 = "todos os dias") e escalas de gravidade (0 = "não de todo angustiante" para 4 = "extremamente angustiante").[71] Os respondentes são convidados a identificar o trauma que é mais perturbador para eles e a quantidade de problemas que tiveram com cada sintoma na semana anterior. O DTS produz uma pontuação de frequência (variando de 0 a 68), pontuação de gravidade (variando de 0 a 68) e pontuação total (variando de 0 a 136). As pontuações podem também ser calculadas para cada um dos três grupos de sintomas de TEPT (isso é, B, C e D).

Interpretação

Foi sugerido que uma pontuação de 40 ou acima (sensibilidade 0,69, especificidade 0,95, eficiência 0,83) pode ser utilizada para identificar doentes nos quais um diagnóstico de TEPT de acordo com critérios DSM-IV é altamente provável.[71,72] Uma pontuação de 27 ou acima (sensibilidade 0,81, especificidade 0,82, eficiência 0,81) pode ser usada para identificar indivíduos com altos níveis de psicopatologia específica que podem ou não satisfazer os critérios diagnósticos do DSM-IV para TEPT.[71,72]

Steel e cols.[73] publicaram uma revisão exaustiva das escalas de depressão e TEPT pós trauma cuja consulta pode ser útil.

Prevalência

Numa revisão sistemática efetuada em 2007, Griffiths e cols.[1] relataram uma prevalência de TEPT entre 0 a 64% quando o diagnóstico era feito por meio de entrevista estruturada e de 5% a 64% quando o diagnóstico era feito por meio de questionário. É importante referir essa diferença uma vez que, de acordo com o DSM V, o diagnóstico de TEPT definitivo apenas pode ser efetuado por meio de uma entrevista estruturada.[6] Os questionários validados para reconhecerem TEPT o que fazem é reconhecer sintomas de TEPT e o risco de o indivíduo vir a desenvolver TEPT. Assim, dizemos TEPT (PTSD) quando o diagnóstico é feito por meio de entrevista e falamos de risco de vir a desenvolver TEPT, ou sintomas de TEPT quando aplicamos os questionários que estão validados para reconhecerem sintomas de TEPT e alguns autores falam, nesse caso, de PTSS – *post traumatic stress symptoms*. Nessa revisão sistemática os autores concluíram não ser possível relatar a verdadeira incidência de TEPT dada a heterogeneidade dos estudos disponíveis e a impossibilidade de retirar conclusões mais robustas.[1]

Em 2008, Davidow e cols.,[74] numa população de sobreviventes de SDRA, relatou uma prevalência de 28% numa revisão sistemática que incluiu 10 estudos, 6 coortes de sobreviventes num n total de 331 doentes.

Em 2008, num estudo multicêntrico realizado em Portugal, a prevalência de PTSS foi de 18%.[75] O estudo avaliou o risco de TEPT aos seis meses após a alta da UTI e incluiu 313 sobreviventes de doença crítica provenientes de nove UTIs, em Portugal.

Em 2010, Myhren e cols.[2] numa amostra de 255 sobreviventes de doença crítica, encontraram uma prevalência de PTSS de 27%. Nesse estudo, os autores verificaram diferentes tipos de aparecimento e evolução de PTSS: sobreviventes em quem os sintomas de PTSS persistiam (35%), sobreviventes que recuperavam totalmente (11%), outros que apresentavam um início tardio dos sintomas (16%) e outros ainda que nunca desenvolveram sintomas (38%).[4]

Mais recentemente, Herridge e cols.[76] num artigo de revisão em sobreviventes de SDRA, acrescentaram os estudos mais recentes e incluiram os sobreviventes de quatro estudos observacionais com avaliações psiquiatricas (ansiedade, depressão e TEPT) longitudinais, num total de 978 sobreviventes de SDRA. Três desses estudos avaliaram TEPT: o *improving care of acute lung injury patients* (ICAP) *study*,[77] o ACOS *study*,[78] e o ALTOS *study*[79] – a prevalência encontrada foi de 33% no estudo ICAP, 39% no estudo ACOS e 24% no estudo ALTOS.

Em 2016, num estudo em doentes com SDRA com uma grande amostra (n = 698), Huang e cols. encontraram uma prevalência de 24%.[47]

Em 2017, Spencer-Segal e cols.[80] em sobreviventes de ARDS, num estudo aleatorizado duplamente cego e controlado para fator estimulante de colônias de macrófagos, encontrou diferentes prevalências de acordo com o questionário utilizado – PTSS 10 – 20% e IES – 25%.

Em resumo, parece haver uma tendência para que os estudos mais recentes relatem prevalências de TEPT com valores menos díspares, sendo que a prevalência parece situar-se no intervalo entre os 20% e os 40%. Tal fato pode dever-se a uma melhor seleção dos doentes ou a utilização de ferramentas mais uniformes, entre outros. Apesar disso, a variação encontrada ainda é grande e tal fato, comum a muitos outros estudos de *follow-up* em sobreviventes de doentes críticos, pode ficar a dever-se a vários fatores como os diferentes questionários utilizados, a diferença entre prevalência de TEPT obtida por entrevista e a obtida por questionário, os critérios de exclusão que podem ou não incluir doentes com patologia psiquiátrica prévia, os diferentes tempos de avaliação, entre outros.

Na Tabela 23.2, apresentam-se as características e os achados dos estudos citados.

Fatores de risco

Não Modificáveis

A idade mais jovem e o sexo feminino são fatores comuns a muitos dos estudos.[79] A patologia psiquiátrica previa é também um fator de risco encontrado nos estudos em que essa variável não foi incluída nos critérios de exclusão.[74]

Modificáveis

Entre os fatores de risco modificáveis encontram-se o consumo de álcool,[79] o uso de opioides para sedação na UTI,[79] o uso de lorazepam durante sedação na UTI,[81] a hipoxemia,[78] a duração da ventilação mecânica e do tempo de internamento na UTI[56] e a qualidade do sono.[7]

De entre os fatores modificáveis de salientar os relacionados às memórias de experiências adversas na UTI – desde o estudo de Schelling e cols.[82] publicado em 1998, o primeiro que relatou uma associação entre o número de memórias de experiências adversas na UTI e o risco de PTSS, que vários outros estudos confirmaram este mesmo achado.[74,75,83] A ausência de memória para o tempo no hospital antes da admissão na UTI foi também descrito como fator de risco por Granja e cols.[75] sendo que os autores levantaram a hipótese de que essa "amnesia precoce" poderia ser um equivalente de disfunção neurológica nesses doentes, disfunção que frequentemente se instala na fase inicial da doença crítica e que é muitas vezes subdiagnosticada por se apresentar com alterações que, no início, podem ser mais subtis e por isso mais difíceis de diagnosticar.

Prevenção

Em 2011, Peris e cols.[9] publicaram os resultados de um estudo *before-after* comparando o risco de desenvolvimento de TEPT, medido com o IES-R, numa população de doentes críticos de trauma antes e depois de uma intervenção concertada de uma equipa de psicólogos. Essa intervenção incluía apoio educacional, aconselhamento, gestão do estresse, e estratégias destinadas a facilitar a gestão da ansiedade, depressão, medo e desamparo. O resultado encontrado, entre outros, foi uma diminuição estatisticamente significativa do PTSS no grupo de intervenção na análise univariada que não foi confirmada na análise multivariada. Dado ser uma intervenção aparentemente desprovida de riscos, e com potencial de benefício, os autores sugerem que essa intervenção psicológica precoce pode ser benéfica nesses doentes.

Naturalmente que qualquer intervenção com vista a atenuar os fatores de risco já citados, tenderá a diminuir a possibilidade de desenvolvimento de TEPT.

Tratamento

Relativamente ao tratamento do TEPT existem poucos avanços, sendo que a maioria dos estudos são pequenos ou apenas sugerem medidas terapêuticas de modo isolado.

Na revisão citada de Herridge e cols.[76] são apontadas diversas intervenções com potencial para reduzirem o aparecimento de TEPT: estudos que mostram uma associação independente com o início e duração do delirium da UTI e disfunção cognitiva em longo prazo[84,85,12] e, fármacos como o haloperidol ou antipsicóticos que podem prevenir ou atenuar o delírio da UTI e melhorar a cognição de longo prazo dos sobreviventes da UTI.[86] Intervenções como a redução de sedativos também podem melhorar a cognição de longo prazo, tanto diminuindo a duração da ventilação mecânica como reduzindo a toxicidade direta dos próprios sedativos.[87-89] Outros dados sugerem que o TEPT pode estar associado a níveis elevados de noradrenalina[90] sendo que, um estudo pequeno em doentes cardíacos, veio sugerir que o recurso a bloqueadores beta poderia atenuar esse efeito.[91] Dada a pouca evidência existente, percebe-se a necessidade de continuar a investigar este tema.

CONCLUSÃO

Neste capítulo revimos as sequelas a nível cognitivo e mental que podem ocorrer após a doença crítica, bem como as ferramentas que nos podem ajudar a identificar, prevenir e tratar. Essas sequelas podem durar de meses a anos e são, não só comuns, como potencialmente devastadoras para o doente e os seus familiares.[92] Contudo, tal como Harvey MA nos chamava a atenção no seu editorial, o problema é que todos os estudos sobre essa temática têm sido publicados em revistas de medicina intensiva, o que faz com que os diretamente interessados – os doentes e seus familiares – e a comunidade médica que segue esses doentes fora do ambiente dos cuidados intensivos, não estejam adequadamente alertados para o problema criado por essas sequelas o que levanta a necessidade de investirmos mais não só na investigação mas também na sua divulgação – em última análise, o nosso objetivo final não é a sobrevida, mas sim o retorno para a melhor qualidade de vida possível, e esse será o padrão pelo qual, a nossa ação enquanto médicos, será avaliada pelos doentes e seus familiares.[92]

REFERÊNCIAS BIBLIOGRÁFICAS

1. Griffiths J, Fortune G, Barber V, Young JD. The prevalence of post traumatic stress disorder in survivors of ICU treatment: a systematic review. Intensive Care Med [Internet]. 2007 Aug 22 [cited 2017 Jun 16];33(9):1506-18. Available from: http://www.ncbi.nlm.nih.gov/pubmed/17558490
2. Myhren H, Ekeberg O, Tøien K, Karlsson S, Stokland O. Posttraumatic stress, anxiety and depression symptoms in patients during the first year post intensive care unit discharge. Crit Care [Internet]. 2010 [cited 2017 Jun 12];14(1):R14.
3. Wade DM, Howell DC, Weinman JA, Hardy RJ, Mythen MG, Brewin CR et al. Investigating risk factors for psychological morbidity three months after intensive care: a prospective cohort study. Crit Care [Internet]. 2012 Oct 15 [cited 2017 Jun 12];16(5):R192. Available from: http://www.ncbi.nlm.nih.gov/pubmed/23068129
4. Kross EK, Engelberg RA, Gries CJ, Nielsen EL, Zatzick D, Curtis JR. ICU Care Associated With Symptoms of Depression and Posttraumatic Stress Disorder Among Family Members of Patients Who Die in the ICU. Chest [Internet]. 2011 Apr [cited 2017 Jun 16];139(4):795–801. Available from: http://www.ncbi.nlm.nih.gov/pubmed/20829335
5. Jacka MJ, Mitchell N, Perez-Parada J. Incidence and Prevalence of Anxiety, Depression, and Post-Traumatic Stress Disorder Among Critical Care Patients, Families, and Practitioners. J Anesth Intensive Care Med Res Artic J Anest Inten Care Med [Internet]. 2016 [cited 2017 Jun 13];1(1). Available from: https://juniperpublishers.com/jaicm/pdf/JAICM.MS.ID.555555.pdf
6. American Psychiatric Association. Diagnostic and Statistical Manual of Mental Disorders [Internet]. American Psychiatric Association; 2013 [cited 2017 Jun 13]. Available from: http://psychiatryonline.org/doi/book/10.1176/appi.books.9780890425596
7. McKinley S, Aitken LM, Alison JA, King M, Leslie G, Burmeister E et al. Sleep and other factors associated with mental health and psychological distress after intensive care for critical illness. Intensive Care Med [Internet]. 2012 Apr 9 [cited 2017 Jun 15];38(4):627–33. Available from: http://www.ncbi.nlm.nih.gov/pubmed/22318635
8. Karnatovskaia L V., Johnson MM, Benzo RP, Gajic O. The spectrum of psychocognitive morbidity in the critically ill: A review of the literature and call for improvement. J Crit Care [Internet]. 2015 Feb [cited 2017 Jun 12];30(1):130-7.
9. Peris A, Bonizzoli M, Iozzelli D, Migliaccio ML, Zagli G, Bacchereti A et al. Early intra-intensive care unit psychological intervention promotes recovery from post traumatic stress disorders, anxiety and depression symptoms in critically ill patients. Crit Care [Internet]. 2011 [cited 2017 Jun 12];15(1):R41. Available from: http://www.ncbi.nlm.nih.gov/pubmed/21272307
10. Zigmond AS, Snaith RP. The Hospital Anxiety and Depression Scale. Acta Psychiatr Scand [Internet]. 1983 Jun [cited 2017 Jun 14];67(6):361–70. Available from: http://doi.wiley.com/10.1111/j.1600-0447.1983.tb09716.x
11. Mykletun A, Stordal E, Dahl AA. Hospital Anxiety and Depression (HAD) scale: factor structure, item analyses and internal consistency in a large population. Br J Psychiatry [Internet]. 2001 Dec [cited 2017 Jun 15];179:540–4. Available from: http://www.ncbi.nlm.nih.gov/pubmed/11731359
12. Jackson JC, Pandharipande PP, Girard TD, Brummel NE, Thompson JL, Hughes CG et al. Depression, post-traumatic stress disorder, and functional disability in survivors of cri-

tical illness in the BRAIN-ICU study: a longitudinal cohort study. Lancet Respir Med [Internet]. 2014 May [cited 2017 Jun 12];2(5):369–79. Available from: http://www.ncbi.nlm.nih.gov/pubmed/24815803

13. Schwarzbold ML, Diaz AP, Nunes JC, Sousa DS, Hohl A, Guarnieri R et al. Validity and screening properties of three depression rating scales in a prospective sample of patients with severe traumatic brain injury. Rev Bras Psiquiatr [Internet]. 2014 Sep [cited 2017 Jun 14];36(3):206–12. Available from: http://www.scielo.br/scielo.php?script=sci_arttext&pid=S1516-44462014000300206&lng=en&tlng=en

14. Jutte JE, Needham DM, Pfoh ER, Bienvenu OJ. Psychometric evaluation of the Hospital Anxiety and Depression Scale 3 months after acute lung injury. J Crit Care [Internet]. 2015 Aug [cited 2017 Jun 15];30(4):793–8. Available from: http://linkinghub.elsevier.com/retrieve/pii/S0883944115001513

15. Scragg P, Jones A, Fauvel N. Psychological problems following ICU treatment*. Anaesthesia [Internet]. 2001 Jan 1 [cited 2017 Jun 15];56(1):9–14. Available from: http://doi.wiley.com/10.1046/j.1365-2044.2001.01714.x

16. Sukantarat KT, Williamson RCN, Brett SJ. Psychological assessment of ICU survivors: a comparison between the Hospital Anxiety and Depression scale and the Depression, Anxiety and Stress scale. Anaesthesia [Internet]. 2007 Mar [cited 2017 Jun 14];62(3):239–43. Available from: http://doi.wiley.com/10.1111/j.1365-2044.2006.04948.x

17. Zung WWK. A Rating Instrument For Anxiety Disorders. Psychosomatics [Internet]. 1971 Nov [cited 2017 Jun 15];12(6):371–9. Available from: http://www.ncbi.nlm.nih.gov/pubmed/5172928

18. McKinley S, Stein-Parbury J, Chehelnabi A, Lovas J. Assessment of anxiety in intensive care patients by using the Faces Anxiety Scale. Am J Crit Care [Internet]. 2004 Mar [cited 2017 Jun 16];13(2):146–52. Available from: http://www.ncbi.nlm.nih.gov/pubmed/15043242

19. McKinley S, Madronio C. Validity of the Faces Anxiety Scale for the assessment of state anxiety in intensive care patients not receiving mechanical ventilation. J Psychosom Res [Internet]. 2008 May [cited 2017 Jun 16];64(5):503–7. Available from: http://www.ncbi.nlm.nih.gov/pubmed/18440403

20. Gustad LT, Chaboyer W, Wallis M. Performance of the faces anxiety scale in patients transferred from the ICU. Intensive Crit Care Nurs [Internet]. 2005 Dec [cited 2017 Jun 16];21(6):355–60. Available from: http://www.ncbi.nlm.nih.gov/pubmed/16102967

21. Elliott D, Davidson JE, Harvey MA, Bemis-Dougherty A, Hopkins RO, Iwashyna TJ et al. Exploring the Scope of Post-Intensive Care Syndrome Therapy and Care. Crit Care Med [Internet]. 2014 Dec [cited 2017 Jun 12];42(12):2518–26. Available from: http://content.wkhealth.com/linkback/openurl?sid=WKPTLP:landingpage&an=00003246-201412000-00007

22. Whiteford HA, Degenhardt L, Rehm J, Baxter AJ, Ferrari AJ, Erskine HE et al. Global burden of disease attributable to mental and substance use disorders: findings from the Global Burden of Disease Study 2010. Lancet [Internet]. 2013 [cited 2017 Jun 14];382(9904):1575–86. Available from: http://www.sciencedirect.com/science/article/pii/S0140673613616116

23. Murray CJL, Vos T, Lozano R, Naghavi M, Flaxman AD, Michaud C et al. Disability-adjusted life years (DALYs) for 291 diseases and injuries in 21 regions, 1990–2010: a systematic analysis for the Global Burden of Disease Study 2010. Lancet. 2012;380(9859):2197–223.

24. Kessler RC, Bromet EJ. The epidemiology of depression across cultures. Annu Rev Public Health [Internet]. 2013 [cited 2017 Jun 13];34:119–38. Available from: http://www.ncbi.nlm.nih.gov/pubmed/23514317

25. Schandl A, Bottai M, Hellgren E, Sundin ?rjan, Sackey P. Gender differences in psychological morbidity and treatment in intensive care survivors - a cohort study. Crit Care [Internet]. 2012 [cited 2017 Jun 15];16(3):R80. Available from: http://ccforum.biomedcentral.com/articles/10.1186/cc11338

26. Wolters AE, Peelen LM, Welling MC, Kok L, de Lange DW, Cremer OL et al. Long-Term Mental Health Problems After Delirium in the ICU*. Crit Care Med [Internet]. 2016 Oct [cited 2017 Jun 12];44(10):1808–13. Available from: http://insights.ovid.com/crossref?an=00003246-201610000-00002

27. Rabiee A, Nikayin S, Hashem MD, Huang M, Dinglas VD, Bienvenu OJ et al. Depressive Symptoms After Critical Illness. Crit Care Med [Internet]. 2016 Sep [cited 2017 Jun 12];44(9):1744–53.

28. Choi J, Tate JA, Rogers MA, Donahoe MP, Hoffman LA. Depressive symptoms and anxiety in intensive care unit (ICU) survivors after ICU discharge. Hear Lung J Acute Crit Care [Internet]. 2016 Mar [cited 2017 Jun 12];45(2):140–6. Available from: http://www.ncbi.nlm.nih.gov/pubmed/26791248

29. Anonymous. Practice guideline for major depressive disorder in adults. Am J Psychiatry [Internet]. 1993 [cited 2017 Jun 13];150(4):1–26. Available from: http://psychiatryonline.org/pb/assets/raw/sitewide/practice_guidelines/guidelines/mdd.pdf

30. Cepoiu M, McCusker J, Cole MG, Sewitch M, Belzile E, Ciampi A. Recognition of depression by non-psychiatric physicians--a systematic literature review and meta-analysis. J Gen Intern Med [Internet]. 2008 Jan [cited 2017 Jun 12];23(1):25–36. Available from: http://www.ncbi.nlm.nih.gov/pubmed/17968628

31. Gelenberg AJ, Marlene Freeman CP, Markowitz JC, Rosenbaum JF, Thase ME, Trivedi MH et al. PRACTICE GUIDELINE FOR THE Treatment of Patients With Major Depressive Disorder Third Edition WORK GROUP ON MAJOR DEPRESSIVE DISORDER. [cited 2017 Jun 15]; Available from: http://www.psychiatryonline.com/pracGuide/pracGuideTopic_7.aspx.

32. Jutte J, Erb C, Jackson J. Physical, Cognitive, and Psychological Disability Following Critical Illness: What Is the Risk? Semin Respir Crit Care Med [Internet]. 2015 Nov 23 [cited 2017 Jun 12];36(6):943–58. Available from: http://www.thieme-connect.de/DOI/DOI?10.1055/s-0035-1566002

33. Radloff LS. The CES-D Scale: A Self-Report Depression Scale for Research in the General Population. Appl Psychol Meas [Internet]. 1977 Jun 1 [cited 2017 Jun 15];1(3):385–401. Available from: http://apm.sagepub.com/cgi/doi/10.1177/014662167700100306

34. Weinert C, Meller W. Epidemiology of Depression and Antidepressant Therapy After Acute Respiratory Failure. Psychosomatics [Internet]. 2006 [cited 2017 Jun 14];47(5):399–407. Available from: http://www.sciencedirect.com/science/article/pii/S0033318206711173

35. Kroenke K, Spitzer RL, Williams JB. The PHQ-9: validity of a brief depression severity measure. J Gen Intern Med [Internet]. 2001 Sep [cited 2017 Jun 15];16(9):606–13. Available from: http://www.ncbi.nlm.nih.gov/pubmed/11556941

36. Gilbody S, Richards D, Brealey S, Hewitt C. Screening for Depression in Medical Settings with the Patient Health Questionnaire (PHQ): A Diagnostic Meta-Analysis. J Gen Intern Med [Internet]. 2007 Oct 12 [cited 2017 Jun 15];22(11):1596–602. Available from: http://link.springer.com/10.1007/s11606-007-0333-y

37. Kroenke K, Spitzer RL, Williams JBW. The Patient Health Questionnaire-2: Validity of a Two-item Depression Screener. Med Care [Internet]. 2003 Nov 1 [cited 2017 Jun 15];41(11):1284–92. Available from: https://insights.ovid.com/pubmed?pmid=14583691

38. Davydow DS, Zatzick D, Hough CL, Katon WJ. A longitudinal investigation of posttraumatic stress and depressive symptoms over the course of the year following medical-surgical intensive care unit admission. Gen Hosp Psychiatry [Internet]. 2013 [cited 2017 Jun 15];35(3):226–32. Available from: http://www.ncbi.nlm.nih.gov/pubmed/23369507

39. Kroenke K, Spitzer RL, Williams JBW. The Phq-15: Validity of a New Measure for Evaluating the Severity of Somatic Symptoms. Psychosom Med [Internet]. 2002 Mar 1 [cited 2017 Jun 15];64(2):258–66. Available from: https://insights.ovid.com/pubmed?pmid=11914441

40. Yesavage JA, Brink TL, Rose TL, Lum O, Huang V, Adey M et al. Development and validation of a geriatric depression screening scale: a preliminary report. J Psychiatr Res [Internet]. [cited 2017 Jun 15];17(1):37–49. Available from: http://www.ncbi.nlm.nih.gov/pubmed/7183759

41. Lovibond SH, Lovibond PF. Manual for the depression anxiety stress scales [kit] [Internet]. 2nd Editio. Foundation SP, editor. 1996 [cited 2017 Jun 15]. Available from: http://trove.nla.gov.au/work/30421447

42. Weiss DS, Marmar CR. Wilson JP, Keane TM E. The Impact of Event Scale-Revised. Assessing. New York: Guilford Press; 1997. 399-411 p.

43. Hamilton M. A RATING SCALE FOR DEPRESSION. J Neurol Neurosurg Psychiatry [Internet]. 1960 Feb 1 [cited 2017 Jun 15];23(1):56–62. Available from: http://www.ncbi.nlm.nih.gov/pubmed/14399272

44. Cnossen MC, Scholten AC, Lingsma HF, Synnot A, Haagsma J, Steyerberg PEW et al. Predictors of Major Depression and Posttraumatic Stress Disorder Following Traumatic Brain Injury: A Systematic Review and Meta-Analysis. J Neuropsychiatry Clin Neurosci [Internet]. 2017 Feb 14 [cited 2017 Jun 13];appi.neuropsych. Available from: http://psychiatryonline.org/doi/10.1176/appi.neuropsych.16090165

45. Ahl R, Lindgren R, Cao Y, Riddez L, Mohseni S. Risk factors for depression following traumatic injury: An epidemiological study from a scandinavian trauma center. Injury [Internet]. 2017 [cited 2017 Jun 12];48(5):1082–7. Available from: http://www.sciencedirect.com/science/article/pii/S0020138317301523

46. Duggan MC, Wang L, Wilson JE, Dittus RS, Ely EW, Jackson JC. The relationship between executive dysfunction, depression, and mental health-related quality of life in survivors of critical illness: Results from the BRAIN-ICU investigation. J Crit Care [Internet]. 2017 Feb [cited 2017 Jun 12];37:72–9. Available from: http://www.ncbi.nlm.nih.gov/pubmed/27652496

47. Huang M, Parker AM, Bienvenu OJ, Dinglas VD, Colantuoni E, Hopkins RO et al. Psychiatric Symptoms in Acute Respiratory Distress Syndrome Survivors: A 1-Year National Multicenter Study. Crit Care Med [Internet]. 2016 May [cited 2017 Jun 12];44(5):954–65. Available from: http://www.ncbi.nlm.nih.gov/pubmed/26807686

48. Hopkins RO, Key CW, Suchyta MR, Weaver LK, Orme JF. Risk factors for depression and anxiety in survivors of acute respiratory distress syndrome. Gen Hosp Psychiatry [Internet]. 2010 [cited 2017 Jun 15];32(2):147–55. Available from: http://www.sciencedirect.com/science/article/pii/S016383430900231X

49. Jubran A, Lawm G, Kelly J, Duffner LA, Gungor G, Collins EG et al. Depressive disorders during weaning from prolonged mechanical ventilation. Intensive Care Med [Internet]. 2010 May [cited 2017 Jun 14];36(5):828–35. Available from: http://www.ncbi.nlm.nih.gov/pubmed/20232042

50. Paparrigopoulos T, Melissaki A, Tzavellas E, Karaiskos D, Ilias I, Kokras N. Increased co-morbidity of depression and post-traumatic stress disorder symptoms and common risk factors in intensive care unit survivors: A two-year follow-up study. Int J Psychiatry Clin Pract [Internet]. 2014 Jan 17 [cited 2017 Jun 12];18(1):25–31. Available from: http://www.tandfonline.com/doi/full/10.3109/13651501.2013.855793

51. Nelson BJ, Weinert CR, Bury CL, Marinelli WA, Gross CR. Intensive care unit drug use and subsequent quality of life in acute lung injury patients. Crit Care Med [Internet]. 2000 Nov [cited 2017 Jun 15];28(11):3626–30. Available from: http://www.ncbi.nlm.nih.gov/pubmed/11098964

52. Kapfhammer HP, Rothenhäusler HB, Krauseneck T, Stoll C, Schelling G. Posttraumatic Stress Disorder and Health-Related Quality of Life in Long-Term Survivors of Acute Respiratory Distress Syndrome. Am J Psychiatry [Internet]. 2004 Jan [cited 2017 Jun 15];161(1):45–52. Available from: http://www.ncbi.nlm.nih.gov/pubmed/14702249

53. Weinert CR, Gross CR, Kangas JR, Bury CL, Marinelli WA. Health-related quality of life after acute lung injury. Am J Respir Crit Care Med [Internet]. 1997 Oct [cited 2017 Jun

15];156(4 Pt 1):1120–8. Available from: http://www.atsjournals.org/doi/abs/10.1164/ajrccm.156.4.9611047

54. Dowdy DW, Dinglas V, Mendez-Tellez PA, Bienvenu OJ, Sevransky J, Dennison CR et al. Intensive care unit hypoglycemia predicts depression during early recovery from acute lung injury*. Crit Care Med [Internet]. 2008 Oct [cited 2017 Jun 15];36(10):2726–33. Available from: http://www.ncbi.nlm.nih.gov/pubmed/18766087

55. Davydow DS, Gifford JM, Desai S V., Bienvenu OJ, Needham DM. Depression in general intensive care unit survivors: a systematic review. Intensive Care Med [Internet]. 2009 May 23 [cited 2017 Jun 12];35(5):796–809. Available from: http://www.ncbi.nlm.nih.gov/pubmed/19165464

56. Davydow DS, Desai S V., Needham DM, Bienvenu OJ. Psychiatric Morbidity in Survivors of the Acute Respiratory Distress Syndrome: A Systematic Review. Psychosom Med [Internet]. 2008 May [cited 2017 Jun 12];70(4):512–9. Available from: http://www.ncbi.nlm.nih.gov/pubmed/18434495

57. Berg KM, Ghassemi M, Donnino MW, Marshall J, Celi L. Pre-Admission Use Of Selective Serotonin Reuptake Inhibitors Is Associated With ICU Mortality. In: C24 THIS CAN BE DONE BETTER: QUALITY, SAFETY AND PROCESS IMPROVEMENT IN CRITICAL CARE [Internet]. American Thoracic Society; 2012 [cited 2017 Jun 15]. p. A6840–A6840. Available from: http://www.atsjournals.org/doi/abs/10.1164/ajrccm-conference.2012.185.1_MeetingAbstracts.A6840

58. Ahl R, Sjolin G, Mohseni S. Does early beta-blockade in isolated severe traumatic brain injury reduce the risk of post traumatic depression? Injury [Internet]. 2017 Jan [cited 2017 Jun 12];48(1):101–5. Available from: http://linkinghub.elsevier.com/retrieve/pii/S0020138316307185

59. Ullman AJ, Aitken LM, Rattray J, Kenardy J, Le Brocque R, MacGillivray S et al. Diaries for recovery from critical illness [Internet]. Ullman AJ, editor. Vol. 12, The Cochrane database of systematic reviews. Chichester, UK: John Wiley & Sons, Ltd; 2014 [cited 2017 Jun 13]. Available from: http://doi.wiley.com/10.1002/14651858.CD010468.pub2

60. Schweickert WD, Pohlman MC, Pohlman AS, Nigos C, Pawlik AJ, Esbrook CL et al. Early physical and occupational therapy in mechanically ventilated, critically ill patients: a randomised controlled trial. Lancet [Internet]. 2009 May 30 [cited 2017 Jun 15];373(9678):1874–82. Available from: http://www.ncbi.nlm.nih.gov/pubmed/19446324

61. Jensen JF, Thomsen T, Overgaard D, Bestle MH, Christensen D, Egerod I. Impact of follow-up consultations for ICU survivors on post-ICU syndrome: a systematic review and meta-analysis. Intensive Care Med [Internet]. 2015 May 3 [cited 2017 Jun 12];41(5):763–75. Available from: http://link.springer.com/10.1007/s00134-015-3689-1

62. Horowitz M, Wilner N, Alvarez W. Impact of Event Scale: a measure of subjective stress. Psychosom Med [Internet]. 1979 May [cited 2017 Jun 16];41(3):209–18. Available from: http://www.ncbi.nlm.nih.gov/pubmed/472086

63. Sundin EC, Horowitz MJ. Impact of Event Scale: psychometric properties. Br J Psychiatry [Internet]. 2002 Mar [cited 2017 Jun 16];180:205–9. Available from: http://www.ncbi.nlm.nih.gov/pubmed/11872511

64. Coffey SF, Gudmundsdottir B, Beck JG, Palyo SA, Miller L. Screening for PTSD in motor vehicle accident survivors using the PSS-SR and IES. J Trauma Stress [Internet]. 2006 Feb [cited 2017 Jun 16];19(1):119–28. Available from: http://www.ncbi.nlm.nih.gov/pubmed/16568464

65. American Psychiatric Association. Diagnostic and Statistical Manual of Mental Disorders. Fourth Edi. Washington, DC; 1994.

66. Creamer M, Bell R, Failla S. Psychometric properties of the Impact of Event Scale - Revised. Behav Res Ther [Internet]. 2003 Dec [cited 2017 Jun 16];41(12):1489–96. Available from: http://www.ncbi.nlm.nih.gov/pubmed/14705607

67. Matos, Marcela; Pinto-Gouveia, José; Martins S. O Impacto Traumático de Experiências de Vergonha: Estudo das propriedades psicométricas da versão portuguesa da Impact of Event Scale - Revised [Internet]. Coimbra: Universidade (Coimbra). Faculdade de Psicologia e de Ciências da Educação.; 2011 [cited 2017 Jun 16]. 413-438 p. Available from: http://iduc.uc.pt/index.php/psychologica/article/view/1114

68. American Psychiatric Association. Diagnostic and Statistical Manual of Mental Disorders. Third Edit. Washington, Dc; 1980.

69. Stoll C, Kapfhammer HP, Rothenhäusler HB, Haller M, Briegel J, Schmidt M et al. Sensitivity and specificity of a screening test to document traumatic experiences and to diagnose post-traumatic stress disorder in ARDS patients after intensive care treatment. Intensive Care Med [Internet]. 1999 Jul 22 [cited 2017 Jun 16];25(7):697–704. Available from: http://link.springer.com/10.1007/s001340050932

70. TWIGG E, HUMPHRIS G, JONES C, BRAMWELL R, GRIFFITHS RD. Use of a screening questionnaire for post-traumatic stress disorder (PTSD) on a sample of UK ICU patients. Acta Anaesthesiol Scand [Internet]. 2008 Feb [cited 2017 Jun 16];52(2):202–8. Available from: http://www.ncbi.nlm.nih.gov/pubmed/18005373

71. Davidson JR, Book SW, Colket JT, Tupler LA, Roth S, David D et al. Assessment of a new self-rating scale for post-traumatic stress disorder. Psychol Med [Internet]. 1997 Jan [cited 2017 Jun 16];27(1):153–60. Available from: http://www.ncbi.nlm.nih.gov/pubmed/9122295

72. Cuthbertson BH, Hull A, Strachan M, Scott J. Post-traumatic stress disorder after critical illness requiring general intensive care. Intensive Care Med [Internet]. 2004 Mar 1 [cited 2017 Jun 16];30(3):450–5. Available from: http://www.ncbi.nlm.nih.gov/pubmed/12961065

73. Steel JL, Dunlavy AC, Stillman J, Pape HC. Measuring depression and PTSD after trauma: common scales and checklists. Injury [Internet]. 2011 Mar [cited 2017 Jun 13];42(3):288–300. Available from: http://www.ncbi.nlm.nih.gov/pubmed/21216400

74. Davydow DS, Gifford JM, Desai S V., Needham DM, Bienvenu OJ. Posttraumatic stress disorder in general intensive care

unit survivors: a systematic review. Gen Hosp Psychiatry [Internet]. 2008 Sep [cited 2017 Jun 16];30(5):421–34.

75. Granja C, Gomes E, Amaro A, Ribeiro O, Jones C, Carneiro A et al. Understanding posttraumatic stress disorder-related symptoms after critical care: The early illness amnesia hypothesis*. Crit Care Med [Internet]. 2008 Oct [cited 2017 Jun 16];36(10):2801–9. Available from: http://www.ncbi.nlm.nih.gov/pubmed/18766108

76. Herridge MS, Moss M, Hough CL, Hopkins RO, Rice TW, Bienvenu OJ et al. Recovery and outcomes after the acute respiratory distress syndrome (ARDS) in patients and their family caregivers. Intensive Care Med [Internet]. 2016 May 30 [cited 2017 Jun 16];42(5):725–38. Available from: http://www.ncbi.nlm.nih.gov/pubmed/27025938

77. Fan E, Dowdy DW, Colantuoni E, Mendez-Tellez PA, Sevransky JE, Shanholtz C et al. Physical complications in acute lung injury survivors: a two-year longitudinal prospective study. Crit Care Med [Internet]. 2014 Apr [cited 2017 Jun 16];42(4):849–59. Available from: http://www.ncbi.nlm.nih.gov/pubmed/24247473

78. Mikkelsen ME, Christie JD, Lanken PN, Biester RC, Thompson BT, Bellamy SL et al. The Adult Respiratory Distress Syndrome Cognitive Outcomes Study. Am J Respir Crit Care Med [Internet]. 2012 Jun 15 [cited 2017 Jun 16];185(12):1307–15. Available from: http://www.ncbi.nlm.nih.gov/pubmed/22492988

79. Needham DM, Wozniak AW, Hough CL, Morris PE, Dinglas VD, Jackson JC et al. Risk Factors for Physical Impairment after Acute Lung Injury in a National, Multicenter Study. Am J Respir Crit Care Med [Internet]. 2014 May 15 [cited 2017 Jun 16];189(10):1214–24. Available from: http://www.ncbi.nlm.nih.gov/pubmed/24716641

80. Spencer-Segal JL, Hyzy RC, Iwashyna TJ, Standiford TJ. Psychiatric Symptoms in Survivors of Acute Respiratory Distress Syndrome. Effects of Age, Sex, and Immune Modulation. Ann Am Thorac Soc [Internet]. 2017 Jun [cited 2017 Jun 16];14(6):960–7. Available from: http://www.ncbi.nlm.nih.gov/pubmed/28358594

81. Girard TD, Shintani AK, Jackson JC, Gordon SM, Pun BT, Henderson MS et al. Risk factors for post-traumatic stress disorder symptoms following critical illness requiring mechanical ventilation: a prospective cohort study. Crit Care [Internet]. 2007 [cited 2017 Jun 16];11(1):R28. Available from: http://www.ncbi.nlm.nih.gov/pubmed/17316452

82. Schelling G, Stoll C, Haller M, Briegel J, Manert W, Hummel T et al. Health-related quality of life and posttraumatic stress disorder in survivors of the acute respiratory distress syndrome. Crit Care Med [Internet]. 1998 Apr [cited 2017 Jun 16];26(4):651–9. Available from: http://www.ncbi.nlm.nih.gov/pubmed/9559601

83. Jones C, Griffiths RD, Humphris G, Skirrow PM. Memory, delusions, and the development of acute posttraumatic stress disorder-related symptoms after intensive care. Crit Care Med [Internet]. 2001 Mar [cited 2017 Jun 13];29(3):573–80. Available from: http://www.ncbi.nlm.nih.gov/pubmed/11373423

84. Pandharipande PP, Girard TD, Jackson JC, Morandi A, Thompson JL, Pun BT et al. Long-Term Cognitive Impairment after Critical Illness. N Engl J Med [Internet]. 2013 Oct 3 [cited 2017 Jun 16];369(14):1306–16. Available from: http://www.nejm.org/doi/10.1056/NEJMoa1301372

85. Girard TD, Jackson JC, Pandharipande PP, Pun BT, Thompson JL, Shintani AK et al. Delirium as a predictor of long-term cognitive impairment in survivors of critical illness. Crit Care Med [Internet]. 2010;38(7):1513–20. Available from: http://content.wkhealth.com/linkback/openurl?sid=WKPTLP:landingpage&an=00003246-201007000-00001

86. Girard TD, Pandharipande PP, Carson SS, Schmidt GA, Wright PE, Canonico AE et al. Feasibility, efficacy, and safety of antipsychotics for intensive care unit delirium: the MIND randomized, placebo-controlled trial. Crit Care Med [Internet]. 2010 Feb [cited 2017 Jun 16];38(2):428–37. Available from: http://www.ncbi.nlm.nih.gov/pubmed/20095068

87. Girard TD, Kress JP, Fuchs BD, Thomason JW, Schweickert WD, Pun BT et al. Efficacy and safety of a paired sedation and ventilator weaning protocol for mechanically ventilated patients in intensive care (Awakening and Breathing Controlled trial): a randomised controlled trial. Lancet [Internet]. 2008 Jan 12 [cited 2017 Jun 16];371(9607):126–34. Available from: http://www.ncbi.nlm.nih.gov/pubmed/18191684

88. Strom T, Martinussen T, Toft P. A protocol of no sedation for critically ill patients receiving mechanical ventilation: a randomised trial. Lancet [Internet]. 2010 Feb 6 [cited 2017 Jun 16];375(9713):475–80. Available from: http://www.ncbi.nlm.nih.gov/pubmed/20116842

89. Kress JP, Pohlman AS, O'Connor MF, Hall JB. Daily Interruption of Sedative Infusions in Critically Ill Patients Undergoing Mechanical Ventilation. N Engl J Med [Internet]. 2000 May 18 [cited 2017 Jun 16];342(20):1471–7. Available from: http://www.ncbi.nlm.nih.gov/pubmed/10816184

90. Strawn JR, Geracioti TD. Noradrenergic dysfunction and the psychopharmacology of posttraumatic stress disorder. Depress Anxiety [Internet]. 2008 Mar [cited 2017 Jun 16];25(3):260–71. Available from: http://www.ncbi.nlm.nih.gov/pubmed/17354267

91. Krauseneck T, Padberg F, Roozendaal B, Grathwohl M, Weis F, Hauer D et al. A β-adrenergic antagonist reduces traumatic memories and PTSD symptoms in female but not in male patients after cardiac surgery. Psychol Med [Internet]. 2010 May 20 [cited 2017 Jun 16];40(5):861. Available from: http://www.ncbi.nlm.nih.gov/pubmed/19691871

92. Harvey MA. The truth about consequences?Post-intensive care syndrome in intensive care unit survivors and their families*. Crit Care Med [Internet]. 2012 Aug [cited 2017 Jun 16];40(8):2506–7. Available from: http://www.ncbi.nlm.nih.gov/pubmed/22809925.

DISTÚRBIOS DO SONO
e Recuperação da Doença Grave

Flávia Gabe Beltrami
Felippe Leopoldo Dexheimer Neto
Fabiana Gabe Beltrami

INTRODUÇÃO

Historicamente, na terapia intensiva, a eficácia das intervenções era avaliada primariamente quanto ao seu impacto na mortalidade. No entanto, atualmente, percebe-se que a mortalidade é um desfecho incompleto, pois sobreviventes das doenças críticas frequentemente desenvolvem sequelas físicas, cognitivas e psiquiátricas que causam grande impacto a médio e em longo prazo em sua qualidade de vida.[1-5] Assim, a integridade física e psicocognitiva passam a ganhar destaque como um desfecho essencial a ser perseguido – sendo que a qualidade do sono tem ganhado progressivo destaque como um dos pilares dessa condição.[3,6,7]

O sono é essencial para o descanso, reparação e sobrevivência, pois promove a restauração de processos deteriorados durante a vigília.[8] Sua privação crônica relaciona-se a uma série de desfechos negativos cardiovasculares, incluindo maior mortalidade.[9,10] Relaciona-se, também, a deficiências cognitivas como redução da atenção, da vigilância psicomotora, do aprendizado, da memória e do processamento afetivo.[11] Essa desregulação afetiva se correlaciona a transtornos do humor, intolerância à frustração e a uma dificuldade no uso da emoção na tomada de decisão.[11]

Sabendo que muitos pacientes críticos possuem comorbidades clínicas que podem ser afetadas negativamente pela privação do sono e que as complicações neuropsiquiátricas associadas a um sono ruim podem ter um impacto especialmente negativo na recuperação da doença grave, este capítulo se destina ao estudo dos distúrbios do sono após a internação em unidade de terapia intensiva (UTI).

FATORES DE RISCO PARA DISTÚRBIOS DO SONO NA RECUPERAÇÃO DA DOENÇA GRAVE

Os fatores de risco associados ao surgimento e manutenção de distúrbios do sono em pacientes após a alta da UTI podem se relacionar a características do próprio paciente e suas comorbidades de base, à sua doença crítica e ao tratamento recebido na UTI e, ainda, a sua condição no pós-alta.

Condições basais do paciente

Com relação às características do paciente, são considerados fatores de risco: sexo feminino, idade avançada[7,12,13] e a presença de distúrbios do sono prévios à internação na UTI.[4,7,13] Já a influência de comorbidades nos distúrbios do sono pós-UTI tem resultados controversos na literatura.[2,5,6,13,14]

Doença crítica

Contrariando o senso comum de que a internação na UTI seria um fator decisivo para o desenvolvimento de distúrbios do sono pós-UTI, a revisão sistemática de Altman e cols.[7] descreve resultados conflitantes desse tema. Na maior coorte pulicada até o presente, Orwelius et cols.[14] descrevem que a qualidade do sono autorelatada não foi diferente antes e após a internação. Mesmo outros marcadores de gravidade que aparentemente também influenciariam o sono não apresentaram associação: gravidade da doença aguda avaliada pelo escore de APACHE, tempo de internação na UTI, dias em ventilação mecânica e diagnóstico na admissão.[14] Resultados semelhantes foram encontrados em outros estudos.[4,5] No entanto, outras coortes associaram gravidade da doença e uso de hipnóticos a pior qualidade do sono em populações semelhantes.[2,13]

A incidência de *delirium* e o uso de benzodiazepínicos também não parecem prejudicar o sono em longo prazo.[5] Já o uso de opioides durante a internação associou-se a uma maior incidência de transtornos do sono. Ainda não foi possível identificar se essa relação entre opióides e sono de má qualidade se deve a presença de dor ou às características farmacológicas dessa classe.[5]

Uma teoria para a dissociação entre gravidade da doença aguda e qualidade do sono no pós-alta pode ser justificada pela ausência de avaliação sistemática do sono previamente à internação. Sem essa informação, o dimensionamento da influência da estada na UTI ou mesmo as comparações de *status* do pós-alta podem ficar prejudicadas.[4,14] Além disso, como o estudo do sono geralmente é realizado por meio de questionários retrospectivos, a existência de um potencial viés de memória deve ser considerada.

Outra explicação para essa dissociação é que, ao contrário das sequelas funcionais, que parecem ser mais dependentes do estado de saúde, da presença de comorbidades prévias e da agressividade das intervenções terapêuticas sofridas durante o período de doença crítica, as sequelas neuropsicológicas parecem associar-se também à capacidade dos pacientes lidarem com as memórias desenvolvidas nesse período.[15,16]

Essas memórias podem ser factuais ou delirantes, essa última classe se referindo a sonhos, pesadelos, alucinações e delírios paranoides. Recordações de memórias delirantes, mas não de memórias factuais foram associadas ao desenvolvimento de transtorno de estresse pós-traumático (TEPT) nessa população.[15,16]

Condições pós-alta

Na fase de recuperação da doença crítica e das disfunções orgânicas, existe uma importante sobreposição de condições que tanto podem ser consideradas como causas, consequências, ou mesmo cofatores da perpetuação do sono de má qualidade. Essas condições incluem: baixa qualidade de vida global, fadiga, presença de dor e de transtornos do humor como ansiedade e depressão.[3,5,7,14]

FATORES PARA AVALIAÇÃO DO SONO NA RECUPERAÇÃO DA DOENÇA GRAVE

O estudo do sono pode ser realizado por meio de ferramentas objetivas ou subjetivas. Dentre elas, a polissonografia (PSG) realizada em laboratório é considerada o padrão-ouro.[17] Contudo, esse método objetivo é um exame honeroso e de execução complexa, limitando sua utlização. Exemplo dessa dificuldade foi demonstrada em um estudo que, avaliando pacientes com insuficiência respiratória hipercápnica três meses após a alta da UTI, descreve que 53% deles não tiveram condições de ir ao laboratório para a realização do exame.[18]

Outro método objetivo de avaliação do sono já utilizado em estudos do paciente pós-UTI é a actigrafia. O actígrafo é um sensor de movimento semelhante a um relógio de pulso que distingue períodos de sono e vigília baseado na movimentação corporal. Esse método apresenta concordância elevada com a PSG na avaliação do sono em indivíduos saudáveis.[19] Aspectos atraentes do uso actígrafo são: realização no domicílio, avaliação de múltiplas noites e menor consumo de recursos em relação a PSG.[2]

Já os instrumentos subjetivos são a principal ferramenta para a avaliação do sono em pacientes sobreviventes da UTI. Em comparação aos estudos que utilizaram a PSG, os que utilizaram métodos subjetivos são em maior quantidade, avaliaram um maior número de pacientes, e tem um maior tempo de seguimento.[7] Na prática, são os meios disponíveis para estudos de grandes populações.

No entanto, existe uma grande variação entre as ferramentas utilizadas, que vai desde o uso de questionários originais não validados, de ferramentas de qualidade de vida em que sono é apenas um dos domínios, até questionários validados de sono.[7] Essa variabilidade de ferramentas e de parâmetros avaliados no sono gera dificuldades na confiabilidade dos dados e na comparação entre diferentes estudos. Além disso, os questionários já utilizados no seguimento do paciente crítico não foram validados para essa população e não há consenso quanto ao melhor questionário. O questionário criado e validado no ambiente de medicina intensiva é o *Richards-Campbell Sleep Questionnaire* (RCSQ),[20] que avalia o sono por meio de cinco domínios. Contudo, essa ferramenta não foi utilizada para o seguimento extra-hospitalar dessa população até o momento. Outra limitação quanto aos instrumentos subjetivos é a presença de um potencial viés de memória.

De modo geral, os principais questionários utilizados podem ser categorizados em três grupos (Tabela 24.1).

Tabela 24.1. Principais questionários de avaliação do sono
Avaliação de aspectos fundamentais do sono, como latência, manutenção, qualidade e sonolência diurna
Pittsburgh Sleep Quality Index (PSQI)[21]
Nordic Sleep Questionnaire (BNSQ)[22] especially obstructive sleep apnoea syndrome (OSAS)
Richards-Campbell Sleep Questionaire (RCSQ)[20]
Avaliação isolada de aspectos específicos do sono, como sonolência diurna ou insônia
Epworth Sleepiness Scale (ESS)[23]
Verran and Snyder-Halpern Sleep Scale (VSH)[24]
Insomnia Severity Index (ISI)[25] concurrent validity, factor structure
Avaliação de aspectos funcionais de distúrbios do sono relacionados a qualidade de vida
Functional Outcomes of Sleep Questionnaire[26]
Nottingham Health Profile (NHP)[27]

PREVALÊNCIA E CONSEQUÊNCIAS DOS DISTÚRBIOS DO SONO NA RECUPERAÇÃO DA DOENÇA GRAVE

O ambiente da UTI, além da própria condição aguda crítica do paciente, são fatores sabidamente hostis para a manutenção do sono normal.[28] As alterações resultantes no sono podem se manifestar de diversos modos e gravidades ao longo da internação na UTI e, ainda, perpetuar-se por longos períodos após a alta.[7] Revisão sistemática sobre a qualidade do sono após a UTI descreveu prevalências de sono anormal em 50% a 66,7% dos pacientes em 30 dias após a alta hospitalar e de 10% a 61% em mais de seis meses dessa.[7]

Dentre as coortes já publicadas sobre o tema, aquelas com maior número de participantes são descritas a seguir (Tabela 24.2).

Na coorte multicêntrica de 487 pacientes de Orwelius e cols.,[1] pacientes sobreviventes à doença crítica relatavam mais distúrbios do sono (38%) aos seis meses da alta da UTI em relação ao grupo controle, sendo a principal queixa referente a dificuldades de adormecimento. Os distúrbios não apresentavam melhora ao final de um ano de seguimento e ainda se correlacionavam a piores escores de qualidade de vida nos domínios de saúde mental e presença de dor.[1]

Estudo prospectivo realizado em dez UTIs portuguesas avaliou experiências referidas por 464 pacientes seis meses após a alta. Desses pacientes, 41% queixavam-se de distúrbios atuais do sono. Dos 51% dos pacientes que relatavam sonhos e pesadelos durante a estada na UTI, 14% afirmavam que esses sonhos e pesadelos ainda perturbavam sua vida diária, e apresentavam piores escores de qualidade de vida.[12]

Coorte australiana que seguiu 222 pacientes descreveu que, dos pacientes avaliados em dois e seis meses após a alta da UTI (79%), 40% classificavam seu sono como ruim nesses dois momentos.[4] Nesse estudo, transtornos de humor, TEPT, baixa qualidade de vida e dor estavam associados a qualidade ruim do sono em seis meses após a alta.

Estudo transversal que avaliou 120 sobreviventes da UTI descreveu que mais de um quarto dessa população (28%) apresentava critérios de insônia em 12 meses após a alta da UTI. Nessa população, uma forte relação entre a presença de insônia com sintomas depressivos ou com estresse pós-traumático faz com que os autores sugiram uma triagem para essas comorbidades quando um paciente pós-UTI se queixar de insônia ambulatorialmente.[5]

Esses resultados chamam a atenção para a prevalência significativa de distúrbios do sono nessa população, pela persistência desses distúrbios por longos períodos, e pela ausência de melhora significativa nesse intervalo. Além dos prejuízos na qualidade e na quantidade do sono,

Tabela 24.2. Distúrbios do sono nos sobreviventes da doença crítica

Autor	Jornal e ano	População estudada	Amostra	Tempo de acompanhamento	Forma de mensuração	Desfechos avaliados	Resultados
Solverson	Respiratory Medicine, 2016	> 17 anos; Mínimo de 4 dias na UTI	N = 55	3 meses após a alta hospitalar	Actigrafia (N = 11) *Pittsburgh Sleep Quality Index* (PSQI), *Epworth Sleepiness Scale* (ESS)	Tempo total de sono Qualidade do Sono Sonolência diurna	6,15 horas/noite Qualidade do sono ruim em 62% dos pacientes Sonolência diurna em 23% dos pacientes
Mckinley	Journal of Psychosomatic Research, 2013	> 18 anos; Mínimo de 2 noites na UTI	N = 222 N = 199 (enfermaria) N = 183 (2 meses) N = 179 (6 meses)	Enfermaria, 2 e 6 meses após a alta hospitalar	*Richards Campbell Questionnaire* *Pittsburgh Sleep Quality Index* (PSQI)	Qualidade do sono	Ruim em 73% dos pacientes na UTI, 68% na enfermaria, 62% após 2 meses da alta e 57% após 6 meses
Parsons	Heart &Lung, 2015	> 18 anos; Mínimo 24 horas na UTI	N = 120 (12 meses)	12 meses	*InsomniaSeverity Index* (ISI)	Critérios de insônia ao final de 12 meses após a UTI	28%
Granja	Critical Care, 2005	> 18 anos; multicêntrico em 10 UTIs portuguesas; pacientes que responderam questionário enviado por e-mail.	N = 464 (6 meses) 49% não respondeu	6 meses	Questionário original com 14 questões	*Distúrbios do sono*	41%
Orwelius	Critical Care, 2008	> 17 anos; Internados mais que 25 horas na UTI	N = 911 (6 meses) N = 497 (em 6 e 12 meses)	6 a 12 meses	*Basic NordicSleepQuestionnaire*	Parâmetros de avaliação do sono	20% qualidade do sono ruim em 6 meses 38% dificuldade em começar o sono (6 meses) 61% déficit no sono (6 meses) Sem mudança significativa em 12 meses
Altman	Annals of the American Thoracic Society, 2015	22 estudos		1 mês 1 a 3 meses 3 a 6 meses > 6 meses	Questionáriossubjetivos Polissonografia Actigrafia	Sono anormal após a alta Evolução do sono ao longo do acompanhamento	1 mês: 50,66,7% 1 a 3 meses: 34% a 65,3% 3 a 6 meses: 22% a 57% > 6 meses: 10-61% Melhora em 4/5 dos estudos com questionários e 5/5 dos estudos com polissonografia

esses distúrbios se correlacionam com diversas outras co-morbidade clínicas, neurocognitivas e psiquiátricas, prejudicando a reabilitação do paciente.[3-5,14]

DISTÚRBIOS DO SONO EM FAMILIARES DE PACIENTES CRÍTICOS

Estudos têm descrito de modo sistemático o surgimento de distúrbios do sono em familiares de pacientes críticos.[29-32] No entanto, a persistência desses distúrbios nessa população ainda é assunto pouco investigado na literatura. Segundo Choi e cols.,[30] mais da metade dos cuidadores de sobreviventes da UTI descrevem uma qualidade do sono ruim, tanto durante a internação na UTI, como em duas semanas e dois meses após a alta. Tendência a piores desfechos eram observados nos cuidadores que trabalhavam, que não eram cônjuges do paciente, ou ainda naqueles cujos familiares permaneciam internados no hospital por mais de dois meses após a alta da UTI. Além disso, Choi e cols.[33] correlacionaram sintomas dos pacientes (distúrbios do sono, fadiga, fraqueza e dor) a sintomas depressivos nos cuidadores em duas semanas e em dois meses após alta da UTI. Estudo do mesmo grupo descreve que mesmo após seis meses da alta, 20% dos familiares cuidadores seguem com queixas relativas ao sono.

Tais achados indicam a necessidade de cuidados específicos para familiares cuidadores nessa transição pós-UTI. É possível que uma melhor qualidade de sono para esses indivíduos se correlacione a uma melhor recuperação do paciente e da família como um todo.

CONCLUSÃO

Embora haja discrepância entre os métodos de estudos utilizados na avaliação do sono, sabe-se que distúrbios do sono prejudicam um número significativo de pacientes após a alta da UTI. Tais distúrbios variam desde a presença de pesadelos ou dificuldade de adormecimento até uma piora global da qualidade do sono, e podem persistir por longos períodos após a alta.[7,14]

Como consequência, distúrbios do sono foram associados a comorbidades neurocognitivas, a piora da qualidade de vida, a presença de dor no pós-alta[7] e a piora na capacidade de retomada a atividade física e reabilitação nesses pacientes.[34] Além disso, a existência de um ciclo vicioso entre sono ruim e transtornos psiquiátricos perpetua uma situação de doença prejudicando a recuperação de ambas as comorbidades.[2,3,5,7]

Diante do exposto, a elaboração de um plano terapêutico, ainda no momento hospitalar, que integre condutas preventivas e de rastreio de distúrbios do sono poderá se relacionar com a uma melhor recuperação desses pacientes.

REFERÊNCIAS BIBLIOGRÁFICAS

1. Orwelius L, Nordlund A, Nordlund P et al. Prevalence of sleep disturbances and long-term reduced health-related quality of life after critical care: a prospective multicenter cohort study. Critical Care. 2008;12(4):R97.
2. Solverson KJ, Easton PA, Doig CJ. Assessment of sleep quality post-hospital discharge in survivors of critical illness. Respiratory medicine. 2016;114:97-102.
3. Choi J, Hoffman LA, Schulz R et al. Self-reported physical symptoms in intensive care unit (ICU) survivors: pilot exploration over four months post-ICU discharge. Journal of pain and symptom management. 2014;47(2):257-70.
4. McKinley S, Fien M, Elliott R et al. Sleep and psychological health during early recovery from critical illness: an observational study. Journal of psychosomatic research. 2013;75(6):539-45.
5. Parsons EC, Hough CL, Vitiello MV et al. Insomnia is associated with quality of life impairment in medical-surgical intensive care unit survivors. Heart & Lung: The Jornal of Acute and Critical Care. 2015;44(2):89-94
6. Karnatovskaia LV, Johnson MM, Benzo RP et al. The spectrum of psychocognitive morbidity in the critically ill: a review of the literature and call for improvement. Journal of critical care. 2015;30(1):130-7.
7. Altman MT, Knauert MP, Pisani MA. Sleep Disturbance after Hospitalization and Critical Illness: A Systematic Review. Ann Am Thorac Soc. 2017 Sep;14(9):1457-68.
8. Carskadon MA, Dement WC. Normal human sleep: an overview. In: Principles and practice of sleep medicine 5. Philadelphia: WB Saunders; 2011. p.16-26.
9. Watson NF, Badr MS, Belenky G et al. Joint consensus statement of the American Academy of Sleep Medicine and Sleep Research Society on the recommended amount of sleep for a healthy adult: methodology and discussion. Sleep. 2015;38(8):1161-83.
10. Cappuccio FP, D'Elia L, Strazzullo P et al. Sleep duration and all-cause mortality: a systematic review and meta-analysis of prospective studies. Sleep. 2010;33(5):585-92.
11. Kerkhof GA, Van Dongen HP. A Effects of sleep deprivation on cognition. Human sleep and cognition: basic research. 2010;185:105-29.
12. Granja C, Lopes A, Moreira S et al. Patients' recollections of experiences in the intensive care unit may affect their quality of life. Crit Care. 2005;9(2):R96-109.

13. Chen C-J, Hsu L-N, McHugh G et al. Predictors of sleep quality and successful weaning from mechanical ventilation among patients in respiratory care centers. J Nurs Res JNR. 2015;23(1):65-74.
14. Orwelius L, Nordlund A, Nordlund P, Edéll-Gustafsson U, Sjöberg F. Prevalence of sleep disturbances and long-term reduced health-related quality of life after critical care: a prospective multicenter cohort study. Crit Care Lond Engl. 2008;12(4):R97.
15. Jones C, Griffiths RD, Humphris G et al. Memory, delusions, and the development of acute posttraumatic stress disorder-related symptoms after intensive care. Crit Care Med. 2001;29(3):573-80.
16. Kress JP, Pohlman AS, O'Connor MF et al. Daily interruption of sedative infusions in critically ill patients undergoing mechanical ventilation. N Engl J Med. 2000;342(20):1471-7.
17. Kushida CA, Littner MR, Morgenthaler T et al. Practice parameters for the indications for polysomnography and related procedures: an update for 2005. Sleep. 2005;28(4):499-521.
18. Adler D, Pépin J-L, Dupuis-Lozeron E et al. Comorbidities and Subgroups of Patients Surviving Severe Acute Hypercapnic Respiratory Failure in the ICU. Am J Respir Crit Care Med. 2017 Jul 15;196(2):200-207.
19. Sadeh A, Hauri PJ, Kripke DF et al. The role of actigraphy in the evaluation of sleep disorders. Sleep. 1995;18(4):288-302.
20. Richards KC, O'Sullivan PS, Phillips RL. Measurement of sleep in critically ill patients. J Nurs Meas. 2000;8(2):131-44.
21. Buysse DJ, Reynolds CF, Monk TH et al. The Pittsburgh Sleep Quality Index: a new instrument for psychiatric practice and research. Psychiatry Res. 1989;28(2):193-213.
22. Partinen M, Gislason T. Basic Nordic Sleep Questionnaire (BNSQ): a quantitated measure of subjective sleep complaints. J Sleep Res. 1995;4(S1):150-5.
23. Johns MW. A new method for measuring daytime sleepiness: the Epworth sleepiness scale. Sleep. 1991;14(6):540-5.
24. Snyder-Halpern R, Verran JA. Instrumentation to describe subjective sleep characteristics in healthy subjects. Res Nurs Health. 1987;10(3):155-63.
25. Bastien CH, Vallières A, Morin CM. Validation of the Insomnia Severity Index as an outcome measure for insomnia research. Sleep Medicine. 2001;2(4):297-307.
26. Weaver TE, Laizner AM, Evans LK et al. An instrument to measure functional status outcomes for disorders of excessive sleepiness. Sleep. 1997;20(10):835-43.
27. Hunt SM, McKenna SP, McEwen J et al. The Nottingham Health Profile: subjective health status and medical consultations. SocSci Med [A]. 1981;15(3 Pt 1):221-9.
28. Beltrami FG, Nguyen X-L, Pichereau C et al. Sleep in the intensive care unit. J Bras Pneumol. 2015;41(6):539-46.
29. Day A, Haj-Bakri S, Lubchansky S et al. Sleep, anxiety and fatigue in family members of patients admitted to the intensive care unit: a questionnaire study. Crit Care Lond Engl. 2013;17(3):R91.
30. Choi J, Tate JA, Donahoe MP et al. Sleep in family caregivers of ICU survivors for two months post-ICU discharge. Intensive Crit Care Nurs. 2016;37:11-18.
31. Schmidt M, Azoulay E. Sleepless nights in the ICU: the awaken family. Crit Care Lond Engl. 2013;17(5):1003.
32. Verceles AC, Corwin DS, Afshar M et al. Half of the family members of critically ill patients experience excessive daytime sleepiness. Intensive Care Med. 2014;40(8):1124-31.
33. Choi J, Donahoe MP, Zullo TG et al. Caregivers of the chronically critically ill after discharge from the intensive care unit: six months' experience. Am J Crit Care. 2011 Jan;20(1):12-23.
34. Parry SM, Knight LD, Connolly B, et al. Factors influencing physical activity and rehabilitation in survivors of critical illness: a systematic review of quantitative and qualitative studies. Intensive Care Med. 2017;43(4):531-42.

PARTE IV
DISFUNÇÃO NEUROMUSCULAR E MUSCULOESQUELÉTICA APÓS DOENÇA GRAVE

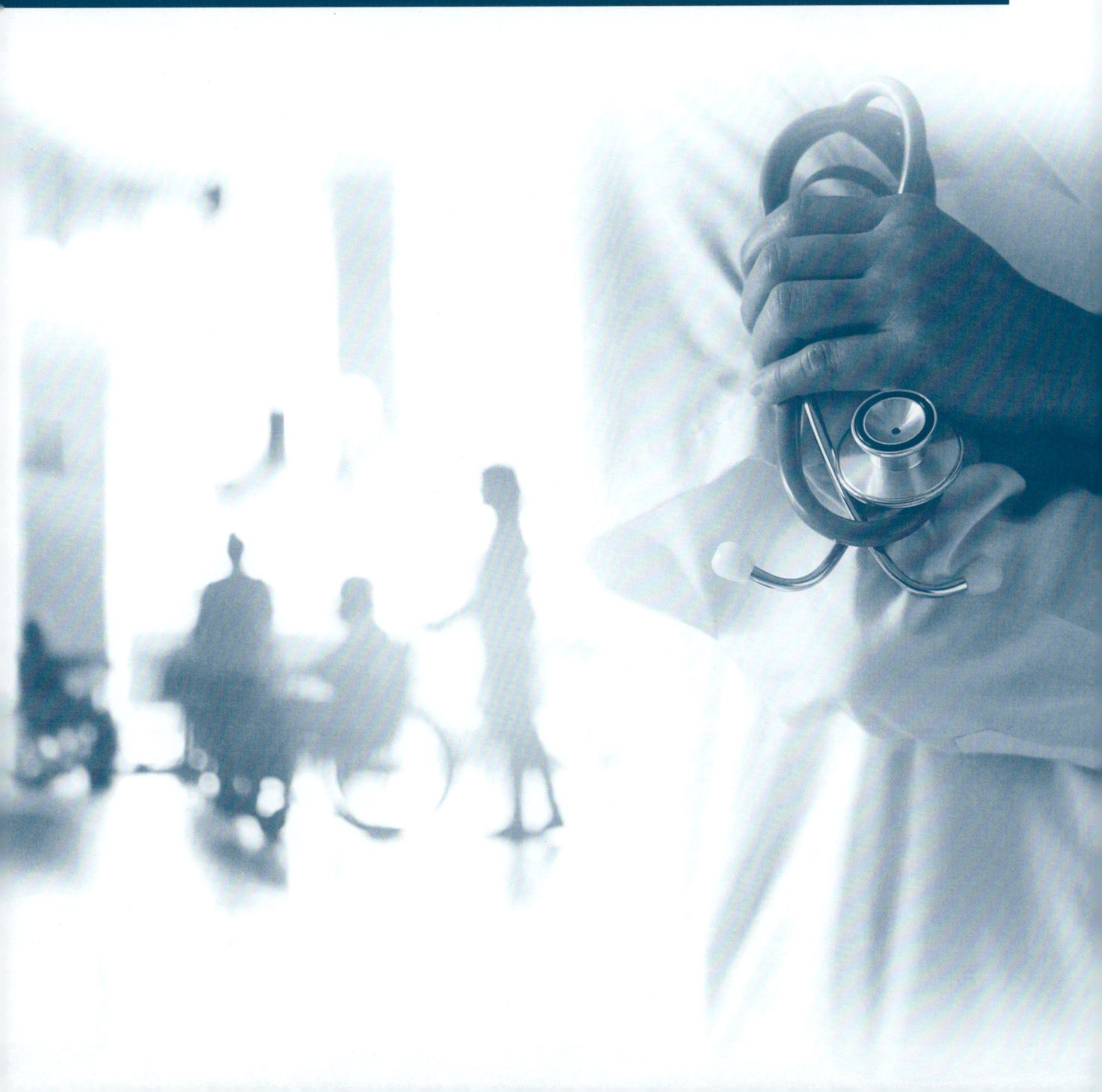

INTRODUÇÃO
PARTE IV – Disfunção Neuromuscular e Muscoesquelética após Doença Grave

Cassiano Teixeira

Anualmente, estima-se que 13 a 20 milhões de pessoas necessitam de suporte vital nas unidades de terapia intensiva (UTIs) de todo o mundo.[1] Muitos necessitam suporte ventilatório,[2] e aproximadamente 10% desses, por tempo prolongado.[3] Para os sobreviventes, todo esse cuidado dentro da UTI,[4,5] bem como a gravidade das doenças que motivaram a sua internação[6] têm efeitos duradouros em vários aspectos de sua recuperação após a alta hospitalar.[7-10] Sintomas psiquiátricos,[11-13] declínio cognitivo[14-16] e redução da capacidade física[17-19] são evidentes nos sobreviventes e influenciam na morbidade e na mortalidade após a alta da UTI.[20]

A síndrome pós-cuidados intensivos, do inglês, *post intensive care syndrome* (PICS) inclui preocupações com a recuperação cognitiva, mental e física dos pacientes e familiares, porém os efeitos sobre a saúde física e sua recuperação parecem ser particularmente prevalentes.[6,17-20] Em estudos que avaliaram a qualidade de vida (QV) dos sobreviventes, os *deficits* nos domínios físicos foram os mais dramaticamente e persistentemente afetados,[18,21] muitas vezes manifestados somente por dor persistente.[22]

Ainda na UTI, a fraqueza muscular pode ser mascarada por sedativos, *delirium* ou dificuldade na liberação do paciente do suporte ventilatório. Além disso, a fraqueza muscular periférica parece refletir a fraqueza dos músculos respiratórios.[23,24] A liberação do ventilador é mais lenta e difícil em pacientes com fraqueza adquirida na UTI,[21,25,26] podendo se prolongar por 3 a 12 dias após o despertar.[19,21,26] Estima-se que aproximadamente 25% dos pacientes que necessitam de ventilação mecânica prolongada apresentem fraqueza muscular global, profunda e persistente.[19,21] Após a liberação do ventilador, os pacientes com fraqueza adquirida que ainda estão internados no hospital, têm riscos adicionais de morbidade, pois parecem ter um risco aumentado de readmissões na UTI[21] e de desenvolvimento de pneumonia nosocomial.[27] Finalmente, para aqueles pacientes com fraqueza adquirida que recebem alta hospitalar, a habilidade de executar as atividades de vida diária (AVDs) apresenta-se reduzida,[7,10] tornando-os mais dependentes de cuidados de saúde,[28] com maior probabilidade de reinternação hospitalar,[29] mais custosos ao sistema de saúde[28] e menos felizes com sua própria vida.[11,13]

Muitos fatores tornam difícil o diagnóstico da fraqueza adquirida. Em primeiro lugar, o espectro de deficiência física relacionada aos cuidados da UTI é muito amplo e não existe um termo único que englobe todo o espectro da doença.[30,31] Essa pode se manifestar por leve descondicionamento físico, por neuropatias periféricas locais ou, ainda, por polineuromiopatia difusa que afeta diretamente a probabilidade e a velocidade de recuperação dos pacientes.[21,31,32] Confunde-se ainda, como fatores prognósticos nesses pacientes, conceitos como os de sarcopenia, comorbidades, capacidade funcional e fragilidade; conceitos esses que se inter-relacionam frequentemente e traduzem diferentes diagnósticos e prognósticos aos pacientes.[33] A sarcopenia engloba a redução da massa muscular esquelética e sua força (ou *performance*).[34,35] A deficiência física (declínio funcional ou perda da capacidade funcional) é definida como a dificuldade na realização das AVDs essenciais à vida autônoma, incluindo funções essenciais (tarefas necessárias para o autocuidado e para viver de modo independente em casa) importantes para a qualidade de vida.[33] Enquanto a fragilidade é considerada um estado de alta vulnerabilidade a eventos adversos relacionados à saúde, incluindo deficiência, dependência, quedas, necessidade de cuidados de longa duração e mortalidade.[33]

Nos capítulos subsequentes, o livro irá auxiliar o leitor a reconhecer a magnitude e a carga da doença neuromuscular adquirida no prognóstico em curto e longo prazo dos sobreviventes da terapia intensiva.

Esperamos que todos tenham uma leitura agradável e recheada das melhores evidências existentes até o momento sobre o tema.

REFERÊNCIAS BIBLIOGRÁFICAS

1. Adhikari NK, Fowler RA, Bhagwanjee S, Rubenfeld GD. Critical care and the global burden of critical illness in adults. Lancet. 2010;376(9749):1339-46.
2. Bellani G, Laffey JG, Pham T, Fan E, Brochard L, Esteban A et al. Epidemiology, Patterns of Care, and Mortality for Patients With Acute Respiratory Distress Syndrome in Intensive Care Units in 50 Countries. JAMA. 2016 Feb 23;315(8):788-800.
3. Loss SH, de Oliveira RP, Maccari JG et al. The reality of patients requiring prolonged mechanical ventilation: a multicenter study. Rev Bras Ter Intensiva. 2015 Jan-Mar;27(1):26-35.
4. Hutchings A, Durand MA, Grieve R et al. Evaluation of modernisation of adult critical care services in England: time series and cost effectiveness analysis. British Medical Journal. 2009;339:4353-60.
5. Kaukonen KM, Bailey M, Susuki S. Mortality related to severe sepsis and septic shock among critically ill patients in Australia and New Zealand, 2000-2009. JAMA. 2014;311(13):1308-16.
6. Haas JS, Teixeira C, Cabral CR et al. Factors influencing physical functional status in intensive care unit survivors two years after discharge. BMC Anesthesiol. 2013;13:11.
7. Desai SV, Law TJ, Needham DM. Long-term complications of critical care. Crit Care Med 2011;39(2):371-9.
8. Vest MT, Murphy TE, Araujo KLB, Pisani MA. Disability in activities of daily living, depression, and quality of life among older medical ICU survivors: a prospective cohort study. Health Qual Life Outcomes. 2011;9(1):9.
9. Rattray J. Life after critical illness: an overview. J Clin Nurs. 2014;23(5-6):623-33.
10. Oeyen SG, Vandijck DM, Benoit DD, Annemans L, Decruyenaere JM. Quality of life after intensive care: a systematic review of the literature. Crit Care Med. 2010;38(12):2386-2400.
11. Adhikari NK, Tansey CM, McAndrews MP et al. Self-reported depressive symptoms and memory complaints in survivors five years after ARDS. Chest. 2011;140(6):1484-93.
12. Azoulay E, Pochard F, Kentish-Barnes N et al. Risk of post-traumatic stress symptoms in family members of intensive care unit patients. Am J Respir Crit Care Med. 2005;171(9):987-94.
13. Bienvenu OJ, Colantuoni E, Mendez-Tellez PA et al. Depressive symptoms and impaired physical function after acute lung injury: a 2-year longitudinal study. Am J Respir Crit Care Med. 2011;185(5):517-24.
14. Jackson JC, Obremskey W, Bauer R et al. Long-term cognitive, emotional, and functional outcomes in trauma intensive care unit survivors without intracranial hemorrhage. J Trauma. 2007;62(1):80-88.
15. Jackson JC, Girard TD, Gordon SM et al. Long-term cognitive and psychological outcomes in the awakening and breathing controlled trial. Am J Respir Crit Care Med. 2010;182(2):183-191.
16. Iwashyna TJ, Ely EW, Smith DM, Langa KM. Long-term cognitive impairment and functional disability among survivors of severe sepsis. JAMA. 2010;304(16):1787-94.
17. Needham DM, Wozniak AW, Hough CL et al. Risk factors for physical impairment after acute lung injury in a national, multicenter study. Am J Respir Crit Care Med. 2014;189(10):1214-24.
18. Herridge MS, CM Tansey, A Matte et al. Functional disability 5 years after acute respiratory distress syndrome. N Engl J Med. 2011;364(14):1293-1304.
19. De Jonghe B, Sharshar T, Lefaucheur JP et al. Paresis acquired in the intensive care unit: a prospective multicenter study. JAMA. 2002;288(22):2859-67.
20. Wunsch H, Guerra C, Barnato AE, Angus DC, Li G, Linde-Zwirble WT. Three-year outcomes for Medicare beneficiaries who survive intensive care. JAMA. 2010;303(9):849-56.
21. Ali NA, J O'Brien, SP Hoffmann, et al. Acquired weakness, handgrip strength and mortality in critically ill patients. Am J Respir Crit Care Med. 2008;178(3):261-68.
22. Johansen KL, Smith MW, Unruh ML, et al. Predictors of health utility among 60-day survivors of acute kidney injury in the Veterans Affairs/National Institutes of Health Acute Renal Failure Trial Network Study. Clin J Am Soc Nephrol. 2010;5(8):1366-72.
23. De Jonghe B, Bastuji-Garin S, Durand M, et al. Respiratory weakness is associated with limb weakness and delayed weaning in critical illness. Crit Care Med. 2007;35(9):2007-15.
24. Santos PD, Teixeira C, Savi A et al. The critical illness polyneuropathy in septic patients with prolonged weaning from

mechanical ventilation: is the diaphragm also affected? A pilot study. Respir Care. 2012;57(10):1594-1601.
25. De Jonghe B, Bastuji-Garin S, Sharshar T et al. Does ICU-acquired paresis lengthen weaning from mechanical ventilation? Intensive Care Med. 2004;30(6):1117-21.
26. Garnacho-Montero J, Amaya-Villar R, Garcia-Garmendia JL et al. Effect of critical illness polyneuropathy on the withdrawal from mechanical ventilation and the length of stay in septic patients. Crit Care Med. 2005;33(2):349-54.
27. Garnacho-Montero J, Madrazo-Osuna J et al. Critical illness polyneuropathy: risk factors and clinical consequences. A cohort study in septic patients. Intensive Care Med. 2001;27(8):1288-96.
28. Epstein AM, AK Jha, EJ Orav. The relationship between hospital admission rates and rehospitalizations. N Engl J Med. 2011;365(24):2287-95.
29. Cheung AM, Tansey CM, Tomlinson G et al. Two-year outcomes, health care use, and costs of survivors of acute respiratory distress syndrome. Am J Respir Crit Care Med. 2006;174(5):538-44.
30. Needham DM, Davidson J, Cohen H et al. Improving long-term outcomes after discharge from intensive care unit: report from a stakeholders' conference. Crit Care Med. 2011;40(2):502-09.
31. Stevens RD, Marshall SA, Cornblath DR et al. A framework for diagnosing and classifying intensive care unit-acquired weakness. Crit Care Med. 2009;37(10 Suppl):S299-308.
32. Guarneri B, Bertolini G, Latronico N. Long-term outcome in patients with critical illness myopathy or neuropathy: the Italian multicentre CRIMYNE study. J Neurol Neurosurg Psychiatry. 2008;79(7):838-41.
33. Fried LP, Ferrucci L, Darer J et al. Untangling the concepts of disability, frailty and comorbidity: implications for improved targeting and care. J Gerontol A Biol Sci Med Sci. 2004;59(3):255-63.
34. Cruz-Jentoft AJ, Baeyens JP, Bauer JM et al. Sarcopenia: European consensus on definition and diagnosis: Report of the European Working Group on Sarcopenia in Older People. Age Ageing. 2010;39(4):412-23.
35. Cruz-Jentoft AJ, Landi F, Schneider SM et al. Prevalence of and interventions for sarcopenia in ageing adults: a systematic review. Report of the International Sarcopenia Initiative (EWGSOP and IWGS). Age Ageing. 2014;43(6):748-59.

MENSURAÇÃO DA FORÇA MUSCULAR
Respiratória, Periférica e o Declínio Funcional

Augusto Savi
Bruna Maciel Catarino

INTRODUÇÃO

Em pacientes com insuficiência respiratória aguda uma perda substancial de massa muscular ocorre já na primeira semana de internação na UTI,[1] podendo levar a dificuldades no desmame da ventilação mecânica, internação prolongada e aumento na morbidade e mortalidade.[2,3] Na alta hospitalar, os sobreviventes da síndrome do desconforto respiratório agudo (SDRA) costumam ainda ter redução de força e massa corporal, com perda média de quase 20% no peso corporal.[4] Embora, o peso corporal inicial retorne tipicamente aos 12 meses após a alta, frequentemente persistem os comprometimentos funcionais, que podemos atribuir à fraqueza muscular. Na alta hospitalar, mais de um terço dos sobreviventes de SDRA apresentam fraqueza muscular. Em contrapartida, uma maior força na alta e durante os próximos cinco anos está associada à melhora da sobrevida.[5]

MENSURAÇÃO DA FORÇA MUSCULAR RESPIRATÓRIA

A fraqueza muscular respiratória pode levar a dificuldades no processo de retirada do suporte ventilatório e, consequentemente, prolongar o tempo de internação na UTI. Além de ser afetada diretamente pela doença, trauma e polineuromiopatia do doente crítico, a função muscular respiratória, em particular, o diafragma como o principal músculo da inspiração, também é afetada indiretamente pelas consequências da doença pulmonar e pela aplicação de ventilação com pressão positiva. Em um estudo piloto, Santos e cols.[6] encontraram comprometimento diafragmático em 88% dos pacientes em ventilação mecânica prolongada e com sinais eletrofisiológicos periféricos de polineuromiopatia. Na doença pulmonar, o comprimento do diafragma é reduzido pela hiperinflação e, consequentemente, sua capacidade de geração de pressão está diminuída. Por consequência dessa redução de capacidade, o diafragma não consegue realizar uma diminuição na pressão intratorácica, necessária para a respiração.

A avaliação direta da força muscular respiratória é difícil devido à localização anatômica dos músculos. A produção de força é então avaliada indiretamente pela medição da pressão de abertura nas vias aéreas, que reflete a função muscular respiratória global, ou por medidas invasivas de pressão intratorácica e intra-abdominal, que podem fornecer uma avaliação específica para o diafragma (pressão transdiafragmática). A contração do diafragma resulta em uma queda pressão intratorácica, que pode ser estimada de modo confiável, medindo-se a pressão no terço médio do esôfago (POES), e aumento da pressão abdominal comumente avaliado medindo-se a pressão no estômago (PGAS). A pressão transdiafragmática é a diferença entre POES e PGAS e é considerada a medida "padrão-ouro" da função do diafragma.[7]

Contorno da pressão de vias aéreas

Uma inspeção simples do contorno da curva de pressão-tempo da via aérea durante um ciclo passivo em um paciente dependente de ventilador mecânico pode fornecer informações úteis sobre a atividade muscular respiratória.

Pressão inspiratória máxima

- Pressão na abertura das vias aéreas no primeiro 0,1 segundo (P0.1);
- Pressão pleural;
- Pressão transdiafragmática;
- Preditores de desmame;
- Avaliação da fadiga muscular respiratória;
- Fadiga central;
- Fadiga periférica de alta frequência;
- Fadiga periférica de baixa frequência.

MENSURAÇÃO DA FORÇA MUSCULAR PERIFÉRICA

A avaliação quantitativa de rotina da força muscular esquelética periférica é frequentemente realizada usando a escala *Medical Research Council* (MRC), uma escala categorizada de seis pontos, originalmente desenvolvida por Hughes e cols.,[8] para avaliar função neuromuscular em pacientes com síndrome de Guillain-Barré. Um escore modificado, mais sensível, o MRC escore,[9] foi posteriormente introduzido para fornecer uma soma da força de seis grupos musculares bilateralmente. O somatório do MRC varia de 0 (paralisia) a 60 (força normal), e ambos grupos musculares proximais e distais (deltoide, bíceps braquial, extensores do carpo, iliopsoas, quadríceps e tibial anterior). O somatório MRC foi proposto como critério diagnóstico para fraqueza adquirida na UTI, com um valor *cut-off* inferior a 48 de 60.[10]

A medição voluntária da força muscular é confiável em pacientes críticos, desde que sejam seguidas as diretrizes estritas de adequação e padronização das posições de teste.[11]

DECLÍNIO FUNCIONAL

Declínio funcional pode ser entendido como a perda ou diminuição da capacidade de realização das atividades básicas de vida diária, compreendendo o período pré-adoecimento, internação hospitalar, estendendo-se até três meses após alta. Estudos recentes vêm demonstrando que internações em UTIs estão relacionadas ao desenvolvimento precoce de declínio funcional.[12]

QUESTIONÁRIOS: VALIDAÇÃO DA APLICAÇÃO DOS QUESTIONÁRIOS EM PACIENTES, FAMILIARES E VIA TELEFONE

A avaliação do declínio funcional requer, fundamentalmente, avaliação da condição funcional prévia do indivíduo, para que seja possível traçar comparativo com o estado atual e após período de acompanhamento. Levando-se em conta que, pacientes críticos admitidos em UTIs na maioria das vezes não se encontram aptos para responder avaliação acerca de sua funcionalidade, lança-se mão de instrumentos que possibilitem avaliação desses pacientes a partir do relato de familiares e cuidadores. Nesse sentido, algumas escalas e questionários vem sendo amplamente utilizados.

Medida de indenpendência funcional (MIF)

A MIF é um instrumento de 18 itens que avalia objetivamente a capacidade de realização das atividade básicas de vida diária, como transferências, locomoção, controle de esfíncteres, entre outros. Foi validada e traduzida para língua portuguesa em 2004 e vem sendo amplamente utilizada nos estudos que avaliam capacidade funcional e declínio funcional nos mais diversos grupos de pacientes (diferentes comorbidades). A escala apresenta escore que pode variar entre 18 e 126 pontos. Os níveis de dependência são classificados de acordo com o escore total da MIF:[13,14]

- 18: dependência completa;
- 19 a 60: dependência modificada (assistência de até 50% das tarefas);
- 61 a 103: dependência modificada (assistência de até 25% das tarefas);
- 104 a 126: independência completa/modificada.

ÍNDICE DE BARTHEL (IB)

O índice de Barthel (IB) é um instrumento de fácil e rápida utilização, avalia a independência funcional para realização de dez atividades básicas de vida diária (alimentação, banho, vestuário, higiene pessoal, eliminações intestinais e vesicais, uso do vaso sanitário, passagem cadeira-cama, deambulação e uso de escadas). Cada um dos dez itens é avaliado de acordo com a necessidade de auxílio requerida para execução das tarefas. A pontuação total varia de zero a cem, em intervalos de cinco pontos, o nível de independência funcional pode ser estratificado de acordo com a pontuação obtida, e os intervalos de classificação variam de autor para autor, mas via de regra, as pontuações mais elevadas indicam maior independência. O IB foi desenvolvido, em 1965, inicialmente para mensurar desempenho funcional e pacientes submetidos a internações prolongadas. Atualmente, é um dos instrumentos mais utilizados em estudos brasileiros e internacionais.[15,16]

ESCALA DE KATZ

A escala de Katz, também conhecida como escala de independência em atividades da vida diária (EIAVD), foi desenvolvida para avaliar capacidade funcional de idosos em realizar atividades básicas de vida diária e atividades instrumentais de vida diária, ou seja, em termos gerais, avalia capacidade do indivíduo de cuidar de si próprio e viver independentemente. O instrumento foi traduzido para o português em 2002, e adaptado transculturalmente, em 2008, por diferentes autores, desde então, vem sendo utilizada em larga escala. A escala de Katz avalia seis itens: banho, vestir-se, ir ao banheiro, transferência, continência e alimentação. Cada item pode ser avaliado como "dependente" ou "independente" ou pelo formato Likert, no qual cada item recebe pontuação de zero (independência) à três (dependência total), gerando um escore final denominado índice de Katz, que varia de zero (independente para as seis atividades) até seis (dependente para todas atividades).[17,18]

Quando se trata de avaliar funcionalidade, capacidade funcional e/ou incapacidades, o advento da publicação da classificação Internacional de Funcionalidade, Incapacidade e Saúde (CIF), em 2004, veio confirmar a necessidade uma padronização da linguagem e dos descritores relacionados à função. Mesmo sendo um instrumento ainda pouco utilizado, por ser complexo, multiprofissional e extenso, é possível afirmar que a CIF hoje, é o que se tem de mais completo para avaliar todos componentes relacionados a saúde e seus fatores contextuais, e a partir da análise de seus elementos principais como funções corporais, estruturas corporais, atividades e participação, é possível realizar avaliação completa, de abordagem ampla ao contexto de saúde do indivíduo, possibilitando ampliação do olhar acerca do processo de declínio funcional e seus determinantes.

REFERÊNCIAS BIBLIOGRÁFICAS

1. Puthucheary ZA, Rawal J, McPhail M et al. Acute skeletal muscle wasting in critical illness. J Am Med Assoc. 2013;310:1591-1600.
2. De Jonghe B, Bastuji-Garin S, Durand MC et al. Respiratory weakness is associated with limb weakness and delayed weaning in critical illness. Crit Care Med. 2007;35:2007-15.
3. Garnacho-Montero J, Madrazo-Osuna J, Garcia-Garmendia JL et al. Critical illness polyneuropathy: risk factors and clinical consequences. A cohort study in septic patients. Intensive Care Med. 2001;27:1288-96.
4. Herridge MS, Cheung AM, Tansey CM et al. Canadian Critical Care Trials Group: One-year outcomes in survivors of the acute respiratory distress syndrome. N Engl J Med. 2003;348:683-693.
5. Dinglas VD, Friedman LA, Calantuoni E et al. Muscle weakness and 5-year survival in acute respiratory distress syndrome survivors. Crit Care Med. 2017;45:466-53.
6. Santos PD, Teixeira C, Savi A et al. The critical illness polyneuropathy in septic patients with prolonged weaning from mechanical ventilation: is the diaphragm also affected? A pilot study. Respir Care. 2012;57(10):1594-1601.
7. Tzelepis GE, Nasiff L, McCool FD, Hammond J. Transmission of pressure within the abdomen. J Appl Physiol. 1996;81:1111-14.
8. Hughes RA, Newsom-Davis JM, Perkin GD, Pierce JM. Controlled trial prednisolone in acute polyneuropathy. Lancet. 1978;2:750-3.
9. Kleyweg RP, van der Meche FG, Meulstee J. Treatment of guillain-barre syndrome with high-dose gammaglobulin. Neurology. 1988;38:1639-41.
10. Stevens RD, Marshall SA, Cornblath DR et al. A framework for diagnosing and classifying intensive care unit-acquired weakness. Crit Care Med. 2009;37:S299-308.
11. Vanpee G, Hermans G, Segers J, Gosselink R. Assessment of muscle strength in critically ill patients: a systematic review. Crit Care Med. 2014;42:701-11.
12. Martinez et al, 2013 ?????
13. Riberto M, Miyazaki MH, Jucá SSH, Sakamoto H, Pinto PPN et al. Validação da Versão Brasileira da Medida de Independência Funcional. Acta Fisiatr. 2004;1(2):72-6.
14. Ricci NA, Kubota MT, Cordeiro RC. Agreement between observations on the functional capacity of home care elderly patients. Rev Saúde Pública. 2005;39(4):655-62.
15. Minosso JSM, Amendola F, Alvarenga MRM, Oliveira MAC. Validação, no Brasil, do Índice de Barthel em Idosos Atendidos em Ambulatórios. Acta Paul. Enferm. 2010;23(2):218-23. Disponível em: http://dx.doi.org/10.1590/S0103-21002010000200011

16. Mahoney FI, Barthel DW. Functional evaluation: the Barthel Index. Md State Med J. 1965;14:61-5.
17. Moraes CL, Reichenheim ME. Cross-cultural measurement equivalence of the Revised Conflict Tactics Scales (CTS2) Portuguese version used to identify violence within couples. Cad Saúde Pública. 2002;18:783-96.
18. LINO VTS, et al. Adaptação transcultural da Escala de Independência em Atividades da Vida Diária(Escala de Katz). Cad. Saúde Pública. 2008;24(1):103-112.

FRAGILIDADE COMO MARCADOR
Prognóstico do Paciente Criticamente Doente

Leandro Utino Taniguchi

INTRODUÇÃO

Fragilidade é um conceito oriundo da gerontologia que define uma síndrome multidimensional caracterizada pela perda das reservas físicas e cognitivas do indivíduo, tornando-o mais vulnerável a eventos adversos (internação, sequela, maior tempo de hospitalização, óbito). Nesse conceito, o aspecto de vulnerabilidade determina uma menor capacidade da pessoa de se resolver à condição original de homeostase após um evento estressor (por exemplo, infecções, cirurgias, traumas etc.)[1-3]. Apesar de ser uma condição já bem conhecida na geriatria há mais de 20 anos, só recentemente as implicações dessa condição nos doentes críticos foram estudadas. O presente capítulo irá discutir o conceito de fragilidade aplicada ao doente crítico.

CONCEITO E FISIOPATOLOGIA

Uma das principais características da condição de fragilidade é a vulnerabilidade dos sistemas orgânicos. Tal vulnerabilidade decorre da perda da reserva funcional dos órgãos que ocorre naturalmente com a senilidade ou decorrente de eventos prévios e/ou doenças preexistentes. Com isso, um evento menor que seria bem tolerado por um indivíduo não frágil pode alterar gravemente a condição clínica de um paciente frágil (Figura 27.1).

Logo se percebe a relevância de tal conceito na terapia intensiva. A internação numa unidade de terapia intensiva (UTI) é geralmente decorrente de algum evento altamente estressante à homeostase do indivíduo a tal ponto que a disfunção orgânica já se instalou (como na sepse ou na síndrome do desconforto respiratório agudo) ou é potencial (como nas cirurgias de alto risco). Se tal situação já é preocupante em indivíduos tróficos, é mais relevante em pacientes frágeis sem reservas. Nesses pacientes, a evolução para disfunção de múltiplos órgãos, doença crítica crônica, sequelas permanentes, redução da qualidade de vida e/ou morte são muito mais prováveis. Sendo assim, a identificação da condição de fragilidade permitiria aos profissionais que assistem o doente uma atenção maior para identificação mais precoce de disfunção orgânica (ou mesmo sua prevenção), uma avaliação prognóstica mais clara e acurada que permitiria uma discussão de plano terapêutico mais alinhado com as preferências do paciente e familiares, além de intervenções multidisciplinares na UTI e após para reabilitação mais adequada.

De qualquer modo, a síndrome de fragilidade está relacionada à perda da reserva funcional fisiológica. Tal perda é natural com o envelhecimento, de tal modo que se observa uma forte correlação entre fragilidade e idade cronológica[4]. Mas também é notório que a pre-

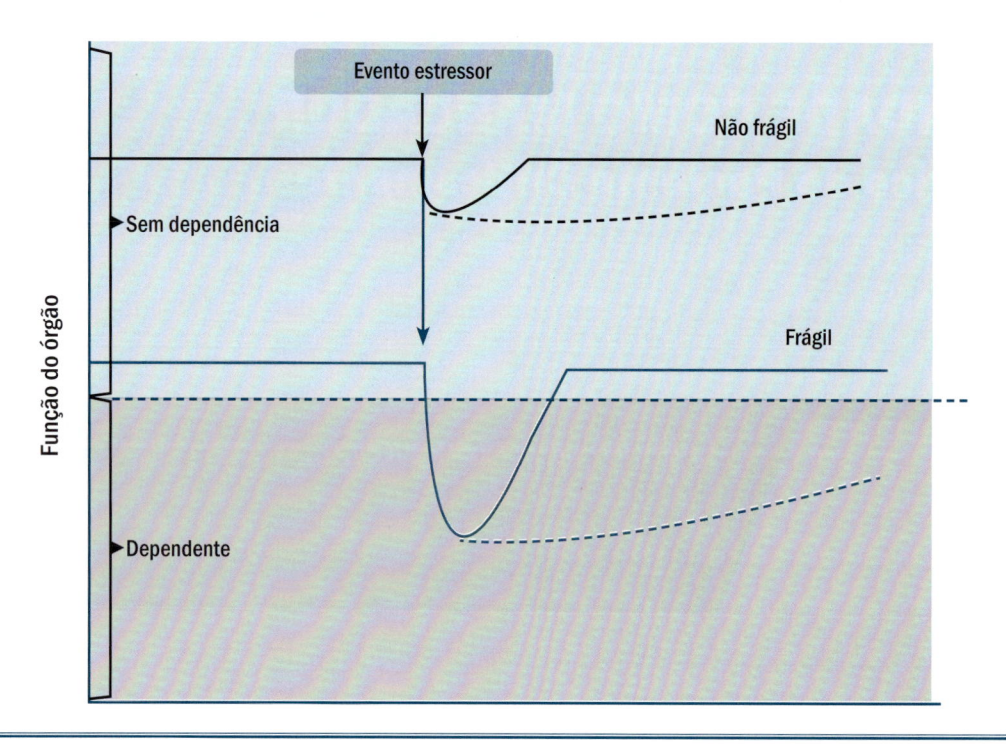

Figura 27.1. Evolução temporal da função de um determinado órgão frente a um agravo num paciente não frágil e em outro frágil. As curvas demonstram a função de um órgão num paciente sem fragilidade (em preto) e com fragilidade (em verde) após um evento estressor (por exemplo, infecção, trauma, cirurgia, novo tratamento). A linha tracejada horizontal representa o limite entre a função do órgão sem necessidade de assistência externa (sem dependência) e com necessidade de assistência (com dependência). Observe que no paciente frágil a curva da função já se inicia num patamar mais baixo denotando menor reserva funcional, mas em ambos o fenótipo é de sem dependência. Frente a um evento estressor, no paciente sem fragilidade há a resolução completa (linha cheia) ou incompleta (linha tracejada) do quadro, mas permanecendo a condição de sem dependência. Entretanto, no paciente frágil o mesmo evento estressor desencadeia um evento de maior proporção e faz com que a função cruze a linha horizontal de dependência, o que demanda suporte externo (por exemplo diálise, ventilação mecânica, vasopressor). Com a resolução do quadro pode haver retorno completo à condição basal sem dependência (linha cheia) ou incompleta (linha tracejada) com disfunção permanente com dependência. Tal representação não se aplica somente aos órgãos, mas também ao paciente como indivíduo.
Adaptado de: Clegg (autorizado).[1]

valência de fragilidade é variável nos estratos de idade dos idosos[5] e muito mais relevante sua associação mais intensa com a idade biológica do indivíduo que com sua idade cronológica[4]. No ser humano, espera-se uma progressiva redução na reserva funcional dos diversos sistemas e órgãos com o envelhecimento, mas, em geral, muito aquém do necessário para tornar o indivíduo sintomático, frágil ou disfuncional (no sentido puramente físico da função de um ou mais órgãos). Os sistemas biológicos humanos apresentam uma notável redundância, isso é, possuímos muito mais células e tecidos que o necessário para sobrevivermos. Essa reserva fisiológica inata nos permite adaptarmos frente às alterações induzidas pela idade ou por doenças.[6]

Entretanto, fatores determinados geneticamente, fatores ambientais, eventos passados e doenças preexistentes podem causar uma redução fora do habitual na reserva fisiológica, determinando a incapacidade de compensar agravos à saúde. Isoladamente, o *deficit* fisiológico poderia ser tolerado, mas coletivamente assume proporções incompatíveis com a homeostase e gera uma condição semelhante a uma avalanche[7] (usualmente vista na UTI na condição de disfunção de múltiplos órgãos). Tal situação pode ser reversível, mas quando determina sequelas causa um novo ciclo de redução da reserva e maior vulnerabilidade do indivíduo a agravos futuros (Figura 27.2). Tal condição cíclica propicia futuras readmissões hospitalares ou mesmo novos eventos na mesma internação (favorecendo a condição de doença crítica crônica).

O limiar para que a reserva funcional se esgote propiciando a situação de vulnerabilidade ainda é desconhecido. Entretanto, alguns estudos sugerem que o acúmulo de disfunções é mais relevante que a intensidade de alterações isoladas, o que corrobora a noção de acúmulo progressivo de perdas da reserva até determinado limiar.[8]

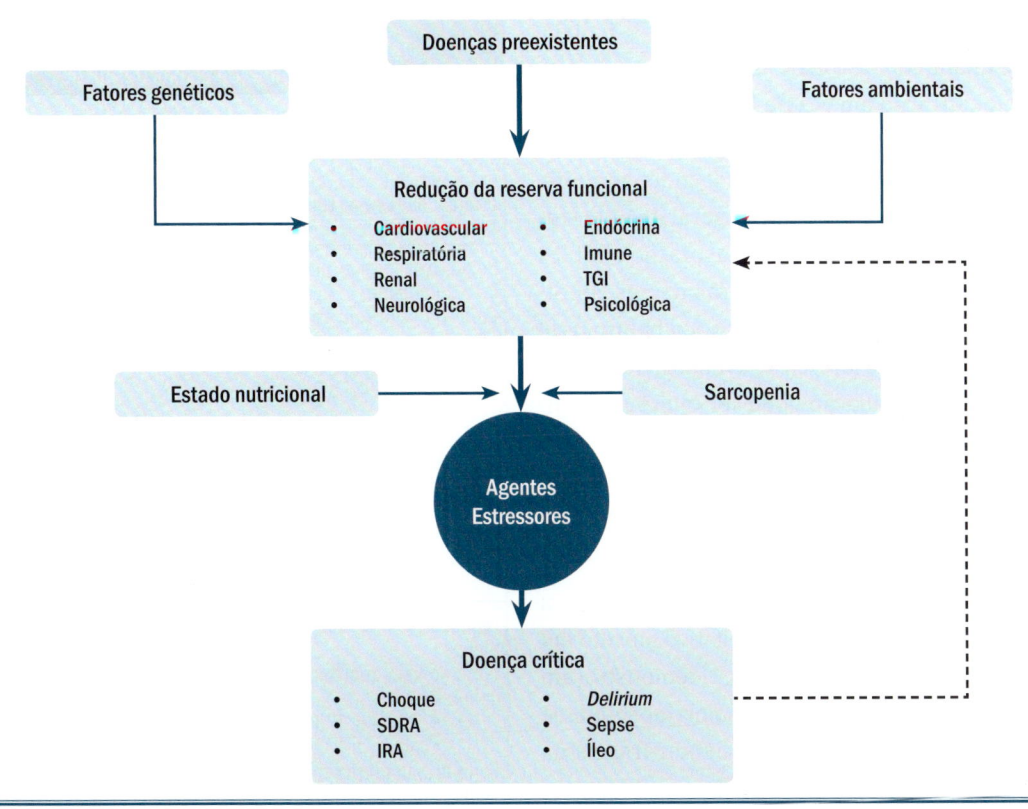

Figura 27.1. Fisiopatologia da fragilidade.
TGI: trato gastrointestinal; SDRA: síndrome do desconforto respiratório agudo; IRA: injúria renal aguda.
Adaptado de: Clegg (autorizado).[1]

RELEVÂNCIA DA FRAGILIDADE NO CONTEXTO DE DOENÇA CRÍTICA

Há várias décadas, a idade é um fator prognóstico bem conhecido na admissão na UTI, usado em todos os escores prognósticos modernos,[9] especialmente acima de 75 anos.[10] À medida que a população mundial envelhece a idade média dos pacientes admitidos na UTI também tem aumentado, o que tem impacto na proporção de comorbidades. Segundo o conceito de acúmulo de doenças crônicas que vão reduzindo as reservas fisiológicas, espera-se um aumento na prevalência de fragilidade com a idade na população,[11,12] e que tal fato também se reflita na UTI. Na verdade, segundo uma recente metanálise que reuniu 3.030 pacientes críticos a prevalência estimada atual de fragilidade nos pacientes de UTI é de 30% (IC 95% de 29% a 32%).[13]

O impacto desse aumento na prevalência não se deve somente ao aumento da idade ou das comorbidades dos pacientes. É relevante ressaltar que comorbidade, deficiência e fragilidade são conceitos diferentes e que as correlações com a idade e o prognóstico não são lineares. Deficiência seria a incapacidade ou dependência para a realização de atividades essenciais para a vida independente (geralmente mensurada por atividades instrumentais de vida e atividades básicas de vida). Comorbidade seria a presença de duas ou mais patologias concomitantes no mesmo indivíduo. Nesse aspecto, é possível ter comorbidades e/ou deficiências, mas não ser frágil ainda (apesar que a probabilidade aumenta à medida que esses fatores se somam).[14] E é possível ser um paciente frágil mesmo em idades mais jovens, com relevante impacto na mortalidade.[15,16]

Vários estudos avaliaram a associação entre fragilidade e mortalidade no contexto da doença crítica. Um dos primeiros grupos a publicar tal correlação foi o estudo canadense de Bagshaw e cols.[17] Nesse estudo multicêntrico com 421 pacientes (idade maior que 50 anos), a presença de fragilidade foi associada a maior mortalidade hospitalar (32% versus 16%; odds ratio 1,81) e em um ano (48% versus 25%; hazard ratio 1,82), além maior chance de perda de funcionalidade e pior qualidade de vida.[17] Desde esse estudo outros se seguiram corroborando tais achados. Numa metanálise recente que compilou dez estudos observacionais, a presença de fragilidade foi associada a maior mortalidade hospitalar (risco relativo de 1,71; p < 0,001) e em longo prazo (risco relativo de 1,53; p < 0,001), além de pior qualidade de vida e maior chance de alta para institucionalização em vez de ir para casa.[13] Desse modo, observa-se que a fragilidade na admissão na UTI apresenta-se como um fator prognóstico independente, talvez por ser um reflexo da condição geral de vulnerabilidade do paciente melhor que a mensuração simples de comorbidades apesar da sobreposição dessas condições[18]. De fato, nenhum escore prognóstico habitual de UTI leva em consideração fatores de avaliação funcional pré-admissão, e essa avaliação pode ser muito relevante para desfechos no paciente crítico. Zampieri e cols.[19] já haviam demonstrado a associação independente da funcionalidade do indivíduo com o prognóstico mesmo nos diversos subgrupos de SAPS3 e estratos de idade.

Finalmente, é igualmente relevante observar que a presença de fragilidade tem impacto negativo mesmo em pacientes mais jovens. Bagshaw e cols.[16] demonstraram uma associação entre fragilidade e maior mortalidade e re-hospitalização em um ano em pacientes frágeis na admissão na UTI com idade entre 50 e 65 anos.[15] Mais recentemente, Brummel e cols.[16] demonstraram uma prevalência de 20% de fragilidade em pacientes de UTI com menos de 50 anos, e igual impacto negativo na sobrevida, qualidade de vida e dependência em longo prazo.

DIAGNÓSTICO DE FRAGILIDADE

O diagnóstico de fragilidade reside segundo dois modelos (que descrevem "duas escolas de pensamento"): o modelo de fenótipo de fragilidade desenvolvido por Linda Fried,[20] e o modelo de *deficits* cumulativos de Kenneth Rockwood.[21,22]

Modelo de fenótipo de fragilidade

A partir da análise de 5.210 indivíduos (idade ≥ 65 anos) da coorte do *Cardiovascular Health Study*, Fried e cols.[20] validaram cinco variáveis como indicadores da presença de fragilidade (Tabela 27.1):

- perda de peso;
- exaustão;
- redução na força de preensão do punho;
- lentidão na velocidade de caminhada;
- redução na atividade.

Tabela 27.1. Variáveis do modelo de fenótipo de fragilidade e suas definições

Perda de peso: perda não intencional de 4,5 kg ou ≥ 5% do peso em um ano
Exaustão: concorda com as sentenças "Eu sinto que tudo que faço é um esforço" ou "Eu não consigo continuar", pelo menos 3 a 4 dias da semana ou mais
Redução da força do punho: mensuração com dinamômetro de punho na mão dominante Corte do valor (em kg) para homens de acordo com IMC para definir redução: • IMC ≤ 24: ≤ 29 • IMC 24,1 a 26: ≤ 30 • IMC 26,1 a 28: ≤ 30 • IMC > 28: ≤ 32 Corte do valor (em kg) para mulheres de acordo com IMC para definir redução: • IMC ≤ 23: ≤ 17 • IMC 23,1 a 26: ≤ 17,3 • IMC 26,1 a 29: ≤ 18 • IMC > 29: ≤ 21
Lentidão na velocidade de caminhada: velocidade para caminhar 4,57 metros Corte do valor (em segundos) para homens de acordo com altura para definir lentidão: • Altura ≤ 173 cm: ≥ 7 segundos • Altura > 173 cm: ≥ 6 segundos Corte do valor (em segundos) para mulheres de acordo com altura para definir lentidão: • Altura ≤ 159 cm: ≥ 7 segundos • Altura > 159 cm: ≥ 6 segundos
Redução na atividade: quantificação do gasto energético semanal com as atividades físicas habituais e esportivas Corte do valor para definir redução na atividade: • < 383 kcal/semana para homens • < 270 kcal/semana para mulheres

A presença de três ou mais variáveis definiria a presença de fragilidade; uma a duas variáveis seria pré-fragilidade; nenhuma variável seria ausência de fragilidade (ou robustez).

Um dos grandes méritos dessa avaliação foi a validação da possibilidade de se identificar a fragilidade fora do contexto de pesquisa, mas na beira-leito ou no ambulatório. Entretanto, para o ambiente de UTI, tal avaliação não é praticável porque demanda avaliações pouco disponíveis (dinamômetro de punho) ou não habituais (velocidade de deambulação). Mesmo em nível ambulatorial tais medidas não são usuais.

Modelo de *deficits* cumulativos

Num estudo de coorte com 2.305 idosos, Rockwood e cols.[21] desenvolveram um "índice de fragilidade" a partir de uma lista de variáveis de sintomas, sinais, doenças preexistentes, antecedentes familiares e deficiências já instaladas.[21] A partir da avaliação de uma lista de 70 variáveis (Tabela 27.2), o índice de fragilidade é calculado como uma proporção do número de *deficits* presentes em relação ao total (por exemplo, uma pessoa com 14 *deficits* da lista de 70 tem 14/70 = 0,20 como índice de fragilidade).

Uma das vantagens desse índice foi a quantificação e graduação da fragilidade, visto que muitos defendem um processo gradativo de sua instalação e não um fenômeno "tudo ou nada".[23] Além disso, a inclusão de deficiências (mobilidade reduzida, problemas para se vestir ou tomar banho, por exemplo) como um dos *deficits* que poderiam caracterizar a condição de vulnerabilidade da fragilidade também foi feita.

Entretanto, a lista é muito longa e talvez redundante (problemas respiratórios e problemas pulmonares, problemas de tireoide e história de doença tireoidiana, por exemplo). Também se discute que a identificação da fragilidade deveria ocorrer antes da instalação de uma deficiência para promover medidas de prevenção, o que não é possível no índice de fragilidade na medida em que ele considera deficiência no mesmo nível que comorbidade. Finalmente, para UTI sua codificação é particularmente difícil pela falta de todos os dados.

DETECÇÃO DE FRAGILIDADE NA UTI

No contexto do paciente criticamente doente, tanto os critérios de Fried como o índice de fragilidade não são práticos como já discutido anteriormente. Instrumentos de mais rápida e fácil aplicação seriam mais efetivos no ambiente dinâmico e corrido da UTI. Fora isso, instrumentos que possibilitem o uso de dados habitualmente colhidos em bancos administrativos ou de prontuários eletrônicos seriam úteis por possibilitar aplicação retrospectiva sem necessidade de implantação de novas variáveis.

A escala clínica de fragilidade (*clinical frailty scale* – CFS) é uma escala desenvolvida e validada originalmente por Rockwood e cols.[21] Mais recentemente, foi aplicada no ambiente de UTI em diversos trabalhos tem caráter prognóstico independente.[13,16,17] Além de ser uma avaliação prática que combina indicadores de contexto físico e funcionais, permite uma graduação do

Tabela 27.2. *Deficits* para definir o índice de fragilidade	
• Alterações nas atividades diárias • Problemas de cabeça e pescoço • Fraqueza muscular no pescoço • Bradicinesia facial • Problemas para se vestir • Problemas para tomar banho • Problemas para cuidados pessoais • Incontinência urinária • Problemas para se higienizar • Dificuldades de grande monta • Problemas retais • Problemas gastrointestinais • Problemas para cozinhar • Problemas para sugar • Dificuldades para sair sozinho • Mobilidade reduzida • Problemas musculoesqueléticos • Bradicinesia dos membros • Tônus muscular reduzido em membros • Coordenação reduzida em membros • Coordenação reduzida em tronco • Postura em pé reduzida • Padrão de deambulação irregular • Quedas • Problemas de humor • Sentimento de tristeza • História de humor deprimido • Cansaço o tempo todo • Depressão (impressão clínica) • Problemas de sono • Inquietude • Alterações de memória • Problemas com memória curto prazo • Problemas com memória longo prazo • Alterações na função geral mental	• Sintomas cognitivos • *Delirium* • Sintomas paranoides • História relevante de perda cognitiva • História familiar de perda cognitiva • Alteração de sensibilidade vibratória • Tremor ao repouso • Tremor postural • Tremor no movimento • História de doença de Parkinson • História familiar de doença degenerativa • Crises parciais complexas • Crises generalizadas • Síncopes • Cefaleia • Problemas cerebrovasculares • História de AVC • História de *diabetes mellitus* • Hipertensão arterial • Pulsos periféricos • Problemas cardíacos • Infarto agudo do miocárdio • Arritmias • Insuficiência cardíaca • Problemas pulmonares • Problemas respiratórios • Problemas de tireoide • História de doença tireoidiana • Problemas de pele • Câncer • Problemas de mama • Problemas abdominais • Presença de reflexo de sucção • Presença de reflexo palmomentoniano • Outras histórias médicas relevantes

grau de fragilidade. Habitualmente valores de escala ≥ 4 determinam a presença de fragilidade (Tabela 27.3).

Tabela 27.3. Escala clínica de fragilidade[17,21]

1	Muito em forma: ativo, energético, bem motivado, robusto. Exercita-se frequentemente. Estão entre os mais ativos da sua idade
2	Bem: sem doença ativa, mas menos ativos que o grupo 1. Exercitam-se ocasionalmente
3	Bem, com comorbidades tratadas: com doenças bem controladas, mas atividade física se limita à deambulação habitual
4	Vulnerável: apesar de não ser dependente para atividades diárias, os sintomas limitam suas atividades. Queixa-se de estar "mais lento"
5	Levemente frágil: necessita de auxílio para algumas atividades instrumentais de vida diária (limpeza doméstica pesada, finanças, transporte, medicações). Tipicamente, limita compras, sair sozinho e preparação de alimentos
6	Moderadamente frágil: necessita de auxílio para todas as atividades fora de casa e no cuidado doméstico. Geralmente, precisam de auxílio com escadas e com o banho, e ocasionalmente para se vestir
7	Gravemente frágil: completamente dependente para todas as atividades e cuidados (por causas físicas ou cognitivas)
8	Muito gravemente frágil: completamente dependente para todas as atividades, está se aproximando do fim de vida. Não consegue se recuperar mesmo de pequenos insultos
9	Doença terminal: aproximando-se do fim de vida, com perspectiva < 6 meses

As escalas de 1 a 7 são da descrição original de Rockwood e cols.[21] As escalas de 8 e 9 são do estudo de Bagshaw e cols.[17] e complementam a escala. Ambas foram estudadas no contexto de UTI.

Em pacientes cirúrgicos, a detecção de fragilidade é particularmente relevante, visto que permitiria uma intervenção precoce pré-operatória em cirurgias eletivas de alto risco com a finalidade de minimizar impactos. Um escore validado é o Índice de Fragilidade Modificado (*Modified Frailty Index* – mFI), derivado do índice de fragilidade canadense original e adaptado para captar variáveis usualmente medidas pré-operatórias e existentes em banco de dados cirúrgicos.[24] Tal variável se correlaciona com desfechos em diversos tipos de cirurgias e com readmissão (Tabela 27.4).[25-28]

O índice de fragilidade modificado é calculado de modo semelhante ao índice de fragilidade, ou seja, uma proporção entre o número de variáveis presentes em relação ao total (por exemplo, 3/11 = 0,27). Alternativamente, é descrito como somente o número de variáveis presentes.

Tabela 27.4. Índice de fragilidade modificado

1	História de diabetes mellitus
2	Estado funcional que não independente (dependente parcial ou totalmente para atividades diárias)
3	História de doença pulmonar obstrutiva crônica ou pneumonia
4	História de insuficiência cardíaca
5	História de infarto agudo do miocárdio
6	História de intervenção coronariana percutânea, colocação de *stent* ou angina
7	História de hipertensão arterial que necessita de medicação
8	História de doença vascular arterial periférica ou dor isquêmica de membro ao repouso
9	História de alteração do sensório
10	História de acidente vascular cerebral transitória ou acidente cerebrovascular sem déficit
11	História de acidente cerebrovascular com déficit.

O índice de fragilidade modificado apresenta as mesmas limitações já discutidas com o índice de fragilidade original de Rockwood. Mas por ser mais prático e pela possibilidade de ser aplicado em bancos de dados de forma retrospectiva, sua aplicação para identificação de fragilidade em UTI é uma alternativa.

INTER-RELAÇÃO ENTRE FRAGILIDADE E DOENÇA CRÍTICA

Conforme discutido, o conceito de fragilidade determina uma condição de vulnerabilidade por redução das reservas fisiológicas do indivíduo (por senescência, por acúmulo de comorbidades e/ou de deficiências). Como apresentado, na Figura 27.2, tal condição favorece piores desfechos no paciente frágil, especialmente no ambiente de UTI.[13] Porém, a sobrevida dos pacientes após um episódio de doença crítica tem melhorado, mas às custas de aumento nas comorbidades e deficiências.[29,30] Vários capítulos do presente livro abordam com maiores detalhes a influência do pós-UTI, mas em resumo percebe-se um impacto negativo na funcionalidade do paciente tanto cognitiva como física. É esperado que isso aumente a incidência de fragilidade nos pacientes após alta da UTI, o que favoreceria a readmissão.

Por exemplo, a fraqueza adquirida na UTI traz impactos em longo prazo.[31,32] Algumas das características dos pacientes com fraqueza pós-UTI apresentam sobreposição com fenótipos de fragilidade, como redução da força de punho e lentidão na caminhada. Além disso, os pacientes de UTI são de risco para alterações cognitivas com efeitos em longo prazo,[33] inclusive com mudanças estruturais cerebrais.[34] Tais mudanças sensibilizam o sistema nervoso central a novos insultos futuros, que facilitam episódios de *delirium* e readmissão hospitalar num círculo vicioso. Desse modo, a doença crítica apresenta uma inter-relação bidirecional com a fragilidade, tanto favorecendo como sendo favorecida.

INTERVENÇÕES PARA FRAGILIDADE NA DOENÇA CRÍTICA

Não há estudos com intervenções voltadas à reversão da fragilidade no contexto da doença crítica. Entretanto, algumas intervenções para prevenir sarcopenia e fraqueza muscular pós-UTI, redução do tempo de ventilação mecânica e uso excessivo de sedativos, mobilização precoce e reabilitação podem ter impacto na redução da vulnerabilidade dos pacientes após alta das unidades de terapia intensiva. Especialmente, assim como, a fragilidade é uma condição multidimensional, sua abordagem necessita de uma visão multidisciplinar. Mais estudos são necessários para melhor descrever essa nova entidade no contexto do paciente crítico e intervenções adequadas para seu manejo.

REFERÊNCIAS BIBLIOGRÁFICAS

1. Clegg A, Young J, Iliffe S, Rikkert MO, Rockwood K. Frailty in elderly people. Lancet 2013;381:752-62.
2. Rockwood K. What would make a definition of frailty successful? Age Ageing. 2005;34:432-4.
3. Rockwood K, Song X, MacKnight C, Bergman H, Hogan DB, McDowell I, Mitnitski A. A global clinical measure of fitness and frailty in elderly people. CMAJ. 2005;173:489-95.
4. Mitnitski AB, Graham JE, Mogilner AJ, Rockwood K. Frailty, fitness and late-life mortality in relation to chronological and biological age. BMC Geriatr. 2002;2:1.
5. Rockwood K, Mogilner A, Mitnitski A: Changes with age in the distribution of a frailty index. Mech Ageing.Dev 2004;125:517-9.
6. Lipsitz LA. Dynamics of stability: the physiologic basis of functional health and frailty. J Gerontol A Biol Sci Med Sci. 2002;57:B115-25.
7. Mitnitski AB, Mogilner AJ, MacKnight C, Rockwood K. The mortality rate as a function of accumulated deficits in a frailty index. Mech Ageing Dev. 2002;123:1457-60.
8. Fried LP, Xue QL, Cappola AR, Ferrucci L, Chaves P, Varadhan R et al. Nonlinear multisystem physiological dysregulation associated with frailty in older women: implications for etiology and treatment. J Gerontol A Biol Sci Med Sci. 2009;64:1049-57.
9. Keegan MT, Soares M. What every intensivist should know about prognostic scoring systems and risk-adjusted mortality. Rev Bras Ter Intensiva. 2016;28:264-9.
10. Fuchs L, Chronaki CE, Park S, Novack V, Baumfeld Y, Scott D, McLennan S, Talmor D, Celi L. ICU admission characteristics and mortality rates among elderly and very elderly patients. Intensive Care Med. 2012;38:1654-61.
11. Song X, Mitnitski A, Rockwood K. Prevalence and 10-year outcomes of frailty in older adults in relation to deficit accumulation. J Am Geriatr Soc. 2010;58:681-7.
12. Collard RM, Boter H, Schoevers RA, Oude Voshaar RC. Prevalence of frailty in community-dwelling older persons: a systematic review. J Am Geriatr Soc. 2012;60:1487-92.
13. Muscedere J, Waters B, Varambally A, Bagshaw SM, Boyd JG, Maslove D, Sibley S, Rockwood K. The impact of frailty on intensive care unit outcomes: a systematic review and meta-analysis. Intensive Care Med. 2017;43:1105-22.
14. Fried LP, Ferrucci L, Darer J, Williamson JD, Anderson G. Untangling the concepts of disability, frailty, and comorbidity: implications for improved targeting and care. J Gerontol A Biol Sci Med Sci. 2004;59:255-63.
15. Bagshaw M, Majumdar SR, Rolfson DB, Ibrahim Q, McDermid RC, Stelfox HT. A prospective multicenter cohort study of frailty in younger critically ill patients. Crit Care. 2016;20:175.
16. Brummel NE, Bell SP, Girard TD, Pandharipande PP, Jackson JC, Morandi A et al. Frailty and Subsequent Disability and Mortality among Patients with Critical Illness. Am J Respir Crit Care Med. 2017;196:64-72.
17. Bagshaw SM, Stelfox HT, McDermid RC, Rolfson DB, Tsuyuki RT, Baig N et al. Association between frailty and short- and long-term outcomes among critically ill patients: a multicentre prospective cohort study. CMAJ. 2014 Feb 4;186(2):E95-102.
18. Theou O, Rockwood MR, Mitnitski A, Rockwood K. Disability and co-morbidity in relation to frailty: how much do they overlap? Arch Gerontol Geriatr. 2012;55:e1-8.
19. Zampieri FG, Bozza FA, Moralez GM, Mazza DD, Scotti AV, Santino MS et al. The effects of performance status one week before hospital admission on the outcomes of critically ill patients. Intensive Care Med. 2017;43:39-47.
20. Fried LP, Tangen CM, Walston J, Newman AB, Hirsch C, Gottdiener J et al. Cardiovascular Health Study Collaborative Research Group. Frailty in older adults: evidence for a phenotype. J Gerontol A Biol Sci Med Sci. 2001;56:M146-56.
21. Rockwood K, Song X, MacKnight C, Bergman H, Hogan DB, McDowell I, Mitnitski A. A global clinical measure of fitness and frailty in elderly people. CMAJ. 2005;173:489-95.
22. Mitnitski AB, Mogilner AJ, Rockwood K. Accumulation of deficits as a proxy measure of aging. Scientific World Journal. 2001;1:323-36.
23. Koller K, Rockwood K. Frailty in older adults: implications for end-of-life care. Cleve Clin J Med. 2013;80:168-74.

24. Farhat JS, Velanovich V, Falvo AJ, Horst HM, Swartz A, Patton JH Jr, Rubinfeld IS. Are the frail destined to fail? Frailty index as predictor of surgical morbidity and mortality in the elderly. J Trauma Acute Care Surg. 2012;72:1526-30.
25. Obeid NM, Azuh O, Reddy S, Webb S, Reickert C, Velanovich V, Horst HM, Rubinfeld I. Predictors of critical care-related complications in colectomy patients using the National Surgical Quality Improvement Program: exploring frailty and aggressive laparoscopic approaches. J Trauma Acute Care Surg. 2012;72:878-83.
26. Adams P, Ghanem T, Stachler R, Hall F, Velanovich V, Rubinfeld I. Frailty as a predictor of morbidity and mortality in inpatient head and neck surgery. JAMA Otolaryngol Head Neck Surg. 2013 Aug 1;139(8):783-9.
27. Vermillion SA, Hsu FC, Dorrell RD, Shen P, Clark CJ. Modified frailty index predicts postoperative outcomes in older gastrointestinal cancer patients. J Surg Oncol. 2017;115:997-1003.
28. Wahl TS, Graham LA, Hawn MT, Richman J, Hollis RH, Jones CE et al. Association of the Modified Frailty Index With 30-Day Surgical Readmission. JAMA Surg. 2017 Aug 1;152(8):749-757.
29. Kaukonen KM, Bailey M, Suzuki S, Pilcher D, Bellomo R. Mortality related to severe sepsis and septic shock among critically ill patients in Australia and New Zealand, 2000-2012. JAMA. 2014;311:1308-16.
30. Herridge MS, Tansey CM, Matté A, Tomlinson G, Diaz-Granados N, Cooper A et al. Canadian Critical Care Trials Group. Functional disability 5 years after acute respiratory distress syndrome. N Engl J Med. 2011;364:1293-304.
31. Jolley SE, Bunnell AE, Hough CL. ICU-Acquired Weakness. Chest. 2016;150:1129-40.
32. Fan E, Dowdy DW, Colantuoni E, Mendez-Tellez PA, Sevransky JE et al. Physical complications in acute lung injury survivors: a two-year longitudinal prospective study. Crit Care Med. 2014;42:849-59.
33. Pandharipande PP, Girard TD, Jackson JC, Morandi A, Thompson JL, Pun BT et al. BRAIN-ICU Study Investigators. Long-term cognitive impairment after critical illness. N Engl J Med 2013; 369: 1306-16.
34. Morandi A, Rogers BP, Gunther ML, Merkle K, Pandharipande P et al. The relationship between delirium duration, white matter integrity, and cognitive impairment in intensive care unit survivors as determined by diffusion tensor imaging: the VISIONS prospective cohort magnetic resonance imaging study. Crit Care Med. 2012 Jul;40(7):2182-9.

SARCOPENIA COMO MARCADOR
Prognóstico do Paciente Crítico

Tulio Frederico Tonietto

INTRODUÇÃO

A sarcopenia faz parte do espectro da síndrome fraqueza adquirida na UTI, que compreende: polineuropatia, miopatia e atrofia muscular.

Sarcopenia é a perda generalizada e progressiva da força, da função e da massa muscular esquelética, que pode ser primária, devido ao processo de envelhecimento, ou secundária, devido a outras causas como doenças, desnutrição e inatividade muscular.[1]

Sua presença está associada e prejuízo funcional e pode levar à perda da independência funcional.[2] Sua prevalência aumenta com a idade e fica ao redor de 5% a 13%,[3] nas sexta e sétima décadas de vida, respectivamente. Em pacientes com mais de 80 anos, pode chegar a mais de 50%.[4]

Embora geralmente associada ao envelhecimento, pode estar presente em outras situações clínicas como câncer, obesidade e na doença crítica. Pacientes críticos, especialmente, encontram-se sob risco aumentado de adquirir fraqueza, perda de função muscular e sarcopenia. A fraqueza muscular esquelética é prevalente na UTI.[3]

Definida como perda de força de membros bilateral e simétrica, a fraqueza adquirida na UTI pode apresentar um prevalência de 25% a 100%, tornando-a uma das causas principais de sarcopenia secundária.

DEFINIÇÃO

Sarcopenia é uma síndrome caracterizada por perda generalizada progressiva de massa e da força muscular, com risco de desfechos desfavoráveis como incapacidade física, baixa qualidade de vida e morte. Recomenda-se para diagnóstico de sarcopenia a presença tanto de massa muscular reduzida quanto baixa função muscular (força ou *performance*). Desse modo, são necessários, em geral, a presença do critério 1 e critério 2 ou 3 (Tabela 28.1). A Tabela 28.2 traz os pontos de corte específicos para cada critério para o diagnóstico de sarcopenia.

Tabela 28.1. Critérios diagnósticos gerais de sarcopenia[3]
Diagnóstico é baseado na documentação do critério 1 MAIS (critérios 2 ou 3)
1. Baixa massa muscular
2. Baixa força muscular
3. Baixa *performance* física

Embora essa definição seja usada especialmente na população geriátrica, ela não está bem descrita para pa-

Tabela 28.2. Critérios diagnósticos específicos de sarcopenia[4]			
	EWGSOP	ESPEN SIG	IWGS
Massa muscular baixa	MMA/ h ≤ 7,25 kg/m² ≤ 5,67 kg/m²	MMA/ h ≤ 7,25 kg/m² ≤ 5,67 kg/m²	MMA/ h ≤ 7,23 kg/m² ≤ 5,67 kg/m²
Baixa função muscular	VM ≤ 0,8m/s	VM ≤ 0,8m/s	VM ≤ 0,8m/s
Força muscular reduzida	FA < percentil 25		

EWGSOP: European Working Group on Sarcopenia in Older People; ESPEN SIG: European Society for Clinical Nutrition and Metabolism Special Interest Group on cachexia-anorexia in chronic diseases / IWGS= the International Working Group on Sarcopenia; MMA:massa magra appendicular (em kg); h: altura (em m); VM: velocidade de marcha; FA= força de aperto da mão.

cientes de UTI. A avaliação da força e da função muscular, por exemplo, pode estar prejudicada pela própria condição do doente crítico. A massa muscular pode ser avaliada em doentes críticos por, tomografia computadorizada (TC), ultrassonografia e bioimpedância.[5]

O tecido adiposo e muscular esquelético podem ser quantificados pela área transversal por meio de corte tomográfico no nível da terceira vértebra lombar (L3). As áreas tissulares transversais nesse ponto de referência se correlacionam fortemente com a distribuição muscular e adiposa corporal total. Isso pode ser analisado em exames de rotina de pacientes críticos realizados com outras finalidades.[6]

A ultrassonografia muscular esquelética pode estimar a massa magra apendicular corporal por meio da medida da espessura muscular em avaliação dos membros superiores e inferiores.

A bioimpedância é outro método que pode ser utilizado para estimar a massa magra em doentes críticos, principalmente nas fases iniciais da internação, antes da administração de grandes quantidades de fluidos que resultem em edema corporal, o que pode interferir na qualidade do exame.[5]

FISIOPATOGENIA

A imobilidade e a inflamação levam à fraqueza muscular. A atrofia muscular é decorrente da redução da síntese proteica e do aumento da degradação de proteínas. Todos os passos da síntese proteica estão prejudicados (transcricional, translacional e pós-translacional), embora o mais afetado seja o translacional. O alvo da rapamicina mamífera (m-TOR) e o fator de crescimento semelhante a insulina 1 (IGF-1) são duas proteínas intracelulares reguladoras com papel importante nos mecanismos translacionais. Estudos experimentais mostram que a imobilização leva a redução do níveis de IGF-1 e m-TOR, causando atrofia muscular.[3,4]

A imobilização prolongada estimula a degradação de proteínas musculares por diferentes vias proteolíticas:

- fator nuclear kappa beta (NF-kB): ativado por infecções, citocinas, estresse oxidativo e mitógenos. Causa atrofia muscular;
- ubiquitina proteassoma: membro de enzimas proteolíticas que pode ser ativada após lesão do sarcômero e está associada a rápida atrofia muscular;
- calpaínas dependentes de cálcio: têm papel importante na ativação da via do NF-kB, causando morte celular;
- caspase 3: esse sistema tem funções nos estágios iniciais de degradação proteica e é ativado por radicais reativos de oxigênio;
- protease lisossomal: estudos animais ostram que a atividade lisossomal aumenta após denervação muscular.

Mecanismos e interações complexos entre essas cinco vias também têm papel importante no catabolismo proteico muscular. O papel da apoptose na perda de massa e função muscular não está bem esclarecido.[3,4]

IMPLICAÇÕES PROGNÓSTICAS

Estudos utilizando TC para avaliar composição corporal em doentes críticos mostram associação entre baixa massa magra na admissão e maior mortalidade, menos tempo livre de ventilação mecânica e menor probabilidade de alta hospitalar.[7,8]

Em um estudo recente a sarcopenia, diagnosticada por TC, em pacientes idosos vítimas de trauma que internaram na UTI foi associada a maior mortalidade em um ano.[9] Do mesmo modo, em um estudo retrospectivo avaliando 150 idosos sépticos, a sarcopenia se correlacionou a maior mortalidade.[10]

Em um estudo observacional prospectivo de 231 pacientes cirúrgicos internados na UTI que foram submetido a TC em até cinco dias após extubação, baixa massa muscular foi associada a pneumonia e maior mortalidade em 30 dias.[11]

Mais recentemente, num estudo retrospectivo envolvendo 99 pacientes oncológicos críticos, a sarcopenia foi fator de risco para menor sobrevida em 30 dias, maior mortalidade hospitalar e maior número de complicações.[12]

TRATAMENTO

Em uma metanálise recente, estimulação elétrica neuromuscular e intervenções baseadas em exercícios podem ajudar na manutenção da função e da massa muscular em doentes criticamente enfermos, entretanto, com evidência baseada em estudos pequenos.[13]

Nutrição adequada, com aporte proteico suficiente, evitar uso de bloqueadores neuromusculares, instituição de um protocolo de sedação com terapia guiada por metas com pausa diária dos sedativos associados a desmame da ventilação mecânica assim que o paciente apresentar condições são medidas que estão associadas à redução da imobilidade dos doentes críticos e que podem estar associadas à preservação da massa e da função muscular desses pacientes.[1,2,14,15]

REFERÊNCIAS BIBLIOGRÁFICAS

1. Cruz-Jentoft AJ1, Baeyens JP, Bauer JM, Boirie Y, Cederholm T, Landi F. Sarcopenia: European consensus on definition and diagnosis: Report of the European Working Group on Sarcopenia in Older People. Age Ageing. 2010 Jul;39(4):412-23.
2. Hanna JS. Sarcopenia and Critical Illness: A Deadly Combination in the Elderly Physiologic Derangements in Sarcopenia Age-Associated Alterations in Muscle Homeostasis and Composition. J Parenter Enteral Nutr. 2015;39(3):273-81.
3. Kizilarslanoglu MC, Kuyumcu ME, Yesil Y, Halil M. Sarcopenia in critically ill patients. Journal of Anesthesia. 2016;30(5):884-90.
4. Muscaritoli M, Lucia S, Molfino A. Sarcopenia in critically ill patients: the new pandemia. Minerva Anestesiol, 2013;79(7):771-77.
5. Looijaard WGPM, Molinger J. Measuring and monitoring lean body mass in critical illness. Current Opinion in Critical Care. 2018;24:241-47.
6. Mourtzakis M, Prado CMM, Lieffers JR, Reiman T, Mccargar, LJ, Baracos VE. A practical and precise approach to quantification of body composition in cancer patients using computed tomography images acquired during routine care. Applied Physiology, Nutrition, and Metabolism. 2008;33:997-1006.
7. Weijs PJM, Looijaard WGPM, Dekker IM, Stapel SN, Girbes AR, Straaten HMO, Beishuizen A. (2014). Low skeletal muscle area is a risk factor for mortality in mechanically ventilated critically ill patients. Critical Care. 2014;18,1-7.
8. Moisey LL, Mourtzakis M, Cotton BA, Premji T, Heyland DK, Wade CE. Skeletal muscle predicts ventilator-free days, ICU-free days, and mortality in elderly ICU patients. Critical Care. 2013;17:R206.
9. Kaplan SJ, Pham TN, Arbabi S, Gross JA, Damodarasamy M, Bentov I, Reed MJ. Association of Radiologic Indicators of Frailty With 1-Year Mortality in Older Trauma Patients Opportunistic Screening for Sarcopenia and Osteopenia. JAMA. JAMA Surg. 2017;152(2):e164604.
10. Shibahashi K, Sugiyama K, Kashiura M, Hamabe Y. (2017). Decreasing skeletal muscle as a risk factor for mortality in elderly patients with sepsis: a retrospective cohort study. Journal of Intensive Care. 2017;5:8.
11. Fuchs G, Thevathasan T, Chretien YR, Mario J, Piriyapatsom A, Schmidt U, Fintelmann FJ. Lumbar skeletal muscle index derived from routine computed tomography exams predict adverse post-extubation outcomes in critically ill patients. Journal of Critical Care. 2018;44:117-123.
12. Hoogt PA. De Reisinger KW, Tegels JJW, Bosmans JWAM, Tijssen F, Stoot JHMB. Functional Compromise Cohort Study (FCCS): Sarcopenia is a Strong Predictor of Mortality in the Intensive Care Unit. World Journal of Surgery. 2018;42(6):1733-41.
13. Trethewey SP, Brown N, Gao F, Turner AM. Interventions for the management and prevention of sarcopenia in the critically ill: A systematic review. Journal of Critical Care. 2019;50:287-95.
14. Jolley SE, Bunnell A, Hough CL. Intensive Care Unit Acquired Weakness. Chest. 2016;150(5):1129-40.
15. Pun BT, Balas MC, Barnes-daly MA, Thompson JL, Aldrich JM, Barr J et al. Caring for Critically Ill Patients with the ABCDEF Bundle: Results of the ICU Liberation Collaborative in Over 15,000 Adults. Crit Care Med. 2019 Jan;47(1):3-14.

FRAQUEZA MUSCULAR APÓS a Doença Crítica Aguda

Cassiano Teixeira

INTRODUÇÃO

A fraqueza muscular adquirida na unidade de terapia intensiva, do inglês, *intensive care unit acquired weakness* (ICUAW), é uma fraqueza muscular generalizada e difusa que complica frequentemente o curso clínico dos pacientes criticamente doentes. Sua presença dificulta o desmame da ventilação mecânica dos pacientes, prolonga o tempo de internação na UTI e aumenta a mortalidade intra e extra-hospitalar. O diagnóstico é clínico e realizado por meio de testes que mensuram a capacidade dos músculos periféricos. Estudos eletrofisiológicos podem classificá-la como polineuropatia isolada, miopatia isolada ou neuropatia e miopatia combinadas. Dados prognósticos talvez possam estar relacionados a essa classificação. Os objetivos deste capítulo são:

- descrever sobre a importância clínica do diagnóstico da ICUAW;
- orientar sobre como fazer o diagnóstico;
- descrever sobre os fatores de risco para o seu desenvolvimento;
- determinar o prognóstico desse achado em curto e longo prazo.

DIAGNÓSTICO

A ICUAW é uma condição detectada clinicamente que se caracteriza por fraqueza difusa e simétrica, que envolve a musculatura dos membros e os músculos respiratórios.[1-3] Geralmente os pacientes apresentam diferentes graus de fraqueza muscular dos membros e são dependentes do ventilador, ao mesmo tempo em que os músculos faciais e nervos cranianos são poupados.[3] O diagnóstico de ICUAW exige que não seja possível identificar qualquer outra etiologia plausível, além da doença crítica, e desse modo, necessita da exclusão de outras causas de fraqueza muscular aguda. Um critério diagnóstico maior é que a ICUAW seja detectada após o início de uma doença crítica; assim, é importante diferenciar a ICUAW da síndrome de Guillain-Barré ou de outros distúrbios neuromusculares agudos que possam provocar falência respiratória e admissão à unidade de terapia intensiva (UTI) (Figura 29.1).[1] O uso de agentes bloqueadores neuromusculares (BNM) por períodos prolongados de tempo, o uso de certos antibióticos (por exemplo, polimixinas) e presença de anormalidades eletrolíticas (por exemplo, hipermagnesemia, hipocalemia, hipercalcemia e hipofosfatemia), além de períodos prolongados de imobilização, são comuns na UTI e devem ser tratados adequadamente antes que se possa definir o diagnóstico de ICUAW.[4]

Testes diagnósticos clínicos

O diagnóstico clínico da ICUAW pode ser realizado por meio da realização do *Medical Research Council* (MRC) em 12 grupos musculares (Tabela 29.1). Um escore total abaixo de 48/60 define ICUAW ou fraqueza significativa, e escore total MRC abaixo de 36/48 indica fraqueza grave.[3,6]

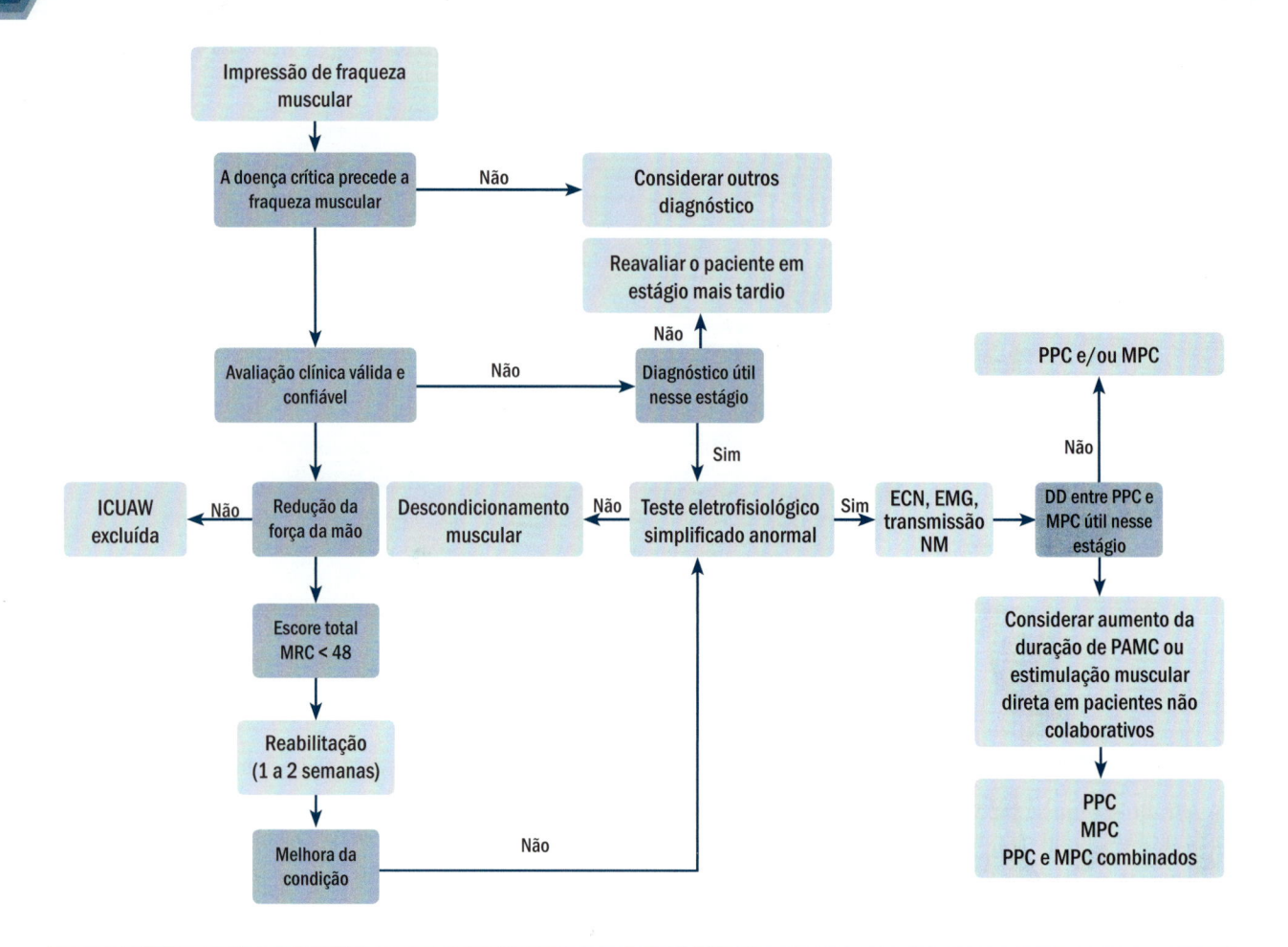

PARTE IV • Disfunção Neuromuscular e Musculoesquelética após Doença Grave

Figura 29.1. Algoritmo diagnóstico para fraqueza muscular adquirida na unidade de terapia intensiva (ICUAW).[1,5] Os valores de corte para força da mão são abaixo de 7 kg para mulheres e abaixo de 11 kg para homens.

DD: diagnóstico diferencial; ECN: estudo de condução nervosa; EMG: eletromiografia; NM: neuromuscular; PPC: polineuropatia do paciente crítico; MPC: miopatia do paciente crítico; MRC: Medical Research Council; PAMC: potencial de ação muscular composto.

Tabela 29.1. Escalas do *Medical Research Council* (MRC)	
0	Paralisia completa
1	Mínima contração
2	Ausência de movimentos ativos contra gravidade
3	Contração fraca contra gravidade
4	Movimento ativo contra gravidade e resistência
5	Força normal

A escala é aplicada bilateralmente nos seis grupos musculares dos membros superiores e inferiores. Para se obter um escore total que varia de zero a 60 para a escala MRC:

- abdução do braço;
- flexão do antebraço;
- extensão do punho;
- flexão da perna ou flexão do quadril;
- extensão do joelho;
- flexão dorsal do pé.

Outro teste clínico é a dinamometria da mão, que mede a força muscular isométrica. Os escores indicativos de ICUAW são: menos que 11 kg (IQR 10-40) em homens e menos de 7 kg (IQR 0-7,3) em mulheres.[7,8]

Tanto a avaliação pela escala MRC quanto a dinamometria da mão são exames voluntários e, portanto, exigem que o paciente esteja alerta, cooperativo e motivado. Sedação, *delirium* e coma, frequentemente, interferem na avaliação precoce da força muscular na UTI. Para a realização desses testes recomenda-se o uso de diretrizes estritas e procedimentos de teste padronizados, com posicionamento apropriado em pacientes selecionados com precisão.[3,7,8]

Testes Diagnósticos Eletrofisiológicos

As causas comuns de ICUAW incluem a polineuropatia (PPC) e a miopatia (MPC) do paciente crítico, que se revelam por estudos adequados de condução nervosa e eletromiografia.[1,3,9] Salientando-se que na maioria das vezes ambas as alterações estão presentes.[3] Os testes eletrofisiológicos são demorados e dependem da disponibilidade de profissionais especializados,[9] porém testes simplificados podem ser utilizados para triagem dos pacientes, como estudos unilaterais da condução nervosa do fibular e do sural.[10-13]

Os testes eletrofisiológicos podem fazer o diagnóstico diferencial entre PPC (desmielinizante ou axonal) e MPC (Tabela 29.2).[14] Esse diagnóstico diferencial é importante já que o prognóstico parece ser melhor nos casos de MPC isolada.[15,16]

Tabela 29.2. Diagnóstico diferencial eletrofisiológico da fraqueza muscular

	Polineuropatia sensitivo-motora desmielinizante	Polineuropatia sensitivo-motora axonal
Potencial de ação muscular composto	Normal	Reduzido
Velocidade de condução nervosa	Reduzida	Normal

Uma amplitude reduzida do potencial de ação muscular obtida após estimulação muscular direta pode identificar a excitabilidade da membrana muscular e MPC em pacientes não cooperativos, além de ser útil para diferenciar MPC de PPC na UTI. A duração prolongada do potencial de ação muscular composto, obtido durante um estudo convencional de neurocondução, pode também sugerir MPC.[1]

INCIDÊNCIA E FATORES DE RISCO

A incidência da ICUAW é influenciada pelos critérios diagnósticos utilizados, tempo de avaliação e, principalmente, pelas diferentes populações de pacientes estudados. Se a dinamometria de preensão é usada como ferramenta diagnóstica, aproximadamente 25% dos pacientes mecanicamente ventilados (> 5 a 7 dias) são identificados com ICUAW.[17] A frequência alcança 50% a 100%, quando o diagnóstico é baseado em dados eletrofisiológicos, achados de biópsia muscular e populações selecionadas de pacientes com sepse ou disfunção múltipla orgânica (DMO).[18,19]

O risco de ICUAW é maior entre os pacientes mais graves da UTI[20,21] e naqueles com síndrome da resposta inflamatória sistêmica, sepse, DMO ou ventilação mecânica prolongada.[12,22-26] Vários medicamentos, incluindo os BNM, corticosteroides, catecolaminas e propofol, podem lesionar o músculo e têm sido investigados como possíveis causas do ICUAW.[27]

Um bloqueio prolongado da transmissão neuromuscular pode ser observado após a infusão prolongada de BNM não despolarizantes em pacientes com insuficiência hepática ou renal,[28] porém, nesses casos, a fraqueza muscular geralmente dura poucas horas.[29] Ressalta-se que na síndrome do desconforto respiratório agudo (SDRA), o BNM cisatracúrio em altas doses por 48 horas, foi capaz de reduzir a mortalidade e aumentar os dias livres de ventilação e de DMO, aparentemente sem aumento da ICUAW.[30] A administração crônica de corticosteroides tem sido reconhecida como uma causa de miopatia.[31] Porém, miopatia aguda após o uso de doses elevadas de corticosteroides é um evento raro.[32] Assim, a evidência direta de miopatia aguda por esteroides em pacientes criticamente doentes não foi comprovada até o momento.[33,34] A hiperglicemia tem sido reconhecida como um fator de risco para a PPC com importante impacto potencial em termos de prevenção e tratamento.[33]

A sedoanalgesia profunda nas primeiras 48 horas da ventilação mecânica visando assegurar o conforto e minimizar a dor e desconforto dos pacientes, pode gerar excessiva imobilidade dos mesmos e aumentar a mortalidade em curto e longo prazo.[35,36] Além disso, a imobilidade é um poderoso contribuinte para a redução da massa e da força muscular.[37] Durante a doença crítica, os pacientes podem perder até metade de sua massa muscular, resultando em incapacidade física grave.[38,39] Evidências de qualidade moderada sugerem um benefício potencial da reabilitação precoce na ICUAW, que é acompanhada por um menor tempo de ventilação mecânica, mas sem efeito na permanência na UTI.[34] Evidência de qualidade muito baixa sugere nenhum efeito da eletroestimulação.[34] Convém salientar que o diafragma não é poupado no processo de fraqueza muscular.[40,41]

PROGNÓSTICO

A ICUAW é uma complicação clinicamente importante e frequente do estágio agudo da doença crítica, que pode trazer implicações prognósticas significativas tanto durante a internação hospitalar, como após a alta hospitalar.

Na UTI, ICUAW grave se associa independentemente com ventilação mecânica prolongada, aumento da permanência na UTI, da permanência no hospital e aumento da mortalidade.[1] Pacientes que desenvolvem fraqueza durante a permanência na UTI têm uma diminuição da qualidade de vida e aumento da mortalidade dentro de um ano após a alta da UTI.[42] Em sobreviventes de SDRA, a ICUAW parece ser a sequela mais importante em longo prazo e pode persistir por um longo período após a doença crítica,[43,44] comprometendo a capacidade de deglutição dos pacientes,[45] piorando a qualidade de vida[46,47] e aumentando a mortalidade pós-UTI dos mesmos.[48]

CONCLUSÃO

Em conclusão, a fraqueza muscular adquirida durante o tempo de permanência na UTI é uma complicação clinicamente importante que tem efeitos nos desfechos precoces e tardios. O diagnóstico em tempo oportuno é muito importante para os pacientes, e fluxogramas diagnósticos pragmáticos podem ser úteis na prática clínica diária.

REFERÊNCIAS BIBLIOGRÁFICAS

1. Latronico N, Bolton CF. Critical illness polyneuropathy and myopathy: a major cause of muscle weakness and paralysis. Lancet Neurol. 2011;10(10):931-41.
2. Latronico N, Herridge M, Hopkins RO et al. The ICM research agenda on intensive care unit-acquired weakness. Intensive Care Med. 2017;43(9):1270-81.
3. Hermans G, Van den Berghe G. Clinical review: intensive care unit acquired weakness. Crit Care. 2015;5(19):274.
4. Argov Z, Latronico N. Neuromuscular complications in intensive care patients. Handb Clin Neurol. 2014;121:1673-85.
5. Latronico N, Gosselink R. A guided approach to diagnose severe muscle weakness in the intensive care unit. Rev Bras Ter Intensiva. 2015;27(3):199-201.
6. Hermans G, Clerckx B, Vanhullebusch T, Segers J, Vanpee G, Robbeets C et al. Inter-observer agreement of Medical Research Council sum-score and handgrip strength in the intensive care unit. Muscle Nerve. 2012;45(1):18-25.
7. Parry SM, Berney S, Granger CL, Dunlop DL, Murphy L, El-Ansary D, et al. A new two-tier strength assessment approach to the diagnosis of weakness in intensive care: an observational study. Crit Care. 2015;19:52.
8. Vanpee G, Hermans G, Segers J, Gosselink R. Assessment of limb muscle strength in critically ill patients: a systematic review. Crit Care Med. 2014;42(3):701-11.
9. Friedrich O, Reid MB, Van den Berghe G, Vanhorebeek I, Hermans G, Rich MM, et al. The Sick and the Weak: Neuropathies/Myopathies in the Critically Ill. Physiol Rev. 2015;95(3):1025-109.
10. Latronico N, Smith M. Introducing simplified electrophysiological test of peripheral nerves and muscles in the ICU: choosing wisely. Intensive Care Med. 2014;40(5):746-8.
11. Moss M, Yang M, Macht M, Sottile P, Gray L, McNulty M et al. Screening for critical illness polyneuromyopathy with single nerve conduction studies. Intensive Care Med. 2014;40(5):683-90.
12. Latronico N, Bertolini G, Guarneri B, Botteri M, Peli E, Andreoletti S, et al. Simplified electrophysiological evaluation of peripheral nerves in critically ill patients: the Italian multi-centre CRIMYNE study. Crit Care. 2007;11(1):R11.
13. Latronico N, Nattino G, Guarneri B, Fagoni N, Amantini A, Bertolini G; GiVITI Study Investigators. Validation of the peroneal nerve test to diagnose critical illness polyneuropathy and myopathy in the intensive care unit: the multicentre Italian CRIMYNE-2 diagnostic accuracy study. F1000Res. 2014;3:127.
14. Stevens RD, Marshall SA, Cornblath DR, Hoke A, Needham DM, de Jonghe B et al. A framework for diagnosing and classifying intensive care unit-acquired weakness. Crit Care Med. 2009 Oct;37(10 Suppl):S299-308.
15. Guarneri B, Bertolini G, Latronico N. Long-term outcome in patients with critical illness myopathy or neuropathy: the Italian multicentre Crimyne Study. J Neurol Neurosurg Psychiatry. 2008;79(7):838-41.
16. Koch S, Wollersheim T, Bierbrauer J, Haas K, Mörgeli R, Deja M et al. Long-term recovery In critical illness myopathy is complete, contrary to polyneuropathy. Muscle Nerve. 2014;50(3):431-6.
17. Ali NA, O'Brien JM, Jr, Hoffmann SP et al. Acquired weakness, handgrip strength, and mortality in critically ill patients. Am J Respir Crit Care Med. 2008;178:261-8.
18. Stevens RD, Dowdy DW, Michaels RK, Mendez-Tellez PA, Pronovost PJ, Needham DM. Neuromuscular dysfunction acquired in critical illness: a systematic review. Intensive Care Med. 2007;33:1876-91.
19. Latronico N, Fenzi F, Recupero D, et al. Critical illness myopathy and neuropathy. Lancet. 1996;347:1579-82.
20. de Letter MA, Schmitz PI, Visser LH et al. Risk factors for the development of polyneuropathy and myopathy in critically ill patients. Crit Care Med. 2001;29:2281-6.
21. Nanas S, Kritikos K, Angelopoulos E et al. Predisposing factors for critical illness polyneuromyopathy in a multidisciplinary intensive care unit. Acta Neurol Scand. 2008;118:175-81.
22. De Jonghe B, Sharshar T, Lefaucheur JP et al. Paresis acquired in the intensive care unit: a prospective multicenter study. JAMA. 2002;288:2859-67.
23. Latronico N, Fenzi F, Recupero D et al. Critical illness myopathy and neuropathy. Lancet. 1996;347:1579-82.
24. Zochodne DW, Bolton CF, Wells GA et al. Critical illness polyneuropathy. A complication of sepsis and multiple organ failure. Brain 1987;110 :819-41.

25. Witt NJ, Zochodne DW, Bolton CF et al. Peripheral nerve function in sepsis and multiple organ failure. Chest. 1991;99:176-84.
26. Bednarik J, Vondracek P, Dusek L, Moravcova E, Cundrle I. Risk factors for critical illness polyneuromyopathy. J Neurol. 2005;252:343-51.
27. Hermans G, De Jonghe B, Bruyninckx F, Van den Berghe G. Clinical review: critical illness polyneuropathy and myopathy. Crit Care. 2008;12:238.
28. Segredo V, Caldwell JE, Matthay MA, Sharma ML, Gruenke LD, Miller RD. Persistent paralysis in critically ill patients after long-term administration of vecuronium. N Engl J Med. 1992;327:524-8.
29. Gorson KC. Approach to neuromuscular disorders in the intensive care unit. Neurocrit Care. 2005;3:195-212.
30. Papazian L, Forel JM, Gacouin A et al. Neuromuscular blockers in early acute respiratory distress syndrome. N Engl J Med. 2010;363:1107-16.
31. Dubois EL. Triamcinolone in the treatment of systemic lupus erythematosus. JAMA. 1958;167:1590-9.
32. Khan MA, Larson E. Acute myopathy secondary to oral steroid therapy in a 49-year-old man: a case report. J Med Case Reports. 2011;5:82.
33. Latronico N, Piva S, McCredie V. Long-Term Implications of ICU-Acquired Muscle Weakness. In: Stevens RD, Hart N, Herridge MS. Textbook of Post-ICU Medicine: The Legacy of Critical Care. Nwe York: Editora Oxford. 2014. p.259-268.
34. Hermans G, De Jonghe B, Bruyninckx F, Van den Berghe G. Interventions for preventing critical illness polyneuropathy and critical illness myopathy. Cochrane Database Syst Rev. 2014 Jan 30;(1):CD006832.
35. Vasilevskis EE, Ely EW, Speroff T, Pun BT, Boehm L, Dittus RS. Reducing iatrogenic risks: ICU-acquired delirium and weakness – crossing the quality chasm. Chest. 2010;138:1224-33.
36. Stephens RJ, Dettmer MR, Roberts BW, Ablordeppey E, Fowler SA, Kollef MH, Fuller BM. Practice Patterns and Outcomes Associated With Early Sedation Depth in Mechanically Ventilated Patients: A Systematic Review and Meta-Analysis. Crit Care Med. 2018;46(3):471-79.
37. Kortebein P, Ferrando A, Lombeida J, Wolfe R, Evans WJ. Effect of 10 days of bed rest on skeletal muscle in healthy older adults. JAMA. 2007;297:1772-4.
38. Herridge MS, Cheung AM, Tansey CM et al. One-year outcomes in survivors of the acute respiratory distress syndrome. N Engl J Med. 2003;348:683-93.
39. Lightfoot A, McArdle A, Griffiths RD. Muscle in defense. Crit Care Med. 2009;37:S384–90.
40. Jaber S, Petrof BJ, Jung B et al. Rapidly progressive diaphragmatic weakness and injury during mechanical ventilation in humans. Am J Respir Crit Care Med. 2011;183:364-71.
41. Santos PD, Teixeira C, Savi A, Maccari JG, Neres FS, Machado AS et al. The critical illness polyneuropathy in septic patients with prolonged weaning from mechanical ventilation: is the diaphragm also affected? A pilot study. Respir Care. 2012;57(10):1594-601.
42. Hermans G, Van Mechelen H, Clerckx B, Vanhullebusch T, Mesotten D, Wilmer A et al. Acute outcomes and 1-year mortality of intensive care unit-acquired weakness. A cohort study and propensity-matched analysis. Am J Respir Crit Care Med. 2014;190(4):410-20.
43. Fan E, Dowdy DW, Colantuoni E, Mendez-Tellez PA, Sevransky JE, Shanholtz C et al. Physical complications in acute lung injury survivors: a two-year longitudinal prospective study. Crit Care Med. 2014;42(4):849-59.
44. Needham DM, Wozniak AW, Hough CL, Morris PE, Dinglas VD, Jackson JC et al. National Institutes of Health NHLBI ARDS Network. Risk factors for physical impairment after acute lung injury in a national, multicenter study. Am J Respir Crit Care Med. 2014;189(10):1214-24.
45. Brodsky MB, Huang M, Shanholtz C, Mendez-Tellez PA, Palmer JB, Colantuoni E, Needham DM. Recovery from Dysphagia Symptoms after Oral Endotracheal Intubation in Acute Respiratory Distress Syndrome Survivors. A 5-Year Longitudinal Study. Ann Am Thorac Soc. 2017;14(3):376-83.
46. Kamdar BB, Huang M, Dinglas VD, Colantuoni E, von Wachter TM, Hopkins RO, Needham DM; National Heart, Lung, and Blood Institute Acute Respiratory Distress Syndrome Network. Joblessness and Lost Earnings after Acute Respiratory Distress Syndrome in a 1-Year National Multicenter Study. Am J Respir Crit Care Med. 2017;196(8):1012-20.
47. Ruhl AP, Huang M, Colantuoni E, Karmarkar T, Dinglas VD, Hopkins RO, Needham DM; with the National Institutes of Health, National Heart, Lung, and Blood Institute Acute Respiratory Distress Syndrome Network. Healthcare utilization and costs in ARDS survivors: a 1-year longitudinal national US multicenter study. Intensive Care Med. 2017;43(7):980-991.
48. Chan KS, Mourtzakis M, Aronson Friedman L, Dinglas VD, Hough CL, Ely EW, Morris PE, Hopkins RO, Needham DM; National Institutes of Health National Heart, Lung, and Blood Institute (NHLBI) Acute Respiratory Distress Syndrome (ARDS) Network Evaluating Muscle Mass in Survivors of Acute Respiratory Distress Syndrome: A 1-Year Multicenter Longitudinal Study. Crit Care Med. 2018;46(8):1238-46.

DOENÇA ÓSSEA E ARTICULAR
após Doença Grave

Marco Antônio Mendes Castilho Júnior
Durval Ferreira Fonseca Pedroso
José Mário Meira Teles

INTRODUÇÃO

Pode-se dizer que a luta pela vida, em qualquer circunstância, é travada na tentativa de se manter ou restaurar a oferta e o consumo de oxigênio.[1] É, então, natural que durante a fase inicial de internação de um paciente na unidade de terapia intensiva seja incomum que se valorize a questão óssea ou articular, dado ao fato de que a doença que gerou a internação fique frequentemente em primeiro plano e a meta principal seja a de salvar a vida do paciente. No entanto, em uma segunda fase, o paciente já não crítico deve retornar para seus afazeres habituais. Nessa fase, a questão óssea e articular frequentemente se torna proeminente, dificultando ou mesmo impedindo a completa recuperação do paciente. Neste capítulo, iremos rever as principais complicações ósseas e articulares que se seguem a uma doença crítica, seus fatores predisponentes, as principais vias de prevenção, seus impactos e os possíveis tratamentos para essas patologias.

CONTRATURAS ARTICULARES
Definição

Contratura articular é uma limitação da amplitude de movimentação passiva da articulação, secundária a um encurtamento dos tecidos conjuntivos periarticulares e da musculatura local.[2] Essas contraturas representam mudanças patológicas que reduzem a flexibilidade e a mobilidade das articulações, levando ao comprometimento funcional e ao elevado gasto energético. Por sua vez, o aumento dos níveis de dor, do risco de quedas e de úlceras por pressão contribuem para sequelas de longo prazo, como maior incapacidade, menor mobilidade do paciente e aumento do risco de morte.[3]

Epidemiologia

Contraturas possuem uma incidência elevada após a internação na unidade de terapia intensiva (UTI). Em um estudo que avaliou a incidência e o grau de contratura de pacientes internados por duas ou mais semanas em UTIs, percebeu-se que 39% dos pacientes possuíam pelo menos uma contratura articular.[2] Nesse trabalho, observou-se também que o risco de contraturas articulares era tempo-dependente, aumentando gradativamente com o aumento do tempo de internação na UTI. Em um estudo de seguimento, o mesmo grupo demostrou que pacientes afetados com contraturas musculares apresentavam maior dificuldade para deambulação na alta para a residência.[4] A literatura nacional também evidencia que há perda da amplitude de movimento articular durante a internação em terapia intensiva.[9]

Fisiopatologia

A despeito da elevada prevalência, a fisiopatologia das contraturas articulares não é completamente compreendida.[3] As contraturas resultam da alteração das propriedades viscoelásticas do tecido conjuntivo periarticular que subsequentemente reduzem a amplitude de movimento da articulação ou aumentam a resistência ao movimento passivo da mesma. Com a mobilidade reduzida, o número de sarcômeros e a área da secção transversal diminuem, levando à perda de massa e comprimento muscular.[5] Como essas mudanças estão ocorrendo no músculo, o tecido conjuntivo perde sua elasticidade, limitando a amplitude de movimento. A análise em um modelo de ratos demonstrou como a falta de estimulação mecânica levou a essa degradação, com uma regulação positiva na matriz extracelular e das vias de produção de caderinas, proteínas envolvidas na adesão celular e uma regulação negativa concomitante de enzimas degradativas. O resultado final foi uma quantidade aumentada de tecido conjuntivo que era inerentemente menos elástico. Essas alterações patológicas no tecido muscular e conjuntivo se tornam mais severas ao longo do tempo à medida que as adesões agudas se transformam em fibrose crônica, um processo que entra em platô após aproximadamente oito semanas.[6]

Modelos de animais demonstraram que, nas primeiras duas semanas de imobilização, o desenvolvimento da contratura articular foi conduzido por limitações musculares e foi reversível com remobilização. Após quatro semanas, os tecidos conjuntivos desempenharam um papel maior no desenvolvimento da contratura, podendo tornar o processo irreversível.[7,8] Isso destaca a importância de implementar protocolos de mobilização precoce para os pacientes críticos.

Classificação

As contraturas podem ser classificadas de acordo com a literatura vigente em dois grandes grupos: as contraturas de qualquer grau, que são contraturas que causam qualquer limitação na amplitude normal de movimentação de uma articulação. Embora menores elas podem afetar a realização de alguns esportes, por exemplo. Já as contraturas ditas funcionais são de maior grau e efetivamente afetam a funcionalidade da articulação.[2] A Tabela 30.1 resume os dois tipos de contratura para as principais articulações.[2]

Tabela 30.1. Tipo de contratura e limite de movimento articular em graus

	Contratura	Contratura com impacto na funcionalidade
Ombro		
Flexão	96 – 179	0 – 95
Abdução	96 – 179	0 – 95
Cotovelo		
Flexão	131 – 164	90 – 130
Limite de extensão	1 – 29	30 – 90
Quadril		
Flexão	91 – 119	0 – 90
Extensão	5 – 14	< 5
Joelho		
Flexão	91 – 159	0 – 90
Limite de extensão	0 – 9	> 9
Tornozelo		
Dorsiflexão	0 – 9	< 0

Há ainda a classificação da contratura de acordo com o processo patológico inicial, que pode ser dividida em artrogênica, miogênica e relacionada às partes moles.[16] A Tabela 30.2 resume os três tipos de contratura, bem como suas causas primárias e secundárias.

Tabela 30.2. Classificação anatômica das contraturas articulares

Artrogênica	Dano cartiloso, deformidade congênita, infecção, trauma, doença articular degenerativa, proliferação sinoval e fibrogordurosa tecidual, fibrose capsular Imobilização como causa primária	Imobilismo Posição mecânica
Partes moles	Periarticular (trauma, inflamação) Pele, subcutâneo (trauma, queimaduras, infecção, esclerose sistêmica) Tendões e ligamentos (tendinite, bursite, fibrose)	Imobilismo
Miogênica		
Intrínseca (estrutural)	Trauma (sangramento, edema) Inflamação (miosite, polimiosite) Degenerativa (distrofia muscular) Isquêmica (diabetes, DAOP, síndrome do compartimento)	Imobilismo Fibrose
Extrínseca	Espasticidade (AVC, esclerose múltipla, lesões espinhais) Paralisia flácida Imobilismo como causa primária	Imobilismo Perda de força Posição articular defeituosa

Fatores de Risco

A imobilização prolongada possui um papel central na contratura muscular.[3] Outros fatores de risco associados à contraturas são: traumatismo craniano;[10] acidente vascular cerebral;[11] traumatismo raquimedular;[12] queimaduras;[12] síndrome da angustia respiratória aguda,[13] entre outros.

Sinais e Sintomas

Para a correta caracterização da contratura articular é de fundamental importância o exame físico. A movimentação ativa e passiva da articulação é fundamental, já que uma alteração exclusiva na movimentação ativa pode ser causada, por exemplo, por fraqueza muscular.[16] Nas contraturas artrogênicas, dor pode ser um sintoma proeminente.[16] Mas em pacientes ainda internados na UTI a contratura pode ser indolor e um alto grau de suspeição é necessário. A utilização da goniometria pode assegurar uma maior fidedignidade da aferição da amplitude da movimentação articular, bem como a mensuração da perda nos momentos entre a admissão e a alta da unidade de terapia intensiva.[9]

As contraturas interferem com a mobilidade e com as atividades de vida diária básicas. Dificultam os cuidados de enfermagem. As contraturas das extremidades inferiores alteram o padrão de marcha e, em casos extremos, podem evitar a deambulação. A ambulação em cadeira de rodas e entrar em um carro podem se tornar tarefas difíceis. O posicionamento e a mobilidade na cama podem estar dificultados, interferindo com a higiene perineal e o cuidado da pele. As contraturas conjuntas tendem a acentuar as áreas de pressão aumentada na pele, e as escaras podem ser impossíveis de prevenir sem primeiro corrigir a contratura. As limitações na amplitude de movimento da extremidade superior podem levar a problemas de alcance, para se vestir, limpeza, alimentação e desempenho de tarefas motoras finas e cuidados com a pele de braços e mãos.[16]

Pacientes com contratura articular possuem uma variedade de limitações para atividades diárias e relatam principalmente alterações na força muscular, dificuldade em caminhar longas distâncias, dificuldade com o agachamento, dificuldade para locomoção, entre outros.[14]

Manejo

Mobilização Precoce e Alongamento

Nota-se que a mobilização precoce do leito é importante para se evitar as contraturas articulares. Mais do que isso, a mobilização precoce de pacientes em ventilação mecânica ajuda na saída mais rápida do leito e em uma menor permanência na UTI e no hospital.[17] Em contraste, embora frequentemente utilizado, há evidências robustas de que manobras de alongamento não possuem efeitos benéficos na mobilidade articular em pessoas com ou sem condições neurológicas, se realizadas por menos de sete meses. Não há também efeitos de curto prazo clinicamente importantes na qualidade de vida ou na dor em pessoas com condições não neurológicas.[18]

Movimentação Passiva Contínua

A movimentação passiva contínua é principalmente utilizada em pacientes ortopédicos, principalmente após artroplastia total de joelho. Sua utilização poderia ser estendida para os demais pacientes críticos. No entanto, uma revisão sistemática recente não demonstrou benefício na técnica. A movimentação passiva contínua não demonstrou efeitos clinicamente importantes na amplitude de movimento, na dor, na função ou qualidade de vida do joelho ativo para justificar seu uso rotineiro.[19]

Uso de Talas

Talas são frequentemente utilizadas para prevenir contraturas. Em um estudo com 53 pacientes de alto risco o uso de protetor de calcanhar preveniu a contratura da articulação em todos os pacientes.[20] No entanto, é necessário se interromper o procedimento regularmente para se evitar a contratura da musculatura antagonista.[3] O uso de um dispositivo de tensão estática progressiva foi eficaz em um pequeno trabalho na melhora da contratura do cotovelo.[21] O uso de tala seriada foi benéfico na redução da contratura de tornozelo após trauma craniano em um estudo,[22] embora o efeito da mesma técnica quando aplicada no cotovelo tenha se mostrado de curta duração.[23]

Estimulação Elétrica Neuromuscular

Os estudos atuais não evidenciam benefício na estimulação elétrica neuromuscular como terapia adjuvante para prevenção ou tratamento de contratura muscular.[3]

Toxina Botulínica

O uso de toxina botulínica melhora a espasticidade muscular, embora o efeito adicional da técnica em relação à da tala seriada não tenha sido claro.[22] Embora pareça uma técnica promissora não há estudos de longo prazo para se confirmar o ganho em um tempo mais prolongado.[3]

Cirurgia

Uma vez esgotadas as tentativas não cirúrgicas, e a depender do grau de incapacidade do paciente, uma abordagem cirúrgica pode vir a ser necessária para o tratamento da contratura articular. Múltiplas são as intervenções possíveis, incluindo tenotomia, liberação articular via aberta ou artroscópica, reconstrução articular ou mesmo troca articular.[3, 24]

Prognóstico

Um estudo seguiu por meio do questionário de qualidade de vida EuroQol os pacientes com contratura muscular por 3,3 anos após a alta da unidade de terapia intensiva.[15] Nesse estudo, houve uma maior mortalidade entre os pacientes que apresentavam maior número de contraturas articulares. Além disso, os pacientes com contratura articular frequentemente se queixavam de limitação do movimento, problemas para a realização de cuidados pessoais, para realizar atividades diárias usuais, dor ou desconforto, e ansiedade ou depressão moderada.

OSSIFICAÇÃO HETERÓPICA

Definição

A ossificação heterotópica (OH) é a situação patológica em que há formação de tecido ósseo lamelar fora do esqueleto.[25-27] É reconhecida como complicação do trauma, queimaduras, lesões neurológicas e cirurgias ortopédicas.[27]

Epidemiologia

A OH é uma patologia comum, ocorrendo em 0,15% a 5,6% após queimaduras,[27-29] em 10% a 20% após traumatismo craniano,[26,29] em 20% a 30% dos pacientes após trauma raquimedular[26,30] e em 5% dos pacientes internados com síndrome do desconforto respiratório agudo.[13] Cirurgias ortopédicas e traumas de guerra com amputação também são causas predisponentes conhecidas. Homens são mais comumente afetados do que mulheres.[27]

Fisiopatologia

Uma resposta inflamatória anormalmente elevada e prolongada ao trauma é encontrada em tecidos propensos à ossificação heterotópica. Há o recrutamento patológico de precursores celulares circulantes locais e distantes. Acredita-se que as células estromais mesenquimal sejam a principal população celular envolvida na patologia, mas como inúmeros caminhos de sinalização são importantes para este processo, é muito provável que uma combinação de diferentes tipos de células esteja envolvida.[27]

Um mecanismo hipotético para as alterações patológicas associadas ao desenvolvimento da OH após o trauma é de que o dano tecidual leva à infiltração de células imunológicas (monócitos, neutrófilos e leucócitos) por meio da suprimento vascular local. A fibroproliferação resultante de uma população de células ainda desconhecida é acompanhada por hipóxia e a geração de tecido adiposo marrom no local do dano. A presença de tecido adiposo é hipotetizada para baixar a tensão local de oxigênio levando ao estabelecimento de um ambiente condrogênico. A neovascularização acompanha a condrogênese e fornece uma via através da qual células sistêmicas (células endoteliais, pericitos etc.) podem entrar no local da lesão e, potencialmente, contribuam para a diferenciação osteocondrogênica. Um aumento subsequente na tensão local de oxigênio promove a maturação e hipertrofia dos condrócitos. A matriz colágena depositada por essas células é então remodelada e ossificada para formar osso endocondral.[31]

Classificação

Existem vários esquemas diferentes de classificação. Brooker e cols.[27] agrupam a ossificação heterotópica no quadril em quatro classes para indicar a gravidade da ossificação heterotópica (Tabela 30.3). O sistema de classificação de Hastings e Graham usa dados clínicos e radiográficos para categorizar a ossificação heterotópica no cotovelo em três classes (Tabela 30.4).

Tabela 30.3. Classificação de Brooker para ossificação heterotópica do quadril

Classe	Definição
I	Ilhas ósseas e partes moles do quadril
II	Esporões ósseos da pelve ou fêmur proximal com pelo menos 1 cm de distância da superfície oposta
III	Esporões ósseos da pelve ou fêmur proximal reduzindo o espaço entre a superfície oposta a menos de 1 cm
IV	Anquilose do quadril

Tabela 30.4. Classificação de ossificação heterotópica do cotovelo proposta por Hastings e Graham

Classe	Definição
I	Evidência radiológica sem comprometimento funcional
IIA	Evidência radiológica com limitação no eixo de flexão e extensão
IIB	Evidência radiológica com limitação no eixo de pronação e supinação
IIIA	Formação óssea ectópica e anquilose articular de flexão e extensão
IIIB	Formação óssea ectópica e anquilose articular no eixo de pronação e supinação
IIIC	Formação óssea extípica e anquilose articular em pronação-supinação e flexão-extensão

Fatores de risco

Existem fatores que potencializam a chance de se ocorrer a ossificação heterotópica. Nos pacientes com trauma raquimedular esses fatores incluem a gravidade da lesão e o nível de lesão da medula espinhal, com lesões na coluna torácica e cervical resultando em maior gravidade da ossificação heterotópica.[27] Além disso, espasticidade grave, cognição prejudicada, traqueostomia, pneumonia e/ou infecções do trato urinário aumentam o risco.[27] Os pacientes com trauma craniano compartilham um conjunto similar de fatores de risco.[27]

Já nos pacientes vítimas de queimadura, o fator de risco mais importante para a ossificação heterotópica é a porcentagem de área superficial afetada, com queimaduras envolvendo > 20% do corpo aumentando substancialmente a probabilidade de ossificação heterotópica.[27] Outros fatores de risco incluem sexo masculino e lesão de espessura total em ou perto de uma articulação.[27] Recentemente uma escala de risco foi desenvolvida para se tentar predizer a probabilidade de OH em pacientes queimados.[32]

Sinais e sintomas

A formação de OII tipicamente ocorre dentro de um a três meses após a lesão do sistema nervoso central. Há calor local, edema, eritema e ruptura dos tecidos moles, o que dificulta o diagnóstico, pois esses sintomas compartilham semelhanças com outras doenças inflamatórias, incluindo sepse, celulite, trombose venosa profunda e osteomielite. A ossificação tipicamente se forma entre os planos musculares em torno das articulações, porém, a formação também pode ocorrer dentro do músculo ou da articulação em si. O local mais comum é o quadril, embora também seja observado ao redor do cotovelo, joelho ou ombro, enquanto as articulações do pulso, do tornozelo, da mão e dos pés raramente sejam afetadas. Em aproximadamente 20% dos pacientes a formação óssea progride para causar comprometimento e aprisionamento nervoso, além de contraturas, que podem ser extremamente debilitantes ao reduzir a amplitude de movimento e causar dor severa.[30]

Especificamente nos pacientes com trauma raquimedular a OH ocorre dentro dos primeiros seis meses, com um pico em dois meses (embora possa ocorrer mesmo após um ano). A maioria dos casos de OH é vista apenas com resultados radiológicos e não são clinicamente significativos. Até 20% dos pacientes apresentarão uma limitação da amplitude de movimentação, com até 8% de progresso para anquilose articular. Somente as articulações abaixo do nível da lesão estão em risco, sendo a localização mais comum os quadris, seguido dos joelhos e dos ombros. O paciente pode sofrer dor, mal-estar, febre baixa e aumento da espasticidade. Em casos graves, estruturas neurovasculares adjacentes podem ser comprometidas, levando ao inchaço da extremidade distal e ao aprisionamento do nervo.[33]

Nos pacientes vítimas de queimaduras, a OH pode ser vista a partir de cinco semanas, mas geralmente se desenvolve cerca de três meses após a lesão. Um dos primeiros sinais de OH é a perda da amplitude de movimentação conjunta. Outros achados clínicos podem incluir inchaço, eritema, dor e lesão do nervo periférico. Os sintomas podem preceder os achados radiológicos.[34] A articulação mais comumente envolvida é a do cotovelo, podendo haver sintomas e sinais de neuropatia ulnar resultante do aprisionamento do nervo ulnar por depósitos ósseos periarticulares.[35]

Investigação

Imagens

Após a suspeita clínica, a OH pode ser localizada e quantificada através de dados radiográficos. As radiografias simples são geralmente o primeiro estudo realizado, com as vantagens do baixo custo e da relativa facilidade de obtenção dessas imagens. A desvantagem é a dificuldade de visualizar a extensão anatômica da deposição de osso ectópico no início do processo da doença.[27] A cintilografia de três fases com tecnécio é um método que auxilia o diagnóstico precoce e o acompanhamento até a fase de maturação. Os sinais de OH nesse exame precedem os achados radiográficos em quatro a seis semanas. É mais sensível, porém menos específico, que a radiografia simples, pois não destingue OH de outros processos inflamatórios e degenerativos, fraturas, traumas ou tumores.[27,36]

A tomografia computadorizada (CT) facilita o planejamento pré-operatório, melhorando a visualização tridimensional da ossificação heterotópica em relação a importantes marcos anatômicos. Em algumas circunstâncias, a ressonância magnética pode ser necessária para definir de modo mais claro a extensão do tecido mole local ou comprometimento neurovascular. O ultrassom mostrou detectar a ossificação heterotópica mais cedo do que a radiografia convencional e pode ser usado intraoperatoriamente para visualizar a ossificação heterotópica antes da excisão cirúrgica.[27]

Biomarcadores

O uso de marcadores séricos pode ser divido em dois momentos distintos, em que a dosagem de fosfatase alcalina (FA) eleva-se em duas semanas com pico sérico em dez semanas após a injuria.[37,40,41] Sobre pacientes com lesão espinhal um estudo não não correlacionou níveis de FA e OH,[42] entretanto, níveis de creatinafosfoquinase (CPK) usualmente se elevam de acordo com a severidade da doença.[42,43] Provas inflamatórias inespecíficas como velocidade de hemossedimentação (VHS) e proteína C reativa (PCR) estarão sempre elevadas, sendo que a PCR oferece especificidade para acompanhamento da OH.[44]

Tratamento

Prevenção e Tratamento Clínico

O uso de anti-inflamatórios não esteroides (AINEs) surge como uma opção a inibição de formação óssea heterotrópica (FOH), inibindo precocemente a formação óssea num primeiro estádio dessa,[45] fato esse já observado com uso de AINEs em pós-operatório de artroplastia de quadril, como redução do risco pela metade em 2/3 de FOH nos seguimentos radiológicos.[63] Em pacientes com trauma raquimedular, três estudos com uso de Rofecoxib 25 mg por dia durante quatro semanas previne OH,[39,46,48] assim como o uso de Indometacina 75 mg/dia por e semanas também evidenciou resultado semelhante.[39]

O uso de bifosfonados surge como opção afim de redução da mineralização óssea por mecanismos de substituição de fosfato de cálcio amorfo por hidroxiapatita e redução do número de osteoblatos.[38,45] O uso precoce em pacientes com TRM mostrou redução de OH com uso de etidronato, porém o tempo de tratamento não impacta no desfecho.[47,49,50] Em pacientes queimados, observou-se maior incidência de OH com uso de etidronato.[64]

Radioterapia em dose única de 800 cGy inibiu a OH em pós-operatório de fratura de quadril, porem não mostrou superioridade ao uso AINEs e ainda poderia ser associada a má consolidação de fraturas de ossos longos.[65,51,52]

Existe aplicabilidade de tratamento cirúrgico afim de excisão de osso heterotrópico visando melhora funcional, facilitando marcha, movimento articular e ainda dor.[53,54] Entretanto, não está muito claro em que momento a indicação cirúrgica seria adequada devido principalmente as recidivas.[48] As recidivas após ressecção cirúrgicas são maiores em casos neurogênicos do que pós-trauma, assim como mais elevados no trauma cranioencefálico quando comparado a lesão raquimedular.[48]

HIPERABSORÇÃO ÓSSEA

Os pacientes críticos em unidades de terapia intensiva são sabidamente propensos a alterações metabólicas, assim como hipercalcemia, osteoporose e risco aumentado de fraturas por fragilidade óssea. Em 1998, Nierman e cols. evidenciou elevação nos marcadores biológicos de reabsorção óssea em 92% dos pacientes sob ventilação mecânica que recebiam alta da UTI.

A hipercalcemia e definida por cálcio sérico maior que 2,6 mmol/L (observar necessidade de correção pela albumina sérica do paciente) ou cálcio ionizado acima de 1,4 mmol/L. A etiologia da hipercalcemia está relacionada a diversas condições como: imobilismo, situações paraneoplásicas, transtornos endócrinos (hiperparatireodismo, acromegalia, insuficiência adrenal) e uso de medicações como diuréticos tiazídicos, lítio, vitamina A e D.[55,56]

A apresentação clínica de hipercalcemia está relacionada da dor osteomuscular, fatiga, letargia, poliuria, polidipsia, sintomas gastrointestinais como náusea, vômitos e obstipação, e em casos mais graves surgem alterações cardiológicas com taquiarritmias ventriculares e alterações eletrocardiográficas com encurtamento do intervalo QT e apiculação de onda T.[55]

O tratamento primário da hipercalcemia está focado em elevar a excreção urinaria de cálcio, devendo-se assim lançar mão de hiper-hidratação com cristaloides em taxa de infusão de 200 a 300 mL/h, associado ao uso de furosemida, glicocorticoides, calcitonina e bifosfonados.[56]

OSTEOPOROSE

A definição de osteoporose está associada a redução da densidade mineral óssea, por alterações estruturais ósseas e independente da ocorrência de fratura por fragilidade. Para o diagnóstico, somente a rarefação óssea no raio X comum, não é suficiente sendo necessário o emprego de densitometria óssea. Classifica-se em primária e secundária, sendo a primeira ainda subdividida em tipo 1 e 2. Na tipo 1, ocorre alta reabsorção óssea, decorrente de uma atividade osteoclástica acelerada – a osteoporose pós-menopausa, geralmente apresentada por mulheres mais jovens, a partir dos 50 anos, já na tipo 2 a reabsorção óssea é normal ou ligeiramente aumentada, associada a uma atividade osteoblástica diminuída, com formação óssea diminuída – a osteoporose senil ou de involução, mais frequente nas mulheres mais idosas, a partir dos 70 anos, e também no homem.[57] Osteoporose secundária e decorrente de alterações endócrinas, anormalidades genéticas do colágeno, uso de medicações e imobilismo, como no caso dos pacientes críticos em UTI.[58,59]

O tratamento medicamentoso emprega o uso de vitamina D e bifosfonados. A suplementação de vitamina D deve objetivar elevar os níveis séricos de 25-hidroxivitamina D acima de 32 ng/mL. Em pacientes com insuficiência renal está indicado o uso de calcitriol na dose de 0,25 mcg/dia, devido a inibição da enzima 1α-hidroxilase na conversão de ergocalciferol para a forma ativa calcitriol.[60]

O uso de bifosfonados está indicado afim de retardar a hiper-reabsorção óssea, entretanto, não devem ser usados em doença adinâmica, que é aquela em que ocorre perda de massa óssea devido a menor atividade osteoblástica e osteoclástica, na vigência de do processo de mineralização óssea normal.[61,62]

CONCLUSÃO

As contraturas articulares, OH e osteoporose podem ser evitados ou pelo menos minimizados seguindo as seguintes recomendações:

- mobilização precoce e fisioterapia motora;
- monitorizar sempre, principalmente os pacientes em maior risco para contraturas articulares afim do uso precoce de órteses e posicionamento adequado;
- o uso de AINEs não parece alterar o desenrolar da OH;
- OH requer suspeição e detecção precoce, portanto, edema e dor osteomuscular ocorre muito anterior a formação óssea ectópica e o diagnóstico por cintilografia de três fases com tecnécio deve ser indicado, pois o tratamento cirúrgico pode ser uma alternativa para melhora da funcionalidade;
- a osteoporose precoce devido ao aumento da reabsorção óssea em pacientes críticos pode ser mensurada por estados de hipercalcemia, que muitas vezes requer pronto tratamento com hidratação e diuréticos de alça, bem como selecionar casos graves que necessitem de repor vitamina D e emprego de bifosfonados.

REFERÊNCIAS BIBLIOGRÁFICAS

1. Hameed SM, Aird WC, Cohn SM. Oxygen delivery. Crit Care Med. 2003 Dec;31(12 Suppl):S658-67.
2. Clavet H, Hébert PC, Fergusson D, Doucette S, Trudel G. Joint contracture following prolonged stay in the intensive care unit. CMAJ. 2008 Mar 11;178(6):691-7.
3. Born CT, Gil JA, Goodman AD. Joint Contractures Resulting From Prolonged Immobilization: Etiology, Prevention, and Management. J Am Acad Orthop Surg. 2017 Feb;25(2):110-116.
4. Clavet H, Hébert PC, Fergusson DA, Doucette S, Trudel G. Joint contractures in the intensive care unit: association

with resource utilization and ambulatory status at discharge. Disabil Rehabil. 2011;33(2):105-12.

5. Farmer SE, James M. Contractures in orthopaedic and neurological conditions: a review of causes and treatment. Disabil Rehabil. 2001 Sep 10;23(13):549-58.

6. Wong K, Sun F, Trudel G3, Sebastiani P, Laneuville O. Temporal gene expression profiling of the rat knee joint capsule during immobilization-induced joint contractures. BMC Musculoskelet Disord. 2015 May 26;16:125.

7. Trudel G, Uhthoff HK, Goudreau L, Laneuville O. Quantitative analysis of the reversibility of knee flexion contractures with time: an experimental study using the rat model. BMC Musculoskelet Disord. 2014 Oct 7;15:338.

8. Ando A, Suda H, Hagiwara Y, Onoda Y, Chimoto E, Itoi E. Remobilization does not restore immobilization-induced adhesion of capsule and restricted joint motion in rat knee joints. Tohoku J Exp Med. 2012 May;227(1):13-22.

9. Nepomuceno BR Jr, Martinez BP, Gomes Neto M. Impacto do internamento em unidade de cuidados intensivos na amplitude de movimento de pacientes graves: estudo piloto. Rev Bras Ter Intensiva. 2014 Jan-Mar;26(1):65-70.

10. Singer BJ, Jegasothy GM, Singer KP, Allison GT, Dunne JW. Incidence of Ankle Contracture After Moderate to Severe Acquired Brain Injury. Arch Phys Med Rehabil. 2004 Sep;85(9):1465-9.

11. Kwah LK, Harvey LA, Diong JH, Herbert RD. Half of the adults who present to hospital with stroke develop at least one contracture within six months: an observational study. J Physiother. 2012;58(1):41-7.

12. Fergusson D, Hutton B, Drodge A. The Epidemiology of Major Joint Contractures- A Systematic Review of the Literature. Clin Orthop Relat Res. 2007 Mar;456:22-9.

13. Herridge MS, Cheung AM, Tansey CM, Matte-Martyn A, Diaz-Granados N, Al-Saidi F, Cooper AB, Guest CB, Mazer CD, Mehta S, Stewart TE, Barr A, Cook D, Slutsky AS; Canadian Critical Care Trials Group. One-Year Outcomes in Survivors of the Acute Respiratory Distress Syndrome. N Engl J Med. 2003 Feb 20;348(8):683-93.

14. Fischer U, Müller M, Strobl R, Bartoszek G, Meyer G, Grill E. Prevalence of functioning and disability in older patients with joint contractures: a cross-sectional study. Eur J Phys Rehabil Med. 2015 Jun;51(3):269-79.

15. Clavet H, Doucette S, Trudel G. Joint contractures in the intensive care unit: quality of life and function 3.3 years after hospital discharge. Disabil Rehabil. 2015;37(3):207-13.

16. Frontera W. Joint contractures. In: Delisa's Physical medicine and rehabilitation: principles and practice. 5th ed. Philadelphia: Wolters Kluwer/Lippincott Williams & Wilkins; 2010. pp. 1255-61.

17. Morris PE, Goad A, Thompson C, Taylor K, Harry B, Passmore L, Ross A, Anderson L, Baker S, Sanchez M, Penley L, Howard A, Dixon L, Leach S, Small R, Hite RD, Haponik E. Early intensive care unit mobility therapy in the treatment of acute respiratory failure. Crit Care Med. 2008 Aug;36(8):2238-43.

18. Harvey LA, Katalinic OM, Herbert RD, Moseley AM, Lannin NA, Schurr K. Stretch for the treatment and prevention of contractures. Cochrane Database Syst Rev. 2017 Jan 9;1:CD007455.

19. Harvey LA, Brosseau L, Herbert RD. Continuous passive motion following total knee arthroplasty in people with arthritis. Cochrane Database Syst Rev. 2014 Feb 6;(2):CD004260.

20. Meyers TR. Preventing Heel Pressure Ulcers and Plantar Flexion Contractures in High-Risk Sedated Patients. J Wound Ostomy Continence Nurs. 2010 Jul-Aug;37(4):372-8.

21. Gelinas JJ, Faber KJ, Patterson SD, King GJ. The effectiveness of turnbuckle splinting for elbow contractures. J Bone Joint Surg Br. 2000 Jan;82(1):74-8.

22. Verplancke D, Snape S, Salisbury CF, Jones PW, Ward AB. A randomized controlled trial of botulinum toxin on lower limb spasticity following acute acquired severe brain injury. Clin Rehabil. 2005 Mar;19(2):117-25.

23. Moseley AM, Hassett LM, Leung J, Clare JS, Herbert RD, Harvey LA. Serial casting versus positioning for the treatment of elbow contractures in adults with traumatic brain injury: a randomized controlled trial. Clin Rehabil. 2008 May;22(5):406-17.

24. Hwang YS, Moon KP, Kim KT, Kim JW, Park WS. Total Knee Arthroplasty for Severe Flexion Contracture in Rheumatoid Arthritis Knees. Knee Surg Relat Res. 2016 Dec 1;28(4):325-329.

25. Leite NM, Faloppa F. Ossificações Heterotópicas. Projeto Diretrizes. Associação Médica Brasileira e Conselho Federal de Medicina.

26. Edwards DS, Clasper JC. Heterotopic ossification: a systematic review. J R Army Med Corps. 2015 Dec;161(4):315-21.

27. Ranganathan K, Loder S, Agarwal S, Wong VW, Forsberg J, Davis TA, Wang S, James AW, Levi B. Heterotopic Ossification: Basic-Science Principles and Clinical Correlates. J Bone Joint Surg Am. 2015 Jul 1;97(13):1101-11.

28. Chen HC, Yang JY, Chuang SS, Huang CY, Yang SY. Heterotopic ossification in burns: Our experience and literature reviews. Burns. 2009 Sep;35(6):857-62.

29. Orchard GR, Paratz JD, Blot S, Roberts JA. Risk Factors in Hospitalized Patients With Burn Injuries for Developing Heterotopic Ossification—A Retrospective Analysis. J Burn Care Res. 2015 Jul-Aug;36(4):465-70.

30. Brady RD, Shultz SR, McDonald SJ, O'Brien TJ. Neurological heterotopic ossification: Current understanding and future directions. Bone. 2017 May 16. pii: S8756-3282(17)30173-4.

31. Davies OG, Grover LM, Eisenstein N, Lewis MP, Liu Y. Identifying the Cellular Mechanisms Leading to Heterotopic Ossification. Calcif Tissue Int. 2015 Nov;97(5):432-44.

32. Schneider JC, Simko LC, Goldstein R, Shie VL, Chernack B, Levi B, Jayakumar P, Kowalske KJ, Herndon DN, Gibran NS, Ryan CM. Predicting Heterotopic Ossification Early After Burn Injuries: A Risk Scoring System. Ann Surg. 2017 Jul;266(1):179-184.

33. Kirshblum S, Brooks M. Rehabilitation of Spinal Cord Injury. In: Delisa's Physical medicine and rehabilitation: principles

and practice. 5th ed. Philadelphia: Wolters Kluwer/Lippincott Williams & Wilkins; 2010. p.695-96.

34. Schneider J, Spires MC. Burn Rehabilitation. In: Delisa's Physical medicine and rehabilitation: principles and practice. 5th ed. Philadelphia: Wolters Kluwer/Lippincott Williams & Wilkins; 2010. p.1161.

35. Cartotto R, Cicuto BJ, Kiwanuka HN, Bueno EM, Pomahac B. Common Postburn Deformities and Their Management. Surg Clin North Am. 2014 Aug;94(4):817-37.

36. Taricco LD, Araujo IF, Juliano Y, Ares MJ, Cristante AR. Uso da radioterapia na ossificação heterotópica imatura em pacientes com lesão medular. Acta Fisiatr. 2008; 15(3):144-148

37. Goodman TA, Merkel PA, Perlmutter G, Doyle MK, Krane SM, Polisson RP. Heterotopic ossification in the setting of neuromuscular blockade. Arthritis Rheum. 1997;40:1619-27

38. Van Kuijk AA, Geurts AC, van Kuppevelt HJ. Neurogenic ossification in spinal cord injury. Spinal Cord. 2002;40:313-26.

39. Banovac K, Williams JM, Patrick LD, Haniff YM. Prevention of heterotopic ossification after spinal cord injury with indomethacin. Spinal Cord. 2001;39:370-4.

40. Freed JH, Hahn H, Menter R, Dillon T. The use of the three-phase bone scan in the early diagnosis of heterotopic ossification (HO) and in the evaluation of didronel therapy. Paraplegia. 1982;20:208-16.

41. Orzel JA, Rudd TG. Heterotopic bone formation: clinical, laboratory, and imaging correlation. J Nucl Med. 1985;26:125-32.

42. Singh RS, Craig MC, Katholi CR, Jackson AB, Mountz JM. The predictive value of creatine phospho- kinase and alkaline phosphatase in identification of heterotopic ossification in patients after spinal cord injury. Arch Phys Med Rehabil. 2003;84:1584-8.

43. Sherman AL, Williams J, Patrick L, Banovac K. The value of serum creatine kinase in early diagnosis of heterotopic ossification. J Spinal Cord Med. 2003;26:227-30.

44. Estrores IM, Harrington A, Banovac K. C-reactive protein and erythrocyte sedimentation rate in patients with heterotopic ossification after spinal cord injury. J Spinal Cord Med. 2004;27:434-7.

45. Cullen N, Perera J. Heterotopic ossification: pharmacologic options. J Head Trauma Rehabil. 2009;24:69-71.

46. Banovac K, Williams JM, Patrick LD, Levi A. Prevention of heterotopic ossification after spinal cord injury with COX-2 selective inhibitor (rofecoxib). Spinal Cord. 2004;42:707-10.

47. Macfarlane RJ, Ng BH, Gamie Z, et al. Pharmacological treatment of heterotopic ossification follow- ing hip and acetabular surgery. Expert Opin Pharmacother. 2008;9:767-86.

48. Aubut JA, Mehta S, Cullen N, Teasell RW; ERABI Group; Scire Research Team. A comparison of heterotopic ossification treatment within the traumatic brain and spinal cord injured population: An evidence based systematic review. Neuro Rehabilitation. 2011;28:151-60.

49. Stover S. Disodium etidronate in the prevention of heterotopic ossification following spinal cord injury. Paraplegia. 1976;4:146-56.

50. Stover SL. Didronel in the prevention of heterotopic ossification following spinal cord injury: Determination of an optimal treatment schedule. Rehabil R D Prog Rep. 1987,25.110-11.

51. Blokhuis TJ, Frolke JP. Is radiation superior to indomethacin to prevent heterotopic ossification in acetabular fractures? Asystematic review. Clin Orthop Relat Res. 2009;467:526-30.

52. Burd TA, Hughes MS, Anglen JO. Heterotopic ossification prophylaxis with indomethacin increases the risk of long-bone nonunion. J Bone Joint Surg Br 2003;85:700-5.

53. Charnley G, Judet T, Garreau DL, Mollaret O. Excision of heterotopic ossification around the knee following brain injury. Injury. 1996;27:125-8.

54. Moore TJ. Functional outcome following surgical excision of heterotopic ossification in patients with traumatic brain injury. J Orthop Trauma. 1993;7:11-14.

55. Agus ZS. Disorders of calcium and magnesium homeostasis. Am J Med. 1982;72:473-88.

56. Kraft MD, Btaiche IF, Sacks GS, Kudsk KA. Treatment of electrolyte disorders in adult patients in the intensive care unit. Am J Health Syst Pharm. 2005;62:1663-82.

57. Griffith D. Bone loss during critical illness: a skeleton in the closet for the intensive care unit survivor? Crit Care Med. 2011;39:1554-5.

58. South Paul J. Osteoporosis: Part 1. Am Fam Physician. 2001;63:897-904,908.

59. Templeton K. Secondary osteoporosis. J Am Acad Orthop Surg. 2005;13:475-86.

60. Via MA, Gallagher EJ, Mechanick JI. Bone physiology and therapeutics in chronic critical illness. Ann N Y Acad Sci. 2010;1211:85-94.

61. Frazao J. Adynamic bone disease: clinical and therapeutic implications. Curr Opin Nephrol Hypertens. 2009;18:303-7.

62. National Kidney Foundation. K/DOQI clinical practice guidelines for bone metabolism and disease in chronic kidney disease. Am J Kidney Dis. 2003;42(4 Suppl 3):S1-201.

63. Fransen M, Neal B. Non-steroidal anti-inflammatory drugs for preventing heterotopic bone formation after hip arthroplasty. Cochrane Database Syst Rev. 2004;3:CD001160.

64. Shafer DM, Bay C, Caruso DM, Foster KN. The use of eidronate disodium in the prevention of het- erotopic ossification in burn patients. Burns. 2008;34:355-60.

65. Vavken P, Castellani L, Sculco TP. Prophylaxis of heterotopic ossification of the hip: systematic review and meta-analysis. Clin Orthop Relat Res. 2009;467:3283-9.

PARTE V
CONSEQUÊNCIAS APÓS A UTI EM POPULAÇÕES ESPECIAIS

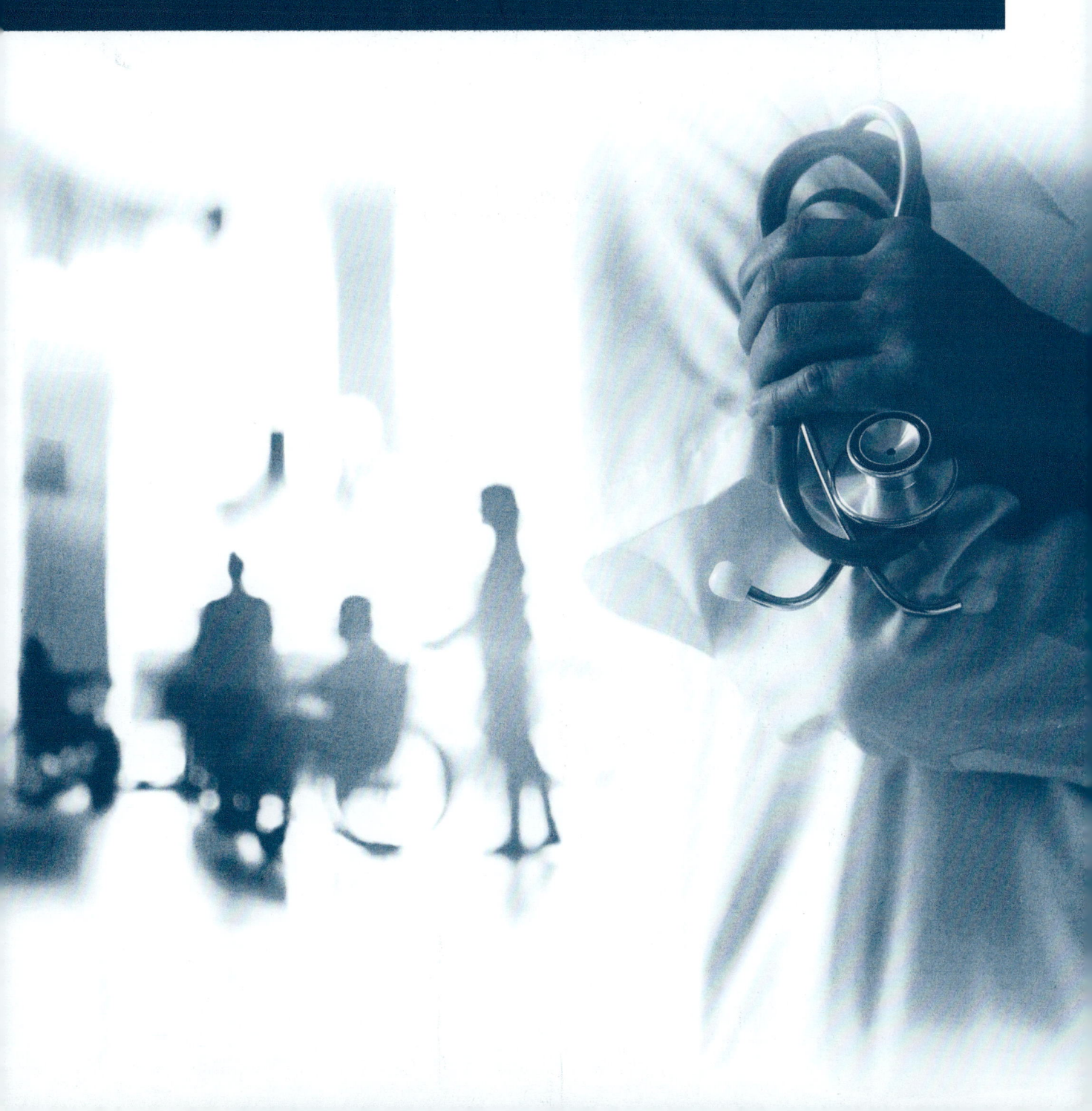

INTRODUÇÃO
PARTE V – Consequências após a UTI em Populações Especiais

José Mário Meira Teles

Chegando até esta parte do livro, o leitor consegue perceber claramente que existe uma grande quantidade de evidências na literatura demonstrando as consequências negativas da internação prolongada dos pacientes criticamente enfermos nas unidades de terapia intensiva (UTIs). Não se questiona o papel e o benefício da terapia intensiva em salvar vidas, ainda mais por que conseguimos aumentar as taxas de sobrevida destes pacientes a níveis jamais alcançados anteriormente,[1] graças não só aos avanços tecnológicos, mas também a uma melhor organização do processos de trabalho em toda a linha de cuidados.[2] O que é necessário refletir, é sobre o custo de termos mais sobreviventes de uma internação em UTI, que irão permanecer com sequelas incapacitantes de longo prazo, muitas delas definitivas.[3] Lógico que não se trata apenas do custo econômico-financeiro a ser pago pela sociedade, quando legiões de pessoas são retiradas do mercado de trabalho por incapacidade física, cognitiva ou psicológica, mas do custo emocional do paciente em sofrer por essa condição por longos períodos de tempo comprometendo significativamente a qualidade de vida e da família que também adoece e que tem prejudicada a saúde mental.[4,5]

Então, um dos nossos principais desafios seria conseguir identificar dentro de algumas populações especiais de pacientes, aqueles que podem evoluir de modo mais grave na apresentação da PICS, seja por mecanismos moleculares da própria doença, seja pela ligação com características clínicas, associadas a fatores de riscos baseados em intervenções e procedimentos de UTI, para que programas de reabilitação individualizados sejam desenvolvidos e implementados, fundamentados por diferentes vulnerabilidades e riscos.

Não tenho a menor dúvida que no futuro próximo, a inteligência artificial com sistemas internacionais integrados de informação, usando *Big Data* e máquinas de aprendizado, consigam prognosticar precocemente com alto nível de acerto quais os pacientes terão maior mortalidade de longo prazo, maior taxa de reinternação hospitalar, maior probabilidade de apresentar incapacidades, temporárias ou definitivas de um internação na UTI. A tomada de decisão poderá ser feita de modo linear, acompanhando a linha do tempo durante todo o processo de doença aguda, e não como fazemos hoje, olhando pelo retrovisor, depois que as sequelas já estão instaladas.

Um modelo que pode ser seguido enquanto o futuro não chega, seria construir em ordem de prioridade os fatores de riscos concorrentes associados aos diferentes tratamentos baseados na UTI. Sabemos que existem fatores de riscos universais que estão associados com a PICS nas diferentes populações de pacientes. Independente do perfil e motivo da admissão na UTI, os pacientes com maiores escores de gravidade de doença, que necessitam de maior intensidade de tratamentos, como ventilação mecânica prolongada, uso de sedação venosa contínua, com longos períodos de imobilização e aqueles que apresentam *delirium* durante algum período da internação, evoluem com maior probabilidade de PICS quando comparado aos pacientes que não se apresentam desse modo e não utilizam todos esses recursos.[6,7]

Com o aumento na expectativa de vida da população, aumentou também a proporção de idosos que são admitidos nas UTIs, e a tendência é de maior crescimento ao longo dos próximos anos.[8] Precisamos melhorar ainda mais os cuidados intensivos nessa população para minimizar sequelas, sabendo que pacientes com mais de 75 anos e permanência maior na UTI do que 14 dias, terão maior taxa de mortalidade hospitalar e de longo prazo de um ano, além de maior comprometimento da capacidade funcional.[9]

Uma atenção maior também precisa ser dada aos sépticos, por que mesmo na população de pacientes jovens, existe uma maior mortalidade e pior qualidade de vida quando comparados aos pacientes críticos não sépticos.[10] Quando associados aos outros fatores de risco relacionados ao paciente e baseados nas intervenções da UTI, tem potencializados os efeitos negativos e as consequências da internação em UTI.

Os pacientes com SDRA, houve uma grande evolução no entendimento da métrica dos resultados dos estudos, que inicialmente eram focadas somente em dados fisiológicos com avaliações da função cardiopulmonar pós-SDRA. Progrediram para estudos que avaliavam a qualidade de vida genérica relacionada à saúde (QVRS), que já demonstrava diminuição acentuadas, mas sem uma compreensão clara dos fatores contribuintes, com a suposição de que a baixa QVRS era o resultado da doença pulmonar residual pós-SDRA. Em seguida, veio o entendimento de que os pacientes com SDRA mantêm importante disfunção neurocognitiva e na saúde mental. Estudos mais recentes empregando exercícios e medidas funcionais, ajudaram na identificação da perda muscular e da fraqueza como a outra morbidade central e determinante de comprometimento da QVRS.[11] Temos que comemorar pelos resultados de aumento nas taxas de sobrevida dos pacientes com SDRA,[12] mas isso não basta, pois muito ainda precisa ser investigado no entendimento dos mecanismos e causas destas incapacidades de longo prazos,[13] para que novas estratégias preventivas e terapêuticas sejam implementadas o mais precocemente possível.

Uma parte deste livro foi dedicada aos sobreviventes de ECMO, uma população especial de pacientes que evoluem frequentemente com falência de multiorgânica, com longos períodos de internação em UTI, apresentando elevadas taxas de mortalidade na UTI e hospitalar, e pela alta complexidade do procedimento devem ser tratados em centros de referência. Serviços de terapia intensiva altamente qualificados que ofereçem ECMO, devem atuar precocemente na UTI com ações preventivas com o objetivo de minimizar a PICS durante todo o período de internação e no pós-alta deve oferecer um programa de reabilitação como observado em um estudo com pacientes que estavam em ECMO aguardando transplante pulmonar.[14]

Com relação aos portadores de DPOC com exacerbação aguda, já na admissão devem ser identificados os pacientes de alto risco de mortalidade e longa permanência na UTI e hospitalar, para que recebam um tratamento diferenciado e especializado, com o objetivo de antecipar com segurança a alta hospitalar e obter uma menor perda da capacidade funcional.[15] Esse seria o cenário ideal para todas as populações especiais de pacientes que necessitam de internação na UTI.

Para aqueles com obesidade mórbida, veremos que a maior preocupação deve ser quanto à saúde mental após a alta da UTI, devido a uma maior prevalência de sintomas depressivos. Medidas de prevenção e identificação precoce dos sintomas de depressão e ansiedade, devem ser implementadas,[16] mas necessitamos ainda de mais estudos, para dizer se pacientes obesos teriam uma maior perda de funcionalidade e comprometimento cognitivo após alta hospitalar.

Este capítulo de introdução fornece o contexto inicial para ajudar o leitor a entender melhor os aspectos mais importantes das consequências da internação na UTI.

REFERÊNCIAS BIBLIOGRÁFICAS

1. Zimmerman, JA; Kramer, AA; Knaus, WA. Changes in hospital mortality for United States intensive care unit admissions from 1988 to 2012. Crit Care. 2013;17(2):R81.
2. Vincent JL. Critical Care - Where have we been and where are we going? Critical Care. 2013;17(Suppl1):S2.
3. Lone NI, Gillies MA, Haddow C, Dobbie R, Rowan KM, Wild SH et al. Five-Year Mortality and Hospital Costs Associated with Surviving Intensive Care. Am J Respir Crit Care Med. 2016;194(2):198-208.
4. Jackson JC, Pandharipande PP, Girard TD, Brummel NE, Thompson JL, Hughes CG et al. Depression, post-trauma-

tic stress disorder, and functional disability in the BRAIN-ICU study: a longitudinal cohort study. Lancet Respir. 2014;2:369-79.

5. Davidson JE, Jones C, Bienvenu OJ. Family response to critical illness: postintensive care syndrome-family. Crit Care Med. 2012;40:618.

6. Barnato AE, Albert SM, Angus DC, Lave JR, Degenholtz HB. Disability among elderly survivors of mechanical ventilation. Am J Respir Crit Care Med .2011;183(8):1037-42

7. Pandharipande PP, et al. Long-term cognitive impairment after critical illness. N Engl J Med. 2013;369:1306-16.

8. Ferrante LE, Pisani MA, Murphy TE, Gahbauer EA, Leo-Summers LS, Gill TM. Functional trajectories among older persons before and after critical illness. JAMA Intern Med. 2015;175(4):523-29.

9. Pintado MC, Villa P, Luján J, Trascasa M, Molina R, González-García N et al. Mortality and functional status at one-year of follow-up in elderly patients with prolonged ICU stay. Med Intensiva. 2016;40(5):289-97.

10. Linder A, Guh D, Boyd JH, Walley KR, Anis AH, Russell JA. Long-term (10-year) mortality of younger previously healthy patients with severe sepsis/septic shock is worse than that of patients with nonseptic critical illness and of the general population. Crit Care Med. 2014;42(10):2211-18.

11. Herridge, MS. Textbook of Post-ICU Medicine: The Legacy of Critical Care. 2014, Introduction: Life after the ICU, 3.

12. Máca J et al. Past and Present ARDS Mortality Rates: A Systematic Review. Respiratory Care January 2017, 62(1):113-122.

13. Herridge MS, Tansey CM, Matte A, Tomlinson G, Diaz-Granados N, Cooper A et al. Functional disability 5 years after acute respiratory distress syndrome. N Engl J Med. 2011;364:1293-304.

14. Rehder KJ, Turner DA, Hartwig MG et al. Active Rehabilitation During Extracorporeal Membrane Oxygenation as a Bridge to Lung Transplantation. Respiratory Care. 2013 Aug;58(8):1291-98.

15. Global Initiative for Chronic Obstructive Lung Disease. Global strategy for the diagnosis, management, and prevention of Chronic Obstrutive Pulmonary Disease (2017 REPORT). Disponível em: http://goldcopd.org.

16. Dowdy DW, Bienvenu OJ, Dinglas VD, Mendez-Tellez PA, Sevransky J, Shanholtz C et al. Are intensive care factors associated with depressive symptoms 6 months after acute lung injury? Crit Care Med. 009;37(5):1702-7

32

PACIENTES IDOSOS

Camila Dietrich
Patricia P. de Leon
Cassiano Teixeira

INTRODUÇÃO

O envelhecimento é um processo biológico associado ao declínio das capacidades físicas, psicológicas e comportamentais, muitas vezes independente de um marco cronológico. Estar saudável passa a ser entendido como a capacidade do organismo de responder às necessidades da vida cotidiana.[1] Assim, a saúde do idoso pode ser avaliada por meio de sua capacidade funcional, resultado da interação entre saúde física, mental, independência na vida diária, integração social, suporte familiar, independência econômica e utilização de serviços.[2]

Nas duas últimas décadas, os países em desenvolvimento vêm passando por um fenômeno denominado transição demográfica. No Brasil, estima-se que os idosos constituirão 16% da população em 2050.[3] A melhora das condições de saúde, a redução dos níveis da fecundidade e da mortalidade são os principais determinantes dessa transição demográfica. Com o envelhecimento da população, o número de idosos tem aumentado nas UTIs. Mais da metade dos pacientes críticos possuem idade superior a 65 anos.[4]. Os cuidados médicos intensivos permitem que um número crescente de pacientes sobrevivam e, como consequência, há aumento significativo da morbidade em longo prazo, resultando em altos custos físicos, emocionais, cognitivos e financeiros para os pacientes, famílias e sociedade.[5]

A necessidade de cuidados intensivos prolongados afeta o prognóstico em termos da capacidade de executar as atividades de vida diária (AVDs).[6] A fragilidade pré-clínica, definida como menor capacidade funcional, em pacientes com idade avançada, pode ser um bom marcador para identificar uma população com um alto risco de mau prognóstico após a alta, influenciando seu estado funcional e qualidade de vida (QV) relacionada à saúde.[7,8]

Pela sua importância social, o crescimento desse grupo populacional tem despertado o interesse pelas particularidades do processo saúde-doença. Apesar disso, o número de estudos nacionais e internacionais nessa população não vem acompanhando o ritmo do envelhecimento populacional. Especialmente, no Brasil, a preocupação com o estudo das questões relativas ao idoso mais velho, ou seja, daqueles com 80 anos ou mais, ainda é imperceptível.[1]

IDOSO E ENVELHECIMENTO
Definição de idoso

Segundo a Organização Mundial da Saúde (OMS), idoso é todo o indivíduo com 60 anos ou mais para os países em desenvolvimento, ou 65 anos de idade quando se trata de países desenvolvidos.[9] Nos países em desenvolvimento, como o Brasil, em função do impacto das condições socioeconômicas no processo de envelhecimto, é que esse limiar é reduzido.[1] A própria OMS reconhece que, qualquer que seja o limite mínimo adotado, é importante considerar que a idade cronológica não é um marcador preciso para as alterações que acompanham o envelhecimento, podendo haver grandes variações quanto a condições de saúde, nível de participação na sociedade e nível de independência entre as pessoas idosas, em diferentes contextos.[10,11]

Desde as primeiras definições de idosos, no século XIX, a idade cronológica sempre esteve correlacionada ao grau de envelhecimento e à ocorrência de doenças crônicas. Na literatura médica em geral e na literatura sobre pacientes criticamente doentes, paciente idoso é definido como aquele com mais de 65 anos.[12] Esses pacientes são comumente classificados em três classes: "jovens idosos" para pacientes entre 65 a 70/75 anos, "idosos velhos" para pacientes com idades de 70/75 aos 80/85 anos e "idosos mais velhos" para pacientes com idade superior a 80/85 anos.[11,12]

População idosa

Em 2000, o mundo somava uma população idosa (> 60 anos) de 600 milhões de pessoas, sendo que esse número aumentará para 1,2 bilhões em 2025 e para 2 bilhões em 2050.[13]

Nas duas últimas décadas, os países em desenvolvimento vêm passando por um fenômeno denominado transição demográfica. Esse fenômeno se caracteriza pelo aumento rápido e progressivo do número de pessoas idosas. No Brasil, estima-se que os idosos constituirão 16% da população em 2050.[3] Com isso, o país passará a ocupar a posição de sexta maior população de idosos no mundo (mais de 32 milhões de pessoas). Entre 1997 e 2007, houve crescimento de 21,6% da população brasileira em geral e de 47,8% de pessoas com 60 anos ou mais. Além disso, o aumento da proporção de pessoas com 80 anos ou mais, classificados como idosos mais velhos, tem resultado na alteração da composição da população idosa.[3]

Decorrências do envelhecimento

As alterações que constituem e influenciam o envelhecimento são complexas. Numa visão biológica, o envelhecimento está associado ao acúmulo progressivo de uma grande variedade de dano celular e molecular que ao longo do tempo, levam a uma diminuição gradual das reservas fisiológicas, a um aumento do risco de muitas doenças e a um declínio na capacidade geral funcional do indivíduo.[14] Isso pode ser diferente para cada pessoa, pois muitos dos mecanismos do envelhecimento são aleatórios e essas mudanças são fortemente influenciadas pelo ambiente e comportamentos individuais.[9,14]

As mudanças não são sempre lineares e nem consistentes, e não estão apenas associadas à idade.[2] Assim, enquanto alguns idosos com 70 anos de idade podem desfrutar de bom estado físico e mental, outros podem ser frágeis ou requererem suporte para realizarem suas necessidades básicas.[9]

As mudanças morfológicas, funcionais e bioquímicas que ocorrem no envelhecimento alcançam todo o organismo.[15] Algumas dessas alterações orgânicas são: a perda de força muscular, resistência e agilidade, o que aumenta a probabilidade de ocorrência de doenças crônicas. Sabe-se que esses pacientes têm longas permanências no hospital, sofrem importantes alterações do metabolismo muscular e ósseo, apresentam imunodeficiência, consomem quantias substanciais de recursos de saúde, têm reduzida capacidade funcional e cognitiva após a alta, demandam uma considerável carga de trabalho para seus cuidadores, e apresentam elevadas taxas de mortalidade em longo prazo.[16]

Envelhecimento saúdável e políticas populacionais

O envelhecimento populacional tradicionalmente se associou a uma carga maior de doenças crônico-degenerativas na sociedade, mais incapacidades e aumento do uso de serviços de saúde.[8] Entretanto, o grau de desenvolvimento humano de uma população, associado às políticas de prevenção em saúde podem retardar o desenvolvimento de doenças e incapacidades mesmo quando realizadas em fases mais avançadas da vida.[13]

Nos países, cujos cuidados de saúde realizados nos idosos são tratados de modo integrado, dados tem demonstrado maior êxito comparados aqueles nos quais os serviços visam o tratamento individual de cada doença.[9,17,18] Abordagens com base na funcionalidade também podem ser úteis numa resposta mais eficaz à saúde do envelhecimento da população. Nos países desenvolvidos elaborou-se um plano de ação para a preservação do envelhecimento ativo, regido por uma estrutura política, em que mudanças sutis na capacidade ou no ambiente, podem ter consequências significativas em longo prazo nas condutas para esse público.[9,19]

A OMS define envelhecimento saudável como o processo de desenvolvimento e manutenção da capacidade funcional que permita um bem-estar na idade mais avançada. Passa a ser a resultante da interação multidimensional entre saúde física, saúde mental, independência na vida diária, integração social, suporte familiar e independência econômica.[9,13] O estar saudável deixa de ser relacionado à idade cronológica isoladamente e passa a ser entendido como a capacidade do organismo de responder às necessidades da vida cotidiana, a capacidade, e a motivação física e psicológica para continuar na busca de objetivos e novas conquistas pessoais e familiares.[1] Desse modo, a definição de envelhecimento ativo se baseia na otimização das oportunidades de saúde, participação e segurança, com o objetivo de melhorar a QV à medida que as pessoas ficam mais velhas.[20]

A saúde pública tem a necessidade de prestar cuidados em longo prazo às pessoas mais velhas que estão em alto risco de perdas significativas, e tem como objetivo permitir aos idosos manter um nível de capacidade funcional consistente com os seus direitos básicos, fundamentais, de liberdade e de dignidade humana.[9]

A DOENÇA CRÍTICA NO IDOSO

O idoso na UTI

A medicina intensiva tem proporcionado um progressivo aumento dos sobreviventes nas UTIs.[4] À medida que a população envelhece a proporção desses pacientes nas UTIs também aumenta.[21,22] Mais da metade dos pacientes internados nas UTIs possuem idade igual ou maior do que 65 anos.[23] E esse número tenderá a aumentar, pois os avanços tecnológicos permitem dar suporte às disfunções orgânicas levando a um aumento nas taxas de sobrevivência dos pacientes críticos em geral.[23,24] Embora a proporção de pacientes mais velhos varie consideravelmente entre UTIs e países, o volume de pacientes com idade superior a 80 anos não é desprezível e tem representado até 16,3% das admissões em alguns relatos.[25] Durante 2005-2011, houve um aumento de 18% na proporção de pacientes idosos na UTI.[26] E, apesar do fato dos doentes idosos terem altas taxas de rejeição para admissão na UTI, a taxa de pacientes com idades maiores de 80 anos deverá aumentar para 25% em 2015.[25,26]

Com relação à tomada de decisão a respeito da admissão e investimento em pacientes mais velhos, os princípios de beneficência e não maleficência devem ser aplicados considerando o resultado específico nos pacientes idosos e a duração esperada da vida da qual eles podem se beneficiar de uma internação na UTI. De acordo com o princípio da justiça, os médicos têm a responsabilidade e devem ter a coragem de renunciar tratamentos que são incapazes de alcançar resultados esperados.[25] A maioria dos autores sugere, no entanto, que a idade cronológia somente não deveria ser um preditor de definições terapêuticas, mas sim a idade fisiológica e funcionalidade.[27] Alternativas para internações em UTI para pacientes idosos gravemente enfermos seriam admissão em unidades de cuidados subintensivos e geriátricos.[25,28]

Inúmeros são os fatores que tornam os pacientes idosos vulneráveis a desenvolver infecções com risco de vida e, consequentemente, necessitarem de cuidados intensivos. Entre eles, incluem-se uma reserva fisiológica diminuída, imunossenescência, presença de inúmeras comorbidades, institucionalização e internações hospitalares frequentes.[4] Vários fatores estão associados ao aumento da morbidade e mortalidade após uma admissão na UTI e, entre eles, encontram-se o tempo de permanência na UTI, a gravidade da doença, as comorbidades prévias, o motivo de internação, necessidade de suporte ventilatório invasivo e a situação financeira.[29] Esses fatos implicam em processos destrutivos, adicionados as razões que resultaram no desenvolvimento da doença crítica, que procedem em déficits físicos e cognitivos por muitos anos, principalmente nos idosos mais velhos.[30-32] Ainda, durante a doença crítica há um desequilíbrio entre degradação e recuperação muscular representando um aumento degenerativo adicional que não pode ser combatido de forma adequada no envelhecimento muscular, o que, em parte, explica a maior prevalência de fraqueza adquirida na UTI entre esses pacientes mais velhos.[33] A musculatura dos idosos na UTI enfrenta insultos simultâneos pela inflamação e pelo repouso no leito. O resultado final é a atrofia muscular, fraqueza e diminuição da capacidade aeróbica, contribuindo para a incapacidade de realizar o autocuidado e as atividades básicas após a resolução do quadro agudo.[30] Além disso, muitos dos sobreviventes continuam a sofrer cronicamente com disfunções orgânicas e permanecem em estado inflamatório por longos períodos após a alta da UTI.[16,34]

A redução da letalidade de algumas doenças não tem sido capaz de interferir em seu padrão de ocorrência, fato que tem provocado cada vez mais a dissociação entre o padrão de mortalidade e o de morbidade.[1] Isso faz com que os indicadores de mortalidade reflitam apenas parcialmente o perfil epidemiológico da população.[1] Estima-se que desde 2000, a mortalidade em UTI vem reduzindo cerca de 2% ao ano.[35] Um estudo observacional de coorte, de 2013, demonstrou taxas de mortalidade de 32% na UTI.[34] Nas populações idosas, temos uma percentagem levemente maior. Um estudo multicêntrico, publicado em 2009, mostrou que a mortalidade de pacientes com 80 anos ou mais admitidos em UTI era de 33%.[36] Um estudo atual realizado na França com idosos acima de 80 anos mostrou mortalidade de 39%.[37]

A Relação estreita entre a idade e o declínio funcional durante a internação na UTI

Devido ao avanço tecnológico aplicado a área da saúde, atualmente, há uma maior expectativa de vida das pessoas, porém há também uma prevalência maior de comorbidades no momento que esses indivíduos são admitidos no hospital.[38] Pacientes portadores de inúmeras comorbidades apresentam um alto risco de mortalidade logo no primeiro mês após sua internação na UTI. Quando acrescido de idade elevada, o desfecho é a incapacidade funcional permanente após a doença crítica. Essa deficiência também está associada ao aumento da mortalidade e da institucionalização desses pacientes.[4,30]

Após a alta da UTI, pacientes idosos necessitam de maior assistência quando comparado aos mais jovens.[5,39] Isso vai de encontro à maior taxa de utilização de serviços de saúde a partir dos 60 anos de idade, em comparação aos indivíduos mais jovens.[1] Pacientes que já apresentam anteriormente um significativo declínio funcional têm um maior risco de desenvolver uma doença aguda grave.[11] Pacientes altamente vulneráveis, como por exemplo, os que já possuem deficiências físicas ou cognitivas antes do desenvolvimento da doença crítica, podem ficar mais comprometidos após uma doença menos grave do que um paciente menos vulnerável, que exigirá um insulto mais grave, como um choque séptico com disfunção de múltiplos órgãos, para alcançar o mesmo nível de comprometimento.[30]

Pacientes que permanecem internados em UTI por períodos prolongados adquirem fraqueza muscular grave, que leva à dependência funcional. Essa situação é agravada pela necessidade de ventilação mecânica (VM), o que contribui para um maior descondicionamento físico devido à necessidade de sedação e limitação de movimento.[40] Pacientes que necessitam de VM por mais de sete dias se caracterizam pela maior dependência após a alta da UTI, necessitando maior uso de cuidados especiais, como *home care* e clínicas geriátricas.[41] A necessidade de VM por mais de 21 dias leva a redução significativa da QV, aparecimento de limitações funcionais e cognitivas importantes e elevada mortalidade após a alta hospitalar.[42-45]

Mortalidade após a alta da UTI

A idade avançada, sepse, e maior pontuação de APACHE II foram associados ao aumento da mortalidade em pacientes críticos crônicos.[34] Pacientes idosos com uma prolongada permanência na UTI também apresentam aumento da mortalidade quando comparados aos que permaneceram por período menor.[29] Porém, a idade mais avançada representa apenas um fator de risco para mortalidade precoce. Os fatores mais relevantes que agem sobre a mortalidade tardia (6 meses a 2 anos após a UTI) são o número e o tipo de comorbidades, o estado funcional e a QV antes ou logo após a internação na UTI.[11]

Estudos mostram que em populações de adultos, as taxas de mortalidade entre 6 e 12 meses após a alta variam de 40 a 67%,[16] dependendo do tipo de doença estudada. Dados do nosso grupo demonstraram mortalidade após seis meses da alta da UTI, de 22,4% em pacientes idosos até 79 anos e de 26,7% em pacientes idosos mais velhos (≥ 80 anos).[46] Os idosos mais velhos também tiveram significativo declínio funcional prévio à internação na UTI e também em três meses após a alta. A mortalidade apresentada em outro estudo brasileiro foi de 23,1% durante a internação hospitalar, 15,2% em menos de seis meses após a alta hospitalar, 6,6% entre 6 e 12 meses.[47] Um estudo de coorte prospectivo apresentou grupos de pacientes idosos que tiveram alta da UTI com deficiências leves, moderadas e graves, em 30 dias após a alta da UTI. Esses apresentaram mortalidade de 21%, 22,7% e 32,5%, respectivamente. Esses resultados foram influenciados pelo tempo de ventilação mecânica, presença de choque e declínio cognitivo, mas não a sua tragetória funcional prévia. Após um ano, a mortalidade global dessa população foi de 43%, sendo que no grupo com de pacientes gravemente incapacitados, esse número foi 67,5%.[4]

Assim, a mortalidade durante a internação na UTI tem reduzido em decorrência dos avanços tecnológicos, porém no acompanhamento após a alta há um número elevado da mortalidade que não está relacionada apenas a idade do paciente, mas principalmente suas condições prévias e a tomada de decisão de investimento durante a internação.

Capacidade funcional após a alta da UTI

A doença crítica representa um momento de grande incerteza em relação a quanto uma pessoa idosa pode recuperar sua independência funcional.[4] Sobreviver a uma doença crítica implica muitas alterações físicas e cognitivas que influenciam na vida desses pacientes de um modo inesperado. Pacientes de todas as idades podem ser afetados.[48-50] Os idosos, no entanto, sofrem mais, por serem o grupo demográfico com maior probabilidade de se tornar gravemente doente. Portanto, nos próximos anos, a prevalência de pacientes idosos impulsionará um aumento significativo no número de sobreviventes de doenças graves com deficiências físicas e cognitivas.[30,49,51]

O declínio funcional experimentado na UTI em pacientes mais velhos é significativo, na medida em que também se acredita contribuir para o aumento do sofrimento psíquico, do comprometimento cognitivo e, finalmente, da diminuição na QV.[52,53] Os pacientes idosos pioram seu estado funcional durante a sua permanência na UTI, melhoram após a alta hospitalar, mas não conseguem voltar para aos níveis pré-UTI, mesmo após longos períodos de acompanhamento.[11] Para os quase 1,4 milhão de idosos mais velhos (≥ 80 anos) que sobrevivem a doenças críticas a cada ano, o estado funcional pré-UTI influencia significativamente a trajetória funcional pós-UTI.[4]

Pacientes internados em UTI podem apresentar uma diminuição da independência funcional decorrente do uso de bloqueadores neuromusculares ou de corticosteroides, do tempo de internação na UTI, bem como do tempo de VM ao qual necessitou ser submetido.[54] Esses pacientes são frequentemente expostos à imobilidade prolongada no leito, disfunção de órgãos vitais, sepse, hipoxemia e toxicidade de drogas neuromusculares, o que pode ocasionar a síndrome neuromuscular adquirida do paciente crítico.[55] A imobilidade prolongada pode resultar em perda de força e resistência muscular, perda de equilíbrio e coordenação neuromuscular, levando a um significativo comprometimento funcional.[55] Esse comprometimento funcional traduz a perda de massa muscular esquelética periférica que ocorre precoce e rapidamente durante a doença crítica[56] e contribui para o desenvolvimento da fraqueza adquirida na UTI, com risco de *deficit* persistente.[57]

Dados do nosso grupo,[46] que avaliou a capacidade funcional de indivíduos idosos (60 a 79 anos) quando comparado aos idosos mais velhos (≥ 80 anos), mostraram que anteriormente a internação na UTI, idosos e idosos mais velhos apresentavam dependência total de 4,2% e 8,1%, respectivamente, e após seis meses da alta da UTI essa dependência foi superior a 49% em ambos grupos. Nossos resultados demonstram não haver diferença significativa entre os grupos etários idosos e idosos mais velhos em relação as suas comorbidades prévias à internação na UTI, em acordo com estudo prévio sobre fatores preditores para internação em UTI, o qual apontou que a idade cronológica, por si só, não deveria ser critério relevante para definição de não internação em UTI.[27]

A população idosa frágil e com funções físicas e cognitivas prejudicadas antes da doença, fica altamente vulnerável e pode desenvolver deficiências até mesmo após uma doença menos grave. A estratificação da fragilidade clínica pode ajudar a planear intervenções, ou para prever o risco de morte ou necessidade de cuidados institucionais.[25]

Independentemente da idade do paciente internado na UTI, todos apresentarão declínio funcional, e esse pode ser agravado pela condição prévia, tempo de internação, intervenções agressivas. Estudos nos mostram que nos primeiros meses após a alta da UTI, há um significativo declínio da capacidade funcional, que tende a recuperar parcialmente dos 6 aos 12 meses de acompanhamento. Porém, mesmo após um ano, o paciente não recupera sua condição prévia, nos mostrando o quão nociva pode ser uma internação na UTI.

Capacidade cognitiva após a alta da UTI

Aproximadamente metade das admissões da UTIs é composta por pacientes com idade superior a 65 anos, e

10% a 20% desses apresentam distúrbio cognitivo leve no momento da admissão na UTI.[58] Além disso, pacientes admitidos na UTI correm alto risco de comprometimento cognitivo em longo prazo. Uma maior duração do delírio no hospital foi associada a uma pior relação cognitiva global e função executiva em 3 e 12 meses.[59] Essas sequelas cognitivas, físicas e psiquiátricas podem persistir até seis anos após a alta da UTI. As deficiências cognitivas da vida diária são freqüentemente relatadas por pacientes e parecem ter um grande impacto na rotina diária e na QV dos indivíduos.[60] As deficiências cognitiva e funcional são os principais encargos de saúde e fatores significativos dos custos de cuidados de saúde nos Estados Unidos e na Europa.[60,61] Entre os adultos mais velhos, o declínio cognitivo está associado à institucionalização, hospitalizações frequentes e consideráveis custos sociais anuais.[62] Idosos ventilados mecanicamente e sobreviventes de UTIs clínicas, apresentam em um terço dos casos de comprometimento cognitivo moderado a grave.[63] Em sobreviventes de síndrome do desconforto respiratório agudo (SDRA), a prevalência de deficiências cognitivas é particularmente alta (46% dos pacientes em um ano) e persistente (25% dos pacientes após seis anos).[64]

Mecanismos de comprometimento cognitivo implicados em desenvolvimento de lesões cerebrais entre sobreviventes da UTI inclui hipoxemia, hiperglicemia, duração do delírio, e hipotensão.[8] Também sedativos e analgésicos, contribuem para o desenvolvimento do delírio, que por sua vez, está associado a um risco aumentado de comprometimento cognitivo.[50]

A deficiência cognitiva de longo prazo afeta pacientes idosos e jovens, independentemente do fardo de condições de coexistência na linha de base. Em conclusão, comprometimento cognitivo após doença crítica é muito comum e em alguns pacientes persiste por pelo menos um ano. A duração do delírio parece ter relação com o declínio cognitivo em longo prazo.[50]

COMO AMENIZAR OS EFEITOS DELETÉRIOS DA UTI NOS IDOSOS

Medidas simples de estado funcional e comorbidade podem ajudar os médicos a tomar decisões relativas a cuidados clínicos e sobre a necessidade de recursos intensivos. Sabe-se que o estado funcional e/ou o estado mental alterados constituem preditores independentes de internações prolongadas em UTI.[65] Diante de um novo grupo de pacientes internados a cada dia, a equipe multidisciplinar da UTI enfrenta uma complexa tarefa de reconhecer o potencial de deterioração clínica de cada paciente. A identificação precoce de pacientes suscetíveis à hospitalização prolongada é de grande importância para os médicos e gestores de hospitais.[65]

A sobrevivência na UTI pode não ser o ponto final mais apropriado de intervenções de cuidados críticos em adultos mais velhos, mas a meta pode ser a recuperação da função do paciente e sua capacidade de retornar para a comunidade. O sucesso dos cuidados na internação da UTI para esses indivíduos pode ser melhor medido pelo seu resultado no pós-hospitalar.[24] A interação entre fraqueza e doença crítica pode proporcionar uma oportunidade de visar e avaliar programas interdisciplinares de reabilitação, com o objetivo de melhorar a recuperação e evitar mortalidade, dependência funcional, redução da qualidade de vida, com a utilização de serviços de saúde. Para pacientes frágeis, gravemente doentes, tais programas integrados podem ter a minimização da sedação, avaliação precoce para o desmame da ventilação mecânica, reconciliação da medicação, mobilização imediata e reabilitação precoce.[25]

A mobilização precoce em pacientes em cuidados críticos é segura e associada a melhores resultados. A reabilitação precoce desses pacientes pode diminuir a duração da ventilação mecânica e tempo de internação na UTI, associado também a menor tempo de duração do *delirium*, melhor resultado na alta hospitalar e menor mortalidade em um ano.[66,67] A independência funcional avaliada de modo rápido e fácil possibilita a análise do nível de mobilidade na UTI e pode ser importante, tanto para pesquisa, como para prática clínica segura. É plausível que os pacientes que tenham um maior nível da função física na alta da UTI possam ter menor tempo de permanência hospitalar e melhor recuperação funcional após o desenvolvimento da doença crítica.[51]

Para que possamos minimizar os efeitos deletérios de uma internação na UTI, precisamos nos preocupar com o paciente a partir do momento que ele é admitido na UTI, evitando sedações prolongadas, estimulando a mobilzação precoce, com atendimentos fisioterapêuticos frequentes, estimulando a saída do leito, deambulação, mantendo a função cognitiva e memória com a presença de familiares por maior período, avaliando esse paciente frequentemente e verificando suas principais necessidades.[68,69]

REFERÊNCIAS BIBLIOGRÁFICAS

1. Camarano AA, Kanso S, Mello JLE. Como vive o idoso brasileiro? Muito além dos 60 os novos idosos Bras. 2004;60:25–73.
2. Ramos LR. Fatores determinantes do envelhecimento saudável em idosos residentes em centro urbano: Projeto Epidoso, São Paulo. Cad Saude Publica [Internet]. Escola Nacional de Saúde Pública, Fundação Oswaldo Cruz. 2003 Jun [cited 2016 May 10];19(3):793-7.
3. IBGE – Síntese De Indicadores Sociais – Uma Análise Das Condições 8 [Internet]. 2010 [cited 2016 May 10]. p.191.
4. Ferrante LE, Pisani MA, Murphy TE, Gahbauer EA, Leo-Summers LS, Gill TM. Functional trajectories among older persons before and after critical illness. JAMA Intern Med [Internet]. 2015 Apr [cited 2015 Nov 25];175(4):523-9.
5. Haas JS, Teixeira C, Cabral CR, Fleig AHD, Freitas APR, Treptow EC, et al. Factors influencing physical functional status in intensive care unit survivors two years after discharge. BMC Anesthesiol [Internet]. 2013 Jan [cited 2015 Sep 17];13:11.
6. Berney S, Haines K, Skinner EH, Denehy L. Safety and feasibility of an exercise prescription approach to rehabilitation across the continuum of care for survivors of critical illness. Phys Ther [Internet]. 2012 Dec [cited 2016 Jan 7];92(12):1524-35.
7. Sacanella E, Pérez-Castejón JM, Nicolás JM, Masanés F, Navarro M, Castro P, et al. Functional status and quality of life 12 months after discharge from a medical ICU in healthy elderly patients: a prospective observational study. Crit Care [Internet]. 2011 Jan [cited 2016 Jan 12];15(2):R105.
8. de Rooij SEJA, Govers AC, Korevaar JC, Giesbers AW, Levi M, de Jonge E. Cognitive, functional, and quality-of-life outcomes of patients aged 80 and older who survived at least 1 year after planned or unplanned surgery or medical intensive care treatment. J Am Geriatr Soc [Internet]. 2008 May [cited 2016 Feb 2];56(5):816–22.
9. WHO | World report on ageing and health. World Health Organization; 2015 [cited 2016 May 12].
10. Frank S, Santos SMA dos, Assman A, Alves KL, Ferreira N. Avaliação da capacidade funcional: repensando a assistência ao idoso na Saúde Comunitária [Internet]. Estudos Interdisciplinares sobre o Envelhecimento. 2008 [cited 2016 May 12].
11. Conti M, Merlani P, Ricou B. Prognosis and quality of life of elderly patients after intensive care. Swiss Med Wkly [Internet]. 2012 Jan [cited 2016 Mar 23];142:w13671.
12. Hennessy D, Juzwishin K, Yergens D, Noseworthy T, Doig C. Outcomes of elderly survivors of intensive care: a review of the literature. Chest [Internet]. 2005 May [cited 2016 Apr 13];127(5):1764-74.
13. Rosset I, Pedrazzi EC, Roriz-Cruz M, Morais EP de, Rodrigues RAP. Tendências dos estudos com idosos mais velhos na comunidade: uma revisão sistemática (inter)nacional. Rev da Esc Enferm da USP [Internet]. Revista da Escola de Enfermagem da USP; 2011 Mar [cited 2016 Jun 21];45(1):264-71.
14. Steves CJ, Spector TD, Jackson SHD. Ageing, genes, environment and epigenetics: what twin studies tell us now, and in the future. Age Ageing [Internet]. 2012 Sep [cited 2016 May 12];41(5):581-6.
15. Guimarães L, Galdino D. Avaliação da capacidade funcional de idosos em tratamento fisioterapêutico. Acta Paul Enferm. 2004;22(5).
16. Loss SH, Nunes DSL, Franzosi OS, Salazar GS, Teixeira C, Vieira SRR. Chronic critical illness: are we saving patients or creating victims? Rev Bras Ter Intensiva [Internet]. 2017 [cited 2017 May 13];29(1):87-95.
17. Low L-F, Yap M, Brodaty H. A systematic review of different models of home and community care services for older persons. BMC Health Serv Res [Internet]. BioMed Central; 2011 Jan 9 [cited 2016 May 12];11(1):93.
18. Ham C. The ten characteristics of the high-performing chronic care system. Health Econ Policy Law [Internet]. 2010 Jan [cited 2016 May 12];5(Pt 1):71-90.
19. WHO | Active ageing: a policy framework. World Health Organization; 2002 [cited 2016 May 12].
20. Salmazo da Silva H, Maria Machado de Lima Â, Galhardoni R. Envelhecimento bem-sucedido e vulnerabilidade em saúde: aproximações e perspectivas. [cited 2017 May 10].
21. Dreiher J, Almog Y, Sprung CL, Codish S, Klein M, Einav S, et al. Temporal trends in patient characteristics and survival of intensive care admissions with sepsis. Crit Care Med [Internet]. 2012 Mar [cited 2017 May 16];40(3):855-60.
22. Fuchs L, Novack V, McLennan S, Celi LA, Baumfeld Y, Park S, et al. Trends in Severity of Illness on ICU Admission and Mortality among the Elderly. Alazawi W, editor. PLoS One [Internet]. Public Library of Science; 2014 Apr 3 [cited 2017 May 16];9(4):e93234.
23. Angus DC, Shorr AF, White A, Dremsizov TT, Schmitz RJ, Kelley MA. Critical care delivery in the United States: distribution of services and compliance with Leapfrog recommendations. Crit Care Med [Internet]. 2006 Apr [cited 2016 Feb 6];34(4):1016-24.
24. Khouli H, Astua A, Dombrowski W, Ahmad F, Homel P, Shapiro J, et al. Changes in health-related quality of life and factors predicting long-term outcomes in older adults admitted to intensive care units. Crit Care Med [Internet]. 2011 Apr [cited 2017 May 13];39(4):731-7.
25. Orsini J, Blaak C, Shamian B, Fonseca X, Salem A, Chen Y-L. Assessing the utility of ICU admission for octogenarians. Aging Clin Exp Res [Internet]. 2016 Aug 5 [cited 2017 May 19];28(4):745-51.
26. Nielsson MS, Christiansen CF, Johansen MB, Rasmussen BS, Tønnesen E, Nørgaard M. Mortality in elderly ICU patients: a cohort study. Acta Anaesthesiol Scand [Internet]. 2014 Jan [cited 2017 May 27];58(1):19-26.
27. Lieberman D, Nachshon L, Miloslavsky O, Dvorkin V, Shimoni A, Zelinger J, et al. Elderly patients undergoing mechanical ventilation in and out of intensive care units: a comparative, prospective study of 579 ventilations. Crit Care [Internet]. 2010 Jan [cited 2016 Jan 27];14(2):R48.

28. Ranhoff AH, Rozzini R, Sabatini T, Cassinadri A, Boffelli S, Ferri M et al. Subintensive care unit for the elderly: a new model of care for critically ill frail elderly medical patients. Intern Emerg Med [Internet]. 2006 [cited 2017 May 27];1(3):197-203.
29. Pintado MC, Villa P, Luján J, Trascasa M, Molina R, González-García N et al. Mortality and functional status at one-year of follow-up in elderly patients with prolonged ICU stay. Med Intensiva [Internet]. 2015 Dec 16 [cited 2016 Mar 31].
30. Brummel NE, Balas MC, Morandi A, Ferrante LE, Gill TM, Ely EW. Understanding and reducing disability in older adults following critical illness. Crit Care Med [Internet]. 2015 Jun [cited 2016 Mar 25];43(6):1265-75.
31. Reuben DB, Tinetti ME. The hospital-dependent patient. N Engl J Med [Internet]. 2014 Feb 20 [cited 2016 Apr 19];370(8):694-7.
32. Nelson JE, Cox CE, Hope AA, Carson SS. Chronic critical illness. Am J Respir Crit Care Med [Internet]. 2010 Aug 15 [cited 2016 Apr 19];182(4):446-54.
33. Batt J, dos Santos CC, Cameron JI, Herridge MS. Intensive care unit-acquired weakness: clinical phenotypes and molecular mechanisms. Am J Respir Crit Care Med [Internet]. 2013 Feb 1 [cited 2016 Mar 25];187(3):238-46.
34. Loss SH, Marchese CB, Boniatti MM, Wawrzeniak IC, Oliveira RP, Nunes LN, et al. Prediction of chronic critical illness in a general intensive care unit. Rev Assoc Med Bras [Internet]. Associação Médica Brasileira. 2013 May [cited 2017 May 13];59(3):241-47.
35. Oeyen SG, Vandijck DM, Benoit DD, Annemans L, Decruyenaere JM. Quality of life after intensive care: a systematic review of the literature. Crit Care Med [Internet]. 2010 Dec [cited 2016 Feb 12];38(12):2386-400.
36. Garrouste-Orgeas M, Boumendil A, Pateron D, Aergerter P, Somme D, Simon T et al. Selection of intensive care unit admission criteria for patients aged 80 years and over and compliance of emergency and intensive care unit physicians with the selected criteria: An observational, multicenter, prospective study. Crit Care Med [Internet]. 2009 Nov [cited 2017 May 27];37(11):2919-28.
37. Fassier T, Duclos A, Abbas-Chorfa F, Couray-Targe S, West TE, Argaud L, et al. Elderly patients hospitalized in the ICU in France: a population-based study using secondary data from the national hospital discharge database. J Eval Clin Pract [Internet]. 2016 Jun [cited 2017 May 27];22(3):378-86.
38. Packham V, Hampshire P. Critical care admission for acute medical patients. Clin Med [Internet]. 2015 Aug [cited 2017 May 19];15(4):388-91.
39. Vest MT, Murphy TE, Araujo KLB, Pisani MA. Disability in activities of daily living, depression, and quality of life among older medical ICU survivors: a prospective cohort study. Health Qual Life Outcomes [Internet]. 2011 Jan [cited 2016 Feb 6];9:9.
40. Daniel CR, Alessandra de Matos C, Barbosa de Meneses J, Bucoski SCM, Fréz AR, Mora CTR, et al. Mechanical ventilation and mobilization: comparison between genders. J Phys Ther Sci [Internet]. 2015 Apr [cited 2016 Apr 6];27(4):1067-70.
41. Herridge MS, Chu LM, Matte A, Tomlinson G, Chan L, Thomas C et al. The RECOVER Program: Disability Risk Groups & One Year Outcome after ≥ 7 Days of Mechanical Ventilation. Am J Respir Crit Care Med [Internet]. 2016 Mar 14 [cited 2016 Mar 18].
42. Unroe M, Kahn JM, Carson SS, Govert JA, Martinu T, Sathy SJ et al. One-year trajectories of care and resource utilization for recipients of prolonged mechanical ventilation: a cohort study. Ann Intern Med [Internet]. 2010 Aug 3 [cited 2016 Apr 5];153(3):167-75.
43. Hodgson C, Bellomo R, Berney S, Bailey M, Buhr H, Denehy L et al. Early mobilization and recovery in mechanically ventilated patients in the ICU: a bi-national, multi-centre, prospective cohort study. Crit Care [Internet]. 2015 Jan [cited 2016 Mar 3];19:81.
44. Wieske L, Dettling-Ihnenfeldt DS, Verhamme C, Nollet F, van Schaik IN, Schultz MJ et al. Impact of ICU-acquired weakness on post-ICU physical functioning: a follow-up study. Crit Care [Internet]. 2015 Jan [cited 2016 Apr 9];19:196.
45. Lineberry C, Stein DE. Infection, sepsis, and immune function in the older adult receiving critical care. Crit Care Nurs Clin North Am [Internet]. 2014 Mar [cited 2016 Mar 31];26(1):47-60.
46. Dietrich C, Cardoso JR, Vargas F, Sanchez EC, Dutra FH et al. Capacidade funcional em idosos e idosos mais velhor após a alta da Unidade de Terapia intensiva. Coorte prospectiva. Rev Bras Ter Intensiva. 2017 29(3):293-302.
47. Cabral C da R, Teixeira C, Oliveira RP de, Hass JS, Azzolin K de O. Mortality assessment and quality of life two years after discharge from the ICU: preliminary data from a prospective cohort. Rev Bras Ter intensiva [Internet]. 2009 Mar [cited 2017 May 29];21(1):18-24.
48. Capuzzo M, Bianconi M. Our paper 20 years later: 1-year survival and 6-month quality of life after intensive care. Intensive Care Med [Internet]. 2015 Apr [cited 2016 Feb 4];41(4):605-14.
49. Iwashyna TJ, Cooke CR, Wunsch H, Kahn JM. Population burden of long-term survivorship after severe sepsis in older Americans. J Am Geriatr Soc [Internet]. 2012 Jun [cited 2016 Mar 25];60(6):1070-7.
50. Pandharipande PP, Girard TD, Jackson JC, Morandi A, Thompson JL, Pun BT, et al. Long-term cognitive impairment after critical illness. N Engl J Med [Internet]. 2013 Oct 3 [cited 2016 Mar 25];369(14):1306-16.
51. Carson SS, Cox CE, Holmes GM, Howard A, Carey TS. The changing epidemiology of mechanical ventilation: a population-based study. J Intensive Care Med [Internet]. Jan [cited 2016 Mar 25];21(3):173-82.
52. Milbrandt EB, Eldadah B, Nayfield S, Hadley E, Angus DC. Toward an integrated research agenda for critical illness in aging. Am J Respir Crit Care Med [Internet]. 2010 Oct 15 [cited 2016 Mar 25];182(8):995-1003.
53. Balas MC, Bonasera SJ, Cohen MZ, Hertzog M, Sisson JH, Potter JF et al. Measuring functional recovery in older patients discharged from intensive care units: is advanced techno-

logy an option? J Appl Gerontol [Internet]. 2015 Apr [cited 2016 Feb 26];34(3):NP22-40.

54. Curzel J, Forgiarini Junior LA, Rieder M de M. Evaluation of functional independence after discharge from the intensive care unit. Rev Bras Ter intensiva [Internet]. Jan [cited 2016 Feb 6];25(2):93-8.

55. Christakou A, Papadopoulos E, Patsaki E, Sidiras G, Nanas S. Functional Assessment Scales in a General Intensive Care Unit [Internet]. Hospital Chronicles. 2013 [cited 2016 Mar 10]. p.164-70.

56. Puthucheary ZA, Rawal J, McPhail M, Connolly B, Ratnayake G, Chan P, et al. Acute skeletal muscle wasting in critical illness. JAMA [Internet]. 2013 Oct 16 [cited 2016 Mar 1];310(15):1591-600.

57. Connolly B. Describing and measuring recovery and rehabilitation after critical illness. Curr Opin Crit Care [Internet]. 2015 Oct [cited 2016 Feb 14];21(5):445-52.

58. Teeters DA, Moua T, Li G, Kashyap R, Biehl M, Kaur R, et al. Mild Cognitive Impairment and Risk of Critical Illness. Crit Care Med [Internet]. 2016 Nov [cited 2017 Jun 1];44(11):2045-51.

59. Pandharipande PP, Girard TD, Jackson JC, Morandi A, Thompson JL, Pun BT et al. Long-term cognitive impairment after critical illness. N Engl J Med [Internet]. NIH Public Access; 2013 Oct 3 [cited 2017 Jun 1];369(14):1306-16.

60. Baumbach P, Meissner W, Guenther A, Witte OW, Götz T. Perceived cognitive impairments after critical illness: a longitudinal study in survivors and family member controls. Acta Anaesthesiol Scand [Internet]. 2016 Sep [cited 2017 May 31];60(8):1121-30.

61. Wübker A, Zwakhalen SMG, Challis D, Suhonen R, Karlsson S, Zabalegui A, et al. Costs of care for people with dementia just before and after nursing home placement: primary data from eight European countries. Eur J Heal Econ [Internet]. 2015 Sep 29 [cited 2017 May 31];16(7):689-707.

62. Rockwood K, Brown M, Merry H, Sketris I, Fisk J, Vascular Cognitive Impairment Investigators of the Canadian Study of Health and Aging. Societal costs of vascular cognitive impairment in older adults. Stroke [Internet]. 2002 Jun [cited 2017 Jun 3];33(6):1605-9.

63. Jackson JC, Hart RP, Gordon SM, Shintani A, Truman B, May L, et al. Six-month neuropsychological outcome of medical intensive care unit patients. Crit Care Med [Internet]. 2003 Apr [cited 2017 Jun 3];31(4):1226-34.

64. Rothenhäusler HB, Ehrentraut S, Stoll C, Schelling G, Kapfhammer HP. The relationship between cognitive performance and employment and health status in long-term survivors of the acute respiratory distress syndrome: results of an exploratory study. Gen Hosp Psychiatry [Internet]. [cited 2017 Jun 3];23(2):90-6.

65. Huggan PJ, Akram F, Er BHD, Christen LSJ, Weixian L, Lim V, et al. Measures of acute physiology, comorbidity and functional status to differentiate illness severity and length of stay among acute general medical admissions: a prospective cohort study. Intern Med J [Internet]. 2015 Jul [cited 2016 Apr 13];45(7):732-40.

66. Pires-Neto RC, Lima NP, Cardim GM, Park M, Denehy L. Early mobilization practice in a single Brazilian intensive care unit. J Crit Care [Internet]. 2015 Oct [cited 2017 May 21];30(5):896-900.

67. Sricharoenchai T, Parker AM, Zanni JM, Nelliot A, Dinglas VD, Needham DM. Safety of physical therapy interventions in critically ill patients: A single-center prospective evaluation of 1110 intensive care unit admissions. J Crit Care [Internet]. 2014 Jun [cited 2017 May 21];29(3):395-400.

68. Hodgson C, Needham D, Haines K, Bailey M, Ward A, Harrold M et al. Feasibility and inter-rater reliability of the ICU Mobility Scale. Heart Lung [Internet]. Jan [cited 2016 Mar 30];43(1):19-24.

69. Heyland DK, Garland A, Bagshaw SM, Cook D, Rockwood K, Stelfox HT, et al. Recovery after critical illness in patients aged 80 years or older: a multi-center prospective observational cohort study. Intensive Care Med [Internet]. 2015 Nov [cited 2016 Jun 24];41(11):1911-20.

PACIENTES COM SÍNDROME
do Desconforto Respiratório Agudo

Roselaine Pinheiro de Oliveira

INTRODUÇÃO

A síndrome do desconforto respiratório agudo (SDRA) é uma insuficiência respiratória aguda caracterizada por opacidades bilaterais, edema pulmonar não cardiogênico e hipoxemia com $PaO_2/FIO_2 < 300$ com $PEEP \geq 5$ cm H_2O, que pode ocorrer em resposta a diferentes insultos como sepse, trauma, pneumonia ou transfusão maciça.[1,2] Devido a hipoxemia, os pacientes com SDRA requerem estratégias ventilatórias que demonstraram ser importantes na diminuição da mortalidade a curto prazo, como ventilação protetora, ventilação em posição prona ou suporte de vida extracorpóreo (ECMO).[3-5] No entanto, os pacientes que sobrevivem têm permanência prolongada, tanto nas unidades de terapia intensiva (UTIs), como no hospital e apresentam significativas limitações funcionais relacionadas à disfunção pulmonar, qualidade de vida, *status* funcional e incapacidade neuropsicológica.

DISFUNÇÃO PULMONAR

Embora a função pulmonar possa ser avaliada de vários modos, os principais são: a espirometria, que avalia os volumes pulmonares estáticos e dinâmicos, a capacidade de difusão, a fim de avaliar a capacidade de troca de gás por meio da barreira alveolar, e o teste de caminhada de seis minutos, um método padronizado para avaliar globalmente a função cardiopulmonar. Esses métodos são os mais citados na literatura e, juntos, fornecem uma avaliação global e quase completa da função pulmonar.[6]

Estudos demonstraram que, nos pacientes com SDRA, os volumes pulmonares retornaram aos valores normais após três e seis meses de evolução. No entanto, a avaliação com espirometria mostrou que, no primeiro ano de evolução, 6% a 43% dos pacientes evoluem com padrão obstrutivo e 15% a 58 com um padrão restritivo. O padrão restritivo pode ser devido à fibrose pulmonar e à fraqueza dos músculos respiratórios. Embora a sobrevida em curto prazo seja significativamente melhor nos pacientes com SDRA ventilados com estratégia protetora, não há evidências de que a função pulmonar seja modificada até dois anos após a resolução da fase aguda em relação aos pacientes ventilados de modo convencional.[3,7-8] Também não houve diferença nos testes com espirometria entre os pacientes com SDRA pulmonar e extrapulmonar, nem nos que foram ventilados em posição prona.

Em todos os estudos, a capacidade de difusão é a única variável funcional mais comprometida. Embora tenha havido melhora de 62% a 63% para 72% a 77% do valor previsto, permaneceu no limite inferior ou ligeiramente abaixo do limite inferior da normalidade durante o primeiro ano após SDRA.

No teste de caminhada de seis minutos a distância aumentou rapidamente no primeiro ano após a alta da UTI (de 49% para 66% a 75% do previsto) e foi mantido quase constante, com um valor inferior ao limite inferior da normalidade. Porém, ainda há controvérsia na definição se essa incapacidade ao exercício seja devida à dispneia ou a fraqueza muscular. Provavelmente seja multifatorial, pois não há correlação na literatura entre alterações parenquimatosas detectadas com tomografia computadorizada, os sintomas respiratórios, os testes de função pulmonar e com o teste de caminhada de seis minutos. Importante destacar que a capacidade de difusão e o teste de caminhada de seis minutos persistiram piores até cinco anos após o episódio de SDRA.[9]

QUALIDADE DE VIDA RELACIONADA À SAÚDE (QVRS)

A escala mais utilizada para medir a QVRS de sobreviventes de doença crítica é o *Medical Outcomes Study 36-Item Short Form Health Survey* (SF-36).[15] Esse questionário consiste em 36 itens que medem a saúde física (função física, dor e saúde geral) e a saúde mental (vitalidade, função social e função emocional). No entanto, não foi validada especificamente para pacientes com SDRA.

Embora a QVRS ,em longo prazo dos sobreviventes de SDRA, esteja sendo mais estudada, é difícil estabelecer uma definição precisa devido ao reduzido número de pacientes incluídos nos estudos, das grandes perdas durante o seguimento e das diferentes escalas utilizadas para quantificá-lo.[25] Pelo contrário, várias escalas de QVRS foram usadas em pacientes com ARDS, dificultando a síntese quantitativa de diferentes resultados de estudos. Em uma metanálise a QVRS dos sobreviventes de SDRA foi significativamente diminuída seis meses após a alta da UTI em comparação com a população geral, especialmente com piora mais significativa nos domínios físicos em comparação com os domínios mentais. Apesar de melhora significativa na capacidade física durante o primeiro ano de acompanhamento, foi demonstrado que os escores para todos os domínios, exceto o emocional, permaneceram abaixo dos de uma população de controle com idade e gênero correspondentes.[11]

Curiosamente, a partir de dois anos após a alta hospitalar, os sobreviventes da SDRA podem apresentar 3 padrões evolutivos distintos para os domínios do SF-36:

- melhora nos domínios físico, de funcionamento social e de vitalidade durante o primeiro ano, sem melhora adicional em dois anos;
- pequenas mudanças no papel emocional, dor e domínios gerais da saúde;
- uma ligeira melhora no estado mental, com retorno subsequente ao nível de alta hospitalar após dois anos de evolução.[27]

Na avaliação dos pacientes após cinco da alta da UTI, os sobreviventes de SDRA têm comprometimento em todas as dimensões de saúde do SF-36, com reduções de 25% na função física e 17,5% na saúde geral e diminuição menor, mas estatisticamente significativa, no aspecto psicossocial em comparação com a população em geral.[26] Do mesmo modo, foi demonstrado que mesmo indivíduos relativamente jovens com poucas comorbidades que sobreviveram à SDRA apresentaram uma persistente redução da capacidade funcional em termos de pontuação do SF-36, embora aqueles com menos de 52 anos tenham demonstrado uma melhora significativa no escore do componente físico na alta após cinco anos, em comparação com indivíduos mais velhos do que 52 anos.

Para esclarecer a contribuição específica do SDRA para resultados em longo prazo, vários estudos compararam a QVRS nos sobreviventes de SDRA com sobreviventes da UTI sem SDRA, sem encontrar nenhuma diferença na qualidade de vida além dos seis meses após a alta.[16,17] Indivíduos com mais comorbidades apresentam menor pontuação SF-36 após um ano.[18,19]

No entanto, esses resultados devem ser interpretados com cautela, considerando a heterogeneidade da doença pulmonar aguda abrangida pela definição de SDRA ao longo dos anos e pelas diferentes características de linha de base de cada população inscrita em termos de idade, doença pulmonar preexistente e comorbidades.

STATUS FUNCIONAL

Uma das melhores escalas de avaliação do estado funcional é o índice de Barthel (IB), que mede o grau de assistência exigido em dez atividades, ou seja, o nível de independência nas atividades de auto cuidado, como: alimentação, higiene pessoal, vestir-se, controle da bexiga, do intestino, deambulação, subir escadas, transferência da cadeira para cama. A pontuação é de 0, 5, 10 e 15. A nota é proporcional à independência, ou seja, quanto maior for a nota mais independente é o indivíduo. A pontuação máxima é 100 e abaixo de 50 considera-se dependência.

É importante destacar que o declínio funcional atribuído à doença crítica pode estar relacionado a diferentes populações de pacientes, diferentes padrões de prática e o momento da avaliação do estado funcional basal.

Embora os pacientes com SDRA apresentem um IB médio significativamente menor no momento do estudo e aos seis meses de evolução em comparação com os pacientes críticos sem SDRA, essa pontuação foi relacionada ao *deficit* em suas atividades diárias antes da admissão hospitalar.[10]

O principal determinante do estado funcional em longo prazo no doente crítico é a fraqueza muscular adquirida na UTI. Por meio de entrevistas e exames clínicos, juntamente com o teste de caminhada de seis minutos e a medida de qualidade de vida por meio do SF-36, demonstraram que os pacientes tinham comprometimento importante da capacidade de exercício mesmo com função pulmonar relativamente preservada e exibiam importante alterações musculares e persistente e fraqueza no exame após um ano e que essas alterações persistiam após cinco anos da alta da UTI.[11,12] Em uma série de casos, as biópsias musculares de sobreviventes de SDRA demonstraram alterações miopáticas crônicas até dois anos após o episódio de doença crítica sugerindo que a lesão muscular residual pode se correlacionar com incapacidade funcional observada nesses pacientes.[13,14]

INCAPACIDADE NEUROPISCOLÓGICA

As alterações neuropsicológicas após a SDRA incluem a disfunção psiquiátrica e o comprometimento neurocognitivo.

A disfunção psiquiátrica envolve ansiedade, depressão e transtorno de estresse pós-traumático (TEPT). Foi demonstrado que, após a recuperação na UTI, um número maior de pacientes relatou sintomas, como ansiedade, dor e pesadelos, que podem se transformar em distúrbios psiquiátricos crônicos e depressão. Em 1998, foi encontrada uma incidência de TEPT em 28% dos sobreviventes de SDRA após cinco anos. Em geral, a prevalência de TEPT varia de acordo com o tempo de avaliação e é maior na alta da UTI. Em 2004, foi demonstrado que 43,5% dos sobreviventes de SDRA de longa duração apresentavam TEPT no momento da alta hospitalar, mas apenas 23,9% apresentavam TEPT a 8 anos.[9] Os indivíduos com TEPT apresentam maior tendência à somatização e à ansiedade e um grande comprometimento em algumas dimensões da QVRS (saúde geral, função social e saúde mental) em comparação com indivíduos sem TEPT, que, pelo contrário, tiveram SF-36 pontuação dentro do intervalo para a população em geral. Uma correlação positiva significativa também foi encontrada entre o número de memórias traumáticas e a experiência de ansiedade com a gravidade do TEPT, enquanto o apoio da família ou dos cuidadores durante a internação na UTI e a reabilitação demonstrou prevenir os sintomas de TEPT.[20]

A duração da sedação, a ventilação mecânica e a permanência na UTI são consideradas preditores de sintomas posteriores do TEPT.[21]

Os estudos demonstraram que a incidência de depressão fica em torno de 30% a 60%, muito maior do que o TEPT.[22,23] Em recente estudo com 186 pacientes com SDRA, 52% tiveram sintomas continuados ou recorrentes de ansiedade e depressão. Sintomas clinicamente significativos e duradouros de ansiedade (38%), depressão (32%) e TEPT (23%) são comuns nos primeiros cinco anos após a SDRA.[23] A depressão pré-SDRA e o distúrbio psicológico estavam fortemente associados à morbidade psiquiátrica pós-SDRA prolongada. Portanto, conhecer a história psicológica na admissão no UTI pode ser útil para aconselhar os pacientes e os membros da família quanto ao risco de morbidade psiquiátrica pós-ARDS prolongada e para o planejamento de tratamento de saúde mental em longo prazo após SDRA.[23] O impacto social da depressão é substancial, pois os pacientes com sintomas moderados a graves apresentam mais dificuldades em retornar ao trabalho do que aqueles com sintomas leves a moderados.[24]

A etiologia dos distúrbios psiquiátricos associados a SDRA é desconhecida.[9] No entanto, a gravidade da SDRA, definida como a necessidade de ECMO, não parece influenciar o comprometimento psiquiátrico após um ano em termos de sintomas de ansiedade, depressão, e risco de TEPT.[9] A maior parte da literatura conclui que as alterações fisiopatológicas relacionadas à doença crítica (hipoxemia, ativação do eixo hipotálamo-hipófise, citoquinas elevadas, disfunção orgânica) e as drogas (noradrenalina, sedativos) contribuem para os distúrbios psicológicos em longo prazo.

Pouco se sabe sobre a fisiopatologia do comprometimento neurocognitivo após SDRA. No entanto, em torno de 50% dos sobreviventes da SDRA podem apresentar disfunção cognitiva em longo prazo (1 a 2 anos) em termos de atenção, memória, velocidade de processamento mental e função executiva.[9] O comprometimento cognitivo foi significativamente associado à menor oxigenação após um ano, assim como a presença de ansiedade. É provável que diferentes mecanismos possam contribuir para o desenvolvimento da disfunção neurocognitiva (hipoxemia, *delirium*, alterações na glicemia, os efeitos dos sedativos, comprometimento cognitivo preexistente).

CONCLUSÃO

Embora a sobrevida dos pacientes com SDRA tenha aumentado nos últimos anos, aqueles que sobrevivem evoluem com alterações na função pulmonar, redução da qualidade de vida e no *status* funcional e com distúrbios neuropsiquiátricos até cinco anos após a sua doença crítica. Os mecanismos e as causas das consequências da SDRA em longo prazo precisam ser melhor estudados para que possamos oferecer novas estratégias preventivas e terapêuticas.

REFERÊNCIAS BIBLIOGRÁFICAS

1. ARDS Definition Task Force, Ranieri VM, Rubenfeld GD, Thomp- son BT, Ferguson ND, Caldwell E et al. Acute respiratory distress syndrome: the Berlin Definition. JAMA. 2012;307(23):2526-33.
2. Bell RC, Coalson JJ, Smith JD, Johanson WG Jr. Multiple organ system failure and infection in adult respiratory distress syndrome. Ann Intern Med. 1983;99(3):293-98.
3. The Acute Respiratory Distress Syndrome Network Ventilation with lower tidal volumes as compared with traditional tidal volumes for acute lung injury and the acute respiratory distress syndrome. N Engl J Med. 2000;342(18):1301-08.
4. Gattinoni L, Tognoni G, Pesenti A, Taccone P, Mascheroni D, La- barta V, et al. Effect of prone positioning on the survival of patients with acute respiratory failure. N Engl J Med. 2001;345(8):568-73.
5. Walkey AJ, Wiener RS. Utilization patterns and patient outcomes associated with use of rescue therapies in acute lung injury. Crit Care Med. 2011;39(6):1322-28.
6. Pellegrino R, Viegi G, Brusasco V, Crapo RO, Burgos F, Casaburi R, et al. Interpretative strategies for lung function tests. Eur Respir J. 2005;26(5):948-68.
7. Cooper AB, Ferguson ND, Hanly PJ, Meade MO, Kachura JR, Granton JT, et al. Long-term follow-up of survivors of acute lung injury: lack of effect of a ventilation strategy to prevent barotrauma. Crit Care Med. 1999;27(12):2616-21.
8. Orme J, Jr., Romney JS, Hopkins RO, Pope D, Chan KJ, Thomsen G, et al. Pulmonary function and health-related quality of life in survivors of acute respiratory distress syndrome. Am J Respir Crit Care Med. 2003;167(5):690-94.
9. Chiumello D., Coppola S., Froio S. And Gotti M. What's next after ARDS: Long-term outcomes. Respiratory Care. 2016;(61):689-99.
10. Biehl M, Kashyap R, Ahmed AH, Reriani MK, Ofoma UR, Wilson GA, Li G, Malinchoc M, Sloan JA, Gajic O. Six-month quality-of-life and functional status of acute respiratory distress syndrome sureivors compared to patients at risk: a population-based study. Critical Care. 2015;(19):356.
11. Herridge MS, Cheung AM, Tansey CM, Matte-Martyn A, Diaz-Granados N, Al-Saidi F, et al. One-year outcomes in survivors of the acute respiratory distress syndrome. N Engl J Med. 2003;348(8):683-93.
12. Herridge MS, Tansey CM, Matte A et al. Functional disability 5 years after acute respiratory distress syndrome. N Engl J Med. 2011;364(14):1293-1304.
13. Herridge MS, Moss M, Hough CL, Hopkins RO, Rice TW. Bienvenu OJ and Azoulay E. Intensive Care Med. 2016;42(5):725-38.
14. Angel MJ, Bril V, Shannon P, Herridge MS (2007) Neuromuscular func- tion in survivors of the acute respiratory distress syndrome. Can J Neurol Sci. 34(4):427-32.
15. McHorney CA, Ware JE Jr, Raczek AE. The MOS 36-Item Short- Form Health Survey (SF-36): II. Psychometric and clinical tests of validity in measuring physical and mental health constructs. Med Care. 1993;31(3):247-63.
16. Chatila W, Kreimer DT, Criner GJ. Quality of life in survivors of prolonged mechanical ventilatory support. Crit Care Med. 2001;29(4):737-42.
17. Granja C, Morujão E, Costa-Pereira A. Quality of life in acute respiratory distress syndrome survivors may be no worst than in other ICU survivors. Intensive Care Med. 2003;29(10):1744-50.
18. Heyland DK, Groll D, Caeser M. Survivors of acute respiratory distress syndrome: relationship between pulmonary dysfunction and long-term health-related quality of life. Crit Care Med. 2005;33(7):1549-56.
19. Garland A, Dawson NV, Altmann I, Thomas CL, Phillips RS, Tsevat J, et al. Outcomes up to 5 years after severe, acute respiratory failure. Chest. 2004;126(6):1897-1904.
20. Deja M, Denke C, Weber-Carstens S, Schro¨der J, Pille CE, Hokema F et al. Social support during intensive care unit stay might improve mental impairment and consequently health-related quality of life in survivors of severe acute respiratory distress syndrome. Crit Care. 2006;10(5):R147.
21. Kapfhammer HP, Rothenha¨usler HB, Krauseneck T, Stoll C, Schell- ing G. Posttraumatic stress disorder and health-related quality of life in long-term survivors of acute respiratory distress syndrome. Am J Psychiatry. 2004;161(1):45-52.

22. sAngus DC, Musthafa AA, Clermont G, Griffin MF, Linde-Zwirble WT, Dremsizov TT, Pinsky MR. Quality-adjusted survival in the first year after the acute respiratory distress syndrome. Am J Respir Crit Care Med. 2001;163(6):1389-94.
23. Bienvenu OJ, Friedman LA, Colantuoni E, Dinglas VD, Sepulveda KA, Mendez-Tellez P, Shanholz C, Pronovost PJ, Needham DM. Psychiatric symptoms after acute respiratory distress syndrome: a 5-year longitudinal study. Intensive Care Med. 2018;44:38-47.
24. Adhikari NK,; McAndrews MP.; Tansey CM.; Matte A.; Pinto R.; Cheung AM, et al. Self reported symptoms of depression and memory disfunction in surveyvord of ARDS. Chest. 2009;135(3):678-87.
25. Dowdy DW, Eid MP, Dennison CR, Mendez-Tellez PA, Herridge MS, Guallar E et al. Quality of life after acute respiratory distress syndrome: a meta-analysis. Intensive Care Med. 2006;32(8):1115-24.
26. Schelling G, Stoll C, Vogelmeier C, Hummel T, Behr J, Kapfhammer HP et al. Pulmonary function and health-related quality of life in a sample of long-term survivors of the acute respiratory distress syndrome. Intensive Care Med. 2000;26(9):1304-11.
27. Hopkins RO, Weaver LK, Collingridge D, Parkinson RB, Chan KJ, Orme JF Jr. Two-year cognitive, emotional, and quality-of-life out- comes in acute respiratory distress syndrome. Am J Respir Crit Care Med. 2005;171(4):340-47.

34

PACIENTES SÉPTICOS

Livia Biason
Gilberto Friedman
Cassiano Teixeira

INTRODUÇÃO

A sepse é extremamente frequente nas unidades de terapia intensiva (UTIs),[1,2] porém, apesar da melhora na qualidade do atendimento dos pacientes sépticos, é uma entidade associada à elevada mortalidade hospitalar.[2-4] Contudo, o conhecimento a respeito de desfechos clínicos em longo prazo desses pacientes, seja em relação à mortalidade ou à qualidade de vida (QV) ainda é escasso, pois a maioria dos estudos relacionando sepse e mortalidade analisou desfechos em curto prazo (28 ou 90 dias), subestimando a mortalidade e as sequelas em longo prazo.[3,5]

Os primeiros estudos que analisaram a mortalidade da sepse em longo prazo foram publicados no final dos anos 90.[6,7] Os estudos subsequentes vêm confirmando essa elevada taxa de mortalidade, o aumento da dependência funcional, a piora do estado físico e da QV após a alta da UTI; tanto nos estudos que compararam os pacientes sépticos com a população saudável, com pacientes críticos sem sepse e com pacientes submetidos à cirurgia cardíaca.[4,5,8-10] As críticas a esses estudos estão baseadas num tamanho amostral reduzido, em erros metodológicos e em grupos controles muito heterogêneos entre si.[3] Essas características dificultam uma conclusão adequada sobre a mortalidade pós-hospitalar dos pacientes sépticos.[11]

MORTALIDADE APÓS A ALTA DA UTI

A mortalidade em curto prazo dos pacientes sépticos internados na UTI vem reduzindo no decorrer dos últimos anos.[2,12,13] Nos estudos que acompanharam os pacientes em longo prazo (Tabela 34.1), o tempo de acompanhamento foi variável (entre seis meses e dez anos).[7,8,14,15]

Uma elevada mortalidade (36% a 72%) encontrada no primeiro ano após a alta da UTI parece consistente em todos os estudos, porém esses não relatam adequadamente os motivos dos óbitos dos pacientes.[4,10,16] Sasse e cols.[6] concluíram que o período mais crítico para os sobreviventes de sepse vai do segundo (mortalidade de 51%) ao sexto mês da alta (mortalidade de 65%). No seguimento desses pacientes, fica evidente a fragilidade dos mesmos, visto que aproximadamente 50% desses necessitam de reinternação hospitalar no período de seis meses após receberem alta da UTI.[15] Mais recentemente, uma metanálise, incluindo 43 estudos, definiu que 16% das mortes dos pacientes sépticos ocorrem em até um ano da alta hospitalar, porém o fator causal e a magnitude desse efeito ainda estão adequadamente definidos, não podendo se atribuir uma relação causal entre a internação por sepse e a mortalidade em longo prazo.[11] Em 2016, Yende e cols.[4] realizaram uma análise secundária dos pacientes arrolados em dois estudos

Tabela 34.1. Taxa de mortalidade dos pacientes sépticos após a alta da UTI					
Autor	Jornal	Ano	N	Tempo de acompanhamento	Taxa de mortalidade
Nessler[16]	Intensive Care Medicine	2013	96	6 meses	45%
Sasse[6]	Critical Care Medicine	1995	153	12 meses	71,9%
Braun[15]	Journal of Managed Care Pharmacy	2004	2.834	12 meses	36,1%
Fatkenheuer[17]	European Journal of Clinical Microbiology e Infectious Diseases	2004	229	12 meses	37,6%
Honselman[10]	Journal of Critical Care	2015	217	12 meses	65%
Karlson[18]	Critical Care Medicine	2009	470	24 meses	44,9%
Lemay[19]	The American Journal of the Medical Sciences	2014	2.727	24 meses	43%
Biason	Não publicado	2017	1.219	24 meses	57,4%
Weycker[14]	Critical Care Medicine	2003	16.090	60 meses	74,2%
Cuthbertson[20]	Critical Care	2013	439	60 meses	61%
Wang[21]	BMJ Open	2014	975	60 meses	43,8%
Quartin[7]	JAMA	1997	1.505	96 meses	82%
Linder[8]	Critical Care Medicine	2014	2.289	120 meses	30,5%

(ACESS e PROWESS-SHOCK), encontrando uma mortalidade em seis meses de 34,9% e 30,2%, respectivamente.

A saúde dos pacientes parece seguir deteriorando mesmo após dois anos ou mais do episódio de sepse, pois esses mantêm ainda elevadas taxas de óbito após esse período.[3] O estudo com maior tempo de acompanhamento de pacientes sépticos o fez durante dez anos, concluindo que os pacientes que sofreram um episódio de sepse têm sua mortalidade aumentada em comparação com críticos não sépticos e aos submetidos a cirurgias cardiovasculares (30% *versus* 22% *versus* 16%), dado que se mantêm quando a comparação se dá também com a população em geral.[8]

QUALIDADE DE VIDA APÓS A ALTA DA UTI

Um desfecho clínico tão importante quanto à mortalidade é a QV dos pacientes sépticos. Com o objetivo de mensurá-la, diversas escalas foram validadas para essa população, tais como a Short-Form-36 (SF-36), SF-12 e EuroQol-5D (EQ-5D).[22] Conforme a revisão sistemática realizada por Winters e cols.,[3] com 12 estudos que avaliaram a QV em sobreviventes de sepse grave, o SF-36 foi utilizado em seis deles (58% dos estudos), o EQ-5D em três, e os demais usaram outras escalas. A maioria dos estudos que avaliou QV pós-alta em pacientes sépticos foi conduzida em UTIs gerais e a avaliação ocorreu entre 6 e 12 meses da alta.[18,23] Alguns estudos compararam a QV pós-alta dos sépticos com a população saudável, outros com pacientes submetidos a cirurgias eletivas.[3] Devemos lembrar que os resultados podem ser supervalorizados quando comparamos os sépticos com a população em geral, pois os sobreviventes da UTI, muitas vezes, já possuíam uma menor QV antes mesmo da internação nessa unidade.

Uma revisão sistemática[24] mostrou que após 12 meses da alta da UTI, a QV dos pacientes é melhor do que a encontrada após três e após seis meses da alta, porém sempre se mantém abaixo dos níveis da população em geral e dos próprios pacientes antes da internação na UTI. Nessa revisão, a idade e a gravidade da doença foram os maiores preditores de disfunção física. Já, em outra revisão sistemática, os autores demonstraram que os pacientes sépticos possuíam uma pior QV quando comparados à população em geral, todavia, com tendência a melhora no decorrer dos anos de acompanhamento. Nesse artigo, o maior declínio da QV foi observado em pacientes com SDRA, em pacientes que necessitaram de ventilação mecânica (VM) prolongada, em traumatismos graves e em pacientes com sepse e choque séptico. Outros autores também salientam a influência da gravidade da doença, das comorbidades, da QV pré-admissão, da idade, do gênero e das complicações adquiridas durante a estada na UTI, na avaliação da QV pós-alta da UTI. A grande maioria dos estudos que avaliaram QV pós-alta da UTI foi realizada na Europa (68%) e o instrumento mais utilizado foi o SF-36 (55%).[25] Na avaliação psicológica dos pacientes, Granja e cols.[23] observaram que pacientes sépticos reportavam maiores problemas quanto a ansiedade e depressão após seis meses da alta. Heyland e cols.[26] demonstraram que os pacientes sépticos pós-alta apresentavam sintomas persistentes (por exemplo: dispneia, fadiga e depressão) e piora do estado funcional (físico, social, emocional). Além disso, um terço dos pacientes não é capaz de retornar a uma vida independente após um ano de acompanhamento pós-UTI.[4]

A presença de comorbidades na pré-admissão hospitalar parece ser o fator de maior impacto na redução da QV pós-UTI destes pacientes. Wehler e cols.[27] demonstraram que a QV pré-admissão na UTI é claramente inferior nos doentes sépticos quando comparada à população geral (quando pareada para sexo e idade).

As consequências da sepse parecem ser tão significativas que seguem comprometendo a saúde dos pacientes mesmo após longos períodos. Após dois anos, quando comparados pacientes críticos que sofreram trauma e paciente sépticos, existe uma piora da QV nos dois grupos, porém há maior incidência de dor e maiores níveis de depressão nos pacientes sépticos.[28] Karlsson e cols.[18] também encontraram, em dois anos, uma média de QV menor nos pacientes sépticos quando comparada ao período anterior à doença crítica. Em uma revisão sistemática, que acompanhou os pacientes por seis anos, pacientes que sobreviveram ao episódio séptico apresentaram diminuição da QV independentemente do método de aferição empregado.[3]

A sepse em indivíduos idosos é um fator independente associado à persistente e substancial nova disfunção cognitiva e incapacidade funcional. Uma taxa alta (1,57 novas limitações) após um episódio de sepse foi demonstrada em pacientes sem limitações prévias e 1,5 novas limitações para os que já possuíam algum tipo de restrição.[29] A magnitude desse *deficit* também foi grande, resultando em piora persistente na capacidade desses pacientes viverem de forma independente, uma vez que o declínio físico e cognitivo se seguiu por, no mínimo, oito anos.[29] Outros autores demonstraram que após três anos de um episódio de sepse, pacientes idosos ainda sofriam com disfunções importantes (cognitivas ou físicas), tanto quanto pacientes portadores de câncer de mama.[30]

A gravidade do episódio infeccioso também é marcador da piora da QV. Battle e cols.[31] encontraram uma redução da QV em todos pacientes avaliandos, porém mais pronunciada em pacientes com sepse e choque séptico, em comparação a pacientes com infecção e síndrome da resposta inflamatória sistêmica (SIRS).

Apesar desses achados, a maioria dos pacientes está satisfeito com a sua QV e todos referiam estar dispostos a voltar para UTI caso seja necessário, ainda que muitos refiram lembranças desagradáveis da estadia.[20]

DADOS BRASILEIROS

Os estudos, tanto de mortalidade quanto de QV, em pacientes sépticos, no Brasil, são escassos. A grande maioria dos estudos que avaliaram a mortalidade da sepse, no Brasil, estudou somente a mortalidade em 28 dias, e demonstrou altas taxas de mortalidade (entre 22% e 55%).[1,32,33] No estudo *Estudo Brasileiro de Epidemiologia da Sepse* (BASES), a mortalidade foi proporcional a gravidade da doença (24% na SIRS, 35% na infecção, 47% na sepse e 52% no choque séptico).[32] Sales Júnior e cols.,[33] em 75 UTIs de todas as regiões do Brasil, mostraram taxas de mortalidade de 34% na sepse e 65,3% no choque séptico.

Dois únicos estudos nacionais se propuseram a avaliar a QV em pacientes sépticos em longo prazo, analisando a mortalidade secundariamente. Westphal e cols.[34] avaliaram 217 pacientes com sepse e choque séptico e observaram que a sobrevida após a alta hospitalar desses pacientes foi de 41% em 180 dias, 37% em um ano e 32% em dois anos, com importante comprometimento na QV. Ressalta-se que somente 36 sobreviventes responderam ao questionário SF-36, com a totalidade deles apresentando comprometimento na QV. O grupo controle foi composto por pessoas que não possuíam histórico de internação hospitalar nos últimos dois anos, com condições socioeconômicas similares as dos pacientes (um coabitante ou um vizinho). Do mesmo modo, Contrin e cols.[35] avaliaram 349 pacientes críticos (sépticos e não sépticos), sendo a taxa de mortalidade nos sépticos quase duas vezes maior a dos não sépticos (36% *versus* 20%) após um ano da alta hospitalar. Com relação à QV (avaliada pelo EQ-5D e EQ-VAS), 46% dos pacientes responderam que a mobilidade e a sensação de dor/desconforto eram os principais fatores que influenciaram na redução da QV. Nosso grupo avaliou 1.219 pacientes em duas UTIs gerais de Porto Alegre, quanto à taxa de mortalidade e o grau de dependência de pacientes sépticos após dois anos da alta das UTIs. A mortalidade dos pacientes sépticos foi maior após dois anos (57,4 % versus 34,2%). Salienta-se que 41,7% dos pacientes sépticos morreram nos primeiros três meses após a alta hospitalar. A mortalidade ajustada para idade e APACHE II, foi 34% maior nos pacientes sépticos quanto comparada a dos críticos não sépticos. Observou-se também um maior grau de dependência para atividades de vida diária no grupo dos sépticos. Apesar disso, na avaliação subjetiva e pessoal, esse grupo considerava sua situação global após dois anos da alta da UTI praticamente igual a anterior a internação. Já os pacientes críticos não sépticos consideravam-se melhores que antes da internação na UTI (dados não publicados).

EXISTE INFLUÊNCIA DA SEPSE NA MORBIMORTALIDADE EM LONGO PRAZO?

A morbimortalidade da sepse em si fica explícita quando comparamos dados de pacientes críticos com e sem sepse. Os pacientes sépticos têm maior mortalidade e piora da qualidade de vida quando comparados aos pacientes críticos não sépticos.[8,36-38] Um estudo demonstrou que a sepse estava associada com 22,1% de aumento absoluto na mortalidade em relação à população em geral, com 10,4% de aumento em relação a pacientes admitidos com infecção e com 16,2% de aumento em relação aos pacientes admitidos por condições inflamatórias não infecciosas.[39]

O estado de saúde prévio ou mesmo a gravidade inicial do episódio séptico parece ter forte influência na morbimortalidade em longo prazo desses pacientes. Autores associam o aumento do risco de morte à idade dos pacientes, a severidade da doença (escore APACHE II), ao sexo masculino, a presença de comorbidades, a um escore de SOFA alto e ao uso de vasopressores.[23,40,41] Embora a disfunção pulmonar seja comum em pacientes sépticos, ela não foi associada a um aumento da mortalidade.[42] Já o escore SAPS II foi capaz de predizer somente a mortalidade hospitalar, não sendo eficiente para mensurá-la em longo prazo, mas consegue predizer qualidade de vida após um ano da alta.[10]

Apesar de todo esse conhecimento de que a sepse é um fator importante relacionado à mortalidade dos pacientes, pouco se sabe sobre o mecanismo de ação dessa síndrome em relação à mortalidade em longo prazo, pois os estudos ainda não conseguiram definir um fator causal para tal mortalidade.[43] Alguns autores vêm sugerindo que as alterações do sistema imune possam estar contribuindo para esse aumento da mortalidade.[44]

CONCLUSÃO

A sepse é uma das causas mais frequentes de morte no mundo todo e um problema devastador afetando físicamente e emocionalmente os sobreviventes e seus familiares. Suas consequências vão muito além da alta hospitalar. Apesar do tratamento do episódio agudo, mais da metade dos pacientes morre em alguns meses ou anos após a alta hospitalar, e dos sobreviventes, grande parte terá uma piora significativa na QV. Além disso, os familiares e os cuidadores dos pacientes sobreviventes de sepse também são afetados, com alta incidência de depressão, de desemprego e de mudança do estilo de vida.[45]

Talvez o que esteja ao nosso alcance, nesse momento, seja impedir que uma sepse ou até uma simples infecção evolua para um espectro de disfunção orgânica, impedindo assim a evolução da cascata inflamatória e respectivamente da lesão múltipla orgânica.[46-48]

Em estudos de cancerologia, o comitê de drogas oncológicas da Food and Drugs Administration (FDA), órgão americano que regula a liberação de drogas, tem recomendado que benefícios na qualidade de vida e na sobrevida seja a base para a aprovação de novas drogas.[49] Talvez um paradigma semelhante devesse ser estabelecido para avaliação de novos tratamentos contra a sepse e a disfunção múltipla orgânica.

REFERÊNCIAS BIBLIOGRÁFICAS

1. Machado FR, Cavalcanti AB, Bozza FA, Ferreira EM, Carrara FSA, Sousa JL et al. The epidemiology of sepsis in Brazilian intensive care units (the Sepsis Prevalence Assessment Database, SPREAD): an observational study. The Lancet Infectious Diseases. 2017;17(11):1180-89.
2. Fleischmann C, Scherag A, Adhikari NK, Hartog CS, Tsaganos T, Schlattmann P et al. Assessment of Global Incidence and Mortality of Hospital-treated Sepsis. Current Estimates and Limitations. Am J Respir Crit Care Med. 2016;193(3):259-72.
3. Winters BD, Eberlein M, Leung J, Needham DM, Pronovost PJ, Sevransky JE. Long-term mortality and quality of life in sepsis: a systematic review. Crit Care Med. 2010;38(5):1276-83.
4. Yende S, Austin S, Rhodes A, Finfer S, Opal S, Thompson T et al. Long-Term Quality of Life Among Survivors of Severe Sepsis: Analyses of Two International Trials. Crit Care Med. 2016 Aug;44(8):1461-7.

5. Maley JH, Mikkelsen ME. Short-term Gains with Long-term Consequences: The Evolving Story of Sepsis Survivorship. Clin Chest Med. 2016;37(2):367-80.
6. Sasse KC, Nauenberg E, Long A, Anton B, Tucker HJ, Hu TW. Long-term survival after intensive care unit admission with sepsis. Crit Care Med. 1995;23(6):1040-7.
7. Quartin AA, Schein RM, Kett DH, Peduzzi PN. Magnitude and duration of the effect of sepsis on survival. Department of Veterans Affairs Systemic Sepsis Cooperative Studies Group. JAMA. 1997;277(13):1058-63.
8. Linder A, Guh D, Boyd JH, Walley KR, Anis AH, Russell JA. Long-term (10-year) mortality of younger previously healthy patients with severe sepsis/septic shock is worse than that of patients with nonseptic critical illness and of the general population. Crit Care Med. 2014;42(10):2211-8.
9. Baldwin MR. Measuring and predicting long-term outcomes in older survivors of critical illness. Minerva Anestesiol. 2015;81(6):650-61.
10. Honselmann KC, Buthut F, Heuwer B, Karadag S, Sayk F, Kurowski V et al. Long-term mortality and quality of life in intensive care patients treated for pneumonia and/or sepsis: Predictors of mortality and quality of life in patients with sepsis/pneumonia. J Crit Care. 2015;30(4):721-6.
11. Shankar-Hari M, Ambler M, Mahalingasivam V, Jones A, Rowan K, Rubenfeld GD. Evidence for a causal link between sepsis and long-term mortality: a systematic review of epidemiologic studies. Crit Care. 2016;20(1):101.
12. Kaukonen KM, Bailey M, Suzuki S, Pilcher D, Bellomo R. Mortality related to severe sepsis and septic shock among critically ill patients in Australia and New Zealand, 2000-2012. JAMA. 2014;311(13):1308-16.
13. Asfar P, Claessens YE, Duranteau J, Kipnis E, Leone M, Lévy B et al. Residual rates of mortality in patients with severe sepsis: a fatality or a new challenge? Ann Intensive Care. 2013;3(1):27.
14. Weycker D, Akhras KS, Edelsberg J, Angus DC, Oster G. Long-term mortality and medical care charges in patients with severe sepsis. Crit Care Med. 2003;31(9):2316-23.
15. Braun L, Riedel AA, Cooper LM. Severe sepsis in managed care: analysis of incidence, one-year mortality, and associated costs of care. J Manag Care Pharm. 2004;10(6):521-30.
16. Nesseler N, Defontaine A, Launey Y, Morcet J, Mallédant Y, Seguin P. Long-term mortality and quality of life after septic shock: a follow-up observational study. Intensive Care Med. 2013;39(5):881-8.
17. Fätkenheuer G, Preuss M, Salzberger B, Schmeisser N, Cornely OA, Wisplinghoff H et al. Long-term outcome and quality of care of patients with Staphylococcus aureus bacteremia. Eur J Clin Microbiol Infect Dis. 2004;23(3):157-62.
18. Karlsson S, Ruokonen E, Varpula T, Ala-Kokko TI, Pettilä V, Group FS. Long-term outcome and quality-adjusted life years after severe sepsis. Crit Care Med. 2009;37(4):1268-74.
19. Lemay AC, Anzueto A, Restrepo MI, Mortensen EM. Predictors of long-term mortality after severe sepsis in the elderly. Am J Med Sci. 2014;347(4):282-8.
20. Cuthbertson BH, Elders A, Hall S, Taylor J, MacLennan G, Mackirdy F et al. Mortality and quality of life in the five years after severe sepsis. Crit Care. 2013;17(2):R70.
21. Wang HE, Szychowski JM, Griffin R, Safford MM, Shapiro NI, Howard G. Long-term mortality after community-acquired sepsis: a longitudinal population-based cohort study. BMJ Open. 2014;4(1):e004283.
22. Gill TM, Feinstein AR. A critical appraisal of the quality of quality-of-life measurements. JAMA. 1994;272(8):619-26.
23. Granja C, Dias C, Costa-Pereira A, Sarmento A. Quality of life of survivors from severe sepsis and septic shock may be similar to that of others who survive critical illness. Crit Care. 2004;8(2):R91-8.
24. Dowdy DW, Eid MP, Sedrakyan A, Mendez-Tellez PA, Pronovost PJ, Herridge MS et al. Quality of life in adult survivors of critical illness: a systematic review of the literature. Intensive Care Med. 2005;31(5):611-20.
25. Oeyen SG, Vandijck DM, Benoit DD, Annemans L, Decruyenaere JM. Quality of life after intensive care: a systematic review of the literature. Crit Care Med. 2010;38(12):2386-400.
26. Heyland DK, Hopman W, Coo H, Tranmer J, McColl MA. Long-term health-related quality of life in survivors of sepsis. Short Form 36: a valid and reliable measure of health-related quality of life. Crit Care Med. 2000;28(11):3599-605.
27. Wehler M, Geise A, Hadzionerovic D, Aljukic E, Reulbach U, Hahn EG et al. Health-related quality of life of patients with multiple organ dysfunction: individual changes and comparison with normative population. Crit Care Med. 2003;31(4):1094-101.
28. Korosec Jagodic H, Jagodic K, Podbregar M. Long-term outcome and quality of life of patients treated in surgical intensive care: a comparison between sepsis and trauma. Crit Care. 2006;10(5):R134.
29. Iwashyna TJ, Ely EW, Smith DM, Langa KM. Long-term cognitive impairment and functional disability among survivors of severe sepsis. JAMA. 2010;304(16):1787-94.
30. Iwashyna TJ, Cooke CR, Wunsch H, Kahn JM. Population burden of long-term survivorship after severe sepsis in older Americans. J Am Geriatr Soc. 2012;60(6):1070-7.
31. Battle CE, Davies G, Evans PA. Long term health-related quality of life in survivors of sepsis in South West Wales: an epidemiological study. PLoS One. 2014;9(12):e116304.
32. Silva E, Pedro MeA, Sogayar AC, Mohovic T, Silva CL, Janiszewski M et al. Brazilian Sepsis Epidemiological Study (BASES study). Crit Care. 2004;8(4):R251-60.
33. Sales Júnior JA, David CM, Hatum R, Souza PC, Japiassú A, Pinheiro CT et al. [An epidemiological study of sepsis in Intensive Care Units: Sepsis Brazil study]. Rev Bras Ter Intensiva. 2006;18(1):9-17.
34. Westphal GA, Vieira KD, Orzechowski R, Kaefer KM, Zaclikevis VR, Mastroeni MF. Análise da qualidade de vida após a alta hospitalar em sobreviventes de sepse grave e choque séptico. Revista Panamericana de Salud Pública. 2012;31:499-505.

35. Contrin LM, Paschoal VD, Beccaria LM, Cesarino CB, Lobo SM. Quality of life of severe sepsis survivors after hospital discharge. Rev Lat Am Enfermagem. 2013;21(3):795-802.
36. Annane D, Aegerter P, Jars-Guincestre MC, Guidet B, Network C-R. Current epidemiology of septic shock: the CUB-Réa Network. Am J Respir Crit Care Med. 2003;168(2):165-72.
37. Vincent JL. Organ dysfunction in patients with severe sepsis. Surg Infect (Larchmt). 2006;7 Suppl 2:S69-72.
38. Regazzoni CJ, Zamora RJ, Petrucci E, Pisarevsky AA, Saad AK, De Mollein D et al. Hospital and 1-year outcomes of septic syndromes in older people: a cohort study. J Gerontol A Biol Sci Med Sci. 2008;63(2):210-2.
39. Prescott HC, Osterholzer JJ, Langa KM, Angus DC, Iwashyna TJ. Late mortality after sepsis: propensity matched cohort study. BMJ. 2016;353:i2375.
40. Pavon A, Binquet C, Kara F, Martinet O, Ganster F, Navellou JC et al. Profile of the risk of death after septic shock in the present era: an epidemiologic study. Crit Care Med. 2013;41(11):2600-9.
41. Perl TM, Dvorak L, Hwang T, Wenzel RP. Long-term survival and function after suspected gram-negative sepsis. JAMA. 1995;274(4):338-45.
42. Russell JA, Singer J, Bernard GR, Wheeler A, Fulkerson W, Hudson L et al. Changing pattern of organ dysfunction in early human sepsis is related to mortality. Crit Care Med. 2000;28(10):3405-11.
43. Leibovici L. Long-term consequences of severe infections. Clin Microbiol Infect. 2013;19(6):510-2.
44. Nascimento DC, Melo PH, Piñeros AR, Ferreira RG, Colón DF, Donate PB et al. IL-33 contributes to sepsis-induced long-term immunosuppression by expanding the regulatory T cell population. Nat Commun. 2017;8:14919.
45. Van Pelt DC, Milbrandt EB, Qin L, Weissfeld LA, Rotondi AJ, Schulz R et al. Informal caregiver burden among survivors of prolonged mechanical ventilation. Am J Respir Crit Care Med. 2007;175(2):167-73.
46. Kumar A, Roberts D, Wood KE, Light B, Parrillo JE, Sharma S et al. Duration of hypotension before initiation of effective antimicrobial therapy is the critical determinant of survival in human septic shock. Crit Care Med. 2006;34(6):1589-96.
47. Dellinger RP, Levy MM, Rhodes A, Annane D, Gerlach H, Opal SM et al. Surviving Sepsis Campaign: international guidelines for management of severe sepsis and septic shock, 2012. Intensive Care Med. 2013;39(2):165-228.
48. Rhodes A, Evans LE, Alhazzani W, Levy MM, Antonelli M, Ferrer R et al. Surviving Sepsis Campaign: International Guidelines for Management of Sepsis and Septic Shock: 2016. Crit Care Med. 2017;45(3):486-552.
49. Beitz J, Gnecco C, Justice R. Quality-of-life end points in cancer clinical trials: the U.S. Food and Drug Administration perspective. J Natl Cancer Inst Monogr. 1996(20):7-9.

PACIENTES COM DOENÇA PULMONAR
Obstrutiva Crônica

Fernanda Callefe Moreira
Paula Pinheiro Berto
Cassiano Teixeira

INTRODUÇÃO

A doença pulmonar obstrutiva crônica (DPOC) é uma doença comum, prevenível e tratável que se caracteriza por sintomas respiratórios persistentes e limitação do fluxo aéreo. Existem anormalidades das vias aéreas e dos alvéolos, geralmente causadas por exposição a partículas e a gases nocivos, mais comumente o tabaco.[1,2] É uma importante causa de morbidade crônica e mortalidade no mundo e sua incidência aumentará nas próximas décadas devido a exposição continuada aos fatores de risco e ao aumento na expectativa de vida da população. Constitui atualmente na quarta causa de morte no mundo, porém especialistas projetam que se torne a terceira em 2020.[3]

A maioria dos pacientes portadores de DPOC apresentam também outras comorbidades que tendem a aumentar a morbidade e a mortalidade desses pacientes. As condições crônicas mais comumente encontradas são a doença cardiovascular, a *diabetes mellitus*, o desgaste osteomuscular, ansiedade, depressão e neoplasia de pulmão. Muitas dessa possuem fatores de risco em comum, como o tabagismo, a senilidade e a própria DPOC. Essa associação de comorbidades acarreta prejuízo adicional na saúde dos pacientes com DPOC, interferindo no seu manejo e aumentando a necessidade de internações hospitalares e aumentando os custos ao sistema de saúde.[2]

SISTEMA DE ESTADIAMENTO DA DOENÇA PULMONAR OBSTRUTIVA CRÔNICA, SEGUNDO A GOLD

Atualmente, o sistema de estadiamento da DPOC mais aceito é o proposto pela *Global Iniciative for Chronic Obstructive Lung Disease* (GOLD). A publicação de 2017 mostrou em seu documento uma avaliação mais global do efeito da doença, acrescentando a gravidade dos sintomas, a história de exacerbações e a presença de comorbidades, à prévia classificação baseada unicamente nos achados espirométricos (Figura 35.1).[2] A classificação em grupos A, B, C ou D é derivada da gravidade dos sintomas dos pacientes (mensurados por meio dasescalas de dispneia CAT e/ou mMRC) e da história de exacerbações e/ou admissões hospitalares.[2] Acredita-se que essa nova classificação possa facilitar no manejo terapêutico dos pacientes.

EXACERBAÇÃO AGUDA DA DOENÇA PULMONAR OBSTRUTIVA CRÔNICA
Fatores de Risco e Prognóstico

As exacerbações agudas da DPOC (EADPOC) são definidas como uma piora aguda dos sintomas respiratórios que resulta em terapia adicional. Geralmente, apresentam como causa as infecções respiratórias, e frequente-

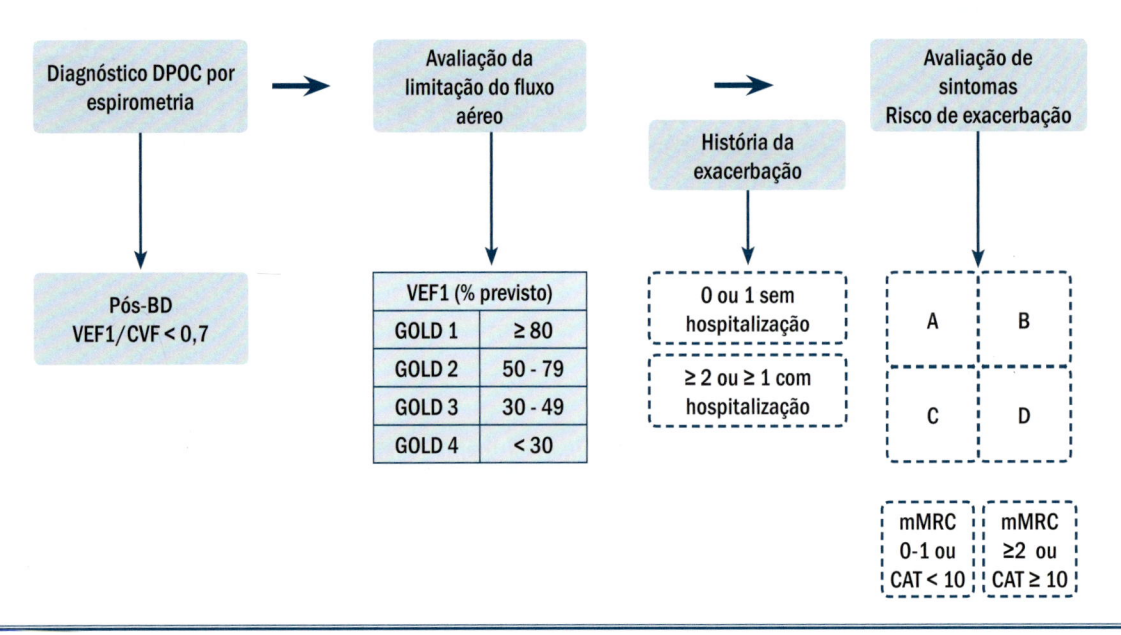

Figura 35.1. Ferramenta de classificação da doença pulmonar obstrutiva crônica (DPOC).
Adaptado de: GOLD, 2017.[2]

mente levam a internação hospitalar ou em unidade de terapia intensiva (UTI). As EADPOC estão associadas a significante morbidade, mortalidade, elevada taxa de reinternações e elevado custo ao sistema de saúde.[2]

Aproximadamente um terço dos pacientes com EADPOC que necessitam de UTI morre durante a internação. A mortalidade permanece alta no primeiro ano após a alta hospitalar, e quando avaliados após dois anos da alta da UTI, a sobrevida varia de 32% a 51%.[4-7] Os dados divulgados pela GOLD 2017 apontam que a mortalidade em cinco anos após hospitalização por EADPOC chega a 50%.[2] O prognóstico é pior nos pacientes com pior função pulmonar (VEF_1 < 30%), com muitas comorbidades não respiratórias, dependentes de oxigenoterapia domiciliar, hipercápnicos ou institucionalizados.[2,4,8]

Os pacientes hipercápnicos apresentam-se como um fenótipo específico de pacientes portadores de DPOC, com maior mortalidade e manejo diferenciado com relação a oferta de oxigenoterapia e de ventilação não invasiva. A mortalidade intra-hospitalar destes pacientes admitidos por exacerbação hipercápnica com acidose é de aproximadamente 10%.[9,10] Para aqueles que necessitam de assistência ventilatória mecânica durante a internação, chega a 40% no primeiro ano após a alta hospitalar.

A fraqueza muscular adquirida por esses pacientes durante a internação na UTI é muito importante fator que se relaciona com piora do prognóstico durante a internação, mas principalmente no aumento da mortalidade e na piora da qualidade de vida após a alta hospitalar. A fraqueza muscular está associada principalmente ao tempo de ventilação mecânica (VM), necessidade de sedação prolongada, além de para-efeito de fármacos (por exemplo, corticosteroides e bloqueadores neuromusculares). A fraqueza muscular se relaciona também com aumento do tempo de hospitalização, pobre recuperação funcional, maior dependência funcional e menor chance de retorno ao trabalho após a alta hospitalar.[11,12]

Permanência Hospitalar Prolongada: Um Fator de Risco Particular

Outro fator prognóstico importante é o longo tempo de permanência hospitalar. A longa permanência parece estar relacionada a eventos com maior severidade com a necessidade de ventilação não invasiva e invasiva, e uso de antibióticos. Alguns estudos apontam que a permanência hospitalar prolongada se associa com baixo índice de massa muscular, classificação de GOLD avançada, acidose respiratória, presença de consolidação e uso de diuréticos.[13-16]

Alguns estudos avaliaram pacientes dependentes de VM por mais de 14 dias, demonstraram elevadas taxas de mortalidade no primeiro ano da alta hospitalar, bem como importante diminuição da qualidade de vida, presença de limitações funcionais e cognitivas importantes, e necessidade de cuidado assistencial prolongado.[9,10]

Como Avaliar a Qualidade de Vida dos Pacientes com Doenças Pulmonar Obstrutiva Crônica

Após uma internação hospitalar por EADPOC, a função pulmonar pode levar várias semanas para retornar aos valores basais, levando a redução dado desempenho físico, cognitivo e piora da qualidade de vida dos pacientes durante esse período.[17] São vários os fatores de risco para redução da qualidade de vida após a alta da UTI (Figura 35.2).[18]

Existem inúmeros instrumentos que são usados para mensurar a qualidade de vida dos pacientes (ver *Capítulo 9*).[19] Nos pacientes com doenças respiratórias, os questionários mais utilizados para acompanhar a evolução clínica são: *Chronic Respiratory Disease Questionnaire* (CRQ),[20] *St. George's Respiratory Questionnaire* (SGRQ),[21] *Breathing Problem Questionnaire* (BPQ),[22] *London Chest Activity of Daily Living Scale* (LCADL)[23] e *Manchester Respiratory Activities of Daily Living Questionnaire* (MRADL).[24] Esses instrumentos são utilizados tanto para pesquisa clínica como para acompanhamento ambulatorial, auxiliando no acompanhamento terapêutico e prognóstico desses pacientes.

Alguns autores propõem que a própria exacerbação aguda da DPOC constitui o principal marcador da QV dos pacientes com DPOC.[10]

Muitos estudos abordam a qualidade de vida dos pacientes DPOC após internação em UTI. Segundo Rivera-Fernández e cols.[5] e Teixeira e cols.,[4] a maioria dos pacientes sobreviventes em longo prazo (> 1 ano), mantém capacidade de mobilização e execução de tarefas diárias simples e de autocuidado, associada a adequada função cognitiva. Porém com redução da tolerância ao exercício e capacidade laboral.[5] Observou-se também uma piora funcional dos pacientes, com necessidade de oxigenioterapia domiciliar (18% dos pacientes) e suporte ventilatório (6%) via traqueostomia ou VNI.[4]

Contrário a esses achados, o estudo CAOS[8] demonstrou que, após seis meses da alta da UTI, 73% dos pacientes com exacerbação da DPOC ou asma referiam melhora da QV, não necessitando acréscimo de medicações para o manejo da DPOC, quando comparado a antes da internação na UTI.

A Tabela 35.1 destaca os principais estudos sobre qualidade de vida após UTI dos pacientes com DPOC.

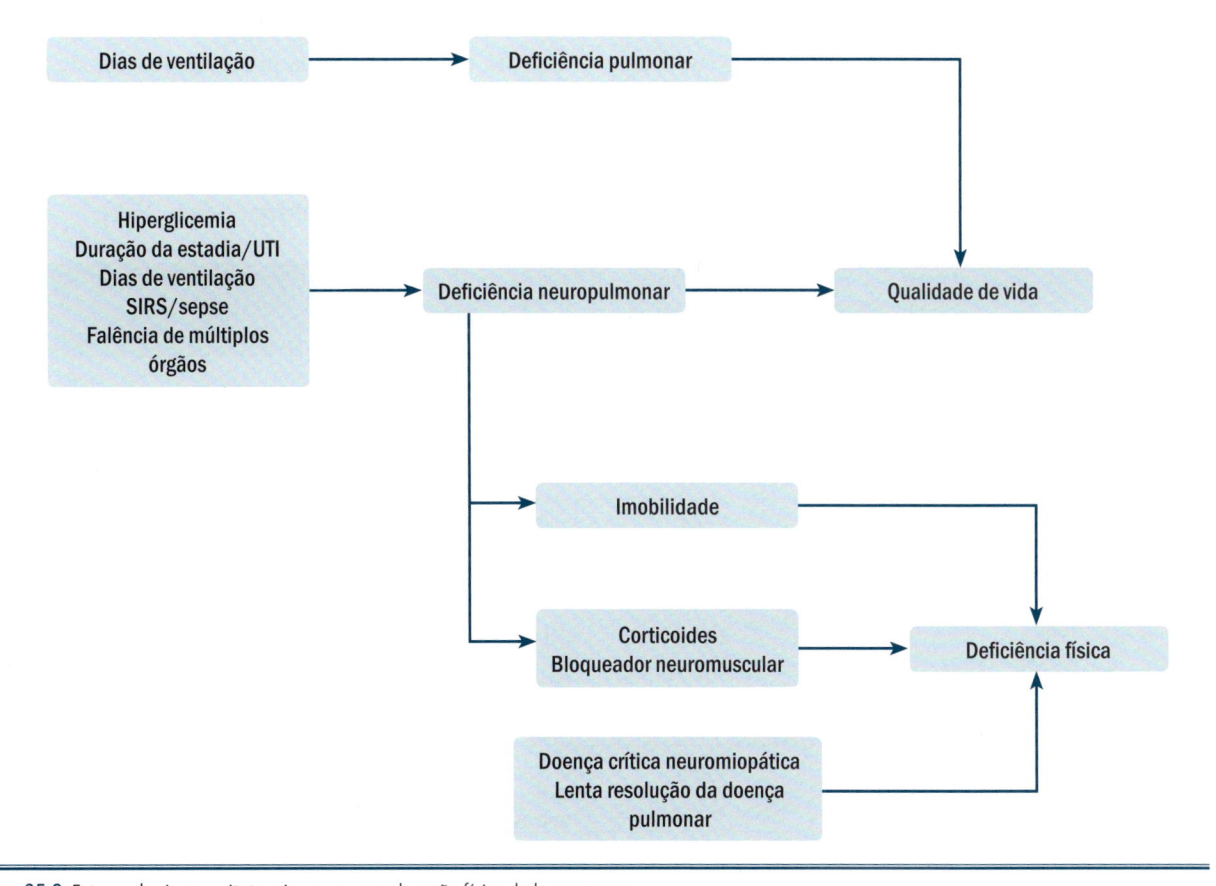

Figura 35.2. Fatores de risco pacitate e icu para complucação física de longo prazo.
Adaptado de: Desai e cols.,2011.[18]

Tabela 35.1. Qualidade de vida pós alta da UTI de pacientes com DPOC				
Autor, ano	N	Seguimento	Avaliação	Desfecho
MirandaS e cols., 2011	126	Alta e 90 dias	HADS*	Carga psicológica pós-UTI em pacientes com dpoc e cuidadores informais: um estudo multicêntrico. Sintomas psiquiátricos são comuns. Tiveram perdas maiores de 20%
Teixeira e cols., 2011	66	2 anos	Karnosfsky e Lawton-AVD	Redução do estado funcional e manutenção da autossuficiência
Rivera-Fernández e cols., 2006	107	6 anos	Quality of life score	Redução da QV (AVD e capacidade física)
Euteneuer e cols., 2006	73	6 meses	SF-36 e St.George	Redução da capacidade física e manutenção da saúde mental
Hurel e cols., 1997	223	6 meses	EPQV**	Manutenção da QV
Carmelier A, 2004	108	Estudo de base populacional	SF-12	Pacientes com DPOC e espirometria realizada em domicilio, apresentaram pontuações significantemente menores no componente físico do SF-12
Berkius J e cols., 2013	51	6, 12 e 24 meses após alta UTI	EuroQoL (EQ5D e EQVAS e DF-36	Alteração da QVRS foi menor que da população geral e não diminuiu de 6 para 24 meses após alta da UTI.

*Escala hospitalar de ansiedade e depressão. **Escala de percepção da qualidade de vida.

O ACOMPANHAMENTO E SEGUIMENTO DOS PACIENTES APÓS A ALTA HOSPITALAR

O seguimento dos pacientes DPOC após a alta hospitalar é variável entre os diferentes países e sistemas de saúde. Não há cuidados padrão orientados para esse grupo de pacientes. Entretanto, sabe-se que a recorrência de exacerbações levando a readmissões a curto prazo associada com aumento da mortalidade, estão associadas à internação inicial.

Quando avaliadas as reinternações e a mortalidade, observa-se defeitos na gerência de cuidados na alta e seguimento desses pacientes. A introdução do pacote de cuidados na alta hospitalar incluindo educação, otimização de medicação, manejo de comorbidades, associado com reabilitação precoce e contato continuado com os pacientes tem sido estudado nesses pacientes com esse objetivo em melhorar qualidade de vida e redução de reinternações precoces. Apesar de parecer uma boa prática clínica, os dados existentes na literatura ainda são insuficientes em demonstrar que essa abordagem terapêutica influencie nas taxas de readmissão ou mortalidade a curto prazo (Tabela 35.2).[25]

Tabela 35.2. Mortalidade do paciente com DPOC, após alta da UTI			
Autor, ano	N	Seguimento	Taxa de Mortalidade
Teixeira et al., 2011	66	2 anos	UTI = 27,3% Pós alta UTI ainda hospital= 10,4% Menos de 6 m = 18,2% Entre 6 e 12 m = 8,2% Entre 12 e 24m = 3,9%
Rivera-Fernández et al., 2006	508	6 anos	31,8% 32,2% morreram após alta hospitalar 21,6% não foram rastreados 107 pacientes estavam vivos
Connors et al., 1997	1016	2 anos	Internação hospitalar 11% 60 dias = 20% 180 dias = 33% 1 ano = 43% 2 anos = 49%
Sneff et al., 1995	362	1 ano	Internação Hospitalar= 24% Alta hospitalar pct >65 anos = 30% 1 ano pct > 65 anos = 59%
Ai-Ping et al., 2005	57	5 anos	Intra Hospitalar = 24,5% 6 meses = 39,0% 1 ano = 42,7% 3 anos = 61,2% 5 anos = 75,9%

Assim como, há poucos estudos abordando seu custo-efetividade. Esses programas de acompanhamento variam entre os serviços, e ainda não se conseguiu delinear intervenções padrão, assim como os estudos são iniciais nessa área. Baseou-se em outras doenças crônicas, em que o acompanhamento multidisciplinar padronizado parece ter influencia no prognóstico dos pacientes, como na insuficiência cardíaca.

Os maiores estudos na área do DPOC englobam principalmente trabalhos que avaliam a reabilitação pulmonar após a alta hospitalar. Evidências de alta qualidade mostram grande afeito da reabilitação sobre a qualidade de vida e capacidade de exercício nos pacientes DPOC após uma exacerbação. Alguns estudos recentes não mostram benefícios da reabilitação sobre reinternações e mortalidade, o que pode estar associado a heterogeneidade dos programas de reabilitação.[26] Futuras pesquisas devem abordar a extensão desses programas assim como sua organização dentro dos sistemas de saúde para determinar seu impacto sobre a mortalidade e readmissão após EADPOC. Assim como, a associação com outras intervenções, que possam ampliar a abordagem do tratamento, otimizando o prognóstico e a qualidade de vida desses pacientes.[26]

De acordo com as recomendações do GOLD 2017,[2] o seguimento precoce após a alta hospitalar (um mês) deve ser feita sempre que possível, pois se relaciona com redução de readmissões por exacerbação. Muitos problemas podem ser prevenidos com acompanhamento precoce, sendo que aqueles que não seguem acompanhamento tem aumento de mortalidade em 90 dias. Isso pode refletir a adesão do paciente ao tratamento, acesso limitado ao cuidado médico, pobre suporte social e/ou presença de doença mais severa. Adicional seguimento de três meses é recomendado para assegurar um estado clínico estável dos pacientes (Tabela 35.3).[2]

COMORBIDADES

As comorbidades dos pacientes com DPOC são fatores prognósticos importantes. Alguns serviços tratam esses pacientes como parte de multimorbidade. Devem ser ativamente pesquisadas e tratadas a fim de minimizar efeito negative no prognóstico desses pacientes.[27]

Controle de Sintomas e Cuidados Paliativos

O DPOC em seus estágios mais avançados se associa com sintomas altamente incapacitantes como a fadiga, dispneia, depressão e ansiedade.

Há evidências que pacientes com DPOC em estágios avançados, apesar de apresentarem um elevado grau de

Tabela 35.3. Recomendações de seguimento após EADPOC (GOLD 2017)
Critérios de Alta e Recomendações de seguimento
Revisão dos dados clínicos e laboratoriais Checar entendimento de terapia de manutenção Revisar técnica Inalatória Assegurar entendimento da retirada de medicação de crise (corticoide e antibióticos) Avaliar a necessidade de oxigenioterapia domiciliar Organizar a continuidade do manejo das comorbidades - seguimento Planejar revisões futuras (Seguimento precoce e tardio)
Seguimento Precoce – 1 a 4 semanas
Avaliar a capacidade de autonomia no ambiente Revisar a compreensão do tratamento Revisar as técnicas de inalação Reavaliar a necessidade de oxigenioterapia a longo prazo Documentar a capacidade de fazer atividades diárias e exercícios Documentar com escalas: CAT ou mMRO Reavaliar comorbidades: condição e acompanhamento
Seguimento Tardio – 12 a 16 semanas
Avaliar a autonomia no ambiente Revisar a compreensão do tratamento Revisar as técnicas de inalação Rever a necessidade de oxigenioterapia a longo prazo Documentar a capacidade de fazer atividades diárias e exercícios Espirometria Documentar com escalas: CAT ou mMRO Reavaliar comorbidades: condição e acompanhamento

sofrimento e se associarem a um prognóstico limitado, são muito menos referendados ao tratamento paliativo que os pacientes com neoplasia de pulmão.[7]

Cuidado paliativo é um termo amplo que engloba o controle dos sintomas, bem como o cuidado dos pacientes que se encontram próximos a morte. O objetivo dos cuidados paliativos é prevenir e aliviar sofrimento e assegurar melhor qualidade de vida para os pacientes e suas famílias, independente do estágio da doença ou de outras terapias associadas.

O cuidado paliativo expande o modelo tradicional de tratamento e foca na melhora da qualidade de vida e ajuda na decisão sobre o cuidado do final de vida promovendo suporte spiritual e emocional para o paciente e seus familiares.

A GOLD em sua nova revisão sugere que pacientes com DPOC avançado sejam acompanhados por equipe multidisciplinar que contemple associação com cuidados paliativos.[2]

Associação de atendimento fisioterápico, nutricional, psicológico auxilia na melhora do controle dos sintomas. O manejo da dispneia refratária pode incluir reabilitação pulmonar, uso de VNI, além de outras manobras para reduzir o gasto energético. A reabilitação pulmonar também se associa a melhora da fadiga e dos sintomas psicológicos desses pacientes com redução das taxas de depressão e ansiedade.[2]

O baixo índice de massa corporal, em especial baixo índice de masssa magra é associado com piora do desfecho dos pacientes com DPOC. Em pacientes DPOC desnutridos, o emprego de suporte nutricional promove aumento de peso e melhora significante na força da musculatura respiratória e melhora na qualidade de vida desses pacientes.

Ansiedade e depressão são frequentes nesses pacientes com doença avançada. A ansiedade se relaciona principalmente à intensa dispneia, queixa mais comum dos pacientes que sofrem de DPOC.[28] Em função do temor da dispneia, evitam o esforço físico e isso acentua seu descondicionamento físico, estabelecendo um ciclo vicioso de agravamento constante da dispneia.[29]

Segundo Sexton e Neureuter,[30] a resposta instintiva do paciente DPOC a dispneia, é respirar rápido. No entanto, a taquipneia somente irá agravar o problema, visto que esse modelo de respiração recruta os músculos acessórios da respiração, além do diafragma. Consequentemente, há um aumento do trabalho respiratório, do consumo de oxigênio (O_2), da tensão musculoesquelética, da ventilação aumentando assim o nível de ansiedade e depressão.

Estudos mostram que a depressão é muito comum nesses pacientes. Embora em alguns casos esses níveis não cheguem a se constituir num sintoma psicológico significativo, distúrbios depressivos estão presentes em 27% a 79,1% das pessoas com DPOC[31,32] é considerada uma resposta psicológica na medida em que o paciente precisa se adaptar a essa nova condição. Há relatos de mudanças nas relações afetivas, familiares e sexuais.[31]

Ries e cols.[33] mostra a associação entre DPOC e a pobre imagem corporal, aumento do sentimento de solidão e insatisfação com o apoio social recebido. Como decorrência de todas essas limitações, os pacientes apresentam sentimentos de tristeza, medo da morte e sentimentos de desamparo. O desamparo está descrito como fator preditivo no desenvolvimento de exacerbações nos pacientes com DPOC.[34] Esses pacientes necessitam tratamento dirigido para que possam superar sentimentos de impotência e desesperança, reavaliar seus valores e abrir-se a outras perspectivas que poderá resinificar suas vidas.[31]

CONCLUSÃO

Os pacientes com DPOC fazem parte de um grupo de doenças crônicas de importante impacto em termos de saúde pública. Há numerosos estudos abordando o prognóstico desses pacientes, sem perspectivas terapêuticas de grande impacto em termos de mortalidade e qualidade de vida. Estudos atuais sugerem que abordagens multidisciplinares possam ter impacto no prognóstico.

Na admissão por EADPOC se deve identificar pacientes de alto risco (mortalidade e permanência) e dispensar tratamento diferenciado e especializado, objetivando alta precoce com menor perda funcional possível. O seguimento ambulatorial dos pacientes de alto risco deve ser próximo a fim de reduzir reinternações e morbimortalidade no primeiro ano após a alta hospitalar.

Estudos que avaliam serviços organizados com equipe multidisciplinar no acompanhamento desses pacientes (admissão e primeiro ano após alta hospitalar) mostram melhora na qualidade de vida desses pacientes. Os resultados são inconclusivos em relação ao prognóstico, mas parecem fazer parte da boa prática clínica.[2]

REFERÊNCIAS BIBLIOGRÁFICAS

1. Frank TL et al. The estimated prevalence of chronic obstructive pulmonary disease in a general practice population. Prim Care Respir J. 2007;16(3,):169-73.
2. Global Initiative for Chronic Obstructive Lung Diasease. Global strategy for the diagnosis, management, and prevention of Chronic Obstrutive Pulmonary Disease (2017 REPORT) disponível em http://goldcopd.org.
3. Global Initiative for Chronic Obstructive Lung Disease. Bethesda: Global Initiative for Chronic Obstructive Lung Disease. Global Strategy for Diagnosis, Management and Prevention of COPD. 2015. Disponível em: <http://www.goldcopd.org/Guidelineitem.asp?l1=2&l2=1&intId=989
4. Teixeira C et al. Patients admitted to the ICU for acute exacerbation of COPD: two-year mortality and functional status. J Bras Pneumol. 2011;37(3):334-40.
5. Rivera-Fernandez R et al. Six-year mortality and quality of life in critically ill patients with chronic obstructive pulmonary disease. Crit Care Med. 2006;34(9):2317-24.
6. Ctuhbertson BH et al. Quality of life in the five years after intensive care: a cohort study. Crit Care. 2010;14(1):R6.
7. Raurich JM et al. In-hospital and 2-year survival of patients treated with mechanical ventilation for acute exacerbation of COPD. Arch Bronconeumol. 2004;40(7):295-300.
8. Wildman MJ, Sanderson C, Groves J, et al. Implications of prognostic pessimism in patients with chronic obstructive pulmonary disease (COPD) or asthma admitted to intensive care in the UK within the COPD and asthma outcome study (CAOS): multicentre observational cohort study. BMJ. 2007;335(7630):1132.
9. Unroe M et al. One-year trajectories of care and resource utilization for recipients of prolonged mechanical ventilation: a cohort study. Ann Intern Med. 2010;153(3):167-175.
10. Euteneuer S et al. Health-related quality of life in patients with chronic respiratory failure after long-term mechanical ventilation. Respir Med. 2006;100(3):477-86.
11. Daniel CR et al. Mechanical ventilation and mobilization: comparison between genders. J Phys Ther Sci. 2015;27(4):1067-70.
12. Graciani Z. Functional and motor characterization of spastic paraplegia, optic atrophy and peripheral neuropathy. São Paulo: Universidade de São Paulo, 2010.
13. Ruparel M, López-Campos JL, Castro-Acosta A, Hartl S et al, on behalf of the European COPD Audit: Understanding variation in length of hospital stay for COPD exacerbation: European COPD audit. ERJ Open Res. 2016;2:00034-2015.
14. Price LC, Lowe D, Hosker HS et al. UK National COPD Audit 2003: Impact of hospital resources and organisation of care on patient outcome following admission for acute COPD exacerbation. Thorax. 2006;61:837-42.
15. Hartl S, Lopez-Campos JL, Pozo-Rodriguez F et al. Risk of death and readmission of hospital-admitted COPD exacerbations: European COPD Audit. Eur Respir J. 2015;47:113-121.
16. Hartl S, Lopez-Campos JL, Pozo-Rodriguez F et al. Risk of death and readmission of hospital-admitted COPD exacerbations: European COPD Audit. Eur Respir J. 2016;47(1):113-21.
17. Oeyen SG et al. Quality of life after intensive care: a systematic review of the literature. Crit Care Med. 2010;38(12):2386-2400.
18. Desai SV, Law TJ, Needham DM. Long-term complications of critical care. Crit Care Med. 2011;39(2):371-79.
19. LEE, E. H. et al. Development and psychometric evaluation of a chronic liver disease-specific quality of life questionnaire. J Gastroenterol Hepatol. 2008;23(2):231-38.
20. Guyatt GH et al. Quality of life in patients with chronic airflow limitation. Br J Dis Chest. 1987;81:45-54.
21. JONES PW et al. A self-complete measure of health status of chronic airflow limitation: The St. George's Respiratory Questionnarie. Am Rev Respir Dis. 1992;145:1321-27.
22. Hyland ME et al. Domains, constructs and the development of the Breathing Problem Questionnaire. Qual Life Res. 1994;3:245-56.
23. Garrod R et al. Development and validation of standardized measure of activity of daily living in patients with severe copd: London Chest Activity of Daily Living Scale (LCADL). Respir Med. 2000;94:589-96.
24. Yohannes AB et al. The Manchester Respiratory Activities of Daily Living Questionnaire: Development, reliability, validity, and responsiveness to pulmonary rehabilitation. J Am Geriatr Soc. 2000;48:1496-1500.
25. Jennings JH, Thavarajah K, Mendez MP, Eichenhorn M, Kvale P, Yessayan L. Predischarge bundle for patients with acute exacerbations of COPD to reduce readmissions and ED visits: a randomized controlled trial. Chest. 2015;147(5):1227-34.
26. Puhan MA, Gimeno-Santos E, Scharplatz M, Troosters T, Walters EH, Steurer J. Pulmonary rehabilitation following exacerbations of chronic obstructive pulmonary disease. Cochrane Database Syst Rev. 2011;(10):CD005305.
27. Donaldson GC, Law M, Kowlessar B et al. Impact of Prolonged Exacerbation Recovery in Chronic Obstructive Pulmonary Disease. Am J Respir Crit Care Med. 2015;192(8):943-50.
28. Hodgkin JE. Chronic obstructive pulmonary disease. Clin Chest Med. 1990;11:363-69.
29. Leatherman N. Pulmonary rehabilitation. In: Dantzker D, Macintyre NR, Bakow ED. Comprehensive respiratory care. Philadelphia: WB Saunders; 1995. p.925-48.
30. Sexton D, Neureuter A. Relaxation techniques and biofeedback. In: Haas F, Axen K. Pulmonary Therapy and Rehabilitation. Principles and Practice, 2. ed. Baltimore: W&W; 1991. p.277-88.
31. Lacasse Y, Rousseau L, Maltais F. Prevalence of depressive symptoms and depression in patients with severe oxygen-dependent chronic obstructive pulmonary disease. J Cardiopulmon Rehabil. 2001;21:80-86.
32. Mikkelsen RL et al. Anxiety and depression in patients with chronic obstructive pulmonary disease (COPD): a review. Nord J Psychiatry. 2004;58:65-70.
33. Ries AL et al. Pulmonary rehabilitation: Joint ACCP/AACVPR evidence-based clinical practice guidelines. Chest Journal, Chicago. 2007;131(5 Suppl): 4S-42S.
34. Omachi TA et al. The COPD Helplessness Index: a new tool to measure factors affecting patient self-management. Chest Journal. 2010:137(4):823-30.

PACIENTES OBESOS

José Geraldo de Souza Castellucci
André Luiz Nunes Gobatto
Jener Guerra de Macedo
João Gabriel Rosa Ramos

INTRODUÇÃO

A obesidade é uma doença crônica de alta prevalência e com incidência crescente no mundo. Segundo dados da Organização Mundial da Saúde (OMS), cerca de dois terços dos norte-americanos[1] e metade dos sul-americanos[2] são considerados portadores de sobrepeso ou obesidade, ou seja, possuem índice de massa corpórea (IMC) com valor superior a 25 kg/m² (Tabela 36.1).[3]

Tabela 36.1. Classificação de obesidade, conforme a Organização Mundial de Saúde (OMS)[1]	
Classificação	IMC (kg/m²)
Baixo peso	< 18,5
IMC Normal	18,5 – 24,9
Sobrepeso	25,0 – 29,9
Obesidade	
Classe I	30,0 – 34,9
Classe II	35,0 – 39,9
Classe III (obesidade mórbida)	≥ 40,0

Entidade nosológica de fisiopatologia complexa e etiologia multifatorial, a obesidade é caracterizada por um estado inflamatório crônico, sendo frequentemente associada a outras patologias, como hipertensão arterial sistêmica, *diabetes mellitus* e dislipidemia. Reconhecida como um problema de saúde pública, desde 1985, cria um contexto patológico que culmina com aumento da ocorrência de eventos cardiovasculares, neoplasias e síndrome da apneia/hipopneia do sono.[2]

OBESIDADE E DOENÇA CRÍTICA

Nas unidades de terapia intensiva (UTIs), cerca de um a cada três pacientes críticos são portadores de sobrepeso ou obesidade e 7% são portadores de obesidade mórbida.[4] Nesse cenário, uma série de alterações fisiológicas relacionadas à obesidade tornam o manejo das disfunções orgânicas ainda mais complexo.[5]

A obesidade costuma reduzir a complacência do sistema respiratório, aumentar a colapsabilidade das pequenas vias aéreas e interferir nas funções da musculatura inspiratória e expiratória, predispondo à atelectasia, distúrbios da ventilação-perfusão e consequente hipoxemia.[5,6] A ventilação mecânica, nesse contexto, costuma demandar de estratégias específicas:

- a ventilação protetora deve ser aplicada com o peso ideal, baseado na altura e não no peso real do paciente. Isso é valido tanto para pacientes obesos quanto não obesos, mas o potencial de risco de lesão pulmonar nos obesos é ainda maior, já que a diferença entre os pesos é ainda mais significante;

- os pacientes obesos necessitam de pressões positivas ao final da expiração (PEEP) mais elevadas, devido à redução da capacidade residual funcional (CRF) provocada pelo aumento da pressão intra-abdominal. Manter a PEEP entre 10 e 15 cmH$_2$O parece ser uma boa estratégia para evitar o colapso alveolar e melhorar a troca gasosa, entretanto um valor de PEEP ideal ou qual a melhor estratégia pra determiná-lo ainda permanecem indefinidos;[5,7]

- as manobras de recrutamento podem ser utilizadas transitoriamente e têm mostrado aumentar a oxigenação arterial e prevenir o colapso alveolar;[7]

- a frequência respiratória costuma ser mais elevada em pacientes obesos (entre 15 e 21 incursões por minuto) do que não-obesos (10 a 12 incursões por minuto).[7]

Ventilação mecânica não invasiva (VMNI) parece aplicável em cenários de insuficiência respiratória hipercapnia e também como profilaxia de falha de desmame da ventilação mecânica invasiva.[5] Existem dados conflitantes quanto à maior predisposição à síndrome do desconforto respiratório do adulto (SDRA), todavia é provável que pela própria demanda de maiores pressões de suporte e frações de oxigênio inspirado os obesos sejam um grupo com maior risco de lesão pulmonar induzida pela ventilação mecânica.[5,8]

Nos pacientes com IMC > 30, há um aumento da pressão intra-abdominal com consequente comprometimento ao retorno venoso. Há ainda uma maior prevalência de disfunção ventricular bilateral sistólica e diastólica, pelos próprios fatores de risco cardiovascular associados ao sobrepeso (hipertensão arterial e pulmonar, doença coronariana, miocardiopatia da obesidade).[5] Os parâmetros de fluido responsividade e a monitorização invasiva costumam estar prejudicados pelas dificuldades de cateterização vascular e pela falta de padronização de estratégia ventilatória.

A terapia nutricional mais adequada ao paciente obeso ainda não foi bem estabelecida. A recomendação atual da ASPEN, baseada no consenso de especialistas, é preferir as fórmulas hipocalóricas e hiperproteicas, por via enteral, com metas diferenciais de carga proteica de acordo com o IMC.[9] Todavia, ainda faltam estudos clínicos que fundamentem essa prática e são consideráveis as limitações de acesso em nosso meio à ferramentas de monitorização da taxa metabólica basal no contexto de doença crítica, como a calorimetria indireta. Por tudo isso, é provável que nos obesos ocorra uma tendência a um balanço nitrogenado persistentemente negativo, sobretudo, nos contextos de maior catabolismo proteico (por exemplo, pacientes sépticos, em terapia renal substitutiva, ou outras indicações de circulação extracorpórea), o que pode estar associado a piores desfechos.

Ajuste de terapia medicamentosa para pacientes obesos é outro desafio assistencial frequente, principalmente pela farmacocinética menos previsível. A meia vida das drogas, especialmente as lipofílicas de infusão estendida, parece ser ainda menos previsível nesse grupo de indivíduos.[5] A monitorização do nível sérico pode ser útil em alguns casos, todavia não é uma prática disponível na maioria dos serviços, nem é possível para todos os fármacos. Utilizar drogas de meia vida mais curta e maior janela terapêutica, quando possível, são estratégias mais seguras, e, no caso das heparinizações terapêuticas, realizar ajuste por peso real de até 190 kg.[5]

A obesidade parece ser um fator de risco para o desenvolvimento de lesão renal aguda (LRA) na UTI e para a necessidade de terapia renal substitutiva.[10] O aumento da pressão intra-abdominal pode contribuir para redução do retorno venoso e promover congestão venosa sistêmica, além de piora de débito cardíaco e do fluxo sanguíneo renal. A presença de mediadores inflamatórios produzidos por células imunes no próprio tecido adiposo e a ação imunológica pró-inflamatória da leptina estão entre as prováveis fisiopatologias que justificam a associação entre sobrepeso e LRA.

A perda da integridade cutânea por meio das úlceras de decúbito aparenta ser mais prevalente em pacientes obesos mórbidos em coortes com população geral hospitalizada.[11] Estudos com pacientes na UTI, entretanto, falham em demonstrar tal associação.

O PARADOXO DA OBESIDADE

A despeito das dificuldades de manejo para essa população de doentes críticos, as evidências ainda divergem quanto ao impacto da obesidade no prognóstico. Diversos estudos e metanálises apontam para uma potencial efeito protetor do sobrepeso e obesidade na mortalidade relacionada à doença crítica.[4,12-18]

Avaliando os maiores estudos observacionais que buscam associações entre IMC e mortalidade em UTI, a presença de baixo peso geralmente é associado com maior mortalidade.[14,16-18] No entanto, pacientes com sobrepeso e obesidade, incluindo obesidade mórbida, tendem apresentar uma mortalidade igual a ligeiramente menor que os controles com peso normal, configurando o que é descrito como "o paradoxo da obesidade" na doença crítica (Figura 36.1).[5,14-18] Essas associações parecem ser ainda mais fortes em situações específicas, como choque séptico e ARDS.[19,20]

Diversas teorias tentam explicar esse paradoxo. Por exemplo, diante da resistência anabólica e do hipercatabolismo presente na fase aguda da doença grave, o paciente obeso teria uma potencial vantagem de reserva energética que minimizaria a utilização da reserva proteica muscular.[4,5,21] Outra teoria é a de que a obesidade, por induzir um grau de inflamação crônica, geraria um processo que subsequentemente protegeria os órgãos contra novos insultos, no que é chamado de pré-condicionamento.[20]

Com relação a outros desfechos na UTI, a obesidade não foi correlacionada com uma maior chance de infecções nosocomiais[15,17] e outras complicações na UTI.[17] Entretanto, alguns dados sugerem que pacientes morbidamente obesos podem estar sujeitos a um risco aumentado de maior tempo de ventilação mecânica e maior tempo de estadia na UTI.[16]

OBESIDADE E SÍNDROME PÓS-UTI

São escassos os dados de seguimento de pacientes obesos após a alta da UTI na literatura médica. Apesar disso, a obesidade é frequentemente considerada como uma das variáveis associadas a limitações de autocuidado após a alta hospitalar.[22] Muito dessa percepção, decorre da preocupação com as dificuldades do cuidado do paciente obeso durante a estadia e após a alta da UTI que podem impactar negativamente no estado de saúde após a alta hospitalar, como dificuldade em desmame ventilatório, dificuldade em prover fisioterapia e mobilização precoce, e dificuldades no ajuste de drogas sedativas (Figura 36.2).

Entretanto, o quanto dessa percepção é baseada em evidências e o quanto se deve a pré-julgamentos e discriminação é uma questão importante, uma vez que pacientes obesos descrevem de modo frequente a impressão de ter sofrido discriminação pelos profissionais de saúde, ao menos duas vezes mais do que controles não obesos.[23] A discriminação também é documentada em pesquisas direcionadas a profissionais de saúde, que tendem a demorar mais para realizar atendimentos a pessoas com sobrepeso pela crença de que esses são menos propensos a seguir recomendações médicas.[24]

No que tange à saúde mental após a alta da UTI, a obesidade mórbida previamente à ocorrência da doença crítica está associada a uma maior prevalência de sintomas depressivos em até seis meses após a alta hospitalar.[25] Essa informação deve ser utilizada para prevenção e identificação precoce dos sintomas relacionados a depressão e ansiedade, especialmente em pa-

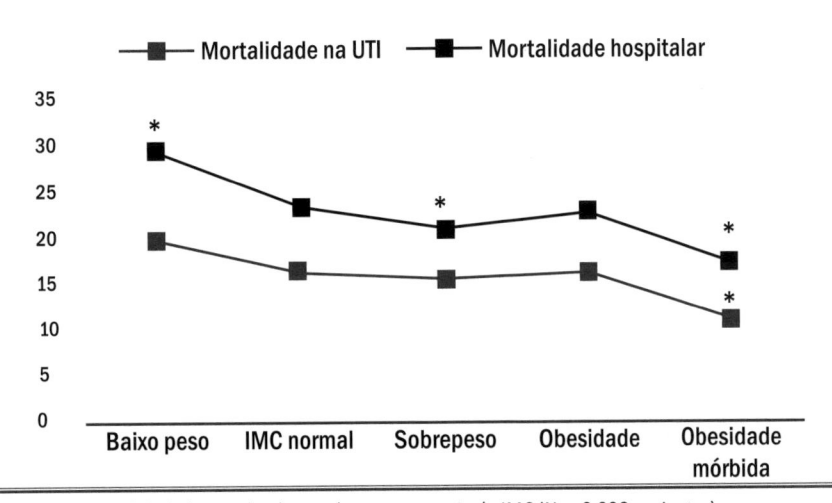

Figura 36.1. Mortalidade na UTI e mortalidade hospitalar de acordo com categoria de IMC (N = 8,829 pacientes).
Adaptado de: Shashaty MGS et al., 2014.[5]
*p < 0.05 em comparação com IMC normal.

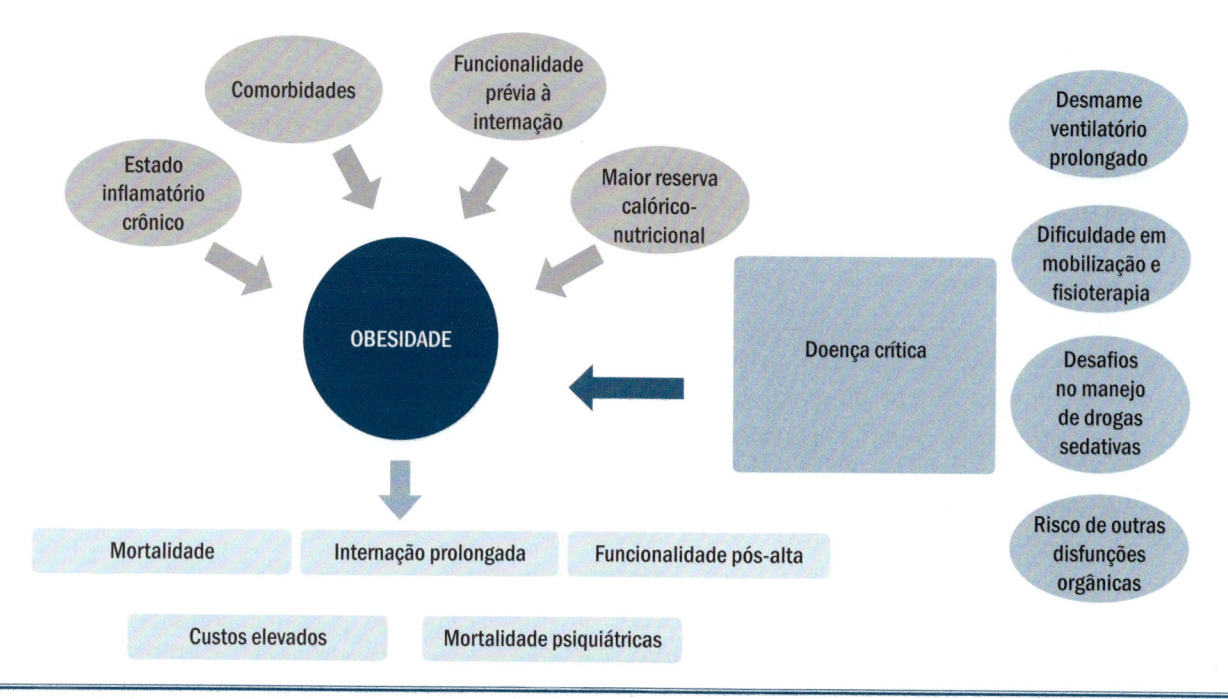

Figura 36.2. Arcabouço teórico do impacto da doença crítica na ocorrência da síndrome pós-UTI em pacientes obesos.

cientes com outros fatores de risco relacionados, como múltiplas comorbidades, funcionalidade prévia prejudicada, doenças psiquiátricas precedentes, entre outros.

A respeito de funcionalidade, apesar de escassos, os dados não apontam para uma maior perda de funcionalidade após a alta hospitalar em pacientes obesos. Por exemplo, em uma coorte de 41.011 pacientes, após ajuste para outras variáveis de risco, o grupo de baixo peso, mas não os grupos de IMC elevado, estiveram associados a um maior risco de alta hospitalar com dependência funcional parcial ou total, quando comparado a pacientes com IMC normal.[18] Nesse contexto, o conceito de reserva fisiológica indica que os benefícios da reserva calórica e nutricional se sobrepõem aos efeitos teoricamente maléficos da obesidade.

A utilização de recursos após a alta da UTI é também uma preocupação no cuidado dos pacientes obesos. Em uma análise da utilização de recursos em até dois anos após a alta da UTI, a presença de obesidade foi associada a um aumento do custo intra-hospitalar em unidades abertas, porém não na UTI ou após a alta hospitalar.[26]

CONCLUSÃO

Obesidade é uma condição sistêmica altamente prevalente em doentes críticos. Apesar de aparentemente não estar associada a um maior risco de mortalidade em uma gama de doenças críticas, pacientes obesos estão sujeitos a dificuldades no cuidado durante a estadia na UTI que podem impactar negativamente no seu estado de saúde após a alta hospitalar. Desse modo, os profissionais de saúde que cuidam dessa população de pacientes precisam manter um alto grau de treinamento para prevenir e identificar precocemente as potenciais complicações relacionadas à doença crítica.

REFERÊNCIAS BIBLIOGRÁFICAS

1. Heymsfield SB, Wadden TA. Mechanisms, Pathophysiology, and Management of Obesity. N Eng J Med. 2017;376:254-66.
2. Arbex AK, Rocha DRTW, Aizenberg M, Ciruzzi MS. Obesity Epidemic in Brazil and Argentina: A Public Health Concern. J Health Popul Nutr. 2014;32(2):327-34.
3. WHO. Obesity: preventing and managing the global epidemic. Report of a WHO Consultation. WHO Technical Report Series 894. Geneva; 2000.
4. Charles W, Hogue Jr, Joshua DS, Colantuoni E, Karen A, Stierer RT et al. The Impact of Obesity on outcomes after critical illness: A meta-analysis. Intesive Care Medicine. 2009;33:1152-70.
5. Shashaty MGS, Stapleton RD. Physiological and Management Implications of Obesity in Critical Illness. Annals ATS. 2014;11(8):1286-129.
6. Sakr Y, Zeiden M, Marques J. Prognosis and Outcome of Critical Ill Obese Patient. Critical Care Management of the obese patiet. 2012;23:211-17.
7. De Jong A, Chanques G, Jaber S. Mechanical ventilation in obese ICU patients: from intubation to extubation. Crit Care. 2017 Mar 21;21(1):63.

8. Zhi G, Xin W, Ying W, Guohong X, Shuying L. "Obesity Paradox" in Acute Respiratory Distress Syndrome: Asystematic Review and Meta-Analysis. PLoS One. 2016;11(9):e0163677. doi:10.1371/journal.pone.0163677.

9. Guidelines for the Provision and Assessment of Nutrition Support Therapy in the Adult Critically Ill Patient: Society of Critical Care Medicine (SCCM) and American Society for Parenteral and Enteral Nutrition (A.S.P.E.N.). Journal Par Ent Nutrition. 2016;40:159-211.

10. Druml W, Metnitz B, Schaden E, Bauer P, Metnitz PGH. Impact of body mass on incidence and prognosis of acute kidney injury requiring renal replacement therapy. Intensive Care Med. 2010;36: 1221-28.

11. Drake DJ, Swanson M, Baker G, Pokorny M, Rose MA, Clark-Reed L, Waters W, Watkins FR Jr, Engelke MK. The association of BMI and Braden total score on the occurrence of pressure ulcers. J Wound Ostomy Continence Nurs. 2010;37:367-71.

12. Akinnusi ME, Pineda LA, El Solh AA. Effect of obesity on intensive care morbidity and mortality: a meta-analysis. Crit Care Med. 2008; 36:151-158.

13. Oliveros H, Villamor E. Obesity and mortality in critically ill adults: a systematic review and meta-analysis. Obesity (Silver Spring). 2008;16:515-21.

14. Marik P, Doyle H, Varon J. Is obesity protective during critical illness? An analysis of a National ICU database. Crit Care Shock. 2003;6:156-162.

15. Ray DE, Matchett SC, Baker K, Wasser T, Young MJ. The effect of body mass index on patient outcomes in a medical ICU. Chest. 2005;127(6):2125-31.

16. Martino JL, Stapleton RD, Wang M, Day AG, Cahill NE, Dixon AE et al. Extreme obesity and outcomes in critically ill patients. Chest. 2011;140(5):1198-206.

17. Sakr Y, Alhussami I, Nanchal R, Wunderink RG, Pellis T, Wittebole X et al. Being Overweight Is Associated With Greater Survival in ICU Patients: Results From the Intensive Care Over Nations Audit. Crit Care Med. 2015;43(12):2623-32.

18. Tremblay A, Brandi V. Impact of Body Mass Index on outcomes following critical care. Chest. 2003;123:1202-07.

19. Pepper DJ, Sun J, Welsh J, Cui X, Suffredini AF, Eichacker PQ. Increased body mass index and adjusted mortality in ICU patients with sepsis or septic shock: a systematic review and meta-analysis. Crit Care. 2016;20(1):181.

20. Ball L, Serpa Neto A, Pelosi P. Obesity and survival in critically ill patients with acute respiratory distress syndrome: a paradox within the paradox. Crit Care. 2017;21(1):114.

21. Groossens C, Marques MB, Derde S, Perre SV, Dufour T, Thiessen SE, Guiza F et al. Premorbid obesity, but not nutrition, prevents critical illness-induced muscle wasting and weakness. J Cachexia Sarcopenia Muscle. 2017 Feb;8(1):89-101.

22. O'Brien Jr MJ , Aberegg SK, Ali AN, Diette GB, Lemeshow S. Results from the national sepsis practice survey: predictions about mortality and morbidity and recommendations for limitation of care orders. Crit Care. 2009;13(3):R96.

23. Hansson LM, Naslund E, Rasmussen F. Perceived discrimination among men and women with normal weight and obesity: a population-based study from Sweden. Scand J Public Health. 2010;38:587–96.

24. Hebl MR, Xu J. Weighing the care: Physicians' reactions to the size of a patient. Int J Obes Relat Metab Disord. 2001;25:1246-52.

25. Dowdy DW, Bienvenu OJ, Dinglas VD, Mendez-Tellez PA, Sevransky J, Shanholtz C et al. Are intensive care factors associated with depressive symptoms 6 months after acute lung injury? Crit Care Med. 009;37(5):1702-7.

26. Cheung AM, Tansey CM, Tomlinson G, Diaz-Granados N, Matte A, Barr A et al. Two-year outcomes, health care use, and costs of survivors of acute respiratory distress syndrome. Am J Respir Crit Care Med. 2006;174(5):538-44.

37
SOBREVIVENTES DE ECMO

Luciana Tagliari
Patrícia Schwarz

INTRODUÇÃO

A oxigenação por membrana extracorpórea (ECMO), ou também chamado suporte de vida extracorpóreo (ECLS), consiste em um dispositivo de suporte temporário para pacientes com falência pulmonar e/ou cardíaca, por permitir a manutenção de oxigenação e perfusão tecidual. É considerada uma terapia de ponte para recuperação da função do órgão nativo ou, quando o paciente é candidato, ponte para implante de um dispositivo de assistência ventricular de longa permanência ou para transplante do órgão doente.

A melhora técnica dos dispositivos levou a aumento no interesse e no uso da ECMO a partir de 2009, junto com a publicação de séries de casos de pacientes com síndrome do desconforto respiratório agudo (SDRA) associada à pneumonia viral (influenza H1N1) que utilizaram ECMO e tiveram alta sobrevida. Recentemente, foi publicado importante estudo clínico randomizado que mostrou que a transferência de pacientes com SDRA para hospital capaz de realizar ECMO (75% utilizaram ECMO) se relacionou à menor mortalidade em comparação aos cuidados usuais no centro de origem.

Embora melhores resultados estejam sendo alcançados, os pacientes que necessitam de ECMO são de alta complexidade, usualmente experimentam falência multiorgânica, longos períodos de internação em unidade de terapia intensiva (UTI), altas taxas de mortalidade em UTI e hospitalar.

A avaliação do impacto dessa complexa terapia em longo prazo na função pulmonar, na qualidade de vida e no status psicológico são importantes para tomada de decisão de proceder com o uso da ECMO. Porém, pouco se sabe sobre as sequelas em longo prazo nos sobreviventes. Na ausência de estudos randomizados, é difícil distinguir a morbidade relacionada à doença crítica e às falências orgânicas das complicações relacionadas exclusivamente a ECMO.

PREDITORES DE SOBREVIDA EM CURTO PRAZO

Fatores de risco associados a piores desfechos com o uso da ECMO para falência respiratória incluem idade avançada, maior tempo de ventilação mecânica antes da ECMO, imunossupressão, menor complacência pulmonar e maior número de disfunções orgânicas. Modelos preditores de sobrevida têm sido desenvolvidos para auxiliar na decisão de quais pacientes podem mais se beneficiar da terapêutica. Uma análise realizada pela ELSO (*Extracorporeal Life Support Organization*) do seu banco de dados, entre os anos 2000 a 2012, incluindo

2.355 pacientes submetidos a ECMO por falência respiratória, permitiu a criação de um score com identificação de 12 variáveis pré-instalação da ECMO com impacto na sobrevida hospitalar (RESP Score). Também, através da análise de dados da ELSO, de uma coorte internacional de 3.846 pacientes com choque cardiogênico submetidos a ECMO venoarterial, entre os anos 2003 a 2013, foi criado um score preditor de sobrevida hospitalar que contempla 13 variáveis pré-ECMO (SAVE Score). Essas ferramentas de auxílio de tomada de decisão podem ser acessadas pelo site http://www.respscore.com ou http://www.save-score.com.

Acesse pelos QR Codes:
SAVE SCORE   RESP SCORE

Um estudo retrospectivo de Chang e cols. com 119 pacientes, entre 2006 e 2010, que obtiveram sucesso no desmame do suporte extracorpóreo, identificou variáveis independentes de prognóstico de sobrevida hospitalar. A indicação da terapêutica nessa população foi choque cardiogênico em 77% dos pacientes, a taxa de mortalidade foi 60% e a taxa de pacientes que obtiveram sucesso no desmame foi 26%. Foi observado que o risco de morte aumenta com a redução do volume urinário no segundo dia pós-retirada da ECMO, com baixos valores de pressão arterial média e altos scores de SOFA.

COMPLICAÇÕES RELACIONADAS A ECMO E SUAS CONSEQUÊNCIAS

A decisão de tratar um paciente com ECMO envolve várias questões cruciais. O paciente com necessidade de suporte extracorpóreo tem uma alta taxa de mortalidade e a implementação de uma terapia invasiva que requer canulação venosa e/ou arterial, anticoagulação e contato com a superfície não biológica do circuito extracopóreo desencadeia intensa reação inflamatória e agrega elevados riscos.

O sangramento é a complicação mais frequente, alcançando 10% a 30% de prevalência. A anticoagulação é necessária para evitar a formação de trombos no circuito e trombose vascular, prevenindo disfunção do oxigenador, síndrome pós-flebítica e embolia pulmonar ou cerebral. Os sítios de inserção das cânulas e outros sítios de procedimentos invasivos prévios são os locais de maior taxa de sangramento, ao mesmo tempo que são locais de controle com maior facilidade. Entretanto, outros sítios podem agregar maior morbidade como hemorragia pulmonar e digestiva, por exemplo, e particular preocupação é voltada ao sangramento do sistema nervoso central que pode ter consequências catastróficas.

A taxa de sangramento de sistema nervoso central é aproximadamente 4% em adultos. Numa série de casos, descrita por Lidegran e cols., de 123 pacientes submetidos a ECMO, 78 realizaram tomografia computadorizada (TC) de crânio. Hemorragia intracraniana ou infarto cerebral foram detectados em 37%, 15% tiveram hemorragia focal, 9% infarto focal e 13% edema cerebral. Os achados tomográficos foram decisivos em 16 dos 45 pacientes para a retirada do suporte extracorpóreo, destacando o impacto dessa complicação.

Microssangramentos visualizados em ressonância magnética de crânio são descritos em pacientes com suporte extracorpóreo. Alguns pacientes, a despeito dos achados, tiveram resultados favoráveis em longo prazo, o que chama atenção dos intensivistas de que tais alterações não devem motivar limitação de cuidados.

Charles Edouard Luyt e cols. analisaram 135 pacientes submetidos a ECMO venovenoso e reportaram injúrias neurológicas em 13%. Sangramento foi a complicação predominante, manifestando-se como coma ou midríase. Outras complicações descritas foram, subsequentemente, eventos isquêmicos, microssangramentos difusos e edema cerebral. Fatores como alteração de coagulação não foram diferentes em grupos com e sem sangramento. Curiosamente, insuficiência renal e alterações de aumento de PO_2 e redução de PCO_2 foram identificados como fatores de risco independentes para sangramento, esses últimos, provavelmente, por serem envolvidos na regulação de fluxo cerebral.

No paciente com falência cardíaca e/ou respiratória em suporte extracorpóreo, hipoperfusão cerebral e hipoxemia severa são componentes habitualmente influenciadores no desfecho neurológico. O *status* neurológico de sete pacientes, que necessitaram de ECMO por falência respiratória na pandemia de influenza H1N1 em 2009, foi avaliado três anos após a alta hospitalar com ressonância magnética nuclear cerebral, escore de

Quociente de Inteligência (QI) e Índice de Função da Memória (IM). Saturação arterial de oxigênio (SaO$_2$) e nível de lactato no sangue, durante os primeiros dez dias de ECMO, foram utilizados para avaliar hipoxemia e/ou hipoperfusão. Apesar da baixa SaO$_2$, QI e IM foram normais em cinco pacientes. Em dois pacientes com mais alta SaO$_2$, essas variáveis foram parciamente reduzidas. Nessa pequena coorte, a função neurológica em longo prazo foi boa e baixos valores SaO$_2$ não foram associados a pior desfecho neurológico.

Embora seja complicação rara, o infarto medular foi descrito em uma pequena série de casos de pacientes usando ECMO venoarterial e balão de contrapulsação aórtico. Tal complicação é associada com significante morbidade em longo prazo e redução da expectativa de vida.

Os pacientes submetidos a ECMO são também de alto risco para apresentar injúria renal aguda (IRA) e sobrecarga de volume, com incidência excedendo 70%. A melhora da oxigenação sistêmica e da perfusão promovidos pela ECMO podem melhorar o metabolismo renal. Em contraste, a IRA pode piorar durante a terapêutica por fatores como isquemia/reperfusão, resposta inflamatória, indução de estado de hipercoagulabilidade e desenvolvimento de hemólise/hemoglobinúria. A coexistência ou o desenvolvimento da falência renal tem sido identificada como fator de risco para morte de pacientes em ECMO, provavelmente como um elemento de progressão de falência multiorgânica nos não sobreviventes. Terapia de substituição renal precoce é advogada, nesses casos.

Em uma coorte pediátrica, em sobreviventes de ECMO e terapia de substituição renal contínua, na ausência de doença renal primária, o desenvolvimento de insuficiência renal crônica não foi observado. Já em outra coorte pediátrica, a avaliação em longo prazo de doença renal crônica e hipertensão em crianças tratadas com ECMO neonatal mostrou que os sobreviventes têm maior risco de mais rápido declínio da função renal com o aumento da idade. Os dados dessas populações não podem ser generalizados para a população adulta.

Além das complicações já descritas, as complicações nos membros inferiores relacionadas à canulação de vasos femorais também merecem destaque. A isquemia de membro pode ter impacto na função física com déficit sensorial e motor de nervos, como também amputações. A qualidade de vida pode ser afetada drasticamente.

Além disso, canulação de vasos femorais tem sido identificada como barreira para mobilização em pacientes em ECMO. Isso pode resultar em prolongada restrição ao leito, fraqueza muscular, trombose e úlceras de pressão, o que também traz prejuízo em longo prazo.

DROGAS E FARMACOCINÉTICA

Todos pacientes tratados com ECMO recebem psicofármacos em algum momento da internação na UTI, sejam eles sedativos, analgésicos, ansiolíticos, antidepressivos ou antipsicóticos. Essas drogas são conhecido fator de risco para transtorno de estresse pós-traumático (TEPT). Em uma coorte de pacientes submetidos a ECMO, opioides, benzodiazepínicos e drogas vasoativas foram as mais relacionadas a esse transtorno. Os opioides apresentam efeito adverso de mudança de humor, perda da realidade e sedação que os qualificam em drogas com potencial de provocar sintomas de estresse pós-traumático. Catecolaminas e corticosterpoides podem causar consolidação de memória e, teoricamente, aumentar o número de memórias traumáticas se tornando fator de risco de estresse pós-traumático.

Sabe-se que a ECMO pode alterar a farmacocinética de várias drogas por aumento de volume de distribuição, redução de eliminação de drogas e sequestro de drogas no circuito. Na prática clínica, observa-se que pacientes em ECMO têm necessidade de doses substancialmente mais altas de sedativos que os pacientes correspondentes sem ECMO. Síndrome de retirada é relatada com o uso de morfina e pode acontecer também com benzodiazepínicos, sendo, em algumas vezes, necessário o uso de metadona e diazepam para tratamento da retirada, respectivamente.

A extubação precoce em ECMO, assim como, protocolos de pausa de sedação e manutenção de níveis leves de sedação, podem reduzir a necessidade de doses de sedativos e consequente síndrome de retirada.

A tendência atual é permitir mobilização precoce do doente crítico e ventilação espontânea como prevenção de fraqueza muscular, perda de tônus muscular, redução de capacidade residual funcional e atelectasia. O mesmo objetivo se aplica para os pacientes em ECMO. Com o mesmo objetivo de preservar a ventilação espontânea, alguns centros iniciam ECMO como tratamento de primeira linha para pacientes com insuficiência respiratória, evitando assim a injúria da ventilação mecânica e, principalmente, sedativos. Entretanto, o manejo desses pacientes conscientes, *awake* ECMO, ainda é um desafio e os efeitos psicológicos positivos e negativos ainda são desconhecidos.

O estado de consciência é importante para que memórias traumáticas sejam armazenadas. A dependência de uma circulação extracorpórea e a visualização do circuito para um paciente acordado pode ser fator de risco para TEPT, assim como, para seus familiares que vivenciam um cenário dramático, relacionado à gravidade da doença e materializado no circuito da extracorpórea. Em contrapartida, o estado de consciência possibilita uma reabilitação mais rápida, interação com amigos, familiares e com a equipe médica, permitindo identificação e tratamento de sintomas de ansiedade, melhor avaliação de dor e redução de *delirium*.

SEGUIMENTO EM LONGO PRAZO

A respeito de prognóstico em longo prazo, R. Garcia Guigorro e cols. relataram a evolução de pacientes com choque cardiogênico que foram assistidos com ECMO venoarterial, em um centro da Espanha. Foram incluídos 46 pacientes que utilizaram suporte mecânico, entre 2010 e 2015. A taxa de sobrevida foi de 67%. Desses, 16 recuperaram a função cardíaca, 14 receberam transplante cardíaco e um paciente recebeu um dispositivo de assistência ventricular de longa permanência. Dos 31 pacientes, 68% tiveram alta hospitalar. A taxa de sobrevida global em 30 dias, 12 e 36 meses foi, respectivamente, 59%, 46% e 41%, com função cardíaca próxima a normalidade.

O estudo ENCOURAGE (*prEdictioN of Cardiogenic shock OUtcome foR AMI patients salvaGed by VA-ECMO*) foi desenhado para identificar morte em UTI e risco de mortalidade em pacientes com choque cardiogênico por infarto agudo do miocárdico com suporte de ECMO venoarterial. Preditores independentes de morte em UTI pré-instalação da ECMO foram idade > 60 anos, sexo feminino, índice de massa corporal (IMC) > 25 kg/m^2, escala de coma de Glasgow < 6 e creatinina > 150 µmol/L. De um total de 138 pacientes, 57 estavam vivos seis meses após alta da UTI. Em uma mediana de 32 meses, avaliação de qualidade de vida associada a saúde (HRQOL) e questionários de avaliação psicológica foram aplicados para 47 sobreviventes. Diferente da saúde mental e função social, que foram avaliadas como satisfatórias, domínios de saúde geral e saúde física do SF-36 foram piores, entretanto, iguais ou melhores que alguns trabalhos em pacientes pós-infarto do miocárdio e miocardite aguda. Notavelmente, 20% e 34% desses pacientes reportaram sintomas de depressão e/ou ansiedade grave, respectivamente, e 5% risco de desenvolver TEPT.

Le Guein e cols. avaliaram 51 pacientes, prospectivamente, de 2008 a 2010, que tiveram parada cardíaca, reanimação cardiopulmonar por mais de 30 minutos em ambiente extra hospitalar e foram colocados em suporte extracorpóreo venoarterial após serem admitidos na UTI. No dia 28, somente dois pacientes estavam vivos (4%). As principais causas de morte foram falência múltipla de órgãos, morte cerebral ou hemorragia severa. Esses pacientes foram avaliados pelo escore *Glasgow Outcome Scale*, em seis meses, por meio das seguintes categorias:

- morte;
- estado vegetativo persistente;
- severa incapacidade (estado de consciência mínima, severo *deficit* motor, afasia e necessidade de ajuda contínua);
- incapacidade moderada;
- boa recuperação.

O primeiro sobrevivente permaneceu 58 dias na UTI e 187 no hospital. Em seis meses, ele apresentava disfunção cognitiva menor (escore 5), mas uma persistente disfunção cardíaca. O segundo sobrevivente apresentou tempo de internação em UTI de 25 dias e hospitalar de 77 dias. Seu *Glasgow Outcome Scale* em seis meses foi quatro. A baixa taxa de sobrevida nesse estudo pode estar relacionada ao atraso no início do suporte extracorpóreo. O maior potencial limitante em aumentar o uso da ECMO na parada cardíaca refratária é o receio de ter como consequência sobreviventes com pobre recuperação neurológica associada à utilização de recursos de alto custo e aumento de sofrimento para esses pacientes e familiares. Mais estudos são necessários para estabelecer um prognóstico em longo prazo da utilização da ECMO nesse cenário.

No estudo PRESERVE, fatores de risco de mortalidade e desfecho em longo prazo foram avaliados em pacientes com SDRA grave tratados com ECMO. Um total de 140 pacientes foi estudado. A taxa de alta da UTI foi 64%. As mortes em UTI foram atribuídas a falência multiorgânica, choque séptico, choque hemorrágico, sangramento intracraniano e hipoxemia com sequela cerebral. A média de permanência hospitalar foi 65 dias. Após seis meses da alta da UTI, 60% dos pacientes estavam vivos. HRQOL, avaliado após uma mediana de 17 meses em 80% dos sobreviventes em seis meses, foi prejudicado nos domínios de saúde física e vitalidade, entretanto, os domínios de saúde mental e função social foram satisfatórios, observando-se que 72% dos sobreviventes retornaram ao trabalho. Sequelas foram perceptíveis com 34% e 25% dos pacientes reportando sintomas de ansiedade severa e/ou depressão, respectivamente, e 15% estavam em risco de transtorno de estresse pós-traumático. Durante o seguimento, 36% referiram dispneia e, além disso, 30% dos pacientes ainda tomavam medicamentos para o sistema respiratório. Pelo fato de que nao não havia sido realizado HRQOL pré-instalação da ECMO, um menor HRQOL poderia ser atribuído a condições de saúde prévias e não exclusivamente à doença respiratória e à ECMO.

Linden e cols. fizeram seguimento, por uma média de 26 meses após alta UTI, de 21 sobreviventes de SDRA grave e ECMO venovenoso com TC pulmonar, cintilografia pulmonar com radioespirometria, testes de função pulmonar e questionário respiratório de St George (avalia qualidade de vida e prejuízo da saúde na doença da via aérea). A maioria dos pacientes tratados com ECMO tiveram boas funções sociais e física. Entretanto, as TC de pulmão mostraram alterações do parênquima sugestivas de fibrose, houve anormalidades menores nos testes de função pulmonar (obstrução e difusão) e redução do HRQOL devido à sequela pulmonar detectadas por mais de um ano de seguimento.

Na Austrália, um estudo retrospectivo, realizado entre setembro de 2012 e setembro de 2014, incluiu 25 pacientes sobreviventes a ECMO venoarterial e V-PA (venoso-artéria pulmonar) pré ou pós transplante cardíaco. Foram avaliados dados como função física no momento da UTI até a alta hospitalar e em três meses após a alta, além de dados de complicações neurológicas, vasculares e seus impactos na função física e qualidade de vida. Pôde-se observar fraqueza muscular e prejuízo da mobilidade funcional nos sobreviventes e tais alterações melhoram até o momento da alta hospitalar. O teste de caminhada de seis minutos em três meses também teve bons resultados. As complicações vasculares chegaram a 44%, dentre elas isquemia medular. HRQOL nesse grupo de pacientes foi inferior aos modelos australianos em geral no momento da alta hospitalar.

Entre 34 sobreviventes de ECMO venoarteial por choque cardiogênico, em um estudo de Combes e cols., cinco pacientes morreram entre o primeiro e o quinto mês após alta da UTI. Em uma média de 11 meses de seguimento, 28 pacientes estavam vivos e avaliaram sua qualidade de vida com o questionário SF-36. Comparado aos controles, esse grupo de pacientes apresentou escores mais baixos para componentes físicos, saúde geral, função social e persistentes problemas com trabalho e atividades diárias. Mais altos escores foram obtidos com mais tempo de seguimento sugerindo melhora da qualidade de vida tempo-dependente.

No seguimento por 18 meses, da coorte de Mirabel e cols., de 26 pacientes submetidos a ECMO venoarterial por miocardite, foram demonstradas persistentes dificuldades com o trabalho e outras atividades diárias por causa da saúde física e frequentes interferências com atividades sociais normais. Sintomas de ansiedade, depressão e estresse pós-traumático foram presentes em aproximadamente um terço dos sobreviventes.

Em uma série de 28 casos, de Risnes e cols., a avaliação de sobreviventes de ECMO após cinco anos identificou que 39% desenvolveram novos transtornos psiquiátricos, principalmente alterações mentais orgânicas, transtorno obsessivo-compulsivo (TOC) e/ou desordens de estresse pós-traumático. Sintomas depressivos, agressão física, raiva e dificuldade de descrever emoções também foram presentes.

Os dados e o tamanho das populações estudadas citadas anteriormente, ainda são escassos. Estudos longitudinais de pacientes em ECMO poderão trazer evidências mais concretas de como prognosticar esses doentes.

REABILITAÇÃO

O impacto das inúmeras complicações relacionadas à terapêutica pode resultar em incapacidades permanentes e excluir a possibilidade de total recuperação.

Torna-se evidente a necessidade de instituir um programa de reabilitação de doentes críticos em ECMO e manter cuidados sistematizados de seguimento pós UTI. O plano de cuidado deve iniciar no momento da seleção adequada do paciente que poderá se beneficiar da ECMO, seguido de educação da família e do paciente, se possível, sobre as potenciais consequências em longo prazo e o plano de recuperação. Além disso, aplicação da melhor técnica de canulação, treinamento da equipe multiprofissional para minimizar complicações, mobilização precoce e segura, terapia nutricional e seguimento do tratamento após alta da UTI e após alta hospitalar são de extrema relevância. Redher e cols. mostraram que um plano de reabilitação, com fisioterapia, exercícios de resistência e alongamento, mobilização, deambulação e nutrição, para um pequeno número de pacientes em ECMO e em fila de espera para transplante pulmonar, pode reduzir polineuropatia e reduzir tempo de recuperação na UTI e no hospital.

Esforços no cuidado do doente crítico, domínio dos cuidados da mobilização e a continuidade do estudo e da compreensão sobre as consequências das intervenções na UTI podem permitir que se ofereça melhor recuperação e qualidade de vida para os sobreviventes de ECMO.

BIBLIOGRAFIA CONSULTADA

1. Burns S, Constantin N, Robles P et al. Understanding the long-term sequelae of ECMO survivors. Intensive Care Medicine. 2017 Feb 16:1-4.
2. Chang WW, Tsai FC, Tsai TY et al. Predictors of mortality in patients successfully weaned from extracorporesal membrane oxygenation. PLoS one. 2012 Aug 1;7(8):e42687.
3. Chen YS, Lin JW, Yu HY et al. Cardiopulmonary resuscitation with assisted extracorporeal life-support versus conventional cardiopulmonary resuscitation in adults with in-hospital cardiac arrest: an observational study and propensity analysis. The Lancet. 2008 Aug 22;372(9638):554-61.
4. Combes A, Leprince P, Luyt CE et al. Outcomes and long-term quality-of-life of patients supported by extracorporeal membrane oxygenation for refractory cardiogenic shock. Critical Care Medicine. 2008 May 1;36(5):1404-11.
5. Cooper E, Burns J, Retter A et al. Prevalence of Venous Thrombosis Following Venovenous Extracorporeal Membrane Oxygenation in Patients With Severe Respiratory Failure. Critical Care Medicine. 2015 Dec 1;43(12):e581-4.
6. DeGrado J, Hohlfelder B, Ritchie BM et al. Evaluation of sedatives, analgesics, and neuromuscular blocking agents in adults receiving extracorporeal membrane oxygenation. Journal of Critical Care. 2017 Feb 28;37:1-6.
7. Enger TB, Philipp A, Videm V et al. Prediction of mortality in adult patients with severe acute lung failure receiving veno-venous extracorporeal membrane oxygenation: a prospective observational study. Critical Care. 2014 Apr 9;18(2):R67.
8. García-Gigorro R, Renes-Carreño E, Pérez-Vela JL et al. Soporte mecánico con membrana de oxigenación extracorpórea veno-arterial (ECMO-VA): evolución a corto y a largo plazo tras la retirada de la asistencia. Med Intensiva. 2017 Dec;41(9):513-522.
9. Hayes K, Holland AE, Pellegrino VA et al. Physical function after extracorporeal membrane oxygenation in patients pre or post heart transplantation – An observational study. Heart & Lung: The Journal Of Acute and Critical Care. 2016 Dec 31;45(6):525-31.
10. Hoehn KS. Posttraumatic Stress and Technology: Do Extracorporeal Membrane Oxygenation Programs Have an Ethical Obligation to Provide Ongoing Psychological Support for Parents? Pediatric Critical Care Medicine. 2014 Feb 1;15(2):180-1.
11. Holzgraefe B., Andersson C., Kalzén H et al. Long term cerebral outcome after ECMO för pandemic H1N1 respiratory failure. European Journal of Anaesthesiology (EJA) 2014 Jun 1; 31:203
12. Hope AA, Morrinson RS, Du Q et al. Risk factors for long-term brain dysfuntion after chronic critical illness. Annals of the American Thoracic Society. 2013 Aug;10(4): 315-23
13. Langer T, Santini A, Bottino N et al. "Awake" extracorporeal membrane oxygenation (ECMO): pathophysiology, technical considerations, and clinical pioneering. Critical Care. 2016 Jun 30;20(1):150.
14. Le Guen M, Nicolas-Robin A, Carreira S et al. Extracorporeal life support following out-of hospital refractory cardiac arrest. Critical care. 2011 Jan 18;15(1):R29.
15. Le Guennec L, Bertrand A, Laurent C et al. Diffuse Cerebral Microbleeds after Extracorporeal Membrane Oxygenation Support. American journal of respiratory and critical care medicine. 2015 Mar 1;191(5):594-6.
16. Liden VB, Lidegran MK, Frisen G et al. ECMO in ARDS: a long-term follow-up study regarding pulmonary morphology and function and health-related quality of life. Acta anaesthesiologica Scandinavica. 2009 Apr 1;53(4):489-95.
17. Luyt CE, Bréchot N, Demondion P et al. Brain injury during venovenous extracorporeal membrane oxygenation. Intensive Care Medicine. 2016 May 1;42(5):897-907
18. Mira JC, Gentile LF, Mathias BJ et al. Sepsis Pathophysiology, Chronic Critical Illness, and Persistent Inflammation-Immunosuppression and Catabolism Syndrome. Critical care medicine. 2017 Feb 1;45(2):253-62.
19. Mirabel M, Luyt CE, Leprince P et al. Outcomes, long-term quality of life, and psychologic assessment of fulminant myocarditis patients rescued by mechanical circulatory support. Critical care medicine. 2011 May 1;39(5):1029-35.
20. Muller G, Flecher E, Lebreton G et al. The ENCOURAGE mortality risk score and analysis of long-term outcomes after VA-ECMO for acute myocardial infarction with cardiogenic shock. Intensive care medicine. 2016 Mar1;42(3):370-8.
21. Paden ML, Warshaw BL, Heard ML et al. Recovery of renal function and survival after continuous renal replacement therapy during extracorporeal membrane oxygenation. Pediatric Critical Care Medicine. 2011 Mar;12(2):153.
22. Pandharipande PP, Girad TD, Jackson JC et al. Long-Term Cognitive Impairment after Critical Illness. New England Journal of Medicine. 2013 Oct 3;369(14):1306-16.
23. Rehder KJ, Turner DA, Hartwig MG et al. Active Rehabilitation During Extracorporeal Membrane Oxygenation as

a Bridge to Lung Transplantation. Respiratory Care. 2013 Aug;58(8):1291-98.

24. Risnes I, Hedal A, Wagner K et al. Psychiatric Outcome after Severe Cardio-Respiratory Failure Treated with Extracorporeal Membrane Oxygenation: A Case-Series. Psychosomatics. 2013 Oct 31;54(5):418-27.

25. Samadi B, Nguyen D, Rudham S et al. Spinal Cord Infarct During Concomitant Circulatory Support With Intra-Aortic Balloon Pump and Veno-Arterial Extracorporeal Membrane Oxygenation. Critical Care Medicine. 2016 Feb;44 (2):e101-5.

26. Shekar K, Fraser JF, Smith MT et al. Pharmacokinetic changes in patients receiving extracorporeal membrane oxygenation. Journal of Critical Care. 2012 Dec 31;27(6):741-e9.

27. Schmidt M, Bailey M, Sheldrake J et al. Predicting Survival after Extracorporeal Membrane Oxygenation for Severe Acute Respiratory Failure The Respiratory Extracorporeal Membrane Oxygenation Survival Prediction (RESP) Score. American Journal of Respiratory and Critical Care Medicine. 2014 Jun 1;189(11):1374-82.

28. Schmidt M, Burrel A, Roberts L et al. Predicting survival after ECMO for refractory cardiogenic shock: the survival after veno-arterial-ECMO (SAVE)-score. European Heart Journal. 2015 Jun 1;36(33):2246-56.

29. Schmidt M, Hodgson C, Combes A. Extracorporeal gas exchange for acute respiratory failure in adult patients: a systematic review. Critical Care. 2015 Mar 16;19(1):99.

30. Schmidt M, Zogheib E, Rozé H et al. The PRESERVE mortality risk score and analysis of long-term outcomes after extracorporeal membrane oxygenation for severe acute respiratory distress syndrome. Intensive Care Medicine. 2013 Oct 1;39(10):1704-13.

31. Tramm R, Hodgson C, Ilic D et al. Identification and prevalence of PTSD risk factors in ECMO patients: A single centre study. Australian Critical Care. 2015 Feb 28;28(1):31-6.

PARTE VI
ESTRATÉGIAS TERAPÊUTICAS E DE REABILITAÇÃO NA UTI

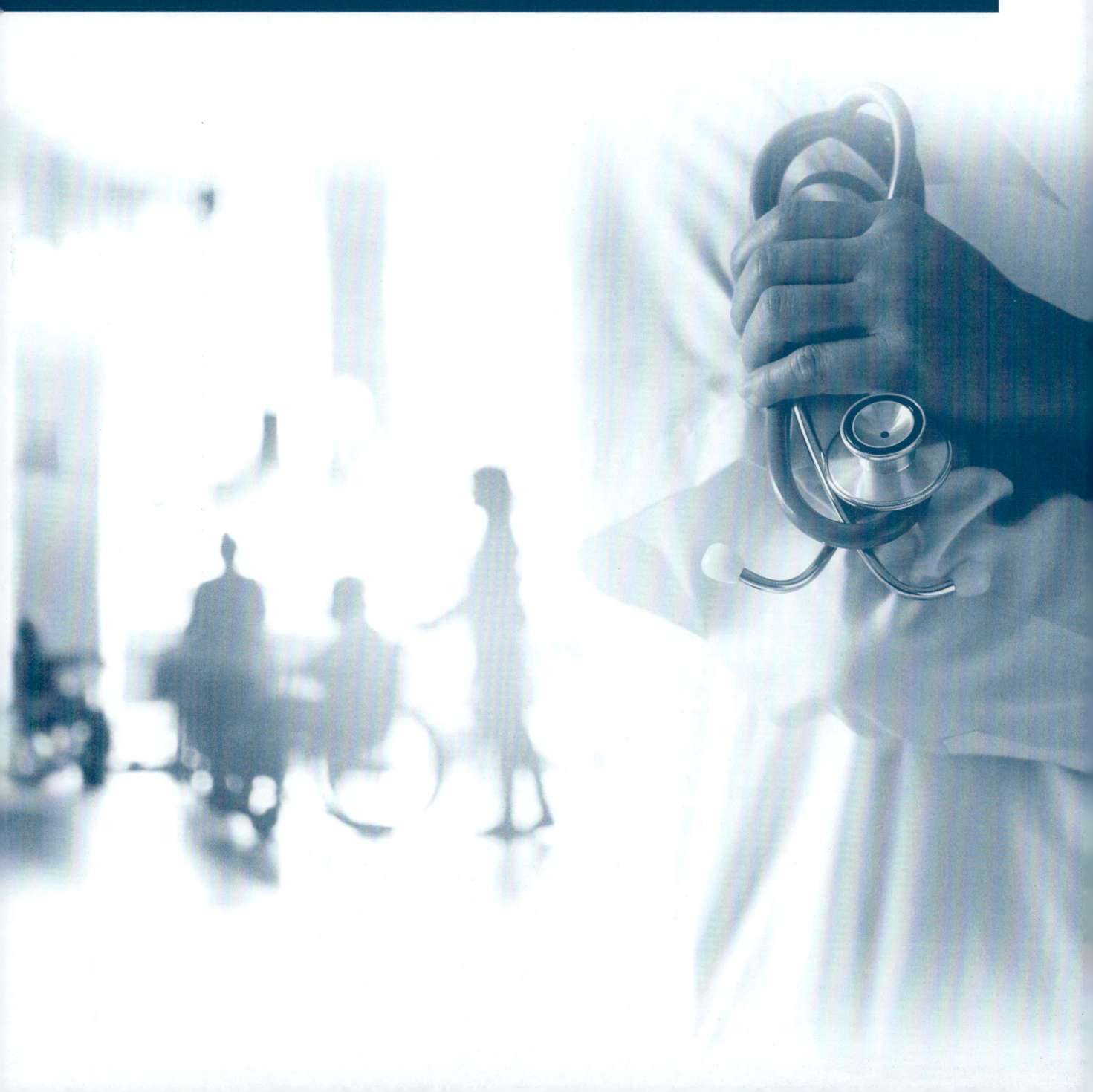

INTRODUÇÃO
PARTE VI – Estratégias Terapêuticas e de Reabilitação

José Mário Meira Teles

O que mais esperamos das UTIs modernas é que durante o período de internação dos pacientes criticamente enfermos, as intervenções terapêuticas necessárias para preservação da vida sejam aplicadas da maneira mais adequada possível, minimizando as consequências deste tratamento intensivo e que os procedimentos de reabilitação sejam iniciados precocemente, não somente no pós-alta da UTI.

Alguns capítulos desta parte do livro irão abordar estratégias bem estabelecidas na literatura, que quando aplicadas de modo conjunto, conseguem potencializar ainda mais os resultados positivos que cada uma delas apresentam quando aplicada de modo isolado, nesse caso na prevenção do *delirium*, mas que também obtém benefícios de curto, médio e longo prazo na redução dos comprometimentos cognitivos, motores e de saúde mental. Conhecida como *bundle* do *delirium* ou do ABCDEF, em que cada uma das letras corresponde a uma abordagem, que veremos a seguir.[1-4]

Com relação ao significado das letras A e B, existem dados na literatura para apoiar a implementação de uma abordagem sistematizada para liberação da ventilação mecânica (VM), utilizando o teste de despertar diário (SAT) em sequência com o teste de autonomia respiratória (SBT),[5] como um modo efetivo para realizar o desmame, com maior taxa de sucesso de extubação, menor tempo de ventilação mecânica, reduzindo o impacto desta intervenção sobre o paciente. Essa estratégia é potencializada quando combinada com uma escolha adequada do sedativo, letra C do *bundle*,[6-7] dando preferência as drogas com menor potencial de provocar *delirium*, e quando utilizada que seja titulada para oferecer uma sedação leve, permitindo que o paciente fique sem dor, confortável, a maior parte do tempo consciente e não mais em sedação profunda como anteriormente observado nas UTIs (ver *Capítulo 39*). Na letra D, que corresponde ao *delirium* propriamente, um capítulo irá abordar estratégias para promoção do sono,[8] para eliminar ou pelo menos minimizar um fator de risco modificável de *delirium*, quase universal no ambiente de UTI, pois pacientes permanecem vulneráveis com a privação do sono durante a internação (ver *Capítulo 40*). Apesar de não estar dentro do *bundle*, um capítulo foi dedicado aos conceitos mais modernos sobre o papel da arquitetura da UTI com o objetivo de redução de sequelas em longo prazo (ver *Capítulo 41*).

A letra E do *bundle*, que representa mobilização precoce (do inglês, *Early*),[9] será abordada detalhadamente em três capítulos específicos (ver *Capítulo 42, 43 e 44*) sobre as ações que podem ser oferecidas pela terapia ocupacional e física na UTI, como deve ser feito a implementação de um programa de reabilitação precoce, e a estimulação elétrica neuromuscular como um novo dispositivo tecnológico para auxiliar principalmente aqueles pacientes ainda sem condições de mobilização ativa. Aconteceram muitas mudanças nessa área, do repouso absoluto no leito com sedação profunda e uso de relaxantes musculares até a deambulação de pacientes em ventilação mecânica ou a mobilização de pacientes estáveis em uso de drogas vasoativas. Inicialmente, existia uma preocupação mais do ponto de vista biológico, do que baseado em estudos científicos, de que qualquer mobilização precoce ativa ou passiva durante o período da doença crítica poderia ser ineficaz ou até mesmo prejudicial ao músculo, podendo resultar em resistência anabólica. Além destas preocupações, existiam também algumas lacunas de evidências relacionadas com critérios de segurança, sem definição clara sobre em que condições hemodinâmicas e respiratórias, os pacientes podiam ser mobilizados ou incluídos em um programa de reabilitação precoce. Apesar disso, estudos observacionais demonstram adequado perfil de segurança para realizar as terapias de mobilização precoce dentro da UTI, e os resultados dos ensaios clínicos apoiam que o uso de terapia de mobilização com exercício no início da doença crítica, melhora a capacidade funcional e outros importantes desfechos clínicos. Esses dados suportam que todas as UTIs ofereçam um programa de reabilitação precoce e criem condições seguras para esses pacientes criticamente enfermos, em um ambiente de colaboração interdisciplinar para facilitar ainda mais a prestação destes cuidados.

A letra F do *bundle*, foi incluída recentemente para colocar os pacientes e os familiares no centro dos cuidados, capacitando a família como parte da equipe para garantir que sejam oferecidos uma assistência integral para uma rápida e plena recuperação (ver *Capítulo 45*). Apesar de estudo recente não ter demonstrado redução na incidência de *delirium* em pacientes de UTI com horários flexíveis de visita dos familiares por mais de 12 horas, essa abordagem trouxe uma autopercepção de maior envolvimento com as estratégias de prevenção, sem aumentar o estresse e a carga de trabalhos dos profissionais de saúde da UTI.[10]

Uma recente diretriz americana foi publicada sobre as medidas de prevenção e o manejo da dor, agitação, *delirium*, imobilismo, privação do sono dos pacientes adultos em UTI,[11] dando suporte a todas intervenções preconizadas pelo *bundle* do *delirium* e que se adotadas como estratégias terapêuticas e de reabilitação na UTI irão impactar favoravelmente no pós-alta e no acompanhamento de longo prazo com menor incidência e gravidade da PICS.

Buscando ainda outras estratégias, teremos capítulos dedicados a questões específicas na modulação hormonal, como os efeitos da insulina e do controle glicêmico na função muscular (ver *Capítulo 46*). Alguns estudos demonstraram haver propriedades anabólicas e anticatabólicas da insulina facilitando a preservação da integridade neuromuscular, tão necessária em pacientes criticamente enfermos. Isso é um importante efeito colateral benéfico de longo prazo que a insulina pode oferecer, e que precisa ser considerado como estratégia adicional no controle glicêmico. Outro capítulo somente sobre terapia anabólicas e anticatabólicas, veremos a oxandrolona como uma grande promessa nos pacientes grandes queimados e outros tratamentos farmacológicos talvez capazes de atenuar a resposta hipermetabólica dos pacientes críticos (ver *Capítulo 47*).

Por fim, a escolha da terapia de substituição renal e recuperação renal serão abordados, com foco na redução do risco de fraqueza muscular, já que foi demonstrado que pacientes com insuficiência renal crônica apresentam efeitos tóxicos pelo acúmulo de resíduos que seriam excretados por via renal com ações indiretas sobre o músculo e função muscular (ver *Capítulo 48*).

REFERÊNCIAS BIBLIOGRÁFICAS

1. Vasilevskis EE, Pandharipande PP, Girard TD, Ely EW. A screening, prevention, and restoration model for saving the injured brain in intensive care unit survivors. 2010 Oct;38(10 Suppl):S683-91.
2. Morandi A, Brummel NE, Ely EW. Sedation, delirium and mechanical ventilation: the 'ABCDE' approach. 2011 Feb;17(1):43-9.
3. Balas MC, Devlin JW, Verceles AC, Morris P, Ely EW. Adapting the ABCDEF Bundle to Meet the Needs of Patients Requiring Prolonged Mechanical Ventilation in the Long-Term Acute Care Hospital Setting: Historical Perspectives and Practical Implications. 2016 Feb;37(1):119-35.
4. Pun BT, Balas MC, Barnes-Daly MA, Thompson JL, Aldrich JM, Barr J, Byrum D et al. Caring for Critically Ill Patients with the ABCDEF Bundle: Results of the ICU Liberation Collaborative in Over 15,000 Adults. Crit Care Med. 2019 Jan;47(1):3-14.
5. Girard TD, Kress JP, Fuchs BD, Thomason JW, Schweickert WD, Pun BT et al. Efficacy and safety of a paired sedation and ventilator weaning protocol for mechanically ventilated

6. patients in intensive care (Awakening and Breathing Controlled trial): a randomised controlled trial. Lancet. 2008 Jan 12;371(9607):126-34.
6. Pandharipande PP, Pun BT, Herr DL, Maze M, Girard TD, Miller RR et al. Effect of sedation with dexmedetomidine vs lorazepam on acute brain dysfunction in mechanically ventilated patients: the MENDS randomized controlled trial. JAMA. 2007 Dec 12;298(22):2644-53.
7. Riker RR1, Shehabi Y, Bokesch PM, Ceraso D, Wisemandle W, Koura F et al. Dexmedetomidine vs midazolam for sedation of critically ill patients: a randomized trial. JAMA. 2009 Feb 4;301(5):489-99.
8. Patel J, Baldwin J, Bunting P, Laha S. The effect of a multicomponent multidisciplinary bundle of interventions on sleep and delirium in medical and surgical intensive care patients. Anaesthesia. 2014 Jun;69(6):540-9.
9. Schweickert WD, Pohlman MC, Pohlman AS, Nigos C, Pawlik AJ, Esbrook CL et al. Early physical and occupational therapy in mechanically ventilated, critically ill patients: a randomised controlled trial. Lancet. 2009;30;373(9678):1874-82.
10. Rosa RG, Falavigna M, da Silva DB, Sganzerla D, Santos MMS, Kochhann R et al. Effect of flexible family visitation on delirium among patients in the intensive care unit. JAMA. 2019;322(3):216-28.
11. Devlin JW, Skrobik Y, Gélinas C, Needham DM, Slooter AJC, Pandharipande PP et al. Clinical Practice Guidelines for the Prevention and Management of Pain, Agitation/Sedation, Delirium, Immobility, and Sleep Disruption in Adult Patients in the ICU. Crit Care Med. 2018 Sep;46(9):e825-e873.

39 REPENSANDO A SEDAÇÃO NA UTI

Lilian Maria Sobreira Tanaka
Katia Braziliano Ebecken
Ligia Sarmet Cunha Farah Rabello (in memoriam)

INTRODUÇÃO

A sedação e a analgesia são componentes-chave no cuidado de pacientes internados em unidades de terapia intensiva (UTIs), sendo instituídas em aproximadamente 70% dos pacientes mecanicamente ventilados.[1] A intubação traqueal, a própria ventilação mecânica (VM) em si e os procedimentos realizados à beira do leito – como remoção de drenos, manipulação de dispositivos de monitorização e cuidados com feridas – podem desencadear dor, agitação e ansiedade.[2] Em associação com medidas não farmacológicas, o uso de sedativos e analgésicos permite o controle desses sintomas, assegurando conforto, melhor sincronia com o ventilador e a diminuição do trabalho respiratório.[3]

A oferta do que seria a dose ideal de sedativos é, entretanto, um fator de difícil avaliação e implementação. Nas décadas de 1980 e 1990, as práticas de sedação em pacientes adultos na UTI representavam uma extensão da anestesia geral. Os inquéritos internacionais dessa época já evidenciavam uma grande variabilidade na escolha, na frequência e no modo de administração das drogas; porém, de modo geral, havia uma tendência à sedação profunda e o uso de bloqueadores neuromusculares não era incomum, preconizando o "desligamento" do paciente em relação ao meio.[4-6]

Nos últimos quinze anos, com o desenvolvimento crescente de estudos com foco no uso de sedativos no ambiente da UTI, demonstrou-se que a sedação excessiva está, em contrapartida, associada a desfechos clínicos desfavoráveis. Tais desfechos incluem *delirium*, tempo prolongado de VM, pneumonia associada à VM e maior tempo de permanência na UTI e no hospital,[3,7-9] com reflexo no aumento dos custos,[10] como também o transtorno do estresse pós traumático[11] e alterações cognitivas,[12] condições essas que podem se prolongar no período pós-cuidados intensivos.

Por fim, são crescentes os estudos nos últimos cinco anos que analisam a associação da sedação não só profunda, mas dita precoce (primeiras 48 horas após início da VM) com desfechos clínicos desfavoráveis, incluindo a mortalidade. Em 2012, Shehabi e cols.[13] conduziram o primeiro estudo prospectivo multicêntrico longitudinal na área de práticas de sedação em pacientes graves mecanicamente ventilados por período superior a 24 horas. Após ajuste para potenciais confundidores, a sedação profunda precoce se mostrou fator preditor independente de tempo para extubação, mortalidade hospitalar e mortalidade em 180 dias. Tais resultados foram corroborados por um estudo tipo coorte incluindo pacientes clínicos e cirúrgicos que se encontravam sedados sob

VM por período igual ou superior a 24 horas em 11 hospitais da Malásia.[14] De modo semelhante, um estudo observacional prospectivo multicêntrico abrangendo 322 pacientes de 45 UTIs brasileiras mostrou que a sedação profunda nas primeiras 48 horas de VM é fator preditor independente de mortalidade hospitalar.[15]

Mediante tais evidências, tornou-se clara a necessidade de implementação de estratégias seguras e efetivas de sedação na UTI, com o objetivo de minimizar a exposição desnecessária dos pacientes às drogas sedativas e a evolução subsequente para desfechos clínicos negativos associados às mesmas.

Em 2013, o Colégio Americano de Medicina Intensiva (ACCM), em conjunto com a Sociedade de Medicina Intensiva (SCCM) e a Sociedade Americana de Farmacêuticos do Sistema de Saúde (ASHP), publicaram as diretrizes de práticas clínicas para o manejo de dor, agitação e *delirium* em pacientes adultos na UTI (sob o título original *Clinical Practice Guidelines for the Management of Pain, Agitation, and Delirium in Adult Patients in the Intensive Care Unit*). Tais diretrizes consistem na atualização da publicação de 2002, abrangendo um número maior de ensaios clínicos de alta qualidade e evidências provenientes de práticas fora do território dos Estados Unidos, permitindo maior aplicabilidade. Mais ainda, destaca-se a ênfase no conceito de "analgesia antes da sedação", em que esforços devem ser realizados para o rápido reconhecimento e tratamento das possíveis causas de ansiedade e agitação (tais como dor, *delirium*, hipoglicemia, hipóxia, hipotensão arterial, abstinência ao álcool e outras drogas), assegurando o conforto do paciente com analgesia adequada, reorientação frequente e manutenção do padrão de sono antes que se administrem sedativos.

A partir de um banco de dados composto por mais de 19 mil referências bibliográficas, foi elaborado um total de 54 sugestões e recomendações, com destaque, para o presente capítulo, às seguintes:[16]

- dar preferência às estratégias de sedação que utilizem drogas não benzodiazepínicas em detrimento à sedação com benzodiazepínicos, preconizando melhores desfechos clínicos em pacientes adultos mecanicamente ventilados na UTI (sugestão, +2B);
- medicações sedativas devem ser tituladas para que se mantenha um nível de sedação leve em vez de profunda, a não ser que clinicamente contraindicado (recomendação,+1B);
- utilizar a estratégia de interrupção diária de sedação ou a titulação da sedação tendo como alvo um nível de sedação leve de modo rotineiro (recomendação,+1B).

Tais ponderações serão expostas de modo pormenorizada a seguir.

ESCOLHA DAS DROGAS SEDATIVAS

Uma vez assegurada a ausência de dor, deve ser avaliada a necessidade de sedação do paciente. Em muitas ocasiões, o controle da dor isoladamente permite que o paciente se mantenha confortável, não sendo necessária a utilização de um droga com ação sedativa. Intervenções não farmacológicas, como o reposicionamento no leito e medidas verbais de conforto podem ajudar a tranquilizar um paciente agitado na UTI. Em determinadas situações, entretanto, a sedação farmacológica está indicada para minimizar o desconforto, melhorar a sincronia com a VM e reduzir o trabalho respiratório, sendo suficiente, na maioria das vezes, uma droga analgésica associada a uma droga sedativa para atingir tais objetivos.[17]

Historicamente, os benzodiazepínicos (midazolam e lorazepam, esse último indisponível para administração intravenosa, no Brasil) e o propofol são as drogas mais comumente utilizadas para sedação de pacientes na UTI segundo maioria dos inquéritos internacionais, independentemente do país avaliado.[18-20] Resultados semelhantes foram encontrados quando avaliadas as práticas de sedação em UTIs brasileiras em um inquérito que incluiu 1.015 médicos, sendo o midazolam utilizado por 97,8% dos respondedores e o propofol, por 55%.[21]

Os benzodiazepínicos agem através do receptor GABA (ácido gama-aminobutírico) e possuem efeito ansiolítico, sedativo, hipnótico e anticonvulsivante, sem atividade analgésica. São drogas de metabolização hepática via sistema enzimático do citocromo CYP450 e eliminação de metabólitos ativos via renal. Pacientes com disfunção renal, disfunção hepática, uso de medicações que inibem o sistema enzimático do CYP450, além dos idosos cursam com clearance reduzido de benzodiazepínicos, estão assim mais suscetíveis ao acúmulo da droga e, desta forma, à sedação prolongada[22] e aos desfechos negativos já discutidos no capítulo. Por tais motivos, é recomendado o uso de drogas não benzodiazepínicas para sedação, como o propofol e a dexmedetomidina,[16] exceto nos estados convulsivos e nas síndromes de abstinência ao álcool, quando então são a classe medicamentosa de escolha.[23]

Graças às suas propriedades farmacocinéticas, que possibilitam tanto um rápido início de ação, quanto rápida interrupção à descontinuidade da infusão,[22] o propofol é a droga de escolha quando se deseja a rápida recuperação da consciência após sua suspensão, podendo facilitar estratégias de interrupção diária de sedação.[24] Diversos estudos clínicos comparando a utilização de benzodiazepínicos com propofol para sedação demonstraram despertar mais precoce, desmame de VM mais rápido e melhor custo-efetividade associados ao propofol, com a mesma efetividade de sedação, conforme ilustrado em revisão conduzida por Patel e cols.,[17] em 2012. Atenção deve ser dada, entretanto, à síndrome de infusão do propofol, caracterizada por bradicardia e insuficiência cardíaca, podendo deteriorar para assistolia no contexto de acidose metabólica, rabdomiólise e hipercalemia. Esse evento é descrito em pacientes que receberam altas doses do propofol e por período prolongado, sendo indicado nesses casos a monitorização do pH, do lactato e da CPK séricos. Apesar de rara em adultos, é potencialmente letal, com taxas de mortalidade descritas em torno de 50%.[25]

Por fim, ênfase crescente tem sido dada à dexmedetomidina, um alfa-2 agonista seletivo que age no sistema nervoso central, produzindo tanto um efeito sedativo, quanto analgésico poupador de opióide. Ao contrário de outros agentes sedativos, não leva à depressão respiratória[26] e permite que o paciente fique desperto e interativo. Estudos clínicos com pacientes graves em uso de dexmedetomidina como sedação prolongada demonstraram menor incidência de *delirium*,[27] redução no tempo de VM e menor tempo de permanência na UTI, quando comparados a pacientes que receberam benzodiazepínicos.[28] Mais ainda, após avaliação de dois grandes ensaios clínicos randomizados, a dexmedetomidina se mostrou não inferior em atingir um alvo de sedação leve a moderada em comparação às drogas de uso habitual (midazolam ou propofol). Nesse mesmo estudo, os pacientes que receberam dexmedetomidina apresentaram menor tempo até a extubação traqueal, porém sem redução significativa no tempo total de VM em comparação com propofol, mas com redução significativa em comparação ao uso de midazolam. Outra vantagem observada foi uma melhor comunicação dos pacientes em uso de dexmedetomidina, facilitando a avaliação de dor durante a internação na UTI.[29] Considerando tais evidências, a dexmedetomidina é potencialmente a droga ideal de sedação na UTI e seu uso deve ser estimulado, quando a sedação leve a moderada não for contraindicada, no intuito de minimizar os efeitos adversos associados ao uso de benzodiazepínicos.

ESTRATÉGIAS DE MINIMIZAÇÃO DA SEDAÇÃO

A administração de sedativos intravenosos de modo intermitente pode acarretar flutuações em suas concentrações plasmáticas, com risco de hipersedação ou agitação e ansiedade, conforme picos e quedas, respectivamente. A infusão contínua, por sua vez, tende a gerar concentrações plasmáticas mais estáveis da droga, podendo facilitar o controle da sedação.[30] Todavia, se não titulada de modo rigoroso, pode levar à sedação excessiva e os efeitos adversos previamente citados no capítulo, como duração maior de VM e tempo prolongado para despertar após descontinuidade da infusão, possivelmente por bioacumulação.[31,32] As estratégias de administração de sedação procuram, desse modo, minimizar o risco de hipersedação dentro das limitações da farmacocinética das drogas, sendo recomendados o despertar diário da sedação ou a titulação da sedação tendo como alvo a sedação leve, segundo as diretrizes de 2013.[16]

DESPERTAR DIÁRIO DA SEDAÇÃO

O despertar diário da sedação é definida como a suspensão ou descontinuidade da infusão intravenosa de sedativos em curto prazo, tendo como objetivos prevenir o acúmulo da droga sedativa, promover o despertar do paciente para avaliar sua tolerância à cessação completa do sedativo e/ou ao desmame de VM; ou, ainda, encontrar a menor dose efetiva de sedativo a ser utilizada.[33]

Em 2000, Kress e cols.[34] conduziram o primeiro grande ensaio clínico sobre o tema, em que pacientes adultos de uma UTI clínica foram randomizados para a estratégia do despertar diário (grupo intervenção) ou sedação convencional (sedação contínua, com interrupção à critério da equipe da UTI – grupo controle), a fim de se estabelecer se um protocolo com interrupção diária da sedação (IDS) teria impacto sobre o tempo de VM, tempo de permanência na UTI e tempo de permanência hospitalar. Para cada grupo, os pacientes foram em seguida randomizados para o uso de propofol ou midazolam como sedativos e todos os quatro subgrupos receberam morfina para analgesia. Uma vez observado o despertar, a infusão do sedativo/analgésico era retornada na metade da dose original e titulada para o alvo clínico. Em comparação com a estratégia de sedação convencional, a IDS foi associada à redução significativa do tempo de VM, do tempo de permanência na UTI e redução da dose total de midazolam em 50%. Não houve diferença na mortalidade entre os grupos e na incidência de eventos adversos, como remoção do tubo traqueal. Quando comparados os pacientes por droga sedativa utilizada (midazolam *versus* propofol), não foi encontrada diferença nos desfechos primários de estudo entre grupo de intervenção e controle. O despertar da sedação permitiu, ainda, a realização de menor número de exames diagnósticos desnecessários para avaliação do estado mental (tomografia computadorizada e imagem por ressonância magnética).

O estudo, porém, apresenta diversas limitações. A população incluída foi de pacientes clínicos, não sendo possível generalizar os resultados para pacientes cirúrgicos ou vítimas de trauma, por exemplo. Os profissionais envolvidos no cuidado ao paciente não eram cegos aos grupos de estudo e, para alguns pacientes sob sedação convencional, houve interrupção periódica da infusão de sedativos, o que pode tê-los exposto aos potenciais benefícios da interrupção, interferindo na comparação de desfechos entre os grupos.[34]

Estudos subsequentes trouxeram resultados inconsistentes, gerando questionamento sobre a segurança da estratégia de despertar diário. Em ensaio clínico de 2008 incluindo pacientes adultos de uma UTI clínica, os investigadores observaram maior taxa de mortalidade hospitalar no grupo de IDS durante o estudo, ainda que sem identificação de uma relação causal entre IDS e mortalidade, motivando uma análise interina por questões de segurança. Tal análise demonstrou duração maior de VM e tempo maior de permanência na UTI e no hospital para o grupo de IDS em comparação com o grupo controle (algoritmo de sedação), optando-se pela finalização precoce do estudo. Uma hipótese levantada pelos autores para esses achados foi a inclusão de pacientes portadores de distúrbios relacionados ao álcool e outras drogas, sugerindo que a estratégia de IDS possa contribuir para a síndrome de abstinência, sendo assim deletéria para esse grupo específico de pacientes.[35] À despeito desse ocorrido, um ensaio clínico controlado randomizado conduzido no mesmo ano demonstrou que o despertar diário pareado com períodos de ventilação espontânea diários se associou com número maior de dias livres de VM e alta mais precoce da UTI e do hospital em comparação com a sedação convencional. Foi observada uma incidência significativamente maior de autoextubação traqueal no subgrupo de IDS, porém com taxas semelhantes de reintubação.[36] Mais ainda, o despertar diário se mostrou associado a uma menor incidência de complicações da doença grave relacionadas à intubação traqueal e à VM[37] e não mostrou aumento da incidência de isquemia miocárdica em pacientes de alto risco para doença coronariana.[38] Por fim, sugere-se que a estratégia de IDS não potencializa desfechos psicológicos negativos (como ansiedade e depressão) e tende a reduzir a incidência de transtorno do estresse pós-traumático (TEPT),[39] apesar de resultados conflitantes e da baixa qualidade geral dos estudos que avaliam a relação entre profundidade de sedação e estresse psicológico pós cuidados intensivos.

Mediante tais evidências, nas quais os potenciais benefícios se sobrepõem aos riscos, a IDS se consolidou como uma estratégia benéfica e segura para pacientes clínicos sob VM.

SEDAÇÃO PROTOCOLIZADA BASEADA EM ALVO

A sedação protocolizada consiste na aplicação de um algoritmo pela equipe de enfermagem da UTI, envolvendo o uso de uma escala de avaliação de sedação escolhida pelo serviço, com o objetivo de titular as drogas sedativas e analgésicas para atingir o alvo preconizado de sedação, geralmente leve.[33]

Há pouco mais de 15 anos, o primeiro estudo clínico de destaque foi realizado com o objetivo de comparar a prática de sedação guiada por protocolo com a sedação não protocolizada em pacientes mecanicamente ventilados em uma UTI clínica de um hospital-escola. O grupo de pacientes submetidos à sedação protocolizada apresentou menor duração de VM, menor tempo de permanência na UTI e no hospital, bem como tempo menor de exposição a sedação intravenosa contínua e menor índice de traqueostomia.[40]

Desde então, diversos protocolos foram propostos e gradativamente incorporaram a avaliação e o manejo de dor, agitação e *delirium* em um algoritmo único, sendo observado que a protocolização da sedação não só está associada a menor duração de VM e menor tempo de permanência hospitalar,[41] mas também a outros desfechos favoráveis, como menos dor, menores custos diretamente relacionados às drogas sedativas,[42] maior índice de sedação dentro do alvo determinado, menor incidência de assincronia ventilatória[43] e menor incidência de pneumonia associada à VM.[44]

Mediante a variedade de algoritmos propostos nos diversos ensaios até então publicados, não se pode concluir qual seria a estruturação mais adequada a ser seguida, porém os resultados encontrados nos estudos demonstram benefícios de um modo geral com a implementação de uma estratégia estruturada de avaliação e manejo de sedação-analgesia-*delirium*.

Tais benefícios chegaram a colocar em questão se a estratégia de despertar diário traria vantagens adicionais aos pacientes já submetidos a sedação protocolizada tendo como alvo a sedação leve. Para responder essa questão, em 2012, foi conduzido um ensaio clínico randomizado multicêntrico incluindo pacientes clínicos e cirúrgicos mecanicamente ventilados, comparando a sedação protocolizada com a mesma somada à estratégia de IDS. Não houve diferença no tempo de duração de VM e no tempo de permanência na UTI entre grupos, e a IDS foi associada a maiores doses médias de midazolam e fentanil e a maior carga de trabalho para a enfermagem (mensurada por escala analógica visual).[45]

Ainda assim, ambas estratégias são consideradas seguras e associadas a desfechos favoráveis, sendo então a IDS e a sedação protocolizada igualmente recomendadas como estratégias de minimização de sedação.[16] Seja para atingir ou manter o alvo de sedação estabelecido pelo serviço, se faz necessária uma abordagem interdisciplinar, sendo o alvo de sedação e/ou os critérios de despertar claramente definidos, em associação com o uso de escalas validadas de avaliação de sedação/agitação, dor e *delirium* para pacientes na UTI. As condutas devem ser claras e objetivas quanto às medidas farmacológicas e não farmacológicas a serem tomadas de acordo com os critérios avaliados. Especial atenção deve ser dada às situações clínicas de exceção, nas quais a interrupção ou superficialização da sedação está contraindicada pela presença de instabilidade respiratória, neurológica ou cardiovascular, como na síndrome do desconforto respiratório agudo (SDRA), no estado de mal asmático, na presença de crises convulsivas ou estado epilético não convulsivo, na hipertensão intracraniana ou no choque.

ASPECTOS GERAIS SOBRE A IMPLEMENTAÇÃO DE ESTRATÉGIAS DE SEDAÇÃO

Ainda que sejam bem estabelecidos, os efeitos deletérios da hipersedação e os potenciais benefícios da estratégia de despertar diário e da sedação protocolizada há mais de 15 anos, há um hiato grande entre o conhecimento e a implementação de tais estratégias na prática clínica. Em 2009, quando já havia cerca de dez anos da publicação dos principais ensaios clínicos sobre as práticas de sedação, um estudo de revisão incluiu os principais inquéritos sobre uso de escalas de sedação/agitação e proporção de UTIs com aplicação de IDS e sedação protocolizada no período (1999-2009). Foi observada uma taxa de aplicação de IDS entre 30 e 40% quando analisados inquéritos da Dinamarca, Canadá, França e Alemanha, contra uma taxa geral de 62% para Austrália e Nova Zelândia, países sabidamente de destaque pela alta qualidade nos padrões de processo de cuidado na UTI. Já os índices de aplicação de protocolos de sedação eram baixos e variavam entre 20 a 30% nos primeiros inquéritos, porém parecendo haver uma tendência a aumento, com descrições de taxas entre 50% a 80% quando avaliados estudos conduzidos na Alemanha, Austrália, nos Estados Unidos e no Reino Unido.[46]

Já em relação às UTIs brasileiras, também em 2009, foi publicado um inquérito que avaliou as percepções e atitudes de 1.015 médicos quanto às estratégias de sedação e o reconhecimento de *delirium*. A maioria dos respondedores não discutia um alvo para sedação (62,8%) ou praticava a IDS (68,3%) para a maioria dos pacientes, reforçando esse grande hiato entre conhecimento sobre sedação e a prática clínica.[21]

Acredita-se que essa barreira para adequada incorporação de estratégias de sedação se justifica, em parte, pela persistente discrepância de percepções entre as equipes que prestam assistência na UTI. Questões como maior autonomia ou aumento do papel dos enfermeiros com o uso de escala de sedação, a percepção de que interrupções na sedação geram menos conforto ao paciente e maior risco de complicações e as contraindicações à instituição de estratégias de analgo-sedação não são igualmente compartilhadas entre médicos e enfermeiros, como visto em inquérito aplicado em 101 UTIs da Bélgica, em 2014.[47]

Mais recentemente, em abril de 2017, foi publicado um estudo por Sneyers e cols.[48] que demonstrou ser ainda notória a subutilização de escalas de sedação e a IDS. Fatores preditores para a subutilização de escalas de avaliação de sedação incluíram a confiança na habilidade em inferir o nível de sedação do paciente sem uso de escalas para os médicos e a razão enfermeiro/leitos da UTI inferior a 1,98 para os enfermeiros. Já o fator preditor mais forte para subutilização da IDS para médicos foi a percepção de que a IDS prejudica o conforto do paciente, enquanto, para enfermeiros, foi a ausência de familiaridade com a estratégia da IDS e a concordância de que a mesma deve ser realizada somente sob ordem médica.

Por fim, as flutuações clínicas inerentes à gravidade do paciente em cuidados intensivos dificultam, por si só, a otimização da sedação. A presença de disfunções multiorgânicas e a polifarmácia contribuem para a imprevisibilidade da farmacocinética e da farmacodinâmica das drogas, dificultando a titulação da analgesia/sedação. Por esses fatores, faz-se necessário o comprometimento e o treinamento constantes das equipes da UTI em caráter multidisciplinar, com o estabelecimento de condutas claras sob a mesma linguagem e a atenção especial na identificação correta dos pacientes que possam potencialmente se beneficiar com as estratégias de minimização de sedação.

CONCLUSÃO

A exposição desnecessária à sedação na UTI se relaciona a eventos adversos que podem ser minimizados com a aplicação de estratégias estruturadas de sedação, em conjunto com a avaliação e o manejo de dor, agitação e *delirium*. O comprometimento multidisciplinar e o treinamento constante das equipes da UTI são fundamentais para o sucesso da estratégia e esforços devem ser aplicados para diminuir o grande hiato que persiste entre conhecimento e prática nessas unidades.

As Tabelas 39.1 e 39.2 compilam os principais inquéritos e estudos citados neste capítulo.

Autor	Jornal e Ano	População estudada	N	Variável observada	Resultados
Merriman HM	Intensive Care Med, 1981	Pacientes ventilados	34 UTIs	Práticas de sedação	Uso frequente de opioides, benzodiazepínicos e bloqueadores neuromusculares. Alvo era a sedação profunda
Hansen-Flaschen JH e cols.	JAMA, 1991	Pacientes ventilados	265 hospitais	Práticas de sedação respondidas por enfermeiros	Uso frequente de opioides, benzodiazepínicos, bloqueadores neuromusculares e haloperidol. É preferida a administração intermitente
Dasta JF e cols.	Crit Care Med, 1994	Pacientes adultos cirúrgicos internados na UTI	3 UTIs 221 pacientes	Práticas de sedação respondidas por médicos e enfermeiros	Diversas drogas eram prescritas, mas principalmente no formato "quando necessário" e não de forma regular. Não atingiam a dose máxima permitida
Patel RP e cols.	Crit Care Med, 2009	Pacientes ventilados	1384 profissionais de saúde 41 hospitais	Práticas de sedação e manejo do *delirium*	1/3 usa ferramenta para screening de *delirium*, a maioria usa protocolo de sedação. Existe protocolo de respiração espontânea mas a sua aderência é ruim
Salluh JIF e cols.	J Crit Care, 2009	Pacientes críticos	1015 médicos	Práticas de sedação e manejo do *delirium* em UTIs brasileiras	Ainda há pouca implementação na prática da interrupção diária da sedação e dos alvos de sedação. As drogas mais usadas são midazolam e fentanil. Metade dos médicos não avalia a presença de *delirium* de modo sistemático
Sneyers B e cols.	Crit Care, 2014	Pacientes críticos	101 UTIs da Bélgica	Descrever as estratégias de analgo-sedação e a percepção dos médicos e enfermeiros	Interrupção diária é usada em menos de 25% dos pacientes. Há diferenças entre o entendimento das práticas e suas barreiras de implementação entre médicos e enfermeiros
Sneyers B e cols.	J Crit Care, 2017	Pacientes críticos	UTIs da Bélgica	Preditores de subutilização das escalas de sedação e a interrupção diária	16% utiliza escalas de sedação menos de 3 x/dia e a interrupção diária em somente 32%

Capítulo 39 ▪ Repensando a Sedação na UTI

Tabela 39.2. Principais estudos clínicos citados no capítulo

Autor	Jornal e Ano	População estudada	N	Intervenção	Tipo de estudo	Tempo de acompanhamento	Desfechos avaliados	Resultados
Arroliga A e cols.[1]	Chest, 2005	Pacientes em VM	3.540	Não	Estudo de coorte prospectivo	Durante a internação na UTI	Duração da VM, tempo para desmame, tempo de permanência na UTI, mortalidade na UTI	Mais tempo em VM, mais tempo para o desmame, mais tempo de permanência na UTI, maior mortalidade
Arroliga AC e cols.[3]	Crit Care Med, 2008	Pacientes com SDRA	540	Não	Estudo de coorte retrospectivo	Durante a internação na UTI	Tempo para desmame e mortalidade	O uso de sedativos e opioides levou a maior tempo em VM e para o desmame. Essa associação não foi observada com o uso de bloqueadores
Salluh JI e cols.[9]	Crit Care, 2010	Pacientes críticos	497	Não	Estudo de prevalência pontual	1 dia	Epidemiologia do delirium na UTI	Delirium é frequente e aumenta o tempo de permanência na UTI e a mortalidade
Jackson JC e cols.[12]	Crit Care Med, 2010	Pacientes críticos de 180 UTIs clínicas	187	Despertar diário e ventilação espontânea	Ensaio clínico randomizado	Durante a internação no hospital e após um ano da alta	Avaliação funcional, cognitiva e psicológica em longo prazo	Desfecho funcional, cognitivo e psicológico similares
Shehabi Y, Bellomo R, Reade MC e cols.[13]	Am J Respir Crit Care Med, 2012	Pacientes clínicos e cirúrgicos sob VM	251	Não	Estudo de coorte prospectivo	Durante a internação na UTI	Tempo para extubação, delirium e mortalidade hospitalar em 180 dias	Sedação profunda inicial está associada a mais tempo para extubação e maior mortalidade
Shehabi Y e cols.[14]	Intensive Care Med, 2013	Pacientes clínicos e cirúrgicos sob VM	259	Não	Estudo de coorte prospectivo	Durante a internação na UTI	Tempo para extubação, delirium e mortalidade em longo prazo	Sedação profunda precoce está associada a maior tempo para extubação e maior mortalidade
Tanaka LMS e cols.[15]	Crit Care, 2014	Pacientes ventilados por 48 horas ou mais	322	Não	Estudo de coorte prospectivo	Durante a internação hospitalar	Mortalidade na UTI e no hospital e tempo de permanência na UTI e no hospital	Sedação profunda está associada a maior mortalidade hospitalar
Pandharipande PP e cols.[27]	JAMA 2007	Pacientes clínicos e cirúrgicos sob VM >24h	106	Dexmedetomidina vs lorazepam	Ensaio clínico randomizado	Até 1 ano	Dias livres de delirium e coma, eficácia em atingir alvo de sedação, tempo sob VM, tempo de permanência na UTI e no hospital, teste neuropsicológico pós alta hospitalar, mortalidade em 28 dias, sobrevida em 12 meses	Dexmedetomidina associada a mais dias livres de delirium e coma, mais tempo no alvo de sedação
Riker RR e cols.[28]	JAMA, 2009	Pacientes clínicos e cirúrgicos sob VM > 24 horas	375	Dexmedetomidina versus midazolam	Ensaio clínico randomizado	Até momento da extubação traqueal ou 30 dias	Percentual de tempo dentro do alvo de sedação (RASS -2 a +1), prevalência e duração de delirium, duração da VM, tempo de permanência na UTI, efeitos adversos	Sem diferença no tempo dentro do alvo de sedação e no tempo de permanência na UTI; menor tempo até extubação e maior tendência a bradicardia no grupo da dexmedetomidina

Tabela 39.2. Principais estudos clínicos citados no capítulo

Autor	Jornal e Ano	População estudada	N	Intervenção	Tipo de estudo	Tempo de acompanhamento	Desfechos avaliados	Resultados
Jacob SM e cols.[29]	JAMA, 2012	Pacientes sob VM com necessidade de sedação leve a moderada > 24 horas	500 MIDEX 498 PRODEX	Dexmedetomidina versus midazolam ou propofol	2 ensaios clínicos randomizados fase III (MIDEX e PRODEX)	45 dias	Eficácia em manter o alvo de sedação, duração da VM, tempo de permanência na UTI e habilidade em comunicar dor	Não inferioridade da dexmedetomidine em manter sedação leve a moderada; dexmedetomidina associada a menor duração de VM em comparação ao midazolam; e maior habilidade do paciente em se comunicar em relação ao midazolam e propofol
Pohlman AS e cols.[32]	Crit Care Med, 1994	Pacientes clínicos ventilados	20	Lorazepam versus midazolam	Ensaio clínico randomizado	Durante a internação na UTI	Tempo para alcançar a sedação, dose necessária para manter o paciente sedado e o tempo para despertar após a suspensão da droga	Ambas são eficazes
Kress JP e cols.[34]	NEJM, 2000	Pacientes ventilados e com sedação contínua	128	Interrupção diária da sedação até despertar versus sedação contínua	Ensaio clínico randomizado	Durante a internação na UTI	Duração da ventilação e o tempo de permanência na UTI e no hospital	Menor tempo de ventilação e de permanência na UTI
de Wit M e cols.[35]	Crit Care, 2008	Pacientes ventilados	74	Interrupção diária da sedação versus algoritmo de sedação	Ensaio clínico randomizado	Durante a internação na UTI	Tempo de VM e sobrevida livre de ventilação em 28 dias, tempo de permanência na UTI e no hospital	A sedação com algoritmo reduziu o tempo de VM e o tempo de permanência na UTI e no hospital
Girard TD e cols.[36]	Lancet, 2008	Pacientes ventilados	336	Despertar espontâneo + ventilação espontânea versus sedação usual + ventilação espontânea	Ensaio clínico randomizado	Durante a internação e um ano após a alta hospitalar	Tempo de VM e tempo de UTI e de hospital	O grupo com despertar espontâneo + respiração espontânea teve melhor desfecho
Schweickert WD e cols.[37]	Crit Care Med, 2004	Pacientes ventilados e com sedação contínua	128	Não	Estudo de coorte retrospectivo	Durante a internação na UTI	Complicações associadas a ventilação mecânica	O grupo com interrupção diária da sedação reduziu a incidência das complicações associadas a ventilação mecânica
Kress JP e cols.[38]	Crit Care Med, 2007	Pacientes ventilados com fatores de risco para doença coronariana	74	Não	Estudo de coorte prospectivo	Durante a internação na UTI	Sinais vitais, nível de catecolaminas e tempo com isquemia no Holter 24 horas	Tempo semelhante de isquemia durante a internação, comprovando que a interrupção diária da sedação não está associada a maior incidência de isquemia miocárdica

Tabela 39.2. Principais estudos clínicos citados no capítulo

Autor	Jornal e Ano	População estudada	N	Intervenção	Tipo de estudo	Tempo de acompanhamento	Desfechos avaliados	Resultados
Kress JP e cols.[39]	Am J Respir Crit Care Med 2003	Pacientes ventilados e com sedação contínua	105	Interrupção diária da sedação	Ensaio clínico randomizado	Durante a internação e até 6 meses após a alta	Desfechos psicológicos em longo prazo	A intervenção não gera desfecho psicológico desfavorável e reduz sintomas de TEPT
Brook AD e cols.[40]	Crit Care Med, 1999	Pacientes ventilados	321	Sedação guiada por protocolo implementado pela enfermagem versus sedação usual	Ensaio clínico randomizado	Durante a internação hospitalar	Tempo de VM, tempo de permanência na UTI e no hospital, necessidade de TQT	A intervenção reduz o tempo de VM, tempo de permanência na UTI e no hospital e a necessidade de TQT
Robinson BRH e cols.[41]	J Trauma Inj Infect, Crit Care 2008	Pacientes críticos pós-trauma em VM	143	Sedação guiada por protocolo versus sedação usual	Ensaio clínico randomizado	Durante a internação hospitalar	Tempo de VM, tempo de permanência na UTI e no hospital e necessidade de medicações sedativas	A intervenção reduziu o tempo de VM e a permanência no hospital
MacLaren R e cols.[42]	Pharmacotherapy, 2000	Pacientes neurocríticos	72	Não	Estudo de coorte prospectivo	Durante a internação hospitalar	Custo com drogas sedativas, duração da VM, tempo de permanência na UTI e qualidade da sedação	Reduziu custo com medicação e aumentou a qualidade da sedação
Richman PS e cols.[43]	Crit Care Med, 2006	Pacientes ventilados por > 48 horas e com sedação sem opioide	30	Sedação guiada por protocolo implementado pela enfermagem com midazolam vs midazolam e fentanil	Ensaio clínico randomizado	Durante a internação hospitalar	Eficácia da sedação para atingir o alvo, eventos adversos, custo	A cominação não tem diferença na incidência de eventos adversos e é mais fácil de titular e alcançar o alvo desejado que o midazolam puro
Mehta S e cols.[45]	JAMA, 2012	Pacientes ventilados	430	Sedação guiada por protocolo com interrupção diária vs sem interrupção diária	Ensaio clínico randomizado	Durante a internação hospitalar	Tempo para extubação, tempo de VM e de permanência na UTI, uso de drogas sedativas, carga de trabalho dos enfermeiros e fisioterapeutas	A associação da interrupção diária não reduziu o tempo de VM nem a permanência na UTI. A carga de trabalho dos enfermeiros foi maior no grupo intervenção

VM: ventilação mecânica; TEPT: transtorno do estresse pós-traumático; TQT: traqueostomia; UTI: unidade de terapia intensiva.

REFERÊNCIAS BIBLIOGRÁFICAS

1. Arroliga A, Frutos-Vivar F, Hall J, Esteban A, Apezteguía C, Soto L, et al. Use of sedatives and neuromuscular blockers in a cohort of patients receiving mechanical ventilation. Chest. 2005;128(2):496-506.
2. Puntillo KA, Max A, Timsit J-F, Vignoud L, Chanques G, Robleda G et al. Determinants of Procedural Pain Intensity in the Intensive Care Unit: The Europain Study. Am J Respir Crit Care Med. 2014;189(1):39-47.
3. Arroliga AC, Thompson BT, Ancukiewicz M, Gonzales JP, Guntupalli KK, Park PK et al. Use of sedatives, opioids, and neuromuscular blocking agents in patients with acute lung injury and acute respiratory distress syndrome. Crit Care Med. 2008;36(4):1083-8.
4. Merriman HM. The techniques used to sedate ventilated patients. A survey of methods used in 34 ICUs in Great Britain. Intensive Care Med. 1981;7(5):217-24.
5. Hansen-Flaschen JH, Brazinsky S, Basile C, Lanken PN. Use of sedating drugs and neuromuscular blocking agents in patients requiring mechanical ventilation for respiratory failure. A national survey. JAMA. 1991;266(20):2870-5.
6. Dasta JF, Fuhrman TM, McCandles C. Patterns of prescribing and administering drugs for agitation and pain in patients in a surgical intensive care unit. Crit Care Med. 1994;22(6):974-80.
7. Arabi Y, Haddad S, Hawes R, Moore T, Pillay M, Naidu B et al. Changing sedation practices in the intensive care unit-protocol implementation, multifaceted multidisciplinary approach and teamwork. Middle East J Anaesthesiol. 2007;19(2):429-47.
8. Patel RP, Gambrell M, Speroff T, Scott TA, Pun BT, Okahashi J, et al. Delirium and sedation in the intensive care unit: Survey of behaviors and attitudes of 1384 healthcare professionals. Crit Care Med. 2009;37(3):825-32.
9. Salluh JI, Soares M, Teles JM, Ceraso D, Raimondi N, Nava VS, et al. Delirium epidemiology in critical care (DECCA): an international study. Crit Care. 2010;14(6):R210.
10. Dasta JF, Kane-Gill SL. Pharmacoeconomics of Sedation in the ICU. Crit Care Clin. 2009;25(3):571-83.
11. Granja C, Gomes E, Amaro A, Ribeiro O, Jones C, Carneiro A et al. Understanding posttraumatic stress disorder-related symptoms after critical care: the early illness amnesia hypothesis. Crit Care Med. 2008;36(10):2801-9.
12. Jackson JC, Girard TD, Gordon SM, Thompson JL, Shintani AK, Thomason JWW, et al. Long-term cognitive and psychological outcomes in the awakening and breathing controlled trial. Am J Respir Crit Care Med. 2010;182(2):183-91.
13. Shehabi Y, Bellomo R, Reade MC, Bailey M, Bass F, Howe B et al. Early Intensive Care Sedation Predicts Long-Term Mortality in Ventilated Critically Ill Patients. Am J Respir Crit Care Med. 2012;186(8):724-31.
14. Shehabi Y, Chan L, Kadiman S, Alias A, Ismail WN, Tan MATI, et al. Sedation depth and long-term mortality in mechanically ventilated critically ill adults: a prospective longitudinal multicentre cohort study. Intensive Care Med 2013;39(5):910-8.
15. Tanaka LMS, Azevedo LCP, Park M, Schettino G, Nassar AP, Réa-Neto A et al. Early sedation and clinical outcomes of mechanically ventilated patients: a prospective multicenter cohort study. Crit Care. 2014;18(4):R156.
16. Barr J, Fraser GL, Puntillo K, Ely EW, Gélinas C, Dasta JF et al. Clinical Practice Guidelines for the Management of Pain, Agitation, and Delirium in Adult Patients in the Intensive Care Unit. Crit Care Med. 2013;41(1):278-80.
17. Patel SB, Kress JP. Sedation and analgesia in the mechanically ventilated patient. Am J Respir Crit Care Med. 2012;185(5):486-97.
18. Soliman HM, Mélot C, Vincent JL. Sedative and analgesic practice in the intensive care unit: the results of a European survey. Br J Anaesth. 2001;87(2):186-92.
19. O'Connor M, Bucknall T, Manias E. Sedation management in Australian and New Zealand intensive care units: doctors' and nurses' practices and opinions. Am J Crit Care. 2010;19(3):285-95.
20. Mehta S, Burry L, Fischer S, Martinez-Motta JC, Hallett D, Bowman D et al. Canadian survey of the use of sedatives, analgesics, and neuromuscular blocking agents in critically ill patients. Crit Care Med. 2006;34(2):374-80.
21. Salluh JIF, Dal-Pizzol F, Mello PVC, Friedman G, Silva E, Teles JMM et al. Delirium recognition and sedation practices in critically ill patients: a survey on the attitudes of 1015 Brazilian critical care physicians. J Crit Care. 2009;24(4):556-62.
22. Devlin JW, Roberts RJ. Pharmacology of Commonly Used Analgesics and Sedatives in the ICU: Benzodiazepines, Propofol, and Opioids. Crit Care Clin. 2009;25(3):431-49.
23. Amato L, Minozzi S, Vecchi S, Davoli M. Benzodiazepines for alcohol withdrawal. In: Amato L, editor. Cochrane Database of Systematic Reviews. 2010;(3):CD005063.
24. Carson SS, Kress JP, Rodgers JE, Vinayak A, Campbell-Bright S, Levitt J et al. A randomized trial of intermittent lorazepam versus propofol with daily interruption in mechanically ventilated patients. Crit Care Med. 2006;34(5):1326-32.
25. Krajčová A, Waldauf P, Anděl M, Duška F. Propofol infusion syndrome: a structured review of experimental studies and 153 published case reports. Crit Care. 2015;19(1):398.
26. Venn RM, Hell J, Michael Grounds R. Respiratory effects of dexmedetomidine in the surgical patient requiring intensive care. Crit Care. 2000;4(5):302.
27. Pandharipande PP, Pun BT, Herr DL, Maze M, Girard TD, Miller RR et al. Effect of sedation with dexmedetomidine vs lorazepam on acute brain dysfunction in mechanically ventilated patients: the MENDS randomized controlled trial. JAMA. 2007;298(22):2644-53.
28. Riker RR, Shehabi Y, Bokesch PM, Ceraso D, Wisemandle W, Koura F, et al. Dexmedetomidine vs midazolam for sedation of critically ill patients: a randomized trial. JAMA. 2009;301(5):489-99.
29. Jakob SM, Ruokonen E, Grounds RM, Sarapohja T, Garratt C, Pocock SJ et al. Dexmedetomidine vs midazolam or propofol for sedation during prolonged mechanical ventilation: two randomized controlled trials. JAMA. 2012;307(11):1151-60.

30. Sessler CN, Pedram S. Protocolized and Target-based Sedation and Analgesia in the ICU. Crit Care Clin. 2009;25(3):489-513.
31. Kollef MH, Levy NT, Ahrens TS, Schaiff R, Prentice D, Sherman G. The use of continuous i.v. sedation is associated with prolongation of mechanical ventilation. Chest. 1998;114(2):541-8.
32. Pohlman AS, Simpson KP, Hall JB. Continuous intravenous infusions of lorazepam versus midazolam for sedation during mechanical ventilatory support: a prospective, randomized study. Crit Care Med. 1994;22(8):1241-7.
33. Hutton B, Burry LD, Kanji S, Mehta S, Guenette M, Martin CM et al. Comparison of sedation strategies for critically ill patients: a protocol for a systematic review incorporating network meta-analyses. Syst Rev. 2016;5(1):157.
34. Kress JP, Pohlman AS, O'Connor MF, Hall JB. Daily Interruption of Sedative Infusions in Critically Ill Patients Undergoing Mechanical Ventilation Daily Interruption of Sedative Infusions in Critically Ill Patients Undergoing Mechanical Ventilation. N Engl J Med. 2000;342:1471-7.
35. de Wit M, Gennings C, Jenvey WI, Epstein SK. Randomized trial comparing daily interruption of sedation and nursing-implemented sedation algorithm in medical intensive care unit patients. Crit Care. 2008;12(3):R70.
36. Girard TD, Kress JP, Fuchs BD, Thomason JWW, Schweickert WD, Pun BT et al. Efficacy and safety of a paired sedation and ventilator weaning protocol for mechanically ventilated patients in intensive care (Awakening and Breathing Controlled trial): a randomised controlled trial. Lancet. 2008;371(9607):126-34.
37. Schweickert WD, Gehlbach BK, Pohlman AS, Hall JB, Kress JP. Daily interruption of sedative infusions and complications of critical illness in mechanically ventilated patients. Crit Care Med. 2004;32(6):1272-6.
38. Kress JP, Vinayak AG, Levitt J, Schweickert WD, Gehlbach BK, Zimmerman F, et al. Daily sedative interruption in mechanically ventilated patients at risk for coronary artery disease. Crit Care Med. 2007;35(2):365-71.
39. Kress JP, Gehlbach B, Lacy M, Pliskin N, Pohlman AS, Hall JB. The long-term psychological effects of daily sedative interruption on critically ill patients. Am J Respir Crit Care Med. 2003;168(12):1457-61.
40. Brook AD, Ahrens TS, Schaiff R, Prentice D, Sherman G, Shannon W et al. Effect of a nursing-implemented sedation protocol on the duration of mechanical ventilation. Crit Care Med. 1999;27(12):2609-15.
41. Robinson BRH, Mueller EW, Henson K, Branson RD, Barsoum S, Tsuei BJ. An Analgesia–Delirium–Sedation Protocol for Critically Ill Trauma Patients Reduces Ventilator Days and Hospital Length of Stay. J Trauma Inj Infect Crit Care. 2008;65(3):517-26.
42. MacLaren R, Plamondon JM, Ramsay KB, Rocker GM, Patrick WD, Hall RI. A prospective evaluation of empiric versus protocol-based sedation and analgesia. Pharmacotherapy. 2000;20(6):662-72.
43. Richman PS, Baram D, Varela M, Glass PS. Sedation during mechanical ventilation: A trial of benzodiazepine and opiate in combination. Crit Care Med. 2006;34(5):13954-01.
44. Quenot J-P, Ladoire S, Devoucoux F, Doise J-M, Cailliod R, Cunin N et al. Effect of a nurse-implemented sedation protocol on the incidence of ventilator-associated pneumonia. Crit Care Med. 2007;35(9):2031-6.
45. Mehta S, Burry L, Cook D, Fergusson D, Steinberg M, Granton J et al. Daily sedation interruption in mechanically ventilated critically ill patients cared for with a sedation protocol: a randomized controlled trial. JAMA. 2012;308(19):1985-92.
46. Mehta S, McCullagh I, Burry L. Current Sedation Practices: Lessons Learned from International Surveys. Crit Care Clin. 2009;25(3):471-88.
47. Sneyers B, Laterre P-F, Perreault MM, Wouters D, Spinewine A. Current practices and barriers impairing physicians' and nurses' adherence to analgo-sedation recommendations in the intensive care unit--a national survey. Crit Care. 2014;18(6):655.
48. Sneyers B, Henrard S, Laterre PF, Perreault MM, Beguin C, Wouters D et al. Predictors of clinicians underuse of daily sedation interruption and sedation scales. J Crit Care. 2017;38:182-9.

ESTRATÉGIA DE PROMOÇÃO DO SONO

Flávia Gabe Beltrami
Felippe Leopoldo Dexheimer Neto
Fabiana Gabe Beltrami

INTRODUÇÃO

O sono é um processo ativo que envolve múltiplos sistemas e regiões do sistema nervoso central. É essencial para a restauração do nosso sistema biológico e para nossa sobrevivência.[1] A doença grave, com disfunções orgânicas, impõe uma maior necessidade desse processo de reparação. Sono de má qualidade, contudo, é uma constante nos pacientes críticos.[2-6]

Pacientes descrevem que a incapacidade de dormir é uma das principais causas de estresse durante a estada no ambiente de cuidados intensivos.[7] Estudos que avaliaram o sono por meio da polissonografia (PSG) – exame padrão ouro para o estudo do sono[8] – demonstram que o sono dos pacientes graves é marcado por uma extrema fragmentação, por uma arquitetura não convencional, pelo predomínio de fases superficiais e pela falta de estágios reparadores.[2-6]

ETIOLOGIA DOS DISTÚRBIOS DO SONO NO PACIENTE CRÍTICO E IMPACTO CLÍNICO

As causas da má qualidade do sono nessa população são multifatoriais e envolvem questões relacionadas a três aspectos principais:[2-6]

- fatores inerentes ao paciente: distúrbios do sono prévios, transtornos psiquiátricos, comorbidades;
- fatores relacionadas à doença aguda: presença de dor, sensação de dispneia, a utilização de suporte ventilatório (máscaras, tubos, cateteres, entre outros), terapia medicamentosa (agentes que modificam a arquitetura do sono por seu perfil farmacológico), ansiedade/estresse relacionados à própria internação hospitalar e/ou à doença grave e potencialmente debilitante/fatal, procedimentos invasivos (cirurgias, punções, presença de drenos e cateteres, restrição à movimentação);
- fatores do ambiente de terapia intensiva: ruído (alarmes de monitores e bombas de infusão, conversas da equipe assistencial, telefones e televisores), luminosidade contínua, e atividades de cuidado (relacionadas a atividades de higiene, coleta de exames, aspiração, mudanças de decúbito, aferição de sinais vitais e cuidados com cateteres e sondas).

Apesar da identificação desses fatores, o papel exato de cada um deles no prejuízo do sono do paciente crítico ainda é desconhecido.[2-6]

É reconhecida que a privação crônica do sono (< 6 horas por noite) está relacionada a uma série de alterações fisiológicas, como um maior estado inflamatório, presença de diabetes, obesidade, hipertensão arterial, dislipidemia, doença cardiovascular e morte.[9] Já com relação ao paciente agudo, sono com duração menor de sete horas por noite no mês seguinte a uma síndrome coronariana aguda está associado a um aumento de mais de mais 50% no risco de recorrência ou morte em um ano.[10] As alterações do sono do paciente crítico também podem se relacionar com o surgimento de *delirium*, com distúrbios psiquiátricos, disfunção cognitiva e diminuição da qualidade de vida após a alta da UTI, além da persistência dos distúrbios do sono iniciados durante a internação na UTI.[3,5,11,12]

MÉTODOS DE AVALIAÇÃO DO SONO NA UTI

A PSG é o principal método de avaliação do sono. No entanto, questões relativas à logística e custos limitam seu uso de modo corriqueiro no ambiente de terapia intensiva. Outra limitação da sua utilização nesse cenário é que a doença crítica altera o sono de tal modo que impede sua interpretação em um número elevado de pacientes. Em um estudo de pacientes neurológicos internados em uma UTI especializada, 65% das PSGs não eram passíveis de serem analisadas dentro dos critérios padrão do exame.[13]

Por isso, a testagem subjetiva por meio de questionários é o modo mais frequente de avaliação do sono dentro da UTI. Dentre os disponíveis, o mais utilizado[3] é o questionário do sono de Richards-Campbell (RCSQ), único questionário validado contra a PSG, obtendo uma correlação moderada.[14] Ele avalia o sono a partir de cinco dimensões: profundidade, latência, fragmentação, tempo para retomada e qualidade do sono. As respostas são registradas em uma escala analógica visual de 100 mm, com escores mais altos representando um sono de maior qualidade.[4,14] A aplicação do RCSQ na UTI é limitada por níveis profundos de sedação ou ainda pela presença de *delirium* – comprometendo sua utilização em até 50% dos pacientes.[15]

Outra ferramenta desenvolvida para pacientes críticos é o *Sleep in the Unit Care Questionnaire* (SICUQ), que mede o sono em quatro dimensões: qualidade, fatores perturbadores do sono causados pela equipe de cuidados, fatores de origem ambiental e sonolência diurna. Sua vantagem está na possibilidade de pontuar individualmente o papel de uma série perturbadores do sono.[4,16]

ESTRATÉGIAS DA PROMOÇÃO DO SONO NA UTI

Nos últimos anos, com o intuito de melhorar a qualidade do sono dos pacientes críticos, diversas ações para promoção do sono têm sido desenvolvidas. Essas abrangem desde intervenções isoladas[17,18] até protocolos complexos e multifacetados que reestruturam toda a rotina de funcionamento noturno da UTI.[19-21] De um modo geral, endereçam pelo menos um dos seguintes pilares:

- controle dos níveis de ruído: pode ser alcançado por meio de ajustes dos alarmes de monitores e de ventiladores, troca de bombas de infusão antes do fim para evitar o disparo de alarmes, diminuição do volume das campainhas telefônicas, fechamento de portas e cortinas, minimização de conversas da equipe assistencial, desligamento de televisões, oferecimento de tampões de ouvido;[13,19-24]

- controle da luminosidade noturna: diminuição da luminosidade nos quartos e adjacências, redução do brilho em telas de monitores, oferecimento de máscaras para olhos;[13,19-24]

- conforto do paciente: ajustes na ventilação mecânica, otimizando a sincronia paciente-ventilador e evitando apneia noturna,[25,26] manutenção de ventilação não invasiva em pacientes que já faziam uso domiciliar, alívio adequado da dor,[19,20,22,23] técnicas de relaxamento como massagem, aromaterapia, musicoterapia e sons do oceano,[18,24,27-29] uso de fármacos como zolpidem (para pacientes sem *delirium*), haloperidol (para pacientes em *delirium*) ou melatonina;[2,6,13,19,24,30]

- racionalização dos horários das atividades assistenciais: planificação de atividades de cuidado para evitar interrupções desnecessárias do sono, reorganizando o horário de processos corriqueiros como coleta de sangue e realização de exames de imagem, cuidados de higiene, horários de administração de medicações, frequência de aferição de sinais vitais.[13,19-24]

Estudos têm sido realizados com o intuito de avaliar o impacto dessas medidas multifatoriais na promoção do sono. Aqueles que contemplaram em seus protocolos os quatro pilares citados serão discutidos a seguir.

Todos são estudos experimentais (pré e pós), e realizaram avaliações subjetivas do sono para testagem de seus protocolos.

O estudo desenvolvido por Kamdar e cols.[19] destaca-se pela amostra (n = 300) e pela abrangência de seu protocolo multifacetado. Esse incluía medidas ambientais, uso de dispositivos como tampões de ouvido e máscaras para olhos, e medidas farmacológicas para os pacientes que não conseguiam dormir a despeito das intervenções anteriores. Com esse protocolo, obteve-se melhora significativa no nível de ruído noturno percebido e na incidência de *delirium*. Não houve diferença estatística na qualidade percebida do sono ou em desfechos secundários como tempo de internação e mortalidade.

Já outro grupo, instituindo medidas semelhantes para promoção do sono (mas sem fármacos), obteve diminuição objetiva dos níveis de luz e ruído noturnos. Houve queda na incidência de *delirium* e melhora no índice de eficiência do sono, assim como em todos os outros parâmetros do RCSQ. No entanto, apesar dos resultados expressivos, sua validade é limitada pelo reduzido número de pacientes que completaram o questionário (17,5% de uma amostra de 338 pacientes).[20]

Outro protocolo similar instituído em uma UTI de queimados não obteve melhora significativa em nenhum parâmetro de qualidade de sono. No entanto, os pacientes do grupo intervenção eram mais velhos e relatavam uso mais frequente de medicações para dormir que o grupo controle.[23]

No estudo desenvolvido por Li e cols.,[21] após a implementação de um protocolo para promoção do sono houve redução dos níveis médio, de pico e percebido de ruído. Houve também uma redução da interrupção do sono por fatores ambientais e por atividades de cuidados, além de melhora na eficiência do sono no grupo intervenção.

Na metanálise de Hu e cols.,[31] o uso de tampões de ouvidos ou máscaras faciais ou ambos, demonstrou uma redução na incidência de delirium durante a internação na UTI (RR 0,55 IC 95% 0,38 a 0,80, p = 0,002, dois estudos com 177 participantes ao total) e aumento na quantidade de sono total. Contudo, a qualidade da evidência foi considerada baixa.[31]

Em suma, avaliando os estudos com medidas multifacetadas para a promoção do sono, nos deparamos com estudos heterogêneos e resultados contraditórios.[4,19-21,23,24,31] As possíveis razões para tal fato são: a preocupação recente pelo tema reduzido número de publicações, a heterogeneidade de coleta de dados (apenas uma noite coletada *versus* todas as noites) e de tratamentos estatísticos entre os estudos, a dificuldade de avaliar o peso de cada intervenção dentro de um protocolo com vistas a escolha das medidas mais eficazes, ou ainda o desconhecimento até o momento do quanto do sono pode ser de fato melhorado.

Outro aspecto importante a ser considerado no que tange as estratégias de promoção do sono na UTI é a adesão e tolerabilidade dos pacientes às intervenções propostas – fatores essenciais para o sucesso. Por exemplo, 50% a 70% dos pacientes recusam a utilização tampões de ouvido e máscaras de olhos por se sentirem desconfortáveis quando não conseguem enxergar ou ouvir ou ainda por sentirem dor ao usá-los.[24,32]

ESTRATÉGIAS PARA PROMOÇÃO DO SONO DE FAMILIARES DE PACIENTES CRÍTICOS

A doença crítica e admissão na UTI tem efeito direto na família dos pacientes, sendo que a privação aguda do sono é uma das primeiras formas de sofrimento dos familiares de uma pessoa internada em uma UTI. Sono de má qualidade tem alta prevalência nessa situação (43% a 76%)[33,34] e pode tanto ser secundário a preocupação com o familiar internado, como por razões físicas, fato corroborado por estudo em que 27% dos cuidadores dormiram em salas de espera de UTIs durante a internação de seus familiares.[33]

As consequências clínica do sono ruim podem ser relacionadas a irritabilidade, depressão e alterações de respostas em situações de estresse.[35] O sono comprometido do familiar interfere, assim, na interpretação de informações e na tomada de decisões racionais referentes a seus entes, prejudicando o cuidado do paciente.[33,35]

Sugestões, algumas avaliadas por questionamento direto dos próprios familiares cuidadores, para uma melhora na qualidade do sono são: maior quantidade de informações sobre a saúde do paciente, técnicas de relaxamento, como meditação, ou ainda o recebimento de informações sobre necessidade de autocuidados e técnicas de higiene do sono.[33,36]

CONCLUSÃO

Sono ruim na UTI é uma realidade que acomete pacientes e suas famílias. Apesar da implantação e do estudo de protocolos para promoção do sono na terapia intensiva, ainda não está definido o quanto do sono desses pacientes pode ser de fato melhorado, nem qual o modo de criar um ambiente de terapia intensiva propício ao sono. Enquanto esses questionamentos não forem respondidos, parece adequado oferecer aos pacientes as melhores condições para um sono reparador quando esse objetivo puder ser alcançado de modo seguro.[4]

Esse é um desafio de todos profissionais que atuam na área, sendo que o passo mais importante parece ser o despertar dessa preocupação e o consequente engajamento da equipe multidisciplinar em busca desse objetivo.

O cuidado do paciente grave precisa ter seu foco reestabelecido – é preciso ir além do alvo curativo e ampliar nossa atuação para proporcionar bem-estar e cuidado integral enquanto buscamos a cura. A empatia e a humanização do atendimento passam a ser as grandes chaves para uma melhor abordagem da questão do sono na UTI.

REFERÊNCIAS BIBLIOGRÁFICAS

1. Carskadon MA, Dement WC. Chapter 2 - Normal Human Sleep: An Overview. In: Dement MHKRC, organizador. Principles and Practice of Sleep Medicine (Fifth Edition) [Internet]. Philadelphia: W.B. Saunders; 2011 [citado 23 de janeiro de 2015]. p. 16-26. Disponível em: http://www.sciencedirect.com/science/article/pii/B9781416066453000025
2. Pisani MA, Friese RS, Gehlbach BK, Schwab RJ, Weinhouse GL, Jones SF. Sleep in the Intensive Care Unit. Am J Respir Crit Care Med. 2015;191(7):731-8.
3. Kamdar BB, Needham DM, Collop NA. Sleep deprivation in critical illness: its role in physical and psychological recovery. J Intensive Care Med. 2012;27(2):97-111.
4. Beltrami FG, Nguyen X-L, Pichereau C, Maury E, Fleury B, Fagondes S. Sleep in the intensive care unit. J Bras Pneumol. 2015;41(6):539-46.
5. Friese RS. Sleep and recovery from critical illness and injury: a review of theory, current practice, and future directions. Crit Care Med. 2008;36(3):697-705.
6. Pulak LM, Jensen L. Sleep in the Intensive Care Unit: A Review. J Intensive Care Med. 2016 Jan;31(1):14-23.
7. Novaes MA, Knobel E, Bork AM, Pavão OF, Nogueira-Martins LA, Ferraz MB. Stressors in ICU: perception of the patient, relatives and health care team. Intensive Care Med. 1999;25(12):1421-6.
8. Kushida CA, Littner MR, Morgenthaler T, Alessi CA, Bailey D, Coleman Jr J et al. Practice parameters for the indications for polysomnography and related procedures: an update for 2005. Sleep. 2005;28(4):499-521.
9. Watson NF, Badr MS, Belenky G, Bliwise DL, Buxton OM, Buysse D et al. Joint Consensus Statement of the American Academy of Sleep Medicine and Sleep Research Society on the Recommended Amount of Sleep for a Healthy Adult: Methodology and Discussion. Sleep. 2015;38(8):1161-83.
10. Alcántara C, Peacock J, Davidson KW, Hiti D, Edmondson D. The association of short sleep after acute coronary syndrome with recurrent cardiac events and mortality. Int J Cardiol. 2014;171(2):e11-12.
11. Solverson KJ, Easton PA, Doig CJ. Assessment of sleep quality post-hospital discharge in survivors of critical illness. Respir Med. 2016;114:97-102.
12. Lee CM, Herridge MS, Gabor JY, Tansey CM, Matte A, Hanly PJ. Chronic sleep disorders in survivors of the acute respiratory distress syndrome. Intensive Care Med. 2009;35(2):314-20.
13. Foreman B, Westwood AJ, Claassen J, Bazil CW. Sleep in the neurological intensive care unit: feasibility of quantifying sleep after melatonin supplementation with environmental light and noise reduction. J Clin Neurophysiol Off Publ Am Electroencephalogr Soc. 2015;32(1):66-74.
14. Richards KC, O'Sullivan PS, Phillips RL. Measurement of sleep in critically ill patients. J Nurs Meas. 2000;8(2):131-44.
15. Frisk U, Nordström G. Patients' sleep in an intensive care unit--patients' and nurses' perception. Intensive Crit Care Nurs Off J Br Assoc Crit Care Nurses. 2003;19(6):342-9.
16. Freedman NS, Kotzer N, Schwab RJ. Patient perception of sleep quality and etiology of sleep disruption in the intensive care unit. Am J Respir Crit Care Med. 1999;159(4 Pt 1):1155-62.
17. Babaii A, Adib-Hajbaghery M, Hajibagheri A. Effect of Using Eye Mask on Sleep Quality in Cardiac Patients: A Randomized Controlled Trial. Nurs Midwifery Stud. 2015;4(4):e28332.
18. Cho M-Y, Min ES, Hur M-H, Lee MS. Effects of aromatherapy on the anxiety, vital signs, and sleep quality of percutaneous coronary intervention patients in intensive care units. Evid Based Complement Alternat Med. 2013;2013:381381.
19. Kamdar BB, King LM, Collop NA, Sakamuri S, Colantuoni E, Neufeld KJ et al. The effect of a quality improvement intervention on perceived sleep quality and cognition in a medical ICU. Crit Care Med. 2013;41(3):800-9.
20. Patel J, Baldwin J, Bunting P, Laha S. The effect of a multicomponent multidisciplinary bundle of interventions on sleep and delirium in medical and surgical intensive care patients. Anaesthesia. 2014;69(6):540-9.
21. Li S-Y, Wang T-J, Vivienne Wu SF, Liang S-Y, Tung H-H. Efficacy of controlling night-time noise and activities to improve patients' sleep quality in a surgical intensive care unit. J Clin Nurs. 2011;20(3-4):396-407.
22. Maidl CA, Leske JS, Garcia AE. The influence of "quiet time" for patients in critical care. Clin Nurs Res. 2014;23(5):544-59.
23. Faraklas I, Holt B, Tran S, Lin H, Saffle J, Cochran A. Impact of a nursing-driven sleep hygiene protocol on sleep quality. J Burn Care Res Off Publ Am Burn Assoc. 2013;34(2):249-54.
24. Hu R-F, Jiang X-Y, Hegadoren KM, Zhang Y-H. Effects of earplugs and eye masks combined with relaxing music on sleep, melatonin and cortisol levels in ICU patients: a randomized controlled trial. Crit Care Lond Engl. 2015;19(1):115.

25. Parthasarathy S, Tobin MJ. Sleep in the intensive care unit. Intensive Care Med. 2004;30(2):197-206.
26. Delisle S, Ouellet P, Bellemare P, Tétrault J-P, Arsenault P. Sleep quality in mechanically ventilated patients: comparison between NAVA and PSV modes. Ann Intensive Care. 2011;1(1):42.
27. Hajibagheri A, Babaii A, Adib-Hajbaghery M. Effect of Rosa damascene aromatherapy on sleep quality in cardiac patients: a randomized controlled trial. Complement Ther Clin Pract. 2014;20(3):159-63.
28. Williamson JW. The effects of ocean sounds on sleep after coronary artery bypass graft surgery. Am J Crit Care Off Publ Am Assoc Crit-Care Nurses. 1992;1(1):91-7.
29. Barnason S, Zimmerman L, Nieveen J. The effects of music interventions on anxiety in the patient after coronary artery bypass grafting. Heart Lung J Crit Care. 1995;24(2):124-32.
30. Bourne RS, Mills GH, Minelli C. Melatonin therapy to improve nocturnal sleep in critically ill patients: encouraging results from a small randomised controlled trial. Crit Care. 2008;12(2):R52.
31. Hu R-F, Jiang X-Y, Chen J, Zeng Z, Chen XY, Li Y et al. Non-pharmacological interventions for sleep promotion in the intensive care unit. Cochrane Database Syst Rev. 2015;(10):CD008808.
32. Richardson A, Allsop M, Coghill E, Turnock C. Earplugs and eye masks: do they improve critical care patients' sleep? Nurs Crit Care. 2007;12(6):278-86.
33. Day A, Haj-Bakri S, Lubchansky S, Mehta S. Sleep, anxiety and fatigue in family members of patients admitted to the intensive care unit: a questionnaire study. Crit Care Lond Engl. 2013;17(3):R91.
34. Çelik S, Genç G, Kinetli Y, Aşılıoğlı M, Sarı M, Madenoğlu Kıvanç M. Sleep problems, anxiety, depression and fatigue on family members of adult intensive care unit patients. Int J Nurs Pract. 2016;22(5):512-22.
35. Killgore WDS. Effects of sleep deprivation on cognition. Prog Brain Res. 2010;185:105-29.
36. Choi J, Donahoe MP, Hoffman LA. Psychological and Physical Health in Family Caregivers of Intensive Care Unit Survivors: Current Knowledge and Future Research Strategies. J Korean Acad Nurs. 2016;46(2):159-67.

41
ARQUITETURA DA UTI E DESFECHOS em Longo Prazo dos Pacientes

Juçara Gasparetto Maccari
Cassiano Teixeira
Regis Goulart Rosa

INTRODUÇÃO

Projetar uma unidade de terapia intensiva (UTI) é, e sempre será um exercício demorado, complexo, multifásico, político e dispendioso.[1] Sua realização parece simplesmente mais uma obra arquitetônica e de engenharia, até que problemas óbvios comecem a surgir e transparecer um planejamento imperfeito e descoordenado realizado. Antes da construção de uma UTI, devemos sempre responder a dois questionamentos fundamentais:[1]

- todos os setores do hospital concordam que uma UTI nova ou renovada é necessária?;
- o hospital concorda em alocar espaço, pessoal e recursos financeiros neste projeto?

Após essa fase inicial de alinhamento de expectativas, o primeiro desafio da equipe é a apresentação clara dos objetivos, da aparência e da funcionalidade da nova UTI.[1-3] O desenho deve sempre focar na minimização e na predição dos problemas que os pacientes, os familiares e a equipe da UTI enfrentarão no seu dia a dia quando trabalhando no setor (Tabela 41.1). Objetivos estéticos puros são sempre secundários. A equipe de projetos deve se concentrar em ideias inovadoras, porém práticas, que possam permitir modificações ou ampliações futuras, implantação de futuras tecnologias, redução de problemas reais (infecção nosocomial, *delirium*, fraqueza muscular e mortalidade dos pacientes, conforto dos familiares e *burnout* na equipe assistencial). Estruturas que facilitem a comunicação, o treinamento continuado e o bem-estar dos usuários fazem parte dos preceitos básicos de uma UTI arquitetonicamente adequada.[1,4]

Tabela 41.1. Princípios fundamentais que devem ser considerados desde o início na construção de uma UTI[1,5]
A UTI é um mini hospital semiautônomo
Projetar uma UTI é um processo complexo e demorado
O desenho do sucesso equilibra a inovação com funcionalidade, disponibilidade de espaço, limitações físicas e custo
O desenho deve combinar um ambiente de cura com segurança para pacientes, funcionários, visitantes e todos os equipamentos e suprimentos da UTI

Por fim, é essencial que o grupo de trabalho continue seu envolvimento na nova UTI durante a construção, ocupação e após a ocupação da mesma, visando à detecção de falhas de projeto e resolução precoce dos mesmos.

Este capítulo visa correlacionar aspectos arquitetônicos de uma UTI, avaliados por meio de uma perspectiva dos cinco sentidos humanos, que possam reduzir a síndrome pós-cuidados intensivos, do inglês, *post intensive care syndrome* (PICS), dos pacientes e familiares. Embora o foco tenha sido em UTIs de adultos, alguns aspectos do texto podem ser extrapolados para UTIs pediátricas e neonatais.

DISTRIBUIÇÃO GERAL DA UTI

A UTI pode ser dividida em três componentes:

- o quarto do paciente;
- a área central;
- a área de serviços de suporte.

O desenho dessas áreas deve focar na funcionalidade, facilidade de uso, cura, segurança, controle de infecção, comunicação e conectividade.[6] Todos os aspectos, incluindo a infraestrutura, zonas de trabalho, cuidados, visitas, ambiente, dispositivos médicos, privacidade, logística e gestão de resíduos são elementos que devem ser pensados na execução da obra.

QUARTO DO PACIENTE

Projetar com sucesso uma UTI requer clareza de visão, propósito e o reconhecimento de que o quarto do paciente é o núcleo da experiência na UTI para pacientes, funcionários e visitantes. Ele constitui o centro das atividades da UTI, tanto para pacientes, quanto para visitantes e funcionários.[6] O resultado final de toda organização da UTI é o quarto do paciente e cada quarto deve seguir alguns princípios básicos (Tabela 41.2). Aspectos relacionados à infraestrutura pura (elétrica, hidráulica, aquecimento e ventilação) não serão abordados neste texto.

O quarto do paciente pode ser dividido em duas zonas: zona do paciente e zona de cuidadores (*staff* da UTI) e familiares (visitantes). Embora essas zonas possam ser fisicamente ou virtualmente diferenciadas pelo *layout* da sala, pelo mobiliário e pelos acessórios, as zonas devem ser operacionalmente flexíveis para acomodar necessidades variáveis. As zonas também devem ser eficientemente localizadas para minimizar a equipe desnecessária e os movimentos do paciente. Lembremos sempre que a cama do paciente é o ponto focal da sala.[6] Devem sempre existir espaços livres de equipamentos visando permitir o acesso fácil ao paciente sempre que necessário. A zona do *staff* da UTI deve incluir áreas de trabalho com espaço suficiente para preparação e administração de medicamentos, processamento de amostras laboratoriais, colocação de materiais durante a realização de procedimentos, registro de prontuários médicos e armazenamento de suprimentos. Servidores de enfermagem (armários com acesso bidirecional para dentro e fora do quarto) também devem ser considerados. Assim, violações da privacidade do paciente e do controle de infecção são reduzidas pela não necessidade do staff da UTI de sair frequentemente do interior do quarto do paciente.[6,9] Cadeiras confortáveis, acesso à Internet sem fio (Wi-Fi) e tomadas elétricas e USB são recomendados para as zonas familiares (visitante).[4]

Tabela 41.2. Princípios básicos de um quarto de UTI[6-8]	
Individual	Deve acomodar somente um paciente, visando zelar pela privacidade do paciente e prevenção de infecções, além de melhorar a qualidade do sono
Contato com o meio ambiente	Deve permitir o contato do paciente com o meio externo (janelas amplas, iluminação natural, probabilidade de visualização da natureza etc.) Luz natural e vista para área externa ajudam a manter o ciclo circadiano e a estabilidade mental. Em situações em que janelas não são possíveis, a luminosidade do *box* deve ser controlada ao longo do dia, tentando preservar o ciclo sono-vigília de maneira confortável para o paciente
Distribuição uniforme	Todos os quartos devem ser igualmente projetados e equipados, visando simplificar e facilitar o fluxo de pessoas e de equipamentos, bem como a organização do atendimento nos casos de urgência
Alta tecnologia	Deve ter grande parte de sua infraestrutura e dispositivos médicos baseados em informática
Orientação temporal	Um relógio visível para o paciente, bem como informação sobre dia da semana e data, devem fazer parte do aparato dentro do *box*. Hora e datas ajudam na orientação do paciente, potencialmente evitando o *delirium*
Espaçoso	Área física para mobilização do paciente, presença de poltrona confortável dentro do *box* e espaço para que o familiar possa permanecer sem atrapalhar o atendimento do paciente
Autonomia	Deve funcionar de modo autônomo, mas, ao mesmo tempo, deve ser totalmente entrelaçada no resto da UTI

Localização da Aparelhagem de Monitorização e Suporte de Vida

Uma decisão operacional inicial que orienta muito a funcionalidade da sala envolve a seleção do sistema de distribuição dos serviços médicos. Os dispositivos médicos (por exemplo, monitor fisiológico, ventilador mecânico e bombas de infusão), utilitários (por exemplo, gases, vácuo e tomadas elétricas), sistemas de comunicação e armazenamento para suprimentos selecionados devem ser incorporados a paredes estacionárias, montadas no piso, em colunas suspensas (fixas em posição ou rotativas) ou em colunas/braços articulados móveis de montagem no teto ou na parede. A opção pelas colunas/braços é mais dispendiosa, porém oferece maior flexibilidade, maior acesso ao paciente e melhor posicionamento do leito no quarto. Independentemente do sistema de utilidade escolhido, o acesso eficiente aos dispositivos médicos e utilitários é um requisito básico de projeto.[6]

Tecnologias Médicas e Suporte Elétrico e Eletrônico

Os dispositivos médicos e móveis essenciais que devem estar presente no quarto paciente incluem: leito de UTI, monitor fisiológico, ventilador mecânico, bombas de infusão e alimentação, dispositivos de compressão pneumática, elevação de pacientes, computadores, cadeiras de paciente e visitante, mesas sobre o leito, impressora para rótulo de amostras de laboratório, posto de atendimento de enfermagem, *webcam*, sistemas de entretenimento, áreas de armazenamento e caixas de eliminação de resíduos.[6] A maioria dos dispositivos de UTI são plataformas de informática, portanto, a seleção do dispositivo e a compra também deve incluir conectividade de dispositivos, *middleware* (*gateways* de rede, servidores e aplicativos para gerenciamento de dados e dispositivos) e licenças e atualizações de *software*.[6] Idealmente, sistemas de *back-up* de emergência para dispositivos (ou seja, baterias para ventiladores mecânicos) que preservem suas funcionalidades no caso de falhas elétricas ou de utilidade também estão incluídas. Além disso, a UTI precisa possuir sistemas e dispositivos de suporte à vida portáteis e suportados por baterias, bem como dispositivos para transporte num cenário de necessidade de evacuação emergencial da UTI.[6]

Sistemas de Gerenciamento de Resíduos

As diretrizes internacionais determinam que os quartos dos pacientes da UTI tenham acesso direto aos banheiros.[1,6] Mesmo com banheiros, ainda são necessários produtos portáteis. Lixo (padrão, infeccioso, perfurocortantes) e lençóis sujos podem ser colocados em carrinhos de rolamento autônomos ou em lixeiras montadas ou contêineres projetados nos gabinetes.

Aspectos do Ambiente do Quarto

O bem-estar emocional dos pacientes, funcionários e visitantes da UTI é bastante afetado pelo ambiente do quarto.[10-12] Assim, um ambiente de cura que promova a serenidade e estimule o sono deve ser desenvolvido. Os elementos de cura essenciais incluem: som, luz, temperatura, tempo, arte e entretenimento.

O ruído é fisicamente minimizado com o uso de materiais absorventes de som nas paredes e no teto, tais como: bloqueios acústicos dentro das paredes, janelas à prova de som e atenuadores de som no sistema de aquecimento, ventilação e ar condicionado.[6] Limitadores físicos de som, entretanto, devem ser acompanhados pelo controle dos alarmes dos dispositivos médicos.[13] Redução do volume dos alarmes de monitores, ventiladores mecânicos e bombas de infusão no interior do quarto, ajustes constantes dos alarmes conforme as necessidades individuais de cada paciente e mudança do local de conversa do *staff* da UTI para áreas mais centrais e distantes do quarto do paciente podem ser benéficas. Fones de ouvido fornecidos ao paciente também atenuam os ruídos altos.[14]

A luz natural que entra através das janelas ajuda a manter o ritmo circadiano dos pacientes.[15] Além do revestimento antirreflexo, o fluxo de luz externa também deve ser controlado com sombras (solar e *black-out*), vidro com persianas integradas ou vidro eletrônico. Os controles para esses sistemas (mecânicos ou eletrônicos) precisam estar disponíveis para a equipe e também para o paciente. A iluminação da sala deve incluir luzes diretas para que possam ser realizados exames e procedimentos no paciente e iluminação indireta para momentos de silêncio e noite.[6,16] Atenção deve ser dada às estruturas, propriedades fotométricas das fontes de luz, direção e cor da iluminação, bem como as relações entre a iluminação, as superfícies da sala e os acabamentos.

As configurações de iluminação devem ser gerenciadas de forma otimizada com controles simples localizados dentro e fora da sala.[17]

Pacientes criticamente doentes podem ter desregulação da temperatura ou serem altamente sensíveis a mudanças na temperatura ambiente. Portanto, cada quarto deve ter seu próprio termostato.[6] Eliminadores de cheiro ou geradores podem ser usados para fornecer cheiros frescos. Relógios altamente visíveis com dia e data ajudam na orientação do paciente.[6]

A arte baseada na natureza montada nas paredes da UTI, embutida em cortinas de privacidade ou projetada eletronicamente em monitores de vídeo, eleva os espíritos de todos os que entram no quarto do paciente.[6] Música de preferência do paciente é sempre bem-vindo como auxiliar na recuperação do mesmo.[18] Fotos da família e amigos, bem como de momentos felizes do paciente colados nas paredes do quarto também parecem ser úteis na fase de convalescença.

A ENTRADA DO QUARTO DO PACIENTE

A entrada do quarto do paciente deve conter lavatório, dispensador de lavagem das mãos, espaço de armazenamento (aventais, luvas e máscaras) e uma placa de identificação (controle de infecção, identificação do paciente e plano do dia a ser executado no ou pelo paciente). As portas devem ser preferencialmente de correr e de vidro, e as aberturas devem ser grandes. Com relação à privacidade do doente, várias opções estão disponíveis, incluindo cortinas, portas moldadas com vidro transparente ou com soluções de vidro de privacidade integradas (persianas integradas ou vidro eletrônico).[6] Os controles de privacidade do vidro devem estar localizados dentro do quarto do paciente para permitir que a equipe de cabeceira controle a privacidade.

Preconiza-se uma estação de trabalho (para o técnico de enfermagem ou enfermeiro) situada na frente do quarto.[6] Essa disposição arquitetônica é capaz de oferecer visibilidade e monitoramento direto do paciente, além de ajudar a manter os funcionários próximos à beira do leito. Essas estações podem ser projetadas uma por quarto ou por dois quartos e devem ser ergonomicamente desenhadas com uma mesa, uma cadeira, um computador e um espaço seguro para os pertences do enfermeiro ou técnico. As estações devem ter acesso direto aos dados fisiológicos à beira do leito por meio de um monitor escravo ou de um aplicativo baseado na *web*. Comparativamente aos desenhos de UTI com uma estação central única, esta arquitetura exige um maior número de funcionários (técnicos de enfermagem) e uma logística de dispensação a beira leito mais eficaz, visando à manutenção do técnico de enfermagem a beira leito. Além disso, essa arquitetura provavelmente gere menos ruído na UTI, pelo afastamento dos funcionários e redução da conversa no setor.

ÁREAS CENTRAIS

A arquitetura das áreas centrais deve ser baseada em alguns princípios, já que o objetivo principal desse espaço é o de apoiar os cuidados da beira leito.[6] Além disso, o *design* dessa área deve promover um ambiente coeso dentro da UTI, bem como minimizar a desordem do corredor (pessoas, dispositivos e suprimentos).

1. Estação central (posto de enfermagem, centro administrativo e centro da equipe interdisciplinar). Na maioria dos casos, uma estação localizada centralmente pode ser suficiente. Essa deve ter vista desobstruída dos leitos da UTI, salvo se soluções tecnológicas (central de monitoramento) solucionem esse problema. A sala da equipe interdisciplinar tem como objetivos: ser tranquila, ter mesa para discussão de casos, banheiros, computadores, estação de revisão de imagem em alta definição, impressoras, acesso a literatura, entre outros;

2. Corredores. A inclusão de corredores designados para o transporte de pacientes e suprimentos que contornam a porta da frente da UTI e a sala de espera aumenta a privacidade do paciente e ajuda a evitar engarrafamentos de trânsito. Os corredores também são capazes de definir o tom emocional da UTI por meio de seus trabalhos de acabamento e presença de obras de arte, controle de som e iluminação ajustável.[6] Quando largos, podem ser usados para a realização de rounds médicos e multidisciplinares, bem como de atividades terapêuticas (como mobilização do paciente). Protetores de para-choques devem ser instalados ao longo das suas paredes visando protegê-los de amassados e colisões;

3. Depósito de suprimentos e dispositivos médicos. Esses espaços de armazenamento devem

ter acesso a elevadores de transporte ou carga, bem como tomadas de energia e locais para carregamento de dispositivos e para transmissão de dados. Um posicionamento estratégico destas salas pode minimizar as distâncias de deslocamento dos quartos dos pacientes e reduzir a desordem do corredor. As opções para o armazenamento de suprimentos incluem estantes fixas ou baseadas em trilhos, armários de abastecimento fechados ou carrinhos de câmbio rolantes. Um desafio específico para estas salas é "dimensionar corretamente" tanto a área central de fornecimento da UTI quanto às áreas de armazenamento à beira do leito. Esse processo exige projeções precisas das taxas de ocupação da UTI, do uso de suprimentos e uma clareza sobre os modelos de reabastecimento na UTI e do quarto dos pacientes;

4. Farmácia. O gerenciamento de medicamentos pode ser coordenado pela farmácia principal do hospital ou pela farmácia satélite da UTI. Unidades de dispensação de medicamentos automatizadas, eletrônicas, seguras e autônomas para medicamentos prontamente disponíveis ou de urgência são necessárias em ambos os modelos de farmácia de UTI;[19]

5. Sala para os funcionários. Uma sala com detalhes e comodidades de bom gosto, localizado na UTI, ajuda a manter o bem-estar emocional e físico da equipe e incentiva os membros da equipe a permanecerem no interior da UTI e a socializarem durante os intervalos.[6] A satisfação do pessoal é promovida por meio do fornecimento de janelas, cadeiras, sofás e mesas confortáveis, obra de arte, televisores, computadores, estação de alimentação (geladeira, micro-ondas e pia), armários, quadro de avisos, nichos para soneca e banheiros;

6. Sala de espera para visitantes. Colocar a sala de espera adjacente à UTI permite que os visitantes acessem facilmente a UTI e que os médicos se reúnam mais frequentemente com as famílias.[20,21] Os visitantes devem ser recebidos por uma recepcionista na sala de espera ou na entrada da UTI. O ambiente da sala deve ser tranquilo, com iluminação suave, cores quentes, obras de arte naturais (como fotografias, pinturas ou exibições de vídeo) e entretenimento silencioso de fundo (como televisores montados na parede ou no teto). Se possível, a sala de espera deve ter grandes janelas. Pequenos grupos de cadeiras confortáveis, separados por divisores, permitem que as famílias se sentem juntas com relativa privacidade.[22] Há uma recomendação internacional de um mínimo de 1,5 cadeiras por leito de paciente.[6] A experiência na sala de espera pode ser aprimorada por meio de acesso sem fio à Internet, computadores, computadores, máquinas de venda automáticas, fontes de água, banheiros, armários e cabides.[6] As reuniões familiares e o apoio social na sala de espera podem ser promovidos por meio da inclusão de salas de consulta e um escritório para o assistente social, respectivamente.[6] Não se recomenda acomodações para dormir, pois os familiares necessitam dormir em suas casas para maior conforto, principalmente naqueles casos em que os pacientes possam permanecer por tempo prolongado na UTI;[6]

7. Suítes de plantão. Essas devem ser privadas e com computadores, bem como sistemas de entretenimento (como televisão), banheiros e chuveiros;

8. Salas de conferência. Essas salas devem ser equipadas com computadores, sistemas audiovisuais, conectividade sem fio, estações de alimentação e sistemas com acesso ao prontuário dos pacientes. Tem por objetivo as reuniões com familiares, visando atualização de notícias clínicas e tomadas de decisões significativas relacionadas aos pacientes.

SERVIÇOS UNIVERSAIS DE SUPORTE

Esses serviços devem ser tituláveis por toda a UTI para atender às diferentes necessidades de pacientes, visitantes, funcionários e espaço. Devem ser sincronizados com os sistemas existentes do hospital para manter a organização e evitar duplicidade desnecessária de esforços.

Prevenção de infecção

A prevenção de infecção na UTI depende de várias estratégias básicas:[23-25]

- infraestrutura que suporta ar limpo (como sistemas de limpeza de ar e de permutas de ar através de pressão positiva ou negativa);
- encanamento para fornecimento de água para pias;
- áreas de processamento de dispositivos, suprimentos e lixo;
- instalação onipresente de dispensadores de fluido higienizador de mãos;
- uso de materiais superficiais não porosos que resistem à infiltração de água e à subsequente aderência e crescimento de bactérias, vírus ou fungos;
- posicionamento estratégico de armários de limpeza (estocagem ambiental ou salas de serviço) e salas de serviços sujas (salas de trabalho sujas ou salas de armazenagem sujas) para facilitar a limpeza e minimizar o trânsito de resíduos e dispositivos contaminados dos quartos dos pacientes.

Além de serem integrados dentro de um padrão global, todos os acessórios da UTI devem ser duráveis e fáceis de limpar.

DESFECHOS EM LONGO PRAZO

Até onde os autores conhecem, não existem estudos na literatura avaliando especificamente desfechos em longo prazo relacionados com a conformação arquitetônica das UTIs. No entanto, algumas recomendações podem ser sugeridas na luz do conhecimento atual.

Os pacotes ABCDEF[26-28] (avaliar, prevenir e controlar a dor, realizar teste de ventilação espontânea com triagens de segurança e critérios de falha, escolha adequada de analgesia e sedação, avaliação e controle do *delirium*, mobilidade precoce e exercícios, envolvimento e empoderamento da família) e e-CASH[29] (manter o paciente calmo, confortável e cooperativo por meio de sedo-analgesia controlada e otimizada) reconhecem a interconectividade de questões cognitivas, físicas e psicossociais e parecem ajudar a reduzir danos em longo prazo oferecidos aos pacientes. Portanto, qualquer ajuste arquitetônico que ajude na implementação e execução desses pacotes, tem chance de trazer benefícios aos pacientes (Tabela 41.3).

CONCLUSÃO

As consequências do novo desenho na equipe, fluxo de trabalho, logística, controle de infecção e informática deve ser continuamente avaliado após a construção da nova UTI. Previsões superdimensionadas de retorno sobre o investimento são comumente associadas aos grandes projetos. Entretanto, uma nova UTI pode não melhorar os resultados, economizar recursos, prevenir a infecção e corrigir a dinâmica desafiadora das equipes. Esses avanços dependem de inúmeras variáveis além do escopo do projeto da UTI. Foco em desfechos

Tabela 41.3. Recomendações arquitetônicas visando melhora do prognóstico dos pacientes críticos em longo prazo	
Atuação focada nos cinco sentidos do ser-humano	
Audição	Redução do ruído (ajuste dos alarmes); Estratégias para melhora da comunicação interdisciplinar
Visão	Cuidados específicos com o sono dos pacientes; Boxes individuais e de tamanho adequado para os pacientes; Presença de áreas externas para passeio dos pacientes; Salas cirúrgicas e salas de tomografia computadorizada próximas da UTI; Sistemas integrados visando redução do retrabalho; Equipamentos padronizados (única marca) - a padronização permite que a equipe se mova facilmente entre os quartos, minimiza os erros com o manejo de equipamentos desconhecidos e minimiza a necessidade de treinamento de pessoal. Além disso, simplifica os contratos de manutenção, a quantidade de licenças, permitindo melhores negociações com as empresas fornecedoras devido a descontos pela compra de maior quantidade de equipamentos; Depósitos de tamanhos adequados dentro da UTI visando armazenamento de radiografia portátil, ultrassonografia, bombas de infusão e máquinas de diálise. Quando essas tecnologias são armazenadas na UTI, o cuidado é intensificado, o transporte do dispositivo é acelerado e o risco de dano pela manipulação de não-experts, diminui.
Tato	Família dentro da UTI; Reabilitação precoce.
Paladar	Tempero adequado da comida.
Olfato	Descarte adequado dos resíduos biológicos e do lixo.

em longo prazo para pacientes e familiares devem sempre fazer parte do pensamento construtivo das UTIs do futuro. Ajustes arquitetônicos que possam reduzir o *burnout* das equipes também devem ser pensados na execução de futuros projetos.

REFERÊNCIAS BIBLIOGRÁFICAS

1. Halpern NA. Innovative Designs for the Smart ICU. Part 1: From Initial Thoughts to Occupancy. Chest. 2014;145(2):399-403.
2. Halpern NA, Pastores SM. Critical care medicine in the United States 2000-2005: an analysis of bed numbers, occupancy rates, payer mix, and costs. Crit Care Med. 2010;38(1):65-71.
3. Architectural showcase. Intensive care unit. Healthcare Design Magazine. 2007;7(7):245.
4. Thompson DR, Hamilton DK, Cadenhead CD, et al. Guidelines for intensive care unit design. Crit Care Med. 2012;40(5):1586-1600.
5. Bartley J, Streifel AJ. Design of the environment of care for safety of patients and personnel: does form follow function or vice versa in the intensive care unit? Crit Care Med. 2010; 38(suppl 8):S388-S398.
6. Halpern NA. Innovative Designs for the Smart ICU. Part 2: The ICU. Chest. 2014;145(3):646-58.
7. Thompson DR, Hamilton DK, Cadenhead CD, et al. Guidelines for intensive care unit design. Crit Care Med. 2012;40(5):1586-1600.
8. Bazuin D, Cardon K. Creating Healing Intensive Care Unit Environments Physical and Psychological Considerations in Designing Critical Care Areas. Crit Care Nurs. Q 2011;34(4):259-67.
9. Harvey MA. Critical-care-unit bedside design and furnishing: impact on nosocomial infections. Infect Control Hosp Epidemiol. 1998;19(8):597-601.
10. Donchin Y, Seagull FJ. The hostile environment of the intensive care unit. Curr Opin Crit Care. 2002;8(4):316-20.
11. Davidson JE, Powers K, Hedayat KM et al. American College of Critical Care Medicine Task Force 2004-2005, Society of Critical Care Medicine. Clinical practice guidelines for support of the family in the patient-centered intensive care unit: American College of Critical Care Medicine Task Force 2004-2005. Crit Care Med. 2007;35(2):605-22.
12. Trochelman K, Albert N, Spence J, Murray T, Slifcak E. Patients and their families weigh in on evidence-based hospital design. Crit Care Nurse 2012; 32(1):e1-e10.
13. Görges M, Markewitz BA, Westenskow DR. Improving alarm performance in the medical intensive care unit using delays and clinical context. Anesth Analg. 2009;108(5):1546-52.
14. Xie H, Kang J, Mills GH. Clinical review: The impact of noise on patients' sleep and the effectiveness of noise reduction strategies in intensive care units. Crit Care. 2009;13(2):208.
15. Castro R, Angus DC, Rosengart MR. The effect of light on critical illness. Crit Care. 2011;15(2):218.
16. Verceles AC, Liu X, Terrin ML et al. Ambient light levels and critical care outcomes. J Crit Care. 2013;28(1):110.
17. Dunn H, Anderson MA, Hill PD. Nighttime lighting in intensive care units. Crit Care Nurse. 2010;30(3):31-37.
18. Heiderscheit A, Chlan L, Donley K. Instituting a music listening intervention for critically ill patients receiving mechanical ventilation: exemplars from two patient cases. Music Med. 2011; 3(4):239-46.
19. Erstad BL. A primer on critical care pharmacy services. Ann Pharmacother. 2008;42(12):1871-81.
20. Verhaeghe S, Defloor T, Van Zuuren F, Duijnstee M, Grypdonck M. The needs and experiences of family members of adult patients in an intensive care unit: a review of the literature. J Clin Nurs. 2005;14(4):501-509.
21. Karlsson C, Tisell A, Engström A, Andershed B. Family members' satisfaction with critical care: a pilot study. Nurs Crit Care. 2011;16(1):11-18.
22. Davidson JE, Powers K, Hedayat KM, et al. American College of Critical Care Medicine Task Force 2004-2005, Society of Critical Care Medicine . Clinical practice guidelines for support of the family in the patient-centered intensive care unit: American College of Critical Care Medicine Task Force 2004-2005. Crit Care Med. 2007;35(2):605-22.
23. Carling PC, Bartley JM. Evaluating hygienic cleaning in health care settings: what you do not know can harm your patients. Am J Infect Control. 2010;38(5-suppl 1):S41-S50.
24. O'Connell NH, Humphreys H. Intensive care unit design and environmental factors in the acquisition of infection. J Hosp Infect. 2000;45(4):255-62.
25. Anderson J, Gosbee LL, Bessesen M, Williams L. Using human factors engineering to improve the effectiveness of infection prevention and control. Crit Care Med. 2010;38(8-suppl):S269-S281.
26. Trogrlić Z, van der Jagt M, Bakker J, et al. A systematic review of implementation strategies for assessment, prevention, and management of ICU delirium and their effect on clinical outcomes. Crit Care. 2015;19(1):157.
27. Pun BT, Balas MC, Barnes-Daly MA, et al. Caring for Critically Ill Patients with the ABCDEF Bundle. Crit Care Med. 2018:1.
28. Prescott HC. Preventing Chronic Critical Illness and Rehospitalization: A Focus on Sepsis. Crit Care Clin. 2018;34(4):501-13.
29. Vincent JL, Shehabi Y, Walsh TS, et al. Comfort and patient-centred care without excessive sedation: the eCASH concept. Intensive Care Med. 2016;42(6):962-971.

TERAPIA OCUPACIONAL E FÍSICA NA UTI

Dimitri Gusmão Flôres

INTRODUÇÃO

Para muitos pacientes e profissionais da área da saúde, a unidade de terapia intensiva (UTI) é sinônimo de imobilização. A impressão que a segurança do paciente grave, frequentemente conectado a diversos modos de dispositivos de monitorização, exige restrição no leito, começou a ser realidade desde quando drogas sedativas foram mais facilmente disponibilizadas. Somado a esse fator, contribuía a impressão que o repouso no leito poderia trazer benefícios e, portanto, era necessário.

Outro aspecto que merece ser considerado, é que a própria monitorização e, por vezes, o suporte ventilatório ou dialítico, causa no paciente uma certa restrição psicológica.[1] Os pacientes consideram não ser seguro se movimentar com a presença de dispositivos conectados a eles, por medo de dor ou de deslocamento dos aparelhos.[1]

No entanto, a quase uma década, novas evidências sugerem que por muito tempo estávamos equivocados: mobilizar o doente grave não apenas é seguro, mas promove benefícios que vão além da melhora da força muscular. Promover estímulos diversos, que são características das terapias ocupacionais e físicas, contribui positivamente na evolução dos pacientes graves, não somente evitando a privação sensorial, como também estimulando a cognição.

Neste capítulo, discutiremos as bases fisiopatológicas e evidências de como a terapia ocupacional e atividade física podem trazer benefício quando instituídas precocemente nos pacientes internados na UTI.

PRIVAÇÃO SENSORIAL

Antes de abordar diretamente o tema mobilização, é relevante entender alguns motivos pelos quais a atividade física e a terapia ocupacional podem quebrar um ciclo de dano funcional e cognitivo que, por vezes, se inicia com a privação sensorial.

A UTI tem diversas características que a inclui num grupo conhecido como "ambiente de baixos estímulos": isolamento social, imobilização, exposição a estímulos não padronizados ou de significados incertos e privação sensorial.[1] Além disso, existe o medo, o *delirium* e a dor – que pode ter como consequência desorientação espacial e temporal.

Particularmente a privação sensorial, que poderia ser definida como uma redução ou remoção deliberada de determinados estímulos, é motivo de preocupação. É um tópico que tem uma longa história de investigação principalmente nas décadas de 1950 e 1960, mas sem uma conclusão muito clara. Talvez por isso, continuamos negligenciando-a.[2] Apesar de poder trazer benefício quando presente por pouco tempo como uma técnica de relaxamento ou meditação, a redução prolongada de determinados estímulos, como ocorre em confinamento solitário, pode causar ansiedade, depressão e alucinações.[3,4]

Estudos, por exemplo, com câmara anecoica (sem eco e projetada para conter reflexões, tanto sonoras como eletromagnéticas) podem produzir uma alta incidência de alucinações auditivas e visuais mesmo com apenas uma hora de exposição neste ambiente. Nos casos de privação punitiva prolongada, os danos podem ser ainda piores, como uma série de fenômenos psicóticos.[5] Um dos estudos avaliou estudantes universitários voluntários, numa câmara anecoica por apenas 15 minutos. Esses indivíduos sentavam confortavelmente num ambiente sem som ou iluminação. Era permitido inclusive acionar a qualquer momento um "botão do pânico" caso o desconforto fosse grande para interromper a experiência. Imediatamente após o período do teste, foi aplicado um inventário do estado psicotomimético (*Psychotomimetic States Inventory – PSI*). Essa ferramenta, que tem 48 itens, permite mensurar experiências quase psicóticas. Dos 19 estudantes avaliados, dez apresentaram pontuações que identificavam percepção distorcida, desorganização cognitiva, anedonia, mania e paranoia.[5]

Portanto, a preocupação com luminosidade e ruído em UTI é relevante, mas não se deve negligenciar o impacto que a privação sensorial e o excesso de estímulos não padronizados podem causar num paciente internado. Um paciente privado de se movimentar por conta de uma cirurgia ortopédica, ou de enxergar por causa de curativo ocular tem, evidentemente, uma redução de estímulos e como vimos acima, pode trazer impacto negativo. Por outro lado, não pode-se esquecer que também o excesso de estímulo causa danos, como curativos que irritam ou promovem coçadura, ou dor.[6] São detalhes que frequentemente não são valorizados durante o cuidado do doente grave, mas que merece atenção.

É importante perceber que a imobilização está diretamente relacionada com um tipo de privação sensorial que é a redução da sensação cinestética,[6] podendo também ser evitada por meio da atividade física e da terapia ocupacional.

IMPACTO DA IMOBILIZAÇÃO

O repouso orientado pelo médico, como parte do tratamento de várias desordens, foi introduzido no século 19. Neste período, todo evento desfavorável que surgia era atribuído a doença de base e obviamente não a imobilização.

A inquietação sobre o "repouso no leito" surgiu no período da epidemia da Pólio. Dietrick estudou a perda de massa óssea em pacientes que foram vítimas da poliomielite para saber se esta era consequência da imobilidade ou da própria doença. Em 1948, ele fez um experimento com estudantes de medicina saudáveis.[7] Esses foram orientados a ficar 30 dias no leito, com um molde para estabilizar os membros inferiores. O que os autores observaram foi que, do mesmo modo que nos pacientes com pólio, os jovens médicos aumentaram a excreção urinária de cálcio e reduziram a massa óssea das pernas. Assim, pela primeira vez, foi identificado o prejuízo da imobilização prolongada.

Confirmando o que Dietrick sugeriu, em 1948, Allen publicou e, em 1999, uma revisão sistemática com o objetivo de avaliar o impacto do repouso no leito para os pacientes internados.[8] Selecionando apenas estudos randomizados, os autores incluíram na revisão sistemática 39 estudos que avaliaram o repouso no leito em 15 condições clínicas (num total de 5.777 pacientes). Em 24 estudos adicionados, 29 desfechos foram piores com o repouso sendo nove estatisticamente significante. Na mesma linha, o repouso prolongado é questionado após o infarto agudo do miocárdio não complicado[9] e na ciatalgia,[10] por exemplo.

O impacto negativo da imobilização é primariamente observado em relação a função muscular. Nos modelos mais frequentemente utilizados para avaliar o impacto da imobilização (repouso no leito), Kortebein observou, em pacientes idosos, que dez dias em repouso no leito de modo contínuo resultou em uma substancial perda de força nos membros inferiores, perda da capacidade aeróbica e redução da atividade física.[11] Esse impacto funcional ocorre por conta da redução da massa muscular e do diâmetro das fibras musculares. Há uma redução acelerada das fibras de contração rápida (fibras do tipo II) comparada às fibras de contração lenta (fibras do tipo I).[12] Como consequência disso, cerca de 40% da perda de força muscular ocorre dentro da primeira semana de imobilização.[12]

Importante considerar que o impacto negativo da imobilização não ocorre apenas no sistema esquelético e muscular. Há prejuízo no sistema cardiovascular periférico e central, com redução do volume sistólico e intolerância a ortostase,[13] favorece o surgimento de atelectasias,[14] além de aumento do risco de úlceras de pressão, eventos tromboembólicos, *delirium* e resistência a insulina.[14]

Especificamente sobre a massa muscular esquelética, normalmente ocorre um equilíbrio entre a síntese e a degradação da proteína muscular. Em uma situação normal, num individuo de 70 kg, por exemplo, existe produção de cerca de 280 g de proteína muscular por dia, com a mesma quantidade de degradação.[15] Portanto, é o desequilíbrio entre degradação e síntese que definirá um aumento (estímulo anabólico, por exemplo) ou diminuição (imobilização, por exemplo) da massa muscular.

No doente grave, além da imobilização, existe uma variável adicional que promove sarcopenia que é o processo inflamatório, associado a disfunção microvascular que ocorre na sepse.[16] Diferente dos outros animais que o processo de imobilização causa um excesso de degradação das proteínas musculares, no homem o que ocorre é uma redução da síntese, causando assim o desequilíbrio.[17] Além disso, e não menos importante, esse desequilíbrio não parece ser corrigido por excesso de oferta de aminoácidos.[18]

Cabe mencionar que a própria imobilização pode gerar processo inflamatório sistêmico, aumentando os níveis de citocinas pró-inflamatórias. Longos períodos de imobilização resultam em níveis elevados de IL-1 beta que também tem importante papel na perda muscular,[19] além de promover uma redução periférica da ação de insulina o que pode ser corrigido com a manutenção da contratilidade muscular.[20]

Assim, a perda da função muscular no doente grave é multifatorial, mas sem dúvida um ponto relevante é o papel da imobilização. Corroborando essa afirmação, em uma coorte recente que avaliou com ultrassonografia o reto femoral de doentes graves internados na UTI, a área transversal reduziu cerca de 20% em dez dias.[21] Essa redução foi mais expressiva nos pacientes com múltiplas disfunções orgânicas.

Portanto, o que as evidências sugerem é que a perda muscular é mais frequente e significativa nos pacientes mais inflamados e que estão imóveis. Quanto mais imobilizados, mais intensa é a perda (Figura 42.1). Hoje, pacientes e familiares já conseguem perceber que atividade física na UTI, apesar de, por vezes, ser prática desconfortável e cansativa, é benéfica para a recuperação dos pacientes.[22]

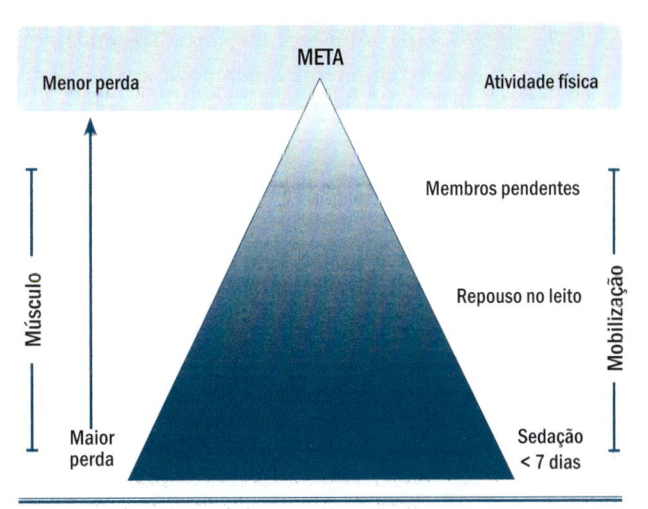

Figura 42.1. Impacto da perda muscular com diferentes níveis de (i)mobilização.

ATIVIDADE FÍSICA NÃO APENAS PARA O MÚSCULO

A atividade física mesmo com tempos curtos (semana a meses) promove alterações genéticas que potencializam os benefícios da própria atividade. Provavelmente a descoberta mais relevante nesse campo tenha sido a observação da biogênese mitocondrial muscular que a atividade física regular induz.[23] Desse modo, um aumento da densidade de mitocôndria potencializa a atividade metabólica do músculo durante o exercício e melhora a função muscular.[24]

No entanto, nos últimos anos evidências sugerem que a atividade física mesmo realizada por pessoas não treinadas, até mesmo pacientes, e por um tempo mais curto, já promove diversos benefícios.[25] Os benefícios vão além de diminuir a degradação muscular ou acelerar a síntese, como já mencionadas, mas tem papel imunomodulador[26] e importante impacto nas funções cognitivas e no humor.[27]

Provavelmente, apesar da possibilidade de interagir diversos mecanismos, o impacto da atividade física no cérebro é determinado por aumento dos níveis do fator neurotrófico derivado do cérebro (*brain derived neurotrophic factor* – BDNF). Vários estudos sugerem que a atividade física aumenta a atividade do BDNF no hipocampo melhorando assim as funções cognitivas.[25]

O BDNF é o mais abundante fator da família dos fatores de crescimento. Está expresso em diversas regiões do cérebro humano como no hipocampo, amígdala e no núcleo do trato solitário,[28] e parece ter importante função no desenvolvimento das sinapses e na plasticidade neuronal.[29]

Em modelos experimentais, mesmo uma única atividade física e em tempo curto promove aumento da expressão de RNAm para BDNF em hipocampo e córtex cerebral de camundongos.[30] Em humanos, Gold e cols.[31] observaram que apenas 30 minutos de atividade com 60% da VO_2 máxima aumentou níveis de BDNF tanto em indivíduos normais quanto em paciente com esclerose múltipla.[31] Do mesmo modo, uma única sessão de exercício de resistência aumentou as concentrações de BDNF em indivíduos saudáveis.[32]

Portanto, a atividade física parece ser uma importante estratégia para promover elevação dos níveis de BDNF e assim melhorar as funções cognitivas. Na UTI, ainda não temos publicações que suporte a ideia que a atividade física, de baixa intensidade ou de curta duração, seja suficiente para elevar níveis de BDNF e, se sim, quais seriam os benefícios clínicos nessa população de pacientes.

IMPORTÂNCIA DO ESTÍMULO COGNITIVO

As funções cognitivas parecem ter um ganho quando recebem também estímulo para a atenção, memória, raciocínio. O benefício da atividade física e de estímulos cognitivos particularmente em pessoas mais velhas tem sido amplamente demonstrado.[33] A tendência nos estudos é avaliar o papel do exercício físico quando aplicado simultaneamente ou de modo sequencial ao treinamento cognitivo. A impressão que se tem é que esse tipo de abordagem promove benefícios cognitivos e neurais mais estáveis.[34]

Recentemente, Anderson-Hanley e cols.[35] avaliaram o impacto de duas intervenções combinada (treinamento físico e cognitivo) em 79 idosos. Esse foi um estudo randomizado, em que o estímulo físico foi realizado com bicicleta ergométrica e o estímulo cognitivo com rotas e competições virtuais na própria bicicleta. Os autores concluíram que a intervenção combinada tem potencial para prevenir declínio cognitivo.

EVIDÊNCIAS SOBRE O USO DA TERAPIA OCUPACIONAL E FÍSICA NA UTI

Os primeiros estudos que avaliaram atividade física na UTI procuraram identificar, inicialmente, a viabilidade e segurança. Como já mencionado, o repouso no leito, por muito tempo, era considerado terapêutico e necessário. Quando estamos considerando pacientes em ventilação mecânica (VM), ou em uso de terapia substitutiva renal por exemplo, mobilização ainda era vista como intervenção de alto risco, portanto, não segura.

Assim, o primeiro passo foi avaliar se mobilizar era seguro, particularmente nos pacientes em VM. Em 2007, Bailey e cols.[36] mostraram que a atividade física não só é viável, mas segura. A proposta era oferecer três tipos de atividades (eventos) aos pacientes: sentar na borda da cama, levantar do leito e sentar num poltrona, deambular com ajuda de um andador. No período proposto do estudo (junho a dezembro de 2003), 1.449 atividades (eventos) em 103 pacientes foram realizadas: 233 (16%) – sentar no leito, 454 (31%) – sentar na poltrona e 762 (53%) – deambular. Os autores concluíram que pacientes em ventilação mecânica, alguns com níveis elevados de PEEP e FiO_2 (8% com FiO_2 acima de 70%), poderiam realizar atividade física. Durante as 1.449 atividades, ocorreram apenas 14 eventos adversos (0,96%), e que foram de pouca gravidade não determinando extubação acidental, aumento de custo ou do tempo de internamento hospitalar.

Vale lembrar, que a mobilização do paciente grave parece ser segura mesmo ele em uso de terapia substitutiva renal[37,38] ou com cateter na veia femoral.[39] Obviamente, esses exemplos apenas mostram que a atividade física pode ser incluída em diversos momentos do paciente grave. Manter um paciente imóvel apenas por ele está conectado a uma máquina de diálise contínua (por mais de 48 horas, por exemplo) pode está contribuindo para o dano causado pela imobilização. Por outro lado, se a atividade física for considerada nessas situações, isso exigirá uma atenção especial de uma equipe experiente.

No ano seguinte após a publicação do estudo de viabilidade e segurança de Bailey, Morris[40] reforça o conceito e justifica a criação de um time de mobilização para que esta prática funcione de modo efetivo. Numa coorte prospectiva, em que grupos de pacientes tinham um cuidado padrão à época e outros seguiram um protocolo de mobilização com apoio de uma equipe formado por fisioterapeuta e enfermeiras, foi observado que, com a intervenção, mais pacientes realizavam atividade física e com o benefício de redução do tempo de internamento em UTI. Resultados similares foram observados, mais recentemente, com a criação de uma estratégia de mobilização precoce guiada por metas, em unidades da Austrália e Nova Zelândia.[41]

Mas foi provavelmente em 2009, com o estudo de Scheweickert,[42] que a prática da atividade física na UTI teve um avanço na sua aplicabilidade. Esse estudo foi realizado em duas UTI em Chicago, desenhado para ser randomizado, testou se fisioterapia e terapia ocupacional iniciada precocemente resultaria em um maior número de pacientes com independência funcional após a alta hospitalar. No final da análise, os autores mostraram não apenas uma melhora funcional no grupo intervenção assim como menor duração de *delirium*. Na metodologia não é bem definido quais atividades realizadas pela fisioterapia quanto pelo terapeuta ocupacional, mas ambos atuavam com um protocolo para promover de modo rápido a capacidade de os pacientes realizarem as atividades da vida diária (AVD).

Nos últimos anos, revisões sistemáticas foram publicadas sumarizando as evidências sobre atividade física na UTI e reforçando a ideia que esta prática deve ser realizada pois, além de segura, promove melhora da qualidade de vida, aumenta força muscular periférica e ventilatória, aumenta dias livres de VM e leva a um menor tempo de internamento hospitalar e de UTI.[43-46]

Obviamente, a atividade física testada nesses estudos clínicos é realizada por profissionais da fisioterapia de forma estruturada, planejada e repetitiva (Tabela 42.1).

No entanto, diversas barreiras podem contribuir para a aplicação da atividade física no contexto de pacientes graves. Numa recente revisão sistemática, essas barreiras foram identificadas e pode-se concluir que a maioria são potencialmente modificáveis.[47] Provavelmente por conta de todas as barreiras descritas na Figura 42.2 (além de outras), a prática da atividade física na UTI ainda não é tão comum.

Esse ponto pode ser ilustrado em algumas publicações recentes. Num estudo de prevalência pontual de dois dias, em 42 unidades de terapia intensiva dos Estados Unidos, 32% dos pacientes em VM receberam fisioterapia motora e terapia ocupacional. Apenas 16% dos pacientes ventilados fizeram alguma atividade física fora do leito.[48] Resultados semelhantes foram encontrados em UTI da Alemanha[49] e do Brasil.[50]

Tabela 42.1. Estudo randomizados que avaliaram atividade física ou estímulo muscular precoce em pacientes graves				
Estudo	n	População	Grupo-controle	Grupo Intervenção
Routsi[56]	140	D2 da admissão com APACHE > 13	Sem intervenção	**EME**
Scheweickert[42]	104	Sedados e com VM por < 72 h (Índice de Barthel > 70)	Fisioterapia e terapia ocupacional padrão	**Interromper a sedação, mobilizar no leito, sentar, realizar AVD, treino de marcha**
Burtin[57]	90	Internamento na UTI > 7 dias	AMA, AMP padronizada de MMII e superiores por 5 dias/semana	**AMP, AMA, ciclo ergômetro e deambulação**
Muehling[58]	101	Indicação para cirurgia aberto para reparo de aneurisma	Mobilização no 1 PO	**Mobilização precoce**
Muehling[59]	82	Indicação para cirurgia aberto para reparo de aneurisma	Mobilização no 1 PO	Mobilização precoce
Chiang[60]	39	VM prolongada > 14 dias	Encorajamento apenas verbal para mobilização	**Fortalecimento dos MMII, exercício diafragmático, transferência, deambulação**
Porta[61]	66	Desmame da VM > 48 e < 96 horas	Fisioterapia geral 45 min/dia por 6 semanas	Fisioterapia geral (AMA, AMP, mobilização, deambulação)
Zanoti[62]	24	30 dias no leito com insuficiência respiratória hipercápnica crônica, hipotonia e atrofia, VM	MAM	Mobilização ativa de membros, EME de MMII
Delaney[63]	64	Laparatomia e ressecção retal ou intestinal	Cuidado no pós-operatório habitual	**Espirometria de incentiva, sentar no leito e deambular**
Nava[64]	80	Doença pulmonar obstrutiva crônica e episódio de exacerbação	Terapia médica padrão e programa de deambulação básica	AMA, AMP, treinamento postural, treinamento para tosse e músculo respiratório, ciclo-ergômetro

MAM: mobilização ativa de membros; EME: estimulação muscular elétrica; MMII: membros inferiores, AMA: amplitude de movimento ativa; AMP: amplitude de movimento passivo; VM: ventilação mecânica.
Os grupos identificados em negrito apresentaram melhor resultado (com p < 0,05) em algum desfecho primário. Os demais estudos não apresentaram diferença de desfechos entre os grupos.

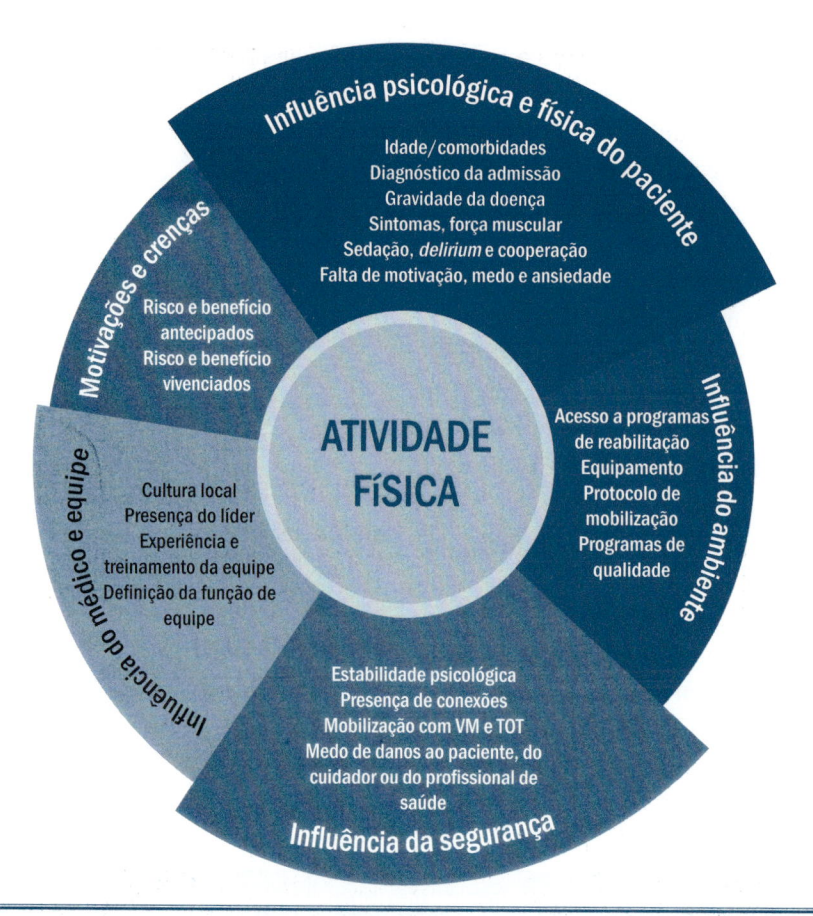

Figura 42.2. Principais fatores que influenciam a decisão de iniciar atividade física.

Portanto, a prática de mobilização ainda não é comum. Um outro aspecto que merece ser considerado ao analisar esses estudos é a dificuldade de avaliar se realmente todos os pacientes incluídos para os grupos de intervenção receberam uma "dose" correta e similar da prescrição da fisioterapia. Provavelmente não, pois pacientes com reservas funcionais diferentes e em momentos diferentes de doença não toleraram a mesma intensidade de atividade. Esse ponto pode ser uma limitação desses estudos e inclusive explicar o resultado negativo de alguns.[51]

Uma opção para resolver esse questionamento, mas ainda não adequadamente estudado e disponível, é utilizar sensores de movimentos não invasivos (fixado nos braços dos pacientes, por exemplo), que permitiria avaliar de forma mais objetiva o grau de atividade física realizada (calculando inclusive o gasto energético).[52,53]

Especificamente sobre a terapia ocupacional (TO), os estudos frequentemente a avaliaram em conjunto com a atuação do fisioterapeuta com a atividade física.[42,54] No entanto, em alguns estudos, a TO foi testada isoladamente, principalmente no cuidado dos pacientes com *delirium*.

Recentemente, um estudo piloto avaliou o impacto de terapia ocupacional na prevenção de *delirium* em pacientes idosos, internados na UTI e fora da ventilação mecânica.[55] A intervenção constituía-se de seis itens:

- estimulação polissensorial: estímulo externos com objetos para aumentar o grau de alerta do paciente;
- posicionamento: uso de adaptadores e dispositivos para prevenir edema e lesão por pressão;
- estímulo cognitivos: diversos estímulos. Todos pacientes recebiam um *notebook* para exercícios cognitivos;
- treinamento nas atividades básicas da vida diária: grupo de atividades com objetivo de promover independência funcional (alimentação e higiene, por exemplo);
- estimular a força muscular dos membros superiores;
- participação da família: visita diária com familiares treinado para ajudar.

Apesar de um estudo piloto, o impacto na redução de *delirium* foi expressivo, com 20% de eventos no grupo controle e apenas 3% no grupo intervenção. Esse foi o primeiro estudo que avaliou o papel da TO de modo precoce e intensivo na prevenção de *delirium* em pacientes idosos internado na UTI.

CONCLUSÃO

Apesar de uma prática ainda infrequente nas UTIs, principalmente nos pacientes em uso de ventilação mecânica, a terapia física e ocupacional reduz a privação sensorial (e suas consequências negativas), estimula a cognição, modula o sistema inflamatório, aumenta a síntese de proteína muscular e diminui a incidência de *delirium*. Portanto, essas intervenções quando iniciada de modo precoce, estruturado, planejado e repetitivo promovem benefícios diversos ao paciente grave.

REFERÊNCIAS BIBLIOGRÁFICAS

1. Affleck AT, Lieberman S, Polon J, Rohrkemper K. Providing occupational therapy in an intensive care unit. Am J Occup Ther. 1986;40(5):323-32.
2. Ziskind E. A Second Look at Sensory Deprivation. J Nerv Ment Dis. 1964;138:223-32.
3. Grassian S. Psychopathological effects of solitary confinement. Am J Psychiatry. 1983;140(11):1450-4.
4. Sireteanu R, Oertel V, Mohr H, Linden D, Singer W. Graphical illustration and functional neuroimaging of visual hallucinations during prolonged blindfolding: a comparison to visual imagery. Perception. 2008;37(12):1805-21.
5. Mason OJ, Brady F. The psychotomimetic effects of short-term sensory deprivation. J Nerv Ment Dis. 2009;197(10):783-5.
6. Bolin RH. Sensory deprivation: an overview. Nurs Forum. 1974;13(3):240-58.
7. Deitrick JE. The effect of immobilization on metabolic and physiological functions of normal men. Bull N Y Acad Med. 1948;24(6):364-75.
8. Allen C, Glasziou P, Del Mar C. Bed rest: a potentially harmful treatment needing more careful evaluation. Lancet. 1999;354(9186):1229-33.
9. Herkner H, Arrich J, Havel C, Mullner M. Bed rest for acute uncomplicated myocardial infarction. Cochrane Database Syst Rev. 2007(2):CD003836.
10. Dahm KT, Brurberg KG, Jamtvedt G, Hagen KB. Advice to rest in bed versus advice to stay active for acute low-back pain and sciatica. Cochrane Database Syst Rev. 2010(6):CD007612.
11. Kortebein P, Symons TB, Ferrando A, Paddon-Jones D, Ronsen O, Protas E et al. Functional impact of 10 days of bed rest in healthy older adults. J Gerontol A Biol Sci Med Sci. 2008;63(10):1076-81.
12. Topp R, Ditmyer M, King K, Doherty K, Hornyak J, 3rd. The effect of bed rest and potential of prehabilitation on patients in the intensive care unit. AACN Clin Issues. 2002;13(2):263-76.
13. Convertino V, Hung J, Goldwater D, DeBusk RF. Cardiovascular responses to exercise in middle-aged men after 10 days of bedrest. Circulation. 1982;65(1):134-40.
14. Convertino VA, Bloomfield SA, Greenleaf JE. An overview of the issues: physiological effects of bed rest and restricted physical activity. Med Sci Sports Exerc. 1997;29(2):187-90.
15. Parry SM, Puthucheary ZA. The impact of extended bed rest on the musculoskeletal system in the critical care environment. Extrem Physiol Med. 2015;4:16.
16. Hamburg NM, McMackin CJ, Huang AL, Shenouda SM, Widlansky ME, Schulz E et al. Physical inactivity rapidly induces insulin resistance and microvascular dysfunction in healthy volunteers. Arterioscler Thromb Vasc Biol. 2007;27(12):2650-6.
17. de Boer MD, Selby A, Atherton P, Smith K, Seynnes OR, Maganaris CN et al. The temporal responses of protein synthesis, gene expression and cell signalling in human quadriceps muscle and patellar tendon to disuse. J Physiol. 2007;585(Pt 1):241-51.
18. Glover EI, Phillips SM, Oates BR, Tang JE, Tarnopolsky MA, Selby A et al. Immobilization induces anabolic resistance in human myofibrillar protein synthesis with low and high dose amino acid infusion. J Physiol. 2008;586(24):6049-61.
19. Broekhuizen R, Grimble RF, Howell WM, Shale DJ, Creutzberg EC, Wouters EF et al. Pulmonary cachexia, systemic inflammatory profile, and the interleukin 1beta -511 single nucleotide polymorphism. Am J Clin Nutr. 2005;82(5):1059-64.
20. Weber-Carstens S, Schneider J, Wollersheim T, Assmann A, Bierbrauer J, Marg A et al. Critical illness myopathy and GLUT4: significance of insulin and muscle contraction. Am J Respir Crit Care Med. 2013;187(4):387-96.
21. Puthucheary ZA, Rawal J, McPhail M, Connolly B, Ratnayake G, Chan P et al. Acute skeletal muscle wasting in critical illness. JAMA. 2013;310(15):1591-600.
22. Sottile PD, Nordon-Craft A, Malone D, Schenkman M, Moss M. Patient and family perceptions of physical therapy in the medical intensive care unit. J Crit Care. 2015;30(5):891-5.
23. Holloszy JO, Booth FW. Biochemical adaptations to endurance exercise in muscle. Annu Rev Physiol. 1976;38:273-91.
24. Zoladz JA, Korzeniewski B, Grassi B. Training-induced acceleration of oxygen uptake kinetics in skeletal muscle: the underlying mechanisms. J Physiol Pharmacol. 2006;57 Suppl 10:67-84.
25. Zoladz JA, Pilc A. The effect of physical activity on the brain derived neurotrophic factor: from animal to human studies. J Physiol Pharmacol. 2010;61(5):533-41.
26. Pedersen BK. Edward F. Adolph distinguished lecture: muscle as an endocrine organ: IL-6 and other myokines. J Appl Physiol (1985). 2009;107(4):1006-14.
27. Colcombe S, Kramer AF. Fitness effects on the cognitive function of older adults: a meta-analytic study. Psychol Sci. 2003;14(2):125-30.

28. Murer MG, Boissiere F, Yan Q, Hunot S, Villares J, Faucheux B et al. An immunohistochemical study of the distribution of brain-derived neurotrophic factor in the adult human brain, with particular reference to Alzheimer's disease. Neuroscience. 1999;88(4):1015-32.
29. Lu B, Figurov A. Role of neurotrophins in synapse development and plasticity. Rev Neurosci. 1997;8(1):1-12.
30. Rasmussen P, Brassard P, Adser H, Pedersen MV, Leick L, Hart E et al. Evidence for a release of brain-derived neurotrophic factor from the brain during exercise. Exp Physiol. 2009;94(10):1062-9.
31. Gold SM, Schulz KH, Hartmann S, Mladek M, Lang UE, Hellweg R et al. Basal serum levels and reactivity of nerve growth factor and brain-derived neurotrophic factor to standardized acute exercise in multiple sclerosis and controls. J Neuroimmunol. 2003;138(1-2):99-105.
32. Yarrow JF, White LJ, McCoy SC, Borst SE. Training augments resistance exercise induced elevation of circulating brain derived neurotrophic factor (BDNF). Neurosci Lett. 2010;479(2):161-5.
33. Bamidis PD, Vivas AB, Styliadis C, Frantzidis C, Klados M, Schlee W et al. A review of physical and cognitive interventions in aging. Neurosci Biobehav Rev. 2014;44:206-20.
34. Gonzalez-Palau F, Franco M, Bamidis P, Losada R, Parra E, Papageorgiou SG et al. The effects of a computer-based cognitive and physical training program in a healthy and mildly cognitive impaired aging sample. Aging Ment Health. 2014;18(7):838-46.
35. Anderson-Hanley C, Arcicro PJ, Brickman AM, Nimon JP, Okuma N, Westen SC et al. Exergaming and older adult cognition: a cluster randomized clinical trial. Am J Prev Med. 2012;42(2):109-19.
36. Bailey P, Thomsen GE, Spuhler VJ, Blair R, Jewkes J, Bezdjian L et al. Early activity is feasible and safe in respiratory failure patients. Crit Care Med. 2007;35(1):139-45.
37. Wang YT, Haines TP, Ritchie P, Walker C, Ansell TA, Ryan DT et al. Early mobilization on continuous renal replacement therapy is safe and may improve filter life. Crit Care. 2014;18(4):R161.
38. Toonstra AL, Zanni JM, Sperati CJ, Nelliot A, Mantheiy E, Skinner EH et al. Feasibility and Safety of Physical Therapy during Continuous Renal Replacement Therapy in the Intensive Care Unit. Ann Am Thorac Soc. 2016;13(5):699-704.
39. Perme C, Nalty T, Winkelman C, Kenji Nawa R, Masud F. Safety and Efficacy of Mobility Interventions in Patients with Femoral Catheters in the ICU: A Prospective Observational Study. Cardiopulm Phys Ther J. 2013;24(2):12-7.
40. Morris PE, Goad A, Thompson C, Taylor K, Harry B, Passmore L et al. Early intensive care unit mobility therapy in the treatment of acute respiratory failure. Crit Care Med. 2008;36(8):2238-43.
41. Hodgson CL, Bailey M, Bellomo R, Berney S, Buhr H, Denehy L et al. A Binational Multicenter Pilot Feasibility Randomized Controlled Trial of Early Goal-Directed Mobilization in the ICU. Crit Care Med. 2016;44(6):1145-52.
42. Schweickert WD, Pohlman MC, Pohlman AS, Nigos C, Pawlik AJ, Esbrook CL et al. Early physical and occupational therapy in mechanically ventilated, critically ill patients: a randomised controlled trial. Lancet. 2009;373(9678):1874-82.
43. Calvo-Ayala E, Khan BA, Farber MO, Ely EW, Boustani MA. Interventions to improve the physical function of ICU survivors: a systematic review. Chest. 2013;144(5):1469-80.
44. Kayambu G, Boots R, Paratz J. Physical therapy for the critically ill in the ICU: a systematic review and meta-analysis. Crit Care Med. 2013;41(6):1543-54.
45. Adler J, Malone D. Early mobilization in the intensive care unit: a systematic review. Cardiopulm Phys Ther J. 2012;23(1):5-13.
46. Pinheiro AR, Christofoletti G. Motor physical therapy in hospitalized patients in an intensive care unit: a systematic review. Rev Bras Ter Intensiva. 2012;24(2):188-96.
47. Parry SM, Knight LD, Connolly B, Baldwin C, Puthucheary Z, Morris P et al. Factors influencing physical activity and rehabilitation in survivors of critical illness: a systematic review of quantitative and qualitative studies. Intensive Care Med. 2017;43(4):531-42.
48. Jolley SE, Moss M, Needham DM, Caldwell E, Morris PE, Miller RR et al. Point Prevalence Study of Mobilization Practices for Acute Respiratory Failure Patients in the United States. Crit Care Med. 2017;45(2):205-15.
49. Nydahl P, Ruhl AP, Bartoszek G, Dubb R, Filipovic S, Flohr HJ et al. Early mobilization of mechanically ventilated patients: a 1-day point-prevalence study in Germany. Crit Care Med. 2014;42(5):1178-86.
50. Pires-Neto RC, Lima NP, Cardim GM, Park M, Denehy L. Early mobilization practice in a single Brazilian intensive care unit. J Crit Care. 2015;30(5):896-900.
51. Moss M, Nordon-Craft A, Malone D, Van Pelt D, Frankel SK, Warner ML et al. A Randomized Trial of an Intensive Physical Therapy Program for Patients with Acute Respiratory Failure. Am J Respir Crit Care Med. 2016;193(10):1101-10.
52. Beach LJ, Fetterplace K, Edbrooke L, Parry SM, Curtis R, Rechnitzer T et al. Measurement of physical activity levels in the Intensive Care Unit and functional outcomes: An observational study. J Crit Care. 2017;40:189-96.
53. Verceles AC, Hager ER. Use of Accelerometry to Monitor Physical Activity in Critically Ill Subjects: A Systematic Review. Respir Care. 2015;60(9):1330-6.
54. Pohlman MC, Schweickert WD, Pohlman AS, Nigos C, Pawlik AJ, Esbrook CL et al. Feasibility of physical and occupational therapy beginning from initiation of mechanical ventilation. Crit Care Med. 2010;38(11):2089-94.
55. Alvarez EA, Garrido MA, Tobar EA, Prieto SA, Vergara SO, Briceno CD et al. Occupational therapy for delirium management in elderly patients without mechanical ventilation in an intensive care unit: A pilot randomized clinical trial. J Crit Care. 2017;37:85-90.
56. Routsi C, Gerovasili V, Vasileiadis I, Karatzanos E, Pitsolis T, Tripodaki E et al. Electrical muscle stimulation prevents critical illness polyneuromyopathy: a randomized parallel intervention trial. Crit Care. 2010;14(2):R74.

57. Burtin C, Clerckx B, Robbeets C, Ferdinande P, Langer D, Troosters T et al. Early exercise in critically ill patients enhances short-term functional recovery. Crit Care Med. 2009;37(9):2499-505.
58. Muehling B, Schelzig H, Steffen P, Meierhenrich R, Sunder-Plassmann L, Orend KH. A prospective randomized trial comparing traditional and fast-track patient care in elective open infrarenal aneurysm repair. World J Surg. 2009;33(3):577-85.
59. Muehling BM, Halter G, Lang G, Schelzig H, Steffen P, Wagner F et al. Prospective randomized controlled trial to evaluate "fast-track" elective open infrarenal aneurysm repair. Langenbecks Arch Surg. 2008;393(3):281-7.
60. Chiang LL, Wang LY, Wu CP, Wu HD, Wu YT. Effects of physical training on functional status in patients with prolonged mechanical ventilation. Phys Ther. 2006;86(9):1271-81.
61. Porta R, Vitacca M, Gile LS, Clini E, Bianchi L, Zanotti E et al. Supported arm training in patients recently weaned from mechanical ventilation. Chest. 2005;128(4):2511-20.
62. Zanotti E, Felicetti G, Maini M, Fracchia C. Peripheral muscle strength training in bed-bound patients with COPD receiving mechanical ventilation: effect of electrical stimulation. Chest. 2003;124(1):292-6.
63. Delaney CP, Zutshi M, Senagore AJ, Remzi FH, Hammel J, Fazio VW. Prospective, randomized, controlled trial between a pathway of controlled rehabilitation with early ambulation and diet and traditional postoperative care after laparotomy and intestinal resection. Dis Colon Rectum. 2003;46(7):851-9.
64. Nava S. Rehabilitation of patients admitted to a respiratory intensive care unit. Arch Phys Med Rehabil. 1998;79(7):849-54.

O PAPEL DA REABILITAÇÃO
Precoce na UTI

Gabriela Benjamin Zani
Janaína Moreno Garcia
Patrícia Forestieri
José Mário Meira Teles

INTRODUÇÃO

Os avanços dos cuidados intensivos levaram ao aumento da sobrevivência de pessoas acometidas por doenças críticas, porém evidencia-se que as sequelas decorrentes do processo de cuidado intensivo acarretam muitos problemas para a qualidade de vida desses pacientes.[1-3] O cuidado direcionado para a cura da doença crítica não é mais a única abordagem clínica a ser explorada na unidade de terapia intensiva (UTI). A morbidade causada por um conjunto de complicações secundárias, levou ao desenvolvimento de abordagens e técnicas de reabilitação precoce.[4-9]

A condição de imobilidade do doente crítico pode gerar problemas de incapacidade, com o comprometimento do sistema musculoesquelético, cardiovascular, respiratório, gastrointestinal, urinário e cutâneo. Conforme descrito no *Capítulo 29*, a fraqueza muscular adquirida na UTI, é uma morbidade prevalente e duradoura da doença crítica que acomete 30% a 60% dos pacientes internados neste setor.[10-11] Os grupos musculares mais afetados são os proximais, com envolvimento variável da inervação sensório-motora e dos reflexos tendinosos profundos. Esses danos, levam à redução do *status* funcional com perda de independência e autonomia, que impacta diretamente as relações desse indivíduo com seu meio familiar e social.[12,13]

Diante de toda essa complexidade a reabilitação precoce deve envolver ações de intervenção que sejam elaboradas e aplicadas por uma equipe multidisciplinar, com enfoque interdisciplinar, para que todos os aspectos afetados sejam abordados (físico-funcionais, sensório-motores, percepto-cognitivos, psicológicos e sociais). A orientação e direcionamento para a continuidade do cuidado pós-UTI também faz parte da reabilitação precoce.[14-16]

O QUE É REABILITAÇÃO PRECOCE?

Reabilitação precoce (RP) pode ser definido como um conjunto de atividades físicas progressivas capazes de induzir respostas fisiológicas agudas, como aquelas capazes de aumentar a ventilação, a circulação central e periférica, o metabolismo muscular, e colocar o paciente em estado de alerta, sendo iniciadas dentro de 24 horas de UTI admissão.[17]

A aplicação de um programa de RP é viável e seguro e tem como objetivo principal prevenir as morbidades oriundas do imobilismo, melhorando as condições físicas e cognitivas dos pacientes.[18]

Os objetivos do programa, os métodos de avaliação pertinentes e a melhor estratégia terapêutica em cada uma das áreas, devem ser definidos em comum acordo com a equipe multiprofissional e sempre que possível com o paciente e sua família. O aprendizado ativo do paciente, em conjunto com a família, potencializa ganhos dos objetivos da reabilitação.[19]

Os benefícios da mobilização precoce em pacientes críticos já são muito bem estabelecidos na literatura.[17] Nesse contexto, são inúmeras as condutas fisioterapêuticas aplicadas, sempre em conjunto com uma equipe multiprofissional, partindo desde a mobilização passiva, exercícios ativos e resistidos no leito, passando pela sedestação a beira do leito e treino de trocas posturais e tarefas funcionais, ou mantendo o paciente sentado na poltrona entre 30 a 120 minutos por dia, até o treinamento do ortostatismo precoce (seja de modo passivo com uso de prancha ortostática ou ativa a beira do leito com auxílio de dispositivos auxiliares de marcha como o andador), bem como o uso de cicloergômetro e eletroestimulação muscular periférica.[20] Tais condutas quando utilizadas na reabilitação precoce, estão associadas com otimização do processo de desmame da ventilação mecânica, reduzindo o tempo de permanência em UTI e de internação hospitalar, trazendo por consequência a redução indireta dos custos hospitalares.[21]

Em revisão sistemática com metanálise publicada recentemente, Dorion[17] mostrou que a implementação de um programa de RP resulta em redução do tempo de *delirium* (de quatro para dois dias); redução do tempo de permanência em ventilação mecânica (média de 6,1 para 3,4 dias) e retorno da independência funcional para as AVDs pós-alta da UTI e após alta hospitalar quando comparados a grupos que não fizeram parte de um programa de RP.

Dentre os benefícios físicos específicos podemos citar a prevenção de contraturas articulares, a prevenção da atrofia muscular, prevenção de complicações pulmonares, manutenção do condicionamento físico e prevenção de eventos cardiocirculatórios como a trombose venosa profunda. Como resultado, os pacientes tornam-se mais independentes para a realização das atividades de vida diária (AVDs).[22] A preservação do estado cognitivo com a redução de períodos de *delirium* é associada aos ganhos funcionais que um programa de reabilitação precoce pode trazer ao paciente criticamente enfermo.[23]

AVALIAÇÃO DOS PACIENTES

Para que os objetivos do programa de reabilitação precoce sejam adequadamente estabelecidos e, possam então ser alcançados, as condutas devem ser pertinentes ao quadro clínico de cada paciente. Para isso, os métodos de avaliação são essenciais e devem contemplar a função global do paciente. Após avaliação inicial das condições motoras e funcionais gerais do paciente, é então analisado os critérios de segurança para o início da reabilitação precoce.[24] A Tabela 43.1. protocolo para início e progressão de reabilitação precoce, oferece todos os elementos para avaliação dos pacientes. Ela é uma adaptação e uma tradução para o português do Protocolo de Leuven, *Start to Move*.[25]

Nível de cooperação

O nível de cooperação do paciente é intrínseco a escolha das condutas, logo a avaliação do nível de consciência através da Escala de Glasgow, ou o uso das escalas de avaliação do nível de sedação e agitação do paciente pela Escala de RASS, são o passo inicial desta primeira etapa.[26]

Em seguida, caso o paciente não esteja sedado, com um RASS ≤ -2, é recomendado fazer a avaliação do grau de compreensão do paciente através de cinco solicitações verbais.[27-29]

1. "Abra/ feche seus olhos";
2. "Olhe para mim";
3. "Abra a boca e ponha a língua para fora";
4. "Balance a cabeça";
5. "Levante as sobrancelhas quando eu contar até cinco".

Essas solicitações devem ser realizadas duas vezes em um mesmo dia com um intervalo de seis horas entre ambas. Caso o paciente tenha respondido a três dessas questões duas vezes, é possível realizar outras etapas da avaliação como a força muscular respiratória e a força muscular dos membros.[30]

Força muscular respiratória

A falha no desmame da ventilação mecânica está associada a fraqueza dos músculos respiratórios que rapidamente fadigam quando é tentado retomar a respiração espontânea. A disfunção e recuperação dos músculos respiratórios, principalmente do diafragma, em pacientes críticos se assemelha aos músculos periféricos apesar

Tabela 43.1. Protocolo para início e progressão de reabilitação precoce
(para o segundo dia e expectativa de permanência na UTI por cinco dias ou mais)

Nível 0	Nível 1	Nível 2	Nível 3	Nível 4	Nível 5
Sem cooperação $S5Q^1 = 0-5$	Cooperação variável $S5Q^1 = 0-5$	Cooperação variável $S5Q^1 = 0-5$	Perto cooperação plena $S5Q^1 \geq 4/5$	Cooperação plena $S5Q^1 = 5$	Cooperação plena $S5Q^1 = 5$
Paciente falhou na AB (pelo menos 01 critérios)	Aprovado na AB	Aprovado na AB	Aprovado na AB	Aprovado na AB	Aprovado na AB
	Não permitida a transferência para poltrona devido a condição neurológica, cirúrgica ou trauma do paciente	Não permitida a transferência ATIVA para poltrona devido a condição neurológica ou cirúrgica ou trauma ou obesidade	MRC ≥ 36	MRC ≥ 48	MRC ≥ 48
Posicionamento no leito Mudança de decúbito a cada 2 horas	Posicionamento no leito Mudança de decúbito a cada 2 horas Elevar Decúbito > 45° Uso de órteses (prevenir deformidades	Posicionamento no leito Mudança de decúbito a cada 2 horas Uso de órteses Sentar na cama e a beira leito Transferência passiva para poltrona	Posicionamento no leito Mudança de decúbito a cada 2 horas Sentar na poltrona Ortostatismo com auxílio (≥ 2 pessoas)	Posicionamento no leito Transferência ativa e assistida para poltrona Sentar na poltrona Ortostatismo com auxílio (≥ 1 pessoas)	Posicionamento no Leito Transferência ativa da cama para a poltrona Ortostatismo ativo
Fisioterapia Sem tratamento	Fisioterapia Mobilização passiva no leito, Cicloergômetro passivo no leito FES	Fisioterapia Cicloergômetro passivo ou assistido no leito Treino de mudanças posturais no leito FES	Fisioterapia Cicloergômetro assistido ou ativo na cama ou na poltrona ER de MMSS e MMII FES Treino de ortostatismo assistido Treino de AVD	Fisioterapia Cicloergômetro ativo na poltrona ER de MMSS e MMII FES + ciclo Treino de AVD Treino de ortostatismo ativo e marcha estacionária com auxílio de 2 pessoas	Fisioterapia Cicloergômetro ativo na poltrona ER de MMSS e MMII Treino de AVD Treino de ortostatismo ativo, deambulação com auxílio dispositivos auxiliares

S5Q: Escore de cinco questões de cooperação a solicitação verbal; AB: avaliação básica (instabilidade cardiorespiratório com PAM < 60 mmHg, ou FiO_2 > 60%, ou PaO_2/FiO_2 < 200 ou FR> 30 inc/min, instabilidade neurológica, POI de cirurgia, Temp > 40°C); MRC: *Medical Research Council Scale*; ER: exercícios resistidos; FES: eletroestimulação muscular periférica; MMSS: membros superiores; MMII: membros inferiores; AVD: atividade de vida diária. Adaptada e traduzida para o português: *Start to move – Protocol Leuven: step-up approach of progressive mobilisation and physical activity program*.[25]

de serem afetados de maneiras diferentes. Há presença de padrões de alteração celular semelhantes entre os músculos respiratórios e os periféricos mostra que ambos são influenciados pelos fatores diversos que promovem o declínio funcional do doente crítico como medicamentos, nutrição, choque séptico e imobilismo.[31,32]

A força muscular respiratória é medida como inspiratória máxima e pressões expiratórias na boca (Pimax e Pemax, respectivamente). Em pacientes sob VM força muscular inspiratória é estimada a partir da oclusão temporária da via aérea. O procedimento envolve válvula expiratória unidirecional para permitir que o paciente expire enquanto a inspiração é bloqueada. O tempo de oclusão é considerado de 25 a 30 segundos em adultos e 15 segundos em crianças.[33]

Mobilização articular

Na prática clínica, é comum observar a prevalência de contraturas articulares em populações de pacientes admitidos na UTI, principalmente em casos de lesões na medula espinhal, queimaduras e lesões cerebrais, contudo não há um método fidedigno para quantificar a amplitude de movimento nessa população.[21] Funcionalmente, contraturas significativas de grandes articulações ocorreram em mais de 30% dos pacientes de UTI, sendo cotovelos e tornozelos as articulações mais acometidas, tanto na alta da UTI assim como alta hospitalar.[34] Avaliar as possíveis causas de limitação articular como tônus muscular, comprimento muscular, disfunções na cápsula articular, alterações na pele e presença de edema e, dar início ao tratamento (ainda que passivo) precocemente, pode interferir no sucesso de condutas a serem tomadas em uma fase posterior da reabilitação, como o treino de ortostatismo e marcha.[35]

Força muscular de membros

A força muscular em pacientes internados em UTI pode ser mensurada com pacientes de dois modos:

por meio do uso da escala do *Medical Research Council* (MRC) e por meio da avaliação da força de preensão palmar, também conhecida como *Hand Grip*.[30,33]

A MRC fornece uma visão global da função motora do paciente por meio de um escore obtido pela análise de seis movimentos específicos por meio do teste muscular manual, pontuando-os de zero (plegia) a cinco (vence grande resistência manual) e deve ser utilizada tão logo seja possível, conforme colaboração do paciente.[36] É somado o grau de força muscular de todos os grupos musculares testados, com pontuação máxima de 60 pontos. Caso o paciente esteja impossibilitado de ter um dos membros testados (por exemplo: amputação), assume-se que esse teria a mesma força do membro contralateral.[37] Se o escore de MRC é inferior a 48 pontos, é indicativo de que o paciente apresenta fraqueza muscular do doente crítico e uma reavaliação é feita 24 horas depois para confirmação do diagnóstico.[38]

A avaliação da força de preensão palmar é realizada com o uso de um dinamômetro e estudos apontam uma boa correlação entre a os resultados do MRC e da força de preensão palmar, bem como uma forte correlação entre a aptidão respiratória e a força de membros superiores.[37,38]

Avaliação funcional

A avaliação do estado funcional é viável para pacientes sedados mas pode ser implementada em pacientes em estados mais crônicos de doença crítica. Diversas ferramentas de avaliação funcional tem sido propostas e utilizadas com sucesso para monitorar o progresso dos pacientes frente ao programa de reabilitação. Além disso, a avaliação funcional tem um papel importante nas escolhas das condutas, principalmente para os profissionais da fisioterapia e terapia ocupacional, na reconstrução da funcionalidade do paciente.[39]

Atualmente, são descritas na literatura 26 escalas que se propõem a avaliar os aspectos funcionais de pacientes internados em UTI, como a escala medida de independência funcional (FIM) e o índice de Barthel que têm sido bastante usados na prática clínica.[40,41] No entanto, a maioria dessas escalas não foi desenvolvida e validada com a finalidade de avaliar a função e/ou a mobilidade de pacientes internados em UTI e se abstém de algumas particularidades inerentes ao paciente crítico como a presença de acessos, tubos e drenos torácicos

que são fatores que interferem na mobilização desses pacientes.[42]

Com essa finalidade, apenas seis escalas foram desenvolvidas especificamente para UTI: *Physical Function in Intensive care Test scored*, *Chelsea Critical Care Physical Assessment tool*, *Surgical intensive care unit Optimal Mobilization Score*, *ICU Mobility Scale*, *Functional Status Score for the ICU*, *Perme Intensive Care Unit Mobility Score Kawaguchi*. Aos poucos, o uso dessas escalas tem se tornado comum nas UTIs, mas até o momento, nenhuma delas é considerada padrão-ouro.[41,42]

Dentre essas, aqui no Brasil, é recomendado o uso da *Perme Intensive Care Unit Mobility Score* (Escore Perme de Mobilidade em UTI) ou Perme Escore por ser a única traduzida e validada para nosso país.[42] Essa escala mensura de modo objetiva, a condição de mobilidade do paciente internado na UTI. Seu uso inicia pela avaliação da habilidade do paciente de responder a comandos e se encerra na avaliação da distância caminhada em dois minutos.[43] Apresenta um escore que varia de 0 a 32 pontos, divididos em 15 itens, agrupados em sete categorias: estado mental, potenciais barreiras a mobilidade, força funcional, mobilidade no leito, transferências, dispositivos de auxílio para deambulação e medidas de resistência e uma pontuação elevada indica alta mobilidade e menor necessidade de assistência.

Critérios de segurança

Apesar de inúmeras evidências mostrarem que a reabilitação precoce tem inúmeros benefícios, existem muitos motivos que limitam a aplicação de RP.[44]

Dentre eles, os mais citados pelas equipes multiprofissionais são: a ausência de recursos humanos suficientes e a falta de conhecimento de critérios de segurança que deixa a equipe multiprofissional pouco preparada e acarreta em desentendimento quanto aos objetivos e condutas propostas.[45] Nesse contexto, é reconhecido por inúmeros profissionais e pesquisadores que ainda há lacunas quanto aos critérios de início e interrupção das atividades motoras, bem como a respeito de quais os tipos de atividades seriam mais adequadas para determinados perfis de pacientes.[46]

Mesmo após estabilização do quadro que motivou a internação em UTI, alguns pacientes são limitados ou incapazes de realizar um programa de mobilização precoce dificultando sua saída do leito e a progressão das tarefas.[45] Existem algumas situações consideradas contraindicações óbvias, tais como hipertensão intracraniana, fraturas instáveis e outros impedimentos osteoarticulares.[46] No entanto, situações mais comumente relatadas como barreiras para o início da RP são o uso de ventilação mecânica, as alterações do nível de consciência como torpor, uso de sedativos e a infusão de drogas vasoativas como noradrenalina e dobutamina.[28,29]

Com a finalidade de facilitar a tomada de decisão da equipe multiprofissional envolvida, alguns critérios hemodinâmicos e respiratórios são sugeridos para que o paciente possa ser incluso em um programa de RP.[19,24] Quanto à avaliação respiratória é recomendado que o paciente seja capaz de manter adequada troca gasosa e saturação arterial de oxigênio com uso de fração inspirada de oxigênio (FiO_2) menor que 60% e uma pressão positiva expiratória final (PEEP) menor que 10 cmH_2O.[47]

Com relação à avaliação hemodinâmica, faltam mais estudos quanto aos efeitos da mobilização em pacientes em uso de drogas vasoativas, como dobutamina e noradrenalina. Há algumas evidências[48,49] mostrando que o uso de tais fármacos não seriam uma contraindicação absoluta para realização da mobilização precoce, mas sim uma contraindicação relativa, até mesmo por que, trata-se de exercícios de baixo gasto energéticos.[50] Seria considerada uma condição desfavorável para a mobilização precoce e que colocaria o paciente em risco, aquelas situações de instabilidade hemodinâmica com existência de baixa perfusão tecidual e associada a doses elevadas de drogas vasoativas.[46-48] É recomendado que nesses pacientes em estado de choque não sejam mobilizados, porém pacientes hemodinamicamente estáveis em uso de drogas vasopressores em baixas doses, sem a necessidade de aumento recente das dosagens, podem realizar exercícios leves, progressivos, a começar experimentar posturas mais altas, e até treinar atividades como passar da cama para a poltrona por ortostatismo ativo com auxílio dos terapeutas.[49,50]

REABILITAÇÃO PRECOCE EM PACIENTES INCONSCIENTES

Posicionamento

É fundamental as posturas elevadas, como decúbito dorsal (DD) a 45° o que reduz a incidência de pneumonia associada VM (PAV).[51,52]

O DD a 60° é bem tolerado havendo mínimo ou nenhum efeito hemodinâmico adverso.[53] A postura sentada se mostra um recurso seguro, e é recomendado seja uma prática adotada precocemente em pacientes críticos, iniciando por um período de 30 minutos por até duas horas e meia, diariamente.[54]

O posicionamento do paciente em posturas mais elevadas otimiza a função pulmonar tanto em indivíduos saudáveis quanto em pacientes de diferentes graus de complexidade, inclusive naqueles sob uso de VM.[55]

Dentre esses efeitos, são citados:

- aumento da capacidade residual funcional;
- melhora na complacência pulmonar;
- melhora na pressão parcial de O_2 (PaO_2);
- melhora nas trocas gasosas;
- redução do trabalho respiratório.

Além disso, alguns estudos relatam que a rotina de treinar a sedestação com pacientes críticos promove a independência funcional na capacidade de passar do DD para a posição sentada.[56]

Órteses e Recursos Assistivos (Posicionadores)

A indicação de órteses e posicionadores para manutenção da posição funcional, com o objetivo de prevenção de deformidades causadas pelo imobilismo.[16,18]

Mobilização passiva

Pode ser definido como um movimento repetido de uma articulação dentro da sua amplitude normal de movimento.[57]

Existem poucas evidências científicas sobre os reais efeitos da mobilização passiva (Figura 43.1), principalmente a respeito de seus benefícios. Contudo, em pacientes em estado e coma ou sob sedação profunda é uma alternativa viável capaz de minimizar a estase de líquido sinovial, que pode causar alterações na pressão intra-articular e assim prevenir contraturas articulares que podem trazer limitações para a futura aquisição de habilidades motoras além de trazer complicações para a adequada higienização dos pacientes.[58]

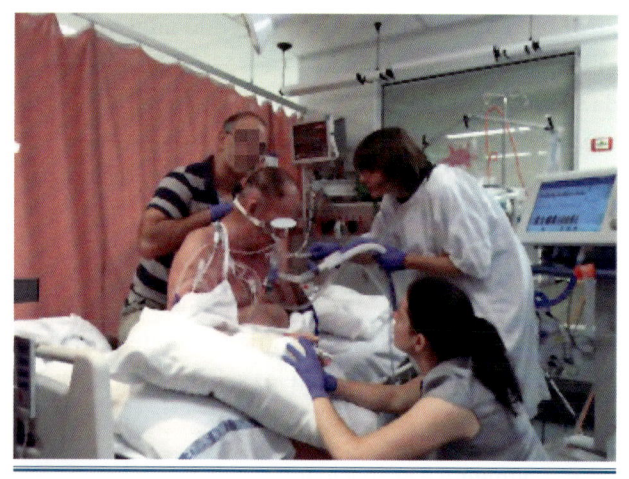

Figura 43.1. Paciente realizando mobilização passiva com ajuda da equipe.[24]

Eletroestimulação muscular periférica (*Functional eletrical stimulation – FES*)

É definida como a utilização de corrente elétrica bifásica, simétrica e de baixa frequência, aplicada na superfície cutânea, por meio de eletrodos específicos, com o objetivo de atingir um músculo ou um grupo muscular e/ou seus terminais nervosos, produzindo neles uma contração muscular. O *Capítulo 44*, sobre estimulação elétrica neuromuscular, demonstra a importância e o potencial dessa modalidade,[59] sendo capaz de melhorar a força muscular severamente comprometida em pacientes acamados com doença pulmonar obstrutiva crônica (DPOC) que estavam sob VM além de promover melhora do *status* funcional, em que os pacientes apresentaram menor tempo para recuperar a capacidade de se transferir do leito para a cadeira.[60] Também foram vistos efeitos positivos na motricidade global desses pacientes críticos comprovado pelo aumento do escore na escala MRC e no desempenho da avaliação da força de preensão palmar. A FES parece ser uma alternativa viável para iniciar RP naqueles pacientes sob uso de drogas vasoativas, já que é uma intervenção aplicada com o paciente em repouso e, apesar de haver contrações musculares, não há efeitos adversos cardiovasculares.

A partir daí, é possível ter pequenos ganhos que podem contribuir para a progressão da intensidade dos exercícios a serem propostos inclusive pode ser usado em conjunto com outros instrumentos de RP, como o cicloergômetro e a prancha ortostática.[61]

Ortostatismo passivo (prancha ortostática)

É recomendado que o ortostatismo seja incluído nos programas de RP, com o objetivo de minimizar os efeitos adversos da imobilização.[62] Embora a posição ortostática melhore a circulação e a ventilação pulmonar, além de estimular a atividade autônoma, também reduz o estresse da compressão cardíaca e auxilia na manutenção da adequada distribuição de fluidos e na inferiorização das vísceras abdominais. Além de estimular as funções motoras e promover a função cardiopulmonar, a postura ortostática pode contribuir com a recuperação do *status* cognitivo, favorecendo o estado de alerta. Em pacientes sedados (Figura 43.2), o ortostatismo é realizado de modo passivo por meio do uso da prancha ortostática (*tilt table*) que é amplamente difundido como recurso terapêutico na fisioterapia hospitalar, sendo comumente utilizado em pacientes neurológicos (TCE, lesão medular) visando readaptá-los à posição vertical pela promoção dos ajustes do barorreflexo carotídeo, que interfere no sistema nervoso autônomo impedindo a hipotensão postural.[63]

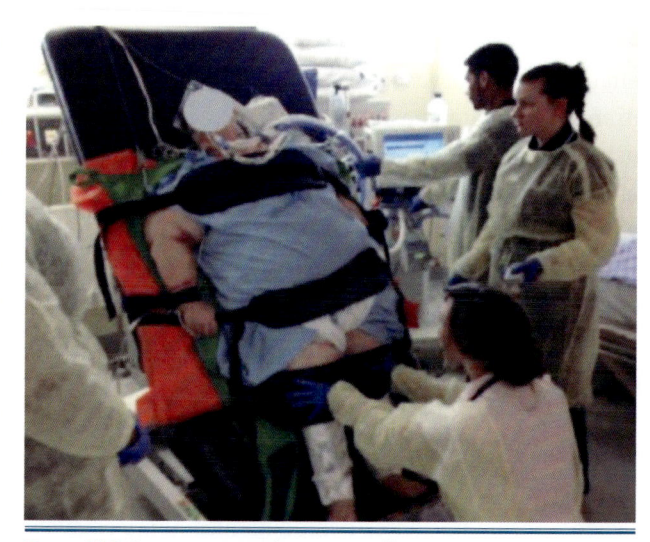

Figura 43.2. Paciente em prancha ortostática.[24]

Os dados ainda são escassos quanto aos efeitos do ortostatismo passivo mas é relatado na literatura redução da pressão parcial de CO_2 e estimulação dos sinais aferentes de barorreceptores que aumenta a ventilação o que pode favorecer melhoras nas trocas gasosas. Dados preliminares mostram que o treino da postura ortostática passiva favorece ao ganho de força muscular inspiratória.[64]

Ainda que os dados sejam promissores e, na prática clínica seja observado muitos efeitos positivos, além de parecer ser seguro como modalidade, vale ressaltar que faltam dados quanto a indicação e contraindicação, bem como a respeito da duração do protocolo, havendo questionamentos sobre o tempo mais adequado de duração de cada postura e quais seriam os efeitos em pacientes sob uso de drogas vasoativas.

Outro aspecto muito relevante é a possibilidade dessa prática trazer alguns riscos quanto a segurança do paciente como extubação acidental, o risco de fraturas em pacientes que apresentam osteopenia ou osteoporose além dos efeitos hemodinâmicos, como hipotensão postural, sendo de crucial um treinamento prévio adequado da equipe envolvida.[65]

REABILITAÇÃO PRECOCE EM PACIENTES CONSCIENTES E EM ALERTA

Mobilização ativa

O processo de redução da força muscular dá-se início já nas primeiras 72 horas de imobilismo e, mesmo aqueles pacientes que não se apresentam em condições graves é observado piora de suas condições clínicas devido ao tempo de permanência no leito e a ausência de movimentos ativos e descarga de peso.[32]

Apesar dos dados recentes mostrarem que a RP, incluindo a mobilização ativa na UTI, não apresenta melhora no desfecho com redução na mortalidade do paciente crítico,[43] essa intervenção melhora a funcionalidade por meio do aumento da força muscular na alta da UTI, reduz *deficits* funcionais proporcionando, melhora na capacidade de andar na alta hospitalar, melhora na qualidade de vida, desempenho emocional por até seis meses após alta hospitalar, além de reduzir o tempo de permanência em UTI.[4,56]

A mobilização ativa inclui a combinação de exercícios ativos na cama ou ao redor dela, de modo progressivo, tais como: paciente deitado ou sentado a beira do leito em associação a treino de AVDs; treino das mobilidades para sentar e ficar em pé; realização de cicloergômetro no leito ou em sentado em uma poltrona; treino de ortostatismo, ativo associado a treino de AVDs; treino de sentar e levantar; treino de marcha estacionária; deambulação por curtas distâncias com ou sem dispositivos auxiliares.[17,24,26,30,45,56]

Cicloergômetro

É uma bicicleta estacionária portátil que permite aos indivíduos receberem exercícios passivos, ativo assistidos e ativo resistidos. O cicloergômetro é um instrumento promissor, pois pode ser usado com o tanto com o paciente no leito ou sentado em uma poltrona, inclusive em pacientes em uso de VM, permite a atividade passiva e ativa por ser facilmente adaptável ao estado físico atual do paciente.[65] No modo passivo, o cicloergômetro é acionado por um motor elétrico que movimenta as pernas dos pacientes que estão presas aos pedais enquanto o cicloergômetro ativo envolve o paciente pedalando sob seu próprio poder.[65]

Uma outra vantagem do uso do cicloergômetro é o fato de ser uma modalidade em que a finalidade é trabalhar a força de membros inferiores, que respondem por 75% da massa muscular esquelética total e são mais vulneráveis à perda de tamanho e força muscular durante a permanência em UTI e uso de VM.[56] Ademais, diferentemente do ortostatismo passivo ou da deambulação durante a VM, que são condutas que exigem o acompanhamento de quatro ou mais profissionais, o ciclismo pode ser facilmente realizado com a assistência de apenas um único profissional facilitando sua disseminação em diversos modelos de serviços hospitalares.[57]

Geralmente, os protocolos usados propõem que os pacientes realizem 10 a 30 minutos de bicicleta no leito, com intensidade leve a moderada (20 a 50 rpm), além do tratamento fisioterapêutico de rotina, durante a permanência na UTI. Após o paciente ser capaz de realizar marcha estacionária, sem efeitos adversos, por dois ou três dias consecutivos, o uso do cicloergômetro pode ser substituído progressivamente por atividades de maior mobilidade e deambulação.

Evidências emergentes sugerem que a prática de pedalar pode ocorrer com segurança muito precocemente na permanência do paciente na UTI,[27] mesmo durante a VM.[57] Uma série de casos de sessões de ciclismo individuais iniciadas nas primeiras 72 horas de VM não mostrou aumento no débito cardíaco, nem no consumo de oxigênio ou preocupações de segurança, inclusive em pacientes que recebiam infusões de fármacos vasopressores em baixas doses.[48]

Quando o ciclismo é realizado no leito, os pacientes são posicionados em decúbito semirecumbente (decúbito dorsal a 30º), conforme indicação de prevenção de PAV.[60] Devido à natureza dinâmica da doença crítica, é importante definir os critérios que impedem o ciclismo no leito, sendo contraindicado a presença de instabilidade cardíaca ou respiratória, sangramento importante ativo ou agitação grave.[51]

No Brasil, o uso de cicloergômetro no ambiente hospitalar é bastante difundido entre os fisioterapeutas, contudo, há muitas dificuldades em estabelecer os critérios de segurança para essa prática, a começar pelos diferentes tipos de cicloergômetro usados nas instituições.[57] Existem hospitais que usam cicloergômetro motorizado/computadorizado, com possibilidade de ajuste da intensidade do exercício seja pela quantidade de rotações por minuto (por exemplo, 50 a 60 rpm) em que a velocidade é a variável que diferencia o esforço a ser vencido, ou pelo ajuste da potência (de 25 a 35 Watts), em que o pedal passa a ter um peso e esse então determina o empenho do paciente por haver uma resistência a ser vencida.[57] Além disso, há modelos motorizados em que é possível realizar a pedalagem de modo assistido e, conforme o paciente é capaz de tolerar a atividade, é possível progredir para o modo totalmente ativo.[61] Contudo, por limitações financeiras, muitas instituições possuem o cicloergômetro simples, nos quais não é possível delimitar a intensidade do esforço a ser aplicado, o que dificulta a progressão exata das atividades do programa de RP.

Independentemente do modelo de cicloergômetro a ser usado, durante cada sessão de ciclismo, os pacientes devem ser cuidadosamente monitorados quanto à segurança e às indicações de término da pedalagem, incluindo sinais de instabilidade cardíaca ou respiratória e, bem como deslocamento de materiais como cateteres ou tubo. É de suma importância registrar os sinais vitais (frequência cardíaca, pressão arterial), parâmetros fisiológicos (por exemplo, ventilação minuto) antes, durante e após as sessões.[51] Outra variável importante a ser usada é a escala de percepção de esforço de Borg[66] pode auxiliar os profissionais, bem como o próprio paciente a monitorar a fadiga de membros inferiores possivelmente presente ao longo da atividade, sendo indicado interromper a atividade caso o paciente venha relatar valor de 13 ou valor de seis pela escala de percepção de esforço de Borg modificada.[66]

Limitação

Apesar do cicloergômetro gerar benefícios funcionais observados pelos profissionais na prática clínica, o interesse científico para comprovar tais benefícios aumentou recentemente, ainda não sendo possível concluir quais as indicações e contraindicações para seu uso em pacientes críticos.[44]

Exercícios Resistidos

Visando o ganho de força muscular, a prática de exercícios resistidos (ER) com auxílio de halteres para membros superiores e inferiores ou com uso de resistência administrada manualmente pelo terapeuta, tem sido cada vez mais comum no ambiente hospitalar, inclusive como parte de protocolos de RP, já havendo evidências de que é uma prática viável, segura e benéfica, apesar de seus efeitos não estarem totalmente esclarecidos em pacientes críticos principalmente naqueles que ainda estão sob uso de VM e se recuperando da sedação. Acredita-se que a prática de ER combinada com a mobilização pode ser mais uma forma de RP com impactos positivos na funcionalidade desse paciente no momento da alta hospitalar.[67]

Por ser um método ainda pouco estudado, a maioria dos profissionais que usam o ER, se baseiam em protocolos usados em pacientes com doenças crônicas, como DPOC e IC, ou em indivíduos idosos, populações essas em que já está muito bem estabelecido os benefícios do exercício resistido, bem como os critérios de segurança pata início e interrupção das atividades.[66]

Em pacientes idosos hospitalizados foi demonstrado que o ER pode restaurar a força após o repouso no leito em idosos e, em pacientes com DPOC aumenta a capacidade de funcional e qualidade de vida, além de prevenir o descondicionamento músculo esquelético e cardiovascular durante o repouso no leito.[67]

Desse modo, a maioria dos profissionais tem usado ER com intensidade de treinamento em torno de 8 a 12 repetições com duas a cinco séries, havendo dois minutos de descanso entre as séries.[56] Quanto a escolha da carga dos halteres, é realizado o teste de 1-Repetição Máxima (1RM), e nos primeiros dias, são realizados exercícios com cargas leves, em torno de 50 a 60% de 1RM.[68] Em pacientes incapazes de realizar exercícios resistidos devido à falta de força ou compreensão, os fisioterapeutas usam movimento assistido ou facilitação táctil para estimular o movimento.

Referências atuais[68] confirmam o que tem sido visto na prática clínica da RP, que há uma tendência das equipes em usar ER combinado a um treinamento funcional orientado a tarefa, mesclando atividades de virar de um lado para o outro, transferir-se para o sentado, para cadeira, e para posição ortostática com ER de membros superiores e inferiores, duas séries, dez repetições, inicialmente em posição supino evoluindo para sentado a beira leito, com peso entre 0 e 600 g, conforme tolerância do paciente.[17,18,22,61]

Nesse cenário, a segurança de ER em pacientes críticos ainda é pouco esclarecida e, quanto aos ganhos funcionais, há indícios de que essa combinação não seja superior a um programa de RP baseado na funcionalidade do paciente.[27] O fato do ganho de força ser dependente da realização de ER por um longo período, como é visto nos pacientes ambulatoriais submetidos a programas de reabilitação com duração de 8 a 12 semanas, pode ser pouco relevante sua aplicação em pacientes de UTI que fariam o ER durante um curto período que seria o tempo de hospitalização, sendo extremamente variável, entre 7 e 28 dias, a depender de cada caso.[51] É eminente que os exercícios sejam realizados adequadamente, com o paciente bem posicionado, para que a biomecânica do movimento seja respeitada e não haja danos articulares consequentes.

Outra relevante orientação a ser seguida, é a realização de respirações adequadas durante o exercícios, pois muitos indivíduos tendem a fazer, de modo involuntário, a Manobra de Valsalva[69] como estratégia compensatória para conseguir realizar a tarefa. Agindo desse modo, o paciente pode apresentar tonturas, com risco de síncope, apresentar deslocamento de coágulos sanguíneos, ou sangramentos em sítios cirúrgicos e arritmias cardíacas. A elevação da pressão arterial durante os exercícios de resistência é menor se a respiração ocorrer durante a ação muscular, ou seja, durante as duas fases do movimento (concêntrica e excêntrica).[69,70] Pacientes incapazes de realizar exercícios resistidos devido à falta de força ou compreensão, os fisioterapeutas usavam movimento passivo ou facilitação táctil para estimular o movimento.

Deambulação e Caminhada

Em uma UTI, ao observarmos o comportamento dos pacientes, é possível inferir que há pouco incentivo para que fiquem em pé ou caminhem em momentos em que não estão em suas sessões de reabilitação. Como resultado, as sessões de RP são o principal contribuinte para sua atividade diária.

Alguns estudos têm já demonstrado que os pacientes passam a maior parte do dia inativos, sentados ou deitados.[39] Pacientes idosos caminham menos que dez minutos ao dia durante a sua permanência hospitalar[67] e, o mesmo é observado em pacientes com DPOC, que deambulam em média 10 a 14 minutos ao dia durante a internação hospitalar, fato esse que permite concluir que o mesmo deve acontecer com outros perfis de pacientes hospitalizados.[71] Diversas são as razões para a dificuldade em deambular no ambiente hospitalar que, vão desde a gravidade da doença associada a seus efeitos no sistema musculoesquelético, que favorecem o risco de quedas, junto ao medo de agravar sintomas, até a baixa confiança na capacidade em conseguir realizar tal atividade. Além disso, o ambiente hospitalar favorece o sedentarismo tanto pelo fato dos pacientes estarem utilizando dispositivos invasivos como cateteres, sondas, entre outros; como principalmente porque todos as necessidades fisiológicas do indivíduo como comer, beber e ir ao banheiro são realizadas na cama ou perto da cama.

Conhecendo os efeitos nocivos do imobilismo, promover a deambulação precoce na RP e implementar programas de caminhadas pode reduzir a inatividade física nesses pacientes e trazer resultados promissores em estudos posteriores.[7] Entretanto, novos estudos devem, portanto, fornecer uma nova visão sobre abordagens de tratamento específicas para melhorar a velocidade de andar e a distância em pacientes com fraqueza muscular adquirida na UTI.

Em idosos, a caminhada durante a internação hospitalar está emergindo como uma medida de maior capacidade preditiva de readmissão de 30 dias do que outras medidas de atividades da vida diária.[72]

Já tem sido observado que incrementar a deambulação parece ser um grande diferencial para evitar o declínio funcional.[73] Apesar de haver dúvidas em relação ao perfil de paciente, caminhar 20 minutos continuamente em uma única sessão, deambular 20 minutos duas vezes ao dia pode minimizar os *deficits* funcionais que estão associados a hospitalização o aumento da distância percorrida desde os primeiros dias de internação deve ser estimulado.[74]

O PAPEL DA REABILITAÇÃO PRECOCE NO DESMAME VENTILATÓRIO

A VM é uma importante intervenção de suporte avançado de vida que ajuda pacientes com insuficiência respiratória aguda a sobreviver a essa condição crítica, e é utilizada mundialmente em aproximadamente de 15 milhões de pacientes por ano.[75] Embora muitos pacientes que se recuperam de sua doença crítica inicial e sejam liberados do ventilador, aproximadamente 30% requerem um desmame prolongado. A VM prolongada está associada a um aumento do risco de morte, de desfechos funcionais ruins em longo prazo e custos mais elevados.[76]

No entanto, durante a fase aguda, o sistema neuromuscular da maioria dos pacientes com VM é negativamente afetado pela imobilização física prolongada e resulta em atrofia muscular, fraqueza e até paresia do músculo esquelético.

A fraqueza do diafragma é uma das principais causas de desmame difícil da VM e está associada a uma ampla variedade de fatores como sepse, analgésicos opioides, relaxantes musculares, síndrome de disfunção de múltiplos órgãos, bem como a assistência ventilatória em si, que suprime o esforço respiratório resulta em rápida atrofia do diafragma.[77] No entanto, essa fraqueza do diafragma reflete o impacto da fraqueza adquirida na UTI e não somente o efeito específico da VM.

Há muitos estudos que demonstram que a fraqueza muscular adquirida na UTI é fator independente associado a um maior tempo de ventilação mecânica (11 dias versus 8 dias) e aumento no tempo de internação hospitalar (36 dias versus 23 dias), além de maiores custos totais por paciente (US $23.277) aumento da mortalidade em um ano (30,6% versus 17,2%), além disso, pacientes que apresentam MRC com valores inferiores a 36, apresentam maior taxa de mortalidade em um ano após a alta hospitalar.[78]

Existe um grande corpo de evidências que relatam que um programa de RP interfere positivamente no tempo de permanência em VM, favorecendo acelerar no processo de recuperação funcional global e reduzindo o tempo de permanência na UTI e no hospital. Alterações musculares, tanto do diafragma quanto dos músculos periféricos foram identificadas nos primeiros dias de VM (3 a 7 dias), e por isso é plausível que medidas sejam tomadas precocemente.[79]

Contudo, ainda não há consenso entre os especialistas quanto ao melhor momento para implementar a RP, havendo muitos estudos que utilizaram critérios de inclusão baseados em um tempo de VM de 48 horas a quatro dias, o que pode interferir diretamente nos desfechos clínicos. Do mesmo modo, não está claro qual intervenção, tempo de intervenção ou dosagem é mais eficaz para contribuir com o desmame da VM. O tipo de intervenção, dosagem e tempo de RP deve ser melhor investigado futuramente em estudos maiores.

DA BANCADA PARA BEIRA DO LEITO

Estudos e pesquisas comprovam que, adequar os processos das intervenções da RP para a promoção de saúde e qualidade de vida, trazem os benefícios físicos, fisiológicos, cognitivos e emocionais, devendo incluir a participação dos médicos, fisioterapêutas, enfermeiros e terapeutas ocupacionais, pois as habilidades e competências técnicas são inerentes às especificidades desses profissionais, somando na potencialização dos resultados da RP.[80-82] A presença da equipe multidisciplinar, atuando de modo integrado, em uma UTI, proporciona melhora no *status* funcional do paciente para alta hospitalar.[83-85] Os ganhos funcionais otimizam procedimentos, reduzem custos com materiais e excesso de manipulação, além de aumentar a segurança do paciente em relação a diminuição de eventos adversos, como a redução do risco de quedas.

CONCLUSÃO

A RP promove melhora no *status* funcional e qualidade de vida para o paciente crítico, porém envolve um conjunto de práticas e abordagens que devem ser planejadas e aplicadas por profissionais especialistas. A atuação do fisioterapeuta e do terapeuta ocupacional em conjunto com a equipe da UTI deve ser aprimorada por meio do gerenciamento de protocolos e processos que viabilizem a aplicação e execução da RP, conforme os parâmetros estabelecidos nos estudos. A oferta de recursos tecnológicos, treinamento da equipe e a possibilidade de desenvolvimento de pesquisas são essenciais para a evolução e consolidação da RP.

REFERÊNCIAS BIBLIOGRÁFICAS

1. Desai SV, Law TJ, Needham DM. Long-term complications of critical care. Crit Care Med. 2011 Feb;39(2):371-9.
2. Bienvenu OJ, Colantuoni E, Mendez-Tellez PA, Dinglas VD, Shanholtz C, Husain N et al. Depressive symptoms and impaired physical function after acute lung injury: a 2-year longitudinal study. Am J Respir Crit Care Med. 2012 Mar 1;185(5):517-24.
3. Koch S, Spuler S, Deja M et al. Critical illness myopathy is frequent: accompanying neuropathy protracts ICU discharge. J Neurol Neurosurg Psychiatry. 2011;82:287-93.
4. Morris PE, Goad A, Thompson C et al. Early intensive care unit mobility therapy in the treatment of acute respiratory failure. Crit Care Med. 2008;36:2238-43.
5. Gosselink R, Bott J, Johnson M et al. Physiotherapy for adult patients with critical illness: recommendations of the European Respiratory Society and European Society of Intensive Care Medicine Task Force on Physiotherapy for Critically Ill Patients. Intensive Care Med. 2008;34:1188-99.
6. Needham DM. Mobilizing patients in the intensive care unit: improving neuromuscular weakness and physical function. JAMA. 2008;300:1685-90.

7. Schweickert WD, Pohlman MC, Pohlman AS et al. Early physical and occupational therapy in mechanically ventilated, critically ill patients: a randomised controlled trial. Lancet. 2009; 373;1874-82.
8. Burtin C, Clerckx B, Robbeets C et al. Early exercise in critically ill patients enhances short-term functional recovery. Crit Care Med. 2009;37:2499-505.
9. Morris PE, Griffin L, Berry M et al. Receiving early mobility during an intensive care unit admission is a predictor of improved outcomes in acute respiratory failure. Am J Med Sci. 2011;341:373-7.
10. Baldwin M, Wunsch H. Mortality after critical illness. In Stevens RD, Hart N, Herridge MS, editors. Textbook of post-ICU medicine: the legacy of critical care. United Kingdom: Oxford University Press; 2014. p.18-38.
11. Sarti TC, Vecina MVA, Ferreira PSN. Mobilização precoce em pacientes críticos. J Health Sci Inst. 2016;34(3):177-82.
12. Schweickert WD, Kress JP. Physical and occupational therapy in the ICU. In Stevens RD, Hart N, Herridge MS, editors. Textbook of post-ICU medicine: the legacy of critical care. United Kingdom: Oxford University Press; 2014. p.487-94.
13. Luque A, Gimenes AC, Reabilitação precoce na terapia intensiva. Pneumo Paul. 2013;27(1):44-8.
14. Tobar E, Alvarez E, Garrido M. Estimulação cognitiva e terapia ocupacional para a prevenção do delirium. Rev Bras Ter Intensiva. 2017;29(2):248-52.
15. Cazeiro APM, Peres PT. A terapia ocupacional na prevenção e no tratamento de complicações decorrentes da imobilização no leito. Cad Ter Ocup UFSCar. 2010;18(2):149-67.
16. Vesz PS, Costanzi M, Stolnik D, Dietrich C, Freitas KL, Silva LA et al. Aspectos funcionais e psicológicos imediatamente após alta da unidade de terapia intensiva: coorte prospectiva. Rev Bras Ter Intensiva. 2013;25(3):218-24.
17. Doiron KA, Hoffmann TC, Beller EM. Early intervention (mobilization or active exercise) for critically ill adults in the intensive care unit. Cochrane Database Syst Rev. 2018 Mar 27;3:CD010754.
18. Hermans G, Van Den Berghe, G. Clinical review: intensive care unit acquired weakness. Critical Care. 2015;19:274.
19. Team study investigators, Hodgson C, Bellomo R et al. Early mobilization and recovery in mechanically ventilated patients in the ICU: a bi-national, multi-centre, prospective cohort study. Crit Care. 2015 26 Feb;19:81.
20. Hodgson CL, Stiller K, Needham DM et al. Expert consensus and recommendations on safety criteria for active mobilization of mechani-cally ventilated critically ill adults. Crit Care. 2014;18(6):658.
21. Arias-Fernández P, Romero-Martin M, Gómez-Salgado J. et al Rehabilitation and early mobilization in the critical patient: systematic review. J Phys Ther Sci. 2018 Sep;30(9):1193-120.
22. Fraser D, Spiva L, Forman E et al. Original Research: Implementation of an Early Mobility Program in an ICU - Early mobilization of critically ill patients is feasible, safe, and benefits patients. Am J Nurs. 2015 Dec;115(12):49-58.
23. Sommers J, Engelbert RH, Dettling-Ihnenfeldt D, Gosselink R et al. Physiotherapy in the intensive care unit: an evidence-based, expert driven, practical statement and rehabilitation recommendations. Clin Rehabil. 2015;29:1051-63.
24. Green M, Marzano V, Leditschke IA et al. Mobilization of intensive care patients: a multidisciplinary practical guide for clinicians. J Multidiscip Healthc. 2016 25 May;9:247-5.
25. Gosselink RCB, Robbeets C, Vanhullenbusch T, Vanpee G, Segers J. Physiotherapy in the Intensive Care Unit. Neth J Int Care. 2011;15:9.
26. Hodgson CL, Tipping CJ. Physiotherapy management of intensive care unit-acquired weakness. J Physiother. 2017 Jan;63(1):4-10.
27. Tipping CJ, Harrold M, Holland A et al. The effects of active mobilisation and rehabilitation in ICU on mortality and function: a systematic review. Intensive Care Med. 2017 Feb;43(2):171-183.
28. Brock C, Marzano V, Green M et al. Defining new barriers to mobilisation in a highly active intensive care unit - have we found the ceiling? An observational study. Heart Lung. 2018 Jul-Aug;47(4):380-85.
29. Barber EA, Everad T, Holland AE, Barriers and facilitators to early mobilisation in Intensive Care: a qualitative study. Aust Crit Care. 2015 Nov;28(4):177-82;quiz 183.
30. Latronico N & Gosselink R. Abordagem dirigida para o diagnóstico de fraqueza muscular grave na unidade de terapia intensiva. Rev Bras Ter Intensiva. 2015;27(3):199-201.
31. Willem-Jan MS, Hieronymus WHVHD et al. Strategies to optimize respiratory muscle function in ICU patients. Critical Care. 2016;20:103.
32. Joskova V, Patkova A, Havel E et al. Critical evaluation of muscle mass loss as a prognostic marker of morbidity in critically ill patients and methods for its determination. J Rehabil Med. 2018 Aug 22;50(8):696-704.
33. Magahães PAF, Camillo CA, Langer D et al. Weaning failure and respiratory muscle function: What has been done and what can be improved? Respir Med. 2018 Jan;134:54-61.
34. Prabhu RK et al. Passive movements for the treatment and prevention of contractures. Cochrane Database Syst Rev. 2013;12:CD009331
35. Parry SM, Puthucheary ZA. The impact of extended bed rest on the musculoskeletal system in the critical care environment. Extrem Physiol Med. 2015 Oct 9;4:16.
36. Hermans G, Clerckx B, Vanhullebusch T, et al. Interobserver agreement of Medical Research Council sum-score and handgrip strength in the intensive care unit. Muscle Nerve. 2012 Jan;45(1):18-25.
37. Vanpee G, Hermans G, Segers J, Gosselink R. Assessment of limb muscle strength in critically ill patients: a systematic review. Crit Care Med. 2014;42(3):701-11.

38. Latronico N, Bolton CF. Critical illness polyneuropathy and myopathy: a major cause of muscle weakness and paralysis. Lancet Neurol. 2011;10(10):931-41.
39. Hashem MD, Nelliot A, Nedham DM. Early Mobilization and Rehabilitation in the ICU: Moving Back to the Future. Respir Care. 2016 Jul; 61(7): 971-9.
40. Borges RC, Carvalho CR, Colombo AS et al. Physical activity, muscle strength, and exercise capacity 3 months after severe sepsis and septic shock. Intensive Care Med. 2015 Aug;41(8):1433-44.
41. França EET, Ferrari FR, Fernandes Patrícia V et al. Força tarefa sobre a fisioterapia em pacientes críticos adultos: Diretrizes da Associação Brasileira de Fisioterapia Respiratória e Terapia Intensiva (ASSOBRAFIR) e Associação de Medicina Intensiva Brasileira (AMIB). 2009. Disponível em: http://www.amib.org.br/pdf/DEFIT.pdf
42. Kawaguchi YMF, Nawa RK, Figueuredo TB et al. Perme Intensive Care Unit Mobility Score e ICU Mobility Scale: tradução e adaptação cultural para a língua portuguesa falada no Brasil. J Bras Pneumol. 2016;42(6):429-34.
43. Perme CS, Southard RE, Joyce DL et al. Early mobilization of LVAD recipients who require prolonged mechanical ventilation. Tex Heart Inst J. 2006;33(2):130-3.
44. Jolley SE, Regan-Baggs J, Dickson RP, Hough CL. Medical intensive care unit clinician attitudes and perceived barriers towards early mobilization of critically ill patients: a cross-sectional survey study. BMC Anesthesiol. 2014 Oct 1;14:84.
45. Hickmann CE, Castanares-Zatanares-Zapatero D, Bialais E et al. Teamwork enables high level of early mobilization in critically ill patients. Ann Intensive Care. 2016 Dec;6(1):80.
46. De Backer D, Norrenberg M. Let's change our behaviors: From bed rest and heavy sedation to awake, spontaneously breathing and early mobilized Intensive Care Unit patients. Indian J Crit Care Med. 2014 Sep;18(9):558-9.
47. Berney SC, Rose JW, Bernhardt J et al. Prospective observation of physical activity in critically ill patients who were intubated for more than 48 hours. J Crit Care. 2015;30(4):658-63.
48. Camargo Pires-Neto R, Fogaça Kawaguchi YM, Fu Tanaka C et al. Very early passive cycling exercise in mechanically ventilated critically ill patients: physiological and safety aspects--a case series. PLoS One. 2013 Sep 9;8(9):e74182.
49. Mehrholz J, Thomas S, Burridge JH et al. Fitness and mobility training in patients with Intensive Care Unit-acquired muscle weakness (FITonICU): study protocol for a randomised controlled trial. Trials. 2016 Nov 24;17(1):559.
50. Denehy L, Berney S, Whitburn L, Edbrooke L. Quantifying physical activity levels of survivors of intensive care: a prospective observational study. Phys Ther. 2012;92:1507-17.
51. Forestieri P, Bolzan DW, Guizilini S et al. Neuromuscular electrical stimulation improves exercise tolerance in patients with advanced heart failure on continuous intravenous inotropic support use randomized controlled trial. Clin Rehabil. 2018 Jan;32(1):66-74.
52. Forestieri P, Guizilini S, Perez M et al. A Cycle Ergometer Exercise Program Improves Exercise Capacity and Inspiratory Muscle Function in Hospitalized Patients Awaiting Heart Transplantation: a Pilot Study. Braz J Cardiovasc Surg. 2016;31(5):389-95.
53. Toccolini BF, Osaku EF, De Macedo Costa CR et al. Passive orthostatism (tilt table) in critical patients: Clinicophysiologic evaluation. J Crit Care. 2015 Jun;30(3):655.e1-6.
54. Sommers J, Wieferink DC, Dongelmans DA et al. Body weight-supported bedside treadmill training facilitates ambulation in ICU patients: An interventional proof of concept study. J Crit Care. 2017. Oct;41:150-155.
55. Thomas P, Paratz J, Lipman J. Seated and semi-recumbent positioning of the ventilated intensive care patient - effect on gas exchange, respiratory mechanics and hemodynamics. Heart Lung. 2014 Mar-Apr;43(2):105-11.
56. Claire JT, Meg H et al. The effects of active mobilisation and rehabilitation in ICU on mortality and function: a systematic review. Intensive Care Med. 2017;43:171-183.
57. Machado ADS, Pires-Neto RC, Carvalho MTX et al. Effects that passive cycling exercise have on muscle strength, duration of mechanical ventilation, and length of hospital stay in critically ill patients: a randomized clinical trial. J Bras Pneumol. 2017;43(2):134-139.
58. Medrinal C, Combret Y, Prieur G et al. Comparison of exercise intensity during four early rehabilitation techniques in sedated and ventilated patients in ICU: a randomised crossover trial. Crit Care. 2018 Apr 27;22(1):110.
59. Hill K, Cavalheri V, Mathur S, Roig M et al. Neuromuscular electrostimulation for adults with chronic obstructive pulmonary disease. Cochrane Database Syst Rev. 2018 May 29;5:CD010821.
60. Patsaki I, Gerovasili V, Sidiras G et al. Effect of neuromuscular stimulation and individualized rehabilitation on muscle strength in Intensive Care Unit survivors: A randomized trial. J Crit Care. 2017 Aug;40:76-82.
61. Guillaume F, Florian B, Lea C et al. Effect of In-Bed Leg Cycling and Electrical Stimulation of the Quadriceps on Global Muscle Strength in Critically Ill Adults: A Randomized Clinical Trial. JAMA. 2018;320(4):368-78.
62. Sibinelli M, Maioral DC, Falcão AL et al. The effects of orthostatism in adult intensive care unit patients. Rev Bras Ter Intensiva. 2012 Mar;24(1):64-70.
63. Khan MH, Kunselman AR, Leueberguer UA et al. Attenuated sympa-thetic nerve responses after 24 hours of bed rest. Am J Physiol Heart Circ Physiol. 2002;282(6):H2210-H2215.
64. Sarafati C, Moore A, Pilorge C, Amaru P et al. Efficacy of early passive tilting in minimizing ICU-acquired weakness: A randomized controlled trial. J Crit Care. 2018;46:37-43.
65. Kho ME, Molloy AJ, Mccaughan M et al. TryCYCLE: preliminary results of early in-bed cycling with mechanically ventilated patients. J Crit Care 2015;30:1419.
66. Mccarthy B, Casey D, Devane D, Murphy K, et al. Pulmonary rehabilitation for chronic obstructive pulmonary disease. ochrane Database Syst Rev. 2015 Feb 23;(2):CD003793.

67. Ploutz-Snyder LL, Downs M, Ryder J, Hackney K et al. Integrated resistance and aerobic exercise protects fitness during bed rest. Medicine and science in sports and exercise. 2014;46(2):358-68.
68. Villumsen M, Jorgensin MG, Adreasen J et al. Very low levels of physical activity in older patients during hospitalization at an acute geriatric ward – a prospective cohort study. J Aging Phys Act. 2015 Oct;23(4):542-9.
69. Eggmann S, Verra ML, Luder G, Takala J et al. Effects of early, combined endurance and resistance training in mechanically ventilated, critically ill patients: A randomised controlled trial. PLoS One. 2018 Nov 14;13(11):e0207428.
70. Polito MD, Farinatti PTV. Comportamento da pressão arterial após exercícios contra-resistência: uma revisão sistemática sobre variáveis determinantes e possíveis mecanismos. Revista Brasileira de Medicina do Esporte. 2006;12(6): 386-92.
71. Polito MD, Farinatti PTV. Considerações Sobre a Medida da Pressão Arterial em Exercícios Contra-Resistência. Revista Brasileira de Medicina do Esporte. 2003;9(1):25-33.
72. Pitta F, Troosters T, Probst VS et al. Physical activity and hospitalization for exacerbation of COPD. Chest. 2006;129:536-39.
73. Fisher SR, Graham JE, Ottenbacher KJ et al. Inpatient walking activity to predict readmission in older adults. Arch Phys Med Rehabil. 2016;97(9 Suppl):S226-31.
74. Ley L, Khaw D, Duke M, Botti M. The dose of physical activity to minimise functional decline in older general medicine patients receiving 24-hr acute care: a systematic scoping review. Clin Nurs. 2019 Sep;28(17-18):3049-64.
75. Agmon M, Zisberg A, Gil E, Rand et al. Association between 900 steps a day and functional decline in older hospitalized patients. JAMA Intern Med. 2017 Feb 1;177(2):272-74.
76. Damuth E, Mitchell JA, Bartock JL et al. Long-term survival of critically ill patients treated with prolonged mechanical ventilation: a systematic review and meta-analysis. Lancet Respir Med. 2015;3:544-53
77. Dres M, Dubé B-P, Mayaux J, Delemazure J et al. Coexistence and impact of limb muscle and diaphragm weakness at time of liberation from mechanical ventilation in medical intensive care unit patients. Am J Respir Crit Care Med. 2017;195:57-66.
78. Kayambu G, Boots R, Paratz J. Physical therapy for the critically ill in the ICU: a systematic review and meta-analysis. Crit Care Med. 2013;41:1543-54.
79. Fontanela PC, Lisboa TC, Forgiarini-Júnior LA, Friedman G. Early mobilization practices of mechanically ventilated patients: a 1-day point-prevalence study in southern Brazil. Clinics (São Paulo). 2018 Oct 29;73:e241.
80. Gosselink R. Exercise and early rehabilitation in the intensive care unit. In Stevens RD, Hart N, Herridge MS, editors. Textbook of post-ICU medicine: the legacy of critical care. United Kingdom: Oxford University Press; 2014. p.507-21.
81. Bailey P, Thomsen GE, Spuhler VJ et al. Early activity is feasible and safe in respiratory failure patients. Crit Care Med. 2007;35:139-45
82. Needham DM. Mobilizing patients in the intensive care unit: improving neuromuscular weakness and physical function. JAMA. 2008;300:1685-90.
83. Thomsen GE, Snow GL, Rodriguez L, Hopkins RO. Patients with respiratory failure increase ambulation after transfer to an intensive care unit where early activity is a priority. Crit Care Med. 2008;36:1119-24.
84. Turner DA, Cheifetz IM, Rehder KJ et al. Active rehabilitation and physical therapy during extracorporeal membrane oxygenation while awaiting lung transplantation-a practical approach. Crit Care Med. 2011;39:2593-8.
85. Garzon-Serrano J, Ryan C, Waak K, et al. Early mobilization in critically ill patients: patients' mobilization level depends on health care provider's profession. PM R. 2011;3:307-13.

O PAPEL DA ESTIMULAÇÃO
Elétrica Neuromuscular

Márcio Luiz Ferreira De Camillis
Ricardo Wickert

ESTIMULAÇÃO ELÉTRICA NEUROMUSCULAR: UMA NOVA ESTRATÉGIA TERAPÊUTICA E DE REABILITAÇÃO NA UTI

Dentro do ambiente hospitalar, a taxa de sobrevida dos pacientes vem aumentando significativamente, em especial dentro das unidades de terapia intensiva (UTI). Cada vez mais os pacientes críticos e com maiores gravidades vem sobrevivendo devido ao avanço tecnológico e científico aplicado no tratamento das patologias.[1] Consequentemente, esse prolongamento da vida acarreta conjuntamente num aumento da permanência dentro da UTI, podendo ocasionar sérias desordens neuromusculares e piora da capacidade funcional geradas pelo imobilismo, mesmo após sua alta hospitalar.[2]

Pesquisas evidenciam que, em repouso completo e prolongado, o músculo perderá de 10% a 15% de força por semana e 50% entre a terceira e a quinta semana, sendo os músculos antigravitacionais os mais atingidos.[3]

A fraqueza muscular adquirida na UTI é uma complicação que acomete de 30% a 60% dos pacientes internados na UTI. Essa fraqueza pode ser causada por diversos fatores como: resposta inflamatória sistêmica, uso de sedoanalgesia e bloqueadores neuromusculares, distúrbios eletrolíticos, barreiras mecânicas que dificultem a mobilização e nutrição parenteral.[4]

A frequência e a gravidade da fraqueza neuromuscular que será adquirida pelo paciente podem ser amenizadas utilizando-se de alternativas e recursos fisioterapêuticos para prevenir e tratar tais acometimentos.[5]

A mobilização precoce vem se apresentando como grande recurso para minimizar essas complicações. Sendo até mesmo um benefício para redução do tempo de ventilação mecânica (VM) e dias de internação hospitalar. E, mesmo após a alta hospitalar, a mobilização precoce se mostra como efetiva nesse grupo de pacientes demonstrando uma força muscular periférica maior até mesmo alguns meses após a sua internação.[6] No entanto, a cooperação do paciente é necessária para uma intervenção essencial a ser aplicada e o ingresso de recursos terapêuticos alternativos pode ser uma ferramenta essencial para agregar na reabilitação desses pacientes que permanecem acamados por muito tempo e para aqueles que não podem colaborar.[7]

A estimulação elétrica neuromuscular (EENM) tem sido utilizada como ferramenta alternativa para estimulação e mobilização de pacientes acamados e até mesmo sedados inconscientes. Em pacientes que estão impossibilitados de realizar contração muscular voluntária, como acontece em pacientes críticos na fase aguda, a eletroestimulação neuromuscular pode ser utilizada para prevenir hipotrofia e melhorar a função muscular, proporcionando contração muscular involuntária e aumento da capacidade muscular oxidativa.[8]

TIPOS DE CORRENTES ELÉTRICAS

Em 1976, Yakov Kots se tornou famoso pelo uso de eletroestimulação no programa de treinamento de atletas russos e seus estudos resultantes foram divulgados nas Olimpíadas de Montreal. A corrente ficou popularmente conhecida como corrente russa e logo foi utilizada por outros países. De modo mais amplo tinha um propósito de treinamento esportivo generalizado. É uma corrente alternada (sinusoidal) de média frequência (2.500 Hz), que pode ser modulada por trens de estímulo (50 Hz = 50 trens por segundo) e é utilizada com fins de estimulação da contração muscular.[9]

Desde então pesquisas e desenvolvimento tecnológico criaram vários segmentos de estimuladores. Surgiram diversas nomenclaturas principalmente por questões comerciais. Basicamente o recurso consiste em estimulação elétrica neuromuscular (NMES) e a estimulação muscular elétrica (EMS) que também pode ser simplificada como eletroestimulação.[9]

Para esse estímulo, realizado por meio de uma corrente elétrica, existem uma série de parâmetros a serem ajustados. Com o propósito de acompanhar a evolução do tratamento e replicar a conduta, dados como amplitude, pulso, duração do pulso, frequência e duração do estímulo devem ser registrados.

Quanto aos tipos de correntes as nomenclaturas mais conhecidas historicamente são corrente farádica e corrente galvânica. Entretanto, com propósito de padronização e adequação às propriedades físicas de cada corrente são nominadas como corrente alternada (CA) e corrente direta (CD), respectivamente. Na CA ocorre uma inversão entre os pólos, logo a corrente flui primeiro em uma direção e depois em outra. Por ser emitida em altas frequências a corrente é melhor distribuída para os nervos motores devido à redução da impedância da pele. Na CD o fluxo de elétrons é sempre na mesma direção, sendo capaz de promover mudanças eletroquímicas sob os eletrodos. A corrente polarizada estimula a contração de músculos denervados.[10]

A FES é a corrente mais utilizada por apresentar um maior ajuste de duração de impulsos, o que acaba proporcionando ao terapeuta uma forma de aplicar a corrente mais adequada à especificidade de cada grupo muscular. Esse tipo de corrente também proporciona uma estimulação mais efetiva e confortável em pacientes com algum grau de acometimento, como os polineuropatas. Os impulsos elétricos são gerados com uma frequência de impulsos (Hz), que é ofertada em forma de "trens de pulso", no qual permite promover um recrutamento muscular mais efetivo e sustentado durante os períodos de estimulação (*on*) e relaxamento (*off*). Devemos determinar também a relação do tempo de contração e de relaxamento da musculatura que será trabalhada (ciclo *ON/OFF*).[10]

PRINCÍPIOS DA ELETROESTIMULAÇÃO

O princípio básico da eletroestimulação parte de uma indução à excitação dos músculos por meio de pulsos elétricos. Esses pulsos elétricos são transmitidos à superfície corporal pelo contato de eletrodos.[9]

Podemos avaliar a efetividade dos estímulos relacionando à ativação das unidades motoras do músculo almejado. Diversos fatores podem influenciar nessa ativação. Inicialmente devemos nos atentar à posição do eletrodo sobre o ponto motor ou mais próximo possível dele.[9]

O ponto motor é o local onde há menor impedância por parte dos tecidos. Assim facilita a passagem da corrente potencializando o estímulo. Essa baixa resistência torna a estimulação mais confortável ao paciente e possibilita o uso de maiores intensidades de corrente com melhores efeitos na contração muscular. Normalmente, o ponto motor se localiza no ventre do músculo e eventualmente na junção entre o terço superior e médio do ventre.[11]

Na estimulação elétrica, restringimos a atividade apenas ao músculo estimulado. Pacientes com áreas de lesões extensas podem ter músculos não comprometidos localmente estimulados ou tratados. A partir da titulação ideal do estímulo, o músculo não sofre com fatores como impacto, subutilização ou superestimação de suas capacidades, como pode ocorrer em treinamento durante exercícios. Essa titulação diz respeito principalmente a intensidade e duração das descargas elétricas. Essas podem desencadear potenciais de ação capazes de ativar as unidades motoras em sua totalidade em uma contração muscular sincronizada.[11]

Segundo Khaber,[12] durante a eletroestimulação a ordem hierárquica rígida do recrutamento é contornada.

Isso significa dizer que durante a estimulação elétrica, axônios de maiores diâmetros e que inervam as maiores fibras musculares de contração rápida tipo II, são ativadas primeiro. Esse processo é inverso à contração muscular em que as fibras musculares de contração lenta do tipo I (menores), são recrutadas antes.

EFEITOS DA ELETROESTIMULAÇÃO

A estimulação elétrica neuromuscular quando associada a exercícios ativos promove melhores resultados, pois, realiza dois tipos de treinamento num mesmo intervalo de tempo.[13]

Quando utilizada isoladamente, essa técnica recruta menor massa muscular quando comparada com os exercícios ativos, no entanto, apresenta como vantagem o baixo estresse ventilatório e cardíaco, tornando-se mais tolerável principalmente em pacientes mais graves.[14]

Em geral, a eletroestimulação neuromuscular contribui para a preservação da massa e força muscular de pacientes críticos. Foram observadas com essa técnica, uma melhora da força muscular e diminuição dos dias para o paciente sentar na cadeira, assim como menor tempo de ventilação mecânica e de internação na UTI.[15]

Quando analisados pós-alta hospitalar, a eletroestimulação pode proporcionar aos pacientes que utilizaram dessa técnica na UTI um maior número de atividades funcionais realizadas e maior distância de caminhada percorrida, promovendo assim, consequentemente, uma melhora na qualidade de vida.[16]

Alguns estudos apresentam resultados positivos da EENM sobre o ganho de força e resistência muscular. É possível observar que a aplicação diária dessa técnica impede a perda de força muscular e apresenta-se melhor quando associada a protocolos de exercícios resistidos para ganho de massa muscular.[17]

O fato da EENM prevenir a polineuromiopatia do doente crítico pode ser explicada pela liberação de citocinas inflamatórias liberadas na aplicação e distribuídas pela corrente sanguínea posteriormente.[18]

Resumidamente a EENM pode proporcionar para o doente crítico:

- prevenção da atrofia muscular;
- ganho de massa e força muscular;
- melhora da capacidade oxidativa muscular;
- redução de edema e processo inflamatório sistêmico;
- melhora da capacidade física;
- melhora da qualidade de vida durante a internação e pós-alta hospitalar.

Os principais resultados encontrados e objetivos relacionados à EENM encontram-se na Tabela 44.1.

PRINCÍPIOS PARA APLICAÇÃO CLÍNICA

- Seleção do equipamento e verificação de segurança: avalie os objetivos definidos para o paciente, área a ser estimulada e material selecionado. Verifique o funcionamento do aparelho antes de utilizar no paciente;

- Orientação ao paciente: explique o tratamento proposto, objetivos, funcionamento do recurso e possíveis estímulos que o paciente pode vir a sentir;

- Posicionamento do paciente;

- Preparo da pele: antes do tratamento, a pele deve ser limpa com água e sabão ou limpa com lenço umedecido com álcool;

- Eletrodos: selecione os eletrodos, na sequência apresentamos os diferentes modelos existentes. Eletrodos emborrachados que são de borracha siliconada impregnada com carbono; reutilizáveis e necessitam de um condutor (gel). Eletrodos de estanho e alumínio: esses são acoplados à pele com soro fisiológico. Eletrodos descartáveis, que aderem a pele do paciente e descartados após o uso;

- Colocação dos eletrodos: a posição ideal é junto ao ponto motor, com distância mínima de 5 cm entre os dois eletrodos;

- Ajuste do equipamento;

- Nunca maneje os eletrodos ligados e ativos, seja para reajuste ou para terminar o tratamento. O ajuste de intensidade deve estar zerado;

- Ao completar o tempo de estimulação desligamos o aparelho, retiramos os eletrodos e registramos todo o atendimento.

Tabela 44.1. Desfechos do uso da EENM em pacientes na unidade de terapia intensiva

Referência	Característica da Amostra	Intervenção	Desfecho	Resultados
Gerovasilli V e cols.[18] Crit Care, 2009	n = 26 (GI: 13; GC: 13). Pacientes DPOC graves (APACHE II >13) em VM	GI: sessão diária por 55 minutos de EENM nos MsIs. GC: não especificado. Tempo: 2º ao 9º dia de internação	Diâmetro muscular por meio da ultrassonografia	Diminuição do diâmetro muscular em ambos os grupos com perda maior no GC
Poulsen e cols.[8] Crit Care Med, 2011	n = 8 Pacientes na UTI com choque séptico em VM.	EENM unilateral (60min) com a coxa contralateral como controle. Tempo: 7 dias consecutivos	Avaliação da massa muscular por meio da tomografia computadorizada do quadríceps	Não houve diferença entre os valores pré e pós EENM no volume muscular entre os dois lados
Dirks ML e cols.[19] Clin Sci, 2015	n = 6 Pacientes sedados, internados por mais de 72 horas na UTI	EENM unilateral, duas vezes ao dia, no quadríceps. Tempo: 7 dias	Avaliação da área de secção transversa por meio de biópsia comparativa dos dois membros	A perna estimulada com EENM não apresentou atrofia muscular, enquanto o membro controle apresentou atrofia muscular
Rodrigues PO, e cols.[20] Crit Care, 2012	n: 16 Pacientes sedados em VM por mais de 48 horas.	EENM unilateral de bíceps e quadríceps duas vezes ao dia. Tempo: 13 dias	Avaliada circunferência do membro estimulado, avaliação por ultrassonografia e MRC	O bíceps e quadríceps estimulado com EENM apresentaram força maior que o lado não estimulado
Segers J e cols.[21] Crit Care, 2014	n = 50 Pacientes internados por mais de 6 dias na UTI	EENM bilateral de quadríceps por 25 minutos, duas vezes ao dia Tempo: 5 dias	Verificar a viabilidade e segurança da EENM em pacientes críticos	m 50% dos pacientes foi obtida uma contração de quadríceps adequada. Os pacientes edemaciados, sépticos e utilizando vasopressor tiveram uma menor contração visível do quadríceps
Routsi e cols.[5] Crit Care, 2010	n = 140 (GC: 72; GI: 68) Pacientes internados por mais de 24 horas no UTI	GI: EENM no vasto lateral, vasto medial e fibular longo, diariamente durante 55 minutos até a alta da UTI. GC: Sem intervenções	Avaliar a eficácia da EENM na prevenção da polineuromiopatia da doença crítica	A EENM previne o surgimento da polineuropatia e diminui o tempo de ventilação mecânica na UTI

RISCOS DO RECURSO

A seguir, apresentamos algumas contraindicações relativas e absolutas que devem ser respeitadas pelo fato de oferecerem riscos à saúde do paciente:

- marca-passo;
- doença cardiovascular e vascular periférica;
- áreas com doença neoplásica;
- doenças de pele, pele desvitalizada ou mesmo infecção ou inflamação que impeça o contato com eletrodos;
- pacientes com monitorização cardíaca não devem ser estimulados no tronco;
- pacientes sedados ou em estado de coma que não podem dar um *feedback* quanto a intensidade da dosagem, a estimulação deve acontecer até ocorrer contração muscular, caso isso não ocorra o tratamento é contra indicado.

Todos os parâmetros ajustados no aparelho de EENM, tais como, duração de pulso, frequência, intensidade do estímulo e o ciclo *ON/OFF* influenciam de modo direto no programa e desfecho de um programa de treinamento com eletroestimulador, podendo definir nestes parâmetros o sucesso ou insucesso da terapêutica (Tabela 44.2).

Conforme a Tabela 44.2, a maioria dos estudos nos relata a aplicação da EENM por um período de 30 até 120 minutos, com T: 200 a 500 µs, F variando entre 35 e 100 Hz, TOn de 2 até 15 segundos de contração e 4 a 25 segundos de relaxamento. Nos estudos atuais, a maioria dos grupos musculares trabalhados é o quadríceps e o fibular longo em membros inferiores e bíceps braquial

Tabela 44.2. Parâmetros, tempo de aplicação e músculos estimulados encontrados nos estudos referentes a eletroestimulação em pacientes críticos

Referência	Tempo de terapia (minutos)	Músculos estimulados	T (µs)	F (Hz)	TOn (s)	TOff (s)
Gerovasili V e cols.[18] 2009	55	Quadríceps Fibular longo	400	45	12	6
Gruther W e cols.[5] 2010	30 a 60	Quadríceps	350	50	8	24
Rousti C e cols.[15] 2010	55	Quadríceps Fibular longo	400	45	1,6	6
Dirks ML e cols.[19] 2015	30	Quadríceps	350	50	5	10
Rodrigues PO[20] 2012	30	Bíceps braquial Quadríceps	300	100	2	4
Pousen JB e cols.[8] 2011	60	Quadríceps	300	35	4	6
Meesen RL e cols[22] 2010	30	Quadríceps	300	80	10	20
Karatzanos E e cols.[14] 2012	55	Quadríceps Fibular longo	400	45	12	6
Strasser E e cols.[23] 2009	30	Quadríceps	250	50	8	4
Khaber A e cols.[12] 2013	60	Quadríceps	200	50	15	---
Neder JA e cols.[24] 2002	30	Quadríceps	350	50	5	25
Nuhr MJ e cols.[25] 2004	120	Isquiotibiais Quadríceps	500	15	2	4
Segers J e cols.[21] 2014	25	Quadríceps	400	50	8	20

T: largura de pulso em microssegundos; F: frequência em Hertz; TOn: tempo de contração; TOff: tempo de repouso.

em membros superiores, no entanto, podemos destacar também o uso da EENM em outros grupos musculares, tais como, tibial anterior como modo preventivo de formação do pé equino e retração de gastrocnêmios facilitando assim na melhora da marcha no momento devido da reabilitação (Figuras 44.1 e 44.2).

Outro grupo muscular favorecido com o uso da EENM, é o dos músculos respiratórios, como peitoral, abdominal e diafragma. Quando estimulados com EENM esses músculos podem apresentar aumento do diâmetro de suas fibras musculares repercutindo em melhora da pressão inspiratória e expiratória máxima e até mesmo melhora da condição de tosse por aumento de força da musculatura abdominal. O aumento de força muscular respiratória repercute diretamente para abreviar a retirada do paciente da ventilação mecânica.

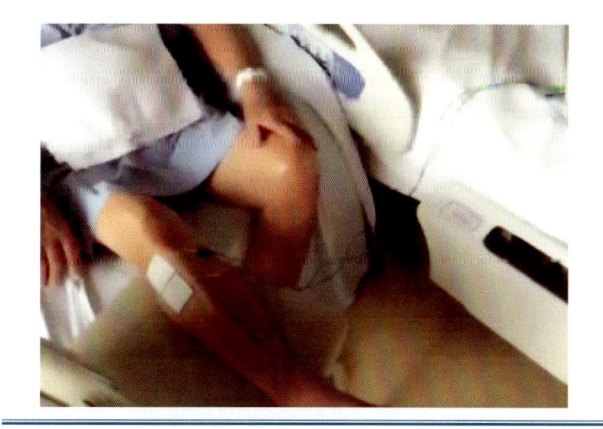

Figura 44.1. Posicionamento dos eletrodos para EENM de tibial anterior.

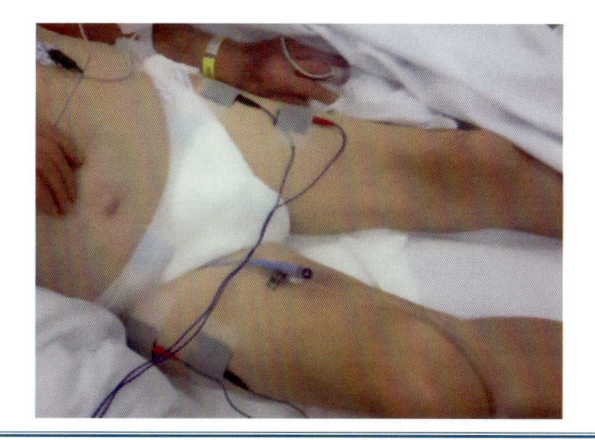

Figura 44.2. Posicionamento dos eletrodos para EENM de vasto medial.

A EENM no diafragma tem as suas particularidades, principalmente no modo de aplicação e parâmetros utilizados.

Quanto aos parâmetros da aplicação no diafragma, a frequência varia de 30 a 50Hz, a largura de pulso entre 0,4 e 1,2µs. O TOn apresentou-se nos estudos entre 0,7 e 3 segundos com tempo de aplicação da técnica de 15 a 30 minutos (Tabela 44.3).

Tabela 44.3. Parâmetros e tempo de aplicação da EENM no diafragma

Autor	Tempo de Terapia (minutos)	T (µs)	F (Hz)	Tempo de subida (segundos)
Cancelliero e cols.,[26] 2013	30	0,4	30	0,7
Costa e cols.,[28] 2009	30	1,2	30	0,7
Peres e Kojina,[29] 2009	15	1,2	30	0,7
Dos Santos, LA[27] 2010	20	0,4	30	0,7
Meireles e cols.,[7] 2012	15	0,4	40	3

REFERÊNCIAS BIBLIOGRÁFICAS

1. Desai SV, Law TJ, Needham DM. Long-term complications of critical care. Crit Care Med. 2011 Feb;39(2):371-9.
2. Adler J, Malone D. Early mobilization in the intensive care unit: a systematic review. Cardiopulm Phys Ther J. 2012;23(1):5-13.
3. Hermans G, Van den Berghe G. Clinical review: intensive care unit acquired weakness. Crit Care. 2015;19:274.
4. Gosselink R, Bott J, Johnson M, Dean E, Nava S, Norrenberg M et al. Physiotherapy for adult patients with critical illness: Recommendations of the European Respiratory Society and European Society of Intensive Care Medicine Task Force on Physiotherapy for Critically Ill Patient. Intensive Care Med. 2008 Jul;34(7):1188-99.
5. Gruther W, Kainberger F, Fialka-Moser V, Paternostro-Sluga T, Quittan M, Spiss C, Crevenna R. Effects of neuromuscular electrical stimulation on muscle Layer thickness of knee extensor muscles in intensive care unit patients: a pilot study. J Rehabil Med. 2010 Jun;42(6):593-7.
6. Feliciano VA et al. The influence of early mobilization in length of stay in the Intensive Care Unit. ASSOBRAFIR Ciência. 2012 Ago; 3(2):31-42.
7. De Meireles ALF et al. Eficácia da eletroestimulação muscular expiratória na tosse de pacientes após acidente vascular encefálico. Fisioter Pesq. 2012;9(4):314-19.
8. Poulsen JB, Moller K, Jensen CV, Kehlet H, Perner A. Effect of transcutaneous electrical muscle stimulation on muscle volume in patients with septic shock. CriticalCare Medicine. 2011 Mar; 39(3):456-61.
9. Artioli DP. O uso da corrente polarizada na Fisioterapia, Rev Bras Clin Med. São Paulo, 2011 nov-dez;9(6):428-31
10. Matheus JPC, Gomide JR, Oliveira JGP, Shimano AC. Efeitos da estimulação elétrica neuromuscular durante a imobilização nas propriedades mecânicas do músculo esquelético. Rev Bras Med Esporte. 2007;13(1):55-9.
11. Guyton A. Fisiologia Humana. São Paulo: Guanabara Koogan, 1988.
12. Khaber A, Abdelaziz H, Abouelela AMZ, Abdelkarim EM. Effect of electrical muscle stimulation on prevention of ICU acquired muscle weakness and facilitating weaning from mechanical ventilation. Alexandria J Med. 2013 Dec;49(4):309-15.
13. Carvalho de Abreu DC, Junior AC, Rondina JM, Cendes F. Muscle hypertrophy in quadriplegics with combined electrical stimulation and body weight support training. Int J Rehabil Res. 2008 Jun;31(2):171-5.
14. Karatzanos E1, Gerovasili V, Zervakis D, Tripodaki ES, Apostolou K, Vasileiadis I, et al. Electrical muscle stimulation: an effective form of exercise and early mobilization to preserve muscle strength in critically ill patients. Crit Care Res Pract. 2012;2012:432-752
15. Routsi C, et al. Electrical muscle stimulation prevents critical illness polyneuromyopathy: a randomized parallel intervention trial. Crit Care. 2010;14(2):R74.
16. Schweickert WD1, Pohlman MC, Pohlman AS, Nigos C, Pawlik AJ, Esbrook C et al. Early physical and occupational therapy in mechanically ventilated, critically ill patients: a randomized controlled trial. Lancet. 2009;373(9678):1874-82.
17. Maffiuletti NA, Roig M, Karatzanos E, Nanas S. Neuromuscular electrical stimulation for preventing skeletal-muscle weakness and wasting in critically ill patients: a systematic review. BMC Med. 2013 May;11:137.
18. Gerovasilli V, Tripodaki E, Karatzanos E, Pitsolis T, Markaki V, Zervakis D, et al. Short-term systemic effect of electrical muscle stimulation in critically ill patients. Chest. 2009 Nov;136(5):1249-56. Epub 2009 Aug 26.
19. Dirks ML, Hansen D, Van Assche A, Dendale P, Van Loon LJ. Neuromuscular electrical stimulation prevents muscle wasting in critically ill comatose patients. Clin Sci (Lond). 2015 Mar;128(6):357-65.
20. Rodriguez PO, Setten M, Maskin LP, Bonelli I, Vidomlansky SR, Attie S, Frosiani SL, Kozima S, Valentini R. Muscle weakness in septic patients requiring mechanical ventilation: protective effect of transcutaneous neuromuscular electrical stimulation. J Crit Care. 2012 Jun;27(3):319.e1-8.
21. Segers J, Hermans G, Bruyninckx F, Meyfroidt Geert, Langer D, Gosselink R. Feasibility of neuromuscular electrical stimulation in critically ill patients. J Crit Care. 2014 Dec;29(6):1082-8.
22. Meesen RL, Dendale P, Cuypers K, Berger J, Hermans A, Thijs H, Levin O. Neuromuscular electrical stimulation as a possible means to prevent muscle tissue wasting in artificially ventilated and sedated patients in the intensive care unit: A pilot study. Neuromodulation. 2010 Oct;13(4):315-2
23. Strasser M, Stättner S, Karner J, Klimpfinger M, Freynhofer M, Zaller V et al. Neuromuscular electrical stimulation reduces skeletal muscle protein degradation and stimulates insulin-like growth factors in an age and current-dependent manner: a randomized, controlled clinical trial in major abdominal surgical patients. [abstract]. Ann Surg. 2009 May;249(5):738-43.
24. Neder JA, Sword D, Ward SA, Mackay E, Cochrane LM, Clark CJ. Home based neuromuscular electrical stimulation as a new rehabilitative strategy for severely disabled patients with chronic obstructive pulmonary disease (COPD). Thorax. 2002 Apr;57(4):333-7.
25. Nuhr M, Crevenna R, Gohlsch B, Bittner ., Pleiner J, Wiesinger G et al. Functional and biochemical properties of chronically stimulated human skeletal muscle Eur. J. Appl. Physiol. 2003;89(2):202-8.
26. Cancelliero KM, Ike D, Costa D. Efeito da estimulação diafragmática elétrica transcutânea em parâmetros respiratórios de pacientes com doença pulmonar obstrutiva crônica. Fisioter Pesqui. 2013;20:322-9.
27. Santos LA, Borgi JR, Daister JLN, Forti EMP. Efeitos da estimulação diafragmática elétrica transcutânea na função pulmonar em idosos. Rev. Bras. Geriatr. Gerontol. 2013;16(3):495-502.
28. Costa D, Forti EMP, Barbalho-Moulim MC, Rasera-Junior I. Estudo dos volumes pulmonares e da mobilidade toracoab-

dominal de portadoras de obesidade mórbida, submetidas à cirurgia bariátrica, tratadas com duas diferentes técnicas de fisioterapia. Rev Bras Fisioter. 2009;13:294-300.

29. Peres P, Kojina TY. Uso de eletroestimulação transcutânea diafragmática em pós-operatório de revascularização do miocárdio. Saúde Pesq. 2009;2:53-7.

O PAPEL DO FAMILIAR NA UTI

Regis Goulart Rosa
Renata Kochhann
Marcelo Kern
Cassiano Teixeira

INTRODUÇÃO

Há poucos momentos na vida de uma pessoa que demandam mais a presença de um familiar próximo do que durante o curso de uma doença crítica. A admissão em uma unidade de terapia intensiva (UTI) tem o potencial de despertar, tanto em pacientes como em seus familiares, uma série de reações entre as quais se podem citar medo, tristeza, incerteza, angústia, negação e revolta.[1-3] A interação desarmônica desses sentimentos com um ambiente de restrição de contato familiar, amplificada por contextos de desinformação, pode resultar em importante morbidade psicológica para os pacientes e seus familiares, incluindo estresse agudo, estresse pós-traumático, depressão e ansiedade.[4-6]

O maior contato do enfermo com seu ente querido, nesse momento tão delicado, pode contribuir, por meio do acesso à informação, do suporte às tomadas de decisão, da individualização do cuidado e da legitimação das emoções, para amenização de mediadores de estresse psicológico e para melhoria dos cuidados prestados aos pacientes. Além disso, a permissão de maior acesso do paciente a sua rede social pode se constituir muito valiosa por garantir dignidade a uma das características mais importantes que o definem como ser humano: a capacidade de manter suas inter-relações pessoais.

Este capítulo se dispõe a discutir o papel dos familiares na UTI: desde a justificativa ética de sua maior presença junto ao paciente gravemente enfermo até os desafios para implementação dos cuidados assistenciais centrados nas necessidades dos pacientes e de seus familiares.

SER HUMANO NA UTI

O que nos faz sentirmos vivos como indivíduos únicos? A capacidade de compreender e refletir sobre o ambiente em que vivemos e o modo de nos relacionarmos politicamente com os demais indivíduos e a natureza, para assim sermos reconhecidos como somos, é provavelmente a melhor resposta para essa pergunta. A possibilidade de receber e sentir diferentes afetos é a expressão mais importante desse relacionamento político.

Ao ousar escrever sobre justificativas éticas para a maior presença e interação dos familiares nos processos assistenciais hospitalares, principalmente no contexto de UTI, logo nos vem as seguintes perguntas: Quem autorizou o isolamento de pacientes nessas instituições? Por quê? Imediatamente surge a comparação com estruturas sociais nas quais, de algum modo, ocorre um processo de desidentificação do indivíduo, semelhante ao que se dá nos pacientes criticamente enfermos. Essas estruturas recebem autoridade e poder a ponto de se apropriar, de modo nem sempre legítima, do indivíduo. Isso é o que ocorre em presídios, organizações militares, antigos manicômios e, de modo extremo e mais radical, o que se deu nos campos de concentração da 2ª Grande Guerra Mundial. Nesses locais, poderiam nos raspar o cabelo, nos dar um "nome de guerra", um número e um uniforme. Manter a identidade individual nessas condições passa a ser uma tarefa quase impossível. É como se "morrêssemos" de algum modo.

Nos hospitais, principalmente nas UTIs, a estrutura assistencial, pela justificativa de proporcionar atendimento especializado por pessoas preparadas a lidar com enfermidades graves, se apodera do paciente, restringindo visitas e interações com o ambiente, dando-lhe um número de identificação (por exemplo, um leito ou quarto) e privando-o de suas relações político-afetivas. Entendemos que essa prática constitui um recurso utilizado pelo hospital para ter atenção mais ampla e controle sobre os aspectos que interferem na recuperação do paciente. Mas a que custo?

Para Giorgio Agamben,[7] estar vivo não se refere apenas a noções médicas ou científicas. Atributos políticos e filosóficos são muito mais específicos ao ser humano, sendo, portanto, o que nos diferencia mais precisamente dos demais animais. A vida despida de relação política, uma vida apenas biológica, nos reduz a uma vida nua, desidentificada e solitária e, por vezes, sem propósito.

Estudos clínicos estão em andamento, no sentido de verificar se a melhor interação do paciente com o ambiente e o restabelecimento das suas relações políticas nas UTIs, por meio da presença mais frequente da família nos processos assistenciais, resultam em melhores desfechos clínicos. Se os resultados de tais estudos, no que se refere a desfechos clínicos, frustrarem as expectativas da comunidade médico-científica, mesmo assim a tentativa de restabelecer prerrogativas fundamentais da vida humana, em um momento tão difícil para o indivíduo que é o da possibilidade iminente da morte, justificam inteiramente essa mudança de prática assistencial.

POLÍTICAS DE VISITAÇÃO FAMILIAR EM UTIs

No mundo inteiro, a visita ao paciente internado em UTI ocorre mais frequentemente em horários pré-definidos seguindo uma lógica restritiva na qual os familiares têm acesso ao paciente apenas durante poucos momentos durante o dia.[8-11] Estudo realizado, na Holanda, verificou que 87% das 74 UTIs participantes relataram possuir políticas restritivas de visitação familiar (< 5 h/dia).[8] Dados semelhantes foram encontrados em pesquisa realizada, no Reino Unido, com 206 hospitais, a qual encontrou horários de visitação familiar inferiores a quatro horas por dia em 80% das UTIs participantes.[9] Na França e nos Estados Unidos, os estudos apontam para maior ocorrência de flexibilização dos horários de visita familiar na UTI, mas ainda em taxas aquém do ideal. Pesquisa realizada com 188 UTIs francesas demonstrou que 23% dessas apresentavam política liberal de visitação ao paciente (24 h/dia).[10] Nos Estados Unidos, 32% das UTIs de 171 hospitais da região da Nova Inglaterra informaram não possuir restrições de horários para visita familiar na UTI.[11] Congruente com esse cenário mundial, a maioria das UTIs brasileiras possuem horários restritos de visitação ao paciente internado variando de 30 a 60 minutos, por duas a três vezes ao dia.[12] De modo alarmante, apenas cerca de 2% das UTIs brasileiras relataram possuir modelos de visitação sem restrição à permanência de familiares. A Tabela 45.1 resume os estudos epidemiológicos sobre política de visitação nas UTIs do mundo.

Tabela 45.1. Pesquisas nacionais sobre políticas de visitação nas UTIs

País	Jornal, ano de publicação	Nº UTIs	Visita restrita
França	Intensive Care Med, 2002	96	97%
Espanha	Enferm Intensiva, 2005	98	95%
EUA	Crit Care Med, 2007	171	68%
Itália	Intensive Care Med, 2008	257	99,6%
Reino Unido	Anaesthesia, 2010	206	80,1%
Holanda	Intens Crit Care Nurs, 2011	55	85,7
EUA	Crit Care, 2013	606	89,6%
Brasil	Rev Bras Ter Intensiva, 2014	162	97,4%
Espanha	Rev Calid Asist, 2015	131	96,2%

EFICÁCIA E SEGURANÇA DE MODELOS DE FLEXIBILIZAÇÃO DA VISITA FAMILIAR

A política restritiva de visitação familiar na UTI se fundamenta no risco teórico de aumento do estresse fisiológico, do prejuízo à organização do cuidado ao doente crítico e do risco de complicações infecciosas ocasionados pelo maior tempo de permanência dos familiares dentro da UTI.[13] Contudo, a despeito de uma maior percepção dos profissionais de UTI de aumento da carga de trabalho, esses riscos teóricos não são confirmados por experiências de flexibilização dos horários de visitação em UTIs da América do Norte, Europa e Brasil.[14-20] Pelo contrário, modelos de flexibilização da visitação familiar na UTI têm demonstrado sugerido impactar positivamente em desfechos clínicos, principalmente em cuidadores e familiares.

Os modelos de flexibilização dos horários de visitação familiar em UTI são variados. Encontra-se na literatura desde modelos de liberação parcial da visita familiar (> 4 a 5 h/dia, por exemplo) até modelos que preconizam a abolição total de qualquer restrição de permanência do familiar junto ao paciente (24 h/dia).

Um dos principais benefícios encontrados em experiências de flexibilização da visitação familiar em UTIs é a maior satisfação para familiares e pacientes. Em um estudo do tipo antes e depois, maiores escores de satisfação familiar foram obtidos durante o período de visita familiar flexível comparativamente ao período de visita familiar restrita.[15] Em outro estudo, em uma UTI com política de visita familiar liberal, pacientes demonstraram-se extremamente satisfeitos com a presença de familiares na UTI.[14] Segundo os pacientes dessa pesquisa, a presença dos familiares na UTI contribuiu para tranquiliza-los, entender melhor as informações sobre seu estado de saúde e serem melhor entendidos pela equipe assistencial. Interessantemente, os pacientes não perceberam a maior presença dos familiares como barreira à privacidade ou à necessidade de repouso.

Outro potencial benefício de modelos de flexibilização da visita familiar na UTI é o da prevenção de delirium, um modo de disfunção cerebral agudo associado a piores desfechos em curto, médio e longo prazo. Em um estudo de coorte multicêntrico, a ausência de visita familiar se constituiu fator de risco independente para ocorrência de delirium durante a internação na UTI.[21] Em um estudo do tipo antes e depois, a mudança da política de visita familiar na UTI de um modelo restritivo (4,5 h/dia) para um modelo flexível (12 h/dia) resultou em redução de 50% na incidência cumulativa de delirium.[18] Esse efeito da maior presença familiar na prevenção de delirium foi mais proeminente em idosos (idade > 65 anos), pacientes mais graves (escore APACHE-II > 15 pontos) e pacientes que necessitaram de menos sedoanalgesia. Os pacientes com delirium também se beneficiaram, pois houve redução significativa da duração de delirium para aqueles admitidos no período de visita familiar ampliada. Nesse sentido, se hipotetiza que a presença do familiar na UTI possa ter o potencial de prevenir delirium por meio de mecanismos diversos tais como: reorientação temporal e espacial, redução de ansiedade, melhor controle da dor do paciente e maior conhecimento da equipe assistencial dos fatores de risco para delirium (uso de determinados medicamentos ou abstinências, por exemplo).

Com relação à segurança da adoção de um modelo flexível de visitação familiar na UTI, de modo geral, estudos demonstram resultados satisfatórios. Um estudo brasileiro com mais de 70 UTIs, demonstrou associação entre alta eficiência e performance com a adoção de políticas de visitação familiar sem restrições.[22] Um estudo italiano demonstrou redução de complicações cardiovasculares em pacientes admitidos durante o período de visitação liberal comparativamente a pacientes admitidos durante o período de visitação restrita.[16] Quanto ao risco de infecção, apesar de um estudo ter evidenciado maior taxa de contaminação do ambiente de UTI devido à maior presença de familiares,[16] nenhum estudo publicado até o momento demonstrou associação entre políticas de flexibilização dos horários de visita e maior risco de infecção nos pacientes.[16-18]

Quanto ao impacto na equipe assistencial na UTI, os resultados são controversos. Alguns estudos apontam para uma maior percepção de aumento da carga de trabalho e estresse ocupacional, enquanto outros falham em demonstrar tais associações.[15,19,20] Um estudo antes e depois evidenciou pequeno, mas significativo, aumento nos níveis de burnout na equipe assistencial após instituição de liberação parcial da visita familiar na UTI.[20] Contudo, nesse mesmo estudo, médicos e enfermeiros descreveram a política de flexibilização familiar na UTI como positiva, optando por mantê-la como rotina assistencial após o término do estudo. Interessantemente, uma pesquisa realizada em uma UTI brasileira com política liberal de visitação familiar encontrou que 84% dos profissionais de saúde entrevistados gostariam de receber treinamento para melhor se comunicarem com os familiares no contexto de visita familiar liberal na UTI.[19] Esse dado demonstra a importância e carência da qualificação dos profissionais de saúde para uma apropriada interação com familiares dentro da UTI.

FAMILIARES DENTRO DA UTI

A maior presença dos familiares na UTI pode se constituir em uma excelente oportunidade para melhoria da qualidade assistencial. O carinho transmitido por alguém do contexto familiar pode atuar sinergicamente com o suporte intensivo, transformando-se, assim, em um cuidado de excelência e mais humanizado.

A maior interação dos familiares com a equipe multidisciplinar da UTI tem o potencial de melhorar o entendimento dos profissionais da UTI em relação aos pacientes: maior detalhamento da história da doença atual, esclarecimento sobre doenças prévias, limitações físicas e uso de medicamentos. Nessa perspectiva, experiências de participação dos familiares em *rounds* multidisciplinares têm se demonstrado seguras e potencialmente eficazes na busca de uma assistência focada nas necessidades dos pacientes e seus familiares.[23]

O processo de informação sobre o estado de saúde do paciente, tanto para familiares quanto para o próprio paciente, também pode ser beneficiado pela maior presença do familiar na UTI. O surgimento de maiores oportunidades de comunicação ajuda a manter o familiar adequadamente informado sobre a evolução do quadro clínico do paciente. Esse aspecto pode contribuir para participação mais segura do familiar nos processos de decisões diagnósticas e terapêuticas na UTI. O paciente também pode ser beneficiado nesse contexto, uma vez que o familiar pode contribuir para adequada comunicação ao paciente de informações relacionadas ao seu estado de saúde por meio de uma linguagem mais acessível. A troca de informações entre profissionais e familiares auxilia esses a melhor entenderem a condição do paciente e assimilar a informação médica e, com isso, possibilitar que eles forneçam maior suporte aos pacientes internados por meio da transmissão de seus sentimentos e apoio para sua recuperação.[24]

O envolvimento do familiar em processos de cuidados assistenciais básicos (por exemplo, alimentação, banho, medidas de prevenção de *delirium*) em caso de vontade do paciente e do próprio familiar, pode igualmente se constituir em uma estratégia de qualificação da assistência, uma vez que a participação do familiar nos cuidados do paciente internado na UTI vai de encontro à preferência da maioria dos pacientes.[25,26] Além disso, a participação do familiar, supervisionada pela equipe da UTI, em pequenas atividades de cuidado tem o potencial de despertar mecanismos de defesa maduros, tais como o altruísmo e a sublimação que podem proteger o familiar de distúrbios psicológicos relacionados ao estresse da UTI e da doença aguda.

Por fim, a interação com os familiares do paciente internado na UTI, pode possibilitar a identificação, por parte da equipe de profissionais da UTI, de familiares que necessitam de acompanhamento especializado devido a um alto risco de ocorrência de ansiedade, depressão e estresse pós-traumático. Assim como a identificação do desejo de acompanhamento religioso, principalmente em casos terminais, quando a necessidade de conforto espiritual é mais evidente.[27] Nesse contexto pode ser observado que em algumas situações especiais, como a terminalidade, já é permitida pelo *staff* das UTIs a permanência de um familiar além dos horários formais de visitação restrita. Um estudo demonstrou que os familiares dos pacientes que morreram na UTI ficaram mais satisfeitos com a experiência da UTI do que os familiares de sobreviventes da UTI.[28] Os motivos estavam relacionados aos aspectos dos cuidados centrados nos familiares que podem ocorrer quando esses permanecem mais tempo dentro da unidade.

DESAFIOS PARA IMPLEMENTAÇÃO DE UMA POLÍTICA DE FLEXIBILIZAÇÃO DA VISITA FAMILIAR NA UTI

A adequada transição de um modelo restritivo para um modelo flexibilizado da presença do familiar na UTI exige preparo organizacional e estrutural da UTI. Além disso, a realização de capacitação da equipe de profissionais da UTI, criação de estratégias com outros serviços do hospital, elaboração das regras que serão permitidas para este novo modelo de visitação familiar, dentre outros aspectos é indispensável. Com o objetivo de tornar a flexibilização da presença do familiar na UTI mais proveitosa para pacientes, familiares e equipes da UTI, sem que isso represente necessariamente maior carga de estresse para qualquer um dos envolvidos, uma série de cuidados são necessários (Tabela 45.2).

CONCLUSÃO

Embora a flexibilização da política de visitação em UTI possa ser dispendiosa, porque as pessoas geralmente preferem evitar mudanças, é importante que façamos um exercício de empatia. Se você fosse o paciente internado em uma UTI, não gostaria que seus familiares estivessem mais tempo com você fornecendo

Tabela 45.2. Desafios e estratégias para tornar a maior presença do familiar na UTI benéfica para pacientes, familiares e profissionais de saúde

Desafios	Estratégias
Acomodações e amenidades	Definição de locais (dentro ou fora da UTI) nos quais os familiares possam guardar seus pertences, se alimentar, utilizar banheiro, repousar Disponibilização de acomodações para os familiares junto ao leito do paciente internado na UTI (como cadeiras, poltronas, sofá-cama etc.) Disponibilização de formas de comunicação desses familiares com outros membros da rede de contatos do paciente (internet, telefone, rede Wi-Fi etc.) Suporte de serviço social para os familiares
Privacidade	Controle da entrada de familiares de forma a permitir visitas de acordo com as preferências do paciente ou seu responsável
Adequada comunicação	Capacitação de toda equipe multidisciplinar da UTI em estratégias de comunicação com familiares Permissão de participação dos familiares em *rounds* multidisciplinares
Segurança do paciente	Reuniões de orientação para familiares sobre o ambiente de UTI, cuidados intensivos e medidas de segurança (por exemplo, manutenção da guarda da cama elevada, adequada lavagem de mãos, cuidados com dispositivos, maquinários e alarmes) Definição dos direitos e deveres dos familiares visitantes Definição de regras para suspensão da visita
Proteção dos familiares	Suporte de serviço de psicologia Criação de grupos de apoio de familiares orientados pela equipe de psicologia
Proteção dos profissionais da UTI	Redução do dimensionamento paciente/profissional Suporte psicológico ocupacional aos profissionais da UTI

o apoio necessário para esse momento tão delicado em sua vida? Ou, se fosse seu familiar internado, você não gostaria de estar mais tempo com ele auxiliando no que fosse possível em sua recuperação? Assim, nos colocando no lugar dos outros, poderemos mais facilmente enfrentar essas modificações tão necessárias visando à humanização nas nossas UTIs.

A flexibilização da presença do familiar junto ao seu ente querido que se encontra criticamente enfermo além de ser uma atitude humana, pode se constituir em uma grande possibilidade de qualificação dos processos assistenciais por possibilitar a individualização do cuidado, levando-se em conta as necessidades e preferências dos pacientes e de seus familiares. Além de ser benéfico em aspectos clinicamente relevantes, o maior contato do paciente criticamente enfermo com seu familiar é importante por respeitar os laços afetuosos do paciente com seus familiares em um momento tão difícil.

REFERÊNCIAS BIBLIOGRÁFICAS

1. Plaszewska-Zywko L, Gazda D. Emotional reactions and needs of Family members of ICU patients. Anaesthesiol Intensive Ther. 2012;44(3):145-149.
2. Kleiber C, Halm M, Titler M et al. Emotional response of family members during a critical care hospitalization. Am J Crit Care. 1994;3(1):70-76.
3. Hofhuis JG, Spronk PE, van Stel HF et al. Experiences of critically ill patients in the ICU. Intensive Crit Care Nurs. 2008;24(5):300-13.
4. Hashem MD, Nallaganguia A, Nalamalapu S et al. Patient outcomes after critical illness: a systematic review of qualitative studies following hospital discharge. Crit Care. 2016;20(1):345.
5. Jackson JC, Pandharipande PP, Girard TD et al. Depression, psttraumatic stress disorder, and functional disability in survivors of criticall illness: results from the BRAIN ICU (Bringing to light the Risk factors and incidence of neuropsychological dysfunction in ICU survivors) investigation: a longitudinal cohort study. Lancet Respir Med. 2014;2(5):369-79.
6. Davidson JE, Jones C, Bienvenu OJ. Family response to critical illness: postintensive care syndrome-family. Crit Care Med. 2012;40(2):618-24.
7. Agamben G. Homo Sacer: O poder soberano e a vida nua. Tradução de Henrique Burigo. Belo Horizonte: Editora UFMG; 2010.
8. Noordermeer K, Rijpstra TA, Newhall D et al. Visiting policies in the adult intensive care units in the Netherlands: survey among ICU directors. ISRN Critical Care. 2013;ID 137045.
9. Hunter JD, Goddard C, Rothwell M, et al. A survey of intensive care unit vising policies in the United Kingdon. Anaesthesia. 2010;65(11):1101-05.
10. Garrouste-Orgeas M, Vinatier I, Tabah a, Misset B, Timsitl JF. Reappraisal of visiting policies and procedures of patient's family information in 188 French ICUs: a report of the outcomerea research group. Ann Intensive Care. 2016;6(1):82.

11. Lee MD, Friedenberg AS, Mukpo DH et al. Visiting hours policies in New England intensive care units: strategies for improvement. Crit Care Med. 2007;35(2):497-501.
12. Da Silva Ramos FJ, Fumis RR, Azevedo LC. Intensive care unit visitation policies in Brazil: a multicenter survey. Rev Bras Ter Intensiva. 2014;26(4):339-46.
13. Berwick DM, Kotagal M. Restricted visiting hours in ICUs: time to change. JAMA. 2004;292:736-37.
14. Gonzales CE, Carrol DL, Elliot JS et al. Visiting preferences of patients in the intensive care unit and in a complex care medical unit. Am J Crit Care. 2004;13(3):194-198.
15. Chapman DK, Collingridge DS, Mitchell LA et al. Satisfaction with elimination of all visitation restrictions in a mixed-profile intensive care unit. Am J Crit Care. 2016;25:46-50.
16. Fumagalli S, Boncinelli L, Lo Nostro A et al. Reduced cardiocirculatory complications with unrestrictive visiting policy in an intensive care unit: results from a pilot, randomized trial. Circulation. 2006;113:946-52.
17. Malacarne P, Corini M, Petri D. Health care-associated infections and visiting policy in an intensive care unit. Am J Infect Control. 2011;39:898-00.
18. Rosa RG, Tonietto TF, da Silva DB, Gutierres FA, Ascoli AM, Madeira LC et al. Effectiveness and safety of an extended ICU visitation model for delirium prevention: a before and after study. Crit Care Med. 2017 Oct;45(10):1660-67.
19. Da Silva Ramos FJ, Fumis RRL, Azevedo LCP et al. Perceptions of an open visitation policy by Intensive Care Unit workers. Ann Intensive Care. 2013;3(1):34.
20. Giannini A, Miccinesi G, Prandi E et al. Partial liberalization of visiting policies and ICU staff: a-before-and-after study. Intensive Care Med. 2013;39:2180-87.
21. Van Rompaey B, Elseviers MM, Schuurmans MJ et al. Risk factors for delirium in intensive care patients: a prospective cohort study. Crit Care. 2009;13:R7.
22. Soares M, Silva UV, Homena WS et al. Family care, visiting policies, ICU performance, and efficiency in resource use: insights from the ORCHESTRA study. Intensive Care Med 2017;43:590-91.
23. Jacobowski NL, Girard TD, Mulder JA et al. Communication in critical care: family rounds in the intensive care unit. Am J Crit Care. 2010;19(5):421-30.
24. Garrouste-Orgeas M, Pérrier A, Mouricou P et al. Writing in and reading ICU Diaries: Qualitative study of families' experience in the ICU. PLoS One. 2014;9(10):e110146.
25. Storli SL, Lindseth A, Asplund K. A journey in quest of meaning: a hermeneutic-phenomenological study on living with memories from intensive care. Nurs Crit Care. 2008;13:86-96.
26. Svenningsen H, Egerod I, Dreyer P. Strange and scary memories of the intensive care unit: a qualitative, longitudinal study inspired by Ricoeur's interpretation theory. J Clin Nurs 2016;25:2807-15.
27. Soares M. Cuidando da família de pacientes em situação de terminalidade internados na Unidade de Terapia Intensiva. Rev Bras Ter Intensiva. 2007;19(4):481-84.
28. Wall RJ, Curtis R, Cooke, CR, Engelberg RA. Family Satisfaction in the ICU: Differences between families of survivors and non-survivors. Chest. 2007;132:1425-33.

O PAPEL DA INSULINA
e do Controle Glicêmico

Tatiana Helena Rech
Marina Verçoza Viana

INTRODUÇÃO

A hiperglicemia de estresse consiste na elevação dos níveis de glicose na presença de doença aguda.[1] É comum em pacientes críticos, mesmo naqueles sem história prévia de *diabetes mellitus* (DM).[1,2] A Associação Americana de Diabetes define hiperglicemia hospitalar como valores de glicose acima de 140 mg/dL.[3]

No cenário da doença crítica, a hiperglicemia reflete o desenvolvimento adaptativo de resistência à ação da insulina a nível de receptor e pós-receptor, tanto no fígado quanto no músculo,[4] sugerindo o desenvolvimento de uma resposta adaptativa às condições ameaçadoras da vida, o que garantiria uma oferta suficiente de glicose ao cérebro, por exemplo. Porém, os benefícios dessa resposta hiperglicemiante em curto prazo são sobrepostos pelos seus efeitos adversos em longo prazo. Portanto, a hiperglicemia da doença aguda é deletéria e está associada a piores desfechos em várias patologias, como no infarto agudo do miocárdio, no acidente vascular cerebral e na sepse, além de estar associada à maior morbimortalidade, especialmente em pacientes sem DM.[1,2,5,6]

A maioria dos paciente críticos apresenta hiperglicemia, cuja incidência varia de 40% a 90%, na dependência do critério utilizado.[2] Alterações endocrinológicas têm mostrado associação com prognóstico de pacientes criticamente doentes. Nesse contexto, a hiperglicemia tem sido associada à polineuromiopatia do doente crítico de forma independente.[7]

A fraqueza adquirida na unidade de terapia intensiva (FA-UTI) consiste na fraqueza generalizada que se desenvolve no curso da internação na unidade de terapia intensiva (UTI) e para qual nenhuma outra causa pode ser identificada além da doença aguda e do seu tratamento.[8,9] A FA-UTI pode ocorrer tanto por polineuropatia quanto por miopatia ou pela combinação de ambas e o seu desenvolvimento tem associação com níveis glicêmicos.[8] A incidência de FA-UTI é alta e varia entre 26% a 67% dependendo do momento da avaliação e da gravidade da população avaliada. Além disso, 36% dos pacientes apresenta FA-UTI no momento da alta hospitalar.[10] A polineuropatia e a perda de musculatura esquelética tem impacto negativo no tempo de ventilação mecânica. A presença de polineuropatia, que acomete tanto a musculatura apendicular quanto a musculatura respiratória, é um fator independentemente relacionado ao tempo de ventilação mecânica (VM) e à mortalidade em cinco anos de pacientes com síndrome da angústia respiratória do adulto.[10]

Este capítulo foca nos efeitos neuromusculares da hiperglicemia e nos benefícios do tratamento com insulina. Além disso, revisamos os potenciais mecanismos fisiopatológicos da interação entre os níveis glicêmicos e o desenvolvimento de fraqueza muscular (Tabela 46.1).

Tabela 46.1. Principais estudos descritivos sobre controle glicêmico e fraqueza muscular adquirida na UTI

Autor	Jornal e ano	População estudada	N	Tempo de acompanhamento	Forma de mensuração	Desfechos avaliados	Resultados
Malmberg	JACC, 1995	Pacientes com diabetes melito e infarto agudo do miocárdio	620	1 ano		Mortalidade	Redução de mortalidade no tratamento com infusão de insulina e glicose comparado com tratamento convencional (18% versus 8,6% p = 0,02)
Van den Berghe	NEJM, 2001	Pacientes cirúrgicos	1.548	Durante a internação na UTI	Eletroneuromiografia	Mortalidade e polineuromiopatia	Redução de mortalidade de 32% (p < 0,04) com tratamento intensivo de insulina. Aumento do risco de polineuroiopatia com tratamento convencional (2,6 IC 95% 1,6 – 4,2)
Van den Berghe	NEJM, 2006	Pacientes clínicos	1.200	Internação hospitalar		Mortalidade Dias até o desmame da ventilação mecânica	Sem diferença de mortalidade entre os grupos de tratamento intensivo e convencional de insulina (HR 1,21 IC 95% 1,02 – 1,44 p = 0,003)
Hermans	A J Respir Crit Care Med, 2007	Pacientes clínicos	420	Durante internação na UTI	Eletroneuromiografia	Polineuromiopatia	Tratamento intensivo com insulina reduziu a incidência de polineuromiopatia (50,5% para 38,9%, p = 0,002)
Nanas	Acta Neurol Scand, 2008	Pacientes clínicos e cirúrgicos	474	46 dias	Escala do Medical Research Council	Fatores de risco associados a polineuropatia do doente crítico	Hiperglicemia OR 2,862 (1,301 – 6,296)
Finfer	NEJM, 2009	Pacientes clínicos e cirúrgicos	6.104	90 dias		Mortalidade	Aumento de mortalidade no grupo tratado com controle glicêmico estrito comparado com convencional (27,5% versus 24,9% p = 0,02)
Mesotter	JAMA, 2012	Pacientes pediátricos	569	3 anos	Wechsler IQ Scale	Inteligência	Sem diferença na inteligência das crianças tratadas com controle glicêmico intensivo comparado com controle usual
Puthucheary	JAMA, 2013	Pacientes críticos	63	10 dias	Perda muscular avaliada por ultrassom nos dias 1, 3, 7 e 10	Área seccional do reto femoral nos dias 1, 3, 7 e 10	Redução da área seccional do reto femoral no dia 10: -17,7%
Finfer	Intensive Care Med, 2015	Trauma cranioencefálico	391	24 meses	Glasgow Outcome Score	Desfecho neurológico	Não houve diferença em desfecho neurológico em pacientes tratados com controle glicêmico intensivo ou convencional
Hermans	CCM, 2209	Pacientes clínicos e cirúrgicos	620	Retrospectivo	Dados eletrofisiológicos	Diagnóstico de polineuropatia por eletroneuromiografia	Redução da incidência de polineuropatia de 74,4% para 48,7% após instituição de terapia intensiva com insulina

FISIOPATOLOGIA DA HIPERGLICEMIA DE ESTRESSE E SUA ASSOCIAÇÃO COM A FRAQUEZA ADQUIRIDA NA UTI

Em condições basais, cerca de 80% da glicose é utilizada por tecidos não insulinodependentes, principalmente o cérebro. O tecido musculoesquelético é responsável por 25% da captação de glicose, sendo a metade mediada pela insulina e a outra metade insulinoindependente. A captação muscular de glicose pode aumentar de modo significativo durante o exercício ou em estados hiperglicêmicos. O fígado é responsável pela remoção de cerca de 30% a 40% da carga glicêmica ingerida, que é principalmente armazenada na forma de glicogênio.[11]

O estresse imposto pela doença aguda tem como consequências o desenvolvimento de resistência à ação da insulina, redução da tolerância à glicose e hiperglicemia. A produção hepática de glicose está aumentada, a despeito dos altos níveis de glicose circulantes. Além disso, níveis elevados de citocinas, hormônio do crescimento, glucagon e cortisol contribuem para o aumento da gliconeogênse. As catecolaminas, liberadas em resposta ao evento agudo, aumentam a glicogenólise e inibem a glicogênese. Adicionalmente, a resistência à ação da insulina associada à doença aguda reduz a captação de glicose por tecidos insulinodependentes (musculoesquelético, adipócitos, coração), contribuindo para a hiperglicemia.[11,12] A resistência à ação da insulina em pacientes críticos foi demonstrada por meio de estudos que utilizaram *clamp* euglicêmico hiperinsulinêmico. Estudo de biopsias musculares desses pacientes com baixa sensibilidade à insulina mostraram redução da expressão do transportador de glicose-4 (GLUT-4) no sarcolema nas células musculares. A translocação do GLUT-4 para o sarcolema faz parte da via final da sinalização dependente e independente de insulina, sendo essencial para o fornecimento de glicose ao tecido muscular. A translocação insuficiente de GLUT-4 ao sarcolema resulta na redução da captação muscular de glicose e parece estar envolvida no desenvolvimento da polineuropatia da doença crítica.[13]

A imobilidade dos pacientes críticos também reduz a captação de glicose pelo tecido musculoesquelético.[12] Somado a tudo isso, o uso de corticosteroides, nutrição enteral contínua e nutrição parenteral também contribuem para hiperglicemia do paciente crítico.[2]

A fisiopatologia da FA-UTI é complexa e envolve alterações funcionais e estruturais de músculos e nervos. Os mecanismos do desenvolvimento tanto da neuropatia quanto da miopatia não são completamente compreendidos, mas a hiperglicemia parece desempenhar um papel importante (Figura 44.1). Os mecanismos por meio dos quais a hiperglicemia induz alterações no sistema nervoso periférico, assim como no músculo esquelético, também não estão completamente elucidados. O modo como a glicose lesa os tecidos tem sido extensamente estudada. Por exemplo, a glicotoxicidade leva à apoptose das células beta, um dos mecanismos de morte celular no DM.[14] Além disso, altas concentrações de glicose resultam em estresse oxidativo, disfunção mitocondrial com redução da capacidade de síntese aeróbica de ATP, ativação de caspases e apoptose em neurônios.[15] Do mesmo modo, estudos tem demonstrado ativação de caspases, degradação de proteínas miofibrilares e ativação da via de degradação proteica da ubiquitina em células musculares expostas a altas concentrações de glicose em cultura, sugerindo que a hiperglicemia ative vias sinalizadoras envolvidas na atrofia muscular. Ademais, um fator de risco conhecido para o desenvolvimento de polineuropatia da doença crítica é a presença de inflamação sistêmica,[16] que por sua vez predispõe à hiperglicemia. Essa interação entre hiperglicemia e inflamação parece promover a perda proteica muscular, especialmente de miosina, favorecendo a lise proteica e reduzindo a síntese, potencializando assim o risco de polineuropatia.[8]

Um outro conceito interessante é o conceito da "memória metabólica", um fenômeno no qual os efeitos adversos da hiperglicemia se mantêm mesmo após a normalização dos níveis glicêmicos. Portanto, é possível que a hiperglicemia induza memória metabólica em neurônios e em células musculares, produzindo, desse modo, a fraqueza muscular prolongada comum em pacientes pós-UTI.[17]

Adicionalmente, alterações na microcirculação parecem se associar ao desenvolvimento de degeneração axonal e polineuropatia. A hiperglicemia parece prejudicar a microcirculação dos nervos periféricos, contribuindo para aumentar o edema endoneuronal causado pelo aumento da permeabilidade vascular induzida pela sepse, permitindo a penetração de produtos tóxicos nas terminações nervosas.[9]

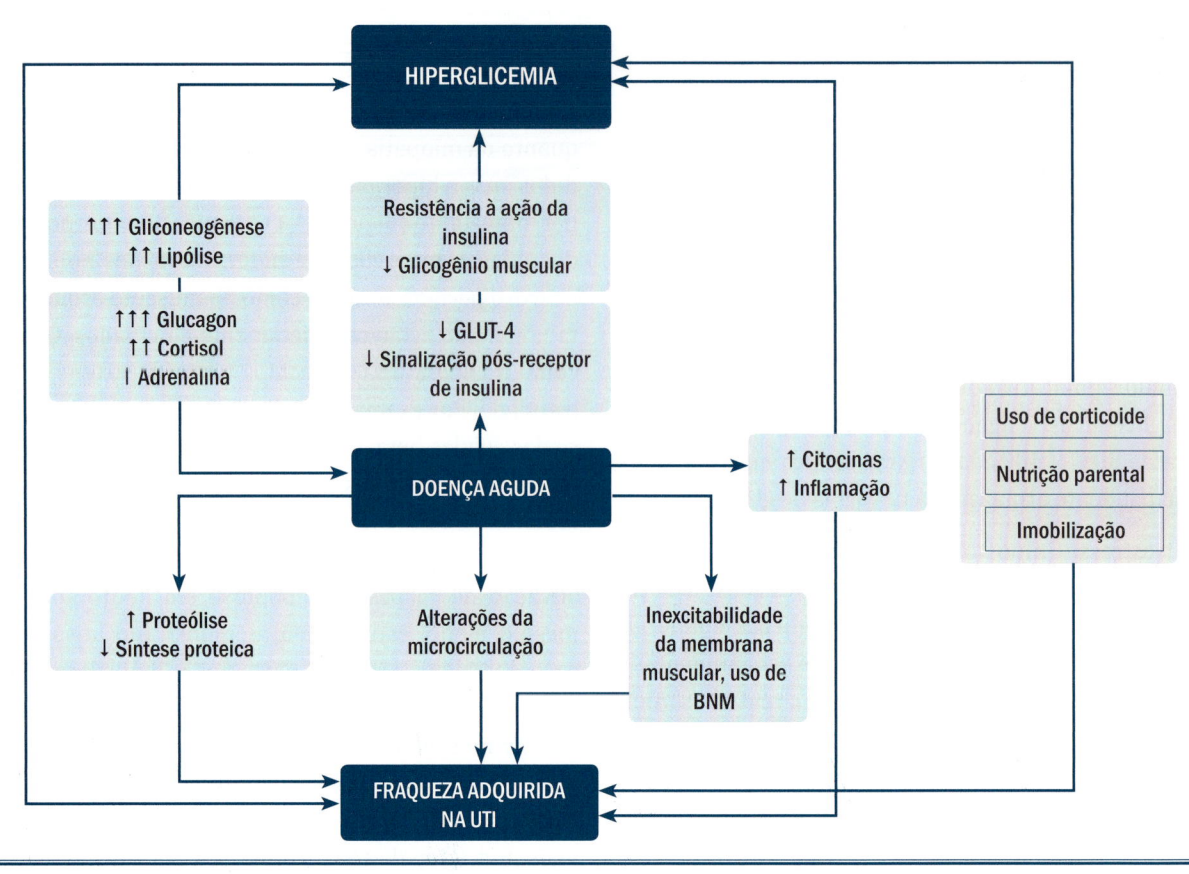

Figura 46.1. Esquema proposto da fisiopatologia da hiperglicemia aguda nos pacientes críticos e sua associação com a fraqueza adquirida na UTI.

EFEITO DA INSULINA NA UTI E EM LONGO PRAZO

Os níveis de ideais de glicemia no paciente crítico ainda não estão definidos. Estudos realizados no início dos anos 2000 mostraram benefício com redução de morbimortalidade com um controle estrito de glicemia (80 a 110 mg/dL), especialmente em pacientes cirúrgicos.[18,19] Contudo, estudos posteriores mostraram um alto risco de hipoglicemia, sem, no entanto, demonstrar redução de mortalidade. O estudo multicêntrico NICE-SUGAR, com 6.030 pacientes incluídos, mostrou uma alta taxa de hipoglicemia nos pacientes que receberam controle de glicêmico intensivo quando comparados aos pacientes que receberam controle glicêmico convencional (6,8% versus 0,5% p < 0,0001), além de mostrar um aumento de mortalidade em 90 dias (27,5% versus 24,9; p = 0,02).[20] Apesar desses estudos apresentarem diferenças metodológicas (suporte nutricional, método de mensuração da glicose, protocolo de infusão de insulina), a maioria das recomendações atuais sugerem um controle moderado da glicemia, com alvo glicêmico em torno de 150 mg/dL,[21] como modo de prevenir complicações da hiperglicemia aguda; porém minimizando o risco de hipoglicemia, uma vez que episódios de hipoglicemia também se associam a aumento de mortalidade.

A hipoglicemia é um evento adverso comum nos paciente tratados com insulina na UTI e seu risco aumenta quanto mais agressivo for o alvo glicêmico. A hipoglicemia está associada a um aumento em torno de duas vezes na mortalidade nesses pacientes.[22] Contudo, a relação de causalidade não está clara, assim como também não está claro o impacto da hipoglicemia em longo prazo em pacientes pós-UTI. Um estudo que acompanhou os pacientes com traumatismo cranioencefálico incluídos no NICE-SUGAR por dois anos não mostrou piores desfechos no grupo de tratamento intensivo com insulina, apesar desses pacientes terem apresentado hipoglicemia com mais frequência.[23] O seguimento de quatro anos de um ensaio clínico randomizado avaliou o uso de controle glicêmico estrito comparado a controle glicêmico convencional em população pediátrica, não tendo mostrado diferença na inteligência entre os grupos, apesar da maior taxa de hipoglicemia no grupo de controle glicêmico estrito.[24]

No estudo inicial do grupo belga, em que foram avaliados 1.548 pacientes cirúrgicos, o protocolo do estudo previa a avaliação com eletroneuromiografia uma vez por semana durante a internação na UTI, com intuito de avaliar o impacto do controle glicêmico no desenvolvimento de polineuropatia. O grupo de tratamento convencional teve aumento no desenvolvimento de polineuropatia (OR 2,6 IC 95% 1,6-42) em comparação ao grupo de tratamento intensivo.[18] Outro estudo do mesmo grupo avaliou 443 pacientes clínicos com eletroneuromiografia e mostrou redução de polineuromiopatia com controle glicêmico estrito (38,9% *versus* 50,5 p = 0,02).[25] O benefício do controle estrito em relação ao desenvolvimento de polineuropatia parece ser maior em pacientes cirúrgicos do que em pacientes clínicos.

Quando a glicose média e a dose de insulina foram avaliadas, nenhum desses dois fatores isoladamente explicou a proteção neuromuscular do tratamento intensivo com insulina, levantando a questão sobre qual é o real mecanismo de proteção neuromuscular associado a um melhor controle glicêmico. O mecanismo proposto pelo qual a terapia intensiva com insulina protege os neurônios e as células musculares parece estar relacionado aos efeitos anti-inflamatórios e anabólicos da insulina e não puramente à correção dos níveis glicêmicos.[26] Nesse sentido, níveis elevados de insulina inibiriam a lise proteica. Um fato interessante é que parece haver uma modificação fundamental na composição corporal após a recuperação da doença crítica, com aumento da proteólise e redução da síntese proteica muscular, levando ao aumento da massa gorda em relação à massa muscular magra e favorecendo a manutenção da FA-UTI.[27] Portanto, a insulina *per se* parece ter efeitos benéficos na prevenção da polineuropatia, por afetar positivamente o balanço entre anabolismo e catabolismo.

PERSPECTIVAS

A hiperglicemia no paciente crítico apresenta impactos negativos, como disfunção imunológica e endotelial, contribuindo para aumento de mortalidade e desenvolvimento de polineuropatia. Estudos divergem quanto aos alvos ideais de controle glicêmico a serem perseguidos no paciente crítico, não havendo, portanto, consenso sobre o assunto. Ao que tudo indica, pacientes com DM e com controle metabólico ruim prévio à admissão apresentam aumento de mortalidade quando submetidos a controle glicêmico estrito, devendo-se permitir níveis glicêmicos mais elevados nesses pacientes.[28,29] Dentro da perspectiva de uma medicina de precisão, em que *one size does not fit all*, tem-se discutido cada vez mais, a importância de avaliar os níveis basais de glicemia de pacientes críticos a partir da hemoglobina glicada (HbA1c). Recentemente, o *gap* glicêmico tem mostrado potencial como marcador prognóstico. Por *gap* glicêmico entende-se a diferença entre a glicemia observada na admissão na UTI e a glicemia média estimada, determinada a partir do valor de HbA1c (glicemia média estimada = 28,7 x HbA1c – 46,7 mg/dL).[28] Tendo em vista as divergências entre os estudos e o fato de o controle metabólico impactar em desfechos duros, a identificação de um ponto de corte do *gap* glicêmico que possa se associar ao desenvolvimento de polineuropatia da doença crítica tem relevância no contexto do controle glicêmico de pacientes internados em UTI, pois poderia ser usado para individualizar o controle glicêmico de cada paciente, na dependência do seu risco de desenvolver polineuropatia estimado pelo *gap* glicêmico. Adicionalmente, esse manejo personalizado poderia reduzir o risco de potenciais eventos adversos iatrogênicos, principalmente episódios de hipoglicemia. Contudo, até o momento, não há evidências de que orientar os alvos de controle glicêmico por *gap* glicêmico possa reduzir o desenvolvimento de polineuropatia e de suas consequências no pós-UTI. Nessa mesma linha, a variabilidade glicêmica, entendida como a amplitude média das excursões glicêmicas, está associada à maior mortalidade de doentes críticos,[2] mas se ela tem algum impacto na síndrome pós-UTI é ainda uma lacuna no conhecimento.

CONCLUSÃO

O entendimento sobre os mecanismos que levam à fraqueza muscular prolongada em pacientes críticos é limitado. O papel da hiperglicemia em modular esses processos parece envolver múltiplos aspectos, como indução de disfunção mitocondrial, disfunção endotelial, inflamação e estresse oxidativo. Porém, até o momento, o tratamento intensivo com insulina parece ser a única intervenção terapêutica capaz de reduzir a incidência de FA-UTI, mediada mais pelos efeitos anti-inflamatórios e anabolizantes da insulina do que pelo controle dos níveis glicêmicos propriamente ditos. Dados os benefícios do controle glicêmico intensivo em reduzir a incidência de FA-UTI e os riscos em aumentar a mortalidade associados ao desenvolvimento de hipoglicemia, acreditamos que condutas baseadas na chamada medicina de precisão, em que se personalize os alvos de controle glicêmico na dependência do controle metabólico prévio do paciente à admissão na UTI, possam ser úteis em reduzir o desenvolvimento de polineuropatia em pacientes pós-UTI.

REFERÊNCIAS BIBLIOGRÁFICAS

1. Kavanagh BP, McCowen KC. Clinical practice. Glycemic control in the ICU. N Engl J Med. 2010 Dec 23;363(26):2540-6.
2. Viana MV, Moraes RB, Fabbrin AR, Santos MF, Gerchman F. [Assessment and treatment of hyperglycemia in critically ill patients]. Rev Bras Ter Intensiva. 2014 Jan-Mar;26(1):71-76.
3. American Diabetes A. 13. Diabetes Care in the Hospital. Diabetes Care. 2016;39 Suppl 1:S99-104.
4. Van den Berghe G. Beyond diabetes: saving lives with insulin in the ICU. International journal of obesity and related metabolic disorders : journal of the International Association for the Study of Obesity. 2002;26 Suppl 3:S3-8.
5. Malmberg K, Ryden L, Efendic S, Herlitz J, Nicol P, Waldenstrom A, et al. Randomized trial of insulin-glucose infusion followed by subcutaneous insulin treatment in diabetic patients with acute myocardial infarction (DIGAMI study): effects on mortality at 1 year. Journal of the American College of Cardiology. 1995;26(1):57-65.
6. Mesotten D, Preiser JC, Kosiborod M. Glucose management in critically ill adults and children. Lancet Diabetes Endocrinol. 2015 Sep;3(9):723-33.
7. Nanas S, Kritikos K, Angelopoulos E, Siafaka A, Tsikriki S, Poriazi M, et al. Predisposing factors for critical illness polyneuromyopathy in a multidisciplinary intensive care unit. Acta Neurol Scand. 2008;118(3):175-81.
8. Hermans G, Van den Berghe G. Clinical review: intensive care unit acquired weakness. Critical Care. 2015;19:274.
9. Latronico N, Bolton CF. Critical illness polyneuropathy and myopathy: a major cause of muscle weakness and paralysis. Lancet Neurol. 2011;10(10):931-41.
10. Dinglas VD, Aronson Friedman L, Colantuoni E, Mendez-Tellez PA, Shanholtz CB, Ciesla ND, et al. Muscle Weakness and 5-Year Survival in Acute Respiratory Distress Syndrome Survivors. Critical Care Medicine. 2017;45(3):446-53.
11. Mizock BA. Alterations in fuel metabolism in critical illness: hyperglycaemia. Best Pract Res Clin Endocrinol Metab. 2001 Dec;15(4):533-51.
12. Langouche L, Van den Berghe G. Glucose metabolism and insulin therapy. Critical Care Clinics. 2006;22(1):119-29,vii.
13. Weber-Carstens S, Schneider J, Wollersheim T, Assmann A, Bierbrauer J, Marg A et al. Critical illness myopathy and GLUT4: significance of insulin and muscle contraction. Am J Respir Crit Care Med. 2013 Feb 15;187(4):387-96.
14. Cnop M, Welsh N, Jonas JC, Jorns A, Lenzen S, Eizirik DL. Mechanisms of pancreatic beta-cell death in type 1 and type 2 diabetes: many differences, few similarities. Diabetes. 2005;54 Suppl 2:S97-107.
15. Callahan LA, Supinski GS. Hyperglycemia and acquired weakness in critically ill patients: potential mechanisms. Critical Care. 2009;13(2):125.
16. Puthucheary ZA, Rawal J, McPhail M, Connolly B, Ratnayake G, Chan P et al. Acute skeletal muscle wasting in critical illness. JAMA. 2013;310(15):1591-600.
17. Ceriello A, Ihnat MA, Thorpe JE. Clinical review 2: The "metabolic memory": is more than just tight glucose control necessary to prevent diabetic complications? The Journal of Clinical Endocrinology and Metabolism. 2009;94(2):410-5.
18. van den Berghe G, Wouters P, Weekers F, Verwaest C, Bruyninckx F, Schetz M et al. Intensive insulin therapy in the critically ill patients. N Engl J Med. 2001 Nov 8;345(19):1359-67.
19. Van den Berghe G, Wilmer A, Hermans G, Meersseman W, Wouters PJ, Milants I et al. Intensive insulin therapy in the medical ICU. N Engl J Med. 2006;354(5):449-61.
20. Finfer S, Chittock DR, Su SY, Blair D, Foster D, Dhingra V, et al. Intensive versus conventional glucose control in critically ill patients. N Engl J Med. 2009;360(13):1283-97.
21. Jacobi J, Bircher N, Krinsley J, Agus M, Braithwaite SS, Deutschman C et al. Guidelines for the use of an insulin infusion for the management of hyperglycemia in critically ill patients. Critical Care Medicine. 2012;40(12):3251-76.
22. Investigators N-SS, Finfer S, Liu B, Chittock DR, Norton R, Myburgh JA et al. Hypoglycemia and risk of death in critically ill patients. N Engl J Med. 2012;367(12):1108-18.
23. Australian N-SSIft, New Zealand Intensive Care Society Clinical Trials G, the Canadian Critical Care Trials G, Finfer S, Chittock D, Li Y et al. Intensive versus conventional glucose control in critically ill patients with traumatic brain injury: long-term follow-up of a subgroup of patients from the NICE-SUGAR study. Intensive Care Medicine. 2015;41(6):1037-47.
24. Mesotten D, Gielen M, Sterken C, Claessens K, Hermans G, Vlasselaers D et al. Neurocognitive development of children 4 years after critical illness and treatment with tight glucose control: a randomized controlled trial. JAMA. 2012;308(16):1641-50.
25. Hermans G, Wilmer A, Meersseman W, Milants I, Wouters PJ, Bobbaers H et al. Impact of intensive insulin therapy on neuromuscular complications and ventilator dependency in the medical intensive care unit. Am J Respir Crit Care Med. 2007 Mar 1;175(5):480-9.
26. Hermans G, Schrooten M, Van Damme P, Berends N, Bouckaert B, De Vooght W et al. Benefits of intensive insulin therapy on neuromuscular complications in routine daily critical care practice: a retrospective study. Critical Care. 2009;13(1):R5.
27. Puthucheary Z, Montgomery H, Moxham J, Harridge S, Hart N. Structure to function: muscle failure in critically ill patients. J Physiol. 2010 Dec 1;588(Pt 23):4641-8.
28. Liao WI, Wang JC, Chang WC, Hsu CW, Chu CM, Tsai SH. Usefulness of Glycemic Gap to Predict ICU Mortality in Critically Ill Patients With Diabetes. Medicine (Baltimore). 2015 Sep;94(36):e1525.

29. Viana MV, Moraes RB, Fabbrin AR, Santos MF, Torman VB, Vieira SR et al. Contrasting effects of preexisting hyperglycemia and higher body size on hospital mortality in critically ill patients: a prospective cohort study. BMC Endocrine Disorders. 2014;14:50.

TERAPIA ANABÓLICA E ANTICATABÓLICA

Fabiano Nagel
Cassiano Teixeira

INTRODUÇÃO

A doença crítica resulta em uma resposta hipermetabólica extensa e persistente,[1] caracterizada por taxas metabólicas suprafisiológicas (proteólise acelerada, lipólise e glicólise), disfunção hepática, resistência insulínica e perda de massa corporal total e magra.[2,3] A morte celular por esgotamento fisiológico ocorre se essa resposta hipermetabólica não for interrompida a tempo.[2,3] Os mediadores dessas respostas complexas são: citocinas, proteínas de fase aguda e constitutivas, assim como hormônios. Todos esses mediadores são alterados após o início de qualquer doença crítica aguda e permanecem anormais por um período de tempo muito mais prolongado do que era pensado anteriormente.[2,4] Quando os níveis circulantes de hormônios gliconeogênicos (glucagon, cortisol e catecolaminas) são elevados em resposta à lesão crítica, a produção ineficiente de glicose hepática é estimulada juntamente com a lipólise substancialmente aumentada, levando a uma cíclica formação de substratos fúteis.[2,5] O lactato, o produto final da oxidação da glicose anaeróbica, é reciclado para o fígado para estimular a produção de mais glicose via gliconeogênese.[5] Elevações significativas na insulina sérica e sinais de resistência à insulina podem persistir por até três anos após o evento agudo.[5] Numa tentativa de atender às necessidades metabólicas e energéticas não atendidas, o corpo ineficientemente utiliza lipídios e proteínas após uma doença crítica.[6,7] Além disso, como o corpo falha em reconhecer a gordura como fonte de energia, o músculo esquelético é utilizado como o principal combustível obrigatório, resultando em um catabolismo proteico muscular significativo.[5] Devido à extensa depleção de proteína líquida, ocorre perda de massa muscular e perda de massa corporal, contribuindo ostensivamente para a redução da força e incapacidade de reabilitação.[8] A perda de massa corporal também afeta outros processos-chave necessários para a recuperação: uma redução da massa corporal total de 10% induz disfunção imunológica; de 20%, comprometimento da capacidade de cicatrização de feridas; de 30%, aumento do risco de infecções graves e de 40%, risco de óbito.[5]

Elevações na circulação de glucagon, de cortisol e de catecolaminas são capazes de perpetuar essas extensas alterações metabólicas, fisiologias e de crescimento observadas após doença crítica aguda.[5] Baseados nesses achados, agentes farmacológicos visando aumentar o anabolismo tem sido estudados: hormônio de crescimento humano recombinante (rhGH), insulina, combinação do fator de crescimento semelhante à insulina-1 (IGF-1) com a proteína-3 de ligação ao IGF (IGFBP-3), testosterona e oxandrolona.[5] Além disso, o surto de catecolaminas característico da doença crítica pode ser contornado com a administração de propranolol, um antagonista do receptor beta-adrenérgico não seletivo.

O objetivo deste capítulo é descrever sobre o efeito em curto e médio prazo de alguns agentes anabólicos utilizados em pacientes criticamente doentes.

TESTOSTERONA E OXANDROLONA

Pacientes grandes queimados têm reduções significativas na testosterona corporal, de tal modo que homens gravemente queimados têm concentrações semelhantes de testosterona sérica que mulheres.[5,9] A administração exógena de testosterona durante duas semanas resultou em redução significativa na degradação das proteínas musculares, na melhoria do equilíbrio da rede muscular e numa melhor eficiência da síntese proteica.[9]

A oxandrolona é um esteroide androgênico anabólico derivado da testosterona capaz de melhorar o prognóstico de condições catabólicas, como queimaduras graves e traumas.[10] A sua administração leva ao aumento do anabolismo proteico muscular por meio da melhoria da eficiência da síntese proteica, melhores tempos de cicatrização das feridas e redução da perda de peso.[10-12] Um grande estudo randomizado, duplo-cego, prospectivo, com um único centro, oxandrolona na dose de 0,1 mg/kg administrada a cada 12 horas, foi capaz de reduzir o tempo de internação hospitalar, manter estável a massa corporal magra e melhorar a síntese proteica hepática.[13] Em longo prazo, em crianças queimadas, a oxandrolona foi capaz de aumentar a massa corporal total, massa corporal magra e conteúdo mineral ósseo durante o período de administração de um ano, reduzir o gasto energético de repouso, melhorar o desempenho muscular[14] e ganhar percentuais de altura maiores, principalmente quando associada ao exercício. Uma metanálise de 15 ensaios clínicos randomizados sugeriu que o uso de oxandrolona foi associado com menor tempo de internação em três dias, redução da perda de peso em 5 kg e perda de nitrogênio em 8,19 g/dia.[15] Além disso, quando usado na fase de reabilitação, a oxandrolona foi associada com perda de peso reduzida e massa corporal magra em 6 e 12 meses, respectivamente, após grave lesão térmica.[16]

HORMÔNIO DO CRESCIMENTO HUMANO RECOMBINANTE (rhGH) E FATOR DE CRESCIMENTO SEMELHANTE À INSULINA-1 (IGF-1)

Melhora significativa na função cardíaca, no conteúdo mineral ósseo, na massa corporal magra e nas velocidades de ganho de peso e altura foram encontradas em crianças gravemente queimadas que receberam 0,2 mg/kg de rhGH.[17-19] No entanto, em estudo prospectivo, multicêntrico, duplo-cego, randomizado, controlado por placebo, 285 pacientes criticamente doentes (não queimados) que receberam rhGH na dose de 0,10 ± 0,02 mg/kg de peso de rhGH apresentaram taxas de mortalidades mais elevadas que o grupo placebo.[20,21]

A administração isolada de IGF-1 como terapia independente, em pacientes críticos não queimados, parece não ter nenhuma eficácia.[22] No entanto, levando-se em consideração que IGF-1 medeia os efeitos do hormônio de crescimento, a administração concomitante de IGF-1 e rhGH diminuiu o catabolismo muscular e simultaneamente melhorou a integridade da mucosa intestinal em crianças severamente queimadas.[23,24]

INSULINA

Além de reduzir a glicose sanguínea via mediação da captação de glicose periférica no tecido adiposo e no músculo esquelético, ou suprimir a gliconeogênese hepática, a insulina também aumenta a replicação do DNA e a síntese de proteínas via modulação da captação de aminoácidos, aumentando a síntese de ácidos graxos e diminuindo a proteólise.[25] Devido a essa última propriedade, a insulina é particularmente atraente como terapia anti-hiperglicemia em pacientes gravemente queimados, à luz dos achados de que a síntese proteica aumentaria.[5]

CONCLUSÃO

A doença crítica induz desarranjos metabólicos profundos, associados a alterações persistentes que estão na base dos resultados adversos que essa população enfrenta em curto e longo prazo. Oxandrolona talvez seja uma grande promessa em melhorar os resultados em longo prazo e reduzir o catabolismo de pacientes grandes queimados.[26] Além disso, outros tratamentos farmacológicos talvez sejam capazes de atenuar a resposta hipermetabólica. No entanto, apesar dos efeitos positivos dos agentes anabólicos na melhoria da massa corporal magra, a atividade física é imperativa no desenvolvimento da força muscular.[5,27]

REFERÊNCIAS BIBLIOGRÁFICAS

1. Mongardon N, Singer M. The evolutionary role of nutrition and metabolic support in critical illness. Crit Care Clin. 2010;26:443-50.

2. Jeschke MG, Chinkes DL, Finnerty CC et al. Pathophysiologic response to severe burn injury. Ann Surg. 2008;248:387-401.
3. Di Girolamo FG, Situlin R, Biolo G. What factors influence protein synthesis and degradation in critical illness? Curr Opin Clin Nutr Metab Care. 2017;20(2):124-130.
4. Jeschke MG, Gauglitz GG, Kulp GA et al. Long-term persistance of the pathophysiologic response to severe burn injury. PLoS One. 2011;6:e21245.
5. Stanojcica M, Finnertyb CC, Jeschke MG. Anabolic and anticatabolic agents in critical care. Curr Opin Crit Care. 2016 Aug;22(4):325-31.
6. Gauglitz GG, Herndon DN, Kulp GA et al. Abnormal insulin sensitivity persists up to three years in pediatric patients postburn. J Clin Endocrinol Metab. 2009;94:1656-64.
7. Jeschke MG, Barrow RE, Herndon DN. Extended hypermetabolic response of the liver in severely burned pediatric patients. Arch Surg. 2004;139:641-47.
8. Hart DW, Wolf SE, Mlcak R et al. Persistence of muscle catabolism after severe burn. Surgery. 2000;128:312-19.
9. Ferrando AA, Sheffield-Moore M, Wolf SE, et al. Testosterone administration in severe burns ameliorates muscle catabolism. Crit Care Med. 2001;29:1936-42.
10. Asehnoune K, Vourc'h M, Roquilly A. Hormone Therapy in Trauma Patients. Crit Care Clin. 2019;35(2):201-11.
11. Demling RH, Orgill DP. The anticatabolic and wound healing effects of the testosterone analog oxandrolone after severe burn injury. J Crit Care. 2000;15:12-17.
12. Wolf SE, Edelman LS, Kemalyan N et al. Effects of oxandrolone on outcome measures in the severely burned: a multicenter prospective randomized double-blind trial. J Burn Care Res. 2006;27:131-141.
13. Jeschke MG, Finnerty CC, Suman OE et al. The effect of oxandrolone on the endocrinologic, inflammatory, and hypermetabolic responses during the acute phase postburn. Ann Surg. 2007;246:351-362.
14. Porro LJ, Herndon DN, Rodriguez NA et al. Five-year outcomes after oxandrolone administration in severely burned children: a randomized clinical trial of safety and efficacy. J Am Coll Surg. 2012;214:489-502.
15. Li H, Guo Y, Yang Z et al. The efficacy and safety of oxandrolone treatment for patients with severe burns: a systematic review and meta-analysis. Burns. 2016;42(4):717-27.
16. Sousse LE, Herndon DN, Mlcak RP et al. Long-term administration of oxandrolone improves lung function in pediatric burned patients. J Burn Care Res. 2016;37(Issue 5).273-77.
17. Hart DW, Wolf SE, Zhang XJ et al. Efficacy of a high-carbohydrate diet in catabolic illness. Critical Care Medicine. 2001;29:1318-24.
18. Mlcak RP, Suman OE, Murphy K, Herndon DN. Effects of growth hormone on anthropometric measurements and cardiac function in children with thermal injury. Burns. 2005;31:60-66.
19. Williams FN, Jeschke MG, Chinkes DL, et al. Modulation of the hypermetabolic response to trauma: temperature, nutrition, and drugs. J Am Coll Surg .2009;208:489-502.
20. Branski LK, Herndon DN, Barrow RE, et al. Randomized controlled trial to determine the efficacy of long-term growth hormone treatment in severely burned children. Ann Surg. 2009;250:514-523.
21. Takala J, Ruokonen E, Webster NR, et al. Increased mortality associated with growth hormone treatment in critically ill adults. New Engl J Med. 1999;341:785-92.
22. Langouche L, van den Berghe G. Glucose metabolism and insulin therapy. Crit Care Clin. 2006;22:119-129.
23. Jeschke MG, Barrow RE, Herndon DN. Recombinant human growth hormone treatment in pediatric burn patients and its role during the hepatic acute phase response. Crit Care Med. 2000;28:1578-84.
24. Spies M, Wolf SE, Barrow RE et al. Modulation of types I and II acute phase reactants with insulin-like growth factor-1/binding protein-3 complex in severely burned children. Crit Care Med. 2002;30:83-88.
25. Dimitriadis G, Mitrou P, Lambadiari V, et al. Insulin effects in muscle and adipose tissue. Diabetes Res Clin Pract. 2011;93 (Suppl 1):S52-S59.
26. Shepherd SJ, Newman R, Brett SJ, Griffith DM. Pharmacological Therapy for the Prevention and Treatment of Weakness after Critical Illness: A Systematic Review. Crit Care Med. 2016;44(6):1198-1205.
27. Suman OE, Thomas SJ, Wilkins JP et al. Effect of exogenous growth hormone and exercise on lean mass and muscle function in children with burns. J Appl Physiol. (1985) 2003;94:2273-2281.

48

ESCOLHA DA TERAPIA DE SUBSTITUIÇÃO
Renal e Recuperação Renal

Renato George Eick
Anna Stein

A IMPORTÂNCIA DO PROBLEMA

A injúria renal aguda (IRA) é um importante problema de Saúde Pública devido ao aumento progressivo de sua incidência[1] e elevado custo econômico e pessoal.[2-4] Aproximadamente 50% dos pacientes internados em unidade de terapia intensiva (UTI) desenvolvem IRA,[5,6] e sua mortalidade é muito elevada.[7]

O número de pacientes renais agudos que necessitou diálise aumentou nos últimos anos, e estima-se que aproximadamente dois milhões de pessoas percam a vida ao redor do mundo devido a lesão renal aguda a cada ano.[8-11] Dados do Sistema Único de Saúde Brasileiro (DATASUS) sugerem um aumento de pelo menos 5% ao ano.[12]

Esse fato é ainda mais grave quando observamos que a IRA pode não estar resolvida após uma recuperação parcial ou mesmo total da função renal, como anteriormente acreditávamos. Desse modo, complicações clínicas e relacionadas a qualidade de vida, como retorno ao trabalho, reinternações, maior risco cardiovascular e necessidade de diálise crônica em longo prazo não estão descartadas.[13,14]

São inúmeras as modalidades de diálise utilizadas em terapia intensiva, e incluem hemodiálise intermitente (IHD), diferentes técnicas de diálise contínua (CRRTs), e terapias híbridas intermitentes, como diálise sustentada de baixa eficiência (SLED), dialise diária estendida (EDD),[15] e diálise peritoneal, utilizada principalmente em pediatria.[16]

Diálise intermitente e contínua devem ser consideradas terapias complementares.[17,18] No entanto, vários estudos recentes voltados a observação da situação clínica em longo prazo dos pacientes que realizaram diálise e sobreviveram a situações críticas em UTI, demonstraram que o uso de diálise contínua parece estar associado a menor risco de dependência futura de diálise[19-22] e um consequente menor risco cardiovascular em longo prazo.[9]

CONTINUAÇÃO DA INJÚRIA/DOENÇA RENAL AGUDA EM DOENÇA RENAL CRÔNICA

Injúria renal aguda e doença renal crônica estão inter-relacionadas e constituem uma entidade única, diferentemente do conceito anterior. A doença renal crônica é fator de risco para o desenvolvimento da lesão renal aguda, e a lesão renal aguda pode regredir totalmente, ou permanecer de alguma forma alterada e progredir até um modo crônico da doença.[19]

Quando a função renal permanece alterada (mesmo em pacientes que não necessitaram diálise) após três meses de injuria renal, há um pior prognóstico para sobrevida do paciente e para a normalização da função renal.[23-25] Desse modo, IRA é um fator de risco para futura deterioração da função renal,[26, 27] doença cardiovascular e morte.[28]

Com relação à doença cardiovascular, Gammelager e cols.[29] demonstraram que o impacto de qualquer estágio de lesão renal aguda aumenta o risco de insuficiência cardíaca após três anos de observação. Quando a doença renal foi mais grave (estágio 2 e 3 da IRA), o risco de infarto do miocárdio estava também associado.

RECUPERAÇÃO RENAL AGUDA: ESTADIAMENTO E RECOMENDAÇÕES DE SEGUIMENTO – NOVO CONSENSO ADQI 16

O impacto dos resultados de inúmeros estudos desenvolvidos nos últimos 15 anos com o intuito de avaliar recuperação renal após a injúria aguda motivou a publicação de um novo consenso ADQI (*Acute Disease Quality Initiative*) 16.[16] Ele apresenta uma nova definição de deterioração aguda da função renal, em que estão incluídos um sistema de estadiamento de função e recomendações de seguimento.

Nesse novo Consenso, a IRA é definida como uma redução abrupta da função renal por pelo menos 48 horas e com duração de pelo menos sete dias, enquanto doença renal crônica é definida pela persistência da insuficiência renal por um período maior que 90 dias. Doença renal aguda ou subaguda é quando a perda de função renal ocorre no período entre 7 a 90 dias. Quando a injuria renal se desenvolve, o prognóstico do paciente é melhor quando a recuperação da função renal ocorre nas primeiras 48 a 72 horas. Quando a doença renal persiste por um período maior que sete dias, a situação se agrava.

Para promover o melhor cuidado dos pacientes renais agudos, é necessário prevenção e diagnóstico precoce, modelos preditivos clínicos, biomarcadores e sistemas de alerta eletrônico adequados. Essas observações mostram que após a doença estar estabelecida, é necessária uma concentração de esforços para reversão do dano renal e prevenção de nova injúria nas primeiras 72 horas (média 30 horas).[30]

Se a injúria persistir, dispomos de uma janela de sete dias para uma intervenção adequada (tratamento otimizado) e resolução da IRA.[30] Quando a doença renal recorre ou é persistente após esse período, existe um risco importante de piora e cronicidade da função renal, maior mortalidade, doença cardiovascular, número de reinternações e comorbidades associadas.[16]

Na fase inicial da doença, os fatores modificadores de desfecho da IRA são a severidade da doença renal, sobrecarga de volume, persistência de alterações do equilíbrio ácido básico, instabilidade hemodinâmica, duração ou persistência da doença renal aguda e a repetição de novos episódios de injúria.[16]

A reversão completa e sustentada da IRA em um período de 48 horas representa o melhor cenário de proteção renal.[26,27,31] Já naqueles pacientes nos quais a função renal permanece alterada ou uma nova injúria renal ocorre, independente do primeiro episódio, é necessária uma nova investigação para excluir causas potencialmente reversíveis.[30]

Torna-se assim fundamental o manejo adequado dessa situação e principalmente a escolha do tratamento adequado. O objetivo principal do tratamento é proteger o rim, proporcionar condições de rápida recuperação e evitar novos episódios de injúria renal, persistência ou progressão da doença renal. Devido a necessidade de reverter o mais rápido possível a injúria renal e evitar sua recorrência, é fundamental a escolha de um método dialítico adequado a situação clínica do paciente, estabilizando do melhor modo e o mais rápido possível a situação de adequação de volume, hemodinâmica e eletrolítica.

RECUPERAÇÃO DA FUNÇÃO RENAL E CUSTO

Outro problema que interfere na escolha da modalidade do tratamento dialítico é o custo dos diferentes procedimentos, que impacta de modo importante nos sistemas de saúde pública e de seguradoras de saúde.

Em pacientes críticos, as diálises contínuas são as mais frequentemente empregadas em países desenvolvidos[32,33] devido a sua capacidade de manter a estabilidade hemodinâmica, evitar sobrecargas de volume e otimizar a situação metabólica principalmente em pacientes com insuficiência de outros órgãos, como coração, fígado e pulmões.[34] Diálise contínua está indicada naqueles pacientes com hipertensão intracraniana.[35]

Nos países em desenvolvimento, os métodos intermitentes são os mais frequentemente utilizados devido ao baixo custo presumível, porém poucos estudos são disponíveis, no Brasil, em relação a etiologia da IRA, equipamentos disponíveis, material humano treinado, tipo de tratamento (se diálise intermitente, estendida, contínua ou peritoneal) e desfechos clínicos e econômicos.[36]

Análise econômica desses pacientes indica que diálise contínua é custo-efetiva se comparada com diálise intermitente quando a dependência em longo prazo de diálise é considerada. As análises de custo-efetividade recentemente publicadas por Ethgen e cols.[3] foram baseadas em um estudo robusto no qual mais de 2 mil pacientes em diálise contínua e 2 mil pacientes em diálise intermitente foram analisados.[37] Esse estudo foi analisado por *propensity score* e mostrou um risco significativamente menor de progressão para diálise crônica nos pacientes tratados inicialmente com diálise contínua (6,5 por 100 pacientes/ano) quando comparados aqueles tratados com diálise intermitente (8,9 por 100 pacientes/ano).

Maccariello e cols.[12] publicaram um estudo de custo efetividade voltado à realidade brasileira e baseados em estudos de desfecho clínico também favoráveis a mais frequente recuperação renal em pacientes submetidos a diálise contínua.[38-40] Eles mostraram que num período de cinco anos o paciente que realizou diálise intermitente apresentou um custo consideravelmente maior em relação aquele que utilizou diálise contínua.

Desse modo, é fundamental que sejam desenvolvidos estudos de desfecho clínico em longo prazo para que se possam desenvolver estratégias adequadas de prevenção e custo efetividade.

RECUPERAÇÃO DA FUNÇÃO RENAL
Cuidados, acurácia, indicações, prescrição da diálise, comorbidades e mortalidade

As novas dimensões de diagnóstico, documentadas por meio de novo consenso de classificação e prevenção da doença renal aguda (ADQI 16) e o desenvolvimento de novas máquinas de diálise voltadas para o cuidado e acurácia, as indicações, prescrição e tempo de início de diálise deverão ser modulados dependendo da condição clínica do paciente.

Exemplo disso é uma análise *post hoc* do estudo RENAL,[41] que mostrou uma relação significativa entre o ajuste do balanço hídrico nas primeiras 48 horas após o início da diálise contínua interfere com a duração de ventilação mecânica, tempo de internação e sobrevida do paciente. Sobrecarga de volume está associada a desfechos adversos em pacientes críticos e é uma indicação frequente do diálise contínua.[44]

Os critérios mais frequentes para indicar o início de diálise são acidose, hipercalemia ou sobrecarga de volume.[7] No entanto, a diálise pode ser iniciada precocemente por motivos não convencionais, como suspeita subjetiva de piora do paciente (gravidade da doença), e disfunção em outros órgãos. Desse modo, além do diagnóstico inicial da injúria/doença renal aguda, os critérios de início de diálise variam de um centro a outro. O momento e o modo de tratamento da insuficiência renal aguda devem levar em consideração a gravidade do paciente, sobrecarga de volume, instabilidade hemodinâmica, tempo de início da doença sistêmica e renal e comorbidades associadas.[43]

A despeito de inúmeros estudos, a modalidade de diálise aplicada em pacientes críticos, com insuficiência multiorgânica parece não ser afetada em estudos com um curto período de acompanhamento.[44,45] Uma metanálise realizada pelo grupo de colaboração Cochrane[44] analisou 15 *trials* clínicos randomizados que incluíram 1.550 pacientes renais agudos e observaram que a mortalidade foi semelhante entre os grupos que usaram diálise contínua ou convencional para mortalidade hospitalar, mortalidade em UTI, tempo de internação hospitalar e recuperação renal (livre de diálise) entre os sobreviventes. No entanto, o alto número de transferências entre um tratamento e outro devido as condições clínicas do paciente podem ter complicado a interpretação destes resultados.[44]

O estudo CONVINT, último *trial* clínico randomizado que comparou diálise contínua e intermitente em renais agudos não encontrou nenhum efeito entre as duas modalidades em relação ao desfecho renal ou sobrevida do paciente, porém o período de observação foi de somente 30 dias.[46] No entanto, 19,5% dos pacientes randomizados para receber diálise intermitente e 45,9% dos pacientes randomizados para diálise contínua necessitaram trocar a terapia durante o período de observação, o que certamente impactou no resultado. A modalidade de terapia foi modificada de intermitente para contínua quando ocorria muita instabilidade hemodinâmica ou importante sobrecarga de volume. Essa necessidade de modificação frequente do tipo de diálise devido à intolerância hemodinâmica interfere nos resultados de estudos que comparam esses dois tipos de terapia, e expressa claramente a necessidade de se realizar diálise conforme a necessidade do paciente, e não conforme a técnica que decidimos aplicar.

Outras causas frequentes de transferência de pacientes da diálise contínua para convencional no estudo CONVINT foi devido a coagulação do filtro, sangramento, acidose lática, trombocitopenia severa e imobilização do paciente. Deve-se observar que nesse estudo, ocorreram muitos problemas no grupo de pacientes alocados para diálise contínua. Esses desfechos encontrados em 50% dos pacientes que realizaram diálise contínua poderiam provavelmente ter sido evitados se a anticoagulação desses pacientes fosse realizada com citrato, em vez de heparina, que foi utilizada em 97,8% das sessões. O uso de citrato poderia ter evitado sangramento, plaquetopenia e coagulações frequentes do filtro, melhorando o desfecho desse grupo.

Existem poucos estudos sobre o uso de citrato e recuperação da função renal. Um pequeno estudo randomizado (20 pacientes criticamente doentes) comparando anticoagulação com citrato ou heparina mostrou que o uso de citrato reduziu os níveis de estresse oxidativo.[47] Comparado com heparina, o citrato tem sido associado com menor sangramento, e menor número de transfusões,[48] maior longevidade do sistema de diálise sem coagulação do filtro, aumentando a eficácia do *clearance* dos solutos e proporcionando uma melhor dose de diálise,[49] além de apresentar potencial efeito anti-inflamatório.[50]

O momento de início adequado de diálise, soluções de diálise, impacto da dose/intensidade e tipo de membrana são outros fatores relacionados a recuperação da função renal.[51]

Na Tabela 48.1, mostra-se inúmeros estudos mostram que o uso de diálise intermitente ou contínua parece não interferir com sobrevida do paciente ou com a recuperação da função renal quando o período de observação é pequeno, limitado geralmente ao período intra-hospitalar. No entanto, quando o período de observação foi maior que três meses, e principalmente após um período de observação de um ano ou mais, a diálise contínua parece em longo prazo proteger de algum modo o desenvolvimento da doença renal crônica.

A primeira evidência para uma diferença importante entre diálise contínua e intermitente foi um *trial clínico randomizado* publicado em 2001, que mostrou uma mais frequente recuperação da função renal nos pacientes que realizaram diálise contínua. No entanto, pacientes com diálise contínua tiveram uma maior mortalidade intra-hospitalar, explicada provavelmente pela maior gravidade dos pacientes desse grupo.[52]

Schneider e cols.[38] mostraram que a dependência de diálise após a alta hospitalar pode ser consequência da forma de tratamento aplicado. Os autores mostraram também que o método de terapia dialítica pode interferir com o desenvolvimento da doença renal crônica em longo prazo.[51]

Hoste e cols.[53] avaliaram por um período de um ano pacientes críticos que necessitaram diálise em uma única UTI e acompanharam sua evolução de 2004 a 2012. Eles encontraram que menor sobrevida após diálise foi determinada principalmente pela gravidade da doença, instabilidade hemodinâmica, sobrecarga de volume, necessidade de vasopressor e ventilação mecânica, além de modalidade de diálise ao início do tratamento. Eles utilizaram todo tipo de diálise, conforme a necessidade do paciente, e indicaram diálise contínua em 20% dos pacientes devido a choque grave ou sobrecarga de volume importante. Quando essas situações melhoravam, diálise intermitente ou estendida foi utilizada. Eles encontraram que somente 50% dos pacientes vivos após um ano do evento inicial recuperaram completamente a função renal.

Observaram também que entre os pacientes renais agudos que sobreviveram após 90 dias de acompanhamento, 9% deles necessitavam ainda de diálise. Esses achados foram um pouco mais elevados do que aqueles encontrados no mesmo período no estudo RENAL[54] (5,6% em 90 dias) onde o único método utilizado para diálise foi o contínuo.

Esses achados são interessantes, pois sabe-se que diálise contínua é mais utilizada em pacientes com instabilidade hemodinâmica, em uso de vasopressor em doses elevadas, e com consequente maior risco de morte.[55]

Hipotensão está nitidamente ligada a progressão da doença renal, tanto em pacientes sépticos quanto aqueles não sépticos. Estudo observacional recente mostrou que mesmo um curto período de tempo (seis horas de hipotensão) foi suficiente para uma piora considerável da função renal em pacientes oligúricos (estágio 3 KDIGO).[56] A duração da hipotensão e a frequência de hipotensões severas podem também ser a causa de IRA em pacientes sépticos.[57,58] É possível que a maior frequência de hipotensão durante diálise intermitente em pacientes criticamente doentes proporcione um maior dano renal e uma menor função renal residual em longo prazo.

Tabela 48.1. Sumário de estudos selecionados sobre modalidade de diálise (intermitente e/ou contínua) e desfechos clínicos

Autor	Jornal e ano	População estudada	N	Tempo de acompanhamento	Forma de mensuração	Desfechos avaliados	Resultados
Mehta e cols.[52]	Kidney International 2001	Pacientes com necessidade de diálise e com pressão arterial média > 70 mmHg com ou sem vasopressor	166 pacientes	Desde o início do acompanhamento nefrológico até a alta hospitalar	Estudo clínico randomizado	Mortalidade, tempo de internação, recuperação renal, influência de comorbidades e severidade da doença sobre desfechos	A mortalidade intra-hospitalar foi maior nos pacientes que realizaram diálise contínua, embora essa diferença possa ser melhor explicada pela maior gravidade dos pacientes desse grupo. Completa recuperação da função renal foi mais comum nos pacientes que realizaram diálise contínua
Augustine, J e cols.[82]	AJKD 2004	Pacientes que necessitavam diálise conforme avaliação nefrológica contínua ou intermitente	80 pacientes	Tempo de internação hospitalar	Estudo clínico randomizado	Mortalidade hospitalar, recuperação renal, (sem diálise na alta hospitalar), diurese e sobrecarga de volume, arritmia, instabilidade hemodinâmica, PAM	Embora o controle de volume fosse melhor naqueles pacientes com diálise contínua, a sobrevida, preservação do débito urinário e recuperação da função renal foi igual nas duas modalidades de diálise estudadas
Jacka, e cols.[83]	Can J Anaesth. 2005	Pacientes que necessitaram diálise Contínua ou intermitente durante um ano de observação	116 pacientes	Tempo de internação hospitalar	Estudo coorte retrospectivo	Mortalidade e recuperação da função renal	A recuperação da função renal foi melhor naqueles pacientes que realizaram diálise contínua em detrimento daqueles com diálise intermitente. Mortalidade foi igual nos dois grupos
Uchino e cols.[33]	Int J Artif Organs, 2007	Pacientes que necessitaram diálise contínua ou intermitente	54 UTIs em 23 países, 1.006 pacientes em diálise contínua e 212 pacientes em intermitente	Tempo de internação hospitalar	Estudo Coorte prospectivo	Dados clínicos e bioquímicos, morte e dependência de diálise na alta hospitalar	A escolha de diálise contínua como terapia inicial não é um preditor de sobrevida hospitalar ou ausência de diálise na alta, porém é um preditor independente de recuperação da função renal entre os sobreviventes
Rabindranath e cols.[44]	Cochrane Database Syst 2007	Pacientes que realizaram diálise intermitente e contínua	15 estudos, 1.550 pacientes	Conforme aspecto estudado	Revisão sistemática e metanálise	Revisão ampla de intervenção diálise contínua e intermitente	Em pacientes com estabilidade hemodinâmica a modalidade de diálise não parece modificar desfecho. Diálise contínua, no entanto, parece ser mais adequada para pacientes com PAM mais baixa e necessidade de vasopressor
Bell, e cols.[84]	Intensive Care Medicine 2007	Pacientes que necessitaram diálise	2.202 pacientes de 32 diferentes UTIs	Seguimento entre 3 meses e 10 anos	Estudo Coorte retrospectivo	Recuperação da função renal em longo prazo e mortalidade	Pacientes que foram tratados com diálise intermitente mais frequentemente apresentaram doença renal crônica do que aqueles tratados com diálise contínua. Mortalidade foi semelhante nos dois grupos. Sugerem reavaliação global como método intermitente

Tabela 48.1. Sumário de estudos selecionados sobre modalidade de diálise (intermitente e/ou contínua) e desfechos clínicos

Autor	Jornal e ano	População estudada	N	Tempo de acompanhamento	Forma de mensuração	Desfechos avaliados	Resultados
Lins e cols.[45]	NDT 2009 Estudo SHARF	Pacientes em UTI com creatinina > 2 mg/dL que realizaram diálise contínua ou intermitente	316 pacientes	Tempo de internação hospitalar	Estudo clínico randomizado	Mortalidade, tempo de internação e filtração glomerular estimada na alta hospitalar	O tipo de tratamento utilizado não provocou nenhum impacto sobre mortalidade, tempo de internação e recuperação renal
Lin e cols.[85]	The American Journal of Surgery 2009	Pacientes que necessitaram diálise em pós-operatório contínua ou intermitente	137 pacientes que sobreviveram após 90 dias do início de diálise	Acompanhamento de 90 dias para mortalidade e recuperação da função renal	Estudo Coorte prospectivo	Mortalidade e doença renal crônica	Diálise contínua esteve relacionada com maior recuperação da função renal, e maior mortalidade
Schneider e cols.[51]	Int Care Med 2013	Pacientes que necessitaram diálise contínua ou intermitente	23 estudos, 7 estudos clínicos randomizados e 16 estudos observacionais, envolvendo respectivamente 472 e 3.499 sobreviventes	Conforme aspecto estudado	Revisão sistemática e metanálise	Duração, sexo, idade, doença renal crônica, severidade da doença, vasopressores e ventilação mecânica	Pacientes que iniciaram tratamento com diálise intermitente apresentaram um risco maior para dependência de diálise quando comparado com diálise contínua em estudos observacionais
Sun e cols.[86]	Critical Care 2014	Pacientes que realizaram hemofiltração contínua e hemofiltração estendida	145 pacientes sépticos	60 dias	Estudo Coorte retrospectivo	Recuperação da função renal e mortalidade	Mortalidade foi igual nos dois grupos Pacientes que realizaram hemofiltração contínua apresentaram maior recuperação da função renal independente das variáveis clínicas
Wald e cols.[37]	Critical Care Medicine 2014	Todos os pacientes que realizaram diálise em UTI entre julho 1996 e dezembro 2009	Banco de dados- 377 pacientes que realizaram diálise contínua e 1.128 que realizaram diálise intermitente	Seguimento de pacientes que permaneciam em diálise ao final de 90 dias até o ano de 2011 – média de observação – 3 anos	Estudo Coorte retrospectivo	Recuperação da função renal e mortalidade	O uso de diálise contínua esteve associado a menor risco de desenvolver insuficiência renal crônica em longo prazo. Mortalidade foi igual nos dois grupos
Schefold, e cols.[46]	Critical Care 2014 CONVINT	Pacientes que necessitaram diálise contínua ou intermitente	252 pacientes	Sobrevida 14 a 30 dias	Estudo clínico randomizado	Mortalidade, curso clínico da doença	Nenhum efeito foi observado entre as duas diferentes modalidades de diálise em relação a mortalidade, desfecho renal ou sobrevida após 14 dias de diálise. Não houve também diferença entre causas de mortalidade em 30 dias de observação

Capítulo 48 ▪ Escolha da Terapia de Substituição Renal e Recuperação Renal

Tabela 48.1. Sumário de estudos selecionados sobre modalidade de diálise (intermitente e/ou contínua) e desfechos clínicos

Autor	Jornal e ano	População estudada	N	Tempo de acompanhamento	Forma de mensuração	Desfechos avaliados	Resultados
Wald e cols.[11]	Nephrology, 2015	Pacientes que realizaram SLED (8 h/sessão) e diálise contínua	232 pacientes	30 dias	Estudo coorte prospectivo	Mortalidade. Dependência de diálise após 30 dias e deterioração clínica precoce (primeiras 48 horas)	SLED e diálise contínua apresentaram o mesmo impacto sobre mortalidade e recuperação renal
Zhang e cols.[18]	AJKD 2015	Pacientes que realizaram diálise estendida diária (EDD) (entre 6 e 12 horas) e diálise contínua	7 estudos clínicos randomizados e 10 estudos observacionais (533 e 675 pacientes)	Conforme o aspecto estudado	Metanálise e revisão sistemática	Mortalidade, recuperação da função renal e sobrecarga hídrica, dias de UTI	Recuperação da função renal, sobrecarga hídrica, dias de UTI e eficácia bioquímica foi semelhante nos dois grupos. O benefício de maior sobrevida nos pacientes que realizaram EDD foi encontrado somente nos estudos observacionais e pode ter sido afetado por problemas de alocação e seleção de pacientes
Liang e cols.[87]	CJASN 2016	Pacientes com KDIGO 3 que receberam diálise entre 2000 e 2008	1.338 pacientes	90 dias e 365 dias para mortalidade e recuperação da função renal	Estudo coorte retrospectivo	Mortalidade na alta hospitalar ou em 90 dias. Recuperação da função renal em 90 e 365 dias	Quando a terapia inicial é escolhida em relação a hemodinâmica do paciente a recuperação renal e clínica é igual entre os grupos
Truche e cols.[88]	Intensive Care Medicine 2016	Pacientes que necessitaram diálise em 19 centros franceses de terapia intensiva entre 2004 e 2014	1.360 pacientes	30 dias após o início do tratamento para mortalidade ou dependência de diálise e 6 meses para mortalidade e persistência da disfunção renal	Estudo coorte retrospectivo	Mortalidade, dependência de diálise após 30 dias início da terapia. Acompanhamento em 6 meses: mortalidade e persistência de disfunção renal (naqueles pacientes ainda em diálise no momento da alta da UTI)	Diálise contínua parece não melhorar desfechos em 30 dias e 6 meses. No entanto, foi o método mais adequado para pacientes com sobrecarga de volume
De Corte e cols.[53]	Critical Care 2016	Pacientes que necessitaram diálise entre 2004 e 2012 em 50 leitos de uma única CTI	959 pacientes	8 anos	Estudo coorte prospectivo	Sobrevida do paciente e recuperação renal	Associação de pior sobrevida após diálise relacionada a idade e situação clínica ao início do tratamento: desfecho pior com diálise contínua provavelmente por maior gravidade. Recuperação da função renal foi associada com diabete e doença renal crônica. Recuperação da função renal foi completa após 1 ano em 48,4% e incompleta em 32,6% dos pacientes
Schoenfelder e cols.[89]	GMS Health Technology Assessment 2017	Pacientes que necessitaram diálise	49 estudos	Conforme aspecto estudado	Revisão sistemática e metanálise	Mortalidade, episódios de hipotensão, recuperação da função renal, instabilidade hemodinâmica, tempo de internação, custo-benefício	Diálise contínua ao início do tratamento está relacionada a maior recuperação da função renal. Não houve diferença entre as modalidades de diálise e tempo de internação em UTI e hospitalar. PAM, hipotensão e instabilidade hemodinâmica, análise de custo-efetividade foi inconsistente. Não foi possível a análise de desfechos em 90 dias

PAM: pressão arterial média; SOFA (*Sepsis Related Organ Failure Assessment*); EDD (*extended daily dialysis*) diálise estendida diária; SLED (*Sustained Low Efficiency Dialysis*) diálise estendida; UTI: unidade de terapia intensiva.

Também deve ser levado em consideração que o uso de vasopressor para a manutenção dos níveis pressóricos durante a diálise de pacientes agudos é também um fator de risco para mortalidade,[55] provavelmente devido ao fato de que a microcirculação está comprometida em pacientes sépticos graves independe dos níveis pressóricos.[59]

RECORRÊNCIA E PERSISTÊNCIA DA INJÚRIA/DOENÇA RENAL AGUDA: RELAÇÃO COM PROGRESSÃO DA DOENÇA RENAL E MORTALIDADE

Sabe-se que aproximadamente 20% dos pacientes sépticos repetem o episódio de IRA após o evento inicial, e que dois ou mais episódios de IRA numa mesma internação apresentam um risco maior de morte em relação aqueles pacientes que melhoram sua função renal de modo persistente.[60] Após a alta hospitalar, a recorrência da injúria renal pode ocorrer em até 30% dos pacientes, sendo assim necessário a identificação dos pacientes com mais elevado risco.[61] De fato, a severidade da doença renal aguda não parece ser o único fator relacionado a desfecho clínico em longo prazo. Siew e cols.[61] encontraram um maior risco de recorrência em relação a idade, diminuição prévia da filtração glomerular e comorbidades, como doença hepática, insuficiência cardíaca, diabetes e doença arterial coronariana.

Recentemente, Kellum e cols.[62] publicaram um estudo voltado para a recuperação do paciente renal agudo, consolidando esse novo conceito de estratificação de prognóstico. Eles estudaram 16.968 pacientes criticamente doentes (estágio 2 e 3 IRA) utilizando um banco de dados eletrônico e mostraram que a recuperação da função renal pode apresentar cinco tipos diferentes de evolução clínica:

- recuperação precoce sustentada: (nos sete primeiros dias);
- recuperação tardia sustentada (após sete dias);
- reversão precoce com uma ou mais recorrências, mas recuperando após);
- não reversão do relapso;
- recuperação nunca alcançada.

Eles mostraram que aqueles pacientes que não melhoraram função renal no momento da alta hospitalar são mais frequentes (aproximadamente 40%) do que o esperado, e apresentaram uma mortalidade de 59% em um ano de observação, bem maior do que aquela encontrada em pacientes que apresentaram uma recuperação tardia (29%).

A maior parte dos pacientes apresentava ainda algum grau de IRA ao final da primeira semana (sem reversão precoce ou recorrência) e esse achado se refletiu em uma maior mortalidade em um ano de observação. Recorrência da injúria nas primeiras 72 horas de reversão são comuns (37,3%) e estão associadas a um risco de morte cinco vezes maior ao final de um ano de observação do que aquele observado em pacientes que tiveram reversão rápida e sustentada da IRA. Todos os pacientes que apresentaram uma rápida recuperação da função renal tiveram uma sobrevida de 90% em um ano de acompanhamento. Esse estudo mostrou uma nova dimensão prognóstica dessa síndrome, e a necessidade de uma vigilância ao cuidado da terapia dialítica.

Estudos recentes de sobrevida e de recuperação renal do paciente renal agudo mostram que a duração e também recorrência da insuficiência renal está também associada a maior mortalidade após a alta hospitalar, e que os médicos intensivistas e nefrologistas devem estar atentos para a recorrência da injúria renal que adiciona severidade e duração da doença e como consequência maior custo. Novos bancos de dados eletrônicos deverão estabelecer a influência global dos episódios de injúria/doença renal aguda no desfecho do paciente.[60]

A observação de que a duração da injúria/doença renal aguda,[26,63] e também de que a repetição da injúria podem contribuir para doença renal crônica e mortalidade[62] e aumento do risco cardiovascular em longo prazo[64] tornam a adequação do tratamento dialítico uma ação de fundamental importância.

PRESCRIÇÃO DE DIÁLISE E COMORBIDADES

O papel da hipotensão/instabilidade hemodinâmica e da sobrecarga de volume

Hipotensão é a complicação mais comum em pacientes que realizam hemodiálise, e tem sido ligada a aumento de morbidade e mortalidade em pacientes que realizam diálise intermitente.[65-67] Embora a remoção rápida de fluidos possa contribuir para a hipotensão transdiálise,[68] vários outros fatores, tais como alterações da vasoconstrição periférica, disfunção autonômica, e patologias cardiovasculares podem contribuir para o desencadeamento de hipotensão. No entanto, mecanismos causadores de hipotensão transdiálise podem estar principalmente relacionados ao controle do sistema nervoso autonômico.[67]

Embora muitos estudos tenham demonstrado uma associação entre instabilidade hemodinâmica e mortalidade intra-hospitalar em pacientes críticos em diálise,[69] não existe uma informação adequada sobre dose de vasopressor e duração da instabilidade hemodinâmica durante o procedimento. Santiago e cols.[70] mostraram uma associação entre doses mais elevadas de vasopressor e hipotensão no primeiro dia de diálise contínua. Silversides e cols.[71] estudaram variação de volume e hipotensão durante a diálise, porém não avaliaram duração da hipotensão nem frequência dos episódios de forma individual, e também não consideraram dose de vasopressores durante o procedimento.

A transição inadequada de diálise contínua para intermitente, quando os pacientes se tornam estáveis, por outro lado, podem interferir na recuperação da função renal e na manutenção do edema. É possível que a decisão médica subjetiva de escolha do método de diálise possa interferir com o desfecho. Dois estudos recentes que estudaram dose de diálise e mortalidade nos mostram de modo indireto complicações relacionadas a instabilidade hemodinâmica. No primeiro estudo (ATN),[72] os pacientes em diálise contínua foram transferidos para diálise intermitente quando alcançaram a estabilidade hemodinâmica. Após um período de 60 dias, 25% desses pacientes permaneciam dependentes de diálise.

No estudo (RENAL),[54] em que praticamente todos os pacientes foram tratados com diálise contínua, observou-se que, após um período de 90 dias, somente 6% dos sobreviventes ainda necessitavam de diálise.

É importante reconhecer que o modo de diálise utilizada para tratamento da IRA não é a única variável para a recuperação e disfunção em longo prazo para a doença renal crônica, e que esse problema tem sido pouco valorizado.[19] É muito provável que a instabilidade hemodinâmica seja um fator importante para a demora ou a não recuperação da função renal durante a hospitalização, e que seja responsável pela dependência crônica de diálise no futuro.

Estudos recentes demonstraram que a redução da pressão arterial média conduzindo a valores inferiores de fluxo sanguíneo cerebral de autorregulação (40 a 90 mmHg) estão associadas de modo independente a uma maior incidência de IRA.[73,74]

A correção adequada da volemia e também fundamental para a correção da hipoperfusão tecidual e da estabilidade hemodinâmica nos pacientes sépticos. No entanto, devido à resposta inflamatória e à severidade da doença, somente 50% dos pacientes respondem inicialmente a terapia, e repetidas infusões de fluidos são prescritas para que se estabeleça a estabilidade hemodinâmica, conduzindo à sobrecarga de volume.[15] A presença de sobrecarga de volume maior que 10% do peso corporal em pacientes criticamente doentes tem sido associada a maior mortalidade,[75] períodos mais longos de ventilação mecânica, novos episódios de sepse e risco aumentado de desenvolvimento de insuficiência renal aguda.[76-79]

A rápida retirada de volume pode também interferir para a manutenção da disfunção renal[68] diminuindo a chance de recuperação tardia.

No entanto, não existem marcadores disponíveis na prática clínica para orientar a adequada remoção de volume[54] ou um escore clínico adequado para identificar quando uma injúria ou doença renal aguda poderá ser persistente.[80]

Devido ao fato de que a creatinina sérica não é um método adequado de medida de função renal, pois somente aumenta quando o comprometimento dos nefrons é maior do que 50%,[80] é fundamental o desenvolvimento de novos biomarcadores, exames de imagem e testes funcionais para o acompanhamento preciso da função renal.[30]

O novo Consenso de injúria/doença renal aguda[16] nos mostra que, em pacientes críticos, diálise intermitente, hipotensão, rápida remoção de fluidos e manutenção de sobrecarga hídrica podem retardar a recuperação da função renal.

É, assim, fundamental valorizar os possíveis fatores modificadores de desfechos inadequados, e evitar a persistência ou progressão da doença renal. A observação e o cuidado durante o tratamento dialítico parecem ser fundamentais para prevenção de morte, doença renal crônica, custo-efetividade e qualidade de vida.[30,81]

REFERÊNCIAS BIBLIOGRÁFICAS

1. Xue JL, Daniels F, Star RA, Kimmel PL, Eggers PW, Molitoris BA, Himmelfarb J, Collins AJ. Incidence and mortality of acu-

te renal failure in Medicare beneficiaries, 1992 to 2001. J Am Soc Nephrol. 2006 Apr;17(4):1135-42.

2. Li PK, Chow KM, Matsuo S, Yang CW, Jha V, Becker G. Asian chronic kidney disease best practice recommendations: positional statements for early detection of chronic kidney disease from Asian Forum for Chronic Kidney Disease Initiatives (AFCKDI). Nephrology (Carlton). 2011 Sep;16(7):633-41.

3. Ethgen O, Schneider AG, Bagshaw SM, Bellomo R, Kellum JA. Economics of dialysis dependence following renal replacement therapy for critically ill acute kidney injury patients. Nephrol Dial Transplant. 2015 Jan;30(1):54-61.

4. Srisawat N, Lawsin L, Uchino S, Bellomo R, Kellumcorresponding JA. Cost of acute renal replacement therapy in the intensive care unit: results from The Beginning and Ending Supportive Therapy for the Kidney (BEST Kidney) study. Crit Care. 2010;14(2):R46.

5. Hoste EAJ, Kellum JA, Katz NM, Rosner MH, Haase M, Ronco C. Epidemiology of acute kidney injury. Contrib Nephrol. 2010;165:1-8.

6. Lewington AJ, Cerdá J, Mehta RL. Raising awareness of acute kidney injury: a global perspective of a silent killer. Kidney Int. 2013 Sep;84(3):457-67.

7. Uchino S, Kellum JA, Bellomo R, Doig GS, Morimatsu H, Morgera S et al. Acute renal failure in critically ill patients: a multinational, multicenter study. JAMA. 2005 Aug 17;294(7):813-8.

8. Li PK, Burdmann EA, Mehta RL; World Kidney Day Steering Committee 2013. Acute kidney injury: global health alert. Kidney Int. 2013 Mar;83(3):372-6.

9. Chawla LS, Eggers PW, Star RA, Kimmel PL. Acute kidney injury and chronic kidney disease as interconnected syndromes. N Engl J Med. 2014 Jul 3;371(1):58-66.

10. Hsu RK, McCulloch CE, Dudley RA, Lo LJ, Hsu CY. Temporal changes in incidence of dialysis-requiring AKI. J Am Soc Nephrol. 2013 Jan;24(1):37-42.

11. Wald R, McArthur E, Adhikari NK, Bagshaw SM, Burns KE, Garg AX. Changing incidence and outcomes following dialysis-requiring acute kidney injury among critically ill adults: a population--based cohort study. Am J Kidney Dis. 2015 Jun;65(6):870-7.

12. Maccariello E, Mensor L, Contadin R, Pepe C. Treatment of acute kidney injury with continuous renal replacement therapy: does the protection of renal function really turns the modality cost-effective? Jornal Brasileiro de Economia e Saúde. 2014;6(2):45-55.

13. Chawla LS, Amdur RL, Shaw AD, Faselis C, Palant CE, Kimmel PL. Association between AKI and long-term renal and cardiovascular outcomes in United States veterans. Clin J Am Soc Nephrol. 2014 Mar;9(3):448-56.

14. Oeyen S, De Corte W, Benoit D, Annemans L, Dhondt A, Vanholder R, Decruyenaere J, Hoste E. Long-term quality of life in critically ill patients with acute kidney injury treated with renal replacement therapy: a matched cohort study. Crit Care. 2015 Aug 6;19:289.

15. Ronco C, Ricci Z, De Backer D, Kellum JA, Taccone FS, Joannidis M et al. Renal replacement therapy in acute kidney injury: controversy and consensus. Crit Care. 2015 Apr 6;19:146.

16. Chawla LS, Bellomo R, Bihorac A, Goldstein SL, Siew ED, Bagshaw SM et al. Acute kidney disease and renal recovery: consensus report of the Acute Disease Quality Initiative (ADQI) 16 Workgroup. Nat Rev Nephrol. 2017 Apr;13(4):241-257.

17. Bagshaw SM, Berthiaume LR, Delaney A, Bellomo R. Continuous versus intermittent renal replacement therapy for critically ill patients with acute kidney injury: a meta-analysis. Crit Care Med. 2008 Feb;36(2):610-7.

18. Zhang L, Yang J, Eastwood GM, Zhu G, Tanaka A, Bellomo R. Extended Daily Dialysis Versus Continuous Renal Replacement Therapy for Acute Kidney Injury: A Meta-analysis. Am J Kidney Dis. 2015 Aug;66(2):322-30.

19. Chawla LS, Kimmel PL. Acute kidney injury and chronic kidney disease: an integrated clinical syndrome. Kidney Int. 2012 Sep;82(5):516-24.

20. Ishani A, Xue JL, Himmelfarb J, Eggers PW, Kimmel PL, Molitoris BA, Collins AJ. Acute kidney injury increases risk of ESRD among elderly. J Am Soc Nephrol. 2009 Jan;20(1):223-8.

21. Coca SG, Bauling P, Schiffner T, Howard CS, Teitelbaum I, Parikh CR. Contribution of acute kidney injury toward morbidity and mortality in burns: a contemporary analysis. Am J Kidney Dis. 2007 Apr;49(4):517-23.

22. Amdur RL, Chawla LS, Amodeo S, Kimmel PL, Palant CE. Outcomes following diagnosis of acute renal failure in U.S. veterans: focus on acute tubular necrosis. Kidney Int. 2009 Nov;76(10):1089-97.

23. An JN, Hwang JH, Kim DK, Lee H, Ahn SY, Kim S et al. Chronic Kidney Disease After Acute Kidney Injury Requiring Continuous Renal Replacement Therapy and Its Impact on Long--Term Outcomes: A Multicenter Retrospective Cohort Study in Korea. Crit Care Med. 2017 Jan;45(1):47-57.

24. Lai CF, Wu VC, Huang TM, Yeh YC, Wang KC, Han YY et al. Kidney function decline after a non-dialysis-requiring acute kidney injury is associated with higher long-term mortality in critically ill survivors. Crit Care. 2012 Jul 12;16(4):R123.

25. Bagshaw SM, Laupland KB, Doig CJ, Mortis G, Fick GH, Mucenski M, Godinez-Luna T, Svenson LW, Rosenal T. Prognosis for long-term survival and renal recovery in critically ill patients with severe acute renal failure: a population-based study. Crit Care. 2005;9(6):R700-9.

26. Coca SG, King JT Jr, Rosenthal RA, Perkal MF, Parikh CR. The duration of postoperative acute kidney injury is an additional parameter predicting long-term survival in diabetic veterans. Kidney Int. 2010 Nov;78(9):926-33.

27. Perinel S, Vincent F, Lautrette A, Dellamonica J, Mariat C, Zeni F, Cohen Y, Tardy B, Souweine B, Darmon M. Transient and Persistent Acute Kidney Injury and the Risk of Hospital Mortality in Critically Ill Patients: Results of a Multicenter Cohort Study. Crit Care Med. 2015 Aug;43(8):e269-75.

28. Wu VC, Wu CH, Huang TM, Wang CY, Lai CF, Shiao CC, Chang CH, Lin SL et al. Long-term risk of coronary events after AKI. J Am Soc Nephrol. 2014 Mar;25(3):595-605.

29. Gammelager H, Christiansen CF, Johansen MB, Tønnesen E, Jespersen B, Sørensen HT. Three-year risk of cardiovascular disease among intensive care patients with acute

kidney injury: a population-based cohort study. Crit Care. 2014;18(5):492.

30. Ronco C, Ferrari F, Ricci Z. Recovery after Acute Kidney Injury: A New Prognostic Dimension of the Syndrome. Am J Respir Crit Care Med. 2017;195(6):711-14.

31. Sood MM, Shafer LA, Ho J, Reslerova M, Martinka G, Keenan S, Dial S et al. Early reversible acute kidney injury is associated with improved survival in septic shock. J Crit Care. 2014 Oct;29(5):711-7.

32. Kashani K, Mehta RL. We Restrict CRRT to Only the Most Hemodynamically Unstable Patients. Semin Dial. 2016 Jul;29(4):268-71.

33. Uchino S, Bellomo R, Morimatsu H, Morgera S, Schetz M, Tan I et al. Continuous renal replacement therapy: a worldwide practice survey. The beginning and ending supportive therapy for the kidney (B.E.S.T. kidney) investigators. Intensive Care Med. 2007 Sep;33(9):1563-70.

34. Ricci Z, Ronco C. Technical advances in renal replacement therapy. Semin Dial. 2011;24(2):138-41.

35. Section 5: Dialysis Interventions for Treatment of AKI. Kidney Int Suppl (2011). 2012 Mar;2(1):89-115.

36. Lombardi R, Rosa-Diez G, Ferreiro A, Greloni G, Yu L, Younes-Ibrahim M et al. Acute kidney injury in Latin America: a view on renal replacement therapy resources. Nephrol Dial Transplant. 2014 Jul;29(7):1369-76.

37. Wald R, Shariff SZ, Adhikari NK, Bagshaw SM, Burns KE, Friedrich JO, Garg AX, Harel Z, Kitchlu A, Ray JG. The association between renal replacement therapy modality and long-term outcomes among critically ill adults with acute kidney injury: a retrospective cohort study. Crit Care Med. 2014 Apr;42(4):868-77.

38. Schneider AG, Bellomo R, Bagshaw SM, Glassford NJ, Lo S, Jun M, Cass A, Gallagher M. Choice of renal replacement therapy modality and dialysis dependence after acute kidney injury: a systematic review and meta-analysis. Intensive Care Med. 2013 Jun;39(6):987-97.

39. VA/NIH Acute Renal Failure Trial Network, Palevsky PM, Zhang JH, O'Connor TZ, Chertow GM, Crowley ST, Choudhury D et al. Intensity of renal support in critically ill patients with acute kidney injury. N Engl J Med. 2008 Jul 3;359(1):7-20.

40. Klarenbach S, Manns B, Pannu N, Clement FM, Wiebe N, Tonelli M; Alberta Kidney Disease Network. Economic evaluation of continuous renal replacement therapy in acute renal failure. Int J Technol Assess Health Care. 2009 Jul;25(3):331-8.

41. RENAL Replacement Therapy Study Investigators, Bellomo R, Cass A, Cole L, Finfer S, Gallagher M et al. An observational study fluid balance and patient outcomes in the Randomized Evaluation of Normal vs. Augmented Level of Replacement Therapy trial. Crit Care Med. 2012 Jun;40(6):1753-60.

42. Naka T, Bellomo R. Bench-to-bedside review: treating acid-base abnormalities in the intensive care unit--the role of renal replacement therapy. Crit Care. 2004;8(2):108-114.

43. Bagshaw SM, Wald R. Strategies for the optimal timing to start renal replacement therapy in critically ill patients with acute kidney injury. Kidney Int. 2017 May;91(5):1022-32.

44. Rabindranath K, Adams J, Macleod AM, Muirhead N. Intermittent versus continuous renal replacement therapy for acute renal failure in adults. Cochrane Database Syst Rev. 2007 Jul 18;(3):CD003773.

45. Lins RL, Elseviers MM, Van der Niepen P, Hoste E, Malbrain ML, Damas P, Devriendt J; SHARF investigators. Intermittent versus continuous renal replacement therapy for acute kidney injury patients admitted to the intensive care unit: results of a randomized clinical trial. Nephrol Dial Transplant. 2009 Feb;24(2):512-8.

46. Schefold JC, von Haehling S, Pschowski R, Bender T, Berkmann C, Briegel S, Hasper D, Jörres A. The effect of continuous versus intermittent renal replacement therapy on the outcome of critically ill patients with acute renal failure (CONVINT): a prospective randomized controlled trial. Crit Care. 2014 Jan 10;18(1):R11.

47. Tiranathanagul K, Jearnsujitwimol O, Susantitaphong P, Kijkriengkraikul N, Leelahavanichkul A, Srisawat N, Praditpornsilpa K, Eiam-Ong S. Regional citrate anticoagulation reduces polymorphonuclear cell degranulation in critically ill patients treated with continuous venovenous hemofiltration. Ther Apher Dial. 2011 Dec;15(6):556-64.

48. Hetzel GR, Schmitz M, Wissing H, Ries W, Schott G, Heering PJ, Isgro F, Kribben A, Himmele R, Grabensee B, Rump LC. Regional citrate versus systemic heparin for anticoagulation in critically ill patients on continuous venovenous haemofiltration: a prospective randomized multicentre trial. Nephrol Dial Transplant. 2011 Jan;26(1):232-9.

49. Claure-Del Granado R, Macedo E, Soroko S, Kim Y, Chertow GM, Himmelfarb J, Ikizler TA, Paganini EP, Mehta RL. Anticoagulation, delivered dose and outcomes in CRRT: The program to improve care in acute renal disease (PICARD). Hemodial Int. 2014 Jul;18(3):641-9.

50. Bournazos S, Rennie J, Hart SP, Dransfield I. Choice of anticoagulant critically affects measurement of circulating platelet-leukocyte complexes. Arterioscler Thromb Vasc Biol. 2008 Jan;28(1):e2-3.

51. Schneider AG, Bagshaw SM. Effects of renal replacement therapy on renal recovery after acute kidney injury. Nephron Clin Pract. 2014;127(1-4):35-41.

52. Mehta RL, McDonald B, Gabbai FB, Pahl M, Pascual MT, Farkas A, Kaplan RM; Collaborative Group for Treatment of ARF in the ICU. A randomized clinical trial of continuous versus intermittent dialysis for acute renal failure. Kidney Int. 2001 Sep;60(3):1154-63.

53. De Corte W, Dhondt A, Vanholder R, De Waele J, Decruyenaere J, Sergoyne V, Vanhalst J, Claus S, Hoste EA. Long-term outcome in ICU patients with acute kidney injury treated with renal replacement therapy: a prospective cohort study. Crit Care. 2016 Aug 12;20(1):256.

54. RENAL Replacement Therapy Study Investigators, Bellomo R, Cass A, Cole L, Finfer S, Gallagher M, Lo S, McArthur C, McGuinness S, Myburgh J, Norton R, Scheinkestel C, Su S. Intensity of continuous renal-replacement therapy in critically ill patients. N Engl J Med. 2009 Oct 22;361(17):1627-38.

55. Prasad B, Urbanski M, Ferguson TW, Karreman E, Tangri N. Early mortality on continuous renal replacement therapy (CRRT): the prairie CRRT study. Can J Kidney Health Dis. 2016 Jul 22;3:36.

56. Izawa J, Kitamura T, Iwami T, Uchino S, Takinami M, Kellum JA, Kawamura T. Early-phase cumulative hypotension duration and severe-stage progression in oliguric acute kidney injury with and without sepsis: an observational study. Crit Care. 2016;20(1):405.

57. Poukkanen M, Wilkman E, Vaara ST, Pettilä V, Kaukonen KM, Korhonen AM, Uusaro A et al. Hemodynamic variables and progression of acute kidney injury in critically ill patients with severe sepsis: data from the prospective observational FINNAKI study. Crit Care. 2013 Dec 13;17(6):R295.

58. van Doorn KJ, Verbrugghe W, Wouters K, Jansens H, G. Jorens PG. The duration of hypotension determines the evolution of bacteremia-induced acute kidney injury in the intensive care unit. PLoS One. 2014;9(12):e114312.

59. Dubin A, Pozo MO, Casabella CA, Pálizas F Jr, Murias G, Moseinco MC et al. Increasing arterial blood pressure with norepinephrine does not improve microcirculatory blood flow: a prospective study. Crit Care. 2009;13(3):R92.

60. Rodrigo E, Suberviola B, Santibáñez M, Belmar L1, Castellanos Á, Heras M, Rodríguez-Borregán JC, de Francisco ALM1, Ronco C. Association between recurrence of acute kidney injury and mortality in intensive care unit patients with severe sepsis. J Intensive Care. 2017 May 22;5:28

61. Siew ED, Parr SK, Abdel-Kader K, Eden SK, Peterson JF, Bansal N et al. Predictors of Recurrent AKI. J Am Soc Nephrol. 2016 Apr;27(4):1190-200.

62. Kellum JA, Sileanu FE, Bihorac A, Hoste EA, Chawla LS. Recovery after Acute Kidney Injury. Am J Respir Crit Care Med. 2017 Mar 15;195(6):784-791.

63. Thakar CV, Christianson A, Freyberg R, Almenoff P, Render ML. Incidence and outcomes of acute kidney injury in intensive care units: a Veterans Administration study. Crit Care Med. 2009 Sep;37(9):2552-8.

64. Thakar CV, Christianson A, Himmelfarb J, Leonard AC. Acute kidney injury episodes and chronic kidney disease risk in diabetes mellitus. Clin J Am Soc Nephrol. 2011 Nov;6(11):2567-72.

65. Tislér A, Akócsi K, Borbás B, Fazakas L, Ferenczi S, Görögh S et al. The effect of frequent or occasional dialysis-associated hypotension on survival of patients on maintenance haemodialysis. Nephrol Dial Transplant. 2003 Dec;18(12):2601-5.

66. Daugirdas JT. Pathophysiology of dialysis hypotension: an update. Am J Kidney Dis. 2001 Oct;38(4 Suppl 4):S11-7.

67. Sato M et al. Autonomic insufficiency as a factor contributing to dialysis induced hypotension. Nephrol Dial Transplant 2001;16(8):1657-62.

68. Flythe JE1, Kimmel SE, Brunelli SM. Rapid fluid removal during dialysis is associated with cardiovascular morbidity and mortality. Kidney Int. 2011 Jan;79(2):250-7.

69. Abou Dagher GA, Harmouche E, Jabbour E, Bachir R, Zebian D, Chebl RB. Sepsis in hemodialysis patients. BMC Emerg Med. 2015;15:30.

70. Santiago MJ, López-Herce J, Urbano J, Solana MJ, del Castillo J, Ballestero Y, Botrán M, Bellón JM. Clinical course and mortality risk factors in critically ill children requiring continuous renal replacement therapy. Intensive Care Med. 2010 May;36(5):843-9.

71. Silversides JA, Pinto R, Kuint R, Wald R, Hladunewich MA, Lapinsky SE, Adhikari NK. Fluid balance, intradialytic hypotension, and outcomes in critically ill patients undergoing renal replacement therapy: a cohort study. Crit Care. 2014 Nov 18;18(6):624.

72. VA/NIH Acute Renal Failure Trial Network, Palevsky PM, Zhang JH, O'Connor TZ, Chertow GM, Crowley ST, Choudhury D et al. Intensity of renal support in critically ill patients with acute kidney injury. N Engl J Med. 2008 Jul 3;359(1):7-20.

73. Ono M, Arnaoutakis GJ, Fine DM, Brady K, Easley RB, Zheng Y, Brown C, Katz NM, Grams ME, Hogue CW. Blood pressure excursions below the cerebral autoregulation threshold during cardiac surgery are associated with acute kidney injury. Crit Care Med. 2013 Feb;41(2):464-71.

74. Hori D, Brown C, Ono M, Rappold T, Sieber F, Gottschalk A, Neufeld KJ et al. Arterial pressure above the upper cerebral autoregulation limit during cardiopulmonary bypass is associated with postoperative delirium. Br J Anaesth. 2014 Dec;113(6):1009-17.

75. Acheampong A, Vincent JL. Vincent, A positive fluid balance is an independent prognostic factor in patients with sepsis. Crit Care. 2015 Jun 15;19:251.

76. Bouchard J, Soroko SB, Chertow GM, Himmelfarb J, Ikizler TA, Paganini EP et al. Fluid accumulation, survival and recovery of kidney function in critically ill patients with acute kidney injury. Kidney Int. 2009 Aug;76(4):422-7.

77. Rodríguez-Fernández DE, Rodríguez-León JA, de Carvalho JC, Karp SG, Sturm W, Parada JL, Soccol CR et al. Influence of airflow intensity on phytase production by solid-state fermentation. Bioresour Technol. 2012 Aug;118:603-6.

78. Liu X, Hairston J, Schrier M, Fan J. Common and distinct networks underlying reward valence and processing stages: a meta-analysis of functional neuroimaging studies. Neurosci Biobehav Rev. 2011 Apr;35(5):1219-36.

79. Payen D, de Pont AC, Sakr Y, Spies C, Reinhart K, Vincent JL; Sepsis Occurrence in Acutely Ill Patients (SOAP) Investigators. A positive fluid balance is associated with a worse outcome in patients with acute renal failure. Crit Care. 2008;12(3):R74.

80. Ronco C, Rosner MH. Acute kidney injury and residual renal function. Crit Care. 2012;16(4):144.

81. Bellomo R, Vaara ST, Kellum JA. How to improve the care of patients with acute kidney injury. Intensive Care Med. 2017 Jun;43(6):727-729.

82. Augustine JJ, Sandy D, Seifert TH, Paganini EP. A randomized controlled trial comparing intermittent with continuous dialysis in patients with ARF. Am J Kidney Dis. 2004 Dec;44(6):1000-7.

83. Jacka MJ, Ivancinova X, Gibney RT. Continuous renal replacement therapy improves renal recovery from acute renal failure. Can J Anaesth. 2005;52(3):327-32.

84. Bell M, SWING, Granath F, Schön S, Ekbom A, Martling CR. Continuous renal replacement therapy is associated with less chronic renal failure than intermittent haemodialysis after acute renal failure. Intensive Care Med. 2007 May;33(5):773-780.
85. Lin YF, Ko WJ, Chu TS, Chen YS, Wu VC, Chen YM, Wu MS et al. The 90-day mortality and the subsequent renal recovery in critically ill surgical patients requiring acute renal replacement therapy. Am J Surg. 2009 Sep;198(3):325-32.
86. Sun Z, Ye H, Shen X, Chao H, Wu X, Yang J. Continuous venovenous hemofiltration versus extended daily hemofiltration in patients with septic acute kidney injury: a retrospective cohort study. Crit Care. 2014 Apr 9;18(2):R70.
87. Liang KV, Sileanu FE, Clermont G, Murugan R, Pike F, Palevsky PM, Kellum JA. Modality of RRT and Recovery of Kidney Function after AKI in Patients Surviving to Hospital Discharge. Clin J Am Soc Nephrol. 2016 Jan 7;11(1):30-8.
88. Truche AS, Darmon M, Timsit J; OUTCOMEREA Study Group. Renal replacement therapy modalities in the ICU: the continuity is intermittent-response to comments by Schefold. Intensive Care Med. 2016 Nov;42(11):1840-1841.
89. Schoenfelder T, Chen X, Bless HH. Effects of continuous and intermittent renal replacement therapies among adult patients with acute kidney injury. GMS Health Technol Assess. 2017 Mar 1;13:Doc01.

PARTE VII
ESTRATÉGIAS TEREPÊUTICAS
E DE REABILITAÇÃO
NO PERÍODO PÓS-UTI

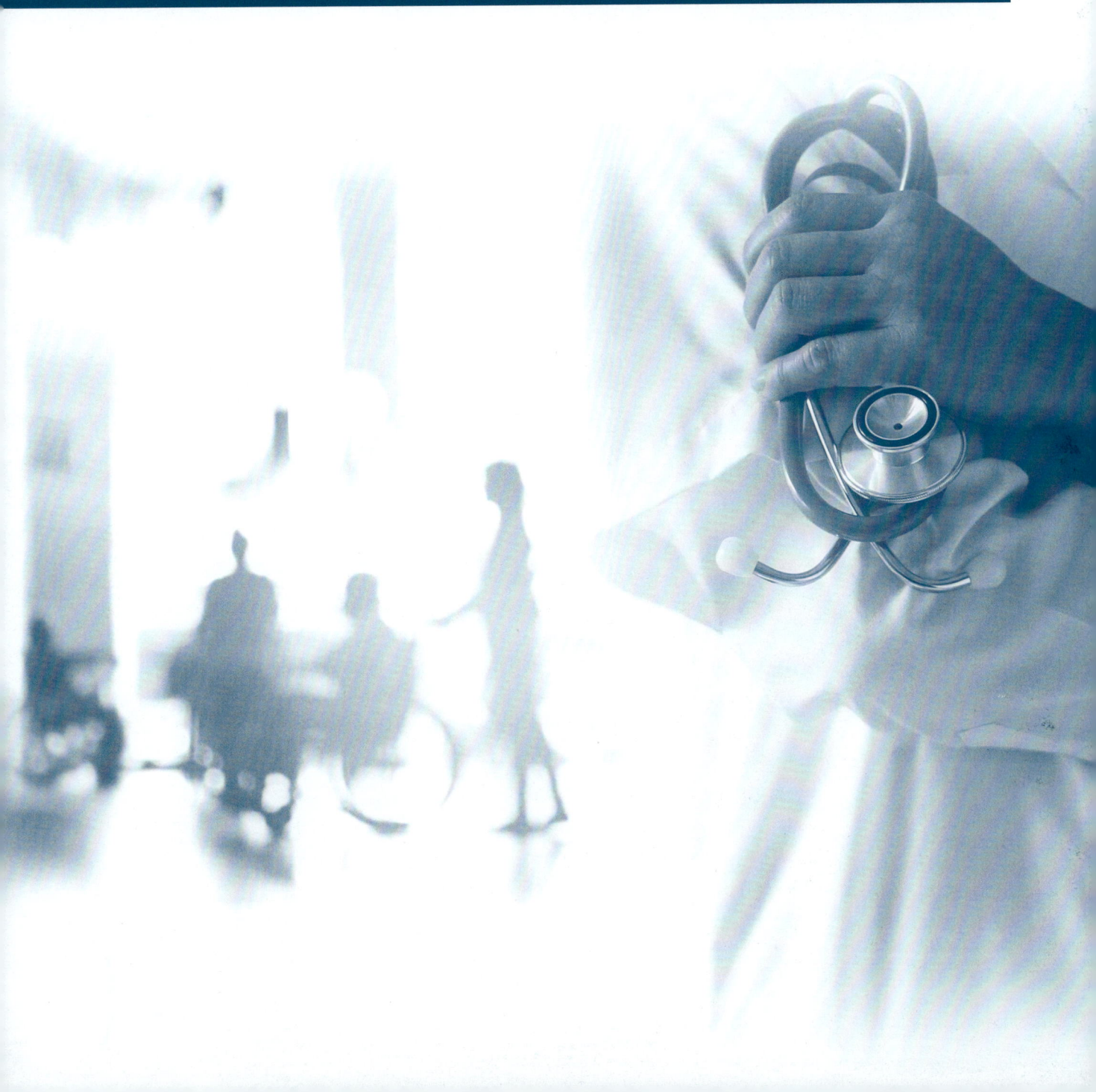

INTRODUÇÃO
PARTE VII – Estratégias Terapêuticas e de Reabilitação no Período Pós-UTI

James C. Jackson
Julie Van

O PROBLEMA DA SOBREVIVÊNCIA

Devido aos avanços nos cuidados intensivos, as taxas de mortalidade diminuíram significativamente em muitas situações de doenças críticas, especialmente naqueles pacientes com síndrome do desconforto respiratório agudo (SDRA) e sepse.[1] No entanto, o custo dessa sobrevivência é alto. Cerca de 80% dos pacientes gravemente enfermos admitidos em uma unidade de terapia intensiva (UTI) sobrevivem, mas muitos sofrerão com uma série dos piores sintomas devido a complicações que permanecem após a alta.[2] Esses indivíduos estão vivos, mas sofrem de *deficits* novos e persistentes devido aos efeitos combinados de múltiplos insultos.[3] As doenças pós-críticas são essencialmente desafios de sobrevivência resultantes dos encargos dessa doença, incluindo *deficits* físicos, funcionais, de saúde mental e cognitivo e uma tendência em ciclos de readmissões hospitalares.[4] Ambos frequentemente culminam em morte prematura.

MORTALIDADE E REINTERNAÇÃO EM SOBREVIVENTOS DE DOENÇAS CRÍTICAS

Os sobreviventes de doenças críticas frequentemente morrem nos primeiros seis meses após a saída do hospital, devido a uma continuação de dificuldades médicas ou ao surgimento de novos problemas.[5-7] Por esse motivo, as readmissões hospitalares são extremamente comuns nessa população de pacientes.[8] Uma investigação no *American Journal of Medical Science* relatou que metade dos sobreviventes de UTI (47%) são readmitidos no hospital ou na UTI nos 12 meses após a alta.[9] Uma análise retrospectiva de 19 mil pacientes críticos comparou a utilização da assistência médica no ano anterior à hospitalização inicial por doenças críticas.[10] Verificou-se que, no ano seguinte, o número de internações e dias de internação foram 150% e 220% maiores após doença grave.

COMPROMETIMENTO FÍSICO EM SOBREVIVENTES DE DOENÇAS CRÍTICAS

A capacidade funcional de comprometimento físico desempenha um papel nas atividades da vida diária (AVD) e no desempenho de papéis sociais em relação aos momentos de lazer e no trabalho.[11] Essa é uma área na qual sobreviventes de doenças críticas sofrem deterioração. Um estudo prospectivo de coorte observacional em pacientes hospitalizados por SDRA encontrou um declínio de 32% e 27% nas AVD aos 3 e 12 meses, respectivamente, após a alta.[3] Um estudo de coorte multicêntrico com sobreviventes de SDRA também encontrou deterioração física significativa aos 6 e 12 meses após a hospitalização.[12]

A fraqueza física em sobreviventes de doenças críticas é generalizada, grave e frequentemente permanente. Dentro de cinco anos após a alta, mais de 60% dos sobreviventes de UTI apresentam *deficits* crônicos de resistência e exercício de capacidade funcional, apresentando desempenho bem abaixo dos resultados esperados.[13] Em uma recente investigação, os sobreviventes de doenças críticas relataram *deficits* significativos nas dimensões físicas da qualidade de vida. Os escores médios na SF-Escala de componemte físico (SF-36 PCS) foram dois desvios-padrão abaixo das normas da população, 3 e 12 meses após a alta da UTI.[14]

Muitos pacientes que sobrevivem a doenças críticas também apresentam comprometimento funcional, geralmente caracterizado por fraqueza física e resistência em declínio.[15] Isso pode contribuir para a incapacidade de realizar tarefas físicas diárias de independência, como se alimentar ou tomar banho sozinho. Os sobreviventes da UTI também podem sofrer deficiências físicas, como a fraqueza muscular generalizada, também conhecida como fraqueza adquirida na UTI, do inglês, *ICU-acquired weakness* (ICUAW). Mais de um terço dos sobreviventes de UTI apresentam ICUAW no momento da alta. Embora seja possível que a ICUAW melhore com o tempo, ela pode durar pelo menos dois anos após a alta hospitalar.[16] O aumento do tempo de permanência na UTI, o repouso prolongado no leito e a duração da ventilação mecânica estão entre alguns dos fatores de risco para a ICUAW.[16] Estudos anteriores indicam que o ICUAW é bastante comum e ocorre em até 25% dos pacientes críticos. Alguns sobreviventes de UTI podem ter dificuldades em realizar atividades da vida diária, empurrando esses *deficits* para além da hospitalização.

COMPROMETIMENTO COGNITIVO EM SOBREVIVENTES DE DOENÇAS CRÍTICAS

O comprometimento cognitivo pode afetar até 70% da população da UTI no primeiro ano de sobrevida à doença crítica.[17] Ocorre em pacientes de todas as idades e persiste por anos, levando a outras complicações, como necessidade de institucionalização, diminuição do emprego e sobrecarga do cuidador.[15]

Literalmente, dezenas de estudos sobre desfechos cognitivos em sobreviventes de UTIs clínicas e cirúrgicas foram realizados desde o final dos anos 1990. Como em outros estudos, foi demonstrado que os *deficits* cognitivos ocorrem em domínios de atenção, funções executivas, memória e, em menor grau, velocidade de processamento.[18] Os *deficits* que ocorrem após doenças críticas geralmente não são progressivos e podem potencialmente ser melhorados. Esse achado é corroborado por um recente estudo piloto que mostrou que a doença amiloide, quando está associada à demência degenerativa, estava raramente presente no cérebro de pacientes com comprometimento cognitivo após terapia intensiva. As evidências sugerem que as dificuldades cognitivas comumente vistas em sobreviventes de doenças críticas podem ser amplificadas por sintomas de depressão e ansiedade.[3]

A função executiva é um dos domínios mais prejudicados no contexto de doenças críticas.[19] Além de seu papel em comportamentos como planejamento, organização ou solução de problemas, o funcionamento executivo é especialmente importante para tarefas cognitivas de ordem superior. A disfunção nesse domínio tem sido associada a piores desfechos, incluindo atividades instrumentais prejudicadas na vida diária, descumprimento médico, pior função social e desemprego.

SAÚDE MENTAL E DECRÉSCIMOS FUNCIONAIS EM SOBREVIVENTES DE DOENÇAS CRÍTICAS

Problemas de saúde mental existem em um terço a metade de todos os sobreviventes da UTI.[3,20-25] Um estudo sobre comprometimento cognitivo de longo prazo e incapacidade funcional em sobreviventes de sepse descobriu que os sobreviventes de UTIs experimentam taxas aumentadas de distúrbios psicológicos, conforme apresentado nos sintomas de ansiedade, depressão e transtorno de estresse pós-traumático (TEPT).[26]

Até 30% dos sobreviventes de UTI relatam sintomas de depressão, com uma esmagadora taxa de 70% relatando sintomas de ansiedade.[26] Sintomas depressivos clinicamente significativos em pacientes após doenças críticas foram relatados em vários estudos.[25] Uma análise recente de sobreviventes de internação em UTI, constatou que o risco de receber uma nova prescrição de medicamentos psicoativos nos seis meses após a alta hospitalar era 21 vezes maior do que na população em geral.[27] Os sintomas do TEPT são desenvolvidos em resposta à natureza traumática da doença crítica e dos tratamentos e são ligeiramente menos comuns que os sintomas da depressão.[14] Eles parecem ocorrer em níveis funcionalmente debilitantes em cerca de 10% a 70% dos indivíduos após uma doença crítica, embora uma parcela significativa de indivíduos tenham sintomas subsindrômicos que são expressos de modo proeminente apor meio de padrões de evasão e entorpecimento emocional.[21,28-30]

SÍNDROME DE CUIDADOS PÓS-INTENSIVOS

As condições adquiridas descritas anteriormente tem sido coletivamente referidas como síndrome de cuidados pós-intensivos, do inglês, *post intensive care syndrome* (PICS).[31] A PICS descreve uma coleção de novas deficiências ou pioras na saúde física, cognitiva ou mental de um indivíduo após a hospitalização por cuidados agudos de uma doença grave.[31] Essas morbidades têm implicações de longo alcance para capacidade funcional para independência, no trabalho e virtualmente em todas as dimensões da qualidade de vida e na utilização da assistência à saúde, especialmente nas reinternações e na taxa de mortalidade. Enquanto cerca de um terço dos pacientes não retorna aos mesmos empregos ou salários que tinham antes da UTI, outro terço dos pacientes não voltam ao trabalho.[32] Alguns desafios que os pacientes enfrentam se devem aos recursos limitados ou à falta desses recursos necessários para o pagamento do transporte para as consultas do atendimento ambulatorial e despesas com medicamentos. Alguns fatores de risco do PICS incluem a personalidade do paciente, experiências de vida, ansiedade preexistente e comprometimentos cognitivos prévio. O reconhecimento precoce de elementos de fraqueza adquirida na UTI, disfunção cognitiva e sintomas relacionados ao TEPT ajudarão aos pacientes a receber cuidados adequados, como terapia, para enfrentar os desafios causados por sua doença crítica e hospitalização.

A maioria dos pacientes de UTI experimenta pelo menos uma ou mais deficiências relacionadas ao PICS. No entanto, essas deficiências geralmente não são diagnosticadas ou não são tratadas adequadamente. Colbenson e cols.[33] identificaram alguns contribuintes em potencial para um diagnóstico e tratamento inadequados no ambiente ambulatorial, incluindo a falta de um protocolo no acompanhamento pós-hospitalar com médicos da UTI, níveis desproporcionais de responsabilidade atribuídos aos médicos da atenção primária e aos médicos ambulatoriais que podem não estar cientes da gravidade do comprometimento dos pacientes e por último a ausência na aplicação de ferramentas de triagem validadas e padronizadas para avaliar pacientes com PICS.

Esforços com a reabilitação são necessários para melhorar os desfechos dos pacientes em todos os domínios afetados pela PICS: no funcionamento físico, cognitivo e psicológico. Até a presente data, os programas ambulatoriais geralmente abrangem uma faixa de 6 a 12 semanas após a alta, fornecendo uma variedade de serviços que variam de exercícios dirigidos ao paciente, sessões com terapeutas, telessaúde e reabilitação cognitiva.[33] A importância de encontrar novos modos eficazes de abordar os problemas refletidos na PICS assume maior urgência quando se considera a quantidade existente de sobreviventes de UTI.

A internação na UTI também afeta o sistema de apoio, como os entes queridos e cuidadores. Cuidados pós-intensivos para famílias, ou PICS-F, são complicações que podem surgir durante o atendimento de um paciente após a alta. Cerca de 33% dos membros da família de sobreviventes de doenças críticas são diagnosticados com características relacionadas ao TEPT.[34] Há uma maior taxa de incidência naqueles cujo o ente querido não sobreviveu à doença crítica. O ônus do cuidado geralmente recai sobre os membros da família do paciente. Cerca de metade dos pacientes de UTI não retorna ao trabalho após um ano após a alta e 30% não retornam definitivamente ao trabalho.[35] Dado o nível de envolvimento das famílias nos cuidados pós-alta, é importante direcionar as discussões do histórico do paciente para o cuidador principal (que pode ser um membro da família) no momento da consulta inicial.

REFERÊNCIAS BIBLIOGRÁFICAS

1. Govindan S, Iwashyna TJ, Watson SR, Hyzy RC, Miller MA. Issues of survivorship are rarely addressed during intensive care unit stays. Baseline results from a statewide quality improvement collaborative. Ann Am Thorac Soc. 2014 May;11(4):587-91.
2. Howard AF, Currie L, Bungay V, Meloche M, McDermid R, Crowe S, Ryce A, Harding W, Haljan G. Health solutions to improve post-intensive care outcomes: a realist review protocol. Syst Rev. 2019 Jan 8;8(1):11.
3. Jackson JC, Pandharipande PP, Girard TD, Brummel NE, Thompson JL, Hughes CG, Pun BT et al. Depression, post-traumatic stress disorder, and functional disability in survivors of critical illness in the BRAIN-ICU study: a longitudinal cohort study. Lancet Respir Med. 2014 May;2(5):369-79
4. Choi J, Hoffman LA, Schulz R, Tate JA, Donahoe MP, Ren D, Given BA, Sherwood PR. Self-reported physical symptoms

in intensive care unit (ICU) survivors: pilot exploration over four months post-ICU discharge. J Pain Symptom Manage. 2014 Feb;47(2):257-70.

5. Lee H, Lim CW, Hong HP, Ju JW, Jeon YT, Hwang JW, Park HP. Efficacy of the APACHE II score at ICU discharge in predicting post-ICU mortality and ICU readmission in critically ill surgical patients. Anaesth Intensive Care. 2015 Mar;43(2):175-86.

6. Ferrante LE, Pisani MA, Murphy TE, Gahbauer EA, Leo-Summers LS, Gill TM. Functional trajectories among older persons before and after critical illness. JAMA Intern Med. 2015 Apr;175(4):523-9.

7. Hua M1, Gong MN, Brady J, Wunsch H. Early and late unplanned rehospitalizations for survivors of critical illness. Crit Care Med. 2015 Feb;43(2):430-8.

8. Ruhl AP, Lord RK, Panek JA, Colantuoni E, Sepulveda KA, Chong A, Dinglas VD et al. Health care resource use and costs of two-year survivors of acute lung injury. An observational cohort study. Ann Am Thorac Soc. 2015 Mar;12(3):392-401.

9. Morris PE, Griffin L, Berry M, Thompson C, Hite RD, Winkelman C et al. Receiving early mobility during an intensive care unit admission is a predictor of improved outcomes in acute respiratory failure. Am J Med Sci. 2011 May;341(5):373-7.

10. Williams TA, Knuiman MW, Finn JC, Ho KM, Dobb GJ, Webb SA. Effect of an episode of critical illness on subsequent hospitalisation: a linked data study. Anaesthesia. 2010 Feb;65(2):172-7.

11. Gajic O, Ahmad SR, Wilson ME, Kaufman DA. Outcomes of critical illness: what is meaningful? Curr Opin Crit Care. 2018 Oct;24(5):394-400.

12. Needham DM, Dinglas VD, Morris PE, Jackson JC, Hough CL, Mendez-Tellez PA et al. Physical and cognitive performance of patients with acute lung injury 1 year after initial trophic versus full enteral feeding. EDEN trial follow-up. Am J Respir Crit Care Med. 2013 Sep 1;188(5):567-76.

13. Weinert C, Meller W. Epidemiology of depression and antidepressant therapy after acute respiratory failure. Psychosomatics. 2006 Sep-Oct;47(5):399-407.

14. Pandharipande PP, Girard TD, Ely EW. Long-term cognitive impairment after critical illness. N Engl J Med. 2014 Jan 9;370(2):185-6.

15. Rengel KF, Hayhurst CJ, Pandharipande PP, Hughes CG. Long-term Cognitive and Functional Impairments After Critical Illness. Anesth Analg. 2019 Apr;128(4):772-780.

16. Proffitt T, Menzies V. Relationship of symptoms associated with ICU-survivorship: An integrative literature review. Intensive Crit Care Nurs. 2019 Aug;53:60-67.

17. Girard TD, Jackson JC, Pandharipande PP, Pun BT, Thompson JL, Shintani AK et al. Delirium as a predictor of long-term cognitive impairment in survivors of critical illness. Crit Care Med. 2010 Jul;38(7):1513-20.

18. Wilcox ME, Brummel NE, Archer K, Ely EW, Jackson JC, Hopkins RO. Cognitive dysfunction in ICU patients: risk factors, predictors, and rehabilitation interventions. Crit Care Med. 2013 Sep;41(9 Suppl 1):S81-98.

19. Duggan MC, Wang L, Wilson JE, Dittus RS, Ely EW, Jackson JC. The relationship between executive dysfunction, depression, and mental health-related quality of life in survivors of critical illness: Results from the BRAIN-ICU investigation. J Crit Care. 2017 Feb;37:72-79.

20. Kress JP, Gehlbach B, Lacy M, Pliskin N, Pohlman AS, Hall JB. The long-term psychological effects of daily sedative interruption on critically ill patients. Am J Respir Crit Care Med. 2003 Dec 15;168(12):1457-61.

21. Paparrigopoulos T, Melissaki A, Tzavellas E, Karaiskos D, Ilias I, Kokras N. Increased co-morbidity of depression and post-traumatic stress disorder symptoms and common risk factors in intensive care unit survivors: a two-year follow-up study. Int J Psychiatry Clin Pract. 2014 Jan;18(1):25-31.

22. Jackson JC, Obremskey W, Bauer R, Greevy R, Cotton BA, Anderson V, Song Y, Ely EW. Long-term cognitive, emotional, and functional outcomes in trauma intensive care unit survivors without intracranial hemorrhage. J Trauma. 2007 Jan;62(1):80-8.

23. Jackson JC, Girard TD, Gordon SM, Thompson JL, Shintani AK, Thomason JW, Pun BT, et al. Long-term cognitive and psychological outcomes in the awakening and breathing controlled trial. Am J Respir Crit Care Med. 2010 Jul 15;182(2):183-91.

24. Jackson JC, Archer KR, Bauer R, Abraham CM, Song Y, Greevey R, Guillamondegui O et al. A prospective investigation of long-term cognitive impairment and psychological distress in moderately versus severely injured trauma intensive care unit survivors without intracranial hemorrhage. J Trauma. 2011 Oct;71(4):860-6.

25. Davydow DS, Gifford JM, Desai SV, Bienvenu OJ, Needham DM. Depression in general intensive care unit survivors: a systematic review. Intensive Care Med. 2009 May;35(5):796-809.

26. Iwashyna TJ1, Ely EW, Smith DM, Langa KM. Long-term cognitive impairment and functional disability among survivors of severe sepsis. JAMA. 2010 Oct 27;304(16):1787-94.

27. Wunsch H, Christiansen CF, Johansen MB, Olsen M, Ali N, Angus DC, Sørensen HT. Psychiatric diagnoses and psychoactive medication use among nonsurgical critically ill patients receiving mechanical ventilation. JAMA. 2014 Mar 19;311(11):1133-42.

28. Jackson JC, Hart RP, Gordon SM, Shintani A, Truman B, May L, Ely EW. Six-month neuropsychological outcome of medical intensive care unit patients. Crit Care Med. 2003 Apr;31(4):1226-34.

29. Jackson JC, Hart RP, Gordon SM, Hopkins RO, Girard TD, Ely EW. Post-traumatic stress disorder and post-traumatic stress symptoms following critical illness in medical intensive care unit patients: assessing the magnitude of the problem. Crit Care. 2007;11(1):R27.

30. Nickel M, Leiberich P, Nickel C, Tritt K, Mitterlehner F, Rother W, Loew T. The occurrence of posttraumatic stress disorder in patients following intensive care treatment: a cross-sectional study in a random sample. J Intensive Care Med. 2004 Sep-Oct;19(5):285-90.

31. Needham DM, Davidson J, Cohen H, Hopkins RO, Weinert C, Wunsch H et al. Improving long-term outcomes after discharge from intensive care unit: report from a stakeholders' conference. Crit Care Med. 2012 Feb;40(2):502-9.

32. Griffiths J, Hatch RA, Bishop J, Morgan K, Jenkinson C, Cuthbertson BH, Brett SJ. An exploration of social and economic outcome and associated health-related quality of life after critical illness in general intensive care unit survivors: a 12-month follow-up study. Crit Care. 2013 May 28;17(3):R100

33. Colbenson GA, Johnson A, Wilson ME. Post-Intensive care syndrome: impact, prevention, and management. Breathe (Sheff). 2019 Jun;15(2):98-101.

34. Harvey MA. The truth about consequences--post-Intensive care syndrome in intensive care unit survivors and their families. Crit Care Med. 2012 Aug;40(8):2506-7.

35. Hopkins RO, Girard TD. Medical and Economic Implications of Cognitive and Psychiatric Disability of Survivorship. Semin Respir Crit Care Med. 2012;33(04):348-56.

REABILITAÇÃO MOTORA após a Alta da UTI

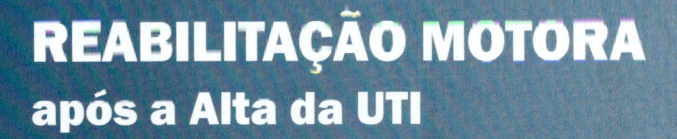

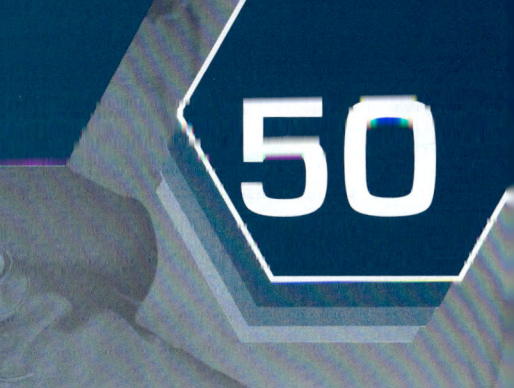

Luiz Alberto Forgiarini Junior
Bruno Prata Martinez
Ângelo Roncalli Miranda Rocha
Vinicius Maldaner

COMPROMETIMENTO

O desenvolvimento da tecnologia em saúde, o avanço no manejo clínicos dos pacientes críticos submetidos a ventilação mecânica e internados em unidades de terapia intensiva (UTIs), resultou em uma maior sobrevida desses pacientes, sendo necessário intervenções que possam garantir a máxima recuperação funcional desses indivíduos para o seu retorno à sociedade o mais rápido possível. Com isso, uma grande variedade de informações e medidas avaliativas no momento da alta da UTI foram implementadas, e essa heterogeneidade de informações limita a capacidade de sintetizar e interpretar esses resultados.

A população, denominada "doentes críticos", aumenta a cada ano, nos Estados Unidos, recente estudo verificou um aumento de quase 50% nas admissões de pacientes advindos dos setores de emergência, possivelmente reflexo de uma população mais idosa e com maiores fatores de risco.

O ambiente da UTI, embora propicie recursos para lidar com situações de risco iminente à vida, não é desprovido de riscos. Os ventiladores mecânicos, que são indispensáveis instrumentos de suporte à vida, podem também determinar eventos danosos, entre eles a lesão pulmonar induzida pela ventilação mecânica, as pneumonias associadas à ventilação mecânica e, frequentemente, alterações de força muscular (respiratória e periférica) e funcionalidade, sendo um dos fatores preponderantes no desenvolvimento da denominada "fraqueza muscular adquirida na UTI" (FMA-UTI). A incidência de FMA-UTI varia entre 26% e 65% em pacientes mecanicamente ventilados entre 5 e 7 dias, respectivamente, e aumenta para mais de 67% em pacientes sob ventilação mecânica por um período maior ou igual a dez dias. Outros fatores potencializam essa fraqueza muscular, como a imobilidade, sepse, hiperglicemia e uso de corticoides, entre outros. Além dos distúrbios físicos, distúrbios cognitivos se instalam, como o *delirium* e a depressão/ansiedade, que podem determinar prolongamento da permanência em ventilação mecânica e/ou na UTI, com consequente aumento do risco de morte. Os principais preditores de FMA-UTI são listados na Tabela 50.1.

O tempo prolongado de repouso no leito, proporcionando atrofias de desuso, associado ao processo inflamatório sistêmico, determinam incremento do catabolismo e redução da síntese de proteínas musculares. Além disso, a apoptose de células musculares determinada pela liberação das espécies reativas de oxigênio e disfunção mitocondrial determinam a fraqueza muscular com redução de massa muscular e força muscular específica, que embora estejam fortemente associados, são componentes distintos da FMA-UTI.

Tabela 50.1. Preditores de fraqueza muscular adquirida na UTI (FMA-UTI) intrínsecos ou associados à permanência na UTI

Preditores Intrínsecos	Preditores associados à terapia intensiva
Idade	Hiperglicemia
Comorbidades (físicas ou mentais)	Sepse e inflamação sistêmica
Fragilidade	Uso de corticoides
Nível de independência funcional na admissão	Uso prolongado de bloqueadores neuromusculares
	Duração da ventilação mecânica
	Duração do repouso no leito
	Duração da permanência na UTI

Adaptado de: Hodgson e Tipping, 2017.

Essas perdas podem ir além da UTI. Fan e cols. demonstraram que, em sobreviventes de lesão pulmonar aguda que desenvolveram FMA-UTI, caracterizada pelo escore de força muscular *Medical Research Council* (MRC) menor que 48, a massa muscular retornava a níveis comparáveis aos de pacientes que não tiveram fraqueza muscular (MRC > 48) após dois anos. Porém a força muscular específica (avaliada pela dinamometria de preensão palmar – *handgrip*, e pela pressão inspiratória máxima – $PI_{máx}$), além da tolerância ao exercício (avaliada pelo teste de caminhada de seis minutos) e a função física (avaliada pelo domínio específico do questionário SF-36) não retornaram a valores comparáveis aos de pacientes que não tiveram fraqueza muscular, mesmo após dois anos. Em pacientes com síndrome do desconforto respiratório agudo (SDRA), a falência de múltiplos órgãos foi associada com disfunção física em longo prazo e a uma baixa qualidade de vida relacionada à saúde por até cinco anos. Além da perda física, disfunções cognitivas também podem se perpetuar além da UTI. Pandharipande e cols. demonstraram que o comprometimento cognitivo após a doença crítica é muito comum e em alguns pacientes persiste por pelo menos um ano. Pacientes com maior duração de *delirium* são mais propensos do que aqueles com menor duração de *delirium* a ter *deficits* cognitivos. As disfunções cognitivas ocorrem em 30% a 80% dos sobreviventes pós-UTI e incluem alterações de memória, afetam a capacidade de planejamento e resolução de problemas, além de alterações de campo visual, que podem melhorar em meses pós-alta, ou podem persistir por até seis anos ou mais.

Assim, esses problemas de saúde que permanecem após a doença crítica passaram a constituir uma síndrome, denominada síndrome pós-cuidados intensivos, do inglês, *post intensive care syndrome* (PICS). Além dos pacientes, a família também pode ser afetada psíquica ou socialmente, passando a constituir uma variante denominada PICS-F. Torna-se necessário, portanto, desenvolver objetivos e ações para combater essa síndrome. Uma delas é a execução de protocolos denominados *bundles*, que nada mais é que um conjunto de ações coordenadas, desenvolvidas ainda durante a permanência do paciente na UTI, designadas pelo mnemônico ABCDE, que recorda a atividade necessária. Ou seja:

- **A** (*awake*) relembra a necessidade de acordar o paciente, mas também de manter adequado controle da dor por meio de analgesia;
- **B** (*breathing*) determina a necessidade de realização dos testes de respiração espontânea (TRE);
- **C** relação a coordenação dos itens A e B;
- **D** consiste na prevenção, no diagnóstico e no tratamento do *delirium*;
- **E** incita a necessidade de se evitar o imobilismo por meio de programas de mobilização precoce.

Desse modo, há também a necessidade de intervenções pós-UTI que melhorem as morbidades físicas, cognitivas e de saúde mental. Recentemente, foram adicionadas ao mnemônico as letras F, G e H, relacionadas aos cuidados necessários com a PICS e PICS-F, em que:

- **F** relaciona-se ao acompanhamento, recuperação funcional e envolvimento da família no processo;
- **G** refere-se à comunicação necessária para o processo de transição UTI-hospital-casa'
- **H** relaciona-se ao uso e divulgação de materiais educacionais sobre PICS e PICS-F.

Ou seja, os pacientes e seus cuidadores devem receber educação sobre os sinais e sintomas de cada um dos domínios de resultados (saúde física, cognitiva e mental), e, com isso, participarem do processo de educação e planejamento necessários ao enfrentamento da síndrome.

Em 2010, a *Society of Critical Care Medicine* (SCMM) realizou uma conferência para discutir as consequências da PICS para pacientes e familiares. Participaram representantes de 21 associações profissionais ou sistemas de saúde envolvidos na prestação de cuidados intensivos e reabilitação de sobreviventes de UTI e membros da família, nos Estados Unidos. Os grupos de tarefas desenvolveram estratégias e recursos necessários para aumentar a conscientização e a educação, entender e abordar as barreiras à prática clínica e identificar lacunas e recursos de pesquisa, visando melhorar os resultados para os pacientes e famílias. Foram planejadas etapas futuras em relação a:

- reconhecer, prevenir e tratar a PICS;
- construir estratégias de parcerias institucionais para suporte a sobreviventes e famílias;
- compreender e abordar barreiras às práticas.

INFORMAÇÕES RELVANTES PARA A REABILITAÇÃO NO MOMENTO DA ALTA HOSPITALAR

Os sobreviventes da internação em UTI apresentam fraqueza muscular profunda e limitação física, com importante atrofia muscular e disfunção contrátil de grandes grupos musculares, como o quadríceps. Essas alterações podem persistir por meses e até anos após a internação. Essas alterações físicas também podem influenciar nas funções cognitivas, emocionais e qualidade de vida nessa população. Em um recente estudo de coorte conduzido em 12 UTIs da Austrália e Nova Zelândia, demonstrou que mais de 50% dos pacientes que receberam pelo menos 48 horas de ventilação mecânica (VM) e sobreviveram a internação apresentação a FMA-UTI. A presença da FMA-UTI na alta da UTI estava associada com piora em longo prazo nos desfechos clínicos e funcionais, incluindo aumento na mortalidade 90 dias após a alta comparada aos pacientes que não apresentaram FMA-UTI. Essa condição também foi associada a piora na qualidade de vida em estudos de coorte internacionais que acompanharam pacientes críticos após a alta.

Devidos a esses fatores, no ano de 2017 foi realizado um consenso de especialistas (Delphi Consensus) sobre quais seriam os principais desfechos a serem avaliados a partir da alta da UTI desses indivíduos. Esse consenso estabeleceu que as avaliações devem avaliar pelo menos esses quatro grandes domínios:

- função física e mobilidade (teste de caminhada do seis minutos);
- função neuromuscular (força de preensão palmar, teste de força manual);
- função cognitiva (teste de função cognitiva de montreal);
- função pulmonar (força dos músculos respiratórios, volumes e capacidades pulmonares).

Segundo o presente consenso, a avaliação desses quatro grandes componentes é possível predizer as chances desses doentes apresentarem desfechos favoráveis após alta da UTI, ou ainda, que as estratégias terapêuticas sejam baseadas a partir da avaliação desses fatores. O presente consenso elencou ainda a inclusão de 15 itens na informação de alta hospitalar.

Itens classificados como essenciais foram:

- o nível de funcionamento pré-mórbido;
- curso de recuperação físico, mental e cognitivo durante a internação hospitalar;
- objetivos de reabilitação;
- estado psicológico, cognitivo e físico atual.

Itens classificados como muito importantes foram:

- gravidade da doença;
- sintomas psiquiátricos pré-UTI;
- resposta fisiológica ao exercício;
- comorbidades;
- FMA-UTI;
- *delirium* no hospital; tempo de internação na UTI e hospitalar;
- complicações durante a internação.

Devem ainda ser levadas em consideração a avaliação das características específicas do paciente e/ou familiar, tais como fatores pessoais e ambientais e dias de imobilidade. A inclusão da avaliação da *Fisiologia Aguda e Avaliação da Saúde Crônica* (APACHE), informações sobre fatores genéticos e biomarcadores foi classificada como sem importância. Não houve consenso sobre a importância de incluir detalhes sobre a duração da ventilação mecânica, sedação e cirurgia na alta.

REABILITAÇÃO APÓS ALTA DA UTI

O processo de reabilitação dos indivíduos que sobrevivem após uma doença crítica na UTI envolve diversos aspectos, que vão desde aos problemas relacionados a parte mental, até os que envolvem a parte física dos pacientes. O fisioterapeuta nesse processo de reabilitação é o profissional que terá como objetivos tratar de modo direto alguns problemas muito frequentes nesses pacientes com PICS, como redução da capacidade respiratória, principalmente na variável força muscular respiratória, fraqueza muscular; limitação funcional para deambulação, redução da capacidade de exercício e da capacidade aeróbica, bem como dificuldade para retorno ao trabalho. Associado a isso, também apresenta como objetivos indiretos contribuir para melhora de desordens mentais, como ansiedade/estresse agudo, transtorno estresse pós-traumático (TEPT) e depressão, problemas cognitivos e de memória, por meio das intervenções de mobilização.

Essas informações tem grande relevância para prática diária do indivíduo, já que afeta todos os domínios (estrutura e função corporal, atividades e participação social) da funcionalidade ligados ao movimento, conforme os exemplos:

- função e estrutura corporal: fraqueza muscular em quadríceps;
- atividades: limitação para transferência de sentado para ortostase;
- participação social: restrição para atividades de trabalho e lazer de forma independente.

No que diz respeito especificamente a capacidade de realizar as atividade relacionadas a independência funcional do indivíduo no momento da alta, alguns trabalhos atuais já descrevem uma associação entre o nível de mobilidade e o risco de óbito em um ano após a alta. Essas dados demonstram não só a importância da prevenção de perda durante a internação, bem como da busca pela melhora no ambiente domiciliar.

INSTRUMENTOS DE INTERVENÇÃO PARA REABILITAÇÃO/EVIDÊNCIAS/CRITÉRIOS PARA INDICAÇÃO DAS INTERVENÇÕES

Com relação à intensidade do exercício, alguns artigos sugerem a realização com 80% da média da velocidade no teste de caminhada de seis minutos ou 75% da velocidade pico no teste *shutlte* de velocidade incremental ou 50% a 70% da frequência cardíaca de reserva com escala de Borg 3 a 4. Dentre as intervenções descritas como mais importantes pela literatura para função física nesse perfil de pacientes após a alta hospitalar, estão:

- exercício funcional por meio de treino de circuito e resistência;
- exercícios para mobilidade articular;
- treino de equilíbrio;
- treino intervalado de alta intensidade e exercícios para fortalecimento muscular.

Importante destacar que o fortalecimento muscular, quando indicado, deverá vir acompanhado de um suporte nutricional feito por profissional especializado, para que possa existir os resultados positivos esperados a nível de músculo esquelético.

Em pacientes com acometimento muscular inspiratório, o treinamento muscular inspiratório (TMI) pode ser uma intervenção adicional para melhora dos resultados. Recente estudo avaliou os efeitos do TMI em pacientes seguidos do desmame ventilatório. A intensidade programada inicialmente foi 50% da pressão inspiratória maxima ($PI_{máx}$), porém essa carga foi aumentada até o nível mais alto para que o paciente conseguisse realizar cinco series de seis repetições em cada série. O tempo total do TMI foi de duas semanas, sendo realizado uma vez ao dia.

A eletroestimulação funcional (NMES) para recrutamento muscular também é uma alternativa para indivíduos que tenham algum grau de fraqueza ou limitação de mobilidade. Com relação aos pacientes e cuidadores envolvidos nesse processo de reabilitação após a alta hospitalar, o fisioterapeuta deverá trabalhar aspectos relacionados a educação, já que esses são parte importante desse processor reabilitador.

Nos pacientes com maior nível de fraqueza muscular (grau de força < III), as principais intervenções serão a eletroestimulação funcional, cinesioterapia em membros, a qual poderá ser passiva ou assistida. O treino de mobilidade com atividades como rolar, transferência de deitado para sentado, associadas ao manuseio de tronco na posição sentada e o ortostatismo passivo na prancha ortostática, são excelentes alternativas para reabilitação do paciente tanto no período após alta da UTI e pré alta hospitalar, quanto no período pós-alta hospitalar.

A medida que os pacientes apresentam melhora do quadro de força muscular, as intervenções devem progredir, incluindo treinos de força e de mobilidade com intensidades. Nos pacientes com restrição ao leito, mas com força muscular maior que III, uma intervenção oportuna para trabalhar o condicionamento cadiorrespiratório e muscular periférico poderá ser o cicloergômetro. Nos pacientes com maior nível de independência, além do treino de força muscular periférico, poderá ser realizado treinos intervalados para melhoria da capacidade aeróbica.

De um modo geral, a prescrição de exercício pelo fisioterapeuta dependerá do diagnóstico fisioterapêutico apresentado, o qual servirá para direcionamento do objetivo terapêutico e posterior escolha do tipo de intervenção. Entretanto, a frequência e intensidade dependerá da avaliação profissional, para posterior programação da dose e frequência ideal, sempre tendo cuidado para não gerar uma dose excessiva, além do considerado adequado e seguro, bem como para realizar uma dose bastante inferior a capacidade do paciente.

Segundo Major e cols., há cinco principais objetivos para reabilitação após a alta hospitalar, as metas essenciais são a melhora da função nas atividades de vida diária (AVDs) e capacidade funcional ao exercício. A melhora da força muscular, capacidade aeróbica e a força muscular respiratória são metas importantes a serem alcançadas.

AVALIAÇÃO DOS DESFECHOS DE REABILITAÇÃO APÓS ALTA DA UTI

A reabilitação após a alta da UTI é de extrema importância, entretanto, a progressão do protocolo de exercício assim como a avaliação dos desfechos e metas são de alta relevânica. Do mesmo modo, a utilização de ferramentas adequadas e com objetivos claros nesse processo é de extrema importancia para avaliação dos desfechos.

A avaliação da capacidade ao exercício deve ser realizada utilizando o teste de caminhada de seis minutos e o teste de velocidade de marcha a velocidade, sendo que o teste ergométrico pode ser realizado para avaliação da capacidade submáxima ao exercício. Quando objetiva a avaliação da função física pode ser utilizado o índice de mobilidade de Morton, o teste *Timed Up and Go* (TUG), a Medida de Independência Funcional (MIF), o domínio da função física questionário *Short Form 36* (SF-36). Pode ser utilizados ainda instrumentos como o índice Barthel e o KATZ.

A avaliação de força muscular periférica através do teste de força de preensão palmar, da mesma forma, para avaliação da força muscular respiratória deve-se utilizar as presses respiratórias máximas inspiratória e expiratória ($PI_{máx}$ E $PE_{máx}$). A avaliação da estrutura muscular pode ser realizada por meio de ultrasobografia, assim como, a composição corporal por meio da avaliação de bioimpedância.

BIBLIOGRAFIA CONSULTADA

1. Bissett BM, Leditschke IA, Neeman T, Boots R, Paratz J. Inspiratory muscle training to enhance recovery from mechanical ventilation: a randomised trial. Thorax. 2016;0:1-8.
2. Briegel I, Dolch M, Irlbeck M, Hauer D, Kaufmann I, Schelling G. Quality of results of therapy of acute respiratory failure: Changes over a period of two decades. Anaesthesist. 2013;62:261-70.
3. Brummel NE, Balas MC, Morandi A, Ferrante LE, Gill TM, Ely EW. Understanding and reducing disability in older adults following critical illness. Crit Care Med. 2015;43:1265-75.
4. Chlan LL, Tracy MF, Guttormson J, Savik K. Description of peripheral muscle strength measurement and correlates of muscle weakness in patients receiving prolonged mechanical ventilatory support. American journal of critical care : an official publication, American Association of Critical-Care Nurses. 2015;24:e91-e98.
5. Choi J, Tate JA, Rogers MA et al. Depressive symptoms and anxiety in intensive care unit (ICU) survivors after ICU discharge. Heart Lung. 2016;45:140-6.
6. Connolly B1, O'Neill B2, Salisbury L3, Blackwood B4; Enhanced Recovery After Critical Illness Programme Group. Physical rehabilitation interventions for adult patients during critical illness: an overview of systematic reviews. Thorax. 2016 Oct;71(10):881-90.
7. Davidson JE, Harvey MA, Bemis-Dougherty A, Smith JM, Hopkins RO. Implementation of the pain, agitation, and delirium clinical practice guidelines and promoting patient mobility to prevent post-intensive care syndrome. Crit Care Med. 2013;41:S136-145.
8. Denehy L, Berney S, Whitburn L et al. Quantifying physical activity levels of survivors of intensive care: a prospective observational study. Phys Ther. 2012;92:1507-17.
9. Desai SV, Law TJ, Needham DM. Long-term complications of critical care. Crit Care Med. 2011;39:371-79.
10. Fan E, Dowdy DW, Colantuoni E et al. Physical complications in acute lung injury survivors: a two-year longitudinal prospective study. Crit Care Med. 2014;42:849-59.

11. Farhan H, Moreno-Duarte I, Latronico N, Zafonte R, Eikermann M. Acquired muscle weakness in the surgical intensive care unitnosology, epidemiology, diagnosis, and prevention. Anesthesiology. 2016;124:207-34.

12. Goulding L, Parke H, Maharaj R, Loveridge R, McLoone A, Hadfield S et al. Improving critical care discharge summaries: A collaborative quality improvement project using pdsa. BMJ Qual Improv Rep. 2015 Apr 30;4(1).

13. Hashem MD, Nelliot A, Needham DM. Early mobilization and rehabilitation in the icu: Moving back to the future. Respiratory Care. 2016;61:971-79.

14. Hermans G, Van den Berghe G. Clinical review: Intensive care unit acquired weakness. Critical Care. 2015;19:274.

15. Herridge MS, Tansey CM, Matté A, Tomlinson G, Diaz-Granados N, Cooper A et al. Functional disability 5 years after acute respiratory distress syndrome. New England Journal of Medicine. 2011;364:1293-1304.

16. Herridge MS, Cheung AM, Tansey CM et al. One-year outcomes in survivors of the acute respiratory distress syndrome. N Engl J Med. 2003;348:683-93.

17. Herridge MS. The challenge of designing a post-critical illness rehabilitation intervention. Crit Care. 2011;15:1002.

18. Hodgson CL, Tipping CJ. Physiotherapy management of intensive care unit-acquired weakness. Journal of Physiotherapy. 2017;63:4-10.

19. TEAM Study Investigators, Hodgson C, Bellomo R, Berney S, Bailey M, Buhr H, Denehy L et al. Early mobilization and recovery in mechanically ventilated patients in the ICU: a bi-national, multi-centre, prospective cohort study. Crit Care. 2015 Feb 26;19:81.

20. Jackson J, Ely EW, Morey M, Anderson V, Denne L, Clune J et al. Cognitive and physical rehabilitation of intensive care unit survivors: results of the RETURN randomized controlled pilot investigation. Critical Care Medicine. 2012;40(4):1088-97.

21. Maffiuletti NA, Roig M, Karatzanos E, Nanas S. Neuromuscular electrical stimulation for preventing skeletal-muscle weakness and wasting in critically ill patients: a systematic review. BMC Medicine. 2013;11:137.

22. Major ME, Kwakman R, Kho ME, Connolly B, McWilliams D, Denehy L et al. Surviving critical illness: what is next? An expert consensus statement on physical rehabilitation after hospital discharge. Critical Care. 2016;20(354):1-10.

23. Morris PE, Goad A, Thompson C, Taylor K, Harry B, Passmore L et al. Early intensive care unit mobility therapy in the treatment of acute respiratory failure. Crit Care Med. 2008;36(8):1-6.

24. Mullins PM, Goyal M, Pines JM. National growth in intensive care unit admissions from emergency departments in the united states from 2002 to 2009. Acad Emerg Med. 2013;20:479-86.

25. Needham DM, Davidson J, Cohen H, Hopkins RO, Weinert C, Wunsch H et al. Improving long-term outcomes after discharge from intensive care unit: Report from a stakeholders' conference*. Critical Care Medicine. 2012;40:502-9.

26. Needham DM, Sepulveda KA, Dinglas VD, Chessare CM, Friedman LA, Bingham CO, Turnbull AE. Core Outcome Measures for Clinical Research in Acute Respiratory Failure Survivors: An International Modified Delphi Consensus Study. Am J Respir Crit Care Med. 2017 Nov 1;196(9):1122-30.

27. Pandharipande PP, Girard TD, Jackson JC et al. Long-term cognitive impairment after critical illness. N Engl J Med. 2013;369:1306-16.

28. Parker AM, Sricharoenchai T, Raparla S et al. Posttraumatic stress disorder in critical illness survivors: a metaanalysis. Crit Care Med. 2015;43:1121-29.

29. Porta R, Vitacca M, Gile LS, Clini E, Bianchi L, Zanotti E et al. Supported arm training in patients recently weaned from mechanical ventilation. Chest. 2005;128(4):2511-20.

30. Rabiee A, Nikayin S, Hashem MD et al. Depressive symptoms after critical illness: a systematic review and meta-analysis. Crit Care Med. 2016;44:1744-53.

31. Rydingsward JE, Horkan CM, Mogensen KM, Quraishi SA, Amrein K, Christopher KB. Functional Status in ICU Survivors and Out of Hospital Outcomes: A Cohort Study. Crit Care Med. 2016 May;44(5):869-79.

32. Salisbury LG, Merriweather JL, Walsh TS. Rehabilitation after critical illness: could a ward-based generic rehabilitation assistant promote recovery?. Nursing Critical Care 2010;15(2):57-65.

33. van der Schaaf M, Beelen A, Dongelmans DA et al. Poor functional recovery after a critical illness: a longitudinal study. J Rehabil Med. 2009;41:1041-8.

REABILITAÇÃO COGNITIVA
após a Alta da UTI

James C. Jackson
Julie Van

CUIDADOS DE SOBREVIVÊNCIA

Programas interdisciplinares projetados para o atendimento de sobreviventes de outras condições médicas se expandiram desde o início dos anos 2000. Ao contrário do que acontece com os pacientes com câncer, atualmente, existem apenas dois programas na América do Norte. À medida que os programas de acompanhamento de pacientes pós-internação em UTI se tornam cada vez mais presentes, há um interesse significativo em melhorar o processo de recuperação das doenças críticas. É importante projetar um programa que reflita melhor as preocupações de maior prioridade dos sobreviventes de UTI e integre elementos como de consensos, das maiores necessidades de pacientes e elementos de esforço, na medida em que eles se cruzam com as preocupações dos sobreviventes de UTI. Além disso, intervenções como essas ajudarão a identificar e abordar os pontos fracos de trabalhos anteriores nesse campo.

As intervenções também podem impactar em desfechos clínicos relevantes por meio de uma variedade de caminhos. O Centro de Recuperação pós-UTI (CR-UTI) localizado na Vanderbilt University Medical Center, nos Estados Unidos, foi formado usando conhecimentos clínicos e de pesquisa adquiridos dos últimos dez anos, implementando modelos existentes das equipes clínicas usados em mais de 300 clínicas especializadas na América do Norte.[1] O CR-UTI oferece atendimento para os pacientes com doenças críticas após a alta do hospital; sua gravidade da doença, como indicado por ter apresentado sepse ou choque séptico, *delirium* e/ou recebido ventilação mecânica.[1] Como, atualmente, não existe um modelo padrão de atendimento para pacientes pós-UTI, o formato da clínica e os serviços oferecidos são continuamente aprimorados à medida que os pacientes são vistos. Nos estágios iniciais, os pacientes que freqüentavam a clínica foram pesquisados no final de sua visita inicial para identificar o que pacientes e famílias acharam úteis.

São exemplos de vinhetas clínicas reais do CR-UTI na Vanderbilt:

- a reconciliação e o aconselhamento médico constatam que o paciente está tomando vários medicamentos inapropriados, incluindo omeprazol e quetiapina, os quais foram prescritos na UTI. Os medicamentos são interrompidos, diminuindo o risco de colite por *Clostridium difficile*, prolongamento do intervalo QT e sonolência excessiva, e liberando o paciente do ônus financeiro de medicamentos desnecessários;
- a avaliação médica revela espirometria anormal, baixa saturação de oxigênio e voz rouca e arejada. O paciente é encaminhado à clínica de

voz para avaliação das vias aéreas e iniciado com oxigênio suplementar;

- um paciente é atendido para uma avaliação cognitiva e apresenta comprometimento cognitivo grave, mas não foi reconhecido anteriormente nos testes de triagem da capacidade visual espacial e de habilidades executivas. Ele é aconselhado a não dirigir e é encaminhado para uma avaliação formal de direção;
- o teste de distância caminhada de seis minutos (6MWD) é drasticamente diminuído e a paciente está com dificuldade em cuidar do bebê devido à necrose dos dedos das mãos e dos pés, resultado de drogas vasopressoras em altas doses que utilizou na UTI. A avaliação detalhada do caso revela que a paciente nunca recebeu terapia física e ocupacional prescrita na alta, porque não possuía um profissional de atenção primária para receber a papelada. O responsável pelo caso organiza a terapia em casa e ajuda o paciente a encontrar um profissional de atenção primária na rede;
- na consulta centrada no paciente, a revisão da espirometria mostra uma obstrução precoce relacionada à doença pulmonar relacionada ao tabagismo. O paciente revela que parou de fumar na UTI, mas tem tido vontade. Após uma revisão interdisciplinar com psicologia, farmácia e o gerente do caso, é traçado um plano de cessação do tabagismo com intervenção comportamental e farmacológica integrado ao plano de assistência à sobrevivência.

Os programas de recuperação pós-UTI, normalmente, adotam uma abordagem interdisciplinar, com foco nos sobreviventes de maior risco e envolvendo suas famílias e cuidadores no processo de recuperação assim que o paciente é transferido da UTI para enfermaria. A implementação do CR-UTI pode ser um modo viável para os pacientes otimizarem sua recuperação enquanto reduzem os efeitos adversos de sua doença crítica. No entanto, uma população de alto risco apresenta seus próprios desafios em obter desfechos clínicos bem-sucedidos devido as várias barreiras à participação do paciente e dos familiares ao programa.[2] Embora um modelo como o RC-UTI atenda às necessidades dos sobreviventes de UTI, não está claro se existem benefícios associados a esse modelo de atendimento pós-UTI. Algumas barreiras incluem recursos inadequados da clínica e desafios logísticos de recrutamento e retenção de pacientes e familiares. Medidas preventivas podem ser tomadas iniciando a intervenção no hospital, fornecendo repetidamente informações por escrito durante o período de recuperação e auxiliando os pacientes no transporte para garantir a aderência ao programa. O direcionamento de pacientes de alto risco é importante porque esses indivíduos têm as maiores necessidades e o maior espaço para conseguir melhorias.[3] Esse grupo exigirá monitoramento, educação e suporte intensivos durante todo o processo. Em consideração no desenvolvimento futuro das clínicas de atendimento pós-UTI, como a inclusão de famílias em tratamentos alternativos e telemedicina para garantir facilidade de acesso aos serviços.

ASPECTOS INTERDISCIPLINARES DA REABILITAÇÃO

A integração de uma nova abordagem interdisciplinar demonstrou melhorar os resultados em outras populações, incluindo pacientes com insuficiência cardíaca, doença de Parkinson, derrame, doenças de clínica médica em geral, depressão e câncer.[4-11] Uma equipe composta por profissionais clínicos que irão cuidar dos pacientes durante a internação na UTI e no período após a alta, refletirá um modelo único que fornece continuidade de atendimento. Por exemplo, uma equipe pode ser composta por cinco categorias de profissionais, das áreas da medicina, psicologia, enfermagem, farmácia e o gerente de casos. Enquanto trabalham na UTI, os profissionais de enfermagem serão capazes de identificar pacientes candidatos e fazer a transição para seus serviços, quando possível, para obter consistência no atendimento entre os domínios hospitalar e ambulatorial. Além disso, os enfermeiros podem apoiar na realização de entrevistas com pacientes e familiares no momento da alta da UTI, alta hospitalar e acompanhamento ambulatorial.

COMO A REABILITAÇÃO PODE INFLUENCIAR OS CUIDADOS DE SAÚDE E NOS DESFECHOS

Programas para essa população podem impactar de vários modos. Se forem integradas precocemente no período de recuperação pós-doença crítica, as clínicas que prestam cuidados e intervenção projetadas para os sobreviventes de UTI, melhoram a saúde e limitam o desenvolvimento de piores desfechos. Melhores desfechos na saúde podem reduzir o número de atendimentos de emergência e readmissões hospitalares, já que outras clínicas multidisciplinares com outras populações demonstraram fazer um acompanhamento abrangente de questões específicas de cuidados críticos. Programas como esses ajudarão os pacientes e suas famílias a estabelecer um relacionamento melhor e mais familiar com sua equipe de atendimento. A comunicação e o contato rotineiro com os membros da equipe pode ajudar a acelerar a resolução de sequelas de doenças críticas, identificando e tratando deficiências físicas, mentais e cognitivas em tempo hábil antes de avançar para condições menos tratáveis.

Isso também se aplica a dificuldades externas em torno do período de hospitalização, alta e recuperação de um paciente. Uma equipe interdisciplinar fornece aos pacientes acesso a recursos e informações valiosas. As análises do gerente de casos podem ajudar os pacientes e suas famílias a remover barreiras financeiras, geográficas e sociais à recuperação após a alta. Adicionamente, o planejamento de transição pode ser oferecido para ajudar a conscientizar o paciente sobre os *deficits* cognitivos que podem influenciar em seus prazos de retorno ao trabalho.

É importante que os programas e clínicas de intervenção sejam centrados no paciente, o que pode expandir os limites da assistência médica além da sobrevivência do paciente. Essas intervenções impactarão no desempenho da assistência médica no nível individual e, de maneira mais otimista, no nível sistemático.

AVALIAÇÃO COGNITIVA E PSICOEDUCAÇÃO

Antes de implementar planos de reabilitação, recomenda-se uma breve sessão de psicoterapia que inclua triagem cognitiva e de saúde mental. A triagem deve ocorrer no início da sessão e consistir nos seguintes componentes:

- uma discussão colaborativa usando um modelo de avaliação terapêutica validada[12] que destaca áreas de preocupação em potencial com base na triagem;
- psicoeducação em relação a possíveis desafios pós-alta com a cognição, saúde mental e com a família, com foco em colocá-los no contexto de recuperação típica da UTI.

Durante esse período, todas as partes envolvidas podem manter discussões para determinar quais etapas devem ser tomadas no caso de referências externas serem necessárias. É crucial agendar o acompanhamento dos pacientes quando eles saírem do hospital. As avaliações pós-alta devem avaliar os desfechos cognitivos e comportamentais, pois é comum os pacientes experimentarem mudanças nessas áreas após a internação na UTI.

MENTORES DE PACIENTES

Existe uma prática emergente de parceria de pacientes com sobreviventes de UTI, que será um recurso e contato focado em ajudar a facilitar uma transição efetiva para a vida após uma doença crítica. O indivíduo funcionará como um mentor do paciente. Esse modelo baseado em evidências demonstrou melhorar o comportamento de enfrentamento e saúde.[13] Pesquisas mostram que a orientação por pares é mais eficaz quando existe aproximadamente uma idade semelhante.[14] Os mentores de pares podem se envolver em uma variedade de papéis de apoio, inclusive fornecendo o que foi denominado "assistência emocional, de avaliação e informacional", ao mesmo tempo em que fomentam e apóiam comportamentos que aumentam o bem-estar do ponto de vista de sua própria experiência.[15] É importante notar que os mentores de pares devem ser cuidadosamente selecionados e treinados em técnicas e habilidades de apoio de pares.[16] Além dos critérios objetivos (isso é, ter sobrevivido a uma doença crítica), um atributo particularmente importante será ter uma atitude altruísta e tempo adequado.

REABILITAÇÃO COGNITIVA APÓS A UTI: INTERVENÇÕES

Deficits de Resolução de Problemas

Foram feitas intervenções para treinar pacientes na redução da complexidade das tarefas, dividindo-as em subtarefas gerenciáveis. O grupo foi randomizado para receber uma intervenção direcionada a *deficits* na função executiva ou uma intervenção alternativa direcionada ao treinamento da memória. O primeiro, grupo experimental, receberam treinamento em orientação de problemas, definição de problemas, formulação de problemas, tomada de decisões, geração de opções alternativas e verificação de soluções. Os pesquisadores descobriram que os pacientes que receberam a intervenção experimental mostraram melhorias significativas em seu planejamento e classificações comportamentais da função executiva.[17]

Uma intervenção formalizada para disfunção executiva foi desenvolvida por Levine e cols.,[18] com base na teoria da negligência de objetivos de Duncan e cols.[19] Esse treinamento é baseado em duas facetas, avaliar o estado atual do problema do indivíduo, especificar as metas do indivíduo relacionadas à resolução desses problemas e dividir o processo em etapas realistas. Nessa abordagem, os indivíduos são ensinados a se monitorar ao determinar se os resultados de suas ações correspondem aos objetivos pretendidos. Embora Levine e cols.[18] descobriram que indivíduos que receberam GMT também demonstraram redução nos erros e no tempo para a conclusão da tarefa, havia pouca evidência de eficácia clínica.

Rath e cols.[20] compararam a eficácia de uma intervenção de solução de problemas contra o tratamento convencional em um grupo neuropsicológico de pacientes com TCE. A intervenção experimental forneceu exercícios para melhorar a cognição e suporte para aqueles que lidam com mudanças após lesões. Esse tratamento focou-se em ajudar os indivíduos a desenvolver estratégias para a autorregulação emocional, a fim de gerenciar efetivamente a orientação do problema. Os indivíduos também recebem treinamento cognitivo-comportamental, ou TCC, implementando componentes de "pensamento claro" para analisar problemas da vida real e dramatizações em exemplos da vida real de possíveis situações problemáticas. Embora ambos os grupos tenham demonstrado melhorias no funcionamento da memória, apenas aqueles que receberam a intervenção para resolução de problemas apresentaram melhorias significativas no funcionamento executivo, auto-regulação emocional, classificações objetivas de observadores e autoavaliação.[20]

Regulação comportamental e emocional

Intervenções de regulação comportamental e emocional ajudam os indivíduos a antecipar e monitorar os resultados de seu comportamento. Muitos estudos focados em tais tratamentos usam pistas ou deixas externas ou reestruturam ambientes para modificar certos comportamentos. Em 2001, Lengfelder e Gollwitzer descobriram que o controle do comportamento habitual permanece intacto mesmo após danos no lobo frontal. Por esse motivo, eles argumentaram que pode ser benéfico para esses pacientes vincular pistas ou deixas situacionais a comportamentos direcionados a metas como parte de seu tratamento, quando um indivíduo é apresentado a uma determinada situação, eles executam o comportamento direcionado a metas apropriadas com pouca deliberação.[21] Essa abordagem, intenções de implementação, melhorou a eficiência das reações ao executar duplas tarefas. No entanto, a eficácia da intervenção não estava relacionada ao fato dos pacientes terem danos nos lobos frontais ou em outras áreas do cérebro.

Vários estudos também se concentraram no desenvolvimento de intervenções que utilizavam estratégias compensatórias externas. Solicitou-se aos pacientes com TCE que realizassem uma tarefa complexa composta por vários elementos com e sem apresentação de estímulo auditivo externo.[22] O estímulo auditivo teve como objetivo interromper as atividades dos pacientes e também indicá-los como um lembrete para seu objetivo geral. Os pesquisadores observaram melhora e normalização do desempenho da tarefa quando uma sugestão externa estava presente.[22]

Planejamento, inibição e automonitoramento

As intervenções nessas áreas geralmente consistem em estratégias para que os pacientes se tornem mais eficazes no automonitoramento e autorregulação. Pesquisadores no passado usaram treinamento autoinstrucional para tratar pacientes com lesão cerebral. Esse treinamento incluiu três estágios de autoverbalização: verbalização aberta, autoinstrução verbal desbotada e mediação verbal secreta.[23] Cicerone e Wood[23] observaram uma redução significativa nos erros relacionados à tarefa e nos comportamentos fora da tarefa. Isso foi posteriormente replicado por Cicerone e Giacino,[24] que avaliaram pacientes com evidências de danos no lobo frontal pelo menos um ano após sua lesão ou doença. Nesse segundo estudo, os pacientes mostraram uma redução substancial nos erros relacionados à tarefa e nas respostas perseverantes. Esse resultado sugere que a eficácia do treinamento está relacionada às habilidades dos pacientes em inibir respostas inapropriadas.

Estudos anteriores examinaram a eficácia do grupo de intervenções em melhorar as habilidades de autorregulação e autoconsciência. Ownsworth e cols.[46] Incorporaram elementos de dramatização e treinamento em estratégias de solução de problemas e compensatórias em um ambiente de grupo. Os pacientes apresentaram melhora clínica nas medidas que refletem seus conhecimentos e estratégias de autorregulação. Esses tipos de melhorias também foram associados ao aumento da consciência do déficit e à antecipação consciente de situações que podem ser difíceis para o paciente.[25] Os pacientes estão mais conscientes de como sua disfunção cognitiva afeta sua vida diária e mais bem preparados para enfrentar os desafios à medida que surgem. O efeito primário dessas intervenções está relacionado aos pacientes que modificam suas previsões para antecipar obstáculos, em vez dos resultados do desempenho de suas tarefas.[26] Isso sugere que o grupo de intervenções têm um impacto no automonitoramento e autoavaliação, embora as evidências também sugiram que as intervenções podem melhorar o funcionamento comportamental, mesmo sem melhorias na conscientização dos pacientes sobre seus *deficits*.

REABILITAÇÃO COGNITIVA APÓS A UTI: APOIADO POR EVIDÊNCIAS

A maioria das clínicas ambulatoriais dedicadas aos cuidados pós-UTI oferecem uma variedade de intervenções baseadas em terapia, incluindo reconhecimento e tratamento de comorbidades dos pacientes e reabilitação funcional, cognitiva e psicológica.[27] Esses serviços também incluem recursos para oferecer á famílias e cuidadores. Profissionais e intervalos de acompanhamento podem variar entre essas clínicas, pois não existe um formato padrão no desenvolvimento do programa. Existe potencial na utilização da reabilitação cognitiva precoce para tratar o comprometimento cognitivo em sobreviventes de UTI, como evidenciado em estudos recentes.

No estudo piloto RETURN, o funcionamento cognitivo foi usado como desfecho primário em um estudo randomizado, controlado de sobreviventes de UTI, em que o grupo controle recebeu os cuidados usuais e o grupo intervenção recebeu reabilitação cognitiva, física e funcional em casa.[28] Os investigadores usaram GMT e descobriram que o grupo que recebeu a intervenção melhorou significativamente sua função executiva ($p < 0,01$).[29] A GMT visa ajudar os pacientes a "parar e pensar" com mais frequência antes de decidirem e agirem sobre essas decisões. Além disso, os pacientes aprendem a se envolver em tarefas complexas, dividindo-as em partes mais fáceis de administrar e mais realistas para fazer. Os pacientes que receberam reabilitação cognitiva apresentaram melhorias nos testes cognitivos objetivos e na autopercepção subjetiva do funcionamento diário.

No estudo ACT-UTI, Brummel e cols.[30] avaliaram a viabilidade de combinar terapia física e cognitiva na UTI. A terapia cognitiva hospitalar foi fornecida a 95% dos pacientes randomizados para receber intervenções, que incluíram duas sessões diárias de 20 minutos abordando domínios de memória, atenção, resolução de problemas, orientação e velocidade de processamento.[29] Pacientes com *deficits* notáveis na função executiva ou mobilidade funcional no momento da alta receberam um programa de terapia cognitiva GMT por seis sessões ao longo de 12 semanas.[29] O objetivo principal do estudo ACT-UTI foi determinar a viabilidade de oferecer logo no início a terapia cognitiva durante uma doença crítica. Há pouca ou nenhuma padronização na reabilitação cognitiva ao determinar a intervenção mais apropriada para remediar melhor os diferentes domínios cognitivos. As intervenções usadas no estudo ACT-ICU foram selecionadas para tratar de domínios comprometidos e adaptadas a partir de testes neuropsicológicos padrão. O estudo ACT-ICU estabeleceu prova de conceito de que tanto a terapia cognitiva quanto a fisioterapia poderiam ser administradas a pacientes críticos.[30]

Hopkins[31] identificou vários comprometimentos cognitivos que geralmente ocorrem na população criticamente enferma, juntamente com intervenções que passam de habilidades básicas para uma hierarquia de habilidades. Intervenções como tarefas de desempenho contínuo, tarefas computadorizadas e demandas de múltiplas tarefas foram abordagens recomendadas para deficiências como atenção, tempo de reação e velocidade de processamento, respectivamente. Pesquisas anteriores em reabilitação cognitiva descobriram que as habilidades cognitivas adquiridas por meio de uma intervenção não são necessariamente generalizadas para outros resultados funcionais do mundo real. Assim, pesquisas futuras são cruciais para determinar se a reabilitação cognitiva deve se basear em funções mais reais, como memória (recordar eventos e informações) e atenção (completar palavras cruzadas ou videogames). Existem várias considerações ao criar um formato para reabilitação cognitiva.[31]

- Essas intervenções serão individualizadas e ocorrerão no mundo real ou em isolamento na clínica?
- Essas intervenções devem incluir reabilitação física e cognitiva ou a fisioterapia será suficiente para melhorar os desfechos dos pacientes?
- É possível adaptar intervenções de outras populações para uso na população gravemente doente?

Os *deficits* executivos também criam uma incapacidade funcional substancial no envelhecimento e nas populações com lesões cerebrais. Levine e cols.[32] examinaram a eficácia da reabilitação cognitiva em idosos saudáveis, incluindo um programa GMT modificado, visando os *deficits* da vida real causados pela disfunção executiva. Módulos como treinamento de habilidades de memória e treinamento psicossocial foram incluídos no estudo. O treinamento de habilidades de memória se concentra na natureza da perda de memória e nas estratégias apropriadas que podem ser aplicadas à aquisição, retenção e recuperação de informações.[33] O treinamento psicossocial foi usado para melhorar o bem-estar psicológico e estabelecer a conexão entre o *status* funcional do paciente e a função cognitiva.[34] Pacientes que foram randomizados para receber intervenção imediata ou para serem colocados em lista de espera antes de receber reabilitação. Os líderes de grupo designados realizaram reuniões individuais com cada participante para estabelecer metas, resolver questões ou preocupações e discutir questões que possam ter surgido durante o estudo. Os pesquisadores descobriram que os idosos participantes fizeram melhorias significativas em seu desempenho em tarefas simuladas da vida real (SRLTs) e produziram menos falhas executivas autorreferidas após o treinamento.[32]

Em uma revisão da reabilitação cognitiva baseada em evidências, Cicerone e cols.[35] examinaram a literatura dos anos 2003-2008 para atualizar as recomendações clínicas feitas para os pacientes até o momento. Os revisores encontraram evidências significativas que apóiam o uso de treinamento de atenção direta e treinamento metacognitivo após o TCE. O treinamento estratégico autodirigido é uma abordagem recomendada no tratamento de déficits leves de memória após lesão cerebral.

Essa estratégia ajuda os pacientes a generalizar tarefas para aquelas realizadas em um ambiente do mundo real. Pacientes com níveis mais altos de comprometimento cognitivo após o TCE são geralmente recomendados para intervenções que promovam habilidades de automonitoramento, autorregulação e comunicação social. As terapias de automonitoramento e autorregulação ajudam com *deficits* nas funções executivas; a terapia de habilidades de comunicação social concentra-se em problemas interpessoais e de conversação que normalmente surgem em uma população de pacientes com TCE. Cicerone e cols.[35] avaliaram um total de 370 intervenções que produziram evidências substanciais para a eficácia da reabilitação cognitiva. Dos 370 estudos, 65 deles eram estudos de classe I ou Ia, e entre os 65, 15 comparações não incluíram tratamento ativo.

A reabilitação cognitiva se mostrou benéfica em todas as comparações nesse grupo. Aproximadamente 94% das comparações feitas entre a reabilitação cognitiva e as formas convencionais de reabilitação, demonstraram que a reabilitação cognitiva era mais benéfica do que as terapias de convencionais.[35] Verificou-se que essa revisão é consistente com a ideia de que a reabilitação cognitiva é eficaz para ajudar os pacientes a aprender e compensar as limitações conhecidas.

REABILITAÇÃO COGNITIVA NA UTI: APLICAÇÃO

O comprometimento cognitivo afeta um indivíduo no centro de sua identidade. Os pacientes geralmente enfrentam desafios de lidar com seus níveis atuais de funcionalidade, equilibrando o esforço de recuperação e melhoria do seu estado. Até o momento, clínicos e pesquisadores estão examinando a viabilidade e a eficácia da reabilitação cognitiva para ajudar na recuperação de sobreviventes de doenças críticas. Intervenções usadas para prevenir a ocorrência ou melhorar o delirium também podem reduzir o risco de comprometimento cognitivo. Novamente, é crucial estabelecer uma continuidade no atendimento aos pacientes em transição de cuidados para fora do hospital. O conceito de clínicas multidisciplinares de recuperação pós-UTI se tornou cada vez mais popular. Clínicas como essas podem oferecer serviços como avaliações cognitivas e comportamentais. Durante a visita, os pacientes devem ser lembrados de que mudanças nessas áreas não são incomuns após doenças críticas.

À medida que mais e mais pacientes sobrevivem a doenças críticas, os profissionais de saúde devem mudar o foco para fornecer cuidados adequados e eficazes após a alta. O papel de um médico não termina depois que o paciente sai da UTI. Há uma grande necessidade de continuar aprendendo sobre as consequências cognitivas de doenças críticas. Pesquisas futuras podem ser necessárias para identificar modos de prevenir ou minimizar *deficits* funcionais durante a internação na UTI. É vital desenvolver estratégias que apoiem pacientes que sofrem de complicações duradouras e incapacitantes.

REFERÊNCIAS BIBLIOGRÁFICAS

1. Sevin, C.M., et al., Comprehensive care of ICU survivors: Development and implementation of an ICU recovery center. J Crit Care. 2018;46:141-148.
2. Schandl AR, Brattström OR, Svensson-Raskh A, Hellgren EM, Falkenhav MD, Sackey PV. Screening and treatment of problems after intensive care: a descriptive study of multidisciplinary follow-up. Intensive Crit Care Nurs. 2011;27(2):94-101.
3. Glimelius Petersson C, Bergbom I, Brodersen K, Ringdal M. Patients' participation in and evaluation of a follow-up program following intensive care. Acta Anaesthesiol Scand. 2011 Aug;55(7):827-34.
4. Naber CM, Water-Schmeder O, Bohrer PS, Matonak K, Bernstein AL, Merchant MA. Interdisciplinary treatment for vestibular dysfunction: the effectiveness of mindfulness, cognitive-behavioral techniques, and vestibular rehabilitation. Otolaryngol Head Neck Surg. 2011 Jul;145(1):117-24.
5. Dewan B, Skrypak M, Moore J, Wainscoat R. A service evaluation of the feasibility of a community-based consultant and stroke navigator review of health and social care needs in stroke survivors 6 weeks after hospital discharge. Clin Med (Lond). 2014 Apr;14(2):134-40.
6. Gustav Torisson, Lennart Minthon, Lars Stavenow, Elisabet Londos. Multidisciplinary intervention reducing readmissions in medical inpatients: a prospective, non-randomized study. Clin Interv Aging. 2013;8:1295-1304.
7. Lang PO, Vogt-Ferrier N, Hasso Y, Le Saint L, Dramé M, Zekry D. Interdisciplinary geriatric and psychiatric care reduces potentially inappropriate prescribing in the hospital: interventional study in 150 acutely ill elderly patients with mental and somatic comorbid conditions. J Am Med Dir Assoc. 2012 May;13(4):406.e1-7.
8. Natalie Plant, Kylie-Ann Mallitt, Patrick J Kelly, Tim Usherwood, James Gillespie, Steven Boyages. Implementation and effectiveness of 'care navigation', coordinated management for people with complex chronic illness: rationale and methods of a randomised controlled trial. BMC Health Serv Res. 2013;13:164.
9. Ducharme A, Doyon O, White M, Rouleau JL, Brophy JM. Impact of care at a multidisciplinary congestive heart failure clinic: a randomized trial. CMAJ. 2005 Jul 5;173(1):40-5.
10. Curtis BM, Ravani P, Malberti F, Kennett F, Taylor PA, Djurdjev O, Levin A. The short- and long-term impact of multi-disciplinary clinics in addition to standard nephrology care on patient outcomes. Nephrol Dial Transplant. 2005 Jan;20(1):147-54.
11. Carbonell-Baeza A, Aparicio VA, Chillón P, Femia P, Delgado-Fernandez M, Ruiz JR. Effectiveness of multidisciplinary therapy on symptomatology and quality of life in women with fibromyalgia. Clin Exp Rheumatol. 2011 Nov-Dec;29(6 Suppl 69):S97-103.
12. Quirk MP1, Erdberg P, Crosier M, Steinfeld B. Personality assessment in today's health care environment: therapeutic alliance and patient satisfaction. J Pers Assess. 2007 Oct;89(2):95-104.
13. Perry E1, Swartz J, Brown S, Smith D, Kelly G, Swartz R. Peer mentoring: a culturally sensitive approach to end-of-life planning for long-term dialysis patients. Am J Kidney Dis. 2005 Jul;46(1):111-9.
14. Dorgo S, Robinson KM, Bader J, The effectiveness of a peer-mentored older adult fitness program on perceived physical, mental, and social function. J Am Acad Nurse Pract. 2009;21(2):116-22.
15. Webel AR, Okonsky J, Trompeta J, Holzemer WL. A systematic review of the effectiveness of peer-based interventions on health-related behaviors in adults. Am J Public Health. 2010 Feb;100(2):247-53
16. Heisler M. Different models to mobilize peer support to improve diabetes self-management and clinical outcomes: evidence, logistics, evaluation considerations and needs for future research. Fam Pract. 2010 Jun;27(Suppl 1):i23–i32.
17. Parker A, Sricharoenchai T, Needham DM. Early Rehabilitation in the Intensive Care Unit: Preventing Physical and Mental Health Impairments. Curr Phys Med Rehabil Rep. 2013 Dec;1(4):307-14.
18. Levine B, Robertson IH, Clare L, Carter G, Hong J, Wilson BA, Duncan J, Stuss DT. Rehabilitation of executive functioning: an experimental-clinical validation of goal management training. J Int Neuropsychol Soc. 2000 Mar;6(3):299-312.
19. Duncan J, Emslie H, Williams P, Johnson R, Freer C. Intelligence and the frontal lobe: the organization of goal-directed behavior. Cogn Psychol. 1996 Jun;30(3):257-303.
20. Rath JF, Simon D, Langenbahn DM, Sherr RL, Diller L. Group treatment of problem-solving deficits in outpatients with traumatic brain injury: A randomised outcome study. Neuropsychological Rehabilitation. 2003;13(4):461-88.
21. Lengfelder A, Gollwitzer PM. Reflective and reflexive action control in patients with frontal brain lesions. Neuropsychology. 2001;15(1):80-100.
22. Manly T, Hawkins K, Evans J, Woldt K, Robertson IH. Rehabilitation of executive function: facilitation of effective goal management on complex tasks using periodic auditory alerts. Neuropsychologia. 2002;40(3):271-81.
23. Cicerone KD, Wood JC. Planning disorder after closed head injury: a case study. Arch Phys Med Rehabil. 1987;68(2):111-5.

24. Cicerone KD. Remediation of "working attention" in mild traumatic brain injury. Brain Inj. 2002;16(3):185-95.
25. Ownsworth TL, McFarland K, Mc Young R. Self-awareness and psychosocial functioning following acquired brain injury: An evaluation of a group support programme. Neuropsychological Rehabilitation. 2000;10(5):465-84.
26. Cicerone K, Levin H, Malec J, Stuss D, Whyte J. Cognitive rehabilitation interventions for executive function: moving from bench to bedside in patients with traumatic brain injury. J Cogn Neurosci. 2006;18(7):1212-22.
27. Teixeira C, Rosa RG. Post-intensive care outpatient clinic: is it feasible and effective? A literature review. Rev Bras Ter Intensiva. 2018;30(1):98-111.
28. Jackson JC, Ely EW, Morey MC, Anderson VM, Denne LB, Clune J et al. Cognitive and physical rehabilitation of intensive care unit survivors: results of the RETURN randomized controlled pilot investigation. Crit Care Med. 2012 Apr;40(4):1088-97.
29. Patel MB, Morandi A, Pandharipande PP. What's new in post-ICU cognitive impairment? Intensive Care Medicine. 2015;41(4):708-11.
30. Brummel NE, Girard TD, Ely EW, Pandharipande PP, Morandi A, Hughes CG et al. Feasibility and safety of early combined cognitive and physical therapy for critically ill medical and surgical patients: the Activity and Cognitive Therapy in ICU (ACT-ICU) trial. Intensive Care Med. 2014 Mar;40(3):370-9.
31. Hopkins RO. Early cognitive and physical rehabilitation: one step towards improving post-critical illness outcomes. Intensive Care Med. 2014;40(3):442-4.
32. Levine B, Stuss DT, Winocur G, Binns MA, Fahy L, Mandic M, Bridges K, Robertson IH. Cognitive rehabilitation in the elderly: effects on strategic behavior in relation to goal management. J Int Neuropsychol Soc. 2007 Jan;13(1):143-52.
33. Craik FI, Winocur G, Palmer H, Binns MA, Edwards M, Bridges K, Glazer P, Chavannes R, Stuss DT. Cognitive rehabilitation in the elderly: effects on memory. J Int Neuropsychol Soc. 2007 Jan;13(1):132-42.
34. Winocur G, Craik FI, Levine B, Robertson IH, Binns MA, Alexander M. Cognitive rehabilitation in the elderly: overview and future directions. J Int Neuropsychol Soc. 2007 Jan;13(1):166-71.
35. Cicerone KD1, Langenbahn DM, Braden C, Malec JF, Kalmar K, Fraas M et al. Evidence-based cognitive rehabilitation: updated review of the literature from 2003 through 2008. Arch Phys Med Rehabil. 2011 Apr;92(4):519-30.

REABILITAÇÃO PSICOLÓGICA
após a Alta da UTI

Raquel Push de Souza
Ana Paula C. M. Silveira

INTRODUÇÃO

A reabilitação psicológica após a alta da unidade de terapia intensiva (UTI), para a psicologia intensiva envolve cuidados específicos não só ao paciente, mas para sua família.

Sabe-se que a mortalidade nas UTIs, tem diminuído nos últimos anos. Essa redução está diretamente relacionada ao novo modelo de cuidado, nas novas descobertas científicas, farmacológicas, no manejo das equipes multiprofissionais, a melhoria da comunicação, associado as implantações das acreditações pelas instituições hospitalares. E, quando a cultura de segurança é instalada nas instituições, a segurança dos pacientes é melhor assegurada, garantindo melhores resultados nos desfechos e satisfação das equipes e familiares.

Mesmo focando nos melhores cenários, o trabalho dos intensivistas não termina na alta do paciente da UTI. Inicia-se um novo modo de cuidado. E, acompanhar o paciente que volta para sua casa, sua vida, trará outras perspectivas de cuidado.

É preciso compreender como se dará a vida pós-UTI, para cuidar desses pacientes. Para isso, vários estudos apontam para as possíveis intervenções. Sabe-se que esses pacientes são mais suscetíveis ao desenvolvimento de doenças crônicas,[1,2] a altas taxas de mortalidade após deixar a UTI,[3] e à piora da qualidade de vida (QV) nos meses e anos subsequentes à alta.[4]

Existem inúmeras evidências sugerindo uma piora da QV nos pacientes sobreviventes da UTI quando comparados a dados populacionais.[5,6] Vários relatos descrevem problemas psicológicos,[2,7,8] como ansiedade, depressão,[2,9] redução da capacidade funcional, aumento do grau de dependência, incidência de transtorno de humor, sonolência diurna, distúrbios do sono,[10] transtorno de estresse pós-traumático (TEPT), redução da autonomia, alta disfunção cognitiva.[11] Questões essas que apresentam implicações significativas aos pacientes, familiares e cuidadores, além de uma carga financeira aos serviços de saúde privados e governamentais (Figura 52.1).

Os pacientes durante o período de recuperação da consciência enfrentam uma sequência de fatores ambientais, em que o adoecer passa por uma ruptura do seu equilíbrio vital e traz o significado do início de um processo não só orgânico como psicológico. Segundo Boizonave,[12] inicia-se uma sequência indesejável de situações físicas e psíquicas desgastantes, em que entra em jogo não só mecanismos fisiopatológicos que tendem a restabelecer, mas uma série de fatores secundários à doença, da qual fazem parte defesas psicológicas, que atuam no enfrentamento da enfermidade.

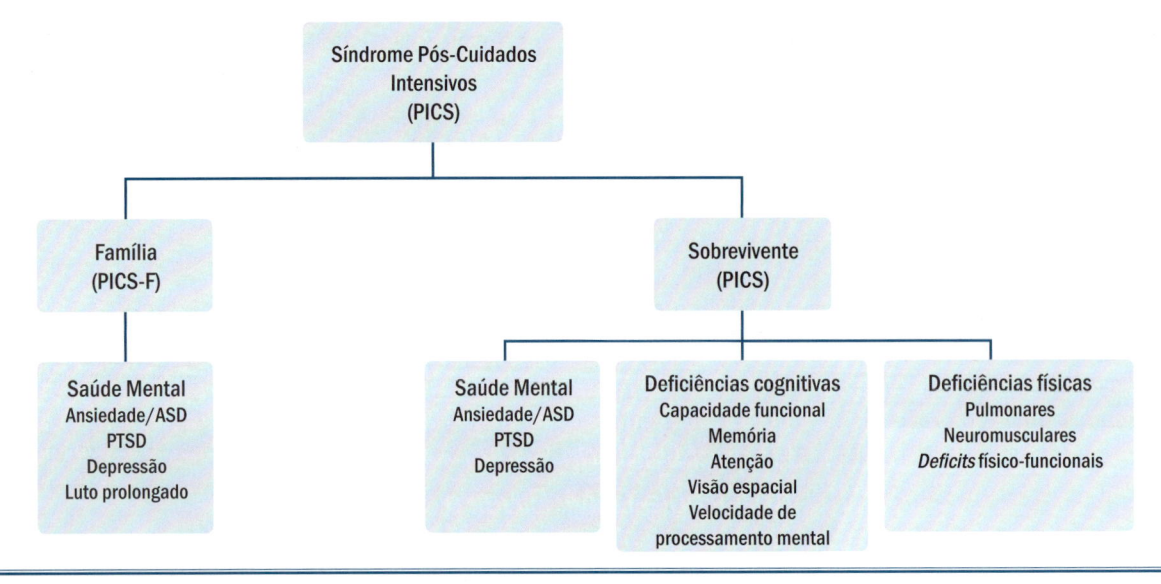

```
                    Síndrome Pós-Cuidados
                         Intensivos
                           (PICS)
          ┌──────────────────┴──────────────────┐
     Família                              Sobrevivente
     (PICS-F)                                (PICS)
        │              ┌──────────────┬──────────────┐
   Saúde Mental    Saúde Mental   Deficiências    Deficiências
   Ansiedade/ASD   Ansiedade/ASD   cognitivas       físicas
   PTSD            PTSD           Capacidade      Pulmonares
   Depressão       Depressão      funcional       Neuromusculares
   Luto prolongado                Memória         Deficits físico-funcionais
                                  Atenção
                                  Visão espacial
                                  Velocidade de
                                  processamento mental
```

Figura 52.1. Síndrome pós-cuidados intensivos.
PICS: *post intensive care syndrome*; PTSD: ; ASD: ; .
Adaptado de: Harvey MD. Post intentesive Care Symdrome. By the Society of Critical Care Medicine and Wolters Kluwer Health. Vol.44.Number 2 February 2016.

No trabalho de Vesz[9], o principal achado do seu estudo é que em pacientes internados na UTI por mais de 72 horas, há redução da capacidade funcional e aumento do grau de dependência na primeira semana após a alta da UTI, bem como elevada incidência de transtorno de humor e sonolência diurna.

Os pacientes de UTI podem experimentar sofrimento psicológico durante e após alta da UTI, para Boizonave,[12] a prevalência de pacientes que desenvolvem ansiedade durante o período de internação em UTI geral é de 12% a 43% e pacientes que desenvolvem depressão em UTI geral é de 10% a 30%.

Segundo Connor,[13] após a hospitalização, a família e o paciente podem se confrontar com dificuldades imediatas, mudanças significativas em uma série de funções cognitivas e comportamentais, além de terem que lidar com as incertezas do futuro.

O PAPEL DA PSICOLOGIA INTENSIVA NO RESTABELECIMENTO DO PACIENTE PÓS-UTI

É importante que os profissionais de saúde e a família reflitam juntos sobre as estratégias que podem favorecer a reabilitação neurocognitiva e envolvam gradualmente a pessoa que teve alterações cognitivas e/ou emocionais nessas decisões, na medida de suas possibilidades a cada momento da recuperação.

As intervenções são designadas a melhorar a atenção, a concentração, a memória e outras habilidades cognitivas, assim como fortalecer emocionalmente. Segundo Botega,[14] fornecem treinamentos de habilidades de vida e ensinam estratégias de enfrentamento, que podem melhorar os desfechos funcionais e a satisfação pessoal com a vida. Assim, desempenham muitos papéis na facilitação da recuperação após a UTI, como melhora dos *deficits* cognitivos e do humor, aumento da consciência de lesões relacionadas a situação orgânicas e fortalecimento egoíco para enfrentamento da nova realidade de vida, facilitação profissional, retorno à comunidade e redução da probabilidade de deficiências secundárias.

ATENDIMENTO PSICOLÓGICO PARA PACIENTES EM PROGRAMA DE REABILITAÇÃO PÓS-ALTA DE UTI

A psicoterapia na reabilitação é uma intervenção focal que se baseia no suporte emocional e individual ao paciente. Trata-se de um processo psicoterapêutico que visa facilitar a elaboração de lutos reais e simbólicos decorrentes de perdas ocorridas após a instalação de uma deficiência. Objetiva também facilitar a compreensão do impacto de diversas alterações vivenciadas na condição adaptativa e emocional do paciente, buscando favorecer o desenvolvimento de estratégias de enfrentamento, considerando limitações e potencialidades. Busca-se a conscientização do paciente frente suas reais possibilidades e a estimulação da maior independência possível nas diferentes esferas da vida. O processo abrange ainda orientações aos familiares e/ou cuidadores contratados, além de abordar a possibilidade de (re)inserção laboral quando possível e desejado pelo paciente.

A família faz parte do processo de reabilitação e, por isso, deve estar sempre envolvida nos programas oferecidos aos pacientes, independente do diagnóstico atendido. Cuidar gera desgaste físico e emocional, em função disso é preciso um olhar atento para as famílias e suas necessidades diante de um novo e angustiante contexto. É preciso atender às demandas identificadas durante o processo, a fim de oferecer às famílias dos pacientes não só suporte emocional e reforço motivacional, mas também um espaço para reflexão, esclarecimento de possíveis dúvidas e demais orientações.

Nesse sentido, a abordagem familiar além de intermediar o bom convívio com o paciente, também facilita e potencializa a qualidade do cuidado prestado, tendo ainda a finalidade de auxiliar a equipe para a continuidade dos cuidados terapêuticos em casa.

Morin[15] argumenta que todo ser vivo é um sistema que se auto-organiza por meio de confronto das informações que recebe dos seguintes âmbitos: o meio ambiente e o seu meio interno. A informação interna está programada no sistema genético. A informação do ambiente é captada pelas funções que compõem a vida de relação. Todas essas funções incluem a possibilidade de ajuste. Para que se processe o ajuste é preciso mudar o modo de pensar, e a psicoterapia seria uma das trajetórias a ser seguida.

Em linhas gerais, para Connor[13] o objetivo da reabilitação é capacitar pacientes e familiares a compreender e lidar com as deficiências, assim como aprender a compensá-las, reduzi-las ou superá-las, baseando-se na aprendizagem sobre a natureza da deficiência e nos meios de relacionar-se com as demandas da vida cotidiana.

DIRETRIZES GERAIS PARA ATUAÇÃO JUNTO À PESSOA COM PICS

A racionalidade reconhece os sentimentos, as emoções e muitas vezes a mesma racionalidade finge que os sentimentos, as emoções, a intuição e a subjetividade não existem, e assim cria uma realidade própria que pouco tem a ver com a do mundo. Dentro desse contexto, descrevemos abaixo algumas estratégias de como lidar com os efeitos cognitivos e comportamentais resultantes da PICS, considerando os mecanismos de enfrentamento próprios de cada paciente.

Sabe-se que o pensamento e comportamento são habilidade integradas, de modo que os princípios apresentados muitas vezes se sobrepõem e podem ser aplicados a diferentes funções cognitivas e domínios comportamentais. Connor[13] apresenta roteiro e direção de atuação junto ao paciente e familiares (Tabela 52.1).

DIRETRIZES COMPORTAMENTAIS INDICADAS PÓS-ALTA DA UTI

- Organizar o ambiente familiar, buscando torná-lo tranquilo para minimizar interferências de outros estímulos que criem o desvio da atenção;

- Variar a natureza da atividade segundo o interesse da pessoa (por exemplo, leitura de notícias curtas, jogos de interesse, simulação de um orçamento ou planejamento de viagem, entre outros);

- Contextualizar sempre as situações, trazendo exemplos do cotidiano da pessoa;

- Disponibilizar bilhetes com dicas e orientações para situações em que ela precise ser alertada quanto a possíveis riscos (por exemplo, queimar-se no preparo da alimentação);

- Rever e escrever os objetivos e as etapas das atividades para que ela possa consultar durante a execução (*check-list* dos passos envolvidos na confecção de uma receita);

- Utilizar recursos mnemônicos que ajudem a relembrar fatos pessoais: observação de fotos tiradas antes ou posteriores ao acidente para buscar resgatar nomes, histórias e informações importantes desses momentos registrados, de modo espontâneo;

- Reconstruir, com a pessoa e a família, a linha de vida e a sequência dos fatos no tempo;

- Usar formas de registro (fotos, palavras, imagens, áudio) para eventos importantes que ocorreram no dia, ou compromissos futuros, ou ainda informações que, para serem resgatadas, pela pessoa, que exijam pistas (fotos ou nomes de novas pessoas conhecidas, lugares);

- Leitura de textos curtos (revistas, notícias), seguida de um modo de organização da informação (anotação dos pontos principais), e discussão com outras pessoas sobre o tema;

Tabela 52.1. Diretrizes gerais para atuação junto à pessoa com PICS	
Diretrizes	Como viabilizar
Foco em contextos significativos	Colocar o foco da reabilitação voltado para os contextos mais relevantes para o sujeito. Ambientes com os quais a pessoa se identifique por experiência prévia, por vínculo afetivo. Será no seu contexto de vida que o paciente expressará seu comportamento de forma mais espontânea – novas aprendizagens que ocorrem em ambientes com validade ecológica tendem a ser mais eficientes e significativos
Família, amigos e rede social	Envolver as pessoas significativas, que façam parte da vida cotidiana do paciente devem ser envolvidas nos programas de reabilitação. O vínculo familiar, de amizade e companheirismo, que compõe a rede social de cada sujeito, terá função complementar ao cuidado e à atenção dispensados profissionalmente
Autoestima	Evidenciar as potencialidades do paciente em todos os contextos: escolar, familiar, relacionamentos sociais, vida profissional, entre outros próprios de cada fase da vida. Quanto mais engajada em seu programa de reabilitação, mais significativo e prazeroso ele será, e melhor tende a ser o desempenho da pessoa, levando à maior aceitação social e gratificação pessoal. A melhora da autoestima e o reforço daquilo que a pessoa aprendeu e tem capacidade de fazer tendem a reduzir os problemas de adaptação cognitiva e de comportamento após a alta da UTI
Habilidades de automonitoramento e estratégias cognitivas	Compreender o próprio comportamento e as dificuldades decorrentes após a alta da UTI, é um passo fundamental para desenvolver ou readquirir estas habilidades. O raciocínio metacognitivo pode ensinar a pessoa como refletir sobre seus próprios pensamentos e comportamentos, o que é uma das bases da autonomia do sujeito. Essas reflexões contribuem significativamente para o autocontrole, para o controle da impulsividade e para a resolução de conflitos cotidianos. Além disso, o conhecimento sobre os próprios pensamentos favorece o desenvolvimento de estratégias, ou seja, quais os meios que podem ser utilizados para o sujeito conseguir atingir os objetivos cognitivos. Por exemplo, uma pessoa com TCE, que tenha dificuldade em memorizar números, pode aprender que estratégia usar para guardar um número telefônico. Não desenvolveu a habilidade de memorizar, mas atento as suas capacidades e limitações aprendeu uma estratégia para guardar a informação, como escrevendo número em papel ou registrando em telefone
Atenção	Favorecer algumas intervenções para a melhora da condição atencional e, devem ser desenvolvidas do nível mais simples para o mais complexo, retornando ao mais fácil, para que as atividades de estimulação sejam vivenciadas pela pessoa e pela família em um ciclo positivo de aprendizagem, como: acompanhar e supervisionar a pessoa em atividades que a família ou o cuidador avaliem como arriscadas, no sentido de observar, auxiliar e planejar possíveis ferramentas que possam facilitar a realização delas de modo mais autônomo.

- Incluir o uso de possíveis ferramentas para o registro e alerta (relógio, calendário, bipe, celular) para determinada situação (medicação, compromisso pessoal, horário de um programa).

O manejo antecedente do comportamento, as modificações proativas no ambiente físico e social previnem ou minimizam comportamentos indesejáveis e aumentam a probabilidade de comportamentos adaptativos apropriados.

A organização de rotinas ajuda a estabilizar o comportamento da pessoa com *deficit* cognitivo. Inicialmente, logo após o retorno para casa, essas rotinas devem ser bem sistematizadas e organizadas com eventos, atividades e rotinas consistentes. Essa organização é importante, inclusive, para a recuperação da orientação pessoal e temporal, que acompanha a perda de consciência no TCE, a qual pode durar de minutos a meses.

Um ambiente estruturado, previsto e ajustado facilita a autonomia e as interações sociais da pessoa com o ambiente. No entanto, é importante fazer avaliações sistemáticas tanto das rotinas implementadas no ambiente quanto do estado interno do sujeito, levantar as situações mais frequentemente associadas ao seu comportamento.

Após a alta, a equipe multiprofissional da UTI pode oferecer apoio na identificação e gestão de alguns sintomas comuns da PICS. Alguns países criaram clínicas de acompanhamento de rotina de cuidados pós-UTI, em que os sintomas e estado funcional podem ser avaliados e os recursos utilizados conforme a necessidade. Educar as famílias e prestadores de cuidados de saúde primários sobre a internação na UTI e possíveis *deficits* relacionados é importante para orientar, cuidar e garantir os recursos necessários para ajudar o paciente a se recuperar dos problemas multifacetados que podem ocorrer.

DIRETRIZES GERAIS PARA ATUAÇÃO JUNTO À FAMÍLIA DO PACIENTE COM PICS

O conhecimento da dinâmica familiar pelos profissionais da saúde pode ser valioso para o paciente. É de vital importância entender que as necessidades dos familiares durante e após internamento do seu ente querido pois, as demandas desses, serão direcionadas a equipe e, quando não atendidas serão foco de estresses entre as partes. Balas[16] relata que as experiências da família com a doença grave giram em torno dos seguintes questionamentos (Tabela 52.2).

Tabela 52.2. A família e a doença grave
Dificuldades e experiências marcantes durante o curso da doença
Falta de conhecimento específico daquela doença
Estresse ao lidar com um novo e desconhecido ambiente
Doença grave, ao contrário de doenças crônicas – emergem rapidamente
Existe pouco tempo para aprender sobre a doença e se preparar para os desafios a frente
Experiência inquietante
Ansiedade ao ouvir o som dos monitores e outros aparelhos
Médicos costumam usar linguagem técnica o que torna difícil o entendimento
Reagem mal a fatores que são triviais
Reação tardia a fatores que realmente importam

COMUNICAÇÃO DO MÉDICO: A CHAVE PARA MELHORAR A EXPERIÊNCIA DO PACIENTE E DA FAMÍLIA

Balas[16] descreve a importância da comunicação do médico a partir da visão do paciente e familiares. A estabilização dos aspectos emocionais do sistema familiar pode ser amplamente influenciada pela possibilidade de acessar todos os recursos disponíveis, inclusive a comunicação (Tabela 52.3).

Tabela 52.3. Exemplos de conselhos de pacientes e familiares para os médicos
Normalizando: Pacientes e a família precisam saber que é normal procurar ajuda mental após Alta da UTI. Salienta-se que os doutores deveriam fazer indicações
Informação: Famílias precisam de mais informação sobre o que esperar (para que possam entender o porquê o paciente mudou). Isso poderia diminuir a tensão e o estresse do processo de recuperação

COMUNICAÇÃO: AS EXPECTATIVAS DA FAMÍLIA NO PÓS-ALTA DO PACIENTE

Para uma comunicação adequada, se faz necessário conhecer os componentes daquilo que se quer informar. Balas,[16] atribui essa tarefa aos profissionais médicos que estão envolvidos em tarefas que demandam troca de informações. Entender as necessidades da padronização dos meios de comunicação e do processo pelo qual a informação será transmitida é crucial para se estabelecer eficácia na comunicação (Tabela 52.4).

O principal componente de uma correta comunicação, é a criação de um modelo mental ou a formatação da percepção de quem recebe a informação. Essa formatação passa pela preparação do receptor da informação, criação de métodos de questionamento do conteúdo passado, além de gerar momentos específicos entre partes envolvidas. Uma simples narrativa não é suficiente para o processo ocorrer de modo adequado. Comunicar clara e objetivamente é fundamental.

CONCLUSÃO

Em Eclesiastes 1:18, quem aumenta o seu conhecimento aumenta a sua dor. De um modo geral, porém, pode-se dizer que o conhecimento deve ser utilizado não exatamente para diminuir o risco, mas permitir que tomemos atitudes diante do risco. Sugerir diretrizes e estratégias de enfrentamento para manejo da PICS, não é de modo algum restringir os meios de intervenção junto ao paciente e familiar.

Uma pessoa não pode ser reduzida a nenhuma de suas características, por mais evidentes que elas sejam. E, bem sabemos que reduzir qualquer ser vivo a uma ou algumas de suas facetas é tentar negar a sua comple-

Tabela 52.4. As expectativas no pós-alta do paciente			
O que fazer?	Quando?	Como?	Porquê?
Indroduzir o conceito do "novo normal"	Começa no quarto de UTI com os objetivos do tratamento	Evitar o uso de vocabulário abstrato e metáforas complicadas	Educar a família sobre os possíveis problemas como depressão e transtorno do estresse pós-traumático. Para ajudar no enfrentamento e planejamento de dificuldades que podem ocorrer
Ressaltar as necessidades emocionais e físicas dos cuidadores	Começa na UTI	Comunicação calma, sem pressa; discurso simples; comunicações rápidas tendem a impedir a habilidade do paciente de compreender o que está sendo passado	Muitos deles se negligenciam
Prover comunicação escrita ou verbal	Começa na UTI	Conectando a família com uma comunidade como a Sepsis Alliance	Promover informações úteis até para depois da UTI, já que os cuidadores estão sobre estresse

xidade e com ela sua capacidade de adaptar-se, transformar-se a si mesmo e participar da transformação de outros sistemas do meio em que vive.

Uma abordagem baseada em equipe inclui a comunicação com os membros da família, os médicos de cuidados primários, psiquiatras, fisiatras e centros de reabilitação, para que todos possam ajudar a resolver o potencial cognitivo, as sequelas emocionais e físicas que os pacientes podem enfrentar. Buscar o recurso da comunicação, para a educação e discussão com o paciente e sua família durante a internação são condutas necessárias para ajudar a identificar potenciais problemas.

Reuniões de família, consulta de rotina do trabalho social e aconselhamento podem preparar as famílias para o que vem pela frente. O planejamento pós-UTI deve se tornar um componente padrão de reuniões de família, especialmente quando os pacientes próximos à alta. Informações e a tomada de consciência dos sinais sutis de disfunção (por exemplo, mudança de humor ou atitude, fadiga, pesadelos, delírios) devem ser destacadas para ajudar a família a antecipar, gerenciar e navegar no período de recuperação.

Uma pessoa é um sistema complexo adaptativo, que por definição está em constante mudança, e só pode mudar quando se nega a ser simplificada e estereotipada. Uma pessoa não busca ser reconhecida e tratada apenas por uma de suas características, busca a totalidade da condição humana.

Gandhi[17] diz que devemos ser a mudança que queremos ver no mundo. Nesse contexto os profissionais que atuam com pacientes pós-UTI, devem avaliar a natureza e a gravidade dos *deficits* físico-funcionais, cognitivos, linguísticos e comportamentais, e seu impacto sobre a limitação de atividades e a restrição da participação social do indivíduo, identificando as intervenções mais apropriadas ao mesmo.

Considerar as limitações e o potencial de cada pessoa após a alta da UTI, é uma das principais metas do processo de reabilitação. Ajudar o paciente a retornar à comunidade, retornar ao convívio familiar, ao emprego, à escola, às atividades domésticas e de lazer, e ao mesmo tempo, manter a qualidade de vida, respeitando o contexto, a percepção e os valores de cada indivíduo e da família.

A psicologia intensiva vem aumentando o valor da aceitação do paciente e dos familiares. Em muitos casos, abraçar as limitações é a opção mais saudável, em vez de tentar mudar o imutável. Trabalhar para melhorar as limitações e não fingir que elas não existem.

Os profissionais da saúde podem corporificar a mudança que queremos ver no mundo. Eis, uma metáfora poderosa.

REFERÊNCIAS BIBLIOGRÁFICAS

1. Hennessy D, Juzwishin K, Yergens D, Noseworthy T, Doig C. Outcomes of elderly survivors of intensive care: a review of the literature. Chest. 2005 May;127(5):1764-74.
2. Flaatten H. Mental and physical disorders after ICU discharge. Curr Opin Crit Care. 2010 Oct;16(5):510-5. doi: 10.1097/MCC.0b013e32833cc90b.
3. Fernández R, R, Navarrete-Navarro P, Fernández-Mondejar E, Rodriguez-Elvira M, Guerrero-López F, Vázquez-Mata G; Project for the Epidemiological Analysis of Critical Care Patients (PAEEC) Group. Six-year mortality and quality of life in critically ill patients with chronic obstructive pulmonary disease. Crit Care Med. 2006 Sep;34(9):2317-24.
4. Oeyen SG, Vandijck DM, Benoit DD, Annemans L, Decruyenaere JM. Quality of life after intensive care: a systematic review of the literature. Crit Care Med. 2010 Dec;38(12):2386-400. doi: 10.1097/CCM.0b013e3181f3dec5.
5. Desai SV, Law TJ, Needham DM. Long-term complications of critical care. Crit Care Med. 2011 Feb;39(2):371-9. doi: 1097/CCM.0b013e3181fd66e5.
6. Cuthbertson BH, Roughton S, Jenkinson D, Maclennan G, Vale L. Quality of life in the five years after intensive care: a cohort study. Crit Care. 2010;14(1):R6. doi: 10.1186/cc8848. Epub 2010 Jan 20.
7. Dowdy DW, Eid MP, Sedrakyan A, Mendez-Tellez PA, Pronovost PJ, Herridge MS, Needham DM. Quality of life in adult survivors of critical illness: a systematic review of the literature. Intensive Care Med. 2005 May;31(5):611-20. Epub 2005 Apr 1.
8. De Miranda S, Pochard F, Chaize M, Megarbane B, Cuvelier A, Bele N et al. Postintensive care unit psychological burden in patients with chronic obstructive pulmonary disease and informal caregivers: A multicenter study. Crit Care Med. 2011 Jan;39(1):112-8. doi: 10.1097/CCM.0b013e3181feb824.
9. Vest MT, Murphy TE, Araujo KL, Pisani MA. Disability in activities of daily living, depression, and quality of life among older medical ICU survivors: a prospective cohort study. Health Qual Life Outcomes. 2011 Feb 5;9:9.
10. Orwelius L, Nordlund A, Nordlund P, Edéll-Gustafsson U, Sjöberg F. Prevalence of sleep disturbances and long-term reduced health-related quality of life after critical care: a prospective multicenter cohort study. Crit Care. 2008;12(4):R97. doi: 10.1186/cc6973. Epub 2008 Aug 1.
11. Hopkins RO, Jackson JC. Long-term neurocognitive function after critical illness. Chest. 2006 Sep;130(3):869-78.

12. Boizonave LF, Myhren, Cuthbertson. Botega NJ, Dalgalarrondo P. Avaliação do paciente. In: Botega NJ, Editor. Pratica psiquiátrica no hospital geral: interconsulta e emergência 2a. ed. Porto Alegre: Editora Artmed; 2010 pp.155-182.
13. Connor DE, Gorson W, Marcotted, Ylvisaker C Feeney, Schmitter E. Diretrizes de Atenção à Reabilitação da Pessoa com Traumatismo Cranioencefálico. Eficientes e significativos; 2002;2003;2008;2010.
14. Botega NJ. Bio MR, Zomignami MA, Garcia C. Mood disorders among inpatients in ambulatory and validation of the anxiety and depression scale HAD. Revista Saúde Pública [Online]. 1995;29(5).
15. Morin E. Pour entrer dans Le XXI e sièle. Paris: Seuil; 2004. p.280.
16. Dalas M, Clemmer T, Hargett K. ICU Liberation. The Power of Pain Control, Minimal Sedation, and Early Mobility. Cap 13. Patient and Family Perspectives on Surviving Critical Illness: Insights for Practitioners. Illinois: Society of Critical Care Medicine; 2015.
17. Gandhi MK. Minha vida e minas experiências com a verdade. São Paulo: Palas Atlena; 1999.

CONSTRUINDO A NARRATIVA
da Doença Crítica

José Mário Meira Teles

INTRODUÇÃO

Existe uma diferença significativa no entendimento dos pacientes que permaneceram internados por longos períodos de tempo na UTI, sedados e em ventilação mecânica, quando comparada com a experiência vivenciada pelos familiares e amigos. Esses pacientes precisam refletir de modo retrospectivo sobre o que aconteceu durante a experiência da doença crítica devido a falta de recordações do período de internação na UTI.[1] A ausência de uma história que descreva a doença, com personagens, linha de tempo, lugares e outros detalhes sobre o que os levou ao hospital, os deixou tão doentes o suficiente para precisarem de tratamento intensivo e que justifique de forma coerente como ele se encontram,[2] agravada ou não pela presença de lembranças ilusórias, são justificativas para explicar os transtornos de saúde mental apresentados por esses pacientes no período de após alta.[3,4]

Desse modo, cabe-nos tentar responder qual o papel do médico nesse processo. A Figura 53.1 coloca a narrativa da doença crítica inserida no contexto geral e como se comporta na linha do tempo, com os momentos de boa saúde do paciente, o insulto, o início da doença, a necessidade de hospitalização, a admissão na UTI, alta da UTI e hospitalar e o período de recuperação do pós-alta.[5]

Este capítulo orienta sobre como podemos ajudar nossos pacientes e familiares na construção de uma narrativa comum ainda na UTI e depois no pós-alta, com o objetivo de melhorar a recuperação de longo prazo. Um tópico específico será tratado sobre memórias distorcidas.

CONSTRUINDO A NARRATIVA DA DOENÇA CRÍTICA AINDA NA UTI

A estratégia mais descrita e testada na literatura para contar de forma cronológica a história da doença aguda de um caso em particular de paciente crítico e preencher as lacunas de memória, é o diário de UTI.[5,6] O diário de UTI é o documento contendo eventos, com atualizações diárias sobre a condição do paciente, em linguagem cotidiana e não técnica do estado de saúde, que pode acrescentar fotografias para melhor contextualizar e adicionar realidade ao que está escrito. A primeira página é padronizada com o propósito do diário, uma foto do quarto de UTI com explicação dos diferentes dispositivos utilizados durante a estadia e o nome dos principais responsáveis. Depois, tem a primeira anotação que deve ser feita pelo médico da UTI com um resumo do motivo da internação e dos eventos acontecidos nas primeiras 48 horas. Então, a cada dia uma bre-

Figura 53.1. Narrativa da doença crítica no contexto geral.

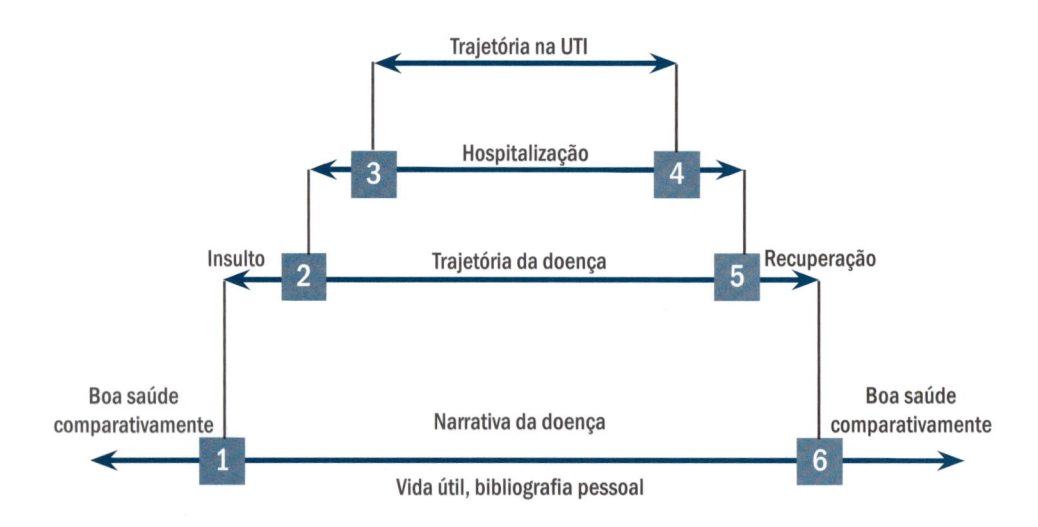

1: insulto; 1-2: início da doença, súbita ou gradual; 2-5: hospitalização; 3-4: trajetória na UTI; 5-6: recuperação; 6: fechamento

ve entrada, escrita diretamente ao paciente, utilizando um estilo empático e reflexivo, é obrigatória durante toda a permanência na UTI.

> *Bom dia, Sr. Antônio! Hoje suspendemos a sedação e tentamos evoluir para retirada da ventilação mecânica, porém ainda não foi possível. Continuo acreditando que em breve iremos conseguir. O senhor teve um episódio de febre, ficou um pouco agitado, mas sua pressão está boa, urinando bem, com exames laboratoriais normais. Força! Enf. Ana*

Essa anotação pode ser feita por qualquer membro da equipe, que são encorajados para contribuir e expressarem livremente sentimentos de compaixão e sua esperança na recuperação do paciente,[7] e pela família que também é incentivada a escrever sobre o que esta acontecendo em casa e sobre eventos importantes que o paciente está perdendo. A única instrução dada às famílias e membros da equipe sobre anotações no diário é abster-se de escrever sobre assuntos confidenciais que não poderiam ser compartilhados entre o paciente, familiares e equipe. Os familiares podem falar livremente com os pacientes sem orientação da equipe da UTI.[8] Não deve ser subestimado o papel da família na eficácia do diário, pois é quando o paciente lê pela primeira vez as anotações dos familiares, o momento mais emocionante à medida que entendem melhor os detalhes da doença aguda e da experiência que a família teve durante esse período. Esse é o confronto inicial de narrativas em que ambos irão se chocar com as diferenças entre si.

A prática de escrever um diário para pacientes de terapia intensiva foi registrada pela primeira vez na Dinamarca, em 1984, e seguida depois pela Suécia e Noruega,[9,10] sendo usado largamente nesses últimos 30 anos por outros países da Europa, América do Norte e Austrália.[11,12] Desde o começo, podia-se observar resultados positivos dessa intervenção, oferecendo aos pacientes condições para que eles pudessem avaliar o progresso da recuperação e melhorar a comunicação com suas famílias sobre suas experiências, compreendendo melhor as lembranças, em recordar o que aconteceu, ao reviver e a aceitar a doença ou lesão grave.[13] Para aqueles que não conseguiam se lembrar da permanência na UTI, o diário os ajudou a lembrar "o tempo perdido" e para os familiares que afirmaram que os ajudava a retornar e se ajustar na vida cotidiana.[14] Estudos também já haviam demonstrado benefícios em militares gravemente feridos no campo de batalha.[15]

Em estudo realizado para avaliar o impacto dos diários de UTI no transtorno de estresse pós-traumático (TEPT) de início recente após doença crítica,[16] revelou que a utilização do diário foi muito positiva para maioria dos pacientes do grupo intervenção, sendo alcançado a capacidade de construir uma narrativa pela leitura do texto por várias vezes. Para os pacientes a leitura do texto é a parte mais útil, seguida da combinação com fotografias, sendo que poucos acharam que apenas as fotografias eram mais úteis. Não pareceu haver a necessidade de um reunião agendada com a enfermeira para leitura do diário. Além disso, uma proporção significativa de pacientes relatou que familiares e amigos que leram os diários, aumentaram a interação e a consciência sobre a doença.

Com essa ferramenta simples e de baixo custo, se consegue encaixar as peças de um quebra-cabeças incompleto. Ao ler o diário e refletir sobre os eventos que ocorreram na UTI, permite ao paciente que as informações de suas próprias lembranças e das memórias dos outros sejam consolidadas, o que ajuda no esclarecimento das recordações e a reduzir as memórias distorcidas.[17] Em recente metanálise, demonstrou que os diários de UTI foram associados com melhora da ansiedade e depressão em pacientes, e TEPT em familiares, sem significância estatística de efeito para TEPT em pacientes.[18] Estudo multicêntrico randomizado controlado está em fase de conclusão e, em breve, deverá fornecer uma posição mais definitiva.[8]

O diário deve ser entregue no dia de alta da UTI para enfermaria ou para a família em caso de morte do paciente. Como a primeira leitura do diário é o momento mais traumático e importante, é fundamental que nessa hora exista apoio emocional. A maioria dos pacientes não sabia da gravidade da doença que teve até ler o diário pela primeira vez.

CONSTRUINDO A NARRATIVA DA DOENÇA NO PÓS-ALTA

Infelizmente, apesar dos benefícios demonstrados na literatura sobre os diários de UTI,[19] ainda existe baixa aderência na utilização desse recurso. Não existem publicações de UTIs brasileiras utilizando os diários, nem tão pouco na América do Sul, portanto, precisamos aumentar a conscientização para importância dessa ferramenta. Enquanto isso não acontece, temos que oferecer outras estratégias para construção de uma narrativa de doença para ajudar o paciente que não teve o diário escrito e recebeu alta da UTI.

A teoria narrativa[20] é uma estratégia utilizada para dar sentido a experiência vivida por pacientes em algumas situações clínicas, mas que não se aplica para pacientes críticos, por que eles não se lembram da sua parte na história, não conseguindo dar coerência nem fazer a interligação com as narrativas dos familiares.

Existem alguns sites interessantes de língua inglesa que podem auxiliar os sobreviventes de internação em UTI e os familiares com informações práticas e de fácil entendimento sobre PICS, de como lidar com os desafios da recuperação do pós-alta.[21] Além disso, fazem compartilhamento de experiências vividas por outros pacientes com doenças críticas e relatos de superação.[22] Essas iniciativas devem ser estimuladas porque permitem a socialização e evitam o isolamento, mas ainda é pouco para auxiliar na construção de uma narrativa comum de doença para pacientes e familiares.[23]

Para muitos pacientes que permanecem inconscientes por vários dias de internamento em uma UTI, mesmo sem informações sobre o que aconteceu, conseguem ao despertar demonstrar felicidade por estarem vivos, amor pela família,[24] dos cuidados que receberam, e as sequelas da doença crítica são vistas apenas como desafios a serem vencidos nessa nova etapa da vida. Na minha opinião, a falta de recordações para esse perfil específico de pacientes não irá interferir no processo de recuperação.

Para outros, mesmo não se lembrando dos momentos de maior gravidade, a experiência da internação na UTI é tão traumática, que referem o desejo de evitar passar na frente de hospitais, preferindo modificar percursos e aumentar distâncias, referem sintomas de mal-estar geral, com taquicardia e dispneia somente de pensar em ir para uma consulta médica. Ainda temos aqueles com apresentação de sintomas mais graves, com terríveis recordações ilusórias em que eles tentam a todo momento evitar pensar na doença que tiveram e que estiveram internados algum dia em uma UTI. São principalmente para esses pacientes e suas famílias que precisam da nossa ajuda com informações para construção de uma narrativa comum de doença.

Existe um modo que pode nos ajudar nessa tarefa, que leva em consideração o modo como a doença afeta o paciente e os seus familiares. O chamado modelo de doença[25] é definido pela experiência que o paciente tem com a doença em quatro etapas: da incerteza, da interrupção, da convalescença e da recuperação do bem-estar.

Etapa da incerteza

É quando os primeiros sinais de doença são cada vez mais evidentes para o indivíduo. Ele tenta compreender os sintomas e os familiares e amigos próximos também percebem que a pessoa está doente.

Etapa da interrupção

Quando o paciente entende que a doença é grave e ele decide procurar assistência médica ou fica tão mal que é hospitalizado e não tem tempo para uma avaliação. A pessoa perde o controle e fica totalmente dependente da família e dos profissionais de saúde. A família cada vez mais preocupada, coloca abertamente essas preocupações à medida que experimentam o sofrimento do paciente. Familiares assumem as responsabilidades do paciente.

Etapa da convalescença

É nessa etapa que os profissionais de saúde oferecem mais ajuda na construção da narrativa de doença, preferencialmente quando os pacientes ainda estão internados nas enfermarias ou posteriormente nos ambulatórios e clínicas de cuidados pós alta da UTI, por que é fundamental dar sentido as experiências vividas na UTI para compreensão da história.[26] Os pacientes gravemente enfermos tentam entender a doença e refletir sobre as razões de tudo ter acontecido. Enquanto eles não têm recordações dos fatos, ou se tem apenas em partes, com dificuldade em conseguir relacionar as memórias episódicas sucessivas, os familiares conseguem se lembrar de tudo, incluindo os pequenos detalhes, recordando desde o frio da sala de espera ou dentro da UTI, do cheiro do ambiente, dos alarmes dos monitores tocando, até de sentimentos mais profundos como a angústia pela falta de informações, do medo de perder o ente querido, das incertezas do prognóstico e de impotência ao lado dos pacientes.

Nessa fase, os pacientes buscam ativamente os detalhes de sua doença com todos a sua volta no sentido de tentar preencher todos esses vazios na memória, por isso a importância da equipe e dos familiares em oferecer as informações e respostas de modo adequado. Como exercício cognitivo, os pacientes podem repetir a história para quem os visita, retrabalhando-a em suas mentes.

O que precisa ser observado pela equipe que está acompanhando é se os familiares estão fazendo "amortecimento" de informações, com o objetivo de "proteger" o paciente do estresse, que inclui a omissão proposital dos detalhes dos eventos, com a justificativa de que "é melhor que não saiba como foi". Outra possibilidade que precisa ser identificada é se os familiares tiveram a compreensão prejudicada dos fatos devido a situação estressante à qual eles foram expostos na época, entendendo apenas que o paciente quase morreu. Teremos um problema ainda maior se os familiares se recusarem a discutir sobre o período da permanência na UTI e for negada ao paciente a gravidade da doença que ele teve. Familiares muito traumatizados podem não querer discutir o curso clínico durante a internação na UTI. Para esses familiares a lembrança de todo aquele sofrimento é tão doloroso, que preferem não falar mais sobre o assunto para não reviver a experiência novamente. Em qualquer uma dessas três possibilidades, a equipe irá precisar dar todo auxílio com informações não só para construção da narrativa de doença, mas com o devido suporte psicológico para superação destes traumas.

Um ponto de difícil compreensão para o paciente é sobre a sua condição física. Enquanto ele acha que não está melhorando e se sente frustrado com a lentidão da recuperação, os familiares estão envolvidos em um sentimento de gratidão por ter o paciente vivo e de volta para casa. Podem assumir um papel superprotetor, tentando fazê-lo descansar mais do que é necessário. A pessoa doente concentra e conserva sua energia no esforço para recuperação, enquanto familiares o ajudam "protegendo" de um estresse indevido. Isso pode colocar o paciente em um papel passivo, retardando o processo de recuperação, inclusive por não oferecer as explicações necessárias sobre as razões da fraqueza muscular adquirida na UTI e capacidade reduzida de exercício, à medida que ele recupera a força.

Um equilíbrio tem de ser alcançado para que as necessidades de todos sejam atendidas sem conflitos, negociando com familiares e profissionais de saúde a retomada das antigas responsabilidades. Isso é, conseguido quando o paciente estabelece metas para si mesmo, enquanto a família acompanha essas metas ou as modifica se elas não forem alcançadas. A equipe multidisciplinar deve dar segurança aos dois nesse processo.

Etapa da recuperação do bem-estar

O paciente recupera todas as suas funções anteriores, com recuperação completa ou aceitará alguma limitação na capacidade funcional. Reaprende a confiar em seu corpo, monitora seus sintomas e usa isso para estabelecer novos limites para si. Importante, nessa fase, que a família permita que o paciente recupere o controle, fazendo sentido a tudo que aconteceu.

MEMÓRIAS DISTORCIDAS

Durante a internação e após a UTI, alguns pacientes podem relatar experiências irreais, também chamadas lembranças ilusórias, que é uma fonte importante de sofrimento,[27] com pior qualidade de vida relacionada a saúde, maior incidência de ansiedade, depressão e TEPT quando comparada com pacientes que não apresentam esses delírios. Memórias ilusórias, como pesadelos e alucinações, ataques de pânico de modo inexplicável e recorrentes, depressão, medo, tristeza, dor ou *flashbacks* mentais/físicos nos quais as memórias irreais são reexperimentadas, são comuns e têm sido associadas ao TEPT nessa população.[28,29]

Em pacientes que tiveram síndrome do desconforto respiratório agudo (SDRA) e *delirium* com longa permanência na UTI, a incidência foi bastante elevada, chegando a 47% com lembranças ilusórias, 50% relatando memórias intrusivas e 44% com sentimentos inexplicáveis de pânico ou de apreensão.[30] Os pacientes internados em UTI, que estão sob sedação em ventilação mecânica e que apresentam *delirium* não conseguem fazer conexão com diferentes memórias reais que eles tiveram ao longo da internação, sendo apenas as lembranças ilusórias as recordações mais persistentes após a alta da UTI.[31]

Se todos os pacientes que estão se recuperando de doenças críticas, necessitam de uma história coerente do que aconteceu na UTI enquanto estavam inconscientes, pacientes que apresentam essas lembranças ilusórias de assustadoras alucinações,[32] precisam também ter a certeza de que não estão ficando loucos e que outros doentes experimentam esses mesmos tipos de manifestações. Quando esses delírios são lembrados com grande angústia, os pacientes precisam ser ouvidos de maneira empática e receptiva e devem ser encorajados a trabalhar por meio de seus sentimentos. Sessões específicas de psicoterapia podem trazer benefícios neste momento ajudando os pacientes a se conectarem a eventos reais na UTI e fazer com que processem as lembranças ilusórias ajudando na recuperação psicológica após uma doença crítica,[33] lembrando também do papel fundamental do familiar em apoiá-los para criar um ambiente de comunicação clara e de confiança entre os dois.

Evidências sugerem que o fornecimento de *feedback* visual por meio do uso de espelhos pode apoiar na codificação de eventos que realmente aconteceram no ambiente da UTI, reduzindo o desenvolvimento de lembranças "irreais" delirantes após a alta da UTI.[34] Uma intervenção baseada na utilização de espelhos em pacientes idosos no pós-operatório de cirurgia cardíaca,[35] conseguiu demonstrar no grupo intervenção, uma significativa maior recordação dos fatos em 12 semanas após a cirurgia (p = 0,003), mas sem diferença no grupo controle em relação às memórias delirantes. Novos estudos devem ser realizados em populações de pacientes de UTI para avaliar o impacto da utilização de espelhos nas lembranças ilusórias, mas a utilização do diário de UTI deve ser mais encorajado.[17]

Como as alucinações são experiências geradas pelo paciente, pode-se esperar que o conteúdo reflita suas recordações e crenças. Um estudo que analisou o conteúdo das memórias ilusórias relatadas por pacientes de UTI, descobriu que pacientes, cuja permanência na UTI ocorreu durante um conflito armado, eram significativamente mais propensos a recordar experiências que envolviam temas militares e de guerra.[36] Essas memórias delirantes aconteceram em pacientes com mais de 70 anos e que viveram na época da segunda guerra mundial, supondo-se que as experiências passadas fizeram com que o conflito atual lhes causasse maior preocupação, e isso fosse traduzido em temas alucinatórios de guerra. Do mesmo modo, precisamos ficar atentos para as experiências negativas e traumas passados que podem influenciar uma experiência ilusória na UTI, que só ficará esclarecida quando o paciente se sentir confiante o suficiente para contar ao médico ou algum membro da equipe.

Um tipo de delírio que pode acontecer em pacientes de UTI e que tive oportunidade de presenciar é a chamada ilusão dos sósias, ou de capgras, em referência ao psiquiatra francês Joseph Capgras, que primeiro a descreveu. Nesse delírio, o paciente pensa que as pessoas ao seu redor foram substituídas por um impostor de aparência idêntica. Tem sido sugerido que a raiz deste delírio esteja em um defeito na capacidade de reconhecer o significado emocional do rosto.[37] A psicoterapia pode ajudar esses pacientes e suas famílias a lidar com o estresse das identificações incorretas,[38] mas eles devem passar por avaliação completa com foco na identificação de patologias neurológicas e psiquiátricas associadas, afastar distúrbios metabólicos, efeitos de drogas e outras substâncias, para poder direcionar para um tratamento individualizado e multidisciplinar.[39]

CONCLUSÃO

A construção de um narrativa própria de doença crítica pelo paciente é extremamente importante para uma plena recuperação. Ainda durante a permanência na UTI, uma intervenção simples como o diário de UTI, com textos e fotografias tiradas em momentos importantes da evolução, é um modo fácil e de baixo custo para ajudar esses pacientes nesse objetivo. Também permite que o paciente conheça a experiência vivida pelos familiares, diminua os conflitos, entenda o estresse, compreenda e perdoe o comportamento protetor que possam ter. No caso de não terem um diário de UTI, a equipe multidisciplinar irá fornecer as informações necessárias para compreensão da história e dar sentido as experiências vividas na UTI ajudando os pacientes e familiares.

REFERÊNCIAS BIBLIOGRÁFICAS

1. Griffiths RD, Jones C Delirium, cognitive dysfunction and posttraumatic stress disorder. Curr Opin Anaesthesiol. 2007 Apr;20(2):124-9.
2. Barnett L. Intensive care: an existential perspective. Therapy Today. 2006;17(5):10-15.
3. Jones C, Griffiths RD, Humphris G, Skirrow PM. Memory, delusions, and the development of acute posttraumatic stress disorder-related symptoms after intensive care. Crit Care Med. 2001;29(3):573-80.
4. Jones C, Griffiths RD, Humphris G. Disturbed memory and amnesia related to intensive care. Memory. 2000;8(2):79-94.
5. Egerod I, Christensen D, Schwartz-Nielsen KH, Agård AS. Constructing the illness narrative: A grounded theory exploring patients' and relatives' use of intensive care diaries. Crit Care Med. 2011 Aug;39(8):1922-8.
6. Griffiths RD, Jones C. Filling the intensive care memory gap? Intensive Care Med. 2001;27(2):344-6.
7. Bäckman CG. Patient diaries in ICU. In: Griffiths RD, Jones C (eds.) Intensive care aftercare. Oxford: Butterworth Heinemann; 2002. p.125-9.
8. Garrouste-Orgeas M, Flahault C, Fasse L, Ruckly S, Amdjar-Badidi N, Argaud L et al. The ICU-Diary study: prospective, multicenter comparative study of the impact of an ICU diary on the wellbeing of patients and families in French ICUs. Trials. 2017 Nov 15;18(1):542.
9. Storli S, R Lind and IL Viotti. Using diaries in intensive care: A method for following up patients. Connect: The World of Critical Care Nursing. 2003;2:103-108.
10. Egerod I, KH Schwartz-Nielsen, GM Hansen, E Laerk-ner. The extent and application of patient diaries in Danish ICUs in 2006. Nursing in Critical Care. 2007;12:159-67.
11. Egerod I, Christensen D. Analysis of patient diaries in Danish ICUs: a narrative approach. Intensive Crit Care Nurs. 2009;25(5):268-77.
12. Akerman E, Granberg-Axell A, Ersson A, Fridlund B, Bergbom I. Use and practice of patient diaries in Swedish intensive care units: a national survey. Nurs Crit Care. 2010;15(1):26-33.
13. Roulin MJ, Hurst S, Spirig R. Diaries written for ICU patients. Qual Health Res. 2007;17(7):893-901
14. Bergbom I, et al. Patients and relatives opinions and feelings about diaries kept by nurses in an intensive care unit: pilot study, intensive Crit Care Nurs. 1999 Aug;15(4):185-91
15. Thomas J, Bell E. Lost days - diaries for military intensive care patients. J R Nav Med Serv. 2011;97:11-15.
16. Jones C, et al. Intensive Care diaries reduce new onset PTSD following critical illness: a randomised, controlled trial. Crit Care. 2010;14:R168
17. 17. Fukuda T, Inoue T, Kinoshita Y, et al: Effectiveness of ICU diaries: Improving distorted memories encountered during ICU admission. Open J Nurs 2015; 5:313–324
18. McIlroy PA, et al. The Effect of ICU Diaries on Psychological Outcomes and Quality of Life of Survivors of Critical Illness and Their Relatives: A Systematic Review and Meta-Analysis. Crit Care Med. 2019 Feb;47(2):273-79.
19. Ullman AJ, Aitken LM, Rattray J et al. Intensive care diaries to promote recovery for patients and families after critical illness: A Cochrane systematic review. Int J Nurs Stud. 2015;52:1243-53.
20. Chatman S. Story and discourse. Ithaca, NY: Cornell University Press; 1978.
21. AftertheICU. [Acesso em: 17 de Jan 19]. Disponível em: http://www.aftertheicu.org
22. HealthTalkOnline. Intensive care. [Acesso em: 13 de Jan 2019]. Disponível em: http://www.healthtalkonline.org/Intensive_care/
23. ICUsteps. The intensive care patient support chatity. [Acesso em: 13 de Jan 19]. Disponível em: https://icusteps.org/support
24. Papathanassoglou EDE, Patiraki EI. Transformation of self: a phenomenological investigation into the lived experience of survivors of critical illness. Nurs Crit Care. 2003;8:13-21.
25. Morse JM, Johnson JL (Eds.). Towards a theory of illness: the illness-constellation model. In: The illness experience. California: Sage Publications; 1991. p.315-42.
26. Stayt LC, Seers K, Tutton L. Making sense of it: intensive care patients' phenomenological accounts of story construction. Nurs Crit Care. 2016 Jul;21(4):225-32.
27. Ringdal M, Johansson L, Lundberg D, Bergbom I. Delusional memories from the intensive care unit-experienced by patients with physical trauma. Intensive Crit Care Nurs. 2006 Dec;22(6):346-54.
28. Jones C, Griffiths RD, Humphris G, Skirrow PM. Memory, delusions, and the development of acute post traumatic stress disorder – related symptoms after intensive care. Crit Care Med. 2001 Mar;29(3):573-80.
29. Jones C, Backman C, Capuzzo M, Flaatten H, Rylander C, Griffiths RD. Precipitants of post-traumatic stress disorder

following intensive care: a hypothesis generating study of diversity in care. Intensive Care Med. 2007;33:978-85.

30. Bashar FR, Vahedian-Azimi A, Hajiesmaeili M, Salesi M, Farzanegan B, Shojaei S. Post-ICU psychological morbidity in very long ICU stay patients with ARDS and delirium. J Crit Care. 2018 Feb;43:88-94.

31. Capuzzo M, Valpondi V, Cingolani E et al. Application of the Italian version of the Intensive Care Unit Memory Tool in the clinical setting. Crit Care. 2004;8:R48-55.

32. Kiekkas P, Theodorakopoulou G, Spyratos F, Baltopoulos G. Psychological distress and delusional memories after critical care: a literature review. Int Nurs Rev. 2010;57:288-96.

33. Karnatovskaia LV, Philbrick KL, Parker AM, Needham DM. Early Psychological Therapy in Critical Illness. Semin Respir Crit Care Med. 2016;37:136-142.

34. Jones C, Bäckman C, Capuzzo M, Egerod I, Flaatten H, Granja C, Rylander C, Griffiths RD; RACHEL group. Intensive care diaries reduce new on set post traumatic stress disorder following criticalillness: Rarandomised, controlled trial. Crit Care. 2010;14(5):R168.

35. Giraud K, Pontin M, Sharples LD, Fletcher P, Dalgleish T, Eden A, Jenkins DP, Vuylsteke A. Use of a Structured Mirrors Intervention Does Not Reduce Delirium Incidence But May Improve Factual Memory Encoding in Cardiac Surgical ICU Patients Aged Over 70 Years: A Pilot Time-Cluster Randomized Controlled Trial. Front Aging Neurosci. 2016 Sep 28;8:228.

36. Skirrow P, Jones C, Griffiths RD, Kaney S. The impact of current media events on hallucinatory content: The experience of the intensive care unit (ICU) patient. Br J Clin Psychol. 2002;41:87-91.

37. Jones C, Griffiths RD, Humphris GH. A case of Capgras delusion following critical illness. Intensive Care Med. 1999;25:1183–4.

38. De Pauw KW. Psychodynamic approaches to the Capgras delusion: a critical historical review. Psychopathology. 1994;27(3-5):154-160.

39. Iftikhar B, Baweja R, Tatugade A et al. What do we know about delusional misidentification disorders? A focus on Capgras syndrome. Neuropsychiatry. 2012;2(2):127-132.

54

COMO CUIDAR DOS PACIENTES após a Alta da UTI

Cassiano Teixeira
Regis Goulart Rosa
Caroline Cabral Robinson
Maicon Falavigna

INTRODUÇÃO

A quantidade[1-3] e a qualidade[4-6] de vida dos pacientes que sobrevivem a uma doença crítica aguda é, atualmente, causa de preocupação.[7,8] O foco tradicional e histórico da terapia intensiva tem sido na redução da mortalidade em curto prazo,[9,10] porém os sobreviventes apresentam significativa mortalidade em médio e longo prazos,[11-13] além de experimentarem uma série de incapacidades físicas,[6,14,15] disfunção cognitiva,[16,17] depressão[18,19] e disfunção sexual.[20,21] Além disso, a evolução pós-alta desses pacientes cursa com frequentes reinternações hospitalares[22] e uso de muitos recursos de saúde,[23] bem como estresse financeiro para o paciente e seus familiares.[24]

COMO E QUEM DEVE TRATAR ESSES PACIENTES APÓS A ALTA DA UTI

No decorrer dos anos, várias estratégias de acompanhamento dos pacientes que receberam alta da UTI foram experimentadas, algumas ainda de modo muito embrionário e outras com um corpo de evidência, nem sempre favorável, mais robusta (Tabela 54.1).

Tabela 54.1. Estratégias para o manejo de pacientes pós-alta da UTI

Estratégias	Referências
Prevenção do dano durante a internação na UTI	ver *Capítulos 38 a 48*
Integração com o cuidado primário	Schmidt K e cols., 2016[25] Elliott D e cols., 2014[26]
Apoio dos pares (grupos de pacientes: reuniões ou sites de internet)	Mikkelsen MD e cols., 2016[27]
Contatos telefônicos e telemedicina	Oeyen SG e cols., 2010[27]
Ambulatórios pós-UTI	Lasiter S e cols., 2016[28] Modrykamien e cols., 2011[29] Goddard SL e cols., 2014[30]

PREVENÇÃO DO DANO DURANTE A INTERNAÇÃO NA UTI

Ver *Capítulos 38 a 48*.

INTEGRAÇÃO COM O CUIDADO PRIMÁRIO – MÉDICO DE FAMÍLIA

No fluxo dos pacientes por meio do sistema de saúde (postos de saúde, unidades de pronto atendimento e departamentos de emergências hospitalares), informações relevantes relacionadas à saúde dos mesmos podem se perder por meio de um fragmentado e ineficiente modelo de transferência de cuidados (*handover*).³¹ Pacientes com doenças que não apresentM indícios de gravidade devem ser atendidas na rede básica de atendimento (sistema primário) e encaminhados para serviços de referência (de maior complexidade) quando assim o requerem. A UTI está situada no ápice da pirâmide de complexidade desse sistema. A necessidade de recursos tecnológicos e do alto desempenho dos profissionais tem levado a redução da mortalidade dos pacientes no ambiente da terapia intensiva.⁹

Quando sobrevivem, esses pacientes são encaminhados para quartos (ou enfermarias) e, posteriormente, ao seu domicílio, caracterizando um progressivo descalonamento da necessidade de cuidados e, teoricamente, da necessidade de vigilância. Porém, esses sobreviventes podem apresentar novas necessidades (traqueostomia, terapia dialítica, gastrostomia, suporte ventilatório, entre outras) as quais seus familiares e a equipe de saúde básica podem não estar preparados para o adequado atendimento. Notoriamente existe um risco dos médicos de atenção primaria serem excluídos das discussões clínicas e do gerenciamento dos pacientes após a alta da UTI.²⁶,³² Porém, parece essencial que intensivistas e médicos de família trabalhem em estreita colaboração no manejo desses pacientes. Os médicos de família podem se sentir desqualificados para gerenciar e coordenar as necessidades complexas e às vezes tão especializadas desses pacientes (cuidados com traqueostomia, disfunções de pregas vocais, fraqueza muscular, estresse pós-traumático, entre outros). Já os médicos intensivistas, escassos em qualquer parte do mundo,³³ não deveriam permanecer dentro das UTIs? Além disso, os médicos intensivistas não costumam ter relações de saúde com os membros da família dos pacientes e, além disso, não costumam se comunicar com os médicos de família, aquele que geralmente conhece a situação global do paciente e de sua família.

Schimidt e cols.²⁵ randomizaram, em nove UTIs da Alemanha, 291 sobreviventes de sepse para serem mantidos no cuidado usual pós-UTI com seus médicos de atenção primária (n = 143) ou serem submetidos a intervenção (n = 148) que consistia em 12 meses de contatos periódicos com os pacientes, referência a especialistas, prescrição de medicamentos ou outras intervenções. A intervenção também consistia em treinamento dos médicos de atenção primária e dos pacientes, gerenciamento de casos fornecidos por enfermeiros treinados e suporte à decisão clínica (por especialistas) para médicos de atenção primária. O desfecho principal do estudo era a variação da qualidade de vida relacionada à saúde mental entre a alta da UTI e seis meses após a alta da UTI, mensurado por meio do Componente Mental do SF-36. Os autores concluíram que entre os sobreviventes de sepse e choque séptico, o uso de uma intervenção baseada em equipe centrada no cuidado primário, em comparação com os cuidados habituais, não melhorou a qualidade de vida relacionada à saúde mental seis meses após a alta da UTI. Os resultados desSe estudo, à despeito do seu reduzido poder e dos riscos de erros sistemáticos, salienta a necessidade de um melhor entendimento dos processos assistenciais no contexto pós-UTI para adequada prevenção de deterioração da saúde e reabilitação em sobreviventes de doença crítica.

APOIO DOS PARES

As questões referentes a permanecer vivo raramente são abordadas pelas equipes das UTIs durante o período em que o paciente está internado na terapia intensiva.³⁴ Como a tradução do conhecimento é notoriamente lenta, os médicos de família provavelmente não sabem da existência da síndrome pós-cuidados intensivos, do inglês, *post intensive care syndrome* ("PICS") e, portanto, são ainda menos propensos a abordar as questões de sobrevivência. O resultado é que milhões de sobreviventes de doenças críticas são descarregados na comunidade, despreparados e sem instrução sobre o que esperar de sua recuperação e sobre o melhor modo de lidar, se ajustar e otimizar sua possível recuperação. Já que as deficiências motoras e neuropsicológicas são frequentemente não reconhecidas e/ou minimizadas, um fardo substancial costuma cair sobre os cuidadores informais e familiares, muitos dos quais podem ainda estar lutando contra suas próprias sequelas emocionais secundárias a sua experiência na UTI.³⁵

O apoio dos pares pode ser definido como "um processo de empatia, que oferece conselhos e compartilha histórias entre os sobreviventes da UTI".²⁷ O apoio mútuo se baseia no respeito mútuo. O apoio dos pares é centrado na noção de que os sobreviventes podem ajudar-se mutuamente por meio do compartilhamento de problemas e da vontade de vencê-lo. Não é um modelo centrado no médico; porém esse tem o papel ajudar a fornecer o espaço seguro no qual os sobreviventes podem trabalhar juntos para descobrir o que deve ser compartilhado visando o auxílio do próximo.[27] Os benefícios potenciais dessa técnica decorrem do estabelecimento de uma comunidade que promova a saúde e o bem-estar por meio da experiência compartilhada de doenças e de recuperação. Os benefícios potenciais são: reencaminhamento mental (esperança e otimismo), modelagem de papéis efetivos, compartilhamento de informações e conselhos práticos que não estão prontamente disponíveis para os profissionais de saúde.[27] Além disso, o apoio dos pares já provou ser uma técnica eficaz em pessoas com transtornos de saúde mental e problemas de abuso de substâncias, na autogestão do diabetes e entre os sobreviventes de câncer.[27]

À medida que os sobreviventes e seus cuidadores têm experiência de primeira mão sobre os desafios que os sobreviventes enfrentam, esses indivíduos estão bem adaptados a educar e preparar outros sobreviventes para certos aspectos do processo de recuperação. Além disso, a espiritualidade e a religião parecem ser muito importantes nas redes de apoio aos sobreviventes,[36] e dada à relutância dos prestadores de cuidados de saúde em se engajarem nos aspectos espirituais da doença e da recuperação,[37] esses grupos de apoio podem ser um veículo por meio do qual esses aspectos da recuperação podem ser explorados com maior fluidez (Tabelas 54.2 e 54.3).

Tabela 54.2. Princípios estruturais recomendados para incorporação de modelos de apoio dos pares em sobreviventes de doença crítica[27]

Participação voluntária
Aberto a todos os que se autodesignam como sobreviventes de doença crítica
Dirigido por prestadores de cuidados de saúde e/ou sobreviventes com uma compreensão firme da literatura atualizada
Independente ou projetado para complementar os ambulatórios de acompanhamento de pacientes que obtiveram alta da UTI
Projetado para fornecer conteúdo educacional
Criatividade no desenvolvimento de atividades em grupo
Flexibilidade para adaptar as reuniões às necessidades de cada grupo em particular

Tabela 54.3. Desafios dos sobreviventes de doenças críticas e possíveis estratégias de atenuação para uso em grupos de apoio aos pares[27]

Desafios	Estratégias de atenuação
Distúrbios cognitivos	Estratégias de conscientização, ajuste e enfrentamento para sobreviventes e cuidadores; Empatia para o sobrevivente e o cuidador; Encorajar um treinamento de reabilitação e compensação; Conselhos práticos visando referenciar a um neuropsicólogo; Conselhos práticos sobre o uso de auxílios à memória, formas de resolver problemas práticos complexos (como fazer compras) transformando-os em tarefas mais fáceis
Ansiedade, depressão e transtorno de estresse pós-traumático	Estratégias de conscientização, ajuste e enfrentamento para sobreviventes e cuidadores; Empatia para o sobrevivente e cuidador; Conselhos práticos visando referenciar a um neuropsicólogo ou psiquiatra para discutir terapias medicamentosas e não medicamentosas (cognitivo-comportamental)
Deficiências físicas, incluindo imobilidade, dificuldades nas atividades da vida diária e atividades instrumentais da vida diária e dor crônica	Estratégias de conscientização, ajuste e enfrentamento para sobreviventes e cuidadores; Empatia para o sobrevivente e cuidador; Conselhos práticos visando referenciar a fisioterapia e/ou terapia ocupacional; Experiência compartilhada com dispositivos de assistência (como cadeiras, andadores)
Impacto financeiro negativo	Empatia para sobrevivente e cuidador; Conselhos práticos para a obtenção de um trabalho social ou referência de saúde comunitária; Conexão a instituições de caridade locais

CONTATOS TELEFÔNICOS E TELEMEDICINA

Uma grande parcela dos estudos de acompanhamento de sobreviventes da UTI foi realizada por meio de contatos telefônicos e aplicação de questionários e instrumentos validados e padronizados.[4] Esse modo de triagem pode aperfeiçoar recursos, detectando somente aqueles pacientes de maior risco de desenvolvimento de transtornos físicos e neuropsicológicos.

O uso da telemedicina no acompanhamento de pacientes oriundos da UTI poderá se constituir num instrumento facilitador da comunicação entre médicos de família e especialistas médicos e não médicos de cuidados críticos. Essa ferramenta poderá, no futuro, proporcionar, em tempo real, a tomada de decisões mais correta para os sobreviventes das UTIs em qualquer região do país, interiorizando as UTIs e tornando o cuidado intensivo mais equilibrado nas diferentes regiões do Brasil.

CLÍNICA/AMBULATÓRIO PÓS-UTI

As clínicas de acompanhamento para pacientes sobreviventes das UTIs foram propostas como um modo de acompanhar os sobreviventes após a alta hospitalar, com intuito de diagnosticar e tratar as inúmeras morbidades prévias à internação a UTI e também as adquiridas durante a internação na UTI.[28,29,32,38] O objetivo principal foi o de melhorar a relação custo-eficácia dos cuidados.[28,39] No Reino Unido, 30% das UTIs tem acompanhamento ambulatorial,[39] e as atuais diretrizes britânicas[30] recomendam que os sobreviventes da UTI sejam revisados dois a três meses após a alta da UTI. O foco dessa avaliação e basicamente no diagnóstico de distúrbios motores e neuropsicológicos, visando referenciar os pacientes, quando acometidos, a unidades especializadas (Tabela 54.4). Trata-se de uma estratégia que visa reduzir os problemas relacionados a fragmentação do sistema de saúde na atenção ao paciente que recebe alta da UTI; paciente complexo, mórbido e com alta risco de mortalidade.

ORGANIZAÇÃO DAS CLÍNICAS/AMBULATÓRIOS PÓS-UTI

Os ambulatórios pós-UTI variam amplamente quanto a sua necessidade de profissionais, a elegibilidade do paciente e/ou familiar para participação, ao tempo e duração do acompanhamento, ao uso das ferramentas padronizadas para avaliação dos desfechos e para definições do encaminhamento aos serviços de referência.[30]

A organização do ambulatório pode, em parte, também ser determinada pelo modelo de financiamento.[30,32] No Brasil, esses ambulatórios não fazem parte das estratégias políticas de saúde, e são realizados basicamente como estações de pesquisa clínica em raros serviços.

NECESSIDADES PROFISSIONAIS

Dependendo do modelo de pessoal e dos recursos, os ambulatórios podem fornecer diretamente serviços clínicos e serviços de informações aos sobreviventes da UTI e a suas famílias. Eles podem envolver consultas médicas, apoio psicossocial para pacientes e suas famílias, consultas médica, terapia de reabilitação, avaliação farmacêutica entre outros profissionais da saúde.[30,32,38]

Tabela 54.4. Objetivos das clínicas pós-alta da UTI[28,38-41]

Objetivos	Para os pacientes	Para os familiares e cuidadores	Para a equipe da UTI
Diagnóstico	Identificar condições crônicas prévias a internação na UTI	Identificar condições psicológicas adquiridas após a estada do paciente na UTI	Permitir que a equipe possa pesquisar adequadamente a evolução dos sobreviventes a UTI
	Identificar condições crônicas adquiridas durante a estada na UTI	Identificar condições psicológicas adquiridas durante a estada do paciente na UTI	
Aconselhamento	Melhorar o gerenciamento das condições crônicas dos pacientes na rede de saúde	Orientar sobre condições psicológicas relacionadas ao cuidado do paciente	Auxiliar a equipe da UTI na compreensão das sequelas pós-alta da UTI
	Orientar sobre o prognóstico de condições crônicas adquiridas durante a estada na UTI	Elucidar dúvidas referentes a estada do paciente na UTI	Promover o bem-estar da equipe (redução do *burnout*) pelo reconhecimento de seu trabalho pacientes e familiares
	Elucidar dúvidas referentes à estada na UTI		Promover encontros com pacientes e/ou familiares visando identificação sobre retorno positivo de pacientes e familiares quanto a estada na UTI
	Promover visitas a UTI com intuito de relembrar passagens positivas e negativas da estada na UTI		
	Promover o reconciliamento medicamentoso		
Tratamento	Atender as necessidades de reabilitação dos pacientes		

Em 2002, no Reino Unido, os ambulatórios eram dirigidos basicamente por enfermeiros ou médicos.[30] Um terço dos ambulatórios tinha acesso a serviços de psicoterapia ou de aconselhamento e um terço a serviços de fisioterapia. Serviços médicos especializados geralmente não eram disponibilizados na rotina ambulatorial. Em algumas clínicas, um programa de reabilitação domiciliar foi implementada paralelamente às visitas às clínicas.[42]

ELEGIBILIDADE DO PACIENTE

Os pacientes encaminhados (ou convidados) para os ambulatórios pós-UTI variam conforme o estudo referido (Tabela 54.5).[32,38] Porém, a grande maioria dos autores sugere que uma intervenção ambulatorial pós-UTI deveria ocorrer em pacientes que necessitaram de ventilação mecânica ≥ 48 horas ou necessitaram de UTI ≥ 2 a 5 dias. Aproximadamente 15% a 20% dos pacientes preenchem esses critérios e menos de 20% desses aderem ao programa e são acompanhados pelos ambulatórios.[38] Possivelmente, essa assiduidade dos pacientes ao ambulatório possa unicamente traduzir a não adequação desse modelo a todos os pacientes. Nossa experiência demonstra que os pacientes mais dependentes são incapazes de ter acesso ao ambulatório, devido ao risco dos mesmos serem transportados com segurança. Visitas domiciliares poderiam corrigir esse problema, com resultados possivelmente semelhantes aos dos ambulatórios pós-UTI.

ELEGIBILIDADE DO FAMILIAR

Sugere-se que cuidadores e familiares dos pacientes acompanhados no ambulatório, também sejam avaliados, devido a elevada frequência de distúrbios psicológicos encontrados nesses indivíduos.[18,28,30,32] Alguns autores também recomendam que familiares de pacientes que morreram na UTI também poderiam se beneficiar.[38]

QUANDO INDICAR E QUANTO TEMPO MANTER O ACOMPANHAMENTO AMBULATORIAL

Os estudos de acompanhamento ambulatorial pós-UTI variam muito quanto ao momento de iniciar o acompanhamento (Tabela 54.5). Van der Schaaf e cols.[32] sugerem que a primeira visita ao ambulatório deva ser realizada entre a 6ª e a 12ª semana pós-alta hospitalar.

Os autores deste capítulo desconhecem recomendações sobre quanto tempo esses pacientes devam permanecer em acompanhamento nos ambulatórios pós-UTI.

INSTRUMENTOS DE AVALIAÇÃO

A literatura não oferece informações para definição de quais instrumentos devem ser utilizados na avaliação dos pacientes ambulatoriais pós-alta da UTI.[32] Porém, a maioria dos autores concorda que uma coleta baseada em instrumentos eletrônicos e parametrizados pode apresentar melhores resultados na interpretação, além de reduzir custos.[32]

MENSURAÇÃO DOS DESFECHOS

Os principais estudos referentes a clínicas de acompanhamento e intervenções em pacientes pós-UTI estão descritos na Tabela 54.5.

Além disso, Tabela 54.5 demonstra as evidências dos estudos qualitativos, ao contrário dos quantitativos, demonstraram impacto positivo na experiência dos pacientes e familiares que frequentaram o ambulatório pós-UTI.[30] Isso possivelmente se deve à necessidade de aplicação de ferramentas (SF-36 e EQ-5D) não validadas para essa população, necessidade de autopreenchimento dos questionários (em pacientes com disfunção cognitiva) e necessidade de agradar os prestadores de cuidados de saúde nas entrevistas qualitativas (exagero dos pacientes no benefício alcançado pela intervenção). Em vez de classificar esses resultados como discordantes, eles podem ser vistos como complementares. Os estudos qualitativos devem ser vistos como hipóteses gerando e fornecendo informações detalhadas sobre a experiência dos sobreviventes.[30] A metanálise de Jensen e cols.,[41] avaliando cinco estudos, mostrou um efeito protetor sobre o risco de estresse pós-trumático com início entre 3 e 6 meses após a alta da UTI [taxa de risco: 0,49 (intervalo de confiança de 95% 0,26-0,95)], não demonstrando alteração sobre os outros domínios da qualidade de vida dos pacientes.

APOIO AOS FAMILIARES E AOS CUIDADORES

Não só uma permanência na UTI tem impacto duradouro nos sobreviventes, mas também pode afetar profundamente os familiares ou cuidadores desses sobreviventes (ver *Capítulo 10*).[63]

Tabela 54.5. Estudos que avaliaram o acompanhamento de pacientes pós-UTI em ambulatórios.

Estudo	País/continente	N	Staff clínico	Critérios de inclusão	Tipo de estudo	Momento da consulta (após alta da UTI)	Intervenção ou avaliação	Desfecho ou conclusão
Daffurn, 1994 (Resumo PubMed)	Austrália	54	Médico e enfermeiro	≥ 48h de UTI	Coorte prospectiva	3 meses	Entrevista semi-estruturada + exame clínico + visita a UTI + referência a especialistas médicos ou a outro profissional da saúde	Pacientes apresentavam leve-moderadas sequelas físicas e psicossociais, porém estas não impediam suas atividades de vida diária.
Hall-Smith, 1997[43]	Reino Unido	26	Enfermeiro	≥ 5 dias de UTI	Entrevistas não estruturadas conduzidas por clientes	Quarto, 2 e 6 meses	Entrevista clínica	Descrição dos achados neuropsicológicos e físicos dos pacientes.
Waldmann, 1998 (Resumo PubMed)	Reino Unido	N/R	Médico e enfermeiro	≥ 4 dias de UTI	Teórico com estatística descritiva	2, 6 e 12 meses	Visita a UTI + referência a especialistas + manejo da traqueostomia + testes de função pulmonar	N/R
Eddleston, 2000 (Resumo PubMed)	Reino Unido	143	N/R	Pacientes com alta da UTI	Coorte prospectiva	3 meses	Visita a clínica no 3º mês para avaliação.	Descrição dos achados referentes à qualidade de vida dos pacientes.
Sharland, 2002 (Resumo PubMed)	Reino Unido	N/R	N/R	≥ 4 dias de UTI ou referenciado pelo staff da UTI	N/R	2, 6 e 12 meses	Visita a UTI + entrevista + informação sobre reabilitação + referência a especialistas	N/R
Granja, 2003[44]	Portugal	29	N/R	SDRA	Coorte prospectiva pareada (pacientes sem SDRA)	6 meses	Avaliação na clínica pós-UTI	A qualidade de vida dos pacientes com SDRA é semelhante aos demais pacientes criticamente doentes.
Crocker, 2003[45]	Reino Unido	6	Médico, enfermeiro, fisioterapeuta e terapeuta ocupacional	≥ 4 dias de UTI	Descrição de casos	2, 6 e 12 meses	Visita a UTI + referência a especialista = reconciliação medicamentosa + assistência fisioterapêutica e de terapia ocupacional.	Descrição da experiência de uma clínica multidisciplinar
Fletcher, 2003[46]	Reino Unido	22	N/R	≥ 28 dias de UTI	Coorte prospectiva	N/R	Após a consulta com médico generalista, todos os pacientes foram convidados a seguir na clínica pós-alta da UTI.	Avaliação da incidência de fraqueza muscular através de estudos eletroneuromiográficos.
Cutler, 2003 (Resumo PubMed)	Reino Unido	N/R	Enfermeiro	≥ 5 dias de UTI	N/R	6 meses	Visita a UTI pós-alta	N/R

Capítulo 54 ▪ Como Cuidar dos Pacientes após a Alta da UTI

Tabela 54.5. Estudos que avaliaram o acompanhamento de pacientes pós-UTI em ambulatórios.

Estudo	País/continente	N	Staff clínico	Critérios de inclusão	Tipo de estudo	Momento da consulta (após alta da UTI)	Intervenção ou avaliação	Desfecho ou conclusão
Jones, 2003[47]	Reino Unido	126	N/R	≥ 48h de UTI e pacientes em VM	ECR	8 semanas e 6 meses	GC: recebeu visitas no quarto, 3 ligações telefônicas em casa e consultas clínicas com 8 semanas e 6 meses. GI: recebeu o mesmo que o grupo controle + manual de autoajuda de reabilitação de 6 semanas	Houve melhora da função física (SF-36) no grupo intervenção, porém o efeito do tratamento pode estar relacionado à intervenção de reabilitação e não ao ambulatório per se
Kvale, 2003[48]	Noruega	346	Médicos	≥ 24h de UTI	Coorte prospectiva	7-8 meses	Responder a uma pesquisa no pós-alta da UTI e referenciar a um especialista	Redução da qualidade de vida (SF-36) na maioria dos pacientes
Combe, 2005[Resumo PubMed]	Reino Unido	35	N/R	≥ 4 dias de UTI	Coorte prospectiva	2, 6 e 12 meses	Pacientes receberam seu diário de UTI na 1ª consulta (2 meses) na clínica com posterior reunião informal	Houve melhor entendimento dos eventos da UTI por parte dos pacientes, além de uma melhora da comunicação com seus familiares
Flatten, 2005[49]	Noruega	N/R	N/R	N/R	Estatística populacional editorial e descritiva	N/R	Ambulatório regular para pacientes sobreviventes da UTI	N/R
Griffiths, 2006[20]	Reino Unido	127	N/R	≥ 3 dias de UTI	Observacional	3, 6 e 12 meses	Ambulatório regular para pacientes sobreviventes da UTI com aplicação de questionários específicos	43,7% relataram sintomas de disfunção sexual e houve relação com sintomas de EPT
Sukantarat, 2007[50]	Reino Unido	51	N/R	≥3 dias de UTI	Prospectivo, descritivo e correlacional	3 e 9 meses	Os pacientes foram recrutados em uma clínica de acompanhamento aos 3 e 9 meses. Nenhum relatório sobre a clínica foi incluído. O psicólogo discutia os resultados da pesquisa	45 pacientes completaram o estudo. Grande proporção de pacientes com sintomas de ansiedade, depressão e EPT
Holmes, 2007[51]	Austrália	90 GC: 39 GI: 51	Médico	Politrauma com ≥24h de VM	ECR	3 e 6 meses	GC: aconselhamento interpessoal com psiquiatra treinado	77 pacientes completaram o estudo. A intervenção não foi eficaz para reduzir a morbidade psiquiátrica após um trauma físico, podendo aumentar a morbidade em indivíduos vulneráveis

Tabela 54.5. Estudos que avaliaram o acompanhamento de pacientes pós-UTI em ambulatórios.

Estudo	País/continente	N	Staff clínico	Critérios de inclusão	Tipo de estudo	Momento da consulta (após alta da UTI)	Intervenção ou avaliação	Desfecho ou conclusão
Douglas, 2007[52]	EUA	335 GC: 103 GI: 231	Enfermeiro	≥ 3 dias de VM	Quase-experimento	2 meses	Intervenção centrada no gerenciamento de casos e na comunicação interdisciplinar	247 pacientes completaram o estudo. Não houve diferença quanto a qualidade de vida (SF-8) dos pacientes
Engstrom, 2008[53]	Suécia	9	Médico e enfermeiro	≥ 3 dias de UTI e ≥ 24h de VM		6 meses	Visita a UTI + debriefing sobre a estada na UTI + revisão do diário da UTI	A análise temática dessas entrevistas revelou quatro papéis fundamentais da clínica pós-UTI: - Staff da UTI e familiares relataram que "recebem força de retornar juntos"; - Pacientes descobriram que a experiência permitiu "dar sentido à experiência da doença crítica"; - Pacientes "sentiram-se grato por terem sobrevivido" e ambos os sobreviventes e familiares apreciaram a oportunidade de se encontrar com a equipe da UTI; - Pacientes e membros da família viram as visitas como uma "oportunidade de melhorar os cuidados" e retornar a UTI suas experiências positivas e negativas
Jones, 2008 (Resumo PubMed)	Reino Unido	39	Enfermeiro	Pacientes com alta da UTI	Auditoria prospectiva	N/R	Aconselhamento de enfermagem	Os pacientes necessitaram de menos sessões de aconselhamento. Não houve diferença nos perfis de resultados psicológicos
Cuthberston, 2009[42]	Escócia	286 GC: 143 GI: 143	Médico e Enfermeiro	Pacientes com alta da UTI	EC não randomizado	3 e 9 meses	GI: Programa de reabilitação física automonitorada iniciado antes da alta hospitalar, avaliação clínica da enfermeira em 3, 9 e 12 meses, discussão de experiências da UTI, visita a UTI, revisão da medicação, referência baseada no escore HADS. Análise de custos	192 pacientes completaram o acompanhamento de 1 ano. Não houve diferença entre os dois grupos quanto a qualidade de vida (EQ-5D), incidência de estresse pós-traumático (EPT - Escala de trauma de Davidson), depressão e ansiedade (HADS)

Capítulo 54 ▪ Como Cuidar dos Pacientes após a Alta da UTI

Tabela 54.5. Estudos que avaliaram o acompanhamento de pacientes pós-UTI em ambulatórios.

Estudo	País/continente	N	Staff clínico	Critérios de inclusão	Tipo de estudo	Momento da consulta (após alta da UTI)	Intervenção ou avaliação	Desfecho ou conclusão
Samuelson, 2009[54]	Suécia	170	Enfermeiro	≥48h de UTI	Descritivo e avaliativo	2-3 meses	Visitas na enfermaria (1-3 dias após a alta da UTI) + panfleto de informação ao paciente + oferta de um número de telefone de uma enfermeira para o pós-atendimento + carta de acompanhamento para fornecer informações e oferecer uma consulta de acompanhamento 2-3 meses após a alta da UTI.	82% de lembranças fáticas e delirantes da UTI. 51% lembraram a visita da enfermaria do cuidado pós-atendimento. 60% lembraram o panfleto de informações. Aqueles que se lembravam, avaliaram a experiência da visita na enfermaria entre 9,3 e 9,7 (de 10). A consulta de acompanhamento de 2 meses alcançou uma classificação mediana por parte de pacientes e familiares. Alguns pacientes descreveram detalhadamente como a informação as explicações e o suporte lhes permitiram completar o enigma da estada na UTI e os ajudou a seguir em frente.
Knowles, 2009[55]	Reino Unido	36 GC: 18 GI: 18	Enfermeiro	≥48h de UTI	ECR pragmático	2 meses	Diários dos pacientes com fotografias foram entregues. Aconselhamento de reabilitação sobre saúde a longo prazo, incluindo a identificação de problemas existentes. Uma visita à UTI, caso desejassem. GI: acesso a um diário prospectivo de UTI mantido por enfermeiros da UTI sobre eventos, tratamentos, procedimentos e condições acompanhados de feedback verbal de uma enfermeira da UTI no bem-estar psicológico em comparação com uma condição de controle sem tratamento.	Os diários prospectivos projetados para ajudar os pacientes a entender o que aconteceu com eles na UTI diminuíram significativamente a ansiedade e os índices de depressão na avaliação realizada 2 meses após a alta da UTI.

Tabela 54.5. Estudos que avaliaram o acompanhamento de pacientes pós-UTI em ambulatórios.

Estudo	País/continente	N	Staff clínico	Critérios de inclusão	Tipo de estudo	Momento da consulta (após alta da UTI)	Intervenção ou avaliação	Desfecho ou conclusão
Jones, 2010[56]	Europa	352 GC: 175 GI: 177	N/R	≥ 72h de UTI e ≥ 24h de VM	ECR	3 meses	GI: pacientes receberam seu diário prospectivo da UTI no 1º mês após a alta da UTI. Uma avaliação final do desenvolvimento de EPT agudo foi feita durante o período de 3 meses	A incidência de EPT agudo foi significativamente reduzida no GI, principalmente nos pacientes com pontuação mais alta
Schandl, 2011[57]	Suécia	61	Fisioterapeuta, clínico da dor e psiquiatra	≥ 4 dias de UTI	Descritivo	3, 6 e 12 meses	Visita à enfermaria + diário de UTI + oferta de acompanhamento na clínica aos 3, 6 e 12 meses após a alta da UTI	Seguimento multidisciplinar foi capaz de identificar problemas físicos e psicológicos não tratados
Petersson, 2011[58]	Suécia	96	Médico e enfermeiro	≥ 72h de UTI	Exploratório	Alta imediata, 2 e 6 meses	Visita no quarto e na clínica + acompanhamento ambulatorial ou telefônico	Relatado como importante pelos pacientes para elucidação de dúvidas
Modrykamien, 2012[59]	EUA	N/R	N/R	N/R	Descritivo	N/R	Acompanhamento e referência clínica	N/R
Lasiter, 2015[60]	EUA	53	N/R	≥ 48h de VM ou ≥ 48h de delirium	Descritivo	3 meses	Avaliação da equipe interdisciplinar (médico de cuidados intensivos, enfermeiro, assistente social) e criação de um plano de atendimento personalizado, incluindo exercícios cognitivos, manuais de treinamento de autogestão, prescrições farmacológicas e não farmacológicas e referências proativas para recursos comunitários, neuropsicólogos e serviços de reabilitação física	Físico: os pacientes que participaram de 3 consultas mostraram desempenho físico melhor no teste de caminhada de 6 minutos e melhor força das pernas ao longo do tempo. Psicológico: houve melhora nas pontuações nos escores de ansiedade, depressão e EPT
Dettling-Ihnenfeldt, 2015[61]	Holanda	65	N/R	≥48h de VM	Coorte prospectiva	3 meses	Comparação de 2 modelos de clínica pós-UTI (avaliação pelo SF-36, HADS)	A maioria dos pacientes apresentava restrições funcionais significativas

Capítulo 54 • Como Cuidar dos Pacientes após a Alta da UTI

Tabela 54.5. Estudos que avaliaram o acompanhamento de pacientes pós-UTI em ambulatórios.

Estudo	País/continente	N	Staff clínico	Critérios de inclusão	Tipo de estudo	Momento da consulta (após alta da UTI)	Intervenção ou avaliação	Desfecho ou conclusão
Schmidt, 2016[25]	Alemanha	291 GC: 141 GI: 148	Enfermeiro	Sepse e choque séptico	ECR	6 meses	GC: médicos de atenção primária. GI: 12 meses de contatos periódicos com os pacientes, referência a especialistas, prescrição de medicamentos ou outras intervenções. A intervenção também consistia em treinamento dos médicos de atenção primária e dos pacientes, gerenciamento de casos fornecidos por enfermeiros treinados e suporte à decisão clínica (através de especialistas) para médicos de atenção primária	Não houve diferença no desfecho principal do estudo que era a variação da qualidade de vida relacionada à saúde mental entre a alta da UTI e 6 meses após a alta da UTI, mensurado através do Componente Mental do SF-36
Jensen, 2016[62]	Dinamarca	386 GC: 196 GI: 190	Enfermeiro	≥48h de VM	ECR	1-3, 5 e 10 meses	GI: programa de recuperação com baseado em abordagens teóricas para a recuperação psicológica, incluindo o modelo salutogênico de Antonovsky, narrativas de doenças, comunicação centrada na pessoa e elementos de autodeterminação guiada e terapia cognitivo-comportamental focada em trauma	Não houve diferença quanto a qualidade de vida, risco de ansiedade e depressão e senso de coerência

EC: ensaio clínico; ECR: ensaio clínico randomizado; EPT: estresse pós-traumático; GC: grupo controle; GI: grupo intervenção; HADS: escala hospitalar de ansiedade e depressão; TSQ: questionário de trauma para avaliação de EPT; N/R: não relatado; SDRA: síndrome do desconforto respiratório agudo; UTI: unidade de terapia intensiva; VM: ventilação mecânica.

Como o foco principal dos ambulatórios pós-alta da UTI é o paciente, poucos estudos de acompanhamento ambulatorial têm avaliado as necessidades e morbidades dos familiares e cuidadores. Apesar de, nesses raros estudos, os membros da família tenham sido frequentemente incentivados a participar das consultas clínicas, os esforços nem sempre foram direcionados especificamente para o diagnóstico ou para o gerenciamento de seus sintomas.[30] Embora os membros da família possam reportar subjetivamente experiências positivas com as clínicas de acompanhamento,[30] muitos deles não se apresentam nos ambulatórios.[42]

No estudo PRACTICAL,[42] embora membros da família tenham sido convidados a participar da clínica, apenas um terço delas realmente optou pelo atendimento. Engstrom e cols.[53] incluiu nove membros da família na avaliação, os quais referiram ter sido uma experiência positiva. Jones e cols.[64] analisou, em um ensaio clínico randomizado, a morbidade psicológica em cuidadores antes e depois de uma intervenção clínica (diários de UTI e reabilitação). Eles documentaram sintomas de estresse pós-traumático em 49% dos cuidadores, sintomas de ansiedade em 58% a 62% e depressão em 22% a 31%, mas não encontraram efeito da intervenção em nenhum desses sintomas. Os autores demonstraram que os familiares e parentes relataram subjetivamente a experiência do atendimento ambulatorial como positivo. Nesse estudo, porém ambos os grupos participaram da clínica de acompanhamento, com o acréscimo de um manual e de um programa de reabilitação no grupo de intervenção. Como a intervenção não foi direcionada especificamente aos cuidadores, é difícil avaliar se uma intervenção focada na definição de um programa de acompanhamento teria um impacto na morbidade psicológica do cuidador.

PROMOÇÃO DO BEM-ESTAR E EDUCAÇÃO DOS PROFISSIONAIS DE SAÚDE

A experiência da equipe da UTI em cuidar de pacientes criticamente doentes e suas famílias pode levar a altos níveis de burnout, um fenômeno bem documentado nas equipes da UTI.[65] Alguns autores defendem que os profissionais possam sofrer menos burnout se sentirem que seu trabalho é valorizado e importante para os outros.[30] Em uma análise de entrevistas narrativas com enfermeiros intensivistas,[66] os pesquisadores demonstraram que os enfermeiros apreciaram a experiência de "ver a pessoa saudável" e também que eles viram sua participação nas visitas dos pacientes a UTI como "uma experiência de aprendizagem". Até o presente momento, não existem estudos avaliando burnout no staff da UTI participantes de ambulatórios pós-UTI.

CUSTO-EFICÁCIA DAS CLÍNICAS DE ACOMPANHAMENTO DA UTI

Cuthbertson e cols.[42] avaliaram especificamente a relação custo-efetividade dos ambulatórios pós-UTI, sugerindo se tratar de um modelo não custo-efetivo. Alguns estudos de coorte também demonstraram uma elevada utilização dos recursos de cuidados em saúde e um pequeno acumulo de QALYs nos anos após a alta da UTI, sugerindo também que a relação de custo-eficácia desse modelo possa não ser vantajosa.[38]

DESAFIOS NO ACOMPANHAMENTO DOS PACIENTES PÓS-ALTA DA UTI

Existem hoje escassas evidencias sobre qual e o melhor modelo de acompanhamento dos sobreviventes de UTI.[25,30,67] Qual o modelo mais custo-eficaz? Qual modelo é capaz de entregar equitativamente o serviço aos pacientes? A regionalização das UTI, mais presentes em grandes centros, permite um modelo único de cuidados pós-UTI? Um único modelo e adequado para pacientes funcionalmente dependentes e independentes? Quais profissionais são os mais capacitados para a realização do modelo? Deve ser uni ou multidisciplinar?

CONCLUSÃO

Salienta-se aqui a importância da equipe da UTI construir e manter relacionamentos de longo prazo com seus pacientes. Os autores sugerem que devemos continuar acompanhando os pacientes depois dos mesmos deixarem a UTI e o hospital.[68]

Até o momento, o modelo de ambulatório de acompanhamento após a UTI parece não proporcionar significativos benefícios aos pacientes e familiares, além de não ser custo-efetivo. No entanto, isso não deve reduzir a importância desse acompanhamento dos pacientes, familiares e cuidadores em longo prazo. Os pacientes sentem-se confiantes com a participação dos intensivistas em suas futuras decisões terapêuticas, pois a complexidade de suas sequelas requer um acompanhamento multidisciplinar e especializado. Os familiares se sentem seguros em esclarecer suas dúvidas e expor seus receios a equipe que os tratou com respeito e dignidade durante possivelmente a pior situação de suas vidas.

Nosso desafio é, portanto, desenvolver e implementar modelos longitudinais de cuidados eficientes que começam no dia em que um paciente entra na UTI e continua durante o resto da hospitalização e até mesmo após a mesma. Nosso foco deve começar com a prevenção dessas morbidades, por meio do início precoce de atividades de reabilitação e prevenção e manejo de *delirium*, atitudes essas que sabidamente impactam nos resultados em longo prazo.[69] O uso de um diário de eventos (mantido pelo *staff* da UTI e apresentado aos pacientes após a alta da UTI) parece ter benefícios na redução dos sintomas de estresse pós-traumático.[41,67] Alguns colegas tem defendido um modelo de acompanhamento que priorize o melhor uso da tecnologia (por exemplo, telemedicina e telemonitoramento), visando uma melhor comunicação com os prestadores de cuidados primários, com as instituições de reabilitação e com os especialistas responsáveis por avaliações clínicas especializadas.[60] Talvez, e provavelmente, não exista um modelo único de acompanhamento dos pacientes pós-alta da UTI, mas sim vários modelos que, quando individualizados, permitam o "cuidado certo para o paciente certo".

REFERÊNCIAS BIBLIOGRÁFICAS

1. Winters BD, Eberlein M, Leung J, Needham DM, Pronovost PJ, Sevransky JE. Long-term mortality and quality of life in sepsis: A systematic review*. Crit Care Med. 2010;38(5):1276-83.
2. Wong LY, Bellomo R, Robbins R et al. Long-term outcomes after severe drug overdose. Crit Care Resusc. 2016;18(4):247-54.
3. Normilio-Silva K, de Figueiredo AC, Pedroso-de-Lima AC et al. Long-Term Survival, Quality of Life, and Quality-Adjusted Survival in Critically Ill Patients With Cancer. Crit Care Med. 2016;44(7):1327-37.
4. Oeyen SG, Vandijck DM, Benoit DD, Annemans L, Decruyenaere JM. Quality of life after intensive care: a systematic review of the literature. Crit Care Med. 2010;38(12):2386-2400.
5. Andersen FH, Flaatten H, Klepstad P et al. Long-Term Outcomes After ICU Admission Triage in Octogenarians. Crit Care Med. 2017;45(4):e363-e371.
6. Rydingsward JE, Horkan CM, Mogensen KM, Quraishi SA, Amrein K, Christopher KB. Functional Status in ICU Survivors and Out of Hospital Outcomes. Crit Care Med. 2016;44(5):869-79.
7. Mehlhorn J, Freytag A, Schmidt K, Brunkhorst FM, Graf J, Troitzsch U et al. Rehabilitation Interventions for Postintensive Care Syndrome: A Systematic Review. Crit Care Med. 2014;42(5):1263-71.
8. Lone NI, Gillies MA, Haddow C et al. Five year mortality and hospital costs associated with surviving intensive care. Am J Respir Crit Care Med. 2016:1-48.
9. Kaukonen K-M, Bailey M, Suzuki S, Pilcher D, Bellomo R. Mortality related to severe sepsis and septic shock among critically ill patients in Australia and New Zealand, 2000-2012. JAMA. 2014;311(13):1308-16.
10. Kluge GH, Brinkman S, van Berkel G et al. The association between ICU level of care and mortality in the Netherlands. Intensive Care Med. 2015;41(2):304-11.
11. Dexheimer Neto FL, Rosa RG, Duso BA et al. Public versus Private Healthcare Systems following Discharge from the ICU: A Propensity Score-Matched Comparison of Outcomes. Biomed Res Int. 2016;2016(1101).
12. Puxty K, McLoone P, Quasim T, Kinsella J, Morrison D. Survival in solid cancer patients following intensive care unit admission. Intensive Care Med. 2014;40(10):1409-28.
13. Linder A, Guh D, Boyd JH, Walley KR, Anis AH, Russell JA. Long-Term (10-Year) Mortality of Younger Previously Healthy Patients With Severe Sepsis/Septic Shock Is Worse Than That of Patients With Nonseptic Critical Illness and of the General Population. Crit Care Med. 2014;42(10):2211-18.
14. Hashem MD, Nallagangula A, Nalamalapu S et al. Patient outcomes after critical illness: a systematic review of qualitative studies following hospital discharge. Crit Care. 2016;20(1):345.
15. Haas JS, Teixeira C, Cabral CR et al. Factors influencing physical functional status in intensive care unit survivors two years after discharge. BMC Anesthesiol. 2013;13:11.
16. BRAIN-ICU Study Investigators, Pandharipande PP, Girard TD et al. Long-Term Cognitive Impairment after Critical Illness. Nejm. 2013;369(14):1306-16.
17. Wolters AE, Slooter AJC, Van Der Kooi AW, Van Dijk D. Cognitive impairment after intensive care unit admission: A systematic review. Intensive Care Med. 2013;39(3):376-86.
18. Huang M, Parker AM, Bienvenu OJ et al. Psychiatric Symptoms in Acute Respiratory Distress Syndrome Survivors. Crit Care Med. 2016;44(5):954-65.
19. Wolters AE, van Dijk D, Pasma W et al. Long-term outcome of delirium during intensive care unit stay in survivors of critical illness: a prospective cohort study. Crit Care. 2014;18(3):R125.
20. Griffiths J, Alder N, Fawcett D. A self-report-based study of the incidence and associations of sexual dysfunction in survivors of intensive care treatment. Intensive Care Med. 2006;32:445-51.
21. Ulvik A, Kvale R, Wentzel-larsen T, Flaatten H. Sexual function in ICU survivors more than 3 years after major trauma. Intensive Care Med. 2008;34:447-53.
22. Prescott HC, Langa KM, Iwashyna TJ. Readmission Diagnoses After Hospitalization for Severe Sepsis and Other Acute Medical Conditions. Jama. 2015;313(10):1055.

23. Unroe M, Kahn JM, Carson SS et al. Recipients of Prolonged Mechanical Ventilation: a Cohort Study. Ann Intern Med. 2010;153(3):167-175.
24. Parker Ruhl A, Huang M, Colantuoni E et al. Healthcare utilization and costs in ARDS survivors: a 1-year longitudinal national US multicenter study. Intensive Care Med. 2017;756.
25. Schmidt K, Worrack S, Von Korff M et al. Effect of a Primary Care Management Intervention on Mental Health–Related Quality of Life Among Survivors of Sepsis. JAMA. 2016;315(24):2703.
26. Elliott D, Davidson JE, Harvey MA et al. Exploring the Scope of Post–Intensive Care Syndrome Therapy and Care. Crit Care Med. 2014;42(12):2518-26.
27. Mikkelsen ME, Jackson JC, Hopkins RO et al. Peer Support as a Novel Strategy to Mitigate Post-Intensive Care Syndrome. AACN Adv Crit Care. 2016;27(2):221-29.
28. Lasiter S, Oles SK, Mundell J, London S, Khan B. Critical Care Follow-up Clinics. Clin Nurse Spec. 2016;30(4):227-37.
29. Modrykamien AM. The ICU Follow-Up Clinic: A New Paradigm for Intensivists. Respir Care. 2011;764-772.
30. Goddard, Shannon L, Cuthbertson BH. ICU Follow-up Clinics. In: Stevens, Robert D; Hart, Nicholas; Herridge, Margaret S. Textbook of Post-ICU Medicine. Oxford: Oxford University Press; 2014. p.603-12.
31. Kowitlawakul Y, Leong BSH, Lua A et al. Observation of handover process in an intensive care unit (ICU): barriers and quality improvement strategy. Int J Qual Heal Care Care. 2015;27(2):99-104.
32. Van der Schaaf M Der, Bakhshi-Raiez F, Van Der Steen M, Dongelmans DA, De Keizer NF. Recommendations for intensive care follow-up clinics; Report from a survey and conference of Dutch intensive cares. Minerva Anestesiol. 2015;81(2):135-144.
33. Angus DC, Kelley MA, Schmitz RJ, White A. Current and Projected Workforce Requirements for Care of the Critically Ill Can We Meet the Requirements of an Aging Population ? JAMA. 2000;284(21):2762-2770.
34. Govindan S, Iwashyna TJ, Watson SR, Hyzy RC, Miller MA. Issues of survivorship are rarely addressed during intensive care unit stays: Baseline results from a statewide quality improvement collaborative. Ann Am Thorac Soc. 2014;11(4):587-591.
35. Griffiths J, Hatch RA, Bishop J et al. An exploration of social and economic outcome and associated health-related quality of life after critical illness in general intensive care unit survivors: a 12-month follow-up study. Crit Care. 2013;17(3):R100.
36. Maley J, Brewster I, Mayoral I et al. Resilience in Survivors of Critical Illness in the Context of the Survivors' Experience and Recovery. Ann ATS. 2016;44:1-34.
37. Ernecoff NC, Curlin FA, Buddadhumaruk P, White DB. Health Care Professionals' Responses to Religious or Spiritual Statements by Surrogate Decision Makers During Goals-of-Care Discussions. JAMA Intern Med. 2015;175(10):1662.
38. Ranzani OT, Jones C. How should i structure my Post-ICU Clinic? from early goal rehabilitation to outpatient visits. Minerva Anestesiol. 2015;81(8):832-34.
39. Griffiths JA, Barber VS, Cuthbertson BH, Young JD. A national survey of intensive care follow-up clinics. Anaesthesia. 2006;61(10):950-55.
40. Griffiths RD, Jones C. Seven lessons from 20 years of follow-up of intensive care unit survivors. Curr Opin Crit Care. 2007;13(5):508-13.
41. Jensen JF, Thomsen T, Overgaard D, Bestle MH, Christensen D, Egerod I. Impact of follow-up consultations for ICU survivors on post-ICU syndrome: a systematic review and meta-analysis. Intensive Care Med. 2015;41(5):763-75.
42. Cuthbertson BH, Rattray J, Campbell MK et al. The PRaCTICaL study of nurse led, intensive care follow-up programmes for improving long term outcomes from critical illness: a pragmatic randomised controlled trial. Bmj. 2009;339(oct16 1):B3723-B3723.
43. Hall-smith J, Ball C, Coakley J. Follow-up services and the development of a clinical nurse care. Intensive Crit Care Nurs. 1997;13(June 1994):243-48.
44. Granja C, Costa-Pereira A. Quality of life in acute respiratory distress syndrome survivors may be no worst than in other ICU survivors. Intensive Care Med. 2003;29:1744-50.
45. Crocker C. A multidisciplinary follow-up clinic after patients' discharge from ITU. Br J Nurs. 2003;12:910-14.
46. Fletcher N, Fletcher SN, Kennedy DD et al. Persistent neuromuscular and neurophysiologic abnormalities in long-term survivors of prolonged critical illness. Crit Care Med. 2003;31:1012-16.
47. Jones C, Skirrow P, Griffiths RD et al. Rehabilitation after critical illness: A randomized, controlled trial. Crit Care Med. 2003;31(10):2456-61.
48. Kvale R, Ulvik A, Flaatten H. Follow-up after intensive care: a single center study. Intensive Care Med. 2003;29:2149-56.
49. Flaatten H. Follow-up after intensive care: another role for the intensivist? Acta Anaesthesiol Scand. 2005;49:919-21.
50. Sukantarat K, Greer S, Brett S, Williamson R. Physical and psychological sequelae of critical illness. Br J Heal Psychol. 2007;12:65-74.
51. Holmes A, Hodgins G, Adey S et al. Trial of interpersonal counselling after major physical trauma. Aust New Zeal J Psych. 2007;41(May):926-33.
52. Douglas SL, Daly BJ, Kelley CG, O'Toole E, Montenegro H. Chronically Critically Ill Patients: Health-Related Quality of Life and Resource Use After a Disease Management Intervention. Am J Crit Care. 2007;16(5):447-57.
53. Engstron A, Andersson S, Siv S. Re-visiting the ICU Experiences of follow-up visits to an ICU after discharge: A qualitative study. Intensive Crit Care Nurs. 2008;24:233-41.
54. Samuelson KAM, Corrigan I. A nurse-led intensive care after-care programme – development , experiences and preliminary evaluation. Nurs Crit Care. 2009;14(5):254-63.
55. Knowles RE, Tarrier N. Evaluation of the effect of prospective patient diaries on emotional well-being in intensive care unit survivors: A randomized controlled trial*. Crit Care Med. 2009;37(1):184-191.
56. Jones C, Bäckman C, Capuzzo M et al. Intensive care diaries reduce new onset post traumatic stress disorder following

critical illness: a randomised, controlled trial. Crit Care. 2010;14:R168.

57. Schandl AR, Brattström OR, Svensson-raskh A, Hellgren EM, Falkenhav MD, Sackey P V. Screening and treatment of problems after intensive care: A descriptive study of multidisciplinary follow-up. Intensive Crit Care Nurs. 2011;27(2):94-101.

58. Petersson C, Bergbom I, K D, Ringdal M. Patients' participation in and evaluation of a follow-up program following intensive care 1. Acta Anaesthesiol Scand. 2011;55:827-34.

59. Modrykamien AM. The ICU Follow-Up Clinic: A New Paradigm for Intensivists. Respir Care. 2012;57(5):764-72.

60. Lasiter S, Boustani MA. Critical Care Recovery Center: Making the Case for an Innovative Collaborative Care Model for ICU Survivors. Am J Nurs. 2015;115(3):24-46.

61. Dettling-Ihnenfeldt D, Graaff A, Nollet F, Van der Schaaf M. Feasibility of Post-Intensive Care Unit Clinics: an observational cohort study. Minerva Med. 2015;81(8):865-75.

62. Jensen JF, Egerod I, Bestle MH et al. A recovery program to improve quality of life, sense of coherence and psychological health in ICU survivors: a multicenter randomized controlled trial, the RAPIT study. Intensive Care Med. 2016;42(11):1733-43.

63. Cameron JI, Chu LM, Matte A et al. One-Year Outcomes in Caregivers of Critically Ill Patients. N Engl J Med. 2016;374(19):1831-41.

64. Jones C, Griffiths RD. Post-traumatic stress disorder-related symptoms in relatives of patients following intensive care. Intensive Care Med. 2004;30:456-60.

65. Loundou A, Embriaco N, Azoulay E, Barrau K, Kentish N. High Level of Burnout in Intensivists. Am J Respir Care Med. 2007;175:686-692.

66. Engstrom A, Soderberg S. Critical care nurses' experiences of follow-up visits to an ICU. J Clin Nurs. 2010;19:2925-32.

67. Bolton N. Diaries for Recovery From Critical Illness. Clin Nurse Spec. 2016;30(1):17-18.

68. Machado F. All in a Day's Work – Equity vs. Equality at a Public ICU in Brazil. Nejm. 2016;375(25):21-22.

69. Balas M, Buckingham R, Braley T, Saldi S, Vasilevskis EE. Extending the ABCDE bundle to the post-intensive care unit setting. J Gerontol Nurs. 2013;39(8):39-51.

ÍNDICE REMISSIVO

A

acidente vascular cerebral, 26, 52, 78

acidose, 85

agitação, 139, 165

aldosterona, 79

alostasia, 84

analgesia, 26

anamnese, 141

anemia, 99

anfotericina, 104

angiotensina, 104

angiotensina, 87

ansiedade, definição e diagnóstico, 158

    – fatores de risco, 158

    – ferramentas de rastreio, 158

    – ferramentas de rastreio

        –– escala de ansiedade de Zung, 159

        –– escala de ansiedade e depressão hospitalar, 158

        –– escala facial de ansiedade, 159

    – prevalência, 158

    – prevenção e tratamento, 159

anti-inflamatórios não esteroidais, 104

antidepressivos, 5, 113, 164

arquitetura da UTI, 293

arritmias ventriculares, 26

atividade física, 303, 306

atrofia muscular, ver caquexia

avaliação,

    – classificação dos instrumentos, 11

    – interpretação dos resultados, 11

    – tipos de instrumentos, 10

        –– instrumentos genéticos, 10

        –– instrumentos específicos, 10

avaliação da mortalidade intra-hospitalar, 24

avaliação diagnóstica para disfunções cognitivas e psicológicas, 137

B

bloqueadores neuromusculares, 87

C

caminhada, 319
câncer, 25
cânulas de traqueostomia, 122
caquexia, 79
catabolismo proteico, 73
catabolismo, 79
células supressoras, 74
células Treg, 74
ciclo sono-vigília, 3, 294
cicloergômetro, 317
circulação extracorpórea, 77
cirurgias cardiovasculares, 24, 242
citocinas, 86
coma, 80, 147
comorbidades
    – morbidade pós-UTI e, 98
    – mortalidade pós-UTI e, 98
    – índice de, 97
comunicação, 42, 391
contratura articular, cirurgia, 212
contratura articular,
    – classificação, 210
    – definição, 209
    – epidemiologia, 210
    – fatores de risco, 211
    – fisiopatologia, 210
    – manejo, 211
    – prognóstico, 212
    – sinais e sintomas, 211
controle glicêmico, 339
corrente elétricas, tipos de 326
corticosteroides, 119
cortisol, 79, 163
cuidado paliativo, 43, 252

D

deambulação, 319
decanulação, 36
declínio funcional, 188
deficiência pré-mórbida, 26
deficiências nutricionais, 3
deficits neuroendócrinos, 74
delirium, 20, 38, 114
dependência funcional, 188
depressão
    – definição e classificação, 160
    – diagnóstico, 161
    – fatores de risco, 162
    – prevalência, 160
    – tratamento e prevenção, 164
desmame, 35, 36
    – difícil, 36
    – prolongado, 36
    – simples, 36
    – falha do, 36
        – – fisiopatologia da falha do, 36
    – sucesso do, 36
desnutrição, 93
    – iatrogênica, 95
    – na doença crítica aguda, 93
    – consequências da, 93
desregulação da glicose, 3
diabetes mellitus, 113, 146
diálise, 358
dieta, 27, 139
disfunção cognitiva e transtornos mentais após doença grave, 131, 133
disfunção cognitiva, 140, 144
    – estudos clínicos, 144
    – fatores de risco, 145
    – prevalência pós-UTI, 144
    – tratamento, 150
disfunção crônica múltipla de órgãos, 78
    – fisiopatologia, 78
disfunção da deglutição, 118
disfunção diafragmática, 87
disfunção do sistema nervoso central, 86
disfunção endócrina, 86
disfunção imunológica, 74

disfunção mitocondrial crônica, 79
disfunção muscular, 87, 88
disfunção neuromuscular e musculoesquelética após doença grave, 181
disfunção pulmonar, 235
disfunção sexual, 111
    – avaliação pós-UTI na mulher, 113
    – avaliação pós-UTI no homem, 113
    – etiologia de disfunção erétil, 113
    – influência da doença crítica aguda na atividade sexual, 112
    – particularidades sobre a função sexual, 111
    – prevenção, 114
dispneia, 43, 120
distúrbios do sono, 175
    – em familiares, 179
    – fatores de risco, 175
    – fatores para avaliação, 176
    – prevalência, 177
doença crítica, 3
doença de Alzheimer, 52, 113, 145
doença óssea e articular após doença grave, 209
doença pulmonar obstrutiva crônica, 247
    – acompanhamento e seguimento, 250
    – fatores de risco e prognóstico, 247
    – mortalidade de pacientes com, 250
doença renal, 104
dor osteomuscular, 215

E

ECMO, 261
    – complicações, 262
    – drogas e farmacocinética, 263
    – reabilitação, 265
    – seguimento, 264
eixo hipotalamo-pituitário-adrenal, 79t
eletroestimulação,
    – muscular periférica, 316
    – aplicação clínica da, 327
    – efeitos da, 327
    – princípios da, 326
envelhecimento saudável, 226
escala de Katz, 189
espirometria, 47, 235
esteroide, 87
estimulação elétrica neuromuscular, 211, 325
estímulo cognitivo, 304
estratégias terapêuticas e de reabilitação na UTI, 271
estratégias terapêuticas e de reabilitação no período pós-UTI, 365
estresse oxidativo, 85
etiologia microbiológica, 25
exacerbação de condições médicas crônicas, 26
extubação, 37, 43

F

falência múltipla de orgãos, 73
familiares cuidadores, 59
    – benefícios do cuidar, 61
    – dificuldades do cuidar, 60
    – transtornos mentais no cuidador, 61
    – tratamento e prevenção do estresse de cuidar, 61
familiares na UTI, 333
fisioterapia motora, 20, 215
fragilidade, 191
    – conceito e fisiopatologia, 191
    – detecção na UTI, 195
    – diagnóstico, 194
    – escala clínica de, 196
    – índice modificado de, 196
    – intervenções, 197
    – relevância, 193
fraqueza adquirida na UTI (FAUTI), 26, 85
fraqueza muscular respiratória, 187
fraqueza muscular, 24
    – diagnóstico, 203
    – incidência e fatores de risco, 205
    – prognóstico, 205
    – recuperação da, 353
funções e estruturas do corpo, 20

G

glicemia, 12
grande queimado, 104,
guanina, 87

H

hemodiálise, 77, 351
hemoglobina, 12, 343
hiperabsorção óssea, 214
hipercalcemia, 214
hiperglicemia, 85, 342
hiperinflamação, 73
hiperlactatemia, 85
hipertensão arterial sistêmica, 104
hiperuricemia, 104
hipoalbuminemia, 104
hipogonadismo, 79
hipotensão, 149, 359
hipotrofia muscular, 47
hipovolemia, 104
hipóxia, 3, 89
hormônios-alvo, 7

I

idoso,
    – na UTI, 227
    – definição, 225
imobilização
    – impacto da, 302
imunocells, 25, 32
imunossupressão contínua, 73
incapacidade neuropsicológica, 237
índice de Barthel, 188
infarto do miocárdio, 98
infecção, 148
infecções nosocomiais, 26
inflamação, 3, 83
inflamação e dano muscular, 85
injúria renal aguda, 351
insuficiência cardíaca, 146, 277

insuficiência renal aguda, 103
    – classificação, 103
    – fatores de risco, 104
    – insuficiência renal, 86
insuficiência respiratória aguda, 36, 37
insulina, 339, 348
interpretabilidade, 10
intubação endotraqueal, 3, 117
    – complicações precoces, 117
    – complicações precoces, lesões da faringe e da laringe, 118
    – complicações precoces
        –– lesões da traqueia, 118
        –– lesões extrapulmonares, 118
        –– lesões oronasais, 118
        –– lesões pulmonares, 118
    – complicações tardias, 119
        –– estenose traqueal, 120
        –– fístula glótica, 120
        –– fístula traqueoarterial, 120
        –– fístula traqueoesofágica, 120
        –– fístulas traqueais, 120
        –– granulomas, 119
        –– lesões laríngeas, 119

L

lesão neuromuscular, 47
lesões cerebrais traumáticas, 112
linhagem mieloide, 73

M

medo, 238
mielopoiese, 74
mioneuropatia, 85
miopatia, 36, 85, 339
morte precoce, 73
morte súbita cardíaca, 26

N

narrativa da doença crítica, 385, 396

neoplasia metastática, 99
neuropatia da doença crítica, 86
neuropatia, 47, 85
nutrição, 87

O
opioide, 86
ortostatismo, 316
ossificação heterotópica, 47, 212
    – classificação, 212
    – epidemiologia, 212
    – fatores de risco, 213
    – fisiopatologia, 212
    – investigação, 214
    – sinais e sintomas, 213
    – tratamento, 212
osteoporose, 215
oxandrolona, 348

P
pacientes idosos, 225
pacientes obesos, 255
pacientes sépticos, 241
Patient Reported Outcomes (PRO), 7
perda de massa corporal magra, 73
perda muscular, 303
planejamento urbanístico, 6
polifarmácia, 27, 43
populações especiais, 221
post intensive care syndrome (PICS), ver síndrome pós-cuidados intensivos,
prancha ortostática, 316
pré-internação, 20, 45
pressão arterial, 12, 262
pressão expiratória final positiva, 89
privação sensorial, 301
promoção do sono, 287
proteólise, 86, 87
psicoeducação, 381

Q
qualidade de vida após UTI, 1
    – dos familiares, 54
qualidade de vida fatores associados ao declínio na, 51
    – cognitivo, 52
    – funcional, 52
    – psiquiátrico, 52
    – prevenção e tratamento, 55
qualidade de vida global, 8
qualidade de vida laborativa, 53
qualidade de vida relacionada à saúde, 8
Quality Adjusted Life Years (QALY), 7

R
re-hospitalização, 31
reabilitação cognitiva, 379
reabilitação motora, 373
reabilitação precoce na UTI, 311
reabilitação precoce no desmame ventilatório, 319
reabilitação psicológica, 387
regulação comportamental e emocional, 382
reinternação, 31, 367
    – risco de, 54
reintubação, 36, 278
renina, 79
repouso/imobilização no leito, 3

S
sarcopenia, 199
    – critérios diagnósticos gerais de, 199
    – definição, 199
    – fisiopatogenia, 200
    – implicações prognósticas, 200
    – tratamento, 201
saúde mental, 368
sedação em UTI, 275
    – escolha das drogas sedativas, 276
    – minimização da, 277
sepse, 148
Short-Form 36, 8, 242

sinal-ruído, 9
síndrome do desconforto respiratório agudo (SDRA), 235
síndrome pós-cuidados intensivos, 3
sinusite paranasal, 118
sondas, 65,79
status funcional, 94
suicídio, 5
suporte ventilatório, 83

T

take home messages, 16
taxa de mortalidade, 222, 242
telemedicina, 380, 405
telemonitoramento, 28, 415
tempo de seguimento, 24
terapia ocupacional e física na UTI, 301
testosterona, 348
toxina botulínica, 212
transtorno do estresse pós-traumático, 165
- definição e diagnóstico, 165
- fatores de risco, 169
ferramentas de rastreio, 165
-- escala de impacto de eventos, 165
- prevalência, 168
- prevenção, 169
- tratamento, 169
traqueostoma, 89
traqueostomia, 117
- percutânea, 122
- complicações precoces da, 122
-- aspiração de secreções, 123
-- decanulação acidental, 123
-- enfisema subcutâneo e pneumotórax, 123
-- obstrução, 123
-- sangramento, 123
- complicações tardias,
-- alterações da deglutição, 124
-- alterações da fonação, 124
-- estenose traqueal, 124
-- fístulas, 125
-- formação de cicatrizes, 124
-- pneumonia nosocomial, 125
-- tecido de granulação, 124
-- traqueomalácia, 125
- desmame, 127
- manejo domiciliar da, 125
- quando realizar a, 121
- técnicas de, 121
- troca das cânulas de, 122
traqueotomia, 78
traumatismo cranioencefálico grave, 112
trofismo, 86
trombocitopenia, 99

V

validade, 9
VALUE, 62
ventilação mecânica, 36
- invasiva, 172
vias aéreas, contorno da pressão de, 188
visitas familiares, 26
vitamina D, 215

Conheça também

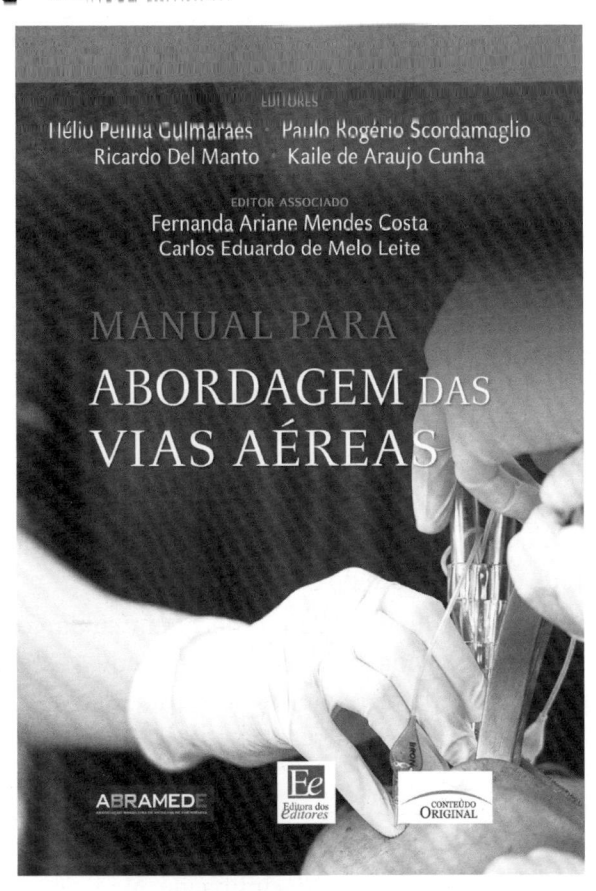

MANUAL PARA ABORDAGEM DAS VIAS AÉREAS

EDITORES
HÉLIO PENNA GUIMARÃES
PAULO ROGÉRIO SCORDAMAGLIO
RICARDO DEL MANTO
KAILE DE ARAUJO CUNHA

Este manual, por intuito, atualizar e fornecer de forma objetiva e direta, os principais aspectos teóricos e práticos aplicáveis a situações diárias beira leito desde o manuseio da ventilação com bolsa-valva-máscara até situações extremas de acesso à via aérea cirúrgica, passando pelas necessidades do uso de dispositivos extraglóticos, além de servir de suporte de estudos para cursos hands on como MAVA (Manuseio Avançado de Vias Aéreas) e (Simulação Avançada em Via Aérea Difícil).

Especialmente indicado para emergencistas, intensivistas, clínicos, pediatras, anestesiologistas, esta obra reúne informações imprescindíveis para que o atendimento emergencial obtenha êxito.

HÉLIO PENNA GUIMARÃES

Professor Afiliado do Departamento de Medicina da Universidade Federal de São Paulo. Médico Coordenador da UTI de Clínica Médica da Universidade Federal de São Paulo. Diretor Científico do Instituto Paulista de Treinamento e Ensino. Professor Titular de Medicina de Emergência do Centro Universitário São Camilo. Coordenador Médico do Instituto de Educação e Pesquisador Clínico do Hospital do Coração. Primeiro Secretário da Associação Brasileira de Medicina de Emergência. Fellow do American College of Physicians e American Heart Association.

PAULO ROGÉRIO SCORDAMAGLIO

Médico Assistente do Serviço de Endoscopia Respiratória do Hospital das Clínicas da Faculdade de Medicina da Universidade de São Paulo (FMUSP). Médico Especialista em Medicina Intensiva. Fundador do Núcleo de Via Aérea Difícil do Hospital das Clínicas da Faculdade de Medicina da Universidade de São Paulo (HC-FMUSP). Instrutor de Medicina de Emergência do Instituto Paulista de Treinamento e Ensino (IPATRE).

RICARDO DEL MANTO

Médico Assistente da UTI da Santa Casa de Misericórdia de São Paulo. Médico Diarista da UTI do Hospital Militar de Área de São Paulo. Médico do Grupo de Atendimento de Urgência da Secretaria de Saúde do Estado de São Paulo. Instrutor de Medicina de Emergência do Instituto Paulista de Treinamento e Ensino (IPATRE).

KAILE DE ARAUJO CUNHA

Coordenador Médico do Departamento de Emergência do Hospital Guarás (Sistema HapVida), Chefe da Unidade Cuidados Clínicos do Adulto do Hospital Universitá-rio Presidente Dutra (HU UFMA) e Médico da Rotina da Unidade Terapia Intensiva Adulto do Hospital Universitário Presidente Dutra.

Dados técnicos
ISBN: 978-85-85162-05-4
241 páginas
Capa dura | Papel couchê | 4x4 cores | 17 x 24 cm

Acesse: http://editoradoseditores.com.br/loja-virtual

Conheça também

MÉDICOS NA COZINHA

AÉCIO FLÁVIO TEIXEIRA DE GOIS
BIANCA NAVES
DANIEL MARTINEZ
FELÍCIA F. N. FIGLIUOLO (in memorian)
GHINA MACHADO
JULIANA AIKO WATANABE TANAKA
MARINA (TUTU) GALVÃO BUENO
PAULA PIRES
TASSIANE ALVARENGA

Você sabia que os hábitos de saúde do médico predizem suas práticas de aconselhamento para o seu paciente? Ou seja, o comportamento do paciente pode ser muito semelhante ao comportamento do seu médico!

Desse modo, modificar o estilo de vida dos médicos para assim modificar a saúde de toda uma população foi a maior motivação para os autores escreverem o livro Médicos na Cozinha.

Este livro foi escrito para médicos e profissionais da saúde, mas todo o seu conteúdo pode ser, e deve ser, aproveitado por todas as pessoas que desejam um estilo de vida saudável. O livro defende que a comida é uma parte essencial para se manter a boa saúde e o que se escolhe à mesa pode ser a maior intervenção em saúde que se pode adotar diariamente. Mas não tão somente a alimentação, adotar uma vida saudável depende também de outros pilares: sono, felicidade, controle do estresse, atividade física e conexões sociais.

E é sobre essa mudança no estilo de vida que o livro Médicos na Cozinha decorre. Os autores pretendem chamar a atenção dos médicos para que estejam atentos ao autocuidado, estabelecendo em suas vidas uma rotina de um bom estilo de vida, estimulando-os a irem à cozinha para que façam da alimentação seu remédio e, também, o remédio de seus pacientes, pois acreditam que a base da saúde está no prato de cada um.

É preciso cuidar da saúde de quem cuida com muito zelo da vida, pois só assim, o médico estará apto a ter empatia, o que envolve uma escuta real, o elogio sincero e a entrega ao outro.

AÉCIO FLÁVIO TEIXEIRA DE GOIS

Professor Adjunto da Disciplina de Medicina de Urgência e Medicina Baseada em Evidências do Departamento de Medicina. Coordenador o Pronto-Socorro de Clínica Médica do Hospital São Paulo/EPM-UNIFESP. Coordenador do Curso de Medicina e Coordenador de Residência de Medicina de Urgência e Coordenador do Centro de Habilidades e Simulação da UNIFESP.

DANIEL MARTINEZ

Idealizador do projeto Médicos na Cozinha. Médico pela Faculdade de Medicina da USP. Residência Médica em Psiquiatria pelo Instituto de Psiquiatria do Hospital das Clínicas da Faculdade de Medicina da USP. Título de Especialista em Psiquiatria pela Associação Brasileira de Psiquiatria. International *Fellow* pela American Psychiatric Association Certificado em Medicina do Estilo de Vida pelo International Board of Lifestyle Medicine.

Dados técnicos
ISBN: 978-85-85162-15-3
404 páginas
Capa dura | Papel couchê | 4x4 cores | 21 x 28 cm

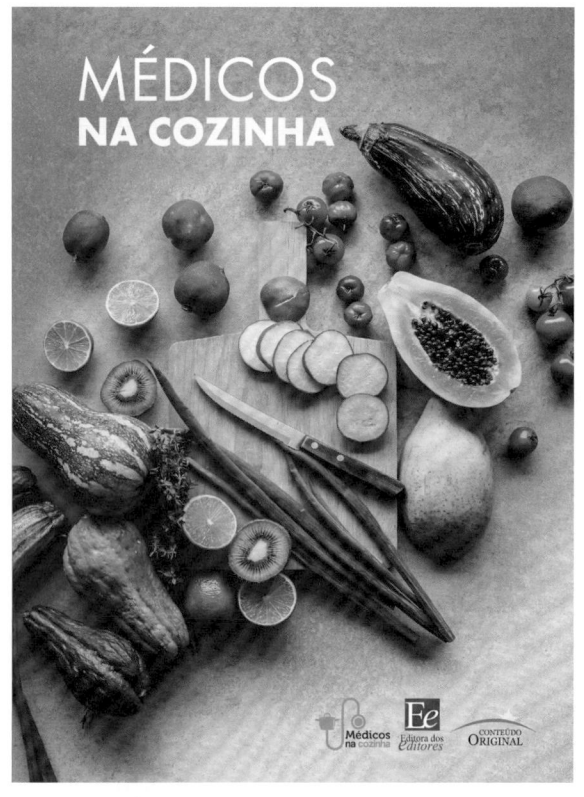

Acesse: http://editoradoseditores.com.br/loja-virtual

CONHEÇA OS SELOS EDITORIAIS DA **Editora dos Editores**

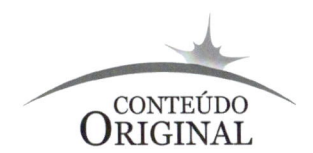

Conteúdo Original
Seleção de autores e conteúdos nacionais de excelência nas áreas científicas, técnicas e profissionais.

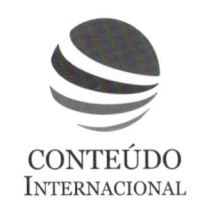

Conteúdo Internacional
Tradução de livros de editoras estrangeiras renomadas, cujos títulos são indicados pelas principais instituições de ensino do mundo.

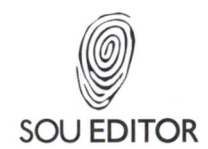

Sou Editor
Projetos especiais em que o autor é o investidor de seu projeto editorial. A definição do percentual de investimento é definida após a análise dos originais de seus livros, podendo ser parcial ou integral.

Faça a leitura do QR Code com seu celular, conheça e se inscreva no *Canal do Editor*.